Cerebral MRI

Diagnosis and Differential Diagnosis

颅脑 MRI

诊断与鉴别诊断

（第2版）

主　编　李联忠　张忻宇　王振光　刘红光

副主编　王国华　高　波　王其军　李　滢　王新明　王　凯

编　者（按姓氏笔画排序）

于明明	马　民	马千里	方　明	王　凯	王　强
王其军	王国华	王振光	王雁冰	王新明	牛　蕾
左云海	申旭东	付军桦	冯　磊	曲蕴慧	刘　鹏
刘凤杰	刘红光	刘京运	刘学军	刘思敏	李　滢
李大成	李文娟	李晓娇	李晓莉	李联忠	张　鹏
张文伟	张忻宇	张倩倩	张雪辉	余　晖	邹志孟
武凤玉	周　炜	相玉香	修建军	高　波	袁　梅
贾振丽	徐学清				

人民卫生出版社

图书在版编目（CIP）数据

颅脑 MRI 诊断与鉴别诊断 / 李联忠等主编. —2 版. —北京：人民卫生出版社，2014

ISBN 978-7-117-19831-8

Ⅰ. ①颅… Ⅱ. ①李… Ⅲ. ①脑病－核磁共振成象－鉴别诊断 Ⅳ. ①R816.1

中国版本图书馆 CIP 数据核字（2014）第 229880 号

| 人卫社官网 | www.pmph.com | 出版物查询，在线购书 |
| 人卫医学网 | www.ipmph.com | 医学考试辅导，医学数据库服务，医学教育资源，大众健康资讯 |

颅脑 MRI 诊断与鉴别诊断

第 2 版

主　　编：李联忠　张忻宇　王振光　刘红光

出版发行：人民卫生出版社（中继线 010-59780011）

地　　址：北京市朝阳区潘家园南里 19 号

邮　　编：100021

E - mail：pmph @ pmph.com

购书热线：010-59787592　010-59787584　010-65264830

印　　刷：北京盛通印刷股份有限公司

经　　销：新华书店

开　　本：889×1194　1/16　印张：48

字　　数：1487 千字

版　　次：2000 年 5 月第 1 版　2014 年 11 月第 2 版
　　　　　2014 年 11 月第 2 版第 1 次印刷（总第 2 次印刷）

标准书号：ISBN 978-7-117-19831-8/R·19832

定　　价：198.00 元

打击盗版举报电话：010-59787491　E-mail：WQ @ pmph.com
（凡属印装质量问题请与本社市场营销中心联系退换）

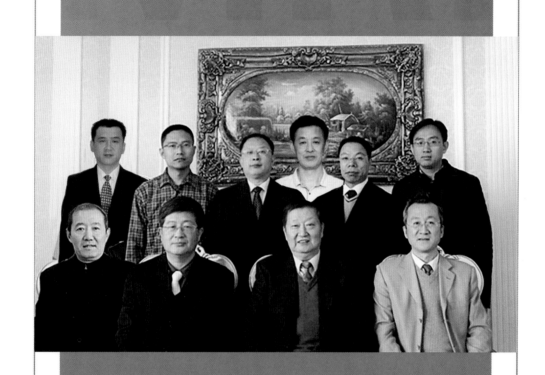

《颅脑 MRI 诊断与鉴别诊断》(第 2 版)主要编写人员

前排左起:刘红光、张忻宇、李联忠、王国华
后排左起:王　凯、王其军、王振光、王新明、高　波、李　滢

主编简介

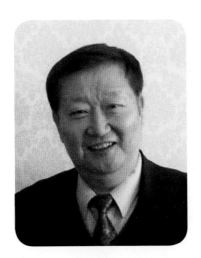

李联忠

教授、硕士生导师，原籍山东省昌邑市，1938 年出生于山东省烟台市，1959 年就读于山东医学院医疗系本科（现山东大学医学院），毕业后分配到青岛医学院放射学教研室（现青岛大学医学院）、青岛医学院附属医院放射科（现青岛大学附属医院），从事医学影像学临床、教学、科研四十余年。

从 1972 年开始侧重于神经放射学，师从姜宗衡教授、吴恩惠教授，在前辈影像学家的指导下对神经放射学诊断打下深厚基础，对现代医学影像学的发展有了更深的认识。这一生所以能有今天的成绩是与结识很多良师益友有着重大关系，他们是陆荣庆教授、陈星荣教授、夏宝枢教授、张维新教授、戴建平教授、祁吉教授等，并得到他们的无私爱护及帮助，这也是我一生的幸事。

"凡事即便要做，就一定要做好"这是我的座右铭。经几十年的临床实践及坚韧不懈的努力，对神经放射学有较深的造诣并取得一定成就，除先后在国内各类杂志发表有关论文外，同时主编《颅脑疾病 CT 图谱》（济南出版社）、《颅内压增高影像诊断》（人民卫生出版社）、《脊椎疾病影像诊断学》（人民卫生出版社）、《颅脑 MRI 诊断与鉴别诊断》（人民卫生出版社）、《脑与脊髓 CT、MRI 诊断学图谱》（人民卫生出版社）第 1 版、第 2 版等，并指导有关人员完成了多部影像学专著，受到业内同道认可，并获多项省、市科学进步奖，本人以放射界优秀人才被录入《青岛百科全书》。

由于终生热爱医学影像学事业，退休后仍然坚持在第一线，进入古稀之年在热心的同道及朋友们的协助下，完成这部《颅脑 MRI 诊断与鉴别诊断》（第 2 版）深感欣慰。医学既是自然科学，也是一门造福人类的学科，这条路将继续走下去直至生命终止。

　　承蒙广大读者对《颅脑MRI诊断与鉴别诊断》一书的厚爱，经人民卫生出版社批准《颅脑MRI诊断与鉴别诊断》(第2版)将发行，这是对我们的鞭策和鼓励，让作者诚惶诚恐。

　　本书第1版发行迄今已近10年，在这10年中有关颅脑MRI诊断得到突飞猛进的发展，特别是在诊断手段不断更新与提高的同时，对疾病的认识有更新层的理解或者称之为"质"的变化。近年来有关颅脑疾病的文献报道数以千计，内容浩瀚丰富多彩，相应的学术会议上仍为重要议题进行商榷，充分表明它仍存在众多问题有待进一步解决。为此，再版过程中首先对第1版文稿进行全面整理，去芜存精，同时在以下几个方面进行大量变动。第一，将近年来有关颅脑MRI诊断的新观念、新成果、新技术尽量搜集起来充实到本书中来，以新书呈献给读者。第二，目前对各种颅脑疾病的诊断方法都是互补的，特别是MRI与CT之间两者不可缺一，有些疾病MRI显示就不如CT清晰，如钙化性病变CT检出率明显高于MRI，同样有些疾病CT显示就大大不如MRI更全貌，如脑代谢性疾病。为此，再版时对所介绍的各类疾病均增加了有关CT诊断内容，让读者对各种疾病有更全面了解，有利于作出正确诊断。第三，本书实属影像学诊断范畴，各种疾病的诊断最终落实在图像上，而对病变来讲不同病理阶段其影像学的表现有所不同，另外尽管是相同病种在不同个体其形态学表现也不尽相同，针对此特点再版时增加了部分图像，这对初踏入该领域的医者会有很大启发与帮助，而对已工作多年的医务工作者在鉴别诊断方面能领悟出更多的内涵。第四，颅脑疾病的发病有一定的规律，例如颅脑肿瘤的发生与颅脑解剖部位有一定关联，每种肿瘤易发生在常见的解剖部位，如脑内、脑外、幕上、幕下等，根据此特点再版撰写过程中打破以往按病种进行描述格式，而是按解剖部位来描述各种疾病，当临床发现颅脑肿瘤时，按其肿瘤发生的解剖部位能考虑到哪几种肿瘤的可能，再按其影像学的表现容易简单快捷作出准确诊断，这种横行描述格式更有利于读者来解读疾病的发生规律，作出更明确的诊断与鉴别诊断，也是本书撰写过程中的一大特点。第五，再版中将近年来新兴起的影像诊断技术PET/CT、PET/MRI临床应用作了较全面的介绍，众所周知，PET是将发射正电子的同位素引入体内，所发射的正电子形成光子对发射至体外，再由PET的成对符合探测器同时探测并记录信号，最后经计算器重建成断层图像。PET/CT(或MRI)一次检查可完成全身的CT(或MRI)及PET检查，它集中了CT(或MRI)断层显像和PET全身显像的优点，获得冠状面、矢状面、横断面三个方向的全身断层图像，更有利于病变的定性、定位，为本书增加了不少的看点，也让读者对PET/CT(或MRI)有所理解。PET/CT+MRI或PET/MR将PET与CT或MRI图像同机融合，既能反映肿瘤代谢、功能等生物学行为，又能准确勾画肿瘤边界和形态，达到了功能和解剖影像学的统一互补，对脑疾病的诊断与治疗能提供更多信息。

　　本书在撰写过程中得到许多关心和爱护我们的同道给予热忱的帮助，并提出很好的建议，为此表示衷心的感谢。当然，由于我们自身的原因，在撰写中难免出现这样或那样的不足，恳请读者给予批评指正。总之，希望本书的再次问世，将为我国医学影像学百花园中增加一片小绿叶，绽放一朵美丽的花朵，对临床医师及影像学医师在确诊颅脑疾病中有所帮助，也就达到目的了。

李联忠

2014年7月31日于青岛

第 1 版前言

一部书的质量,特别是专业书的质量优劣,首先取决于主要撰写人员对本专业理论的认识,掌握的程度,只有他们具有较高的业务水平和崇高的敬业精神,才能撰写出一部高质量的专业书。为此,我愿意首先向读者介绍《颅脑 MRI 诊断与鉴别诊断》一书的主要编写人员,他们是天坛医院戴建平教授、高培毅教授,天津医科大学附属医院张云亭教授、白人驹教授,天津第二医学院附属第一中心医院祁吉教授,华山医院冯晓源教授,河北省人民医院吴育锦教授,山东医科大学附属医院陶慕圣教授,山东省医学影像学研究所赵斌教授,美国加州大学丘清亮教授(MRI Division, Saint Joseph Medical Center Burbank, California, U.S.A)等,他们均是国内、外著名的影像学专家,对神经放射诊断有较深的造诣,是最早使用 MR 设备进行影像诊断的学者,以他们为主撰写的《颅脑 MRI 诊断与鉴别诊断》必将是一部高水准的专业著作。

磁共振成像技术 1981 年正式应用于临床以来,由于它具有空间分辨力高、三维成像、多功能的检查技术,新软件的开发,以及对人体无 X 线损伤等优点,以显著的优势耸立于医学影像学之巅峰。中枢神经系统是涉及多学科的系统,尽管以往已有多种检查方法,特别是计算机应用于影像检查以来,图像的清晰度,诊断阳性率均有明显的提高,但多维成像等仍受到一定的局限。MRI 的应用,更加开阔了影像医学的视野,多方位、多角度的成像,高的软组织分辨率,对诊断颅脑疾病有着更重要意义。本书以 MR 诊断颅脑疾病为主线,共 16 章 129 节,分别介绍了有关正常颅脑解剖,磁共振成像基本原理及操作技术,以及各类颅脑疾病的 MRI 诊断。颅脑疾病着重阐述先天发育性畸形、新生儿疾病、脑血管疾病、颅内肿瘤、囊肿、颅脑损伤、炎症性疾病、脑寄生虫病、脑变性和脑白质病、获得性免疫缺陷综合征等。颅脑疾病的鉴别诊断,在中枢神经系统是非常重要的内容,本书作为专题另立章节进行叙述,对读者是十分有利的。

目前磁共振成像检查技术在国内普遍应用,深受广大影像学医师及临床医师的青睐,得到病人的信任,在编写过程中,首先考虑到它的先进性、科学性及实用性,并以图文并茂的形式将其融为一体展示在读者面前,同时也充分考虑到目前国内 MR 诊断的现实状况,力求达到通俗易懂,对不同层次的影像学医师和临床医师以助借鉴。我相信本书的出版对颅脑疾病的 MRI 诊断与鉴别诊断水平的提高,将起到促进作用。我们在编写过程中,受到影像学界老前辈及同道们的大力支持和爱护,得到不少宝贵意见,在此表示衷心的感谢。同时,本书在编写过程中也难免有拾一漏百,恳请读者提出指正。

李联忠

1998 年 7 月 31 日于青岛

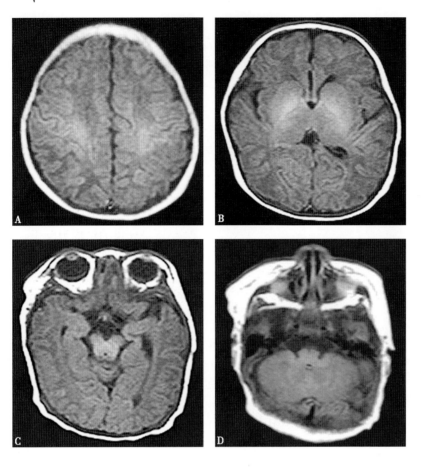

图 1-1-2　正常新生儿脑 MRI 平扫
男，3 天。A～D. 轴位 T1WI 显示中央前后回、内囊后肢、视交叉、中脑、小脑齿状核等区域已髓鞘化

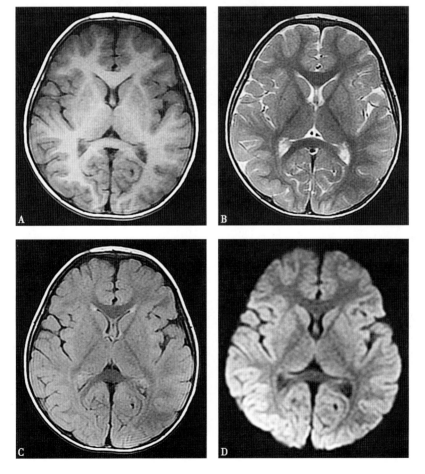

图 1-1-3　正常婴儿脑 MRI 平扫
男，1 岁。A～D. 轴位 T1WI、T2WI、FLAIR 及 DWI 显示脑白质已全部髓鞘化，呈短 T1 短 T2 信号，FLAIR 及 DWI 为稍低信号

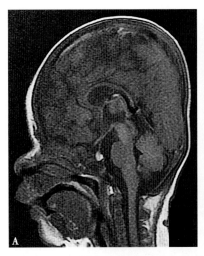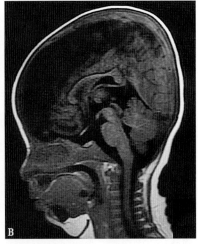

图 1-1-4　正常新生儿、婴儿头颅矢状位 MRI 平扫
A. 男，16 天。T1WI 显示胼胝体形态薄而扁。B. 男，4 个月。T1WI 显示胼胝体压部增大

在脑的某些特定部位可出现生理性铁沉积，尤其是基底节区、红核、黑质和小脑齿状核。然而，婴幼儿脑内并无明显铁沉积。这一生理性变化始于儿童期，并随年龄而进展。由于细胞内铁的磁敏感效应，上述部位的信号强度将减低，在高场强 T2 加权上尤为明显，与脑白质相比呈短 T2 信号，多见于 10 岁左右。15 岁左右时，90% 以上苍白球信号强度低于周围脑组织，之后齿状核的信号强度也降低。上述部位及脑其余部位的铁沉积为正常生理过程，并将持续一生。

二、脑室和脑外间隙

新生儿、婴儿期脑成熟过程中，在灰、白质的变化和髓鞘形成的同时，脑室及脑外间隙的大小也发生明显变化。新生儿期脑室最小，以后随月龄而逐渐增大。尾状核指数（尾状核头部水平的侧脑室间距离与同一层面的大脑横径之比）从出生到 6 个月逐渐增大（由 0.15±0.02 到 0.16±0.03），以后逐渐减小，大于 0.23 时可考虑有侧脑室扩大。

透明隔腔在出生时常常存在，宽度不超过 10mm，随月龄增长由后向前逐渐闭合，轴位上由长方形至倒三角形，最后变为裂隙状乃至闭合。透明隔腔是胚胎发育过程中出现的，其作用机制还不清楚。

脑外间隙包括蛛网膜下腔和硬膜下腔，T2 加权上呈高信号区，主要为蛛网膜下腔内的脑脊液信号。当硬膜下腔扩大时，硬膜与蛛网膜分开，使得脑外间隙表现为 2 层结构，内层为蛛网膜下腔，外层为硬膜下腔。一般 3～12 个月时，于额、顶及颞叶脑实质外侧可见到此两层结构，尤其是额叶前部、颞叶前方和外侧裂池等处易出现，发生率 50.8%。外层间隙厚度均匀，1～2mm，内层间隙较宽，主要呈新月状。新生儿及较大幼儿此征象难以观察到。婴幼儿期脑外间隙增宽的原因是：①在发育过程中，脑脊液的产生和吸收出现一过性失衡；②生后数月内，颅骨比脑发育快；③随脑白质髓鞘化，脑组织含水量急剧下降，脑容积缩小。1 岁以后颅骨与脑发育逐渐达到平衡状态。一般认为额叶前方脑外间隙的最大宽度为 6mm，颞叶前方为 9mm，超过此数值时提示脑外间隙有增宽（图 1-1-5）。

三、颅骨的发育与成熟

正常颅骨在出生早期至 2～3 岁时，由于斜坡及穹隆骨板障内含有红骨髓，与脑实质相比在 T1 加权上呈低信号。3 岁时由于红、黄骨髓发生转换，在 T1 加权上斜坡内可出现灶状高信号，之后其他部位的骨髓腔内也出现高信号灶。随时间延长，这些灶状高信号增大、融合并最终填满骨髓腔，至 10 岁左右，由于骨髓的脂肪转换，骨髓腔表现类似成人，即在斜坡及穹隆骨板障部，T1 加权呈高信号，但也可持续存在一些低信号区直至 10～20 岁。

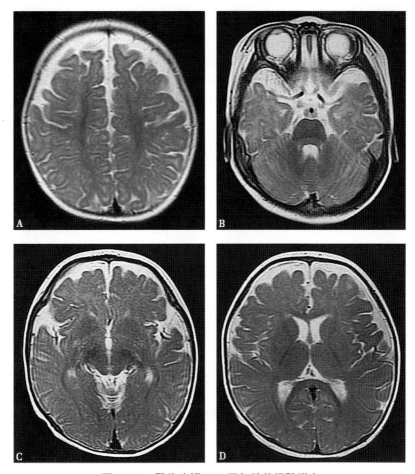

图 1-1-5　婴儿头颅 MRI 平扫脑外间隙增宽

男，7 个月。A～D. 轴位 T2WI 上所示额叶前方、颞叶前方和外侧裂池等处出现
脑外间隙增宽，其内分为两层，外层较薄为硬膜下腔，内层较厚为蛛网膜下腔

第二节　新生儿颅内出血

　　新生儿颅内出血（neonatal intracranial hemorrhage）是新生儿期常见的严重疾患，死亡率高，存活者
也常有神经系统后遗症，主要表现为硬脑膜下出血、蛛网膜下腔出血、脑室周围 - 脑室内出血、脑实质
出血、小脑出血及混合性出血。临床可分为缺氧性和产伤性，前者多见于早产儿，后者多见于足月儿及
异常分娩（以臀位居多）的新生儿。近年来由于产前监护技术的进步，因产伤所致的硬膜下出血及蛛网
膜下腔出血已较为少见；早产儿，尤其是孕龄不足 32 周或体重低于 1500g 者及由缺氧引起的室管膜下
出血 / 脑室内出血，已成为新生儿颅内出血的主要病理类型。体重低于 1500g、孕龄不足 32 周的新生
儿中，其发病率可达 40%～50%，病死率 50%。以往诊断技术差、误诊率高是新生儿颅内出血死亡率高
的主要因素，而 MRI 及颅脑超声波检查技术的应用，则明显提高了诊断率和临床治愈率。

一、脑室周围 - 脑室出血

　　脑室周围出血即室管膜下出血（subependymal hemorrhage，SEH），当室管膜溃破，血液流入脑室则
形成脑室内出血（intraventricular hemorrhage，IVH），该型颅内出血常见于早产儿，胎龄愈小发病率愈
高，早产儿发病率约 15%。体重低于 1500g 的死婴尸检其发生率约 50%～70%。

【病理及发病机制】

　　SEH/IVH 的发生主要与胚胎生发基质相关。当孕期 24～32 周时，室管膜下胚膜生发组织细胞处
于活跃分裂阶段，以后逐步退化形成神经胶质细胞，构成生后脑白质的基础。生发基质的脑电活动不

活跃,但作为一个增殖带,该组织毛细血管丰富,结构疏松,缺乏结缔组织支持,对缺氧、高碳酸血症和酸中毒极为敏感,易发生坏死、崩解而出血。此外,由于缺氧,脑血管的自主调节功能受损,血管呈被动扩张状态,任何增加脑血管压力的因素,如快速扩容等均可使扩张血管破裂引起出血;缺氧、酸中毒等还可直接损伤毛细血管壁。其次脑室周围白质的纤维蛋白溶酶活性增高,可抑制凝血,尤其在尾状核头部及脉络膜静脉终末的汇合区静脉系统很脆弱,故出血易发生在尾状核的头部与侧脑室室管膜间,室管膜破溃后,血液进入侧脑室,并由第四脑室进入蛛网膜下腔的脑池内或向四周扩散至第四脑室周围。其他如高钠血症、快速扩容、血压波动、肺泡破裂、代谢性酸中毒、辅助呼吸、高碳酸血症、动脉导管未闭、惊厥、应用肝素及母亲应用阿司匹林等临床因素与 SHE/IVH 的发生也存在一定联系。

【临床表现】

症状变化不一,严重者以死胎娩出,或娩出后难以建立呼吸,可无临床症状或体征,也可急剧恶化。常见类型为出生时有窒息,生后 24 小时内出现症状,少数在 2~3 天出现。症状可为大脑皮层兴奋性增高(烦躁不安、脑性尖叫、肌震颤、惊厥、吐奶、眼球颤动、瞳孔对光反射消失或双侧大小不等、易激惹等)或皮层抑制症状(肌张力减低、嗜睡、对刺激无反应、生理反射消失或减弱、昏迷等)。一般由兴奋转向抑制。呼吸暂停或不规则、严重出血为最常见症状。危重患者可分为急剧恶化型和断续进展型。

急剧恶化型在数分钟至数小时内病情急剧进展,出现意识障碍、呼吸暂停、对光反射消失、凝视、肌张力严重低下或周身性惊厥、前囟紧张、隆起和出现难以纠正的酸中毒或发生突死。

断续进展型症状在数小时至数天内继续进展,可出现病情缓解间隙,表现为神态异常、四肢张力低下、但不发生昏迷,可存活或进一步恶化死亡。

【CT 及 MRI 表现】

影像学根据血肿的分布及程度给予分级。Ⅰ级为单纯室管膜下出血,可为单侧或双侧,血肿密度及演变同正常成人,表现为急性期明显均匀高密度,边界清楚。慢性期高密度血肿呈向心性缩小,边缘模糊。根据含铁血红蛋白的不同时期,血肿的信号在 MRI 表现不一。一般表现为室管膜下短 T1、长 T2 信号。Ⅱ级为室管膜下出血破入脑室,但无脑积水改变,出血常沉积于侧脑室后角,与脑脊液间形成液平面。Ⅲ级为脑室系统均有出血改变,并可导致脑脊液回流障碍,出现脑室扩大等脑积水的改变。Ⅳ级则除脑室系统外,在脑室旁脑实质内也可出现明显血肿(图 1-2-1~3)。一般为短 T1、长 T2 信号改变。由于 MRI 组织分辨力高,可区别不同代谢期的血红蛋白,诊断颅内出血较为准确。晚期的血肿可表现为长 T1 长 T2 信号软化灶,周边有低信号的含铁血黄素沉着。中脑导水管是脑室出血易发生脑脊液梗阻的常见部位,表现为导水管变细或脑脊液流空现象消失。

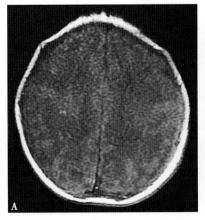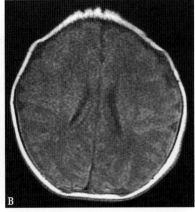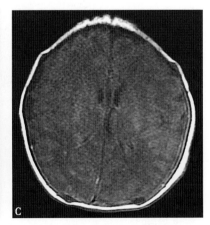

图 1-2-1 脑实质、硬膜下及脑室出血

女,12 天,早产儿。A~D. 轴位 T1WI 及 E、F. 轴位 T2WI 显示半卵圆中心、放射冠及大脑镰后部多发斑点、条片状短 T1 信号影,脑室内见短 T1 短 T2 信号铸型

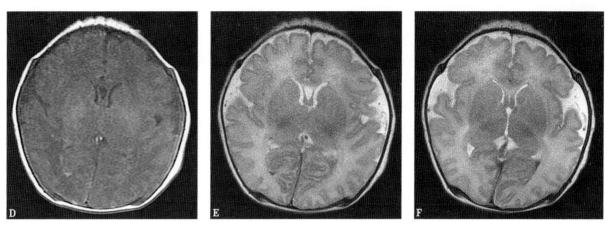

图 1-2-1　脑实质、硬膜下及脑室出血（续）

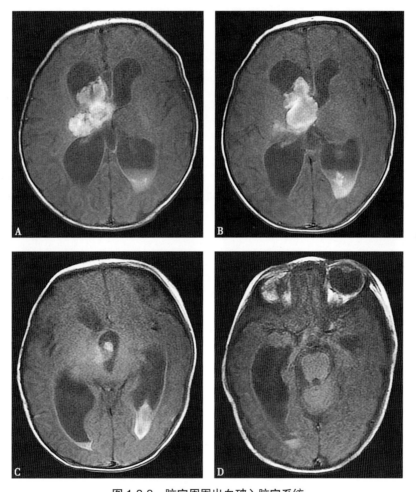

图 1-2-2　脑室周围出血破入脑室系统

女，24 天。A～D. T1WI 轴位右侧丘脑、基底节区见团片状短 T1 信号，破入脑室系统，可见液液平面，脑室系统扩大，颞角为著，为脑积水表现

【预后】

　　Ⅰ～Ⅱ级的患者约 90% 可存活，10%～20% 可发生脑积水。Ⅲ～Ⅳ级的颅内出血者病死率超过 50%，2/3 的存活者可发生脑积水或其他神经系统后遗症。

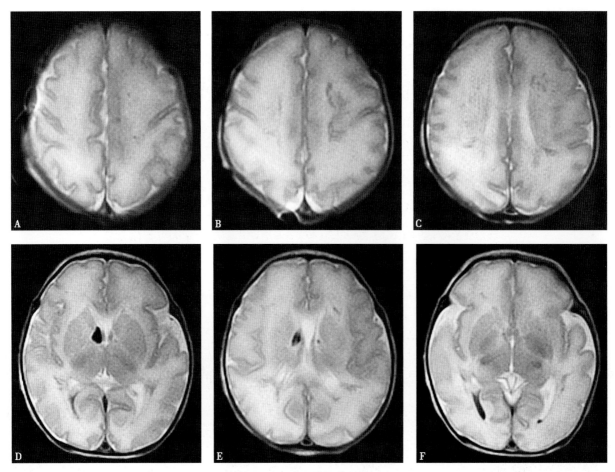

图 1-2-3　脑实质及脑室出血

男，早产儿，8 天。A～F. 轴位 T2WI 示双侧半卵圆中心 - 放射冠、双侧基底节区及脑室内见多发点状、条状短 T2 信号影，在脑室内呈铸型

二、其他类型的颅内出血

（一）硬膜下出血（subdural hemorrhage）

硬膜下出血是颅内出血较常见的类型，多因机械性损伤使大脑镰（伴下矢状静脉破裂）及小脑幕（伴直窦、大脑大静脉或横窦破裂）撕裂引起；血液一旦流入硬膜下，对桥静脉的牵扯力增大，并引起其他桥静脉撕裂出血。常发生于足月的巨大儿，头大、胎位异常、难产或产钳助产者。

轻微出血可无症状，明显出血者往往出生后即出现不安、尖叫、双眼凝视、斜视、局限性惊厥，伴对侧轻瘫等局限性体征；严重者则四肢痉挛或局限性惊厥，伴呼吸暂停。可有前囟膨隆、紧张、早期 Moro 反射亢进，晚期则减弱或消失。

【CT 及 MRI 表现】

新生儿脑组织含水比较多，脑组织密度较低，硬膜下血肿常表现为颅板下弧形、新月形明显高密度影，邻近脑组织不同程度受压、移位。在 MRI 上则表现为典型的颅骨下新月状 T1WI 高信号和 T2WI 高信号（图 1-2-4、5），但有时 T1 加权像也可表现为等信号或低信号，类似于硬膜下积液的 MR 表现。在有些情况下，在新生儿期可无典型的症状，但数日或数月后可出现硬膜下积液的改变，表现为 T1 加权像低信号、T2 加权像高信号。这种硬膜下积液也可发展为硬膜下血肿，表现为 T1 和 T2 加权像均为高信号。形成的硬膜下血肿可对脑组织产生压迫，形成局部脑膜粘连和脑萎缩而导致局灶性癫痫。

【鉴别诊断】

主要与硬膜外血肿鉴别。硬膜下血肿范围较广泛，边缘不甚光滑，站位表现较硬膜外血肿明显，较少伴有颅骨骨折。而硬膜外血肿较局限，边缘光滑，常伴有颅骨骨折。在 MRI 上，硬膜为线状低信号，

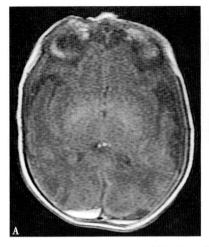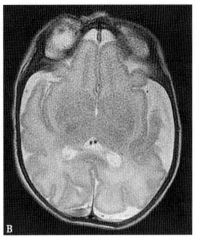

图 1-2-4　硬膜下血肿

男，9天，早产儿，呕吐、尖叫。A. 轴位 T1WI 示双侧枕叶凸面新月形短 T1 信号影，边界较清，邻近脑组织略受压；B. 轴位 T2WI 呈不均匀长短混杂 T2 信号

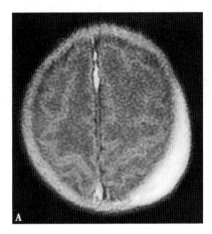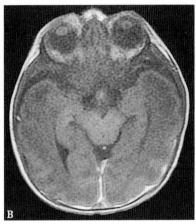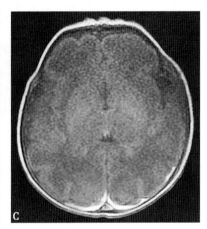

图 1-2-5　头皮血肿、硬膜下血肿

男，5天，早产儿。A～C. 轴位 T1WI 左侧顶部头皮下见弧形短 T1 信号影。大脑镰旁、双侧顶枕叶凸面见条片状及弧形短 T1 信号影

它的显示可帮助鉴别。

（二）蛛网膜下腔出血（subarachnoid hemorrhage）

蛛网膜下腔出血可为原发性蛛网膜下腔出血，亦可在发生脑室内出血或硬膜下血肿时，血液流入蛛网膜下腔所致。出血原因常为缺氧引起毛细血管内血液外渗，而不是静脉破裂，所以未成熟儿多见，约占发病的75%。

临床症状较轻微，可表现为易激惹，肌张力低下等；重者可出现嗜睡、反复呼吸暂停、肌张力低下、反应低下，足月儿可有反复惊厥，大量蛛网膜下腔出血常为产伤或有血管畸形，常常很快死亡。

【CT 及 MRI 表现】

早期在 CT 上表现为脑池内及脑沟内高密度铸型（图 1-2-6、7）。在 MRI 上表现为脑沟、脑池内明显 T1WI 高信号影，并可在脑回表面形成沉着，表现为 T1 加权像脑回表面的高信号。T2 加权像表现不明显，用磁敏感序列成像，可见出血部位的含铁血黄素沉着，表现为明显的磁敏性低信号。少量出血 MRI 较 CT 敏感。

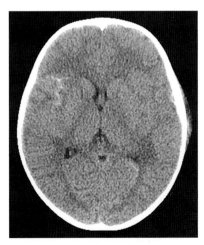

图 1-2-6　蛛网膜下腔出血

男，7个月。CT 平扫示右侧大脑外侧裂池内高密度铸型

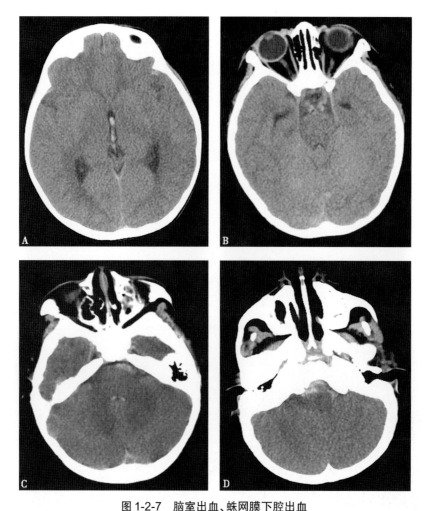

图 1-2-7　脑室出血、蛛网膜下腔出血
男，1 岁。A～D. 轴位 CT 示第三脑室、第四脑室、鞍上池、桥池及延池内高密度铸型

【鉴别诊断】

平扫 CT 为脑底池、脑裂及脑沟内高密度要，结合临床表现不难诊断。MRI 通常不用于急性蛛网膜下腔出血的诊断，其对亚急性期或慢性期出血有一定价值。CT 上出血量少时主要与高密度影的静脉窦鉴别，通过随访血液吸收者为出血，无变化者为静脉窦。多层螺旋 CT 多平面重组可以提供更多出血与静脉窦关系的信息，帮助鉴别。

（三）小脑出血

小脑出血多见于体重不足 1500g 或胎龄不足 32 周的早产儿，其发病率可高达 15%～20%。由于第四脑室周围室管膜下也存在胚胎生发基质，小脑软脑膜下的外颗粒层毛细血管丰富，缺少胶原组织，一旦缺氧，血管壁易破裂出血，常伴有围生期窒息或产伤史，产儿有严重的进行性呼吸困难和血细胞比容降低，伴脑性尖叫、呕吐、肌张力减低。

【CT 及 MRI 表现】

典型的第四脑室旁出血，双侧的齿状核区多发。血肿小者，局限于小脑实质内，大者则可破入第四脑室或蛛网膜下腔，压迫脑干。CT 表现为高密度血肿（图 1-2-8），边界较清，破入脑室系统时脑室内可见高密度铸型、液液平面。T1 加权像多见高信号（图 1-2-9）或血肿中心区等信号，周边高信号，也可见血肿边缘由于含铁血黄素沉着而表现出的低信号。T2 加权像较为明显。

【鉴别诊断】

脑内血肿邻近颅骨内板时应与脑外血肿鉴别，前者与颅骨内板相交呈锐角，与颅骨相贴段的长度

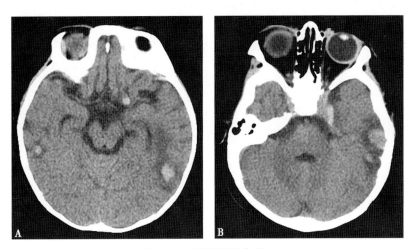

图 1-2-8　脑实质多发出血

女，7 个月。A、B. CT 示双侧大脑半球多发团片状高密度影，边界清，边缘见薄层低密度影环绕

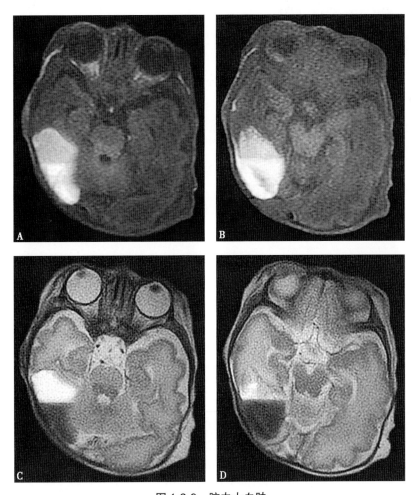

图 1-2-9　脑内大血肿

男，7 天，早产儿，孕龄小于 37 周。A～D. 轴位 T1WI 及 T2WI 右侧颞叶见椭圆形异常信号，内见液液平面，上层呈稍短 T1 长 T2 信号

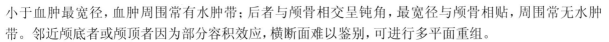

小于血肿最宽径,血肿周围常有水肿带;后者与颅骨相交呈钝角,最宽径与颅骨相贴,周围常无水肿带。邻近颅底者或颅顶者因为部分容积效应,横断面难以鉴别,可进行多平面重组。

（四）硬膜外血肿（epidural hemorrhage）

硬膜外血肿多因产钳外伤所致,外力使新生儿的硬脑膜外层从颅骨内板分离,可使脑膜中的动脉撕裂,常伴有骨折,很快出现颅内压增高症状。

【CT及MRI表现】

可准确判断血肿的位置和大小,单侧或双侧额部或顶部颅骨下呈双凸镜状高密度影(图1-2-10),可见颅骨骨折,最常见为颅骨凹陷性骨折。MRI呈短T1、长T2信号,也可为等信号区,与成人发生的血肿比较,T1加权像的信号稍低。颅内结构有明显的受推压和移位改变。

【鉴别诊断】

主要与硬膜下血肿鉴别。硬膜外血肿较局限,边缘光滑,常伴有颅骨骨折,而硬膜下血肿范围较广泛,边缘不甚光滑,站位表现较硬膜外血肿明显,较少伴有颅骨骨折。在MRI上,硬膜为线状低信号,它的显示可帮助鉴别。

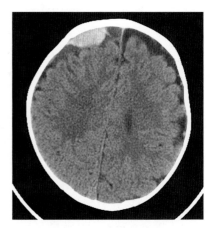

图1-2-10　硬膜外血肿
男,1天。CT示右侧额部颅板下梭形高密度影,边界清

第三节　新生儿缺氧缺血性脑病

新生儿缺氧缺血性脑病(hypoxic ischemic encephalopathy,HIE)以前称围生期窒息,是新生儿窒息后的严重并发症,病情重,死亡率高,可产生永久性神经功能障碍,如智力低下、癫痫、脑性瘫痪、痉挛和共济失调等。其发病率远远超过产伤性颅内出血,是围生期足月儿脑损伤的最常见原因,目前,该病在国内的病死率为2%～5%。

【病因及病理】

HIE的发生主要与围生期窒息有关,围生期缺氧与胎儿在宫内环境及分娩过程有密切关系,凡是造成母体和胎儿间血液循环和气体交换障碍,并引起血氧浓度降低的因素均可造成窒息。一般发生于宫内窒息者为50%,分娩进程中窒息者在40%,生后因肺部疾患、呼吸暂停、先天性心脏病循环衰竭等占10%,只要有缺氧、缺血因素均可发生本病。胎儿对缺氧较能耐受,它以增加脑血流量使其适应血氧浓度较低的环境,直到动脉血氧浓度少于85%～90%时才发生脑梗死。HIE的病理生理变化包括脑血流、脑内水分分布和脑代谢等。脑的代谢最旺盛,其氧耗量可占全身氧耗量的一半。脑的能量来源几乎完全依赖于葡萄糖的氧化,每分子葡萄糖可转化为38分子的ATP。缺氧时,三羧酸循环衰竭,能量靠无氧酵解来供给,其酵解后的终产物、乳酸和CO_2聚积,加之ATP不足,脑细胞氧化代谢过程受到损害,致使大量神经元死亡。如果宫内缺氧持续太长而破坏了维持内环境平衡时,脑的变化主要是水的分布的改变及脑血流改变,继而发生组织缺血。多灶性脑组织损害是新生儿HIE脑损害的主要原因。

虽然新生儿脑血流对缺氧有较强的调节功能,但随缺血加重,脑血管自动调节功能丧失,如果血压波动过大,可造成脑室周围毛细血管床破裂出血。若窒息时间过长,心排血量和平均动脉压下降,则使脑血流量显著减少,造成缺氧缺血性脑损害。如脑血流量<20ml/(min·100g)脑组织时,会导致不可逆性脑损害。

新生儿缺氧缺血性脑病的病理变化包括脑水肿、脑组织坏死及颅内出血。但从神经病理角度分析,足月新生儿与早产儿是不同的,即不同胎龄的病变部位有所不同。早产儿的主要病变在脑的深层,因胎龄25～35周的胎儿在侧脑室旁室管膜下有局部血管丰富的生发基质覆盖,缺氧或缺血可造成大脑深部静脉的淤滞、扩张、出血和血栓形成。室管膜下出血可进入脑室及脑室周围白质,此种变化已在前面进行过描述。在早产儿和足月新生儿中侧脑室周围深部脑白质区有小的、白色不透明区或灰白色小结节，常呈对称性分布，位于侧脑室侧前方，该结构是由肥大的星形细胞及胶质细胞组成。该结节可呈囊性变，此型病变称之为脑室周围白质软化（periventricular leukomalacia）。以后可发生脑积水或下肢受累为主的脑瘫，这是脑深部动脉分支的终末端缺血所致。足月新生儿因脑室旁生发基质组织已不活跃，并逐步退化。脑皮质发育成熟出现分层，脑回增多，严重缺氧的足月新生儿的脑病变主要位于大脑皮层周围及背侧，尤其灌注量减少时，此边缘部位最先受累。病理解剖可见大脑半球表面静脉瘀血、血栓形成、皮层有坏死灶、神经元脱失、白质有点状出血、软化或梗死。病变进一步发展可累及基底节和脑干核，常发生于下丘、上橄榄核、前庭核、薄束核、三叉神经脊束核、丘脑腹侧后核、苍白球及壳核。小脑与脑干主要感觉核团的联合损伤可能是活动笨拙和姿势异常的基本原因，新生儿缺血缺氧性脑病常见的两种病理变化为瘢痕性脑回及基底节大理石样纹状变，以后可有不同程度的智力低下、皮质盲及脑瘫。

【临床表现】

主要表现为神经功能异常。意识状态、肌张力及原始反射和脑干功能（瞳孔改变、眼球震颤、呼吸节律）的改变是区别脑病严重程度的主要指标。轻度 HIE 可无意识障碍，主要表现为过度兴奋，如易激惹，对刺激反应过强、拥抱反应活跃。中度 HIE 有意识障碍出现，如嗜睡、肌张力低下，有 5% 左右出现惊厥，吸吮反射减弱或消失，生后 48～72 小时开始恢复。重度病儿则处于浅昏迷或昏迷状态，呼吸不规则或呈间歇性，生后 12 小时内出现惊厥，并进展为强直性或多灶性阵挛性惊厥，肌张力重度低下、反射消失、呼吸暂停、前囟膨隆。

【CT 及 MRI 表现】

缺血缺氧性脑病各种病理改变在 MRI 上表现较为明显，CT 对早期非出血性 HIE 敏感性不高，晚期可见各种脑软化灶、脑室系统不规则扩大、脑萎缩等表现。MRI 对 HIE 的脑梗死、出血、脑软化、髓鞘脱失和脑的发育迟缓及脑萎缩等表现敏感性及特异性较高。早产儿 HIE 的病灶主要分布于侧脑室周围白质，早期为梗死灶及出血点，表现为短 T1 信号，具有特异性，T2WI 信号多变，DWI 上呈高信号（图 1-3-1～3）。晚期表现为侧脑室周围白质减少、体积缩小、白质脱髓鞘、囊变、侧脑室不同程度扩展、甚至脑积水。典型者表现为侧脑室周围的长 T1 和长 T2 信号灶，在 FLAIR 序列上中心低周围高信号（图 1-3-4、5），另可见轻度脑积水样改变。足月新生儿 HIE 根据缺血缺氧程度不同分成两型，轻中度缺血缺氧性脑病和重度缺血缺氧性脑病。前者因脑组织的自身调节作用，缺血主要累及皮层、白质，深部核团常不受累。后者可累及深部核团，主要累及内囊后肢区的丘脑腹外侧核及皮质脊髓束，其次还可累及壳核的后下部、中央沟旁白质。CT 敏感性及特异性低。CT 平扫时重度缺血缺氧性脑病表现为皮髓质边界模糊，基底核团密度减低。晚期可见皮层多发软化灶，呈"瘢痕性脑回"以及脑萎缩。轻、中

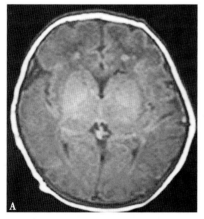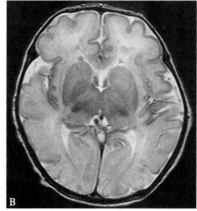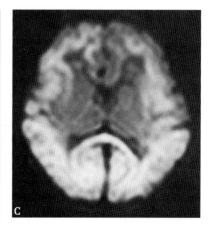

图 1-3-1 HIE

男，3 天。A、B. T1WI 及 T2WI 示双侧额叶及侧脑室周围斑点状短 T1 短 T2 信号出血灶。C. DWI 示胼胝体压部弧形高信号影

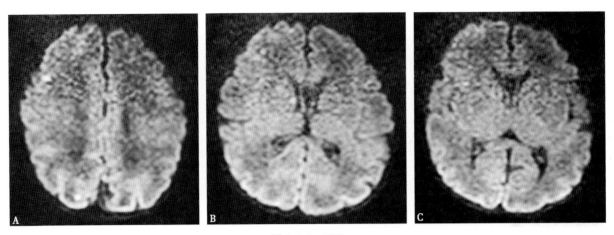

图 1-3-2　HIE

男，2 天，早产儿。A～C. DWI 示右侧额顶岛叶、右侧基底节区多发斑点状高信号

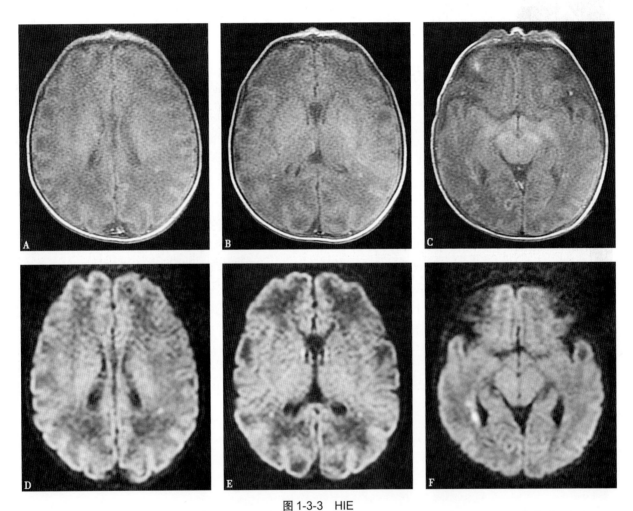

图 1-3-3　HIE

男，3 天，早产儿。A～C. T1WI 示侧脑室周围及基底节区多发斑点状短 T1 信号影；D～F. 在 DWI 上呈高信号

度缺血缺氧性脑病在 MRI 上表现为皮髓质分界模糊，皮层及皮层下异常长 T2 信号，以矢状窦旁的脑实质多见，也可对称性分布，如伴有点状出血者在 T1 加权像可见脑实质内有点状的短 T1 高信号，T2 加权像常表现为点状高信号，与脑水肿或梗死的信号相互融合，不易分辨。但也可继发脑出血。重度缺血缺氧性脑病深部核团早期表现为正常髓鞘化的内囊后肢 T1WI 信号减低、消失。另外，还可在内

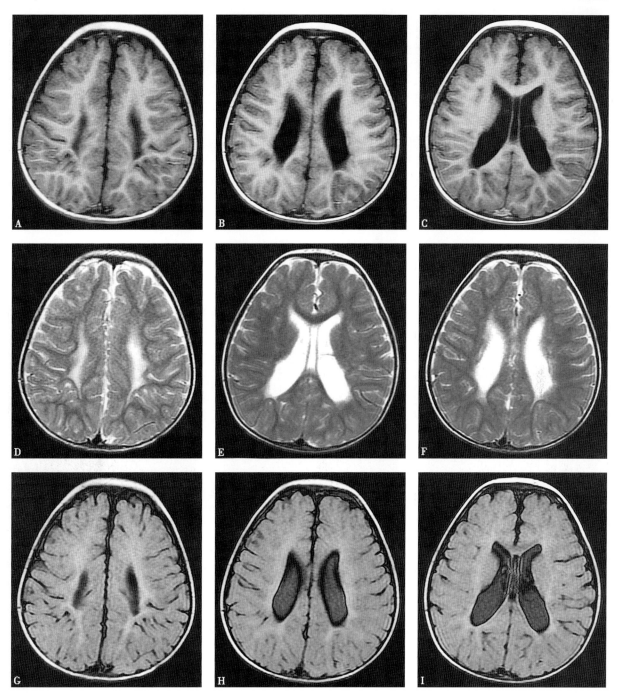

图 1-3-4 脑室周围白质软化

早产儿，缺血缺氧病史。1 岁复查 MRI，T1WI（A～C）、T2WI（D～F）及 FLAIR（G～I）见侧脑室周围白质明显减少、体积缩小，白质脱髓鞘、囊变、侧脑室不规则扩张

囊后肢区的丘脑腹外侧核及皮质脊髓束、基底节及中央沟旁皮层见短 T1 长 T2 信号影，因合并出血、坏死信号可混杂不均。HIE 病理变化最终在 MRI 上表现为脑软化灶、脑萎缩。

【鉴别诊断】

需与以下疾病鉴别：①正常脑实质低密度影，在早产儿脑室周围额枕区和足月儿的额区所呈现的低密度影，是新生儿发育过程正常表现，结合临床表现可鉴别。②HIE 时侧脑室周围脑实质低密度影与脑积水时脑脊液外渗所致前角周围低密度灶相鉴别，后者脑室扩大，前者脑室不扩大或缩小。③新生儿脑炎，影像表现可相同，鉴别主要依靠临床，HIE 患儿多有明显缺氧窒息史，后者多有母体感染史。

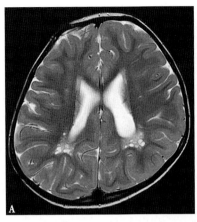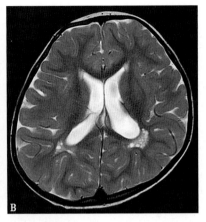

图 1-3-5　脑室周围白质软化

早产儿，缺血缺氧脑病。A、B. 7 个月复查 MRI，T2WI 示侧脑室三角区周围白质体积减小，内见多发小囊状长 T2 信号影，侧脑室形态欠规则

④ HIE 合并蛛网膜下腔出血时应与单纯性蛛网膜下腔出血及正常大脑纵裂及大脑镰相鉴别。单纯蛛网膜下腔出血不伴有脑实质密度减低，脑室狭窄，出血时纵裂条形影密度明显增宽，边缘模糊；而正常纵裂较窄，边界清晰。⑤ HIE 伴脑实质出血时，应与维生素 K 缺乏及产伤所致脑出血相鉴别，迟发性维生素 K 缺乏症所致的出血特点是出血量多和多部位出血，而缺氧缺血性病变出血量相对较少，且多与水肿灶并存，两者鉴别还需结合实验室相关检查。产伤引起的颅内出血，患儿有难产病史，结合临床助产经历，不难确定诊断。

【预后】

新生儿 HIE 的病死率及发生后遗症的可能性文献报道不一，中、重度足月新生儿的死亡率为 7%～50%，惊厥发生率为 30%～69%，47%～57% 发生脑性瘫痪或智力低下等神经后遗症。

第四节　核　黄　疸

核黄疸（Kernicterus）又称胆红素脑病。

【病因及病理】

胆红素产生速度大于胆红素排出速度，足月儿胆红素≥20mg/100dl，过多的非结合胆红素通过不成熟的血脑屏障，导致神经元损伤，同时在接近正常水平时增加脑损伤易感性。胆红素升高危险因素：母乳喂养，出生体重减重 >10%，红细胞增多症 / 脱水，各种溶血疾病。大体病理所见黄染区大于影像所见范围。

【临床表现】

急性发病，常在出生后 2～5 天发病，表现为严重的黄疸、嗜睡、肌张力减退、角弓反张、强直、尖声哭叫、喂食差。慢性发病，可见舞蹈病手足徐动症样脑瘫、共济失调、认知延迟、凝视、轻瘫。

【MRI 表现】

急性期典型表现为苍白球、下丘脑核团（图 1-4-1）、海马、黑质、齿状核等区域的短 T1 信号影，T2加权像信号轻度增高。慢性期，表现为苍白球、海马在 T2WI 上信号增高，T1WI 信号正常。

【CT 表现】

CT 无特异性表现。

【鉴别诊断】

需与肝性脑病、肝豆状核变性、新生儿缺血缺氧性脑病鉴别。病史、临床生化检查有助于疾病的诊断及鉴别诊断。

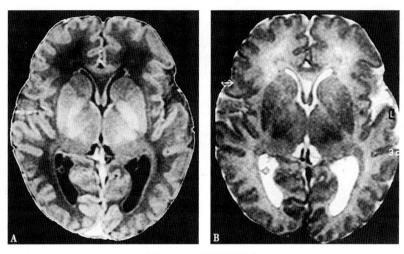

图 1-4-1　胆红素脑病

男,3天。A. T1WI,B. T2WI。T1WI 示双侧苍白球、丘脑区对称性高信号,于 T2WI 上显示为轻度高信号,边界欠清

第五节　新生儿窒息

新生儿窒息(neonatal respiratory distress)是发生新生儿缺氧性脑病的最主要原因,根据各医院的条件不同和窒息发生的时间长短及程度不同,对脑缺氧缺血的病理改变也不同,足月新生儿在出生后一周内出现神经功能异常者则可诊断为 HIE,缺氧缺血也可发生颅脑出血,早产儿多见。如果发生窒息时间短暂可有偶发性的抽搐或不出现明显的神经系统症状,其病理机制及演变过程如下:

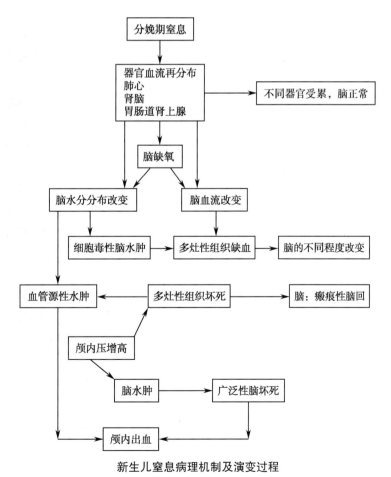

新生儿窒息病理机制及演变过程

【MRI 表现】

　　轻者可表现为轻度的水肿,如果病儿出现短时的临床症状,一般脑的 MRI 无明显形态学改变,重者则可表现为脑皮层下的长 T2 信号,T1 加权像表现明显,可有髓鞘脱失并表现为轻度 HIE 的 MRI 改变,如皮层下长 T1 长 T2 信号及脑皮层萎缩。合并出血时可见斑点状短 T1 短 T2 信号影(图 1-5-1)。合并脑梗死时出现长 T1、长 T2 异常信号,在 FLAIR 和 DWI 上呈高信号(图 1-5-2)。

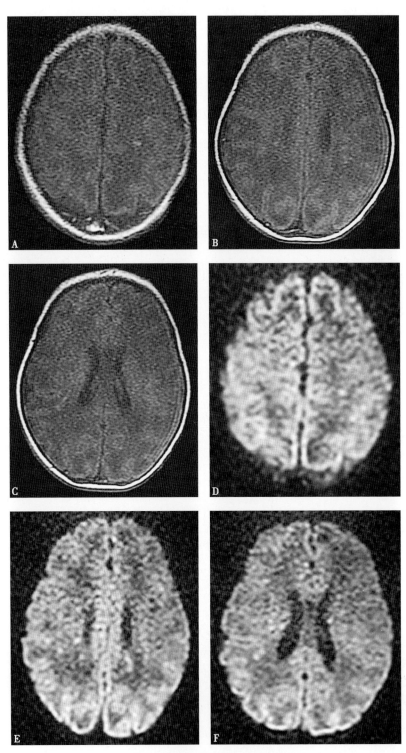

图 1-5-1　新生儿窒息所致缺血缺氧性脑病(轻度)

女,4 天,胎龄 33 周,呼吸急促,氧合度 80%。A~C. MRI 轴位 T1WI 示左侧顶叶皮层下脑白质及双侧侧脑室周围脑白质内点状短 T1 高信号;D~F. MRI 轴位 DWI 上呈高信号,提示缺血缺氧性脑病(轻度)

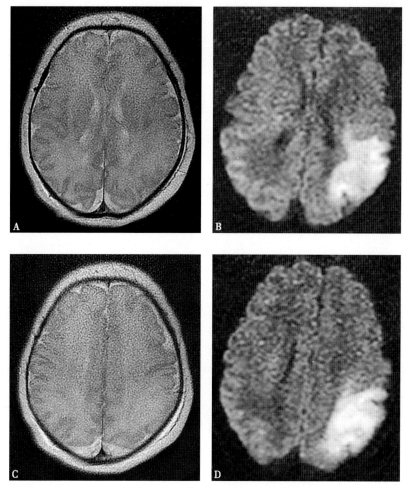

图 1-5-2　新生儿窒息所致新生儿脑梗死（重度）
男，2天，患儿生后窒息，氧合维持欠佳。B、D. DWI 示左侧额顶叶片状高信号；
A、C. T2WI 示等信号，边界尚清

【CT 表现】

轻症患者 CT 表现不明显。演变成 HIE 时可表现为皮髓质分界不清，深部核团密度减低。合并出血时可见高密度影。

【鉴别诊断】

根据其临床表现，新生儿窒息诊断不难，一般无需鉴别。

（牛　蕾　张忻宇　李　滢　刘学军）

参 考 文 献

1. 白人驹. 医学影像诊断学. 第2版. 北京：人民卫生出版社，2005：98-109.

2. 金汉珍，黄德珉，官希吉. 实用新生儿学. 第2版. 北京：人民卫生出版社，1997.

3. Blaser SI，著. 艾林，主译. 戴建平，主审. 儿科百例神经疾病影像诊断精粹. 北京：北京大学医学出版社，2008：1-236.

4. Osborn AG. 艾林，译. 戴建平，高培毅，主审. 脑部百例疾病影像诊断精粹. 北京：北京大学医学出版社，2005：429-490.

5. Atlas SW. 中枢神经系统磁共振成像. 第3版. 李坤成，译. 郑州：河南科学技术出版社，2008：279-462.

6. 李联忠. 脑与脊髓 CT、MRI 诊断学图谱. 第2版. 北京：人民卫生出版社，2011：460-481.

7. Barkovich AJ，Moore KR，Jones BV，et al. Diagnostic imaging: pediatric neuroradiology. Amirsys，2007：1-216.

8. Osborn AG，Salzman KL，Barkovich AJ，et al. Diagnostic imaging: brain. 2nd ed. Amirsys，2010：1-130.

9. Yeh TY. Neonatal therapeutics. 2nd ed. Mosby Year Book，1991.

第二章

先天发育性畸形

第一节　先天发育畸形常见原因

颅脑先天性畸形是儿童较常见的疾病，为死胎、儿童智力低下的主要原因。先天性畸形又称发育不良，是指正常脑发育过程正常结构缺如或破坏。先天性畸形产生的原因非常复杂，约60%原因不明，40%是由于遗传和获得性因素所致。基于目前的诊断水平认为遗传因素占20%，染色体突变占10%，获得性因素占10%。

遗传因素：常染色体/性染色体数目和结构异常（显性/隐性）；单基因或多基因突变。

环境因素：感染、药物、辐射、各种病理状态导致缺氧、其他（营养代谢异常如孕妇患有糖尿病、维生素缺乏等）。

一、器官形成障碍

（一）憩室形成畸形

1. 视 - 隔发育不良

2. 前脑无裂畸形

（二）神经管闭合畸形

1. 神经管闭合畸形

（1）颅裂

（2）脑膜（脑）膨出

（3）先天性皮毛窦

2. 胼胝体发育异常

3. 胼胝体脂肪瘤

4. 阿 - 齐畸形

5. 丹 - 瓦畸形

（三）神经元移行异常

1. 无脑回畸形

2. 巨脑回畸形

3. 多小脑回畸形

4. 脑裂畸形

5. 灰质异位

（四）体积异常

1. 脑小畸形

2. 脑大畸形

3. 一侧性大脑半球发育不全

（五）破坏性病变

1. 积水型无脑畸形
2. 脑穿通畸形

二、组织发生障碍

（一）神经皮肤综合征

1. 结节性硬化
2. 斯 - 威畸形
3. 神经纤维瘤病

（二）血管性病变

（三）先天性肿瘤

三、细胞发生障碍

（一）先天性代谢异常

1. 氨基酸尿症
2. 黏多糖沉积病
3. 脂质沉积病

（二）脑白质营养不良

（三）神经元变性

（四）轴索营养不良

第二节　神经管闭合不全

神经管闭合不全（dysraphia）是指胚胎期神经沟发育成神经管的过程障碍，导致中枢神经系统形态异常或移位及周围结构不闭合。

胚胎发育 3～4 周，背侧诱导过程是神经管形成阶段，神经管头端 2/3 将发育成脑泡，尾端 1/3 将发育成脊髓；神经管周围的中胚层组织发育成脑和脊髓的被盖，包括颅骨 / 椎管、蛛网膜、软脑膜和硬脑膜。若外、中胚层发育障碍，可使神经管闭合不全。若神经管前孔持续开放或闭合不全，可导致无脑畸形等；若头端的某段神经管闭合不全或不能与外胚层组织完全分离，并影响周围中胚层的发育，可导致颅裂、皮毛窦；若尾端神经管持续开放或闭合不全，则致脊柱裂、皮毛窦等；若单纯中胚层闭合不全可形成隐性颅裂或脊柱裂。神经管闭合不全常合并其他畸形，如胼胝体缺如、灰质异位、阿 - 齐畸形等。

【病因】

病因不清。近来认为基因的易感性是人类神经管闭合异常的最主要因素；遗传、代谢、中毒、感染等有害因素均与之有关，如染色体异常、叶酸缺乏、高温、母亲患有糖尿病或酗酒等。闭合异常被认为：①原已闭合的神经管再开放或继发性破坏；②神经管闭合失败。目前的研究结果支持第二种学说。

本节主要介绍颅裂、脑膨出、先天性皮毛窦。

一、颅　　裂

颅裂（cranium bifidum）分为完全性和不完全性。前者指神经管前孔发育障碍，皆合并脑组织完全或大部缺如，称为无脑畸形，多在出生时或胚胎期死亡，不需影像学检查即可诊断，不列入颅裂范围；通常意义上的颅裂是不完全性颅裂，为神经管头端某段发育障碍形成的先天性局限颅骨缺损，常合并脑膨出。

【病理】

依有无颅内结构疝出，分为隐性和显性颅裂，隐性颅裂很少见。一般颅裂居于中线部，从鼻根到枕骨，少数可沿任何一颅缝发展。根据颅骨缺损部位将颅裂分成颅盖组和颅底组，前者占绝大多数，其中因枕部闭合最晚而最多见,颅底部仅占 10%。颅骨缺损的面积由数平方毫米至数平方厘米不等。

【临床表现】

隐性颅裂的颅骨缺损很小,常无症状和体征,有的可见局部皮肤凹陷并有搏动,或并发皮样囊肿或皮毛窦。显性颅裂一般在出生时即见颅外局限肿块,依疝内容不同,肿块的质感、搏动性、张力等特性有所不同。一般临床可作出诊断,但颅底组表现潜隐,诊断较难。

【CT 及 MRI 表现】

显示颅裂骨缺损的最佳方法是 X 线和三维 CT 扫描,而 CT 对较小的隐性颅裂和发生在颅底的颅裂显示最佳;MRI 对隐性颅裂的显示不如 CT,但对显性颅裂疝内容物的显示优于 CT。显性颅裂见脑膜脑膨出(图 2-2-1、2)。

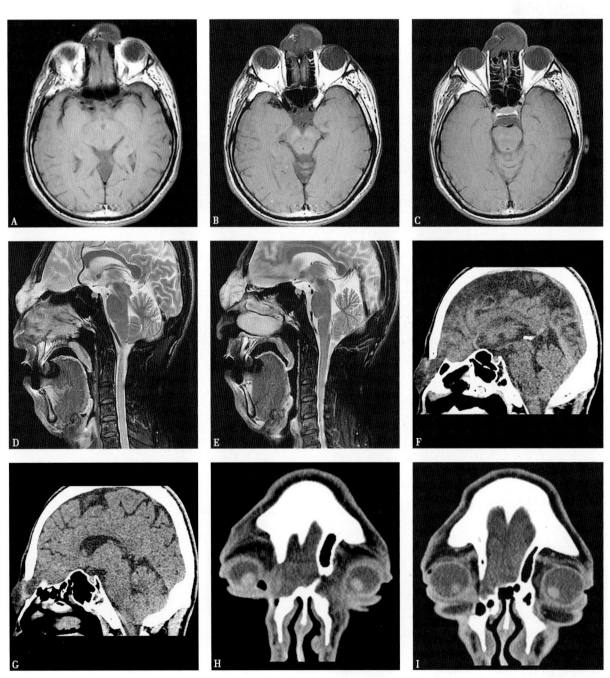

图 2-2-1 显性颅裂并前部脑膜脑膨出

男,43 岁,鼻根部肿物。轴位 T1WI(A~C)、矢状位 T2WI(D、E)及矢状位、冠状位 CT(F~I)示额骨鼻部骨质局限性缺损,脑组织、脑脊液经缺损区疝到颅外

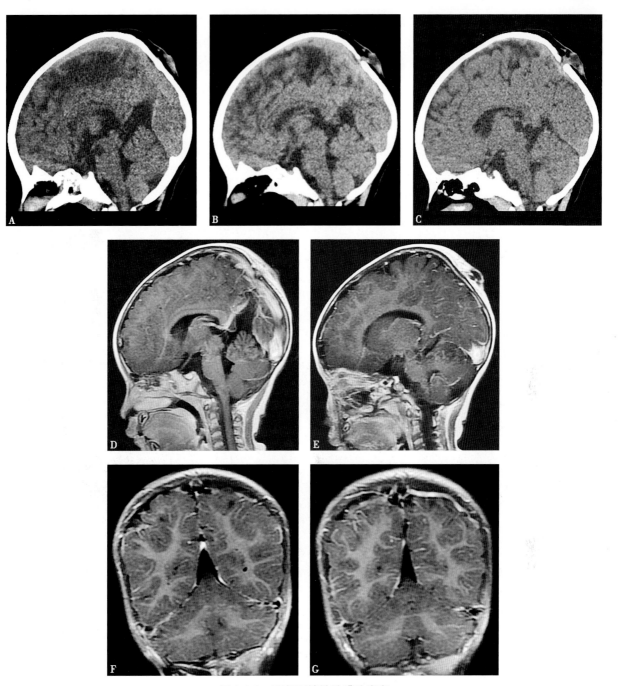

图 2-2-2 顶部闭锁性脑膜脑膨出

男，2 岁，头部包块自出生至今。CT（A～C）及增强 MRI（D～G）示小脑幕"开窗"，见一脑脊液间隙直达顶骨缺损处，其内见少量脑组织及脑脊液疝到颅外，直窦上抬指向疝口

二、脑膨出、脑膜脑膨出

脑膨出（cephalocele）包括脑膜膨出（meningocele）和脑膜脑膨出（meningo-cephalocele），属显性颅裂畸形，是指颅内部分脑膜、脑脊液、脑和脑室结构单独或合并经颅裂疝出颅外。

【病理】

发生较早的神经管前孔闭合不全，表现严重，如裂枕颅脑畸形、无脑畸形；发生较晚的神经管头端某段闭合不全，表现较轻，如脑膜膨出或脑膜脑膨出。膨出的脑组织可正常或有皮质萎缩。膨出多位于正中线，以枕部最多见，约占 70%，顶部、额上部、颅底部各占 10% 左右。依疝出内容分四型：Ⅰ型脑膜膨出，疝囊为硬脑膜和蛛网膜，疝内容为脑脊液；Ⅱ型，脑膜脑膨出，疝出物为脑实质和脑膜；Ⅲ型，脑室脑膨出，除Ⅱ型的疝出物外还有脑室结构；Ⅳ型，囊性脑膜脑膨出，指Ⅱ、Ⅲ型脑膨出伴脑脊液囊腔。根据部位不同又可分为前部（额骨筛骨）脑膨出、顶部脑膨出、枕部脑膨出及经蝶骨的脑膨出。

【临床表现】

颅盖组的脑膨出临床易诊断，依其透光性可能分辨疝内容；颅底组则临床症状潜隐，多以眶、鼻、咽部肿块或相应症状就诊，如鼻根部肿块、两眼间距增宽或鼻咽腔肿块致呼吸、吞咽困难等。

【MRI 表现】

MRI 多维成像利于疝囊和疝囊颈的显示，优于 CT。疝囊颈是指疝内容通过颅骨缺损处的部位，一般较小，是脑膨出诊断的关键，即确认有无颅骨缺损及颅外肿块是否与颅内相连。疝囊包括疝囊壁和内容，前者为脑膜，后者可包括脑脊液、脑实质和脑室成分。MRI 对疝内容性质的显示最佳，可区分Ⅰ～Ⅳ型脑膨出，PD 加权像扫描有助于判别灰、白质结构，T2 加权像对液性成分的检出最敏感。

脑膨出表面常被覆正常皮肤和皮下脂肪，肿块与周围组织分界清楚、边界光滑。疝囊壁表现为稍长 T1 信号。疝内容的信号强度取决于疝内容的性质（图 2-2-1），脑膜膨出的疝内容与脑脊液长 T1 长 T2 信号相同；脑膨出的脑实质为中等信号，与颅内脑实质信号一致，较大的脑膨出常可分辨出脑灰白质；若脑室变形移位随疝出的脑质进入疝囊，即可诊断脑室脑膨出。颅底组脑膨出则较复杂且缺乏特征性，疝出物出现在蝶窦、筛窦、鼻咽部、翼腭窝或眼眶等，应注意识别和鉴别。MRI 还可显示伴有的脑积水、脑萎缩、脑软化、其他脑发育畸形等。

附：脑膨出亚型：顶部闭锁性脑膜脑膨出

顶部闭锁性脑膜脑膨出由 McLaurin 1964 年提出。典型表现为顶部轻微颅骨缺损伴顶部头皮包块。

【病因及病理】

原因不清。有理论认为胚胎发育过程中，上矢状窦及小脑幕提前形成，导致血管及小脑幕"开窗"，一过性的脑泡过度膨胀导致颅骨缺损，颅内物包括脑膜、神经元及神经胶质的残余经"开窗"的血管、小脑幕、颅骨缺损处疝出，中央可见一脑脊液通道，其内可见永久原始镰静脉由小脑幕区指向顶部包块。

【CT 及 MRI 表现】

影像检查可清楚显示疝内容物，CT 表现为中线顶部头皮下包块；近人字缝处的颅骨缺损，包块表现为等低密度。而 MR 上顶部包块为混杂长 T1 混杂长 T2 信号，小脑幕变尖，松果体上隐窝、四叠体池及小脑上池上移、外突，从此至顶部包块可见长 T1 长 T2 脑脊液通道（图 2-2-3、4）及长 T1 短 T2 永存原始镰静脉。

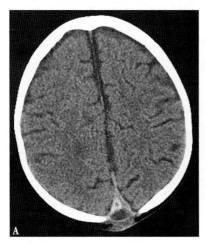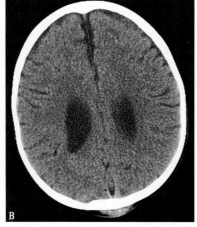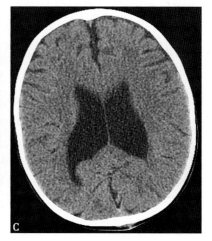

图 2-2-3　顶部闭锁性脑膜脑膨出

男，3 岁，先天性顶骨缺损。A～F. CT 示小脑幕开裂，部分脑组织、脑脊液经大脑镰后部、上矢状窦及顶骨缺损处突至皮下

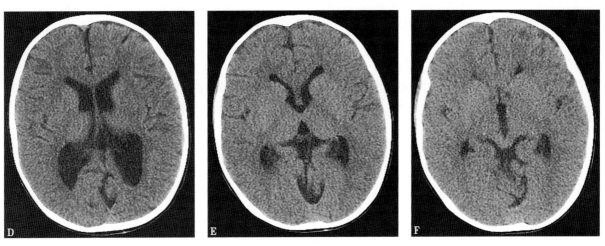

图 2-2-3　顶部闭锁性脑膜脑膨出（续）

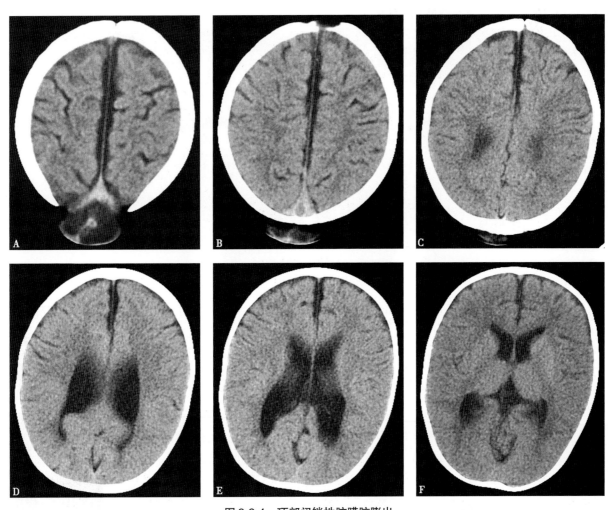

图 2-2-4　顶部闭锁性脑膜脑膨出

男，4 岁，先天性顶骨缺损。A～F. CT 示小脑幕开裂，部分脑组织、脑脊液经大脑镰后部、上矢状窦及顶骨缺损处突至皮下

三、先天性皮毛窦

先天性皮毛窦（congenital dermal sinus）发生于颅脊轴线的背侧，开口于中线皮肤外胚层残留管道。腰骶部最多见，其次为枕部和鼻。

【病理】

皮毛窦由外口、窦管和内口组成。外口常表现为颅脊轴线上的皮肤凹陷，很小不易发现。常见窦口有少量分泌物或脑脊液，窦口周围可见异常毛发、色素沉卷、血管痣样改变。窦管多始于脑或脊髓外，经颅裂或脊柱裂达皮下、皮肤表面，可合并皮样或表皮样囊肿。

【临床表现】

本身不引起症状，若有异常毛发、色素沉着、血管痣样改变出生时即可发现。多因窦道继发感染甚至合并脑膜炎、或合并皮样或表皮样囊肿产生压迫症状就诊。

【CT 及 MRI 表现】

CT 表现为中线区条索状软组织密度影，自皮肤表面达皮下软组织，其内细微结构显示不清，部分病变周围可见稍低密度囊性占位性病变，性质不易确定。MRI 的多平面成像利于窦管的检出，尤其 T1 加权，正中和旁正中矢状面是检查的关键。未合并皮样或表皮样囊肿者窦管和窦口常较小，各种影像学检查均不易检出。若窦管扩张或伴皮样或表皮样囊肿，MR1 可见长 T1 长 T2 或短 T1 长 T2 肿块，并可能发现此处从颅内向颅外迂曲走行的窦管，窦管常呈长 T1 信号，外口处皮肤内凹（图 2-2-5）。

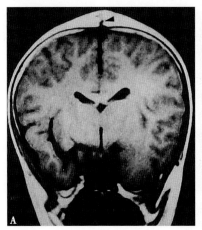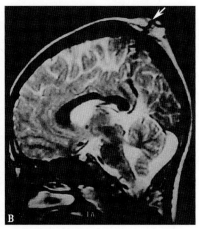

图 2-2-5　颅裂伴先天性皮毛窦

男，10 岁，顶后中线区局限性肿块伴皮肤窦道（黑、白箭）。冠状位 T1WI（A）及矢状位 T2WI（B）示顶后部板障局限性消失，周围软组织肿块，内见条状长 T1 短 T2 信号，未见脑组织膨出

第三节　胼胝体发育异常

胼胝体位于半球间裂，是连接两侧半球新皮质最大的神经纤维束板，为两侧大脑半球信息沟通的最重要通路；在胎儿期 3～4 月时胼胝体从头端膝部向体部及压部生长发育，而嘴部最后发育；出生后胼胝体逐步髓鞘化。胼胝体发育异常是最常见的颅脑先天性畸形，常合并胼胝体区脂肪瘤。

胼胝体发育异常（dysgenesis of the corpus callosum，DCC）是指完全性和部分性胼胝体缺如，后者更常见。

【病因】

病因多样，可为基因突变所致，也可与中毒、宫内感染、先天性代谢缺陷有关。文献还报道在胚胎发育期接受辐射或维生素 B$_2$ 缺乏可诱导出胼胝体发育异常的动物模型。各种因素导致轴突形成障碍

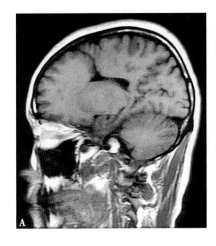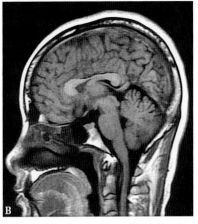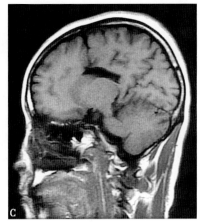

图 2-3-1 胼胝体发育不良伴脑裂畸形

男，35 岁，癫痫。A～C. 矢状位 T1WI 示胼胝体体部明显变薄，局部呈细线样，前后径缩小。双侧额叶见较宽裂隙直达双侧侧脑室，边缘衬有灰质，呈"开口"型

（少见）、轴突未向中心发展、轴突到达中线，但未形成分叉等异常，最终导致胼胝体完全或部分性发育不良。

【病理】

病理改变程度或类型与胚胎期有害因素的作用时间和强度有明显的相关性。在胼胝体发育早期的严重损伤，多导致胼胝体完全缺如，约 50% 并发其他中枢神经系统畸形，如胼胝体脂肪瘤、半球间裂蛛网膜囊肿、阿 - 齐畸形、丹 - 瓦畸形、灰质异位、前脑无裂畸形、孔洞脑、小头畸形、多小脑回畸形、视隔发育不良、脑膜脑膨出等；若损伤较轻或在胼胝体发育晚期，仅致胼胝体部分缺如。胼胝体完全性缺如时，两侧半球失去了支架作用而分离，半球间脑沟围绕上升、增宽的第三脑室呈放射状，两侧侧脑室额角狭小而远离，体部和枕角扩大，可并有海马回，前、后连合全部或部分缺如。

【临床表现】

胼胝体发育异常本身一般不引起症状，症状与并发的脑畸形有关。轻者可有视觉障碍、交叉触觉障碍等大脑半球分离征象，重者出现癫痫、智力低下、发育迟缓、颅脑畸形伴器官间距增宽、垂体 - 下丘脑功能障碍等。

【CT 表现】

轴位 CT 显示胼胝体欠佳，通过观察侧脑室形态是诊断胼胝体发育不良的关键。侧脑室形态异常主要表现为两侧侧脑室分离呈"八"字形，额角狭小而远离，体部和枕角扩大。

【MRI 表现】

MRI 的优势在于多平面成像和软组织分辨力高，它是观察胼胝体的最佳方法，还可同时检出其他脑发育畸形。

矢状位 T1 加权像上，正常胼胝体呈曲线状，嘴、膝、体及压部均清晰可辨，压部呈球茎状，胼胝体上方的脑叶压迹为正常变异，正常胼胝体与脑组织的前后径之比（C/B）≥0.45。冠状位有利于显示胼胝体与侧脑室、第三脑室的关系。

胼胝体部分性缺如好发于胼胝体压部，其次为嘴部或体部。发生在膝部的少见，因胼胝体膝部的胚胎发生较早，受累概率低；而压部和嘴部最后形成，受累概率高。最常见表现为压部球茎状结构消失，胼胝体前后径变短，若 C/B 比值 <0.3 可诊断；还可见胼胝体体部明显变薄或中断（图 2-3-1～3）。

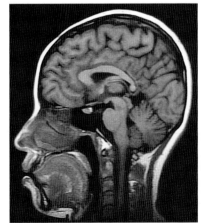

图 2-3-2 胼胝体发育不良

女，27 岁。矢状位 T1WI 示胼胝体压部体积减小

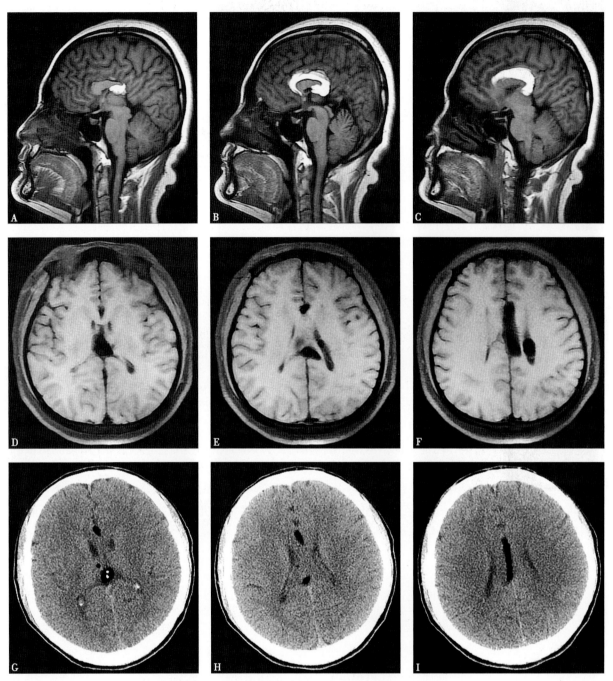

图 2-3-3　胼胝体发育不良合并胼胝体脂肪瘤

男，21 岁。A～C. 矢状位 T1WI 示胼胝体体部后部及压部缺如，周围见短 T1 信号影环绕。D～F. 轴位压脂 T1WI 示双侧侧脑室体部分离，呈"八"字形，胼胝体区见压脂像长 T1 信号影。G～I. CT 示胼胝体区脂质密度影，其内见少许钙质密度影

　　胼胝体完全性缺如直接征象为正中矢状位 T1 加权像无正常胼胝体结构（图 2-3-4、5）。间接征象为：①正中矢状位半球间脑沟围绕第三脑室呈放射状；②在轴位和冠状位可见双侧侧脑室额角狭小而远离，内侧凹陷、外侧角变尖，侧脑室体扩大、分离，若海马回、前联合、后联合全部或部分缺如时，可致颞角扩大；③第三脑室扩大上升，介于两侧侧脑室之间，纵裂池紧邻第三脑室顶。

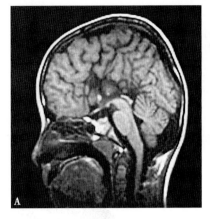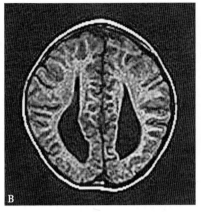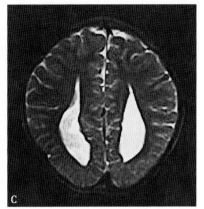

图 2-3-4　胼胝体完全性缺如

矢状位、横轴位 T1WI（A、B）及横轴位 T2WI（C）示胼胝体完全缺失，邻近扣带回及扣带沟均缺如，大脑内侧面脑回及脑沟呈放射状排列，侧脑室额角及体前部狭小变尖，侧脑室体部及后部扩大

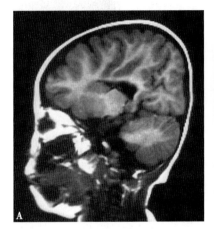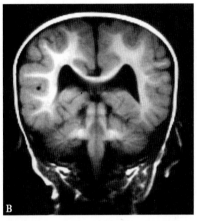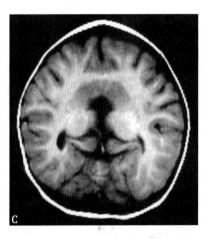

图 2-3-5　胼胝体、透明隔完全性缺如

A、B、C. 矢位、冠位、轴位 T1WI 显示胼胝体信号及透明隔信号完全缺失。左右侧脑室联通，正中矢状位示半球内侧面脑沟增宽

第四节　颅内脂肪瘤

颅内脂肪瘤（intracranial lipoma）为少见的颅内良性肿瘤，好发于中线区。30%～50% 的颅内脂肪瘤发生在胼胝体周围，称之为胼胝体脂肪瘤（lipoma of the corpus callosum，LCC）。本节重点讨论胼胝体脂肪瘤。

【病因】

病因不清，属于神经管闭合畸形，与遗传、感染、中毒、药物等因素有关。发病机制有多种学说：①胚胎内已存在的异位脂肪；②脂肪代谢物的沉积；③软脑膜脂肪细胞增生或间变；④错构的脂肪细胞；⑤原脑膜发育不全等。目前，认为胎儿期神经管闭合过程中，如有中胚层的脂肪组织掺入，即可引起颅内中线结构的脂肪瘤。它不属畸胎瘤，也不是真正的肿瘤，而是先天性畸形。

【病理】

组织学为成熟的脂肪细胞，大者可见纤维包膜，包膜可钙化，可见神经、血管走行于瘤体内，不浸及周围脑组织。胼胝体脂肪瘤约 50% 合并胼胝体发育异常。不合并胼胝体发育异常时，脂肪瘤多在胼胝体周围和背面，可延伸至终板、穹隆和脉络丛。

【临床表现】

胼胝体脂肪瘤约半数患者无症状。出现症状与病灶的部位、大小及合并其他脑畸形与否有关,但缺乏特异性。常见症状包括:头痛、癫痫、精神障碍、偏瘫、视力或听力障碍等。

【CT表现】

表现为胼胝体周围的脂质密度影,形态不规则,边界清楚,其内可见钙化灶,部分可合并胼胝体发育不良,表现为侧脑室分离、形态不规则,第三脑室上移等。

【MRI表现】

MRI显示颅内脂肪瘤的敏感性和精确性很高,尤其在判断是否合并胼胝体发育异常方面最佳。脂肪组织MR信号具有相对特征性,即呈明显的短T1中长T2信号,一般不难诊断;若与其他信号鉴别困难时,使用脂肪抑制T1加权扫描,则脂肪组织信号被抑制。

胼胝体脂肪瘤的正中矢状位T1加权显示肿块位于半球间裂,可围绕胼胝体压部;30%～50%合并胼胝体发育异常,少数合并皮下脂肪瘤;内侧半球间裂动脉可被包裹呈漏斗状扩张;脂肪瘤周边钙化呈低信号。胼胝体脂肪瘤可分两型:①曲线型(图2-4-1),脂肪瘤位于胼胝体的后部,环绕胼胝体压部呈曲线形,少有钙化;胼胝体正常或近于正常;较少合并其他脑发育畸形;②管结节型,脂肪瘤位于胼胝体区的前部,呈圆柱形,直径多大于2cm,60%可钙化;常伴有胼胝体完全性或嘴部缺如、额叶发育异常及脑膨出。

其他部位的颅内脂肪瘤多见于中线区脑池及中线结构中,如四叠体池、灰结节区等(图2-4-2～4)。

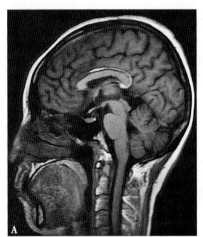
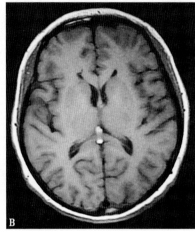
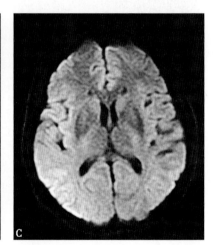

图2-4-1 胼胝体脂肪瘤

女,48岁。A、B. 矢状位及轴位T1WI示胼胝体周围短T1信号影;C. DWI呈低信号

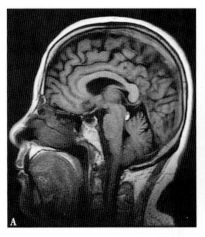
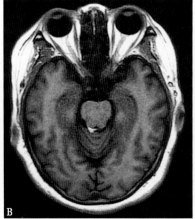
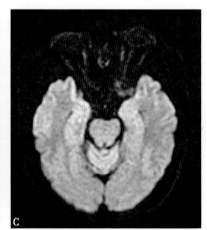

图2-4-2 四叠体池脂肪瘤

女,61岁。A、B. 矢状位及轴位T1WI示四叠体池短T1信号影;C. DWI呈低信号

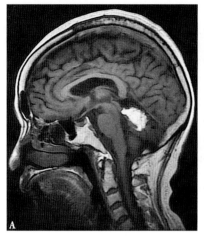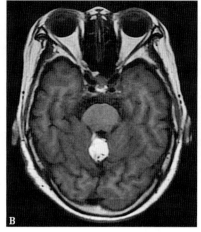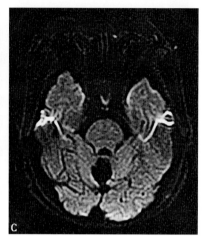

图 2-4-3　小脑蚓部脂肪瘤

女，71 岁。A、B. 矢状位及横轴位 T1WI 示小脑蚓部短 T1 信号影；C. DWI 呈低信号

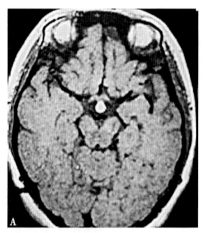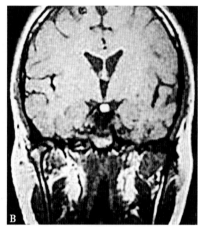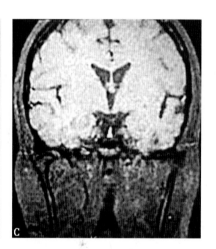

图 2-4-4　灰结节区脂肪瘤

A、B. 横轴位、冠状位 T1WI 显示鞍上池区结节样高信号，边界清楚，信号均匀。C. 冠状位 FS T1WI 显示鞍上池区结节呈低信号

　　MR 显示脂肪瘤的信号、形态、大小、位置及并发的胼胝体发育异常和其他脑畸形均优于 CT，但在识别钙化上远不如 CT。

第五节　阿 - 齐畸形

　　阿 - 齐畸形（Arnold-Chiari malformation）为较小的后颅窝与正常的小脑不匹配，导致小脑扁桃体变尖，经枕大孔疝入上颈段椎管内，有时伴脑桥与延髓延长扭曲或下疝，常合并颅底、枕大孔区畸形及脊髓脊膜膨出。

【病因】

　　病因和发病机制不明。Chiari 畸形按病理解剖学改变分四型，各型病理生理机制也不尽相同。有多种学说如枕骨内生软骨发育低下，后颅窝颅腔狭小，扁桃体和（或）延髓受压下移突至枕大孔内或神经管闭合不全、四脑室顶发育障碍致脑脊液回流受阻、原始神经组织过度生长或伴随脑脊膜膨出发生时羊膜腔和脑泡内压不平衡等。阿 - 齐畸形Ⅱ型发生在胚胎第 4 周的神经管闭合阶段，其发生主要为神经管闭合失败，导致脑脊液经闭合不全的神经管溢出，第四脑室膨胀不良，后颅窝软骨发育不良，后颅窝狭小，其内容物扭曲、下移。

【病理】

按病理解剖学改变分四型。Ⅰ型最常见，基本特征为：①后颅窝体积减小，小脑扁桃体变尖下移，经扩大的枕骨大孔疝入上颈段椎管内；②第四脑室与延髓的形态和位置正常，或延髓轻度下移但不与颈髓重叠；③ 20%～40% 合并脊髓空洞症，20%～25% 并发脑积水。另外常并存颅颈交界区畸形（如扁平颅底占 25%、寰枕融合畸形占 10%），一般无其他脑畸形和脊髓脊膜膨出。Ⅱ型畸形复杂，影响到脊柱、颅骨、硬膜和菱脑，基本特征为：①后颅窝体积减小，小脑扁桃体、下蚓部、延髓或第四脑室变形下移并疝入椎管；②第四脑室、延髓、甚至脑桥延长并变形，延髓扭曲下疝与上颈髓重叠；③后颅凹狭小，天幕发育不良、低位，天幕孔常扩大伴小脑半球向上膨出形成假瘤，枕大池变小，枕大孔扩大；④ 90% 合并第四脑室中孔与导水管粘连狭窄所致的梗阻性脑积水，几乎均存在脊髓脊膜膨出（腰骶部占 75%、颈胸段 25%），50%～90% 合并脊髓空洞症，并发脑内畸形的比例亦较高。Ⅲ型罕见，为Ⅱ型伴有枕下部或高颈部脑或脊髓膨出，常合并脑积水。Ⅳ型非常罕见，为严重小脑发育不全或缺如，脑干细小，后颅凹大部分充满脑脊液，但不向下膨出，该型属小脑发育不良。

【临床表现】

临床上以Ⅰ、Ⅱ型常见。Ⅰ型多见于大龄儿童及成年人，症状可到成年才出现，表现为运动感觉障碍和共济失调。Ⅱ型多于婴幼儿或新生儿期发病，表现进行性脑积水，几乎均存在脊髓脊膜膨出或脊膜膨出；较大的儿童可见神经损伤症状，包括运动感觉障碍（阶段性分离性感觉障碍、肌萎缩）、共济失调及相应脑神经和颈神经受累的表现。Ⅲ型和Ⅳ型罕见，多于新生儿期发病。

【CT 表现】

CT 显示后颅窝发育不良、颅颈交界区发育不良（颅底凹陷、环枕融合）优于 MRI。

【MRI 表现】

矢状和冠状面 T1 加权像可很好地显示该复杂畸形的各种病理改变和并发畸形，T2 加权像对脊髓空洞症的显示更敏感。

矢状面 T1 加权像是显示小脑扁桃体、延髓或第四脑室变形和下疝的最佳位置，一般以枕大孔下缘为标准进行测量。但许多正常人小脑扁桃体也低于枕大孔平面；临床常用的标准是：小脑扁桃体低于枕大孔平面，但 <3mm 为正常，3～5mm 为界限性异常，>5mm 为异常。但对该标准的认识尚不统一。近期研究表明小脑扁桃体的位置随着年龄增长而上升，10 岁以下诊断小脑扁桃体下疝为 >6mm，10～29 岁 >5mm，30～79 岁 >4mm，而 80～90 岁 >3mm。测量值仅作参考，关键是小脑扁桃体、延髓，四脑室和枕大池的形态变化，若小脑扁桃体下端变尖甚至呈舌状伸入上段颈椎管可诊断，若小脑扁桃体下端表现不典型但同时存在第四脑室拉长变小和枕大池变小亦可诊断。

Ⅰ型：小脑扁桃体下端变尖甚至呈舌状或钉状，由枕大孔向下疝入椎管内超过 5mm，多疝至颈 1 水平（图 2-5-1），部分可达颈 3 水平。一般无延髓和第四脑室变形和下疝。20%～40% 合并脊髓空洞症，多数仅限于颈段（图 2-5-2）；有临床症状者，脊髓空洞症的发生率达 60%～90%；可合并脑积水、颅颈交界区畸形如环枕融合畸形或环椎枕化。

Ⅱ型：小脑扁桃体、下蚓部与第四脑室下移并疝入椎管，第四脑室变形，疝入颈部的第四脑室扩张可呈泪滴状；延髓和脑桥明显伸长，延髓疝入颈椎管内（图 2-5-3）。后颅窝内结构拥挤：可见顶盖鸟嘴样改变、天幕低位、小脑上疝形成的"小脑假瘤"征、枕大池极度变小、枕大孔扩大、扁平颅底等；几乎均合并显性或隐性脊椎裂，50%～90% 合并脊髓空洞症、脑积水和其他脑畸形。与Ⅰ型的鉴别要点为延髓和第四脑室变形和下疝。

Ⅲ型：罕见，为Ⅱ型伴有枕下部或高颈部脑或脊髓膨出（图 2-5-4），常合并脑积水。颅骨发育不良更为明显。

Ⅳ型：非常罕见，为严重的小脑发育不全或缺如，脑干细小，后颅凹大部分充满脑脊液，但不向下膨出，该型属小脑发育不良（图 2-5-5、6）。

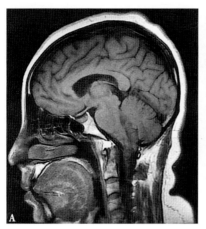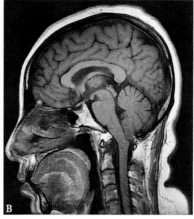

图 2-5-1　Chiari 畸形（Ⅰ型）
女，45 岁，眩晕。枕骨发育不良，后颅窝体积缩小，斜坡轻度变平，小脑扁桃体变扁、下移，枕大孔拥挤

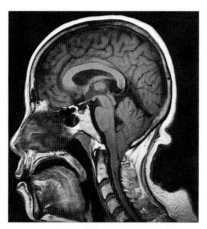

图 2-5-2　Chiari 畸形（Ⅰ型）
男，62 岁，头晕。后颅窝体积变小，小脑扁桃体变尖下移，突至枕大孔内约 16.5mm，颈延交界处受压，脊髓空洞形成

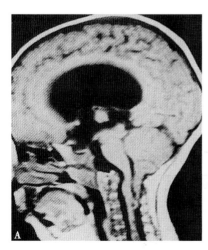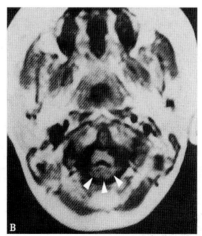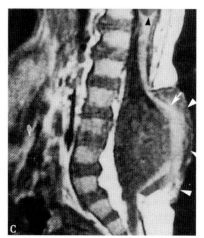

图 2-5-3　Chiari 畸形（Ⅱ型）
男，2.5 岁，出生时即有腰骶部中线区软组织肿块。A. 矢状位 T1WI 示小脑扁桃体、延髓及第四脑室拉长、下移并疝入上颈段椎管，延髓扭曲，天幕降低，枕大池消失，枕大孔扩大，幕上脑积水。B. 轴位 T1WI 示齿状突水平延髓受压变形，其后方为下疝的小脑扁桃体（箭头）。C. 腰骶椎矢状位 T1WI 示脊髓脊膜膨出（箭头），圆锥低位

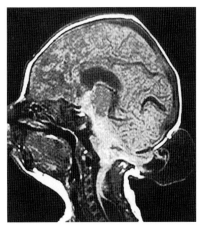

图 2-5-4　Chiari 畸形（Ⅲ型）
矢状位 T1WI 显示小脑扁桃体下端变
尖由枕大孔向下疝入椎管内。部分枕
骨缺如,脑组织及脑膜由缺口呈囊状
疝出颅外,形成脑膜脑膨出

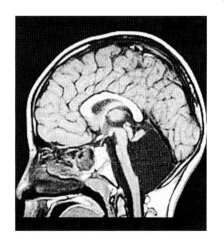

图 2-5-5　Chiari 畸形（Ⅳ型）
矢状位 T1WI 显示小脑缺如,脑干萎
缩变细,后颅凹由脑脊液占据,蛛网膜
下腔增宽,胼胝体发育小

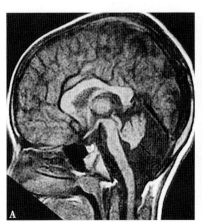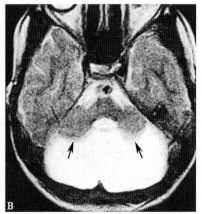

图 2-5-6　Chiari 畸形（Ⅳ型）
矢状位 T1WI（A）、横轴位 T2WI（B）显示小脑蚓部完全缺失,脑干萎缩变细,第
四脑室扩大与枕大池联通形成巨大脑脊液腔（黑箭）,蛛网膜下腔增宽

第六节　后颅窝畸形

一、丹 - 瓦畸形

　　丹 - 瓦畸形（Dandy-Walker malformation）又称丹 - 瓦囊肿,是以小脑蚓部发育不良、第四脑室囊性
扩张及后颅凹扩大为主的先天性后脑畸形。既往学者认为囊状扩张的第四脑室是由于其出口闭锁或延
迟开放所致,又称先天性第四脑室中、侧孔闭锁。但是,目前较公认的理论为胚胎发育过程中,翼板受
到刺激,导致后脑发育停滞,前膜区及后膜区缺如所致。

【病因】

　　菱脑顶部分为前膜区和后膜区,前膜区发育成小脑,后膜区伸展、消失,形成第四脑室流出口。后
脑发育停滞,前膜区及后膜区同时缺如就形成 Dandy-Walker 畸形,伴小脑蚓部发育不良、扭转。仅后
膜区发育不良就形成永存 Blake 囊肿及大枕大池。

【病理】

小脑蚓部发育不良或缺如；后颅凹囊肿，由囊状扩张的第四脑室和大枕大池构成，第四脑室底存在、背部开放与大枕大池相通，部分病例有不同程度的第四脑室中孔和侧孔闭锁；后颅凹扩大，窦汇、横窦及天幕抬高，窦汇与人字缝的关系逆转；小脑半球、脑干、导水管受压，80% 合并脑积水。70% 合并中枢神经系统其他畸形，主要是胼胝体发育异常，其他为神经元移行异常如灰质异位、多小脑回畸形、无脑回畸形和枕部脑膨出等；部分合并其他系统畸形如心脏畸形、多指（趾）畸形等。

【临床表现】

临床症状出现的早晚与病变发生的时间和脑积水的程度有关，80% 在 1 岁内就诊。常见的临床表现有头颅前后径扩大呈舟状，枕部尤为突出，可有头痛、呕吐等颅内压增高表现；较大儿童可表现为运动迟缓，小脑性共济失调如步态蹒跚、宽基底步态，以及脑神经瘫如展神经麻痹等，严重者出现痉挛性瘫。

【CT 表现】

后颅窝增大，第四脑室明显囊性扩张，小脑蚓部发育不良或缺如、向上扭转，小脑幕及窦汇上抬。

【MRI 表现】

MRI 是诊断本病的最佳手段，尤其是矢状和冠状面 T1 加权像。典型表现包括：①后颅窝极度扩大，横窦与窦汇抬高超过人字缝，天幕上抬；②后颅窝巨大囊肿；③小脑下蚓部缺如或发育不良，小脑上蚓部受压向上向前移位，小脑半球发育不良可伴小脑后部中间隔缺如或变形；④脑干受压、导水管变形，第三脑室和侧脑室积水扩张（图 2-6-1～3）。部分可合并其他畸形。

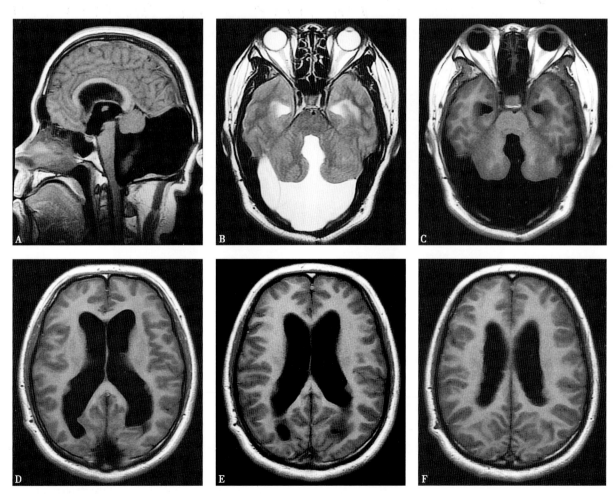

图 2-6-1　Dandy-Walker 畸形伴灰质异位

A～F. 矢状 T1WI、轴位 T2WI、T1WI 示后颅窝明显扩大，第四脑室囊性扩大，小脑蚓部发育不良，下蚓部缺如，上蚓部发育不良，天幕上抬，脑干受压变形，脑室系统扩大。双侧侧脑室室管膜下见多发等灰质信号结节影

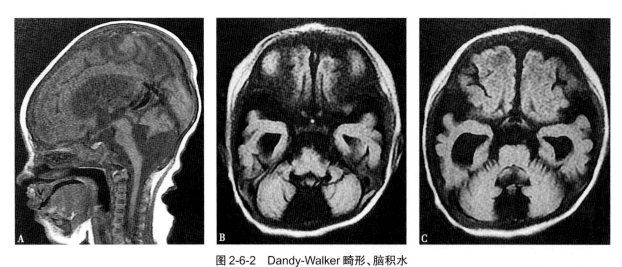

图 2-6-2　Dandy-Walker 畸形、脑积水
A~C. T1WI 示后颅窝明显扩大,第四脑室囊性扩大,小脑下蚓部发育不良,小脑上蚓部及天幕上抬,脑室系统扩大

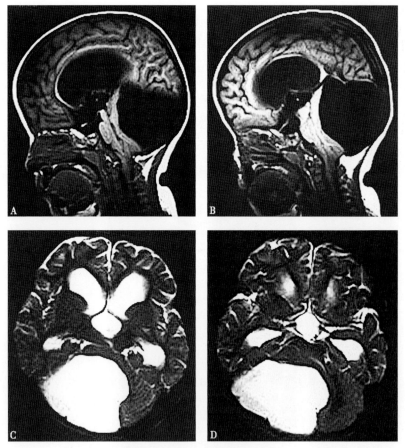

图 2-6-3　丹-瓦囊肿并脑积水
矢状位 T1WI(A、B)、横轴位 T2WI(C、D)显示后颅窝巨大囊肿,幕上脑室有不同程度的扩大,横窦与窦汇抬高超过人字缝,天幕上抬,脑干受压

目前研究显示，Dandy-Walker 变异与 Dandy-Walker 畸形均属于后颅窝囊性畸形，两者形似，仅表现为畸形程度上的差异。前者小脑蚓部发育不良及移位较后者轻，并且前者后颅窝囊性扩张程度亦较轻微。

【鉴别诊断】

丹 - 瓦畸形应与后颅凹蛛网膜囊肿及大枕大池鉴别。后颅凹蛛网膜囊肿发病率为本病的两倍，第四脑室受压变形，无后脑发育畸形，无天幕抬高等征象。大枕大池因后脑后膜区发育不良所致，可能与孟氏孔延迟形成有关。其特征为扩大的枕大池和完整的小脑蚓部，大枕大池不与第四脑室相通且第四脑室形态正常。

二、菱脑融合

菱脑融合是指小脑半球先天性融合，常伴齿状核、小脑上脚融合，伴小脑蚓部全部或大部不发育。

【病因】

病因不明确。目前有两种理论，一种认为是由于小脑蚓部不分化所致，另一种认为是由于小脑蚓部不发育伴双侧小脑半球融合所致。在遗传方面，认为可能与某些基因缺陷有关。

【病理】

典型表现为小脑蚓部全部或大部不发育，双侧小脑半球融合，双侧白质融合、增粗，齿状核融合、变形呈"马蹄状"，前蚓部、前髓帆及顶核不发育或发育不良，后蚓部发育不良可见结节形成。菱脑融合还可见幕上中线区畸形，包括胼胝体发育不良、前联合发育不良、前脑无裂畸形等。

【CT 表现】

小脑半球融合，第四脑室狭小，呈"锁孔样"，小脑半球前后径减小。

【MRI 表现】

轴位及冠状位显示菱脑融合最佳。冠状位显示小脑半球全部或部分融合，双侧白质跨中线相延续，齿状核融合，呈"马蹄状"，小脑蚓部全部或大部缺如。第四脑室"锁孔样"缩小，伴有或不伴有幕上脑组织发育不良。

【鉴别诊断】

该病需与小脑蚓部发育不良、小脑发育不良性神经节胶质瘤相鉴别。小脑蚓部发育不良主要表现为小脑蚓部发育不良伴小脑上脚粗大，脑干呈"磨牙状"，第四脑室呈"蝙蝠翼"状，双侧小脑半球分离。小脑发育不良性神经节胶质瘤属于神经皮肤综合征，典型表现为小脑脑叶增宽，呈"脑回样"、"条纹状"，可累及小脑蚓部，但双侧小脑半球结构不融合。

三、Joubert 畸形

Joubert 畸形是指先天性小脑蚓部发育不全，又称"磨牙"畸形，是后脑畸形的一种，典型表现为小脑蚓部发育不良，小脑上脚、脑桥中央束及皮质脊髓束不交叉。

【病因】

常染色体隐性遗传。

【病理】

Joubert 畸形表现为小脑蚓部发育不良伴中央裂隙，小脑上脚基底部增厚，小脑上脚在中脑不交叉，同时伴多种交叉异常（如皮质脊髓束、锥体束不交叉），小脑半球神经核团发育不良或异位。可伴其他部位的畸形，如下橄榄核、下行的三叉神经束、柱状核的背侧等。

【临床表现】

共济失调、发育延迟、眼球运动及呼吸异常。新生儿另可见交替性呼吸暂停、过度呼吸。

【CT 及 MRI 表现】

轴位显示"磨牙"样脑干（好发于脑桥 - 中脑交界处）、裂隙样小脑蚓部（小脑蚓部中央）及"蝙蝠翼"样第四脑室。MRI 轴位、矢状位及冠状位可以更清楚地显示畸形（图 2-6-4）。

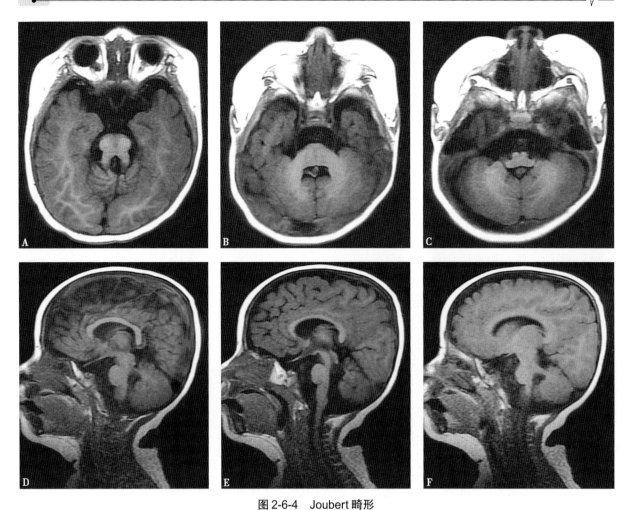

图 2-6-4 Joubert 畸形

男，6 个月。轴位 T1WI（A～C）及矢状位 T1WI（D～F）示小脑蚓部发育不良，"磨牙"状脑干、"蝙蝠翼"状第四脑室及裂隙样小脑蚓部

【鉴别诊断】

需要与以下疾病诊断：① Dandy-Walker 畸形：菱脑前膜区及后膜区缺如，导致小脑蚓部全部或大部不发育，第四脑室流出口异常导致第四脑室明显囊状扩张，伴小脑幕及窦汇上抬。②菱脑融合：小脑半球融合，伴小脑蚓部缺如或不分化。③小脑蚓部及脑桥 - 小脑发育不良：小脑蚓部小，不伴有裂隙，脑桥、延髓、中脑各种各样的遗传变异。

第七节　视隔发育不良

视隔发育不良（septo-optic dysplasia）是罕见的中线结构前部畸形。

【病因】

可能与母亲患糖尿病、服用奎尼丁或抗惊厥药、酗酒、吸毒、巨细胞病毒感染有关。

【病理】

可分两型：Ⅰ型与脑裂畸形有关，脑室形成正常，透明隔部分缺如，视放射正常；Ⅱ型与脑裂畸形无关，有弥漫性脑发育不良，并伴脑室扩大，透明隔完全缺如。两型均有不同程度的原发性视神经、视交叉及漏斗部发育不良，并有原始视泡腔，视神经孔狭窄。

【临床表现】

Ⅰ型表现为癫痫和视觉异常；Ⅱ型有典型的下丘脑 - 垂体功能低下并失明。

【CT及MRI表现】

Ⅰ型仅透明隔部分缺如,脑室形态可正常,易漏诊。Ⅱ型表现典型,约半数患者的视神经、视交叉及视束变细;透明隔部分或完全缺如,冠状面见侧脑室底变平,呈"方盒状"单脑室,横轴面见侧脑室前角失去正常"V"形表现;蝶鞍大小多正常,常伴空蝶鞍,垂体后叶高信号常缺如或异位于垂体柄的近端或中间隆突;鞍上池扩大。常伴脑室扩大和弥漫性脑白质发育不良,常合并其他脑发育畸形(图2-7-1、2)。

影像学检查在确定视路(视神经、视交叉和视束)发育不良方面可靠性较低,因在儿童无准确的正常值下限,但MRI显示视神经呈细线状是诊断视隔发育不良的有利证据。视神经的长轴和短轴薄层T1加权像有利于显示视神经发育不良和视神经孔狭窄的情况,脂肪抑制技术的使用可排除化学位移伪影,有助于对视神经的评价。

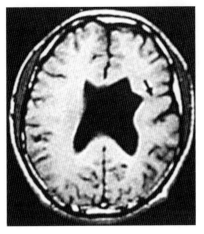

图2-7-1　视隔发育不良

横轴位T1WI示透明隔缺如,双侧侧脑室相通,左侧脑室前角呈多角形改变并"V"形脑裂畸形(黑箭)

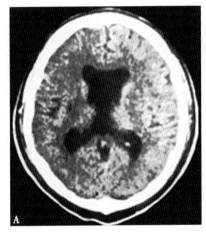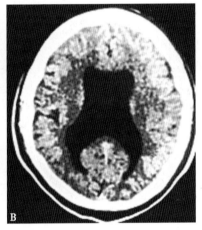

图2-7-2　视隔发育不良

A、B. CT平扫示透明隔缺如,左右侧脑室联通,前角失去V形表现,呈"方盒状"单脑室

第八节　垂体柄阻断综合征

垂体柄阻断综合征(pituitary stalk interruption syndrome,PSIS)是生长发育迟缓的重要原因之一,是指垂体柄横断,下丘脑分泌的激素不能通过垂体柄运输到垂体所致的临床综合征。其发病率低,男性多发。

【病因】

PSIS发病机制尚无定论,目前多数学者认为本病的发生与围生期异常因素和外伤等有关,其中围生期异常包括胎位异常、新生儿窒息等。有报道认为该病的发生与遗传因素、生产环境以及基因突变有一定的相关性。

【病理】

大体病理主要表现为垂体柄中断,甚至缺如。腺垂体发育不良。垂体窝内无神经垂体或神经垂体异位。蝶鞍可被硬脑膜覆盖。PSIS还合并其他先天畸形,如视隔发育不良、脑叶型前脑无裂畸形。

【临床表现】

PSIS患者多以生长发育迟缓为主要临床表现,如身材矮小,性腺不发育和第二性征发育迟缓、缺如等。成年则以甲状腺功能低下常见,如畏寒等。实验室检查以生长激素缺乏最为常见,也有患者出现合并其他垂体激素的缺乏,称为多种垂体激素缺乏。还可出现尿崩症和智力发育障碍。

【CT及MRI表现】

垂体柄缺如或明显变细,增强T1加权像,垂体柄明显不均匀变细,呈轻度到明显强化。垂体后叶异位,异位的垂体后叶常见于第三脑室漏斗隐窝或正中隆起处,其形成原因可能与下丘脑分泌的抗利尿激素无法通过垂体柄断端传送至垂体后叶,使得抗利尿激素在垂体柄断端上方异常蓄积所致(图2-8-1、2)。垂体前叶发育不良表现为垂体前叶高度小于正常平均值,垂体信号多无异常。

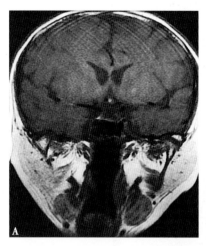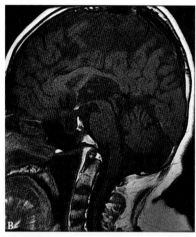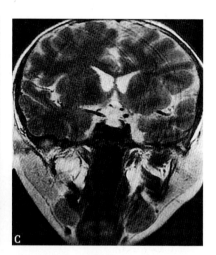

图2-8-1　垂体柄阻断综合征

女,20岁。闭经。A~C.垂体柄显示不清,第三脑室漏斗隐窝底部见点状高信号,垂体前叶显示菲薄。合并颅底凹陷

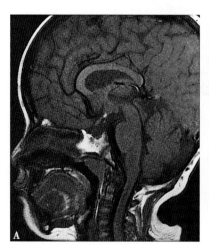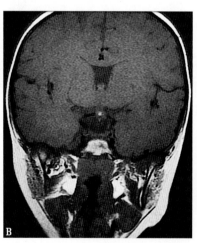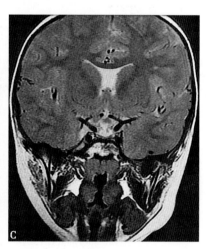

图2-8-2　垂体柄阻断综合征

男,9岁。生长发育迟缓。A~C.垂体柄连续性中断,第三脑室漏斗隐窝底部见点状高信号,垂体前叶明显变薄

第九节　透明隔发育异常

透明隔发育异常(agenesis of the septum pellucidum)是指胚胎期透明隔发育或融合异常。透明隔间腔和威氏腔(Vergae)属于正常变异(图2-9-1),透明隔缺如和透明隔间腔囊肿属于发育畸形。

【病因】

病因不清,可能与胚胎发育5~10周时,透明隔形成期局部受损有关。透明隔缺如分原发性和继发性,前者少见,发生在透明隔形成阶段;而后者可能与反复创伤、炎症或脑积水的长期牵拉有关,可发生在出生前或后。

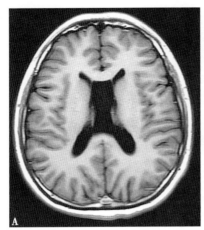
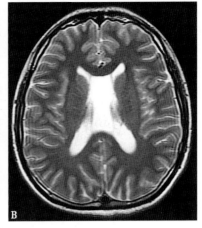

图 2-9-1　透明隔间腔和威氏腔

女，40 岁。透明隔及威氏腔明显扩张，呈囊性

【病理】

透明隔是两侧侧脑室间的薄膜状结构，如薄膜状结构缺如，则两侧侧脑室相通或形成单脑室，可伴前脑无裂畸形。在胚胎期透明隔融合不全，即形成透明隔间腔，若室间孔闭塞，透明隔间腔积液过多，壁向外膨隆突出，形成透明隔间腔囊肿。

【临床表现】

透明隔间腔囊肿临床可无症状，亦可出现一些非特征性症状，如锥体束征阳性、癫痫等。透明隔缺如者，可伴智力发育异常。

【CT 表现】

侧脑室融合，前角扩张，冠状位呈"幕状"。

【MRI 表现】

MR 可直接显示透明隔形态，正常表现为侧脑室体部间的膜样结构，分隔两侧侧脑室。

1. 透明隔缺如　两侧侧脑室体部间的薄膜状结构部分性和完全性缺如。完全性透明隔缺如多为原发性，两侧侧脑室融合成单脑室（图 2-9-2），侧脑室形态可基本正常，或前角变平失去"V"形表现，罕见单独存在，常伴有其他脑发育畸形如前脑无裂畸形、视隔发育不良、脑裂畸形等。部分性透明隔缺如常为继发性，矢状和冠状 T1 加权像可见在胼胝体下方透明隔的附着部残留，或透明隔局部呈"穿孔"样表现，常伴有脑积水。

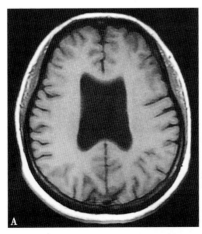
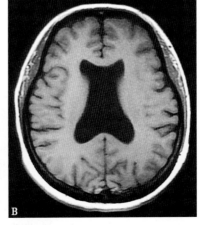

图 2-9-2　透明隔缺如

女，46 岁，头痛。A、B. T1WI 示透明隔缺如，双侧侧脑室前角融合，呈"幕"状

2. 透明隔间腔囊肿　存在于两侧侧脑室体部之间的液性腔,液性腔的两侧壁向外膨隆突出(图2-9-3)。腔内表现与脑脊液信号强度一致,呈长 T1、长 T2 信号,壁无强化。

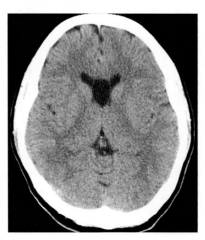

图 2-9-3　透明隔间腔囊肿
男,34岁。透明隔间腔明显扩张,呈囊状

MRI 可明确诊断透明隔缺如和透明隔间腔,而透明隔间腔囊肿需与纵裂蛛网膜囊肿、第三脑室前部的胶样囊肿相鉴别。纵裂蛛网膜囊肿很少见,常靠近胼胝体,或伴有胼胝体发育异常,而透明隔间腔囊肿的侧壁仅限于菲薄的透明隔与侧脑室相隔,据此可与纵裂蛛网膜囊肿区别。胶样囊肿主要位于第三脑室,为短 T1、长 T2 信号,常阻塞侧脑室室间孔,产生阻塞性侧脑室积水,可与透明隔囊肿相区别。

第十节　偏 侧 巨 脑

偏侧巨脑又称单侧巨脑、局灶性巨脑。是指部分或全部半球错构样过度生长,以细胞组建和神经元移行缺陷为特点。因引起损害的时间不同,过度生长以及神经胶质再生也表现为多样。该病可独立发生,也可合并神经皮肤综合征。

【病理】

脑发育过程中受损,致使正常细胞的种系、分化、增殖及移行破坏,大脑的可塑性致新的神经突触发育、过多的轴突持续存在和潜在的白质过度生长,表现为一侧或局部脑组织体积增大,皮层脑沟变浅、脑回融合 / 紊乱。常合并多小脑回畸形、巨脑回及灰质异位。

【临床表现】

早期癫痫发作,表现为婴儿性痉挛,局灶性或全身性癫痫发作。严重的发育迟缓或对侧轻偏瘫。

【CT 表现】

一侧颅脑体积最大,同侧大脑半球增大、皮层增厚,同侧侧脑室扩大、形态欠规则,伴或不伴病变侧白质钙化,病变侧可向对侧偏移。增强后可见一侧粗大血管。

【MRI 表现】

一侧颅腔、大脑半球体积增大,皮层增厚,脑沟变浅,可见巨脑回、多脑回、脑回融合、灰质异位等畸形(图2-10-1)。白质内可见异常髓鞘形成、胶质增生,部分可见钙化灶。同侧侧脑室不规则扩大。中线结构可轻度向对侧移位。脑干及小脑常正常,部分可见发育异常。

【鉴别诊断】

Rasmussen 脑炎:感染病史,单侧脑炎,影像早期表现为皮质水肿,随后出现进行性皮质萎缩。儿童脑梗死:好累及大脑中动脉供血区,发病早期受累区细胞水肿,可见占位效应,晚期受累部位萎缩、软化,同侧侧脑室扩大,中线结构居中或轻度向患侧移位。

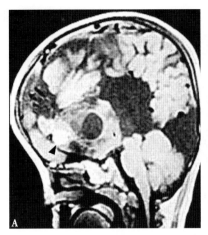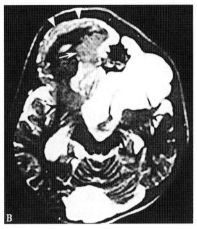

图 2-10-1　单侧巨脑症并神经元移行异常、脂肪瘤、胼胝体缺如
A. 矢状位 T1WI 未见胼胝体结构,相当于胼胝体膝部见管结节状脂肪信号肿块,第三脑室形态异常并大枕大池。B. 横轴位 T2WI 示右额叶体积增大,灰、白质指状界面消失呈巨脑回,额叶深部见异位灰质核团,中线前部团块状短和等 T2 信号为钙化的脂肪瘤

第十一节　脑神经元移行畸形

神经元移行异常是中枢神经系统先天性病变中的一组常见病,包括无脑回畸形、巨脑回畸形、多小脑回畸形、灰质异位和脑裂畸形等。临床表现多样,以癫痫最常见。

胚胎发育的 2～6 个月是神经元移行阶段,构成大脑皮质的神经元来自神经管上皮。生殖基质分化出的神经母细胞,大部分从最初的位置沿着呈放射状神经胶质纤维支架向外周移行形成皮质,余下部分形成大脑深部灰质核团。胚胎 25 周左右移行结束,30 周时脑回形成。致病因素作用于神经元移行的不同阶段,可造成不同类型的移行异常。移行异常发生越早,病变越对称,病情越严重,如脑裂畸形;发生越晚,病变越不对称,病情越轻,如灰质异位。

神经元移行异常的原因很多,如血管性、感染性和化学性因素等,机制不清。有人认为发作性低血压可能在生殖基质处形成梗死灶,使局部移行受阻,导致脑裂畸形,梗死灶周围因较轻的缺血性改变导致灰质异位及多小脑回畸形。也有报道常染色体隐性遗传及第 17 对染色体短臂部分缺失导致移行异常。

一、无脑回和巨脑回

无脑回畸形(lissencephaly)为完全无脑回(agyria),又称光滑脑,很少见。有部分脑回形成,但这部分脑回扁平、宽基底,称为巨脑回(pachygyria)。临床上广义的无脑回畸形包括两型,1 型:巨脑回 - 无脑回复合体,2 型:是指伴有鹅卵石样无脑回畸形的先天性肌营养不良。

【病因及病理】

在神经元移行过程中多种基因异常或缺失所致。无脑回畸形的灰质无正常六层结构,只有四层即分子层、外细胞层、细胞稀疏层和内细胞层。细胞稀疏层是神经元移行期间受损形成的层状坏死区,尚未移行的神经细胞通过该区受阻,已移行的神经细胞轴突和树突在该区内中断,细胞发生变性。因此皮质增厚,白质变薄,灰白质比例可倒置,脑表面的正常形态也受影响。单纯巨脑回畸形的病变范围较局限。

【临床表现】

无脑回畸形在移行异常中预后最差,多数患者于生后 6～18 个月内死于循环、呼吸及神经系统疾病。表现为难治性癫痫、肌张力异常、精神运动发育障碍等。

【CT及MRI表现】

无脑回伴巨脑回畸形时，无脑回多位于顶枕叶，巨脑回多位于额叶。主要表现为脑表面光滑、无脑沟或脑沟少、脑沟间距增宽（图2-11-1～6）；脑轮廓为椭圆形或沙钟形；皮质增厚（无脑回畸形＞10mm，正常人＜7mm），白质变薄，灰白质间正常指样交界消失；常伴轻度侧脑室扩大、脑积水、胼胝体发育异常、丹-瓦畸形或严重的幕下小脑、脑干萎缩。T2加权像可显示增厚的皮质内弧线状高信号，为细胞稀疏层；CT还可显示白质内钙化。MRI为最佳检查手段，常规行T1加权扫描，横断面、冠状面扫描对显

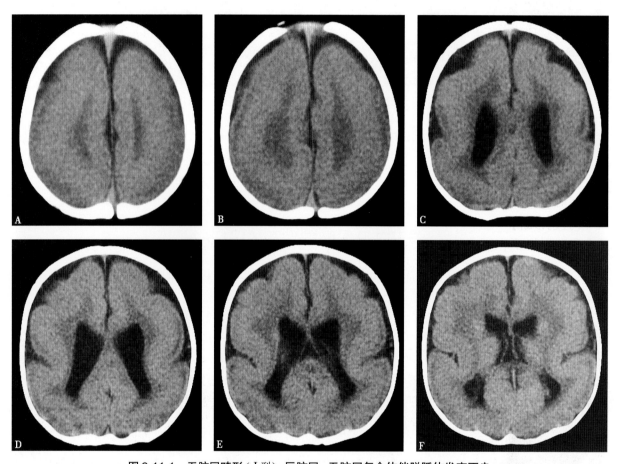

图2-11-1　无脑回畸形（Ⅰ型）-巨脑回-无脑回复合体伴胼胝体发育不良

男，2岁，智力低下。A～F. 轴位T1WI示双侧大脑半球脑回减少、增大，脑皮层呈双层，外皮质层薄而光滑，内皮质层厚，两者之间见薄的条状白质层。双侧侧脑室间距增大，呈"八"字形，第三脑室扩大、上移

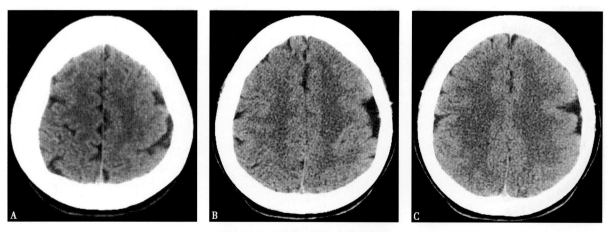

图2-11-2　巨脑回伴多小脑回畸形

女，25岁。A～F. CT示双侧大脑半球脑回稀疏、粗大，脑沟、脑池减少，局部皮层增厚，以大脑外侧裂池周围为著

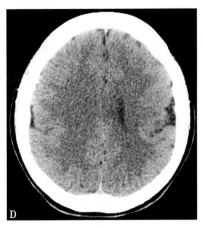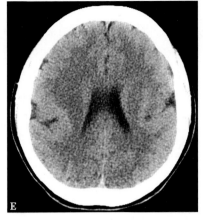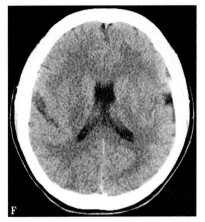

图 2-11-2　巨脑回伴多小脑回畸形（续）

示额叶有帮助，矢状面对中线结构受累显示较好。婴儿脑灰白质含水量相近，无脑回畸形时白质量就相当少，MRI 和 CT 均不能满意地区分灰白质交界，US 应作为首选检查方法。2 型无脑回畸形表现为脑表面呈"鹅卵石"样或多小脑回畸形，脑干平坦或呈"Z"形，髓鞘发育不良。另可见其他发育不良，如小脑蚓部发育不良等。

【鉴别诊断】

①层状灰质异位：几乎全部发生于女性，呈双层皮层，双层皮层间见正常的白质结构，外层皮层脑回间见浅的脑沟。②脑小畸形：头围小，脑回少，但脑沟相对正常。

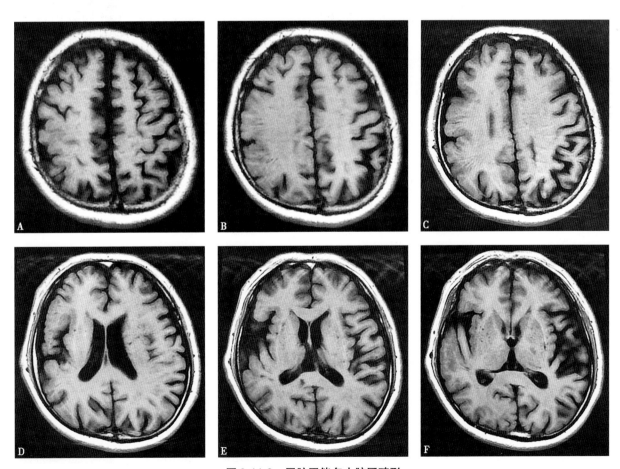

图 2-11-3　巨脑回伴多小脑回畸形

男，56 岁，言语不清。A～F. 轴位 T1WI 示右侧大脑半球脑回稀疏、粗大，脑沟减少，皮质增厚，局部另见多发细小脑回

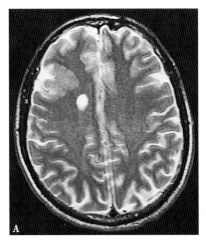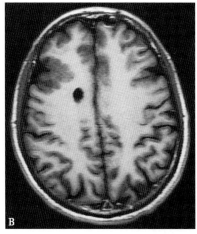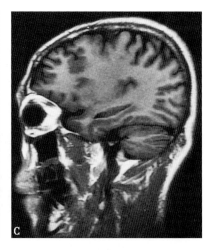

图 2-11-4 右侧额叶巨脑回畸形

男,26 岁。横轴位 T2WI、T1WI(A、B)及矢状位 T1WI(C)示右侧额叶脑回灰质增厚,白质变薄,脑沟加深。同侧额叶内见类圆形长 T2 长 T1 囊性异常信号

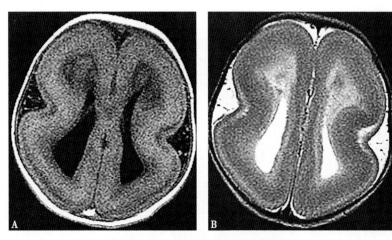

图 2-11-5 双侧额顶叶无脑回畸形

A、B. 横轴位 T1WI、T2WI 示大脑半球表面光滑,无脑沟,皮质增厚,白质变薄,
灰白质交界模糊,侧脑室呈八字形

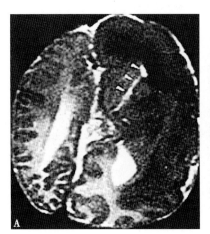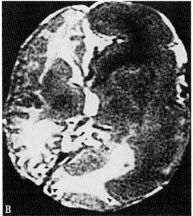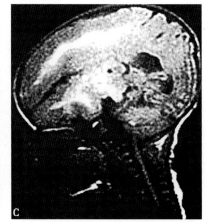

图 2-11-6 单侧巨脑回畸形

A~C. 横轴位、矢状位 T2WI 显示左侧大脑半球脑沟减少、脑沟间距增宽,皮质增厚,白质变薄,灰白质交界模糊

二、多小脑回畸形

多小脑回畸形（polymicrogyria）指脑回迂曲增多伴灰质增厚，又称多微脑回畸形。胚胎5～6个月时神经元移行达皮质，此时致病引起新皮质内细胞分布紊乱、生长不均匀，导致多小脑回畸形。该畸形较常见，多与脑裂畸形、单侧巨脑及阿-齐Ⅱ型畸形并存。

【病因】

妊娠的第3个月，由于宫内感染、缺血、中毒或基因突变所致。

【病理】

脑回迂曲增多伴皮质增厚，皮质深部皱折显著，表面光滑。受累部位多局限，常累及岛叶区，偶累及双侧皮质。

【临床表现】

临床多无症状，病灶广泛者可有癫痫和智力障碍。

【CT表现】

显示欠佳。

【MRI表现】

多小脑回畸形特征为病变处皮质较正常皮质轻度增厚且脑沟变浅，脑回扁而宽，皮质内、外表面光滑或不规则，灰质与白质交界明确，其下方白质内常有神经胶质增生（图2-11-7、8）。

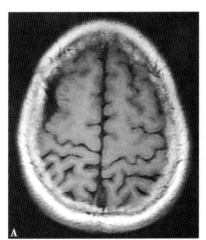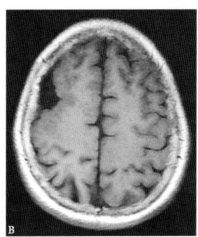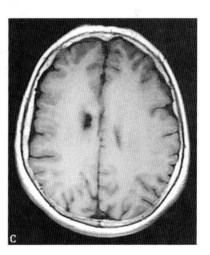

图2-11-7　多小脑回畸形

女，58岁。A～C. T1WI示右侧额顶叶脑回细小、密集，脑沟变浅、增多

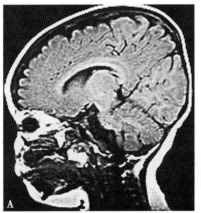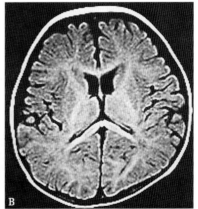

图2-11-8　双侧多小脑回畸形

A、B. 矢状位、横轴位T1WI显示叶大脑半球脑回迂曲增多伴皮质增厚，皮质深部皱折显著，表面光滑

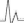
【鉴别诊断】

需与巨脑回畸形鉴别，后者皮质为中度到重度增厚，脑回非常宽，脑沟浅，皮质内、外表面光滑，其下方的薄层白质内无异常信号。

三、灰 质 异 位

灰质异位（gray matter heterotopia）指神经元和胶质组织在异常部位的聚集，是从脑室周围的生发层向脑表面皮质的放射状神经元移行过程受阻。

【病因】

此畸形病因不清，可能是遗传性的，也可能是获得性（母体外伤、感染或毒素），其中与妊娠头3个月化学性和物理性损伤的关系最为密切。常与脑裂畸形或其他先天异常并存，也可单独存在。

【病理】

神经元和胶质组织异常地聚集在室管膜下、皮质下或软脑膜下，分布可为局灶性、弥漫性。依异位灰质的形态及位置分两型：结节型，呈多发或单发结节状，分布于室管膜下、皮质下或软脑膜下；板层型又称带状型，常为弥漫性神经元移行受阻，异位灰质对称分布于皮质下区，呈带状。

【临床表现】

单纯灰质异位临床多无症状或仅有智力发育迟缓，预后相对较好，但带状型较重。常伴难治性癫痫，预后相对差；若合并其他先天畸形时，临床表现较严重。

【CT表现】

白质区出现与灰质等密度的异常密度区，增强后无强化。

【MRI表现】

PD加权像和T2加权像显示灰质异位最佳。异位灰质在所有成像序列及增强扫描的信号强度均与大脑皮质及灰质核团一致（图2-11-9～12）。结节型，为圆形或不规则形，大小不一，1mm～5cm，可单发或多发，累及单侧或双侧大脑半球，无水肿或占位效应，结节间为短T1、短T2信号的白质。依部位将结节型又分三个亚型：软脑膜下型因结节与正常灰质等信号，MRI很难发现；皮质下型位于白质深部、接近脑室，由于结节间有白质信号相隔可清楚显示；室管膜下型结节在侧脑室表面，有的可突入脑室内，使脑室腔变窄。板层型灰质异位，病变弥漫、对称分布于皮质与侧脑室间，但表面皮质形态可正常，呈"双皮质"表现。灰质异位可伴脑小畸形、胼胝体发育异常、脑裂畸形、多小脑回畸形、视隔发育不良等。

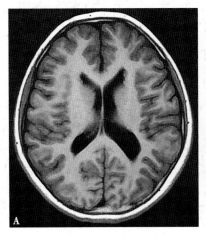
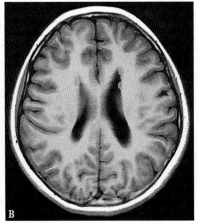
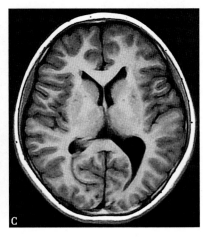

图2-11-9　结节型灰质异位

男，9岁，头晕。A～F. T1WI、T2WI及G、H. CT示双侧侧脑室室管膜下多发结节样等灰质信号（密度）影，侧脑室形态欠规则

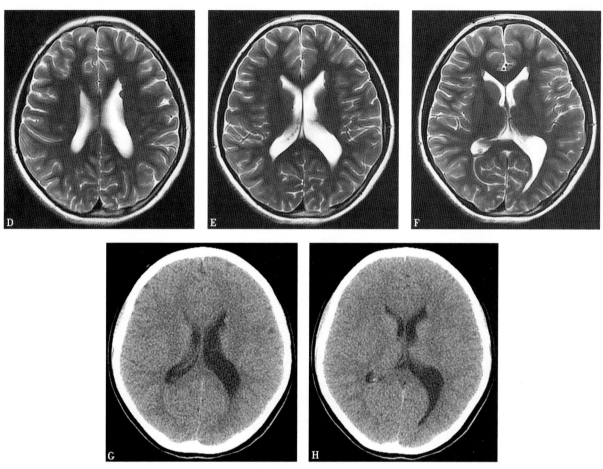

图 2-11-9　结节型灰质异位（续）

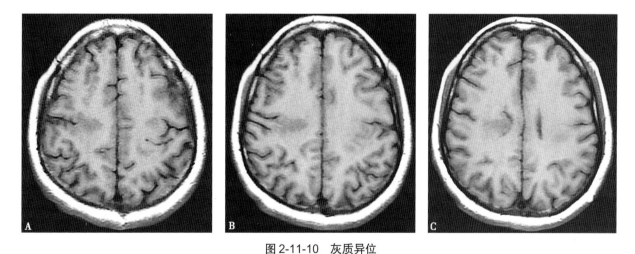

图 2-11-10　灰质异位

男，40 岁，癫痫。A～C. T1WI 示双侧额叶白质多发灰质信号影，右侧达右侧侧脑室

【鉴别诊断】

新生儿常见孤立的异位神经元，但生后几个月内移行完成后消失，不属真性灰质异位。室管膜下的结节型灰质异位，需同结节性硬化鉴别。结节性硬化的结节大小不一，与皮质的信号强度不完全一致，但结节有钙化为鉴别要点。孤立的灰质异位结节应与占位性病变鉴别，无水肿且强化程度与灰质相同而有助鉴别。

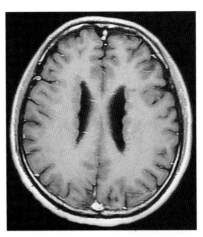

图 2-11-11 灰质异位

男,48岁,癫痫。T1WI＋C 示双侧室管膜下多发等灰质结节影,未见明显强化

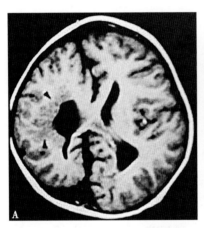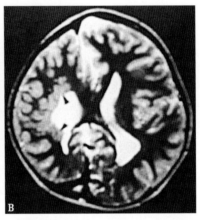

图 2-11-12 灰质异位

男,9岁,癫痫发作。A、B. 横轴位 T1WI、T2WI 显示右侧侧脑室旁至皮质下条带状异常信号,同灰质信号一致,属于结节型灰质异位,无水肿和占位效应。右侧侧脑室发育异常,呈憩室样外突。右侧大脑半球发育不良

四、脑 裂 畸 形

脑裂畸形(schizencephaly)指大脑半球内的裂隙达侧脑室室管膜,且皮质沿裂隙两侧向内折,室管膜呈峰状突起。

【病因】

病因不详,可能为遗传性(基因突变)或获得性(宫内感染、创伤、中毒等)。

【病理】

神经元移行早期节段性生殖基质形成障碍或神经母细胞未能移行,部分脑组织完全不发育,形成贯通一侧大脑的脑裂。典型特征为皮质沿裂隙折入,表面软脑膜与深部室管膜相融合形成软膜室管膜缝(P-E 缝),可双侧对称、不对称或单侧存在。根据裂隙形态将脑裂畸形分为融合型(闭唇型)和开放型(开唇型)。融合型指裂隙两侧皮质靠近,裂隙闭合;开放型指裂隙间形成腔隙,可与侧脑室相通或不通,裂隙边缘衬有灰质。约半数合并多小脑回畸形、灰质异位及透明隔缺如。

【临床表现】

为难治性癫痫、运动障碍、智力低下或发育迟缓。临床表现及生存时间与脑裂畸形的类型有关。其中闭合型临床表现轻,特别在运动皮质未受侵犯时,预后较好。

【CT 表现】

裂隙样脑脊液密度影,直达侧脑室壁,边缘衬有灰质密度影(图 2-11-13)。增强后,裂隙周围可见迂曲增粗血管影。

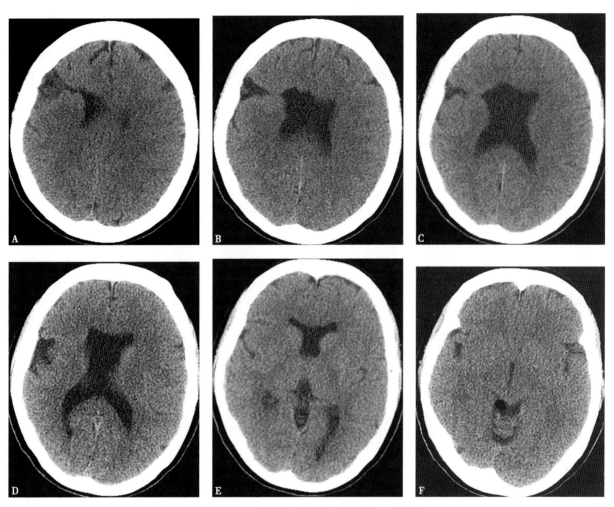

图 2-11-13　脑裂畸形合并透明隔缺如、脂肪瘤

女,56 岁,智力低下。A~F. CT 示右侧侧脑室憩室状突起,见较宽的 P-E 缝,属于开唇型脑裂畸形。同时有透明隔缺如,双侧侧脑室前角变平,呈"幕状"。四叠体池内另见脂质密度影

【MRI 表现】

典型者为大脑表面的异常裂隙从表面延伸到室管膜下,裂隙两边为灰质信号并有不规则增厚,与皮质结构相连。脑裂畸形多位于中央前回与中央后回附近,融合型裂隙两侧皮质靠近甚至裂隙闭合,可见侧脑室局限性突起,有的与裂隙相连形成 P-E 缝;开放型脑裂畸形裂隙间形成腔隙,其大小不一,形似"双凹透镜"状,脑表面和侧脑室处较宽而中间较窄,可与侧脑室相通或不通,常伴脑积水。按病变严重程度可分为三度:Ⅰ度,脑裂与正常脑沟宽度相近,但深入白质,沟底有厚大的异位灰质(图 2-11-14);Ⅱ度,脑裂开口增宽,异位灰质可达室管膜下或突入脑室(图 2-11-15),但无 P-E 缝和侧脑室憩室;Ⅲ度,脑裂和异位灰质深入室管膜下,形成 P-E 缝和侧脑室憩室。Ⅱ、Ⅲ度临床表现较重。脑裂畸形常伴有侧脑室扩大或脑积水、多小脑回畸形、灰质异位、透明隔缺如、胼胝体缺如或蛛网膜囊肿等。多小脑回畸形多位于裂隙及其邻近增厚的皮质;灰质异位多位于受累的侧脑室附近。

脑裂畸形裂隙走行可为任何方向,对于窄的或融合型裂隙,若仅单一方向成像可能误诊或漏诊,MRI 多维成像有利于脑裂畸形的检出。T1 加权像能清晰地显示解剖结构,质子密度加权像和 T2 加权像对显示脑裂畸形伴有的灰质异位很有帮助(图 2-11-16、17)。

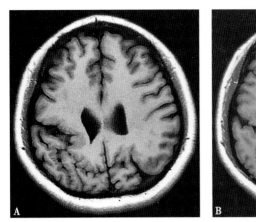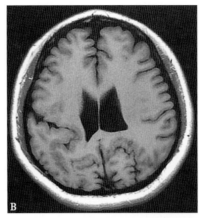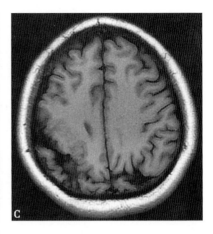

图 2-11-14 脑裂畸形伴多小脑回畸形

男，38 岁，癫痫。A～C. T1WI 示双侧顶枕叶体积减小，形态不规则，见较深裂隙指向双侧侧脑室，裂隙周围衬有灰质，未达侧脑室，其周围见多发细小脑回组织

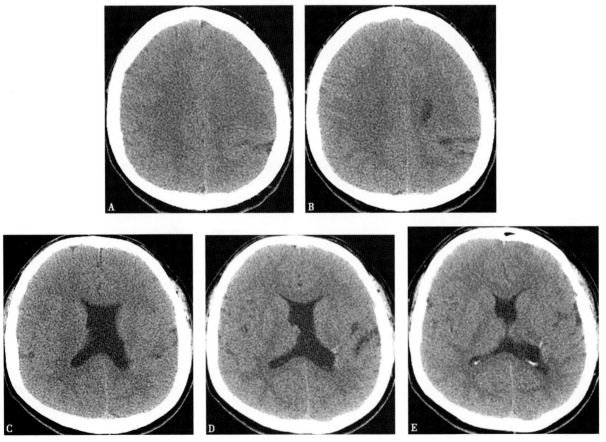

图 2-11-15 脑裂畸形伴透明隔缺如

女，25 岁，意识障碍。A～E. CT 示左侧顶叶多个裂隙，部分达左侧侧脑室，边缘衬有灰质。同时透明隔缺如，双侧侧脑室前角变平，呈"幕状"

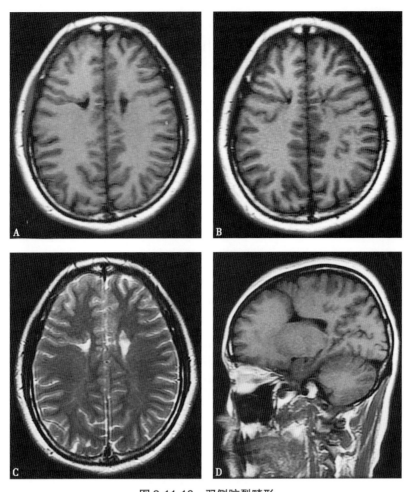

图 2-11-16　双侧脑裂畸形
女, 35 岁。横轴位 T1WI、T2WI(A~C)及矢状位 T1WI(D)示双侧额叶条形裂隙影, 周缘见脑灰质信号, 向内与侧脑室前部相通, 向外达蛛网膜下腔

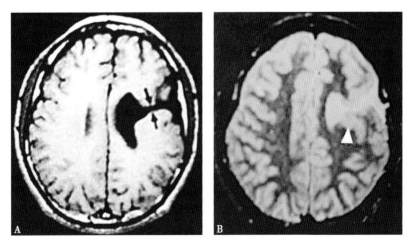

图 2-11-17　开放型脑裂畸形并灰质异位
A. 横轴位 T1WI 显示左侧侧脑室憩室状突出, 并见较宽的 P-E 缝(黑箭), 形态似"双凹透镜", 属于开放型脑裂畸形。B. 横轴位 PDWI 皮质下区见异位灰质结节(白色箭头)

【鉴别诊断】

开放型脑裂畸形应注意与混合型先天性脑穿通畸形囊肿相鉴别,后者无灰质衬边,腔隙宽大,呈球形或扇形。还应与积水性无脑畸形相鉴别,后者脑组织破坏区常位于大脑前、中动脉供血区,残留组织常为大脑后动脉供血区,但是严重的脑裂畸形与积水性无脑畸形亦很难鉴别。

第十二节　脑小畸形和狭颅症

一、脑小畸形

脑小畸形(micrencephaly)是指头围比同龄同性别正常儿童的平均值低 2 个标准差以上,成人则脑重量小于900g。

【病因】

原发性脑小畸形发生在胚胎 2～4 个月的神经元增殖阶段,病因不明,与遗传、胚胎期的环境因素有关。染色体畸形如 21 三体型常伴脑小畸形。继发性多见,由于胚胎后期或出生前后的缺氧、颅内感染、脑血管意外等。

【病理】

依脑小畸形是否伴有其他脑发育畸形分为真性和假性脑小畸形。真性脑小畸形表现为脑体积小,但形态正常;假性脑小畸形表现为脑小且脑室扩张,伴明显脑发育畸形如巨脑回畸形、多小脑回畸形、胼胝体发育异常等。

【临床表现】

出生时即头小,颅面比减小,前额狭窄且后倾,发际异常。颅缝早闭,但无颅内压升高。多数智力低下,部分有惊厥、共济失调、肌张力增高或手足徐动症状和体征。

【CT 表现】

头颅减小,颅缝重叠,板障增厚,脑回压迹减少(图 2-12-1)。

【MRI 表现】

头颅大小、形态头明显小于正常同龄儿,颅面比减小。前囟和颅缝早闭,颅穹隆骨增厚。

颅内结构:真性脑小畸形脑组织体积减小,脑灰白质结构存在,MR 信号无异常,可伴有脑室、蛛网膜下腔扩大;假性脑小畸形除脑体积减小外,还存在脑先天性发育畸形。MR 扫描是鉴别真、假性脑小畸形的最佳方法。

【鉴别诊断】

与狭颅症鉴别。狭颅症头颅形态不规则,颅板变薄,板障减少或消失,脑回压迹增多。

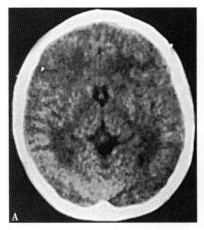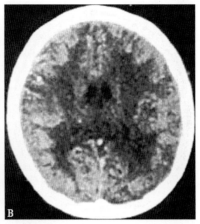

图 2-12-1　脑小畸形

A、B. CT 平扫示患儿头颅明显小于正常同龄儿,颅缝闭合,脑质密度正常,颅穹隆骨增厚

二、一侧性大脑半球发育不全

【病因】

本病和脑小畸形的病因相同，为一侧性脑组织量减少和质的低劣。

【CT、MRI 表现】

患侧颅腔狭小，颅板增厚，板障增宽。患侧脑组织量减少，侧脑室扩大，蛛网膜下腔增宽或正常。中线结构居中或向患侧移位。有时患侧可有脑软化灶（图 2-12-2、3）。

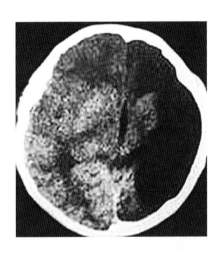

图 2-12-2　左侧大脑半球发育不全
CT 平扫示左侧大脑半球体积减小，呈囊样低密度区，中线结构均衡向左侧移位，左侧颅腔狭小，左侧颅板增厚

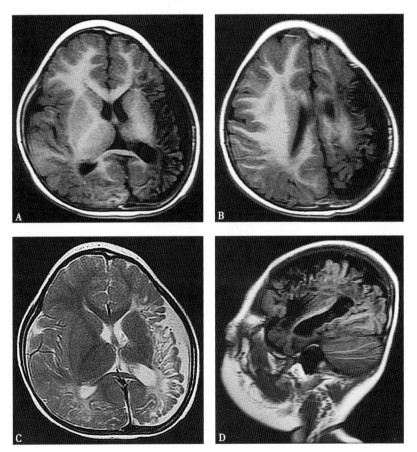

图 2-12-3　左侧脑小畸形伴软化灶
男，1 个月。A～D. 横轴位 T1WI、T2WI 及矢状位 T1WI 示左侧颅腔、大脑半球明显小于右侧，周围脑沟、脑裂增宽，左侧侧脑室扩大。左侧顶骨板障增宽。左侧额顶颞叶见多发片状长 T1、长 T2 异常信号影

三、狭 颅 症

狭颅症（craniostenosis）又称颅缝早闭、窄颅畸形，是以颅缝过早骨性融合为特征的多种病症。本病为一条或数条颅缝早期闭合所致。缝痕完全消失，骨质隆起形成隆嵴，致颅内压增高，脑组织受压。包括尖头畸形、扁头畸形、斜头畸形、舟头畸形、三角头畸形。

【病因】

病因多样，可为遗传性、代谢性。遗传性：颅缝早闭合并其他畸形综合征的综合征性骨性融合通常为常染色体显性遗传；其他表现为杂合基因突变。代谢性：可见于甲状腺素升高的疾病、佝偻病以及黏多糖病等。

【病理】

颅缝融合因子如转化生长因子、成纤维细胞生长因子调节异常，导致颅缝提早骨化、过早闭合。

【临床表现】

综合征性和非综合征性。综合征性除颜面 / 颅骨不对称或头生长下降还可伴脑发育异常、并指畸形、胆管闭锁及先天性心脏病等。头颅畸形的类型及程度与提早封闭的颅缝数目及程度有关。其中矢状缝异常闭合占60%、冠状缝20%～30%、斜头畸形5%～10%、额侧1%～2%。

【CT表现】

CT能显示各种头颅畸形。狭颅症头颅形态不规则，颅骨过度骨化，颅板变薄，板障减少或消失，脑回压迹增多。脑质密度正常，脑室对称但相对较小（图2-12-4、5）。

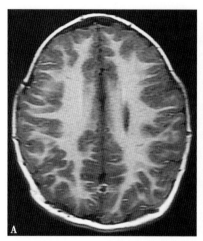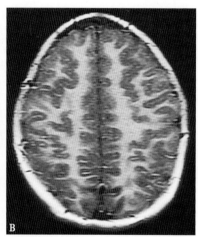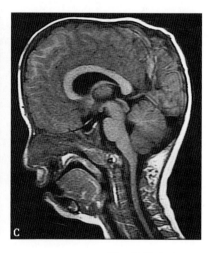

图 2-12-4　狭颅症

男，3岁。A～C. 横轴位及矢状位T1WI示头颅形态不规整，板障较薄，横轴位示前后径变长，后颅窝结构拥挤，颈延角略增大

"舟状头畸形"：颅骨横径减小，前后径增大——矢状缝早闭；

"三角头畸形"："轴状位头"，轴状位呈"梨形"——额缝早闭；

"斜头畸形"：不对称——单侧单颅缝早闭或双侧多颅缝不对称性早闭；

"短头畸形"：颅骨横径增大，前后径减小——冠状缝或人字缝早闭；

"尖头畸形"："塔头畸形"——冠状缝和人字缝早闭；

"小头畸形"：所有颅缝均早闭。

"先天颅面骨发育不良 /Crouzon 病"：狭颅症并有面骨发育不良，狭颅症、面骨畸形，临床上表现为视力进行性下降、颅压高等。

【MRI表现】

MRI上表现为颅小，脑质信号一般无明显异常。除颅骨畸形外，还可见各种脑发育异常，如小脑扁桃体下疝、胼胝体发育不全等（图2-12-6）。

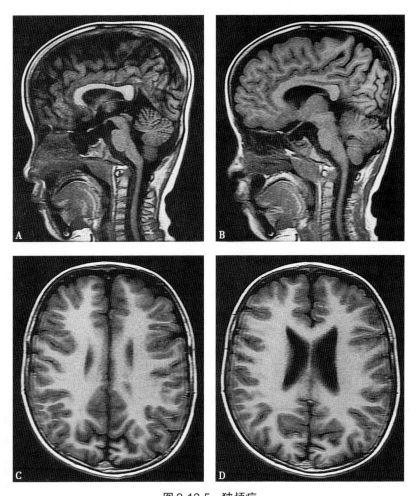

图 2-12-5 狭颅症

男,4 岁。A、B. 矢状位及 C、D. 横轴位 T1WI 示头颅前后径过长,呈方形,颅底略扁平,颈髓-延髓角较小

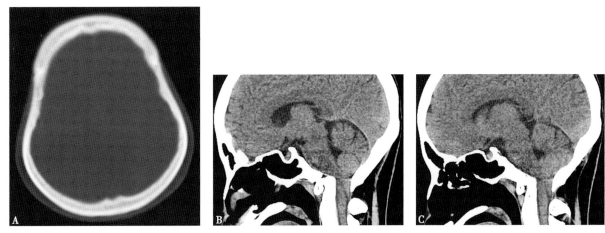

图 2-12-6 舟状头并颅底凹陷、寰枕融合、Chiari 畸形

女,41 岁,头痛、头晕。CT(A~C)及 MRI(D~F)示头颅前后径增大,横径减小,斜坡轻度变平上抬、寰枕融合、小脑扁桃体变尖、下移

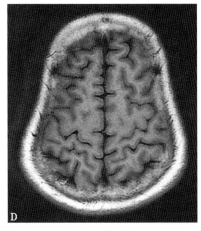
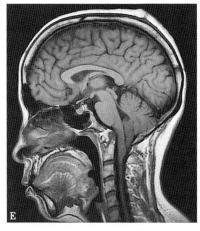
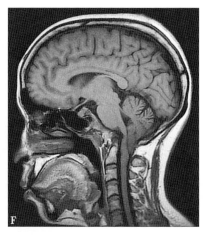

图 2-12-6 舟状头并颅底凹陷、寰枕融合、Chiari 畸形（续）

【鉴别诊断】

与脑小畸形鉴别。脑小畸形头颅减小，颅缝重叠，板障增厚，脑回压迹减少。

第十三节 巨 脑 畸 形

巨脑畸形（megalencephaly）是指出生时脑重量即 > 1600g（正常新生儿脑重量为 300g），或大于正常 2.5 个标准差以上；或生后头颅迅速增大，头围超过同龄同性别正常儿童平均值的 2 个标准差以上，又称头大畸形或巨脑症，很少见。

【病因】

病因不明，认为发生在胚胎 2～4 个月的神经元增殖阶段，可能因遗传因素或胚胎早期有害因素的作用使神经元过度增殖或增殖期延长有关。

【病理】

皮质增厚及神经胶质细胞增生导致脑异常增大或出生后迅速增大。巨脑畸形分为脑体积过大和脑质量过重两类，进一步分为解剖型和代谢型。解剖型指脑细胞体积和（或）数目大于正常，但无颅压高，可伴有神经纤维瘤病、结节性硬化或斯 - 威综合征等；代谢型是指脑细胞的分子生物学异常，导致异常代谢产物蓄积且脑细胞体积增大，多伴颅内压增高，部分病例伴脑白质发育不良、神经节苷脂沉积症、黏多糖沉积病等。还有非对称性的"偏侧巨脑（hemimegalencephaly）"，指一侧大脑半球的部分或全部脑组织错构样过度生长，可伴有严重且广泛的神经元移行异常。

【临床表现】

生后头颅迅速增大，形似脑积水，但无眼球"落日征"，常有智力低下、视力和听力障碍，约半数病儿有惊厥发作史。

【CT 及 MRI 表现】

头颅大小、形态：头颅明显大于正常同龄儿（图 2-13-1），颅面比增大。前囟较大，闭合延迟，在冠状和矢状扫描显示清楚。

颅内结构：颅腔扩大，大脑皮质增厚，MR 信号强度正常或弥漫性增高，但无局限性信号异常；脑室正常或轻度扩大，中线结构居中。

偏侧巨脑为大脑半球和同侧脑室扩大，皮质广泛增厚，白质增厚或发育不良，常伴脑沟形成异常和显著的灰质异位及其他畸形。

【鉴别诊断】

应与脑积水、积水型无脑畸形等鉴别。婴幼儿重度脑积水时，也可表现为头颅增大，脑室常极度扩

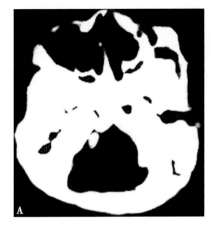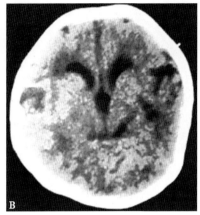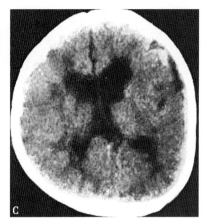

图 2-13-1 头大畸形

A～C. CT 平扫显示头颅明显大于正常同龄儿，大脑皮质略增厚，密度正常。脑室轻度扩大，中线结构居中

张，脑实质明显受压变薄，但各部位正常结构轮廓存在。积水型无脑畸形头颅增大，但大脑结构（大脑前、中动脉供血区）几乎完全消失，仅残留大脑后动脉供血区少许脑组织。

第十四节 前脑无裂畸形

前脑无裂畸形（holoprosencephaly）又称无嗅脑畸形、"煎饼脑"。

【病因】

病因不清，可能与染色体异常和基因突变有关。在胚胎发育4～8周时，感染性、血管性、化学性等致病因素导致脑憩室化过程障碍，引起复杂的颅脑与面部畸形。有报道前脑无裂畸形常伴有色觉染色体异常（13和18号染色体为三倍体）。

【病理】

根据大脑半球与脑室分离程度分三型：全前脑无裂畸形（无脑叶型）、半叶前脑无裂畸形（半脑叶型）、单叶前脑无裂畸形（脑叶型）。全前脑畸形最严重，几乎均合并中线区颅面畸形如独眼畸形，前脑根本未分开或分裂甚少，中线处仅见一个大的脑脊液囊腔代表未分开的侧脑室与第三脑室，前部灰质很薄，无大脑镰、胼胝体及透明隔，可见丘脑、基底节融合，嗅神经缺如，脑组织整体呈"煎饼脑"，后颅窝结构可正常。半叶型比全前脑型轻，面部正常或仅有腭裂，虽为单一侧脑室，但额角与枕角初步形成，已有第三脑室，大脑镰发育不全，嗅球与嗅束缺如或发育不良。单叶型可无面部畸形，前脑的分裂近乎完全，大脑镰存在，脑室形态几乎正常，常有透明隔缺如，视泡和嗅脑可发育不良。

【临床表现】

全前脑无裂畸形及半叶前脑无裂畸形病儿均在出生一年内死亡；单叶前脑无裂畸形与视-隔发育不良可活到成年期，常有不同程度的精神呆滞。

【CT及MRI表现】

全前脑无裂畸形呈小圆球形脑，中央单脑室，周围脑组织的数量少，丘脑融合；中线区胼胝体、第三脑室、纵裂及大脑镰完全缺如（图2-14-1）；增强MRA可示上矢状窦、下矢状窦、直窦及大脑内静脉缺如，仅有一支大脑前动脉，而大脑中动脉发育不良；半数以上同时存在多种颅面畸形。

半叶前脑无裂畸形中央仍为单脑室，但前、后部的两侧突起初步形成额角与枕角（图2-14-2）；中线区胼胝体、大脑镰、透明隔缺如，或可见发育较小的大脑镰，后部纵裂很浅，已有第三脑室；大脑半球与丘脑融合，嗅球与嗅束缺如或发育不良。

单叶前脑无裂畸形前脑的分裂近乎完全，大脑镰存在，但前部半球间裂较浅；脑室系统形态近乎正常，透明隔缺如。

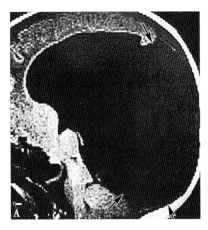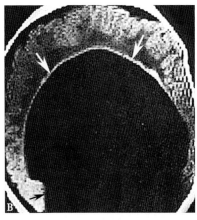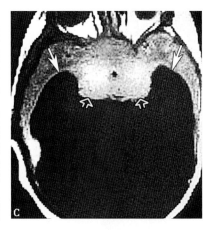

图 2-14-1　前脑无裂畸形（无脑叶型）

矢状位 T1WI（A）、横轴位 T1WI（B、C）示脑组织呈单一无分裂状，两侧丘脑居中并融合，无纵裂、大脑镰或胼胝体。脑室结构未形成，表现为充满脑脊液的空腔，其后与大囊腔相连（白箭）

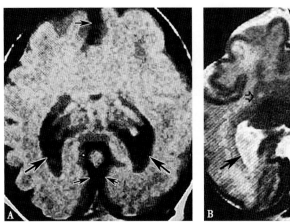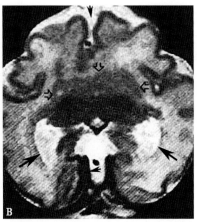

图 2-14-2　前脑无裂畸形（半脑叶型）

A、B. 横轴位 T1WI、T2WI 示脑组织有部分分隔，部分脑室形成，可见枕角和颞角（黑箭）、初步发育的纵裂和大脑镰，基底节部分或完全融合

【鉴别诊断】

与透明隔缺如鉴别。透明隔缺如为两侧侧脑室体部间的薄膜状结构部分性和完全性缺如。完全性透明隔缺如两侧侧脑室融合成单脑室，侧脑室形态可基本正常，或前角变平失去"V"形表现。单侧透明隔缺如脑叶结构正常，但常合并前脑无裂畸形、视 - 隔发育不良等畸形。

第十五节　积水型无脑畸形

积水型无脑畸形（hydranencephaly）又称婴儿性脑积水，指先天性额、颞、顶叶脑质缺如，为巨大的液性空腔替代。

【病因】

积水型无脑畸形病因不清，可能是胚胎脑发育期颈内动脉发育不良，使大脑前、中动脉供血区脑组织发育异常、破坏及液化，形成一个含脑脊液大囊。也可能与宫内感染、母体受到辐射、中毒、易栓塞状态、遗传等因素有关。

【病理】

为大脑前动脉和大脑中动脉供血的额、颞、顶叶未发育或发育不良，脑组织破坏、液化，形成巨大的囊性结构，而由大脑后动脉和基底动脉供血的枕叶、小脑及部分基底节和丘脑发育基本正常。

【临床表现】

偏瘫、脑瘫、智力低下和癫痫等。

【CT及MRI表现】

双侧或单侧额、颞、顶叶脑皮质部分或几乎完全不存在或仅成一层薄膜状，幕上无脑质部分由液体替代；大脑镰及部分枕叶存在，丘脑和基底节结构一般完整；幕下小脑和脑干常发育正常，第四脑室的形态和位置正常（图2-15-1、2）。

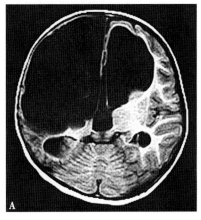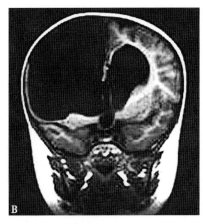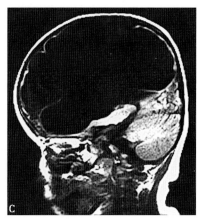

图 2-15-1　单侧额颞顶叶积水型无脑畸形

A～C. 横轴位、冠状位、矢状位 T1WI 示右侧额颞顶叶部分缺如，由长 T1 信号充填，左侧脑质存在，双侧侧脑室扩大

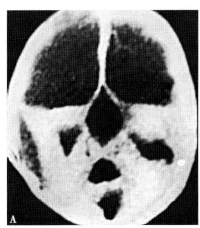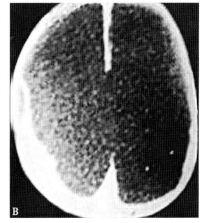

图 2-15-2　双侧额顶叶积水型无脑畸形

A、B. CT 平扫示双侧额顶叶脑实质大部分缺如，呈薄膜状，幕上无脑实质部分由囊样低密度液体代替。大脑镰部分缺如，丘脑较小，小脑存在，第四脑室略扩大

【鉴别诊断】

需与重度脑积水及双侧硬膜下积液鉴别。婴幼儿重度脑积水时，也可表现为头颅增大，脑室常极度扩张，脑实质明显受压变薄，但各部位正常结构轮廓存在。双侧硬膜下积液表现为双侧颅板下弧形、新月形液体低密度影，邻近脑组织受压，脑沟、脑池受压变浅，脑室受压变窄，但各正常结构仍存在，仅为形态改变。

第十六节　先天性脑穿通畸形囊肿

先天性脑穿通畸形囊肿（congenital porencephalic cyst）为脑内含脑脊液的囊腔，囊壁衬有增生的胶质细胞或星形细胞，囊腔与脑室和（或）蛛网膜下腔相通。

【病因】

按其发生分两类：①脑裂性空洞脑畸形，可能发生在胚胎发育6周前，与母体感染或营养障碍有关；②破坏性脑穿通畸形囊肿，为宫内损伤，发生较晚，主要是梗死、创伤、感染、出血所致。

【病理】

脑组织坏死、液化，形成一个含脑脊液的囊腔，囊壁衬有增生的胶质细胞或星形细胞，多数与脑室和（或）蛛网膜下腔相通。脑裂性空洞脑畸形多双侧对称、大小不等，可多发，常伴胼胝体发育异常；破坏性脑穿通畸形囊肿，多发生在大脑中动脉分布区，病变单发、多不对称。

【临床表现】

除智力发育障碍、癫痫外，常有不同程度的局部神经功能受损症状如偏瘫、失语等。

【CT及MRI表现】

CT及MR均显示脑实质内与脑室和（或）蛛网膜下腔相通的边界清晰、光滑的囊腔，形态可不规则。CT上囊腔液体密度同脑脊液，在MRI各序列中，囊腔内液体均与脑脊液信号一致。破坏性脑穿通畸形囊肿囊腔周围可由白质、部分灰质围绕，患侧脑组织可伴不同程度的发育不全。脑裂性空洞脑的囊腔前后壁多呈弧形内凹，囊腔周围可见异位灰质围绕，常并存其他神经元移行异常（图2-16-1～5）。

【鉴别诊断】

本症应与脑内其他囊性病变相鉴别，鉴别的关键为囊腔是否与脑室相通。蛛网膜囊肿、脑肿瘤的坏死腔和脑脓肿的脓腔一般都不与脑室相通，诊断不困难。此外，还要与开唇型脑裂畸形相鉴别。后者裂隙达侧脑室，但裂隙周围衬有皮层而非胶质增生。

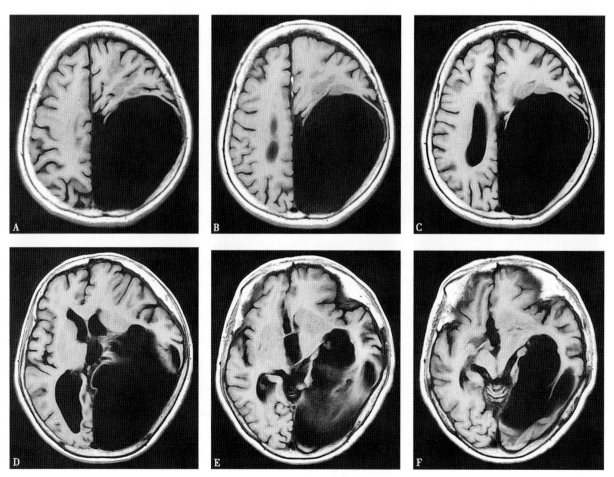

图2-16-1 脑穿通畸形囊肿伴灰质异位

女，61岁。A～E. MRI T1WI示左侧颞顶枕叶不规则囊性病变，与侧脑室及蛛网膜下腔相通，边缘见脑白质围绕，其前方见异位灰质组织

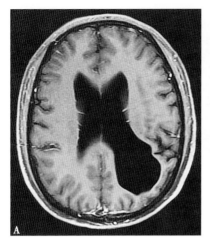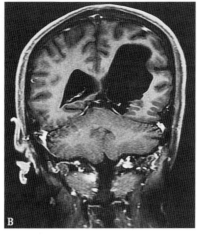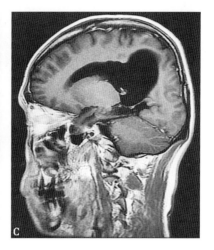

图 2-16-2　脑穿通畸形囊肿

男，44 岁。T1WI 增强扫描示左侧顶叶囊状长 T1 信号影，与左侧侧脑室相通，边缘衬有脑白质，未见明显强化

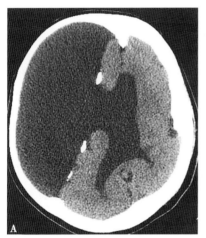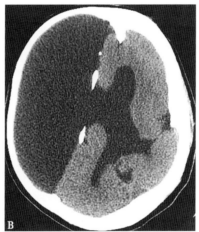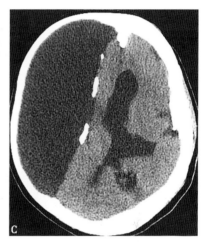

图 2-16-3　脑穿通畸形囊肿伴脑裂畸形、透明隔缺如

女，40 岁，站立不稳。A～C. CT 平扫示右侧大脑半球不规则囊性低密度影，边界清，与侧脑室相通，右侧颅板受压变薄。左侧顶叶见一裂隙，边缘衬有灰质，达侧脑室。侧脑室形态不规则，透明隔缺如，呈单脑室

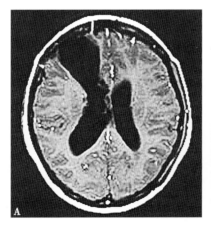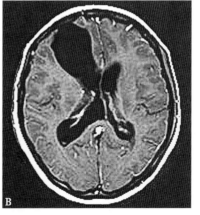

图 2-16-4　脑穿通畸形囊肿

A、B. 横轴位 T1WI Gd-DTPA 增强扫描示右侧额叶光滑不强化的长 T1 信号囊腔与右侧侧脑室前部相通，信号均匀，边界清楚

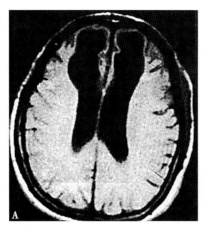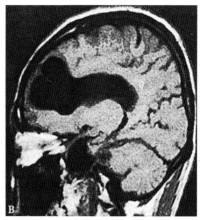

图 2-16-5　脑穿通畸形囊肿

A、B. 横轴位、矢状位 T1WI 示双侧额叶囊样长 T1 信号影与双侧脑室前部相通，外侧与蛛网膜下腔未相通，囊腔前后壁多呈弧形内凹

第十七节　神经皮肤综合征

神经皮肤综合征（neurocutaneous syndromes）发生在胚胎 2～4 个月的神经元增殖、组织发生和分化阶段，为外胚层的组织发育异常，特征为未分化胚叶成分的肿瘤、肿瘤样病灶和色素斑或起源于外胚层组织的血管瘤，主要累及皮肤、周围神经和中枢神经系统。因常伴有特征性皮肤斑痣，故又称斑痣性错构瘤病（phakomatoses）。该类疾病的病因尚不清楚，可能与遗传因素或胚胎发育早期的基因突变有关。某些疾病有家族倾向，有的已明确为遗传性疾病，多为常染色体显性遗传。

目前，已知的该系列疾病多达 40 余种，最常见的包括神经纤维瘤病、结节性硬化、斯 - 威综合征等。该类疾病复杂多样，临床表现虽有许多相同之处，但每种病又有其特点，早期诊断和分析遗传类别，有利于发现亚临床期的患者，对于预测合并症和优生都有十分重要的意义。下面将介绍几种常见的神经皮肤综合征。

一、结节性硬化

结节性硬化（tuberous sclerosis, TS）又称 Bourneville 病，是一种可累及多个器官的常染色体显性遗传性斑痣性错构瘤病。

【病因】

TS 属常染色体显性遗传，其表现多样，外显率高，无性别或种族差异。目前认为，约 1/3 的 TS 家族的病变基因位于第 9 对染色体的短臂的 32～34 区域，或第 16 对染色体基因自发突变。TS 自发突变率高达 50%～80%，故可无家族史。

【病理】

TS 的发病机制不清，可能与神经元沿放射状胶质纤维移行紊乱有关。按病变累及的部位可分为：①皮质错构瘤；②白质错构瘤；③室管膜下错构瘤；④室管膜下巨细胞星形细胞瘤。50% 的 TS 患者合并视网膜错构瘤。TS 为多器官受累，伴发肾脏血管平滑肌脂肪瘤的概率为 40%～80%；伴发心脏横纹肌瘤占 50%，而有心脏肿瘤的胎儿 TS 的发生率为 87.5%；其他还有肺囊性淋巴管肌瘤和慢性纤维化、肝脏平滑肌瘤和腺瘤、胰腺腺瘤、骨囊肿、指（趾）甲下纤维瘤和颅穹隆骨板障内多发骨岛。

【临床表现】

典型表现为面部皮脂腺瘤、癫痫发作和智力低下三大征象，但并非同时出现，仅半数以下患者同时存在。

【CT 表现】

典型表现为位于侧脑室壁的钙化结节,常沿着尾状核 - 丘脑沟、前角、下角,小于 1 岁的幼儿结节钙化率较低。其次是皮层、白质结节,早期呈低或等密度,完全钙化呈高密度,一般无占位效应。增强后钙化结节无强化,室管膜下明显强化结节常怀疑室管膜下巨细胞星形细胞瘤。

【MRI 表现】

典型的 MRI 表现为多发大小不等的室管膜下结节,常伴钙化,MRI 对结节的检出率高于 CT,而钙化的显示率 CT 优于 MRI。钙化随年龄增长而增多,约 50% 的 TS 患者中可见钙化,但 1 岁以前罕见。

MRI 可见灰质、白质、室管膜下不同部位的结节状异常信号区(图 2-17-1～4),其中约 95% 的结节发生在室管膜下。皮质结节在 T1 加权像呈等或低信号,T2 加权像呈高信号,可能因为胶质增生或脱髓鞘所致,无强化;室管膜下结节的信号强度与白质相似,若结节出现强化,应考虑有恶变的可能。TS 伴发肿瘤的最常见病理类型是室管膜下巨细胞星形细胞瘤,好发于室间孔区,常明显强化,但肿瘤的恶性度较低;由于压迫阻塞室间孔,常伴脑积水(图 2-17-5、6)。

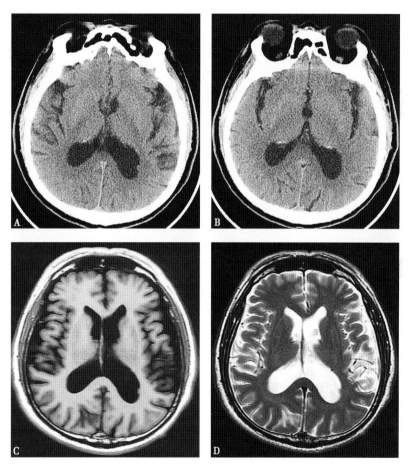

图 2-17-1 结节性硬化

男,63 岁,癫痫、头痛。A、B. CT 平扫示双侧侧脑室室管膜下多发斑点状钙质密度影,左侧侧脑室枕角室管膜下等密度小结节影。C、D. MRI T1WI 及 T2WI 示左侧侧脑室室管膜下等 T1 等 T2 信号影,左侧室管膜下斑点状短 T2 信号影

【鉴别诊断】

需与脑囊虫病、室管膜下灰质异位鉴别。脑囊虫小囊、肉芽组织及钙化结节主要位于脑实质内,部分可位于脑室内,但结合病史、临床表现及影像学表现不难鉴别。室管膜下灰质异位为室管膜周围的异位灰质结节,平扫及增强密度、信号都同灰质。

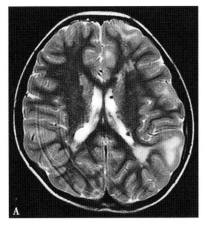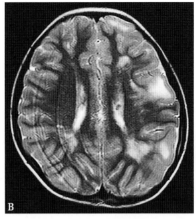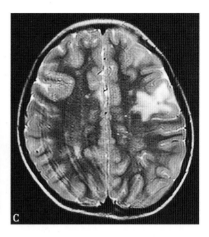

图 2-17-2　结节性硬化

男，8 岁，典型临床三联征——癫痫、智力低下及面部皮脂腺瘤。A～C. MRI T2WI 示双侧侧脑室室管膜下多发斑点状短 T2 信号影及双侧大脑半球皮层下多发长 T2 信号影

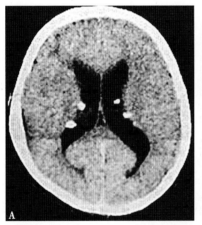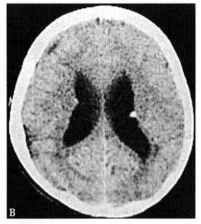

图 2-17-3　结节性硬化

A、B. CT 平扫显示双侧脑室室管膜下多发大小不等的结节样高密度影

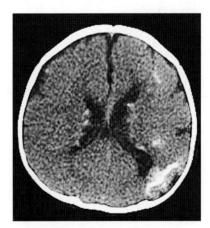

图 2-17-4　结节性硬化

CT 平扫示双侧室管膜下及左额颞顶叶皮质下多发结节样及线条状高密度钙化影，局部脑沟较对侧略有增宽

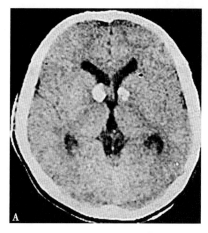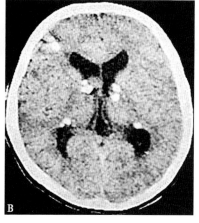

图 2-17-5　结节性硬化及室间孔区巨细胞星形细胞瘤
A、B. CT 平扫示双侧室管膜下及右侧额叶多发大小不等的结节样高密度影，右侧侧脑室内示一边界清晰的小团块状等密度肿瘤

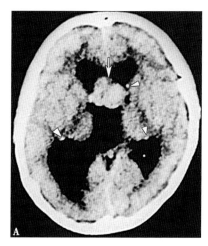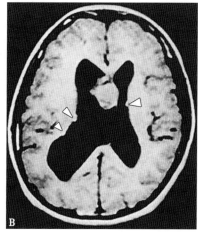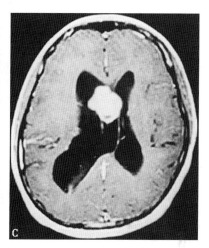

图 2-17-6　结节性硬化并室管膜下星形细胞瘤
A. CT 横轴位平扫示双侧室管膜下多发结节样高密度影（白色箭头），室间孔区见团块样等密度肿瘤，双侧侧脑室扩大。B. T1WI 显示双侧室管膜下多发结节样等 T1 信号影（白色箭头），室间孔区肿瘤呈等信号。C. T1WI 增强后，肿瘤明显强化

二、脑颜面血管瘤综合征

脑颜面神经血管瘤病又称斯 - 威综合征（Sturge-Weber syndrome，SWS），表现为特征性的三叉神经分布区（部分或整个面部，可包括巩膜）"葡萄酒色"血管痣和软脑膜静脉性血管瘤病。此病为散发性。

【病理】

主要病理变化是软脑膜毛细血管 - 静脉血管畸形、颜面三叉神经分布区血管瘤和眼脉络膜血管畸形。颅内病变可能是由于引流静脉发育不完善，导致在软脑膜的软膜层产生静脉瘤，同侧侧脑室脉络丛也常受累。沿脑回曲线形钙化为 SWS 典型的病理学特征，一般 2 岁前钙化罕见，随年龄增长逐渐明显，绝大多数位于枕顶区，逐渐向前发展。钙化位于软膜血管瘤下方的大脑皮质，皮质第二或第三层受累。典型的颅内病变为单侧，与面部病变同侧，20% 为双侧，偶尔病变位于面部损害对侧，也可累及整个大脑半球。30% 有眼的脉络膜血管瘤、青光眼，15% 有牛眼症；可发生内脏血管瘤。

【临床表现】

出生可见三叉神经分布区"葡萄酒色"血管痣，常见临床表现为癫痫、痴呆、智力迟钝、轻偏瘫、偏盲、先天性青光眼或牛眼症等。

【CT 表现】

典型表现为皮层表面"脑回样"钙化，进行性从后到前，后期可有脑萎缩（图 2-17-7、8）、板障增厚。增强后可见迂曲增厚的柔脑膜明显强化，同侧脉络膜增大、强化。另可见鼻窦过度气化。

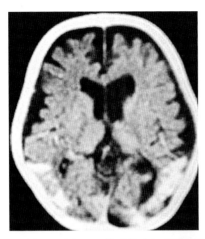
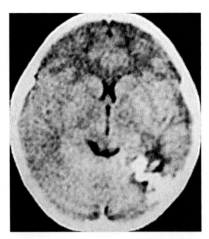

图 2-17-7　脑颜面血管瘤综合征伴脑萎缩
CT 平扫示双侧颞枕叶弥漫性弧带状钙化，双侧额颞叶脑沟增宽，蛛网膜下腔扩大，双侧侧脑室略有增大

图 2-17-8　脑颜面血管瘤综合征
CT 平扫示左枕区表面有锯齿状钙化，并显示扩张迂曲的引流静脉和灰质表面的畸形血管，周边示不规则低密度影

【MRI 表现】

典型表现顶枕叶钙化和脑萎缩。MRI 扫描皮质钙化区为长 T1、短 T2 信号，但与萎缩的脑质和脑脊液信号掺杂而失去特征性，梯度回波扫描可证实钙化存在。脑萎缩表现为半球较小，脑沟增宽，常见同侧颅盖骨板障增厚。增强后，灰质可轻度或显著强化（图 2-17-9、10），同侧柔脑膜血管瘤明显强化，75% 脉络丛显著增大并强化，引流静脉扩张和扭曲。T2 加权像上白质区局灶性高信号可能是反应性胶质增生。

【鉴别诊断】

其他脑膜强化的病变，如脑膜炎、脑膜癌病、结节病等，上述病变主要表现为脑膜不同程度、不同形态的强化，无钙化及脑萎缩。另外还需与脑膜血管瘤病鉴别，该病亦可见脑表面钙化、脑膜强化，但一般无脑萎缩。此外，病变常沿血管周围间隙侵犯脑组织。

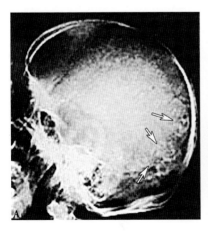
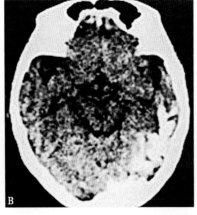
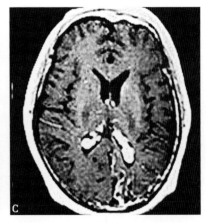

图 2-17-9　脑颜面血管瘤综合征
A. X 线头颅侧位片显示顶枕区脑回样钙化。B、C. CT 平扫示左侧颞枕叶皮质呈典型的条带状钙化。T1WI 横轴位增强扫描示双侧脉络丛球增大并强化，左侧顶枕叶脑表面血管明显较对侧增多

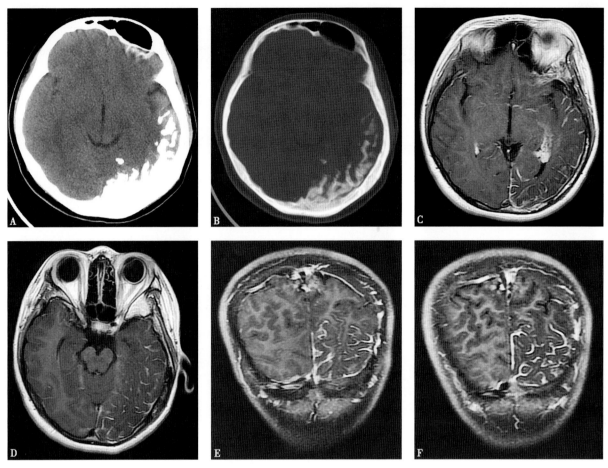

图 2-17-10 脑颜面血管瘤综合征

男，13 岁，发作性双下肢无力。A. CT 平扫示左侧颞枕叶萎缩，脑表面见"脑回样"钙化，呈"轨道样"。B. CT 骨窗示左侧颞枕叶钙化灶，邻近板障略增厚。C、D. 横轴位及 E、F. 冠状位 MRI 增强扫描示左侧颞枕叶萎缩，脑膜强化，邻近板障增厚

三、神经纤维瘤病

神经纤维瘤病（neurofibromatosis，NF）是一组遗传性斑痣性错构瘤病，临床表现复杂多样。主要两型为：①神经纤维瘤病 -1 型（NF-1），又称 Von Recklinghausen 病、外周型神经纤维瘤病；②神经纤维瘤病 -2 型（NF-2），又称中央型神经纤维瘤病。

【病因】

NF 是常染色体显性遗传疾病或基因突变所致。约一半无家族史。

【病理】

病理表现多样，主要特征见表 2-17-1。

【临床表现】

NF-1 型是一种慢性进行性疾病，在婴幼儿可见皮肤咖啡奶油斑，随年龄增长症状逐渐增多如癫痫、头大、脊柱侧弯，皮肤神经纤维瘤等。临床症状主要与病灶的部位、大小、神经受压情况有关。NF-1 型患者发生 CNS 肿瘤的危险性是普通人群的 4 倍。部分可见非 CNS 器官如骨、肾上腺、生殖系统及血管受侵的相应表现。

具有以下两项或两项以上即可诊断 NF-1：

有≥6 处咖啡奶油斑，青春前期≥5mm，青春后期≥15mm；

有≥1 处丛状的神经纤维瘤或≥2 处任何部位的神经纤维瘤；

有≥2 个虹膜色素错构瘤（又称 Lisch 结节）；

表 2-17-1　神经纤维瘤病 NF-1 和 NF-2 比较

	NF-1	NF-2
别名	Von Recklinghausen 病	中央型神经纤维瘤病
发病率	占 NF 90% 以上	占 NF 10% 以下
发病期	儿童	成人
遗传	常染色体显性，17 号染色体异常	常染色体显性，22 号染色体异常
皮肤改变	显著	少见
CNS 病变的发生率	15%～20%	100%
脑	胶质增生或错构瘤、星形细胞瘤	神经鞘瘤、脑膜瘤
脊髓	是否发生胶质瘤尚未定	室管膜瘤，星形细胞瘤
脊神经	神经纤维瘤（体积小，单发）	神经鞘瘤（体积大，双侧，多发）
Lisch 结节	常见	无
非外胚层病变	有（如腹腔和内分泌肿瘤）	无

腋窝和股沟区雀斑；

视神经胶质瘤；

与 NF-1 患者为一级亲属；

有≥1 处特征性骨缺损（如蝶骨大翼发育不全、假关节）。

NF-2 型皮肤表现为小的苍白色奶油斑，极少或无皮肤神经纤维瘤，无 Lisch 结节。

具有以下一项或多项可诊断 NF-2：

双侧第Ⅷ脑神经肿瘤；

与 NF-2 型患者有一级亲属关系，还有一侧听神经瘤或有神经纤维瘤、脑（脊）膜瘤、胶质瘤、神经鞘瘤和青少年晶状体混浊中的两项。

【CT 表现】

NF-1 型可广泛累及皮肤、骨骼及中枢神经系统。中枢神经系统典型表现为视神经增粗，视神经管增大，蝶骨翼发育不良，皮下丛状神经纤维瘤，呈可合并眼球增大（青光眼）。NF-2 型典型表现为双侧听神经瘤、颅内多发脑膜瘤等，部分可合并白内障。

【MRI 表现】

NF-1 型的 CNS 病变有：

早期 CNS 病变：苍白球、丘脑后部、脑干、胼胝体后部和小脑白质病变，在 T2 加权像为类圆形或片状高信号，T1 加权像为低、等或高信号，边界清楚，多无占位效应，无强化。多见于 5～10 岁，约 80% 有 T2 加权像高信号，约 50% 存在苍白球异常信号。随着时间病变有消失倾向，成人发生率很低。这种 NF-1 型儿童期可消失病变的病因和发生机制尚不清楚，多数学者认为可能是组织错构、脱髓鞘或微血管病变等。

胶质瘤：15%～40% NF-1 型患者有视神经胶质瘤，多为低恶性度星形细胞瘤。病变可累及单侧或双侧视神经、视交叉、视束、外侧膝状体和视放射，MRI 显示受累的视神经梭形增粗或扭曲，有的可见视路广泛受累，为等 T1 信号、长或等 T2 信号的肿块并强化，肿瘤很少发生钙化、囊变或出血。视交叉的肿瘤常延及第三脑室和下丘脑，强化较视神经肿瘤明显。还可见儿童视神经仅表现为增粗，无或轻度强化。

脑低恶性度星形细胞瘤发生率较高，位于顶盖、导水管周围区和脑干区，还可见颅内室管膜瘤。

丛状神经纤维瘤：为特殊的神经纤维瘤，不转移，但可局部侵犯，沿神经向颅内生长为其典型的特征之一（图 2-17-11）。常原发于颅外，但沿着自然的孔裂向颅内侵犯，如从眼眶和翼腭窝进入海绵窦。MRI 表现为长 T1 信号、长或等 T2 信号，肿瘤易发生囊变，有明显强化。

其他：可见 Willis 环附近的血管发育不全或狭窄，颅内、外动脉瘤。头大、异常钙化、蝶骨大翼发育不全合并颞叶向眼眶疝出，硬膜膨出致内听道扩大。

脊柱异常 60% 可有脊椎、硬脊膜发育不全和神经源肿瘤。可见胸 3～7 脊柱侧弯，椎管及椎间孔扩大和椎体后部扇贝状缺损，累及多节段。侧方脊膜膨出为发育薄弱的脊膜通过增大的椎间孔呈憩室样突出，以胸椎常见，多位于右侧，MRI 可见经扩大的椎间孔外突的哑铃形囊性病变，所有序列均与 CSF 信号相同，邻近椎弓根变薄，椎体后部呈扇贝状。

NF-2 型患者几乎均有 CNS 病变，包括：

肿瘤（脑神经肿瘤，脑膜瘤，脊髓和神经根肿瘤）（图 2-17-12、13）；非肿瘤性颅内钙化。

颅内神经肿瘤：神经鞘瘤可发生在第Ⅲ～Ⅻ对脑神经，最常发生于听神经，其次是三叉神经。2%～10% 的听神经鞘瘤为 NF-2 型，双侧发生率为 82%，发病年龄较早，平均 30 岁。MRI 轴位和冠状面扫描显示双侧桥小脑角池边界清楚的肿块，大小常不对称，伴双侧听神经不同程度增粗。T1 加权像呈等/长 T1 信号，T2 加权像呈显著长 T2 信号，在高窗宽可见其中分隔状长 T2 信号，增强检查 60% 病灶强化不均一，呈多囊状。

单发或多发脑（脊）膜瘤：NF-2 型患者的脑膜瘤的发病年龄一般在 30 岁，约 1/4 的脑膜瘤在儿童期就能发现。NF-2 型的颅内脑膜瘤常多发，位置不定，也称脑膜瘤病，其影像学表现同脑膜瘤。常同时存在多发脊膜瘤。

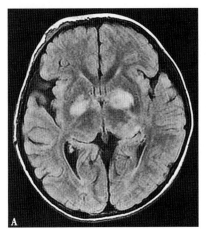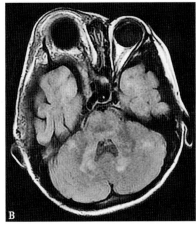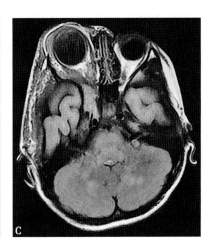

图 2-17-11　神经纤维瘤病Ⅰ型

男，3 岁。A～C. MRI FLAIR 示右侧蝶骨大翼发育不良，右侧眼球增大、前突，右侧视神经不规则增粗，右侧眶周皮下、右侧眶尖及右侧海绵窦区见多发丛状纤维瘤。双侧基底节区及小脑半球多发异常高信号影——胶质错构样增生

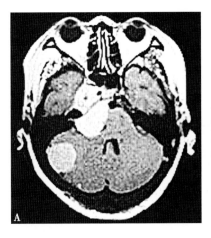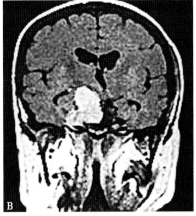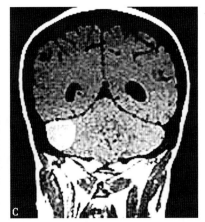

图 2-17-12　神经纤维瘤病Ⅱ型

A～C. MRI 横轴位、冠状位 T1WI 增强扫描示右侧桥小脑角及前方中颅窝明显强化的肿块，信号均匀，边界清楚，后颅窝右侧显示类似信号的肿块

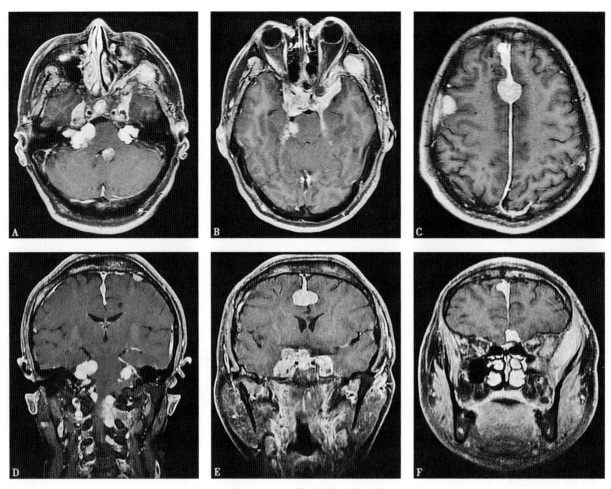

图 2-17-13　神经纤维瘤病Ⅱ型

男，36 岁。A～F. 横轴位和冠状位 MRI 增强扫描示颅内多发听神经瘤、脑膜瘤，颈椎管内多发神经鞘瘤，皮下多发神经纤维瘤

脊神经多发神经鞘瘤：NF-2 型患者的脊神经鞘瘤的特点是个大、双侧、多发。MRI 表现同颅内神经肿瘤。

其他肿瘤：常见的髓内肿瘤是髓内室管膜瘤、星形细胞瘤。

四、Von Hippel-Lindau 综合征

Von Hippel-Lindau（VHL）病是常染色体显性遗传性肿瘤综合征，累及包括眼、中枢神经系统等 6 各器官系统，受累组织一般有多发病变，包括良恶性肿瘤、囊肿等。

【病因】

常染色体显性遗传，VHL 肿瘤抑制基因突变。肿瘤被诱导机制尚不明确。

【病理】

多器官、多系统多发血管母细胞瘤。根据有无嗜铬细胞瘤分Ⅲ型：

Ⅰ型：无嗜铬细胞瘤；

Ⅱ型：同时合并嗜铬细胞瘤及肾癌；

Ⅲ型：有肾癌，无嗜铬细胞瘤。

【临床表现】

因肿瘤部位及性质而表现多样，常有头痛、视觉障碍、脊髓功能障碍及 VHL 相关肿瘤（嗜铬细胞瘤、肾癌）所致症状。诊断标准为位于中枢神经系统 / 视网膜血管母细胞瘤 + 典型的 HLV 相关肿瘤之一（如嗜铬细胞瘤、肾癌）或有家族史。

【CT 表现】

中枢神经系统常表现为多发血管母细胞瘤,幕下多见,病变呈囊实性、实性或囊性肿瘤,实性成分明显强化,肿瘤较大者可致梗阻性脑积水。

【MRI 表现】

同 CT 所见,典型病变可见周围流空血管信号影(图 2-17-14)。

【鉴别诊断】

需与毛细胞型星形细胞瘤鉴别。好发于儿童,小脑半球最常见,其次可见于下丘脑区及幕上脑实质。典型表现为囊实性肿块,边界清,实性成分不同程度强化,病变周围无流空血管影。

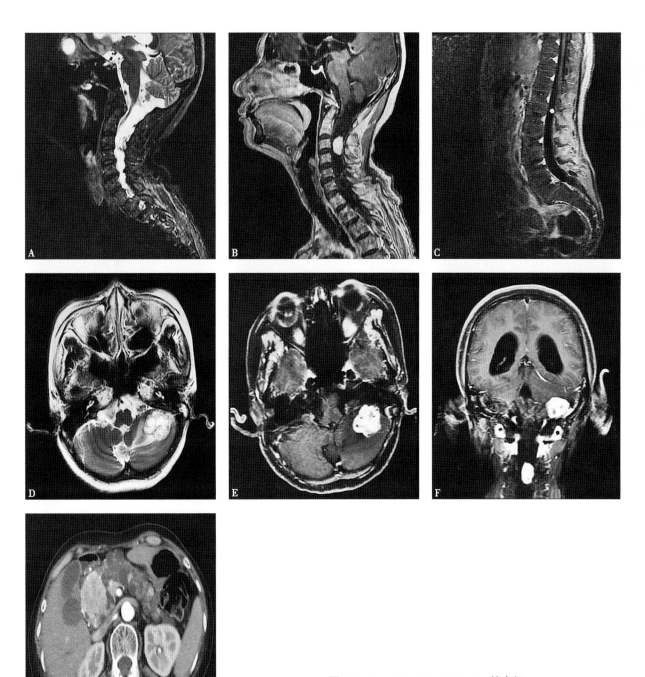

图 2-17-14 Von Hippel-Lindau 综合征

女,48 岁。A～F. 颈椎、胸椎及颅脑 MRI 平扫＋增强扫描显示颅内及椎管内多发血管母细胞瘤。G. 上腹部 CT 增强扫描显示胰腺呈多囊性,胰腺头部血管母细胞瘤

五、遗传性出血性毛细血管扩张症

遗传性出血性毛细血管扩张症又称 Osler-Weber-Rendu 综合征。它是颅内血管畸形的一种,可多发,可发生于脑组织任何部位,儿童少见。毛细血管扩张可发生在多部位,中枢神经系统、头皮、鼻咽、眼眶等。

【病因及病理】

基因突变产生异常 TGF-β 因子传导,影响血管生成及血管内皮细胞性质。最小的毛细血管扩张表现为毛细血管后小静脉扩张,扩张的小静脉通过毛细血管延伸至小动脉,形成动静脉瘘或动静脉畸形。黏膜、真皮及内脏均可见多发毛细血管扩张。遗传性出血性毛细血管扩张症的 AVM 和 AVF 形态特定,大多数 AVM 实际上是 AVF。肝脏的动静脉瘘相对少见,但常多发。

【临床表现】

根据毛细血管扩张的部位,临床症状常见反复出现的鼻出血、口唇出血、皮肤及黏膜多发出血点,内脏出血等。

【CT 表现】

最佳的诊断线索为反复鼻出血的患者伴肺、脑组织多发的动静脉畸形。CT 平扫显示动静脉畸形呈等密度迂曲血管影,部分可伴脑炎及脑脓肿形成,脓肿腔在 CT 上表现为低密度,增强后病变明显强化,伴脓肿形成时脓肿壁明显强化。

【MRI 表现】

MRI 可清楚地显示流空血管信号影,同时还可见有无出血、水肿、胶质增生。T2 可以清楚显示毛细血管扩张症中的微出血,呈"爆米花"样低信号。增强 MRI 可见慢血流的血管畸形,同时可以清楚显示血管畸形的引流静脉。

【鉴别诊断】

需与脑内其他单独存在的血管畸形相鉴别。鉴别需结合临床症状、全身其他系统有无血管畸形等综合评价。

第十八节　基底细胞痣综合征

基底细胞痣综合征(BCNS)又称 Gorlin 综合征、痣样基底细胞癌综合征,是一种遗传性肿瘤综合征,以多发基底上皮癌和基底细胞癌、牙源性角化囊肿、掌跖凹陷及硬脑膜钙化为特征。

【病因及病理】

常染色体显性遗传,随父系年龄增大基因突变率增加,补丁基因编码一种异常补体及 BCNS 肿瘤抑制基因失活、肿瘤抑制蛋白合成缺陷。

【病理】

诊断标准:需要两个主要标准或一个主要及两个次要标准。

主要标准:>2 个基底细胞癌(年龄 <30 岁可为 1 个),>10 个基底细胞痣,牙源性角化囊肿或多骨性囊肿,≥3 个掌跖凹陷,板状或及大脑镰钙化,家族史。

次要标准:肋骨或脊椎异常,巨颅 / 额部膨隆,心脏或卵巢纤维瘤,肠系膜囊肿,面部裂,手异常或眼异常。

【临床表现】

青年起病,表现为皮肤痣、表皮(角化)囊肿、纤维瘤、掌、跖凹陷、面部畸形等。

【CT 表现】

牙源性角化囊肿,下颌骨多于上颌骨。

硬脑膜钙化,大脑镰、小脑幕、软脑膜、脉络丛及基底节钙化。

巨脑室、胼胝体发育不全、囊肿。

伴髓母细胞瘤、脑膜瘤、胶样囊肿时强化 CT 可清楚显示病变强化。

【MRI 表现】

硬脑膜钙化显示不及 CT，显示脑内病变时（如发育异常、肿瘤）优于 CT。

【鉴别诊断】

需与其他牙源性囊肿（根端囊肿、含牙囊肿）、成釉细胞瘤骨化性纤维瘤等鉴别。①根端囊肿又称根尖囊肿，是由于根尖周围慢性炎逐渐坏死、液体渗出所致，常位于前牙区。含牙囊肿是在牙冠或压根形成之后由液态渗出形成的囊肿，可含一个或多个牙。三种牙源性囊肿最终诊断及鉴别诊断需结合病理。②成釉细胞瘤：是上皮性牙源性肿瘤，好发于下颌骨，常呈膨胀性、多房性。③骨化性纤维瘤：起源于颌骨内成骨性纤维组织，呈膨胀性生长，边界较清，内见斑点及斑片状骨化、钙化影。

第十九节　Lhermitte-Duclos 病

Lhermitte-Duclos 病又称小脑发育不良性神经节细胞瘤，是小脑良性病变，目前对其是肿瘤形成、发育畸形还是错构仍存在争议。

【病因】

病因不明，可能为常染色体显性遗传，典型为 PTEN 基因突变，形成多发错构样肿瘤综合征。错构样肿瘤可发生在皮肤、黏膜、胃肠道、中枢神经系统、眼及泌尿系统，同时错构样肿瘤恶变率升高。

【病理】

脑组织错构样增生，表现为小脑半球或和蚓部明显增大，伴小叶明显增厚。WHO 分级为 I 级。

【临床表现】

头痛、恶心、呕吐、视神经乳头水肿、步态不稳、上肢共济失调、辨距不良、视力模糊及脑神经麻痹。

【CT 表现】

小脑脑叶增宽，呈"脑回样"，"脑回样"纹理呈等或稍高密度，偶尔可见囊变、钙化，伴或不伴强化。

【MRI 表现】

"脑回样"纹理形态可不规则，呈等或稍长 T1 稍长 T2 信号。新生儿因白质未完全髓鞘化，特征性"脑回样"异常显示不明显。因病变在 T2WI 上呈高信号，病变在 DWI 上亦呈高信号，但 ADC 值不降低。增强后病变伴或不伴强化（图 2-19-1）。磁共振灌注成像病变血容量及血流量可能会略增加。

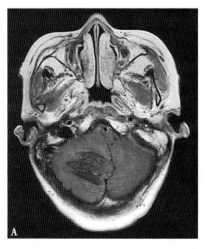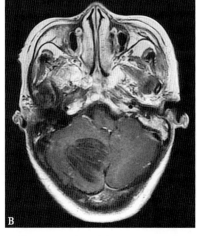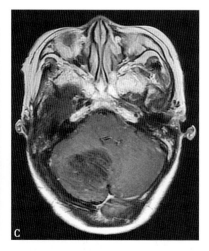

图 2-19-1　Lhermitte-Duclos 病

女，50 岁。A～F. MRI 增强 TWI 示右侧小脑半球不规则长 T1 信号影，其内见"脑回样"纹理，纹理边缘呈略短 T1 信号，中线结构略左移，第四脑室受压变形，幕上脑室扩大

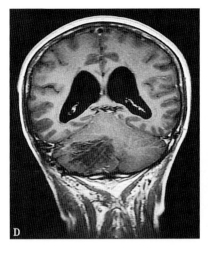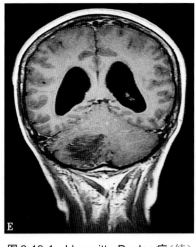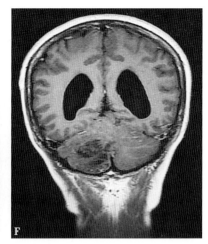

图 2-19-1　Lhermitte-Duclos 病（续）

【鉴别诊断】

需与菱脑融合相鉴别。菱脑融合表现为小脑半球全部或部分融合，双侧白质跨中线相延续，齿状核融合，呈"马蹄状"，小脑蚓部全部或大部缺如。第四脑室"锁孔样"缩小。伴或不伴幕上脑组织发育不良。

第二十节　蛛网膜囊肿

蛛网膜囊肿（arachnoid cyst）是指蛛网膜形成的囊袋状结构，内含脑脊液但与脑室和蛛网膜下腔不自由相通。

【病因】

分先天性和继发性两类。胚胎发育中随着脑脊液积聚，间质合胞体破坏并形成蛛网膜下腔。如果间质合胞体破坏不完全，脑脊液在蛛网膜层内形成局限性积聚，即产生先天性蛛网膜囊肿。继发性蛛网膜囊肿多由后天性炎症或外伤引起的广泛蛛网膜粘连所致，可发生于出生前和生后。

【病理】

蛛网膜囊肿常发生于脑池，但可发生于脉络膜裂。分为真性和假性两类。真性绝大多数囊肿与蛛网膜下腔完全隔开，其与脑表面间仍有正常蛛网膜下腔相隔，多系胚胎蛛网膜发育异常所致，又称蛛网膜内囊肿；假性绝大多数囊肿与蛛网膜下腔间有狭窄的通道相连，囊肿实际上是局部蛛网膜下腔扩大，多系炎症或外伤引起的广泛蛛网膜粘连所致，又称蛛网膜下囊肿。

【临床表现】

取决于蛛网膜囊肿发生的部位、大小和有无并发症（如腔内出血、感染）。临床可无症状或表现轻瘫、癫痫或局部脑神经和颅骨受压的症状和体征。先天性多见于儿童；继发性则可见于任何年龄组，以青、中年多见。

【CT 表现】

蛛网膜囊肿以外侧裂池最常见（图 2-20-1、2），占 1/2～2/3，还见于后颅凹、鞍上池、四叠体池、大脑半球凸面，偶可位于纵裂池。表现为圆形、不规则形囊状低密度区，边界清，密度同脑脊液，增强后无强化。邻近脑组织轻度受压，局部脑沟、脑池受压变浅，邻近颅板受压吸收变薄。

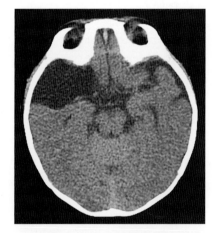

图 2-20-1　蛛网膜囊肿

CT 平扫示右侧颞极前方不规则脑脊液样低密度影，边界清，右侧颞极明显受压变形

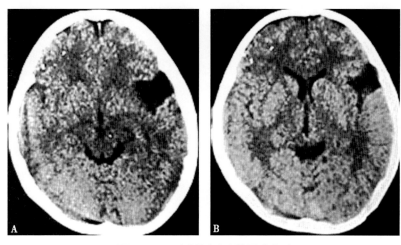

图 2-20-2　左侧侧裂池蛛网膜囊肿
A、B. CT 平扫示左侧侧裂池呈方形囊样水样低密度区,边界清楚

【MRI 表现】

典型者在 MRI 上表现为边缘光滑的囊状水样液性区,囊内为脑脊液样均匀一致的长 T1 长 T2 信号;囊壁薄不易分辨且不强化;囊肿占位效应相对较轻,相邻脑实质受压;由于占位效应或 CSF 波动的传导,可使相邻颅骨变薄、外凸、甚至骨缺损;幕下者可压迫导水管与第四脑室出口致梗阻性脑积水。随访发现有的病例蛛网膜囊肿增大,但机制不详。

外侧裂池蛛网膜囊肿:中小囊肿常呈矩形,内缘和后缘呈直线状;局部骨改变出现较早且明显,为局限性骨壁变薄、颅穹隆骨外凸、蝶骨嵴受压向前突;脑室受压或中线结构移位的程度较轻,常有颞叶前部萎缩(图 2-20-3)。

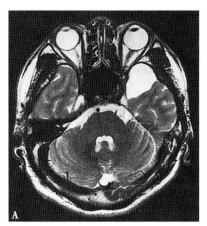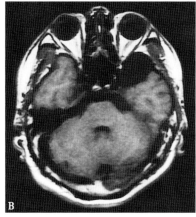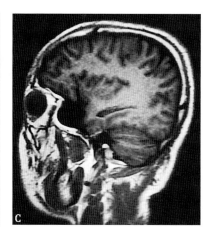

图 2-20-3　蛛网膜囊肿

男,36 岁。A～C. MRI 横轴位 T2WI、T1WI 及矢状位 T1WI 示左侧颞极处团状长 T1 长 T2 异常信号,边界尚清,邻近脑组织受压萎缩,颅板轻微受压

大脑半球凸面矢旁蛛网膜囊肿:囊肿常呈半圆形或双凸形;挤压邻近的大脑镰和脑质,半数以上可见邻近的颅骨变薄和外膨。

鞍区蛛网膜囊肿可压迫鞍区骨质,下丘脑结构(图 2-20-4)。

天幕缘与后颅窝蛛网膜囊肿:形状多不规则(图 2-20-5),可压迫第四脑室、中脑导水管,引起梗阻性脑积水。

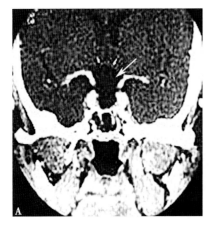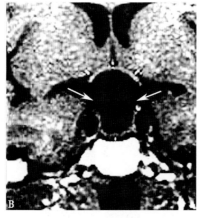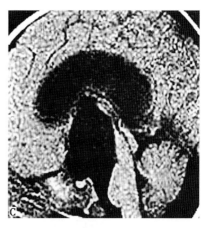

图 2-20-4　鞍内蛛网膜囊肿

A. 冠状位 CT 增强扫描示鞍内及鞍上池囊样低密度病变,边界清楚。B、C. 冠状位、矢状位 T1WI 病变呈明显低信号,信号均匀,同脑脊液信号(白箭)

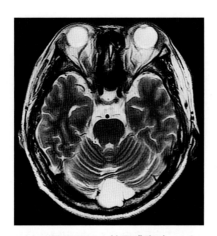

图 2-20-5　蛛网膜囊肿

男,23 岁。T2WI 示枕大池内不规则脑脊液信号影,边界清,周围见流空血管信号影,小脑半球略受压,左侧为著,邻近枕骨受压变薄

【鉴别诊断】

蛛网膜囊肿需与脑穿通畸形囊肿、表皮样囊肿、大枕大池等相鉴别。①脑穿通畸形囊肿:分为先天性或获得性,与脑室和(或)蛛网膜下腔相通。②表皮样囊肿:在 CT 上呈液体低密度,与蛛网膜囊肿较难鉴别,但在 MRI 上表皮样囊肿一般呈长 T1 长 T2 信号,FLAIR 信号多变,DWI 多呈高信号可与之相鉴别。③大枕大池:为菱脑后膜区缺如或发育不良所致,大枕大池与第四脑室及蛛网膜下腔相通。

第二十一节　先天性导水管狭窄

中脑导水管狭窄(aqueductal stenosis)可为原发性或继发性,导致脑脊液循环受阻。

【病因】

病因尚不明确。导水管狭窄可是先天性也可是获得性,可是良性病变也可是肿瘤性病变所致。常见于出血、感染或外部病变压迫使导水管多处狭窄或阻塞,并刺激局部胶质增生。原发性中脑导水管狭窄与胚胎 2~4 个月导水管周围的中脑组织的发生和增殖异常有关,属于局灶性神经元增殖异常。

【病理】

分三型:炎症后狭窄、正常组织形成隔(纵隔或横隔瓣)、导水管下端胶质隔。狭窄的形态可呈细线状、鸟嘴状、漏斗状、分叉状或隔膜样。因导水管狭窄影响脑脊液循环致不完全性梗阻性脑积水，通常有不同程度的侧脑室、第三脑室均匀扩张，而第四脑室正常或缩小。导水管狭窄可合并其他脑发育畸形如胼胝体发育异常、脊髓脊膜膨出、阿 - 齐畸形等。

【临床表现】

症状常始于幼儿，表现为头痛、智力发育迟缓、慢性进行性头颅增大或癫痫，严重病儿可见头大呈乒乓球样，眼睛出现"落日征"；少数发病较晚。临床进展与导水管狭窄程度有关，一般呈慢性过程。

【CT 表现】

导水管狭窄直接征象显示欠佳，部分可见导水管狭窄或消失。梗阻性脑积水是导水管狭窄最常见的间接征象。

【MRI 表现】

MR 在显示导水管狭窄方面具有优势，正中矢状面薄层 T1 加权像可直接显示导水管的形状、狭窄的部位和形态（图 2-21-1～3）、甚至可显示隔膜；轴位 T2 加权像呈长 T2 的脑脊液在狭窄的导水管中央呈低信号，此乃搏动性脑脊液快速流动与涡流所致，说明导水管虽然狭窄但仍有脑脊液流动；一般导水管周围的脑质信号强度正常，但也可见周围灰质呈长 T2 信号。结合垂直于导水管的轴位和平行于导水管的冠状面扫描，可全面了解其狭窄程度、范围及形态，有助于定性诊断和制订治疗方案。

幕上脑积水为导水管狭窄的后果，表现两侧侧脑室及第三脑室扩大，第四脑室正常或略小；侧脑室周围白质区可见长 T2 信号，与脑脊液循环压力增高致脑脊液外渗有关。脑积水程度与导水管狭窄处的压力梯度有关，CSF 流动分析技术可用于评价导水管狭窄。

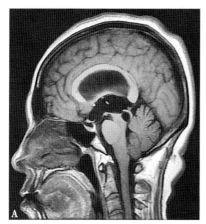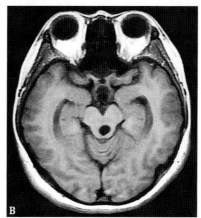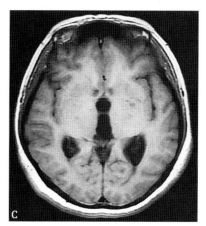

图 2-21-1　中脑导水管囊肿并脑积水

女，51 岁，头痛。A～C. MRI 示中脑导水管内见囊状长 T1 脑脊液信号影，幕上脑室扩张

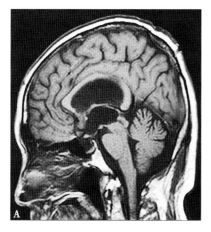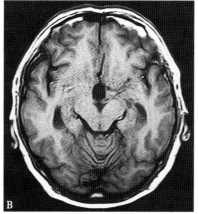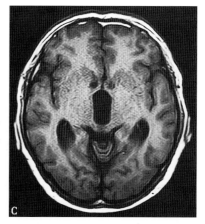

图 2-21-2　中脑导水管狭窄并脑积水

男，60 岁，发作性头痛。A～C. MRI T1WI 示中脑导水管下部腔变窄，周围未见明显异常信号影，幕上脑室扩张

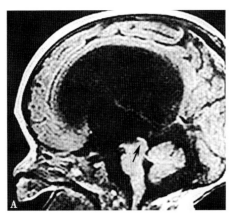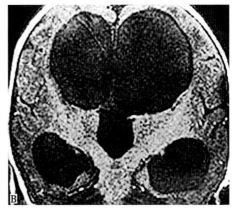

图 2-21-3 中脑导水管狭窄并脑积水

A、B. 矢状位、冠状位 T1WI 示中脑导水管呈线状狭窄（黑箭），幕上脑室明显扩大，幕下蛛网膜下腔增宽，第四脑室不大，小脑半球萎缩

常用门控梯度回波技术或平面回波 T2 加权成像，观察导水管的流空现象是否存在，流空现象存在提示导水管处 CSF 是流动的；导水管狭窄时常可见 CSF 喷射现象，从导水管下端喷向第四脑室上部；但有时导水管狭窄可表现流空现象消失。CSF 流动分析技术的应用，有助于鉴别导水管狭窄与其他类型的脑积水或脑室扩大，通常第四脑室出口病变所致的脑积水、交通性脑积水或弥漫性脑萎缩时，导水管为正常流空现象。

【鉴别诊断】

影像学检查不能鉴别原发性和继发性中脑导水管狭窄，须结合临床。颅内占位性病变的压迫如邻近的肿瘤、血肿、结核球等均可致导水管狭窄，但不难鉴别。

（牛　蕾　张忻宇　李　滢　王　凯）

参 考 文 献

1. 白人驹. 医学影像诊断学. 第2版. 北京：人民卫生出版社，2005：98-109.

2. 戴建平，何雁，孙波，审校. 神经影像学手册. 北京：北京科学技术出版社，1993：165-198.

3. 隋邦森，吴恩惠，陈雁冰. 磁共振诊断学. 北京：人民卫生出版社，1994：552-581.

4. 吴恩惠. 头部CT诊断学. 第2版. 北京：人民卫生出版社，1995：154-167.

5. Atlas SW. 中枢神经系统磁共振成像. 第3版. 李坤成，译. 郑州：河南科学技术出版社，2008：279-462.

6. Blaser SI，著. 艾林，译. 戴建平，主审. 儿科百例神经疾病影像诊断精粹. 北京：北京大学医学出版社，2008：1-236.

7. Osborn AG. 艾林，译. 戴建平，高培毅，主审. 脑部百例疾病影像诊断精粹. 北京：北京大学医学出版社，2005：429-490.

8. 陈建，游瑞雄，倪希和. 分离型脑裂畸形与先天性脑穿通畸形囊肿的CT鉴别诊断. 中华放射学杂志，1997，31（8）：516.

9. 陈祥民，张军，王松，综述. 颅内脂肪瘤的病因学及影像诊断. 国外医学：临床放射学分册，1995，18（1）：17.

10. 马林，高元桂，综述. 神经元移行异常及其影像学诊断. 国外医学：临床放射学分册，1996，19（4）：220.

11. 吴建伟，宋兆祺，谭启富. 脑裂畸形的CT、MR表现及临床意义. 中华放射学杂志，1997，31（8）：554.

12. 李联忠. 脑与脊髓CT、MRI诊断学图谱. 第2版. 北京：人民卫生出版社，2011：126-189.

13. Barkovich AJ，Moore KR，Jones BV，et al. Diagnostic imaging: pediatric neuroradiology. Amirsys，2007：1-216.

14. Osborn AG，Salzman KL，Barkovich AJ，et al. Diagnostic imaging: brain. 2nd ed. Amirsys，2010：1-130.

15. Akeson P，Holtås S. Radiological investigation of neurofibromatosis type 2. Neuroradiology，1994，36（2）：107-110.

16. Barkovich AJ，Chuang SH，Norman D. MR of neuronal migration anomalies. AJR，1988，150（1）：179-187.

17. Barkovich AJ，Kjos BO. Schizencephaly: correlation of clinical findings with MR characteristics. AJNR，1992，13（1）：85-94.

18. Barkovich AJ，Norman D. Absence of the septum pellucidum: a useful sign in the diagnosis of congenital brain malformations. AJR，1989，152（2）：353-360.

19. Barkovich AJ, Quint DJ. Middle interhemispheric fusion: an unusual variant of holoprosencephaly. AJNR, 1993, 14(2): 431-440.

20. Boardman P, Anslow P, Renowden SA. Pictorial review: MR imaging of neuronal migration anomalies. Clinical Radiol, 1996, 51(1): 11-17.

21. Byrd SE, Osborn RE, Radkowski MA, et al. Disorders of midline structures: holoprosencephaly, absence of corpus callosum and Chiari malformations. Semin Ultrasound CT MR, 1988, 9(3): 201-215.

22. Castillo M, Kwock L, Scatliff J, et al. Proton MR spectroscopic characteristics of a presumed giant subcortical heterotopia. AJNR, 1993, 14(2): 426-429.

23. Castillo M, Quencer RM, Dominguez R. Chiari Ⅲ malfomation: imaging features. AJNR, 1992, 13(1): 107-113.

24. Chaloupka JC, Wolf RJ, Varma PK. Neuroculaneous melanosis with the Dandy-Walker malformation: a possible rare pathoetiologic association. Neuroradiology. 1996, 38(5): 486-489.

25. DeMyer W. Classification of cerebral malformations. Brith Defects Orig Artic Ser, 1971, 7(1): 78-93.

26. Georgy BA, Hesselink JR, Jernigan TL. MR imaging of the corpus callosum. AJR, 1993, 160(5): 949-955.

27. Hunter JV, Youl BD, Moseley IF. MRI demonstration of midbrain deformity in association with Chiari malformation. Neuroradiology, 1992, 34(5): 399-401.

28. Levine D, Barnes P, Madsen JR, et al. Fetal central nervous system anomalies: MR imaging augments sonographic diagnosis. Radiology, 1997, 204(3): 635-642.

29. Mikulis DJ, Diaz O, Egglin TK, et al. Variance of the position of the cerebellar tonsils with age: preliminary report. Radiology, 1992, 183(3): 725-728.

30. Osborn AG. Diagnostic Neuroradiology. Mosby-Year Book, Inc, St. Louis, 1994: 1-116.

31. Tart RP, Quisling RG. Curvilinear and tubulonodular varieties of lipoma of the corpus callosum: an MR and CT study. J Comput Assist Tomogr, 1991, 15(5): 805-810.

32. van der Knaap MS, Valk J. Classification of congenital abnormalities of the CNS. AJNR, 1988, 9(2): 315-326.

33. William S Ball. Pediatric Neuroradiology. Lippincott-Raven Publishers, St. Philadlephia, 1997: 91-174.

第三章

颅内炎症性疾病

第一节　颅内化脓性炎症和脓肿

化脓性细菌侵入颅内可引起不同部位的炎性病变,侵及硬膜外或硬膜下可引起硬膜外或硬膜下积脓,侵及软脑膜引起化脓性脑膜炎,侵及脑组织引起化脓性脑炎或脑脓肿,侵及室管膜则引起化脓性室管膜炎。

一、硬膜外脓肿

【病因、病理】

硬膜外积脓多为颅内化脓性脑炎或脑脓肿的并发症之一,临床致死率较高,病因与化脓性脑炎或脑脓肿相同,多为鼻窦炎、中耳乳突炎、远隔感染灶及脑外伤或颅脑手术后引起的颅内感染,被局限于颅内板与硬脑膜之间。由额窦炎引起的硬膜外积脓,多位于额部;由中耳乳突炎引起者位于颞叶,积脓也可位于大脑镰旁和小脑幕上。

【临床表现】

硬膜外积脓单独存在时,临床症状不明显,如与颅内感染并发,则可因占位效应引起癫痫或神经定位征象。

【CT表现】

CT平扫时见颅板下脓液区呈梭形或双凸形的低密度区,通常较局限,不跨颅缝,脓液量较多时,邻近的脑实质可见受压移位征象,积脓位于中线时,可见脓液越过中线,此征象是积脓位于硬膜外的典型征象。CT增强扫描表现为脓液区内侧缘明显强化,为增厚的硬脑膜(图3-1-1、2)。

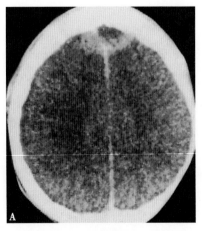

图3-1-1　硬膜外积脓
A. CT平扫显示额部梭形等高密度影

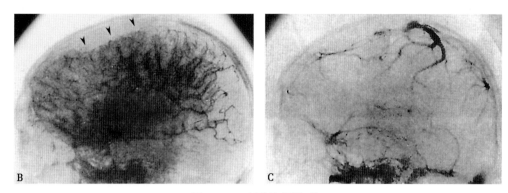

图 3-1-1　硬膜外积脓（续）

B、C. DSA 显示上矢状窦受压向内侧移位

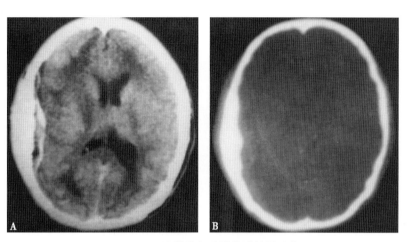

图 3-1-2　硬膜外积脓并化脓性骨髓炎

A、B. CT 平扫显示右颞部条状低密度影，相应区域颅板增厚，密度增高

【MRI 表现】

脓液区 T1WI 呈略低信号，信号强度高于脑脊液而低于脑实质，T2WI 呈明显高信号，脓液区内缘增厚的硬脑膜 T1WI、T2WI 均呈略低信号。MR 增强扫描与 CT 增强扫描类似，表现为脓液区内缘增厚的硬脑膜明显强化（图 3-1-3）。

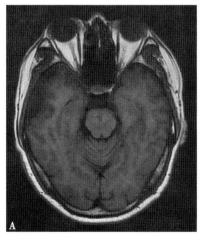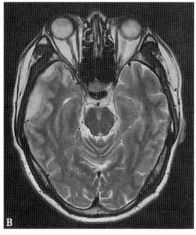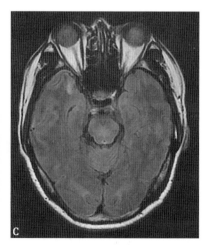

图 3-1-3　硬膜外脓肿

男，50 岁。右颞部颅板下见两处梭形异常信号区，A. MR T1WI 横轴位呈低信号区；B、C. MR T2WI、FLAIR T2WI 横轴位呈高信号，在病灶与脑组织之间可见到线状低信号的硬膜影

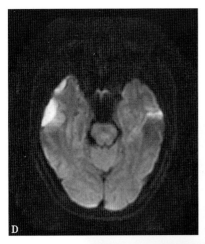
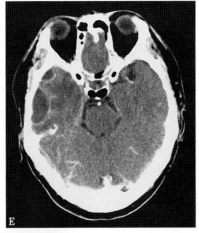
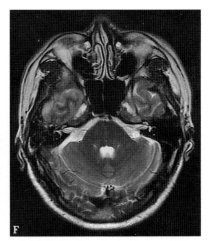

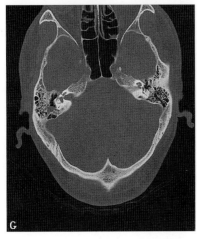
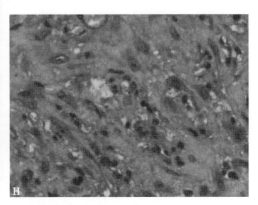

图 3-1-3　硬膜外脓肿（续）

D. DWI 横轴位呈明显高信号区，提示弥散运动受限；E. CT 增强扫描横轴位，可见病灶与脑实质间线状强化的硬膜；F. 为相邻下部层面 MR T2WI 横轴位图，示右侧乳突内见小片状稍长 T2 信号区，提示右侧中耳乳突炎，这是硬膜外脓肿的常见病因之一；G. 为大致同一层面的薄层 CT 扫描，可见右侧中耳乳突炎并胆脂瘤形成；H. 病理 HE 染色：脑组织化脓性炎，内见大量坏死、肉芽组织形成

【鉴别诊断】

　　硬膜外积脓主要应与亚急性期硬膜外血肿相鉴别，CT 平扫时两者密度可相近，但 CT 增强扫描，硬膜外积脓内侧缘可见明显强化，亚急性期硬膜外血肿无明显强化。MR 平扫易于鉴别，硬膜外积脓表现为 T1WI 低信号；而亚急性期血肿则表现为 T1WI 高信号。

二、硬膜下积脓

【病因、病理】

　　硬膜下积脓的常见病因为鼻窦炎，尤其是额窦炎，也可继发于中耳乳突炎及脑外伤或颅脑手术。硬膜下积脓位于硬脑膜与蛛网膜之间的潜在腔隙内，不受颅缝制约，范围较广、厚度较薄，不跨越中线。

【临床表现】

　　硬膜下积脓的临床症状除感染性病变的全身症状外，主要表现为因占位效应而引发的脑疝，症状较重，死亡率高。

【CT 表现】

　　硬膜下积脓表现为颅板下新月形略低密度区，可跨越颅缝，不跨中线。积脓较多时可有中线移位。增强 CT 扫描，脓液与脑表面之间见厚度较均匀的细线状强化，其厚度一般较硬膜外积脓时的强化硬膜薄（图 3-1-4、5）。

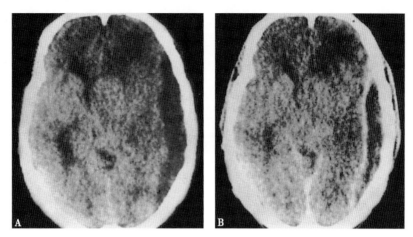

图 3-1-4　硬膜下积脓

A. CT 平扫左颞枕部颅骨内板下方示新月形低密度区,边界清楚,有明显占位表现。B. 增强扫描其内侧缘显著强化

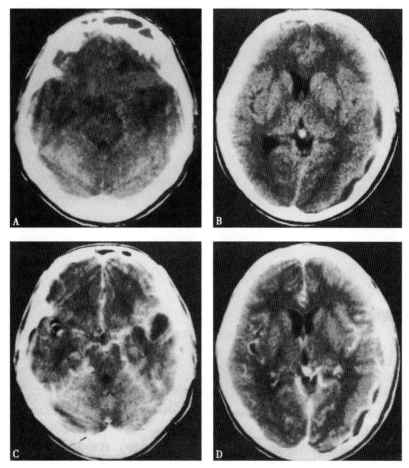

图 3-1-5　硬膜下积脓并脑脓肿

A、B. CT 平扫左颞叶低密度性病灶,左颅骨内板下方不规则低密度条索状病灶,有占位效应,中线结构向对侧移位。C、D. 增强扫描病灶边缘强化并左颞叶脓腔形成

【MRI 表现】

脓液区为新月形,T1WI 呈略低信号,信号强度高于脑脊液而低于脑实质,T2WI 呈明显高信号。MR 增强扫描,脓液区内外缘均可见增厚的脑膜明显强化(图 3-1-6、7)。

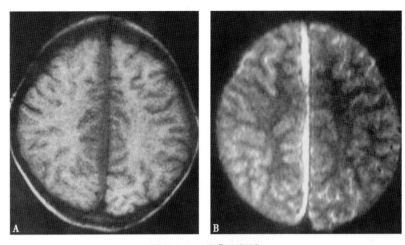

图 3-1-6　硬膜下积脓

A、B. 轴位 T1WI、T2WI 显示右侧大脑纵裂镰旁条状长 T1、长 T2 信号

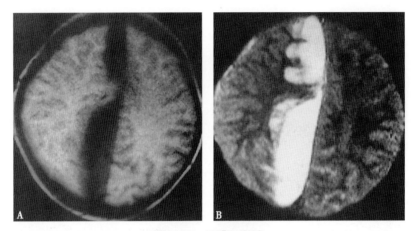

图 3-1-7　硬膜下积脓

A、B. 轴位 T1WI、T2WI 显示侧右大脑纵裂镰宽旁条状且不规整长 T1、长 T2 信号

【鉴别诊断】

硬膜下积脓应与亚急性期硬膜下血肿相鉴别,鉴别要点与硬膜外积脓及亚急性硬膜外血肿的鉴别相同。

三、化脓性脑膜炎

【病因、病理】

化脓性脑膜炎为脑膜的化脓性炎症,多伴发于化脓性脑炎或脑脓肿。其主要致病菌为脑膜炎双球菌、大肠埃希菌、嗜血流感菌、肺炎链球菌及尼氏脑膜炎菌等,感染途径多为血行播散,也可由脑外或脑内炎症扩散而来。急性期,脑膜血管充血,大量脓性渗出物渗出,聚集于蛛网膜下腔或脑底部脑池,引起小血管痉挛或血管炎,从而引起脑血管病;慢性期,脑膜增厚、粘连,可能引起交通性或梗阻性脑积水。化脓性脑膜炎还可并发硬膜下积液、硬膜下或硬膜外积脓、脑炎和室管膜炎。

【临床表现】

多为急性起病,高热、头痛、脑膜刺激征阳性。腰穿脑脊液压力增高,白细胞及蛋白含量显著增高,细胞培养或涂片可发现致病菌。

【CT 表现】

早期 CT 平扫表现无明显阳性征象,随病变进展,可见脑底脑池及脑沟的密度略增高,增强扫描可见脑膜表面硬脑膜的细带状强化或深入脑沟的软脑膜脑回状强化。脑肿胀可较明显,导致脑室系统变窄;如脑积水较明显,则可使脑室系统略增宽(图 3-1-8～10)。

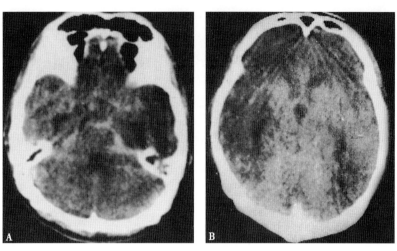

图 3-1-8 化脓性脑膜炎
A、B. CT 平扫显示脑基底池及右侧额颞叶内异常密度影

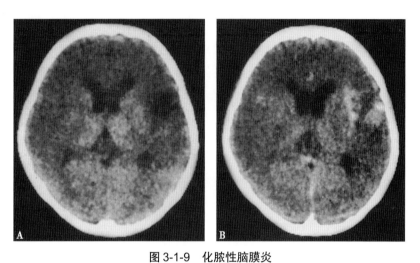

图 3-1-9 化脓性脑膜炎
A. CT 平扫显示左外侧裂增宽，周围密度减低。B. 增强扫描显示左外侧裂池及
周围脑质内明显强化

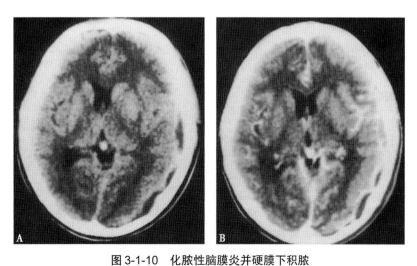

图 3-1-10 化脓性脑膜炎并硬膜下积脓
A. CT 平扫左侧颞枕顶部颅骨下方新月形低密度，脑室向对侧移位。B. CT 增
强扫描显示左侧脑沟、脑池及左枕叶脑膜呈明显强化

【MRI 表现】

MR 表现与 CT 表现相似，早期无明显阳性征象，随病变进展，T1WI 可见脑底脑池及脑沟信号高于正常脑脊液信号，增强扫描因无颅骨伪影的影响，对强化脑膜的显示更加清晰，因此对病变较轻的患者应首选 MR 增强扫描明确诊断。出现其他并发病变时则有相应的影像学表现（图 3-1-11、12）。

【鉴别诊断】

化脓性脑膜炎应与其他原因所致的脑膜强化病变相鉴别。肉芽肿性病变所致的脑膜强化，有相应的临床病史，可从病变的临床特点来鉴别。转移所致的脑膜强化，一方面有肿瘤病史，一方面有相应的影像学特征，即多会发现邻近脑膜的小结节样强化病灶，而化脓性脑膜炎脑膜强化厚度较均匀。低颅压所致的脑膜强化也有相应的病史，不难区分。

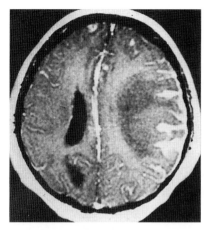

图 3-1-11 化脓性脑膜炎、脑炎
轴位 T1WI Gd-DTPA 显示左侧额顶大片状稍低信号，其脑沟及纵裂明显强化，同侧脑室消失

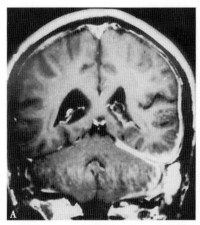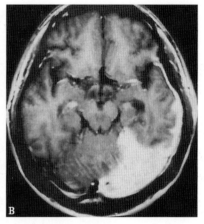

图 3-1-12 左化脓性乳突炎并化脓性脑膜炎
A、B. 冠位、轴位 T1WI Gd-DTPA 显示左侧颞枕部颅骨下骨脑膜及天幕呈明显强化影，左侧乳突明呈强化

四、化脓性脑炎和脑脓肿

【病因、病理】

脑脓肿的致病菌多种多样，主要感染途径有：第一，鼻窦炎、中耳炎及牙齿感染扩散至脑实质，牙齿感染、筛窦或额窦炎，通常会蔓延到额叶；亚急性或慢性中耳炎、乳突炎常扩散至颞叶和小脑。第二，远处的脓肿病灶（如肺脓肿或脓胸、细菌性心内膜炎、皮肤感染、腹腔感染）经血行播散感染脑实质。第三，头部外伤或颅脑手术引起的颅内感染。脑脓肿致病菌的种类取决于脑脓肿的病因及患者是否为免疫抑制状态。链球菌为其最常见的致病菌，占细菌性脑脓肿致病菌的 70%。

脑脓肿的病程可分为四个阶段：脑炎早期（1～4 天）、脑炎晚期（4～10 天）、脓肿形成早期（10～14 天）、脓肿形成晚期（>14 天）。脑炎早期病理表现为中性粒细胞聚集，组织坏死和水肿，此期也是小胶质细胞及星形胶质细胞被激活的时期；脑炎晚期以巨噬细胞及淋巴细胞浸润为主；在脓肿形成早期，血运丰富的脓肿壁形成，脓肿壁可起到隔离炎性浸润、保护脑组织的作用；在脓肿形成晚期脓肿壁明显增厚，使脑脓肿病灶适合手术切除。

【临床表现】

脑脓肿的临床表现取决于感染的来源,病灶的部位、大小、数量,累及结构及邻近脑池、脑室解剖,继发的脑组织损伤。大多数患者有颅内压增高(头痛、恶心/呕吐、精神状态改变)、局限性定位表现(癫痫、走路不稳、吞咽困难和局限性感觉运动障碍)及发热(30%~76%的患者可无发热)等症状,而且常有先天性心脏病、免疫力低下或感染灶存在等已知危险因素。

脑脓肿常有局限性定位表现及视神经乳头水肿,这与其他神经系统感染不同。脑桥脓肿会压迫后方中脑导水管,引起阻塞性脑积水。额叶被称作是脑的"沉默区",发生于此部位的脑脓肿临床症状轻微,其早期表现常无特异性,如发热、恶心、头痛,晚期随颅压增高逐渐出现精神状态改变。枕叶脑脓肿可破入脑室引起脑室炎或室管膜炎,或者引起横窦的感染性血栓性静脉炎。虽然常见临床症状及血液指标可提示脑脓肿的诊断,但当今主要的诊断方法为影像学诊断。因为口腔科抗生素及镇痛剂的应用会减轻不典型症状,因而此病的早期诊断尤为重要。

【CT 表现】

CT 可早期发现病变,并可显示病变的部位、数目、大小,还可对脑脓肿分期。CT 还能显示脑积水、颅内高压、脑水肿及其他相关感染如硬膜下脓肿、脑室炎等的情况。CT 平扫病灶呈低密度区,有一定的占位效应,脓肿形成后,可见等密度或略低密度的环,增强扫描可见脓肿壁环形强化,因为脑脓肿早期脓肿壁不明显,因而有人提出应用 CT 增强双期扫描(图 3-1-13、14)。

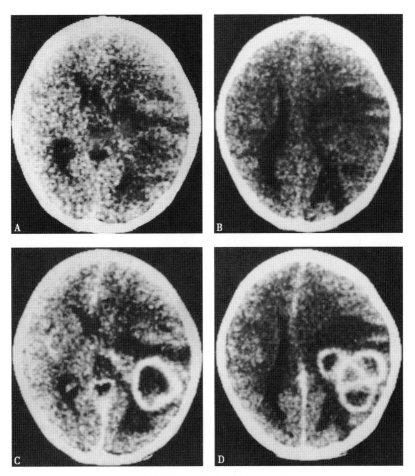

图 3-1-13 左额顶多发性脑脓肿

A、B. CT 平扫左额顶叶低密度性病灶,边界不清楚,有占位征象,脑室向对侧
移位。C、D. CT 增强扫描示多发环状强化,强化壁厚薄均等

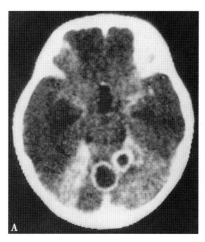
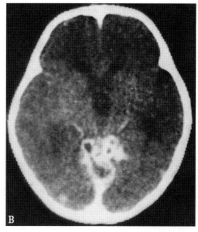
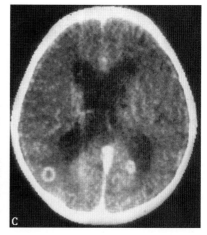

图 3-1-14　多发性脑脓肿并右侧天幕炎、脑积水

A、B、C. CT 增强显示双侧大脑半球及小脑内多发环形强化灶，环壁均匀，天幕缘呈模糊片状强化，幕上脑室系统扩张

【MRI 表现】

早期，MRI T1WI 呈低信号区，T2WI 呈高信号区，增强扫描不均匀强化；晚期，T1WI 低信号区界限更清楚，脓肿壁呈高信号，T2WI 脓腔内及周围水肿区信号更高，脓肿壁呈略低信号（含有自由基及微出血的胶原及炎症反应），增强扫描脓肿壁呈明显强化，壁薄、厚度均匀，内壁光滑而有一定张力（图 3-1-15）。脑脓肿的脓腔在 MR 弥散加权成像（DWI）多表现为高信号、其 ADC 值明显降低（图 3-1-16、17）。MRS 见 Lac 峰，并见 NAA 峰、Cr 峰及 Cho 峰降低，脓腔内出现特征性的亮氨酸峰（AAs，位于 0.9ppm）、乙酸盐峰（Ace，1.9ppm）和丁二酸盐峰（SUCC，2.4ppm），借此能够鉴别脑脓肿与坏死性及囊性肿瘤。

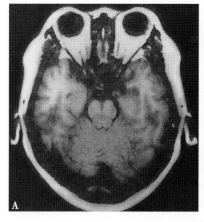
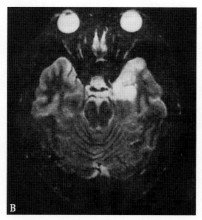
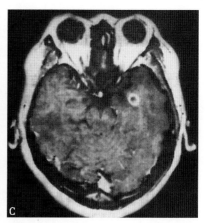

图 3-1-15　左颞叶化脓性脑炎、化脓性脑脓肿

A、B. 轴位 T1WI、T2WI、C. 轴位 T1WI Gd-DTPA 显示左颞叶内长 T1、长 T2 信号，增强扫描呈环形强化，中央无增强呈低信号

【鉴别诊断】

脑脓肿的鉴别诊断包括脑内各种环形强化的疾病，结核瘤壁的厚度较脑脓肿更厚，且若结核瘤更成熟，则其周围白质水肿范围反而略小。强化环较厚、不规则或呈结节状提示肿瘤或真菌感染可能。如 DWI 囊腔内呈高信号，MRS 观察到特征性的氨基酸峰，可支持脑脓肿诊断。脑囊虫病的囊小而多发。在重视影像表现的同时，还应关注临床表现，甚至治疗疗效，才能做到明晰、正确的诊断。

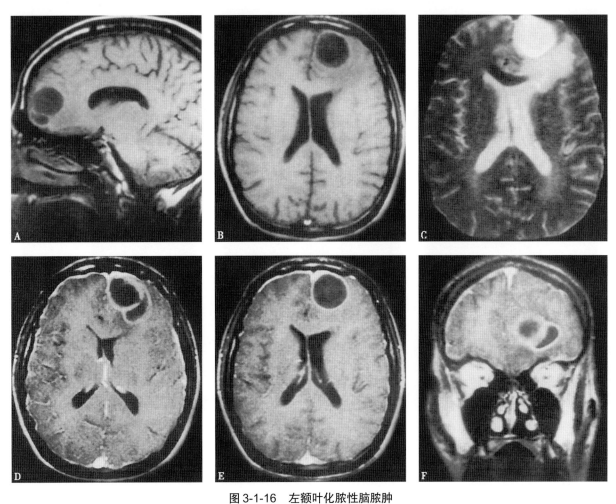

图 3-1-16　左额叶化脓性脑脓肿

A、B、C. 矢位、轴位 T1WI 显示左额叶圆形长 T1、长 T2 信号，周围可见水肿，左侧脑室额角受压变形。D、E. 轴位 T1WI 及 F. 冠位 T1WI Gd-DTPA 显示左额叶病灶周边环形多房强化，中央脓液无强化，周围水肿不强化

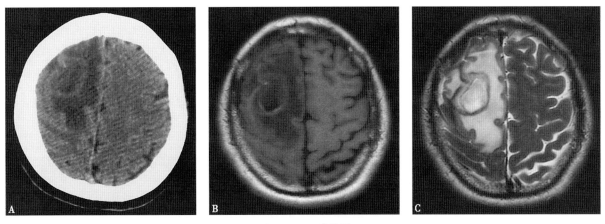

图 3-1-17　脑脓肿

男，45 岁。A. CT 平扫示右额叶类圆形低密度灶，病灶壁呈等密度，周围见低密度水肿区；B. MR T1WI 横轴位示右额叶低信号区，病灶壁呈等信号，周围见低信号水肿区；C. T2WI 横轴位示右额叶高信号区，病灶壁呈稍高信号，周围见高信号水肿区

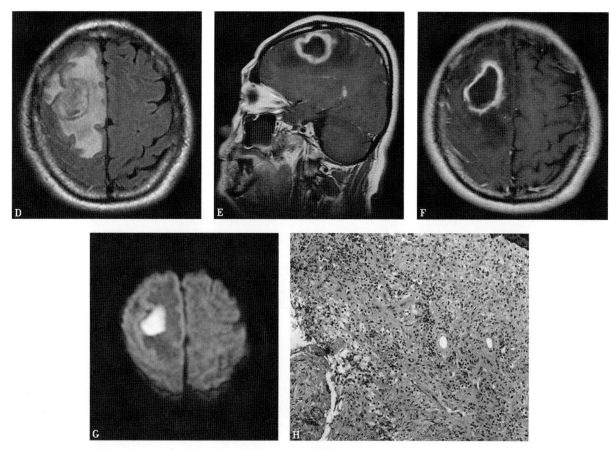

图 3-1-17 脑脓肿(续)

D. FLAIR T2WI 横轴位示右额叶高信号区,病灶壁呈稍高信号,周围见高信号水肿区;E、F. MR 增强扫描 T1WI 横轴位、矢状位,见脓肿壁明显强化,中央脓腔及周围水肿区不强化;G. DWI 横轴位示病灶中央呈明显高信号,提示弥散运动受限,周围水肿区无高信号;H. 病理 HE 染色图片示脑组织化脓性炎

五、化脓性脑室炎

【病因、病理】

化脓性脑室炎是室管膜上皮的化脓性炎症,表现为室管膜的充血、水肿及脓性分泌物的渗出,可为脑脓肿直接播散,也可为基底池化脓性脑膜炎逆行感染所致。慢性脑室炎可引起脑室内粘连、脑脊液通路受阻,从而引起梗阻性脑积水,如同时合并脑膜炎,则发生交通性脑积水。

【临床表现】

可表现为发热、头痛、精神异常和脑膜刺激症状,严重者可发生昏迷。慢性脑室炎引起脑积水后,则主要表现为颅内压增高症状。

【CT 表现】

CT 平扫多无阳性征象;CT 增强扫描可见受累的室管膜呈厚度较均匀的带状强化(图 3-1-18、19)。

【MRI 表现】

MR 平扫脑室周围可见带状 T1WI 略低信号、T2WI FLAIR 略高信号区,MR 增强扫描的表现与 CT 增强扫描相似。严重的感染可使脑室内有脓性碎屑,T1WI 呈较脑脊液略高信号区、T2WI 呈较脑脊液略低信号区(图 3-1-20)。脑室内可见分隔。如发生脑积水,则可见脑室系统扩大。

【鉴别诊断】

化脓性脑室炎首先应与真菌或结核性感染所致的脑室炎相鉴别,其鉴别点为化脓性脑室炎受累的室管膜厚度较均匀,而后者累及的室管膜厚度多不均匀。此外化脓性脑室炎还应与脑积水脑室周围间质性水肿相鉴别,化脓性脑室炎可累及胼胝体、可不对称,而脑积水脑室周围间质性水肿多不累及胼胝体、多对称分布,增强扫描有助于两者鉴别,化脓性脑室炎受累室管膜呈厚度较均匀的明显强化。

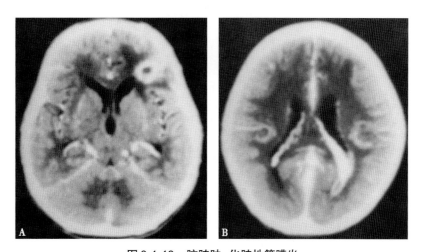

图 3-1-18　脑脓肿、化脓性管膜炎
A、B. CT 增强扫描:左额叶明显环形强化,脑室壁及脑室内脉络膜丛明显强化

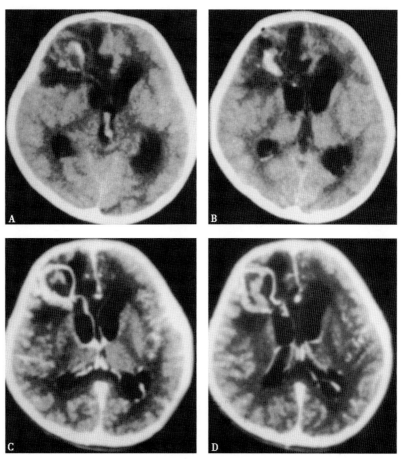

图 3-1-19　脑脓肿出血、化脓性管膜炎
A、B. CT 平扫右额叶不规整大片低密度灶,其内示不规则高密度影,同侧额角变形。C、D. CT 增强扫描右额叶明显环形不规整强化灶,其内高密度影未强化,脑室壁明显强化

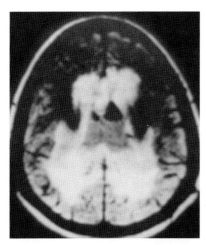

图 3-1-20 化脓性脑室炎
轴位 T1WI 显示双侧脑室及脑室周围高信号，系脓性渗出所致，脑室内低信号为穿刺后进入气体影

第二节 颅 内 结 核

颅内结核感染多继发于身体其他部位结核，多为血行播散。近年来因 HIV 感染及吸毒患者增多、某些地区卫生环境较差及营养缺乏，结核感染明显增多。颅内结核预后较差，早期正确诊断非常重要。颅内结核按照病变范围及程度的不同分为三种类型：结核性脑膜炎、结核瘤及结核性脓肿。本节主要讨论脑结核瘤及结核性脑脓肿。结核性脑膜炎见本书第十二章第二节。

【病因、病理】

脑结核瘤为结核菌在脑部引起的慢性肉芽肿，可发生于任何年龄，在儿童多见于幕下，在成人多见与幕上。脑结核瘤是由类上皮和含有少量结核菌的巨噬细胞组成的干酪性肉芽肿病灶，形成初期，以炎性反应为主，局部主要为炎性细胞浸润；中期，病灶周围神经胶质、纤维组织增生明显，中央部分巨噬细胞含量增多，游离脂肪酸含量较高，干酪坏死物以凝固改变为主；晚期，病灶外围以纤维组织为主的包膜，可完整或不完整，包膜可出现钙化，包膜外为脑水肿及星形细胞浸润。结核瘤不是结核性脑膜炎的并发症，仅不足 10% 的结核瘤合并结核性脑膜炎。结核瘤大小可为数毫米至 5cm，单发或多发，好发于大脑半球和小脑的皮质下或皮质区，也可见于硬膜外、硬膜下和蛛网膜下腔的任何地方。如病变累及脑脊液通路则会引起脑积水。

结核性脑脓肿罕见，见于 10% 的中枢性结核患者，多由结核瘤病灶或结核性脑膜炎脑膜播散至脑实质的病灶发展而来。与含有少量结核菌的结核瘤不同，结核性脑脓肿脓液中含有大量的结核分枝杆菌，其脓肿壁缺少含有巨噬细胞及类上皮细胞的肉芽肿性反应。

【临床表现】

结核瘤表现为头痛及与累及部位相关的神经定位性症状，如癫痫、偏瘫、感觉异常和小脑功能失调，如脑膜受累也可出现颅内高压症状，可观察到视神经乳头水肿。结核性脓肿少见，临床表现不特异。CSF 检查无明显异常，或有蛋白质的轻度升高。CSF 培养为阴性。此病的诊断基于神经影像学表现、PPD 检查及对于抗结核治疗的疗效观察。结核性脑脓肿临床多为急性起病，通常表现为急性发热、头痛及出现定位性神经学体征。

【CT 表现】

1. 结核性脑膜炎　CT 平扫示脑底池、侧裂池形态模糊，密度增高。增强检查，上述脑池内病变明显强化。晚期，脑池内可形成钙化灶（图 3-2-1、2）。

2. 结核瘤　CT 平扫示脑内等密度、高密度或混杂密度结节，增强后，可为环状、结节状或不均一

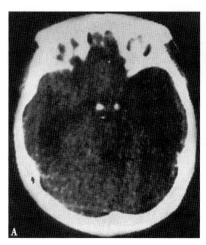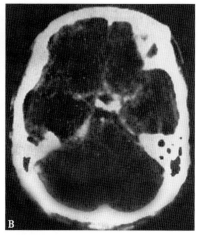

图 3-2-1　结核性脑膜炎
A、B. CT 平扫、增强扫描鞍上池脑膜强化

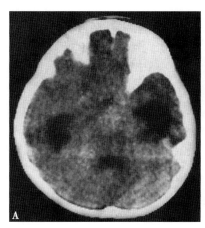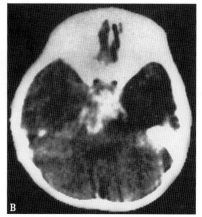

图 3-2-2　结核性脑膜炎
A. CT 平扫脑干前方示高密度灶，边欠清，周围伴水肿，脑干受压后移，鞍上池
闭塞，双侧脑室扩大。B. CT 增强扫描病变区不规则明显强化

强化，周围有轻度脑水肿。广泛血行播散的脑内多发结核结节病灶较小，CT 平扫常不能显示；增强后，可见多个类圆形结节，偶尔在结节中心有低密度区。

3. 结核性脓肿　与化脓性脓肿相仿，但壁较厚。

【MRI 表现】

1. 结核性脑膜炎

（1）脑膜炎：主要发生于脑底池、侧裂池。T1 加权像见脑底池信号增高，内部结构显示不清，T2 加权像上信号更高，异常信号的形态与脑底池形态基本一致。增强图像上，显示脑底池脑膜明显强化，有的呈结节状或串珠状（图 3-2-3、4）。

（2）脑梗死：主要发生在大脑中动脉皮层分布区与基底节。

（3）脑积水：早期治疗可恢复，晚期不能恢复（图 3-2-5）。

2. 结核瘤　T1 加权像上表现为低信号或略低信号，包膜呈等信号。在 T2 加权像上，中心部钙化呈低信号，中心部为干酪物质则呈较低信号，包膜呈较高信号或低信号，周围可有或无水肿。增强扫描呈结节状或环状强化（图 3-2-6～9）。

早期，MRI T1WI 呈低信号区，T2WI 呈高信号区，增强扫描不均匀强化；晚期，T1WI 低信号区界限更清楚，脓肿壁呈高信号，T2WI 脓腔内及周围水肿区信号更高，脓肿壁呈略低信号（含有自由基及

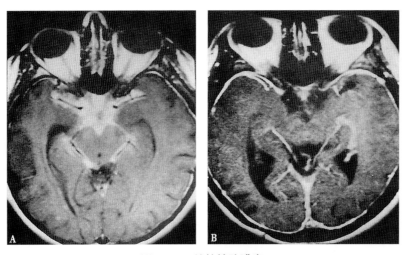

图 3-2-3 结核性脑膜炎

A、B. 轴位 T1WI Gd-DTPA 显示脑基底池闭锁呈明显线状及结节样强化,软脑膜示强化

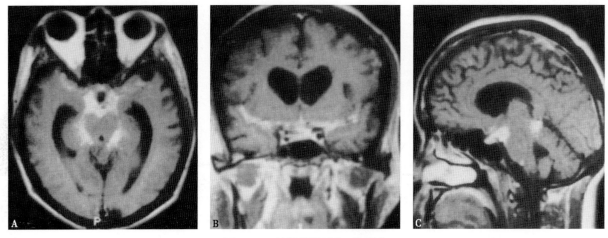

图 3-2-4 结核性脑膜炎、脑积水

A、B、C. 轴位、矢位 T1WI Gd-DTPA 显示脑基底池明显结节及串珠样强化影,脑室扩大脑积水

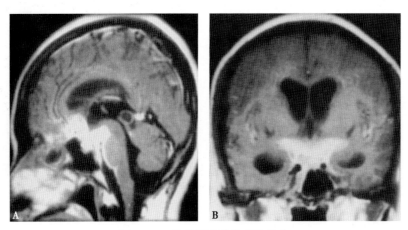

图 3-2-5 结核性脑膜炎并脑积水

A、B. 矢位、冠位 T1WI Gd-DTPA 显示脑基底池明显结节及串珠样强化影

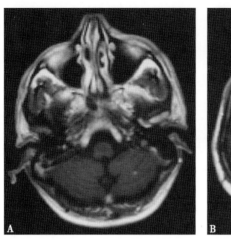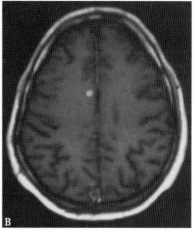

图 3-2-6 非干酪性结核瘤

A、B. MR 增强扫描,横轴位 T1WI。左侧小脑半球及右侧额叶灰白质交界区见明显强化结节

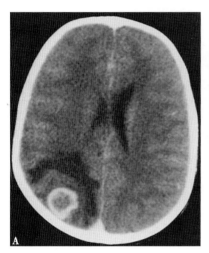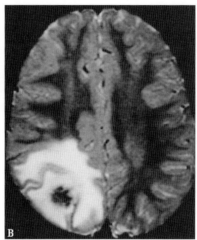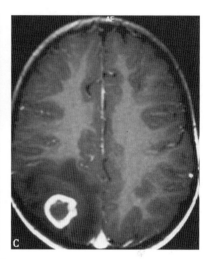

图 3-2-7 中央为固形物的干酪样结核瘤

A. CT 增强扫描示右枕叶环形强化灶,周围见低密度水肿区;B. MRI 横轴位 T2WI 示病灶中央为明显低信号,表示中央为干酪性坏死;病灶的壁呈略高信号,与周围水肿区不易区分;C. MR 增强扫描 T1WI 示病灶壁厚,呈明显环状强化,病灶中央及周围水肿区不强化

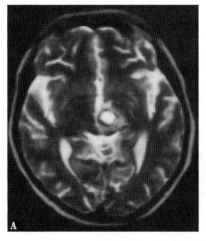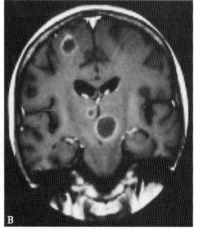

图 3-2-8 中央为液性物的干酪性结核瘤

A. MRI T2WI 横轴位示左侧背侧丘脑见一高信号病变,周围见低信号环,病灶局部突向第三脑室内,周围见水肿区;B. MR 增强扫描 T1WI 冠状位示位于右额叶灰白质交界及双侧丘脑的三处环状强化病灶

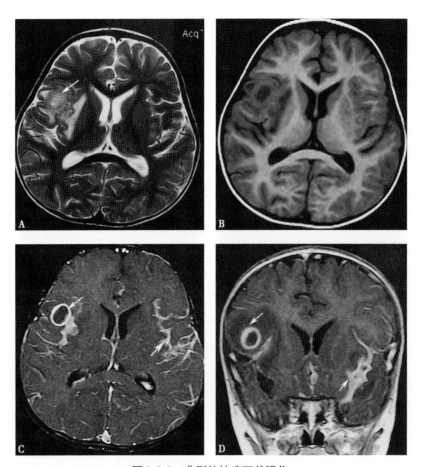

图 3-2-9　典型结核瘤环状强化

A、B. 横轴位 T2WI、T1WI 右侧裂区见卵圆形长 T1、稍长 T2 信号灶；C、D. 增强
扫描呈环状强化，周围水肿不强化

微出血的胶原及炎症反应），增强扫描脓肿壁呈明显强化，壁薄、厚度均匀，内壁光滑而有一定张力。
脑脓肿的脓腔在 MR 弥散加权成像（DWI）多表现为高信号、其 ADC 值明显降低。MRS 见 Lac 峰，并
见 NAA 峰、Cr 峰及 Cho 峰降低，脓腔内出现特征性的亮氨酸峰（AAs，位于 0.9ppm）、乙酸盐峰（Ace，
1.9ppm）和丁二酸盐峰（SUCC，2.4ppm），借此能够鉴别脑脓肿与坏死性及囊性肿瘤。

　　3. 结核性脑脓肿（图 3-2-10、11）　与化脓性脓肿相似。

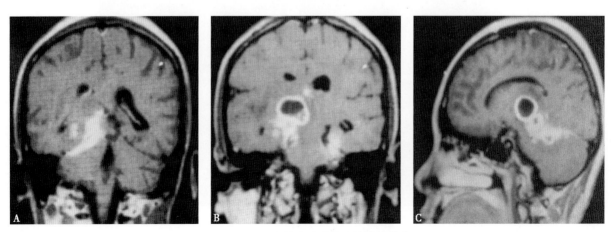

图 3-2-10　结核性脑脓肿并结核性脑膜炎

A、B、C. 冠位、矢位 T1WI Gd-DTPA 显示脑基底池及右侧天幕区明显结节及串珠样强化影，累及小脑。右侧丘脑环形
强化

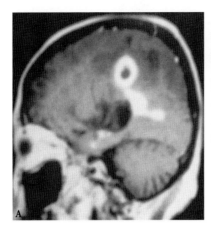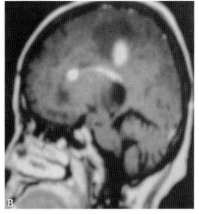

图 3-2-11　结核性脑脓肿并结核性脑室炎

A、B. 矢位 T1WI Gd-DTPA 显示顶叶深部厚壁环形强化,脑室内片团状强化信号

【鉴别诊断】

脑结核瘤应与其他肉芽肿性病变(如结节病、真菌病、囊虫病、弓形体病)、化脓性脑脓肿、多中心胶质瘤及转移瘤相鉴别。结节病及真菌病的 CSF 检查有助于鉴别诊断。与脑结核瘤相比,化脓性脑脓肿周围脑水肿的范围更加广泛。出现于中央为固形物的干酪性结核瘤及结核瘤的包膜的 T2WI 低信号是比较有诊断意义的征象,但结核瘤表现可不典型,这时则需综合病史、临床体征、血清学检查、CSF 检查及对抗结核药物反应等,进行鉴别诊断。其中抗结核药物疗效观察尤为重要,通常抗结核治疗后 4~6 周会在 CT 或 MRI 检查中观察到病变好转,如治疗后病变未见好转则耐药菌感染或误诊的可能较大。结核瘤可侵犯脑膜,表现为类似脑膜瘤的征象,但如果发现脑实质内结核瘤存在,则提示脑结核侵犯脑膜的可能。

第三节　颅内真菌性炎症

中枢神经系统的真菌感染在正常人群中很少见,常常继发于肺或肠道真菌感染;多发生于长期罹患糖尿病者、AIDS 患者及器官移植者。因为炎症反应较轻,神经影像学表现不特异,颅内真菌感染常易与结核性脑膜炎、脑脓肿或脑肿瘤混淆。近年来,随着 AIDS 患者的增多,影像技术、微生物技术的发展,颅内真菌感染越来越多见。

【病因、病理】

不同种类的真菌进入中枢神经系统的途径不完全相同,一般为远处病灶的血行播散或邻近病灶的直接蔓延。前者常源于呼吸道的真菌感染,常见的有隐球菌、念珠菌、曲霉菌、球孢子菌属等;后者多来自鼻窦的病灶,如鼻 - 脑形式即是毛霉菌常见的感染途径,毛霉菌由鼻腔进入,迅速破坏鼻黏膜形成黑痂,并可蔓延至鼻窦、眼眶及颅底,或进一步经筛板侵犯前颅窝,或经眶尖进入海绵窦。最常见的系统性真菌病,有的只侵及免疫功能低下者,如曲霉菌、念珠菌、毛霉菌;有的也可侵及免疫功能正常者,如隐球菌、球孢子菌属、组织胞浆菌属和芽生菌。其中曲霉菌、念珠菌、毛霉菌及隐球菌遍及世界各地,其余真菌仅流行于世界某些地区。

脑膜及脑实质均可受累,引起真菌性脑膜炎和(或)真菌性脑炎。不同真菌导致的中枢神经系统损害不尽相同。在感染组织内呈酵母细胞存在的真菌(隐球菌、组织胞浆菌属),易经血行播散至脑膜微血管,穿破血管壁,引起急性或慢性脑膜炎,很少导致脑实质损害;而在感染组织内呈菌丝(曲霉菌、毛霉菌)或假菌丝(念珠菌)生长的真菌,菌丝体积较大,不能进入脑膜微循环,所以更易导致脑实质损害,较少引起脑膜炎。菌丝产生菌丝体形成的菌落能侵犯和阻塞大中小动脉,在导致脑炎的同时还会引起血管炎,导致脑梗死或脑出血。

【临床表现】

临床表现不特异，主要表现为颅内压增高和脑神经受累症状，全身炎性反应不剧烈，一般无发热，多有肺部、胃肠道或鼻窦的原发病变。如鼻窦炎患者突然出现突眼、视麻痹、视力下降和球结膜水肿，脑内出现多发皮质下区梗死，或出现脑内肉芽肿性病变、脑膜炎症状，则需考虑有无曲霉菌感染。如发生面部疼痛、鼻腔血性分泌物、鼻甲变黑肿胀、球结膜水肿、突眼等则需考虑有无毛霉菌感染可能。

【CT 表现】

脑膜受累时 CT 平扫无明显阳性表现。累及脑实质并在脑实质内形成肉芽肿时，CT 平扫表现为边界不清的低密度灶，周围伴有低密度水肿区，并有不同程度的占位效应。增强扫描时，如未形成脓肿则无明显强化，如有脓肿形成则表现为脓肿壁环形强化，脓腔内呈等密度或略低密度。隐球菌瘤及念珠菌瘤内可出现钙化密度。念珠菌感染主要引起散在多发的肉芽肿性小脓肿。烟曲霉菌颅内感染可伴发出血坏死。曲霉菌颅内感染多发生于额叶，常同时伴发鼻窦炎，表现为 CT 平扫与窦腔分离的伴有钙化的低密度区，邻近窦壁多见侵蚀或硬化。

【MRI 表现】

病变仅累及脑膜时平扫不易显示，增强扫描见脑沟内多发点状强化；累及脑实质时，T1WI 病变呈等或稍低信号，T2WI 其信号强度变化很大，可呈略低信号，也可呈明显高信号，周围水肿区呈明显高信号，增强扫描呈不均质强化或环形强化（图 3-3-1、2）。

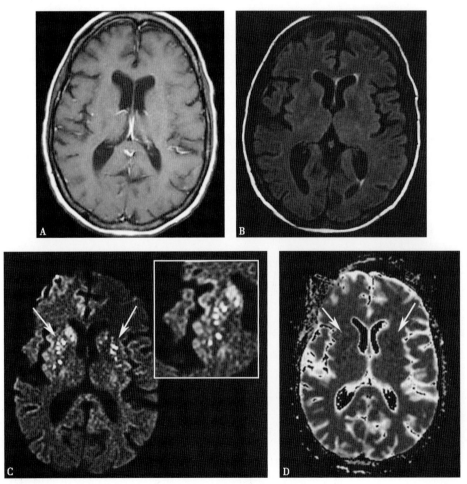

图 3-3-1　颅内念珠菌病

患者，女，37 岁。MR 平扫及增强扫描。A. T1WI 增强扫描双侧基底节区无异常强化信号；B. FLAIR T2WI 横轴位，双侧基底节区少许稍长 T2 信号区；C. DWI 横轴位图及 D. 相应层面的 ADC 图，示双侧基底节区多发点状弥散运动受限 DWI 高信号区

　　隐球菌病(cryptococcosis)脑部 MR 表现无明显特异性。脑底部脑膜易于受累，MR 平扫不易显示，MR 增强扫描表现为大脑表面散在点状强化，呈皂泡样病变。脑膜炎还可累及脑实质形成隐球菌瘤，或向 Virchow-Robin 间隙延伸。隐球菌瘤 T1WI 呈略低信号、T2WI 呈等信号，有时在病变中央可看到坏死形成的 T2WI 高信号的瘤心，病变周边脑白质区可见水肿。Virchow-Robin 间隙是位于丘脑、基底节、

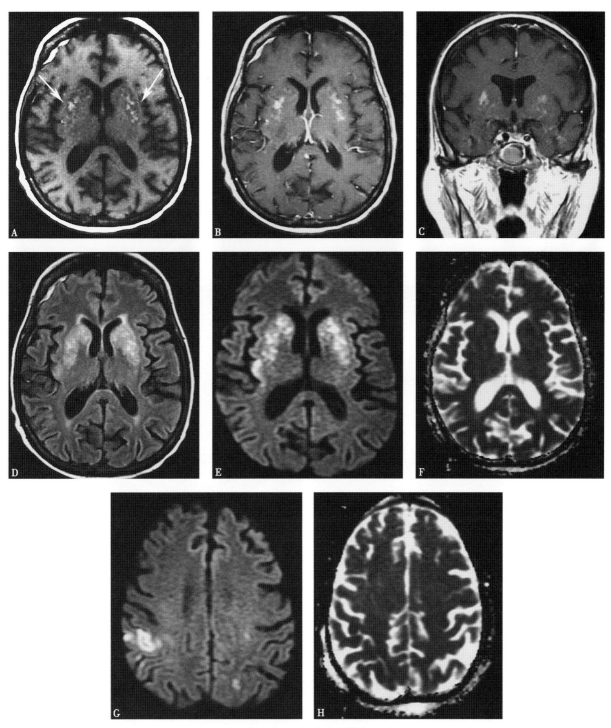

图 3-3-2　颅内念珠菌病

与图 3-3-1 同一患者。1 个月后复查显示病灶进展。MR 平扫及增强扫描图像。A. T1WI 平扫横轴位，示双侧基底节区多发针尖状高信号区，可能为病灶出血或真菌菌丝；B、C. T1WI 增强扫描横轴位及冠状位图，见双侧基底节区异常信号灶明显强化；D. FLAIR T2WI 横轴位，双侧基底节区高信号病灶进一步融合；E. DWI 横轴位，双侧基底节区进一步融合的高信号病灶；F. 相应层面的 ADC 图证实了双侧基底节区病灶的弥散受限；G. 顶叶及额叶 DWI 横轴位图及 H. 相应层面的 ADC 图示右侧中央前、后回弥散受限的 DWI 高信号区

脑室旁白质及小脑的血管周围间隙。这些间隙由于真菌胞壁分泌的黏液胶质不断累积而明显增宽,此时又称为"胶状假囊肿"或"皂泡样病变",T1WI 呈低信号、T2WI 呈高信号,DWI 可呈高信号,增强扫描无强化。上述病变可只出现一种,也可多种同时出现(图 3-3-3)。

念珠菌病(candidiasis)脑部影像表现无明显特异性,不易与其他类型真菌病相鉴别。内眼炎是念珠菌性败血症的并发症之一,免疫功能低下的患者若颅内病变与内眼炎并存,则支持念珠菌病的诊断。

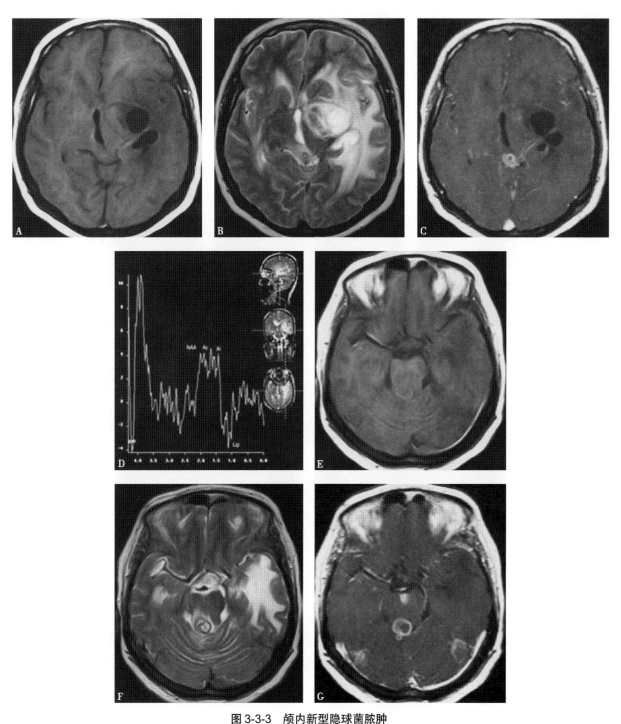

图 3-3-3 颅内新型隐球菌脓肿

男,33 岁。颅脑 MR 平扫、增强扫描及 MRS

A、B. 左基底节区囊性病变,呈长 T1、长 T2 信号,周围环绕明显水肿信号。C. 增强扫描,病灶无强化。D. MRS 示 N-acetyl aspartate(NAA)峰、acetate(Ac)乙酸盐峰、alanine(Al)丙氨酸峰和 lipid(Lip)脂质峰。E、F. 中脑导水管及四脑室见类圆形不均质等及稍长 T1、长及等 T2 信号灶,有轻度占位效应。G. 增强扫描呈环形明显强化

曲霉菌病（aspergillosis）曲霉菌性鼻窦炎 MR 平扫表现为 T1WI 等或低信号区、T2WI 低信号区。病变短 T2 信号的原因可能为铁、其他顺磁性物质或钙化成分的沉积所致。曲霉菌病脑部 MR 表现包括：皮质和（或）皮质下脑梗死，T1WI 略低信号、T2WI 略高信号、DWI 呈明显高信号；若梗死内有出血则表现为 T1WI 高信号；脑内多个或单个环形病灶，脓肿壁不规则，MR 平扫呈 T2WI 低信号或等信号，提示合并有出血或顺磁性物质；伴有鼻窦或颅骨强化的硬膜强化，伴有视神经及眶内脂肪强化的视神经鞘强化。

毛霉菌病（mucormycosis）脑部表现无明显特异性，脑部表现多为皮质区及皮质下脑梗死及额叶小脓肿，形成小脓肿时增强扫描可见强化，水肿明显时可有占位表现。

球孢子菌病（coccidiodomycosis）常见的 MR 表现为脑膜炎、交通性脑积水、室管膜炎所致的单个脑室扩大及脑实质内小脓肿，较少引起脑出血及脑梗死。

诺卡菌病（nocardiosis）表现无明显特异性，多表现为脑室内多腔脓肿，呈环状强化。诺卡菌病对磺胺药物敏感，此点有助于疾病的诊断。

【鉴别诊断】

颅内真菌感染的影像表现无特异性，易与结核性脑膜炎、结核瘤、脑脓肿或脑肿瘤混淆。颅内真菌感染和结核性脑膜炎均易累及脑底脑膜，结核性脑膜炎或结核瘤的 CSF 无明显异常，真菌病 CSF 检查可查到相应的致病菌，但阳性率不高，需反复多次检查。CSF 细菌培养可发现相应致病菌。颅内真菌感染形成单一较大脓肿时，需与脑脓肿相鉴别，脑脓肿的张力较大，脓肿壁较薄且光滑，而真菌感染形成的脓肿，壁较厚且内壁欠规整，如合并脑底脑膜的异常强化或基底节区血管周围间隙的异常强化，则更倾向于真菌感染的诊断。颅内真菌感染临床症状不明显，可无明显发热，还需与中央有坏死改变的脑肿瘤相鉴别。如免疫力低下的长期罹患糖尿病者、AIDS 患者及器官移植者发现脑内病变，应首先想到颅内真菌感染。脑脊液或穿刺液细菌培养是重要的鉴别方法。

第四节 颅内病毒性炎症

病毒性脑炎的诊断，主要通过病毒学和免疫学的检查而确定，它包括病毒直接侵犯中枢神经系统所致的脑炎和机体免疫功能异常，及病毒感染诱发变态反应所致的急性脱髓鞘病变。

一、单纯疱疹病毒性脑炎

【病因、病理】

单纯疱疹病毒性脑炎（herpes simplex encephalitis，HSE）的致病原为单纯疱疹病毒Ⅰ型。其发病机制为单纯疱疹病毒感染后，侵及或潜伏于三叉神经半月神经节和（或）脊神经节内，在机体由于某种原因抵抗力低下时，病毒就会沿神经节细胞轴突侵入中枢神经系统，导致脑组织充血、水肿、软化，细胞核内发现嗜酸性包涵体，血管周围及脑膜出现广泛的淋巴细胞浸润，受累脑组织常常发生坏死，因而又被称为坏死性脑炎。可累及颞叶、额叶，也可累及基底节，可单侧或双侧发病。

【临床表现】

本病症状重，预后差，起病急骤，多有皮肤疱疹感染或上呼吸道感染的前驱感染史，起病可伴有发热，早期可出现嗜睡或昏迷等精神症状，还可出现惊厥及多组脑神经麻痹（可单独出现或同时出现），脑膜刺激征及锥体束征可为阳性。CSF 检查可见白细胞增多，以淋巴细胞增多为主，蛋白含量增多，糖和氯化物正常。确诊为 HSE 病毒病原学诊断标准包括：①脑脊液病毒特异性 HSV-IgM 阳性。②病毒特异性 IgG 抗体局部产生指数：血清/CSF 比值≤20。③双份脑脊液标本恢复期 CSF 病毒特异性 HSV-IgG 抗体滴度升高≥4 倍。④脑脊液病毒 HSV-DNA 阳性。符合上述 4 项中的任何 1 项者提示病毒病原学检测阳性。

【CT 表现】

病变常累及颞叶、额叶，也可累及基底节，可单侧或双侧发病，多不对称，常见基底节、丘脑及大脑半球多发病灶同时出现。病变很少累及豆状核，病变区与豆状核间分界清楚。急性期因病灶区充血而显示密度增高，因此如首次CT扫描无阳性发现，应在2～3小时后复查CT。发病3～6小时后CT平扫受累脑实质密度逐渐减低，周围见大片水肿区，有一定的占位效应，相应部位脑沟、脑池明显变浅；如脑干受累，则表现为脑干密度减低，环池变窄。病灶合并出血时见高密度区。

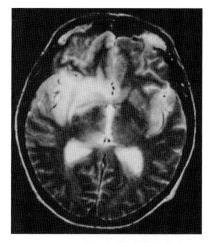

图3-4-1 单纯疱疹病毒性脑炎
双侧大脑半球受累

T2WI，右侧海马、右额叶眶回皮质、左颞叶和岛叶见片状明显高信号灶

【MRI表现】

急性期受累，单侧或双侧颞叶、额叶或基底节T1WI信号可一过性增高、T2WI信号无明显变化，随病变进展T1WI呈略低信号、T2WI及T2 FLAIR呈略高信号（图3-4-1～3），DWI早期可呈现一过性高信号，随后信号减低至与周围脑实质相近，说明病灶区初期为细胞毒性水肿，后期转变为血管源性水肿。MR增强扫描，病灶早期未见明显强化，于发病第2～4周见斑片状或病灶边缘线状轻度强化信号。病灶合并出血时，有相应的MR表现。

【鉴别诊断】

单纯性疱疹病毒性脑炎有明显占位效应时需与星形细胞瘤相鉴别。起病急、脑脊液蛋白和细胞数增多，提示单纯性疱疹病毒性脑炎诊断。病毒性脑炎引起的占位效应相对较轻，可见颞叶脑回明显肿胀，正常的组织结构存在，而星形细胞瘤则表现为肿瘤对周围脑组织的变形推压；增强扫描时，单纯性

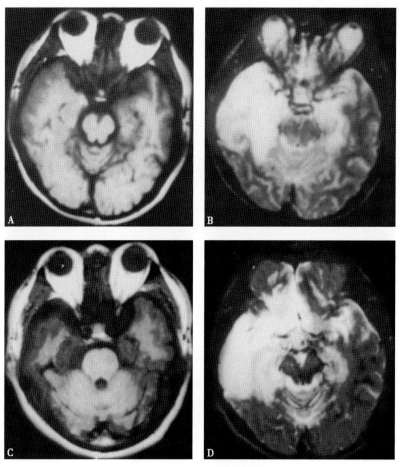

图3-4-2 单纯疱疹病毒性脑炎

A、B. 轴位T1WI、T2WI显示双颞叶、额叶底部大片长T1、长T2信号，右侧较重，皮、白质分界不清。C、D. 轴位T1WI、T2WI治疗两个半月后显示信号进一步降低，T2高信号不变

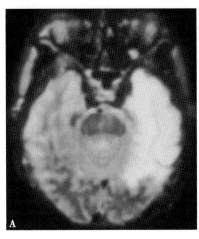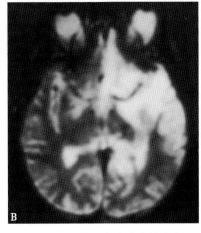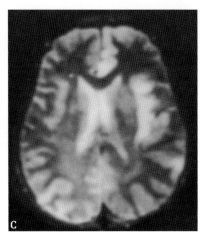

图 3-4-3　单纯疱疹病毒性脑炎

A、B、C. 轴位 T2WI 显示左颞叶、岛叶、额叶大片状长 T2 信号

疱疹病毒性脑炎不强化或于病灶边缘见线状或斑片状轻度强化,而星形细胞瘤大多呈不均匀强化。磁共振氢质子波谱对于两者的鉴别诊断很有意义:星形细胞瘤与对侧相应位置相比,Cho 峰明显升高,Cho/Cr 值>2,而单纯性疱疹病毒性脑炎与对侧相应位置相比,Cho 峰无明显变化,大多数 Cho/Cr 值<2。起病急骤的单纯性疱疹病毒性脑炎还应与颞叶脑梗死鉴别,但两者的好发年龄及临床表现不同,DWI 脑梗死通常呈明显高信号,ADC 值降低;而单纯性疱疹病毒性脑炎于病变早期可出现 DWI 一过性信号增高,随病变发展,DWI 无明显高信号。累及基底节的单纯性疱疹病毒性脑炎需与一氧化碳、霉变甘蔗、二氧化硫、铅、甲苯、氰化物中毒所引起的基底节变性及坏死鉴别,病毒性脑炎的病变通常不局限于基底节,还累及邻近脑组织,而上述各种中毒性脑病病变常局限于基底节,加之特殊的病史有助于正确诊断。

二、带状疱疹性脑炎

【病因、病理】

带状疱疹性脑炎(herpes zoster encephalitis)是由水痘带状疱疹病毒(varicella herpes zoster virus)引起的中枢系统感染,也有人认为是带状疱疹的神经系统并发症。水痘 - 带状疱疹病毒是一种导致成人发病的疱疹病毒,易潜伏在第 V 及第 Ⅶ 对脑神经内,被某些因素激活后逆行传播至脑干,产生局限性脑炎。受累的神经节细胞及其邻近的神经根有不同程度的变性,轴索细胞肿胀、变形,髓鞘脱失。病变波及邻近脑干,灰质改变较重,神经元变性,髓鞘脱失,病灶区血管周围有淋巴细胞浸润,胶质细胞增生。

【临床表现】

本病多发生于成人,儿童罕见。随年龄的增长,发病率增加。带状疱疹主要损害周围神经节及周围神经,表现为周围神经受损症状。当机体抵抗力低下时,可并发脑炎或脑膜炎,一般脑部症状出现于皮疹后 3～5 周,亦有观点认为中枢神经的带状疱疹病毒感染,不一定有皮肤及周围神经损害的表现。带状疱疹性脑炎可表现为局限性脑神经损害,常见于三叉神经、滑车神经及面神经。严重者并发脑膜炎,表现为发热、头痛、恶心、呕吐、精神异常、抽搐、嗜睡及颈部抵抗感,部分患者可出现一侧肢体瘫痪、进而完全瘫痪,少数患者由嗜睡发展至昏迷,甚至死亡。带状疱疹性脑炎一般症状较轻可完全恢复。患者脑脊液或血清病毒 DNA 阳性可确诊。

【CT 表现】

CT 无明显阳性征象,或仅表现为脑干略粗。

【MRI 表现】

仅累及脑神经时无明显阳性征象,累及脑干时表现为脑干增粗,其内见 T1WI 略低信号、T2WI 略高信号；合并血管炎可见双侧基底节区脑梗死灶，呈 T1WI 略低信号、T2WI、T2WI FLAIR 高信号及 DWI 高信号；合并出血性脑梗死时，T1WI、T2WI、T2WI FLAIR 及 DWI 均见高信号。带状疱疹所致的弥漫性脑炎常见于免疫抑制患者。

【鉴别诊断】

带状疱疹性脑炎累及脑干时需与脑干胶质瘤鉴别，前者常合并皮疹或三叉、滑车及面神经症状，而脑干胶质瘤则无上述症状；带状疱疹性脑炎 MRS Cho 峰无明显增高，而胶质瘤 Cho 峰明显增高。此外还应结合临床病史及实验室检查进行鉴别诊断。

三、亚急性硬化性全脑炎

【病因、病理】

亚急性硬化性全脑炎（subacute sclerosing panencephalitis，SSPE）是一种由变异的麻疹病毒引起的慢性持续性中枢系统感染，常发生于麻疹病毒感染后数年，但发病机制尚未完全阐明。组织病理学表现为神经细胞变性、胶质细胞增生、脱髓鞘改变及炎性细胞浸润，特征性表现为神经细胞及胶质细胞的胞核及胞质内含有嗜酸性包涵体。

【临床表现】

儿童及成人均可发病，但以学龄前儿童为主。SSPE 的神经系统症状一般出现于麻疹病毒感染后 4～11 年。典型病例呈慢性渐进性起病，早期表现为性格、行为和人格异常，包括嗜睡、情绪异常、学习困难等，持续数周至数年；逐渐出现弥漫性、重复性和频发性的清醒时肌阵挛，随病变进展可发生舞蹈样动作，甚至癫痫发作，此期可持续 3～12 个月，最后患者发生去大脑强直、直至植物人状态，常死于继发感染。有少数患者病情停止发展或缓解。实验室检查可明确诊断，表现为脑脊液及血清的麻疹抗体滴度升高、脑脊液中 γ 球蛋白含量升高。

【CT 表现】

脑 CT 检查对 SSPE 不敏感，早期多无阳性发现，晚期见中重度脑萎缩。

【MRI 表现】

早期于灰质和皮层下白质可见不对称的局灶性 T1WI 低信号和 T2WI 高信号，以大脑半球后部多见（图 3-4-4）。中晚期可见普遍性脑萎缩，病变逐渐侵及深部白质，可累及脑室旁白质和基底节。磁共振波谱分析在早期显示病变区 NAA 明显降低，提示神经元变性，随病变进展逐渐出现胆碱（choline）、肌醇（myo-inositol）峰升高，提示胶质细胞增生、脱髓鞘改变。DWI 显示病变区 ADC 值升高，在 b 值 =

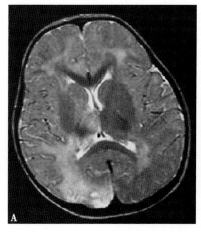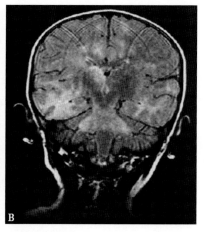

图 3-4-4　亚急性硬化性全脑炎

A. 横断面 T2WI 显示双侧大脑半球不对称性高信号病灶，右枕叶、右侧丘脑和苍白球较明显。B. 冠状面 FLAIR 序列示双侧大脑半球高信号病变、脑桥和中脑大脑脚受累

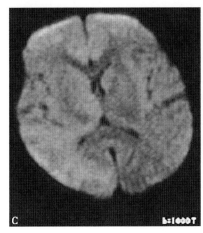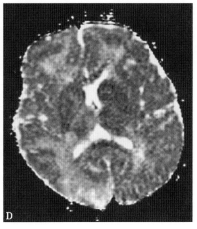

图 3-4-4　亚急性硬化性全脑炎（续）

C. DWI 病变区信号略高。D. ADC 图示病变区高信号、高 ADC 值

1000s/mm 的 DWI 上呈略高信号，提示病变区可能存在血管源性水肿，符合炎性病变的表现。近年来关于 SSPE 的 DTI 研究表明，SSPE 患者 DTI 显示白质纤维数量随疾病严重程度的增加而相应减少。本病的影像学表现无特征性，确诊需结合临床病史及实验室检查。

【鉴别诊断】

本病影像学表现无特异性，需与多种有灰质或皮层下白质病变的不典型疾病鉴别。实验室检查脑脊液及血清内麻疹抗体滴度升高有助于鉴别诊断。

四、急性播散性脑脊髓炎

【病因、病理】

急性播散性脑脊髓炎（acute disseminated encephalomyelitis, ADEM）是继发于某些感染或疫苗接种后的神经系统急性脱髓鞘病变，是一种细胞免疫介导的自身免疫性疾病，病程表现多为单时相。其病理表现为病灶区单核细胞，尤其是淋巴细胞浸润，及小静脉周围脑白质脱髓鞘改变，轴突多不受累。在症状较重的病例，还可出现针状出血、纤维素性坏死及小血管周围炎性浸润。

【临床表现】

本病可发生于任何年龄，儿童及青壮年多见，较少累及 3 岁以下的幼儿，男女发病率相仿。起病急，通常在感染后或疫苗接种后数天或数周后，出现神经系统症状，少数为隐性感染。根据病变受累部位可分为 3 型：脑脊髓型、脑型、脊髓型。脑部受累症状表现为头痛、头晕、惊厥、意识障碍，或伴有精神症状，重者昏迷；局限性症状有偏瘫、失语、视力障碍及脑神经受累；脊髓受累表现为四肢瘫、截瘫、括约肌功能障碍及感觉障碍。

【CT 表现】

本病 CT 扫描阳性率不高，但 CT 扫描可排除颅内肿瘤或出血。

【MRI 表现】

MR 可清楚显示 ADEM 病变的范围。T2WI 及 T2 FLAIR 序列呈现高信号，较 T1WI 显示效果好。ADEM 脑部表现为白质广泛受累，病变常为不对称性散在、多发，病灶范围从几毫米到整个大脑半球（图 3-4-5），少数患者可表现为单发肿块样病变，易误诊为肿瘤。大脑皮质常不受累，但深部灰质核团（基底节和背侧丘脑）常常双侧受累，这也印证了 ADEM 并非单纯的白质疾病。位于脊髓

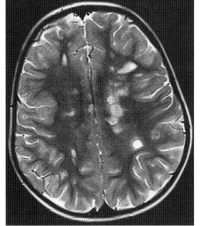

图 3-4-5　急性播散性脑脊髓炎

颅脑 MR T2WI 示双侧半卵圆中心不对称性分布、多发大小不等片状高信号灶，左侧较著，提示脱髓鞘改变

的病灶常为较大的融合性病灶。仅当临床出现脊髓症状时才需作脊髓 MR 检查。MR 增强扫描可见急性期病灶强化，因为此病的单时相特点，本病病灶多为同一时期、同样性质，即所有病灶都强化或都不强化（与多发性硬化不同）。

【鉴别诊断】

ADEM 需与代谢性营养不良性脑病、病毒性脑炎和多发性硬化等相鉴别。代谢性营养不良性脑病（肾上腺营养不良性脑病、异染性脑白质营养不良、线粒体肌病）的病灶多呈对称性分布，为其特征，而 ADEM 病灶多呈不对称性分布，相应的实验室检查及活检病理可有助鉴别。单纯疱疹病毒性脑炎多表现为难治性脑病及部分或大癫痫发作，而 ADEM 患者很少见到癫痫发作；单纯疱疹病毒性脑炎 MRI 表现病灶多累及大脑皮质，而 ADEM 则虽见病灶散发于整个中枢神经系统，但大脑皮质常不受累；脑电图单纯疱疹病毒性脑炎常见癫痫波，而 ADEM 患者常表现为背景慢波增多，癫痫波少见；患者单疱复合体 PCR 阳性可确立单纯疱疹病毒性脑炎的诊断。与多发性硬化（multiple sclerosis，MS）的主要鉴别点如下：MS 多发生于成人，ADEM 多发生于儿童；MS 常常复发，ADEM 多为单时相病程；MRI 表现上，MS 脑室周围白质常常受累、丘脑很少受累，ADEM 脑室旁周围白质不易受累、常累及丘脑；增强扫描时，ADEM 急性期病灶均有强化，而 MS 则常表现为部分活动性病灶强化、陈旧性病灶不强化；MS 患者常出现寡克隆带，而 ADEM 少有。ADEM 也可有复发，通常发生于首次 ADEM 之后数月，这种情况被称作多时相、双时相或复发性 DEM；如果复发发生于其首次脱髓鞘病变之后数年，则多时相 DEM 的可能性较小，MS 的可能性增大。

五、病毒性脑膜炎

由病毒引起的脑膜炎多为急性淋巴细胞性脑膜炎。

【病因、病理】

病毒性脑膜炎主要由肠病毒引起，其主要病理改变为感染病毒后脑膜的炎性反应。

【临床表现】

临床表现轻微。

【CT 表现】

如不合并脑炎则无阳性表现。

【MRI 表现】

如不合并脑炎则无阳性表现。

第五节　弓形体脑炎

弓形体脑炎（toxoplasmic encephalitis）由弓形属原虫（toxoplasma gondii）侵犯脑组织所引起中枢神经系统炎性病变，多见于免疫功能低下的艾滋病（acquired immune deficiency syndrome，AIDS）患者，近年来在正常人群也有发病的报道。

【病因、病理】

弓形体广泛寄生于人和多种哺乳动物，分布于世界各地。弓形体感染分为先天性感染和后天感染两类，此两类感染在人体内多为无症状的隐性感染，一般不会导致严重后遗症。艾滋病患者，由于细胞免疫功能受到损害，免疫功能低下，更易发生中枢神经系统的弓形体感染。弓形体脑炎是艾滋病神经系统合并症中的主要疾病，其病理过程为弓形体在宿主脑细胞内增殖使细胞变性肿胀，以致细胞破裂并散发出弓形虫、侵入其他脑细胞，如此反复引起多处脑细胞损害和周围组织的炎性细胞浸润。

【临床表现】

本病可发生于任何年龄，艾滋病患者或免疫力低下者多见，起病隐匿，症状不典型，患者可有猫狗接触史，主要临床表现为头痛、发热、意识障碍、脑神经损害及其他中枢神经损害体征。病原学实验室检查有助于诊断，血清学检查弓形体抗体阳性反应，IgM 抗体阳性提示有近期感染，IgG 抗体阳性显示慢性弓形体感染。腰椎穿刺脑脊液检查及脑组织活检可确定病原体的存在,但此两种方法受患者自身条件的制约、有时实施有一定难度。

【CT 表现】

相对于 MRI,CT 检查有一定的局限性。较小的病灶 CT 不能清楚显示,较大病灶 CT 表现为较低密度影,边缘可见更低密度水肿带,CT 增强扫描表现为环状或不规则形强化。

【MRI 表现】

本病病灶特点为双侧、多发。MRI 信号表现为 T1WI 低信号、T2WI 及 T2WI FLAIR 高信号。病灶多发时可累及小脑、脑干和皮髓质交界区,70%~75% 的病例侵犯基底节区,病灶大小不等,形态各异,较小病灶呈结节状,直径多小于 1cm,较大病灶直径多在 1~5cm 之间,呈斑片状或块状。单发病灶较少见,可见于基底节区、小脑及脑干,病灶水肿明显,占位效应不显著。MRI 增强扫描表现为病灶明显强化,小结节灶强化较均匀,较大病灶呈不规则环状或肿块状不均匀强化(图 3-5-1)。

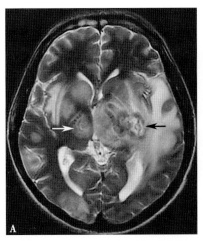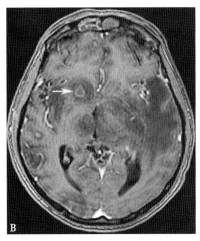

图 3-5-1　弓形体脑炎

男,37 岁,HIV 阳性。A. MR T2WI,双侧基底节及大脑半球灰白质交界区见多发片团状不均质长 T2 信号灶,周围有明显水肿,形成占位效应。B. 增强扫描,可见结节或环形强化

临床不能确定诊断时,可于 2~4 周抗弓形体治疗后复查,若病变吸收或缩小,水肿效应减轻,则提示弓形体脑炎的诊断。弓形体脑炎 DWI 的典型表现为明显高信号,ADC 值减低。其病理基础为病变区含有大量炎性细胞、弓形体及蛋白质,局部水的弥散运动受限,从而使 DWI 的信号增高。弓形体脑炎病灶 MR 氢质子波谱的表现有一定特点,研究表明病变区 NAA、Cr、Cho 和 mI 值降低,NAA/Cr、NAA/Cho 值显著降低,急性期病灶 NAA/Cr 值较缓解期更低,Cho/Cr 值升高,可见明显的 Lip 峰,可能合并 Lac 峰。抗弓形体治疗后,NAA/Cr 值可完全恢复正常,Cho/Cr 值在部分患者下降而部分则持续升高。有关 MR 氢质子波谱在弓形体脑炎的应用还在进一步探索之中。

【鉴别诊断】

弓形体脑病由于临床表现复杂、影像学表现缺乏特征性,极易造成误诊,需与脑梗死、多发性硬化、脑炎、中枢性原发性淋巴瘤等多种疾病相鉴别。

脑梗死、多发性硬化多有相关病史。脑梗死病变符合脑血管分布;多发性硬化特征性表现为脑室旁白质受累,呈"直角征",增强扫描见病灶不同程度强化;脑炎与弓形体脑病的临床表现相似,极易混淆,如患者有猫狗接触史,有意识改变而脑膜刺激征阴性者,MRI 检查发现脑内单个或多个大块病灶,血清学 IgM 或 IgG 抗体阳性,则应想到弓形体脑病的可能。如果上述病变治疗疗效不佳时,则应考虑其他鉴别诊断。累及基底节区的单发病灶的弓形体脑病需与中枢性原发性淋巴瘤相鉴别,必要时需进行定位脑组织活检。

第六节 结 节 病

结节病(sarcoidosis)是一种以非干酪性肉芽肿为特征的慢性肉芽肿疾病,可累及全身多个脏器,约90%患者有不同程度的胸部侵犯,神经系统受累少见。

【病因、病理】

结节病病因不明,发病高峰年龄为30~40岁。结节病患者中约有14%累及脑及脑膜,但仅5%出现神经系统症状。神经系统症状可作为系统性疾病的首发或后发症状,仅有中枢神经系统肉芽肿表现而无其他器官症状者罕见。同颅内结核类似,颅内结节病也有两种类型:慢性脑膜炎和脑内血肿,以前者多见。脑膜炎常发生于脑底部,常累及下丘、垂体和视交叉,还可累及其他脑神经。肉芽肿常沿血管周围间隙蔓延,引起血管内血栓形成。中脑导水管处的肉芽肿可引起梗阻性脑积水。发生于脑表面的肉芽肿,可类似硬膜下积液的表现。脑内肉芽肿是一种无血管组织,可发生钙化,镜下见弥漫肉芽肿形成。结节病诊断多通过排斥法作出,因其病理表现并非特异性。

【临床表现】

结节病性脑膜炎根据其所累及的部位出现相应脑神经麻痹、内分泌及电解质紊乱、阻塞性脑积水和脑膜刺激征。脑内肉芽肿主要表现为颅内压增高及局部神经损害症状。此外其重要的临床表现之一为其他脏器的结节病表现。

【CT表现】

慢性脑膜炎CT平扫无明显阳性征象,增强扫描颅底脑膜明显强化,或受累部分明显强化。脑内肉芽肿表现为等或稍高密度结节,有时可见结节钙化,增强扫描明显强化(图3-6-1、2)。

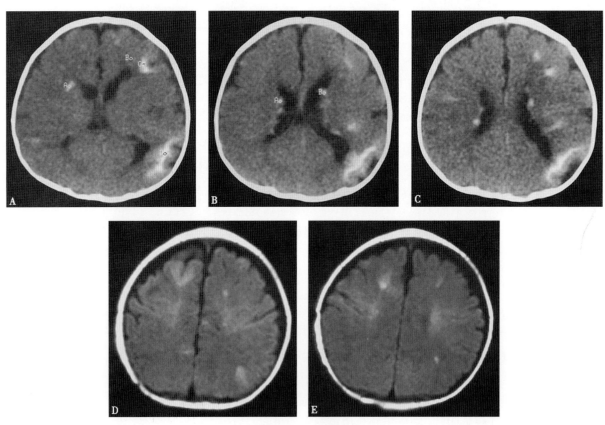

图 3-6-1 结节病
A~E. CT平扫显示侧脑室周围多发高密度结节,边界清晰。左侧枕顶叶可见片条状高密度影,边界欠清晰

【MRI 表现】

结节病性脑膜炎 MRI 表现与结核性脑膜炎表现类似，表现为基底池内的软脑膜明显强化，受累的下丘、垂体、视交叉及其他脑神经表现为局部增粗的形态改变，增强扫描时呈均匀或不均匀的明显强化，此外还可有脑积水、脑外肿块的表现。脑内肉芽肿 T1WI 多呈等或低于脑灰质的信号，在 T2WI 呈高信号，增强扫描肿块可有强化（图 3-6-3）。

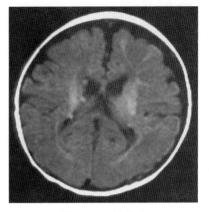

图 3-6-2 结节病
CT 平扫显示侧脑室周围片条状高密度影，室管膜下可见多发结节状高密度影

【鉴别诊断】

结节病性脑膜炎与结核性脑膜炎影像表现类似，需结合临床病史、实验室检查鉴别诊断。结节病如只累及漏斗，可仅表现为漏斗增粗，需与漏斗转移瘤、胶质瘤、朗格汉斯细胞组织细胞增生症等多种疾病相鉴别；累及垂体的结节病需与垂体瘤鉴别；脑内肉芽肿应与脑肿瘤鉴别；发生于大脑凸面的结节病需与脑膜瘤、硬膜下血肿相鉴别。鉴别诊断需结合病史，若患者有其他部位结节病则应首先考虑颅内结节病的可能，确诊需穿刺活检。激素试探性治疗后病变减小或消失是结节病诊断的重要证据。

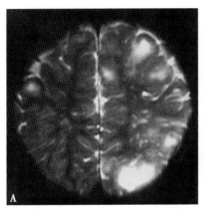
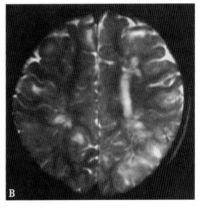

图 3-6-3 结节病
A、B. 轴位 T2WI 显示脑质内多发结节及片条状高信号

第七节　脑　梅　毒

梅毒是苍白密螺旋体感染所致的性传播疾病，可影响全身多个系统，约有 5% 未经治疗的梅毒患者会发生神经梅毒。本节讨论发生于脑部的神经梅毒影像表现，脑梅毒的影像表现虽无特异性，但结合临床及实验室检查对早期发现和诊断神经梅毒具有重要临床意义。

【病因、病理】

神经梅毒是苍白密螺旋体侵犯神经系统并引起机体变态反应而出现的大脑、小脑、脑膜、脊髓、脊膜、血管和周围神经损害的一组疾病。根据梅毒螺旋体的来源和侵犯部位不同，神经梅毒可以分为：①无症状性神经梅毒；②间质性神经梅毒，包括脑膜（脊膜）梅毒，脑膜（脊膜）血管梅毒、梅毒性树胶肿；③实质性梅毒，包括麻痹性痴呆、脊髓痨和视神经萎缩；④先天性梅毒。

本节主要讨论的是梅毒在脑部的表现。脑膜梅毒又称梅毒性脑膜炎，主要侵犯脑膜，引起脑膜的炎性反应，主要累及鞍上池脑膜，可引起交通性或梗阻性脑积水。脑膜血管梅毒又称梅毒性血管炎，是指梅毒侵犯脑内动脉，如基底动脉环、豆纹动脉，引起脑缺血或梗死。梅毒性树胶肿是由于梅毒侵犯硬脑膜及软脑膜后产生的局限性炎性反应而形成的肉芽肿样病变。麻痹性痴呆是指梅毒直接侵犯脑膜及脑实质，使脑细胞变性坏死、脑回变薄、脑白质脱髓鞘，从而引起全脑萎缩，以额叶较明显。

【临床表现】

罹患脑梅毒的患者均有梅毒史,梅毒血清反应阳性。脑膜梅毒主要表现为头痛、癫痫发作和脑神经损伤。脑膜血管梅毒,主要表现为进展性脑梗死。梅毒性树胶肿除有头痛、癫痫发作等症状外,尚有神经系统定位性体征。麻痹性痴呆主要表现为精神症状,缺乏神经系统局灶性体征。

【CT 表现】

脑膜梅毒 CT 平扫可无明显阳性表现,CT 增强扫描见脑膜增厚并明显强化,以鞍上池脑膜明显。脑膜血管梅毒 CT 平扫可发现梗死区域脑沟略变浅,本病引起的梗死多为多发小片状梗死,CT 平扫及增强扫描可无阳性发现,如梗死面积较大则显示病变区为略低密度。梅毒性树胶肿 CT 平扫表现为颅板下大脑凸面的等密度或略高密度区,中央坏死区呈低密度,周边见低密度水肿区,增强扫描表现与MR 增强扫描大致相同,见下文详述。麻痹性痴呆 CT 平扫表现为脑皮质普遍萎缩,以额部为著,双侧脑室对称性扩大。

【MRI 表现】

脑膜梅毒 MR 平扫可无明显阳性表现,或仅见脑沟略浅,MR 增强扫描与 CT 增强扫描表现相似,可见脑膜增厚并强化(图 3-7-1B)。

脑膜血管梅毒 MR 平扫表现为多发小片状梗死,符合脑梗死的一般表现,即 T1WI 略低信号、T2WI及 T2 FLAIR 略高信号(图 3-7-1A、图 3-7-2),DWI 明显高信号,增强扫描可见脑回状强化(详见脑梗死章节)。

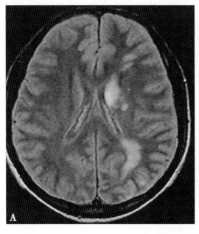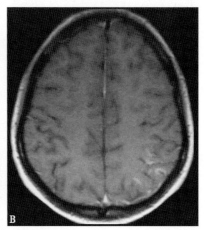

图 3-7-1　脑梅毒

男,30 岁。A. MR T2 FLAIR,左基底节区及左额、顶叶见多发片状、斑点状高信号灶。B. MR 增强扫描,左顶部脑膜局部呈条状明显强化

梅毒性树胶肿有一定占位效应,T1WI 呈等信号或等低混杂信号区,低信号区为坏死,T2WI 呈高信号或高、等、低混杂信号,其低信号为病灶内巨噬细胞产生的顺磁性自由基不均匀分布的结果。周围水肿区表现为 T1WI 略低信号、T2WI 及 T2WI FLAIR 略高信号。MR 增强扫描可见不规则环状强化,环壁较厚。邻近脑膜有强化,说明脑膜受累。强化病灶的边缘与邻近脑膜呈钝角,说明病变源于脑膜,此点可于脑内其他占位性病变相鉴别。

麻痹性痴呆 MR 平扫表现为以额叶为著的脑沟变深、双侧脑室对称性扩大的脑萎缩表现及脑白质内脱髓鞘改变。

【鉴别诊断】

脑梅毒的确诊依赖于实验室检查,但影像学表现可早期发现脑部病变,对疾病的诊断及治疗有一定的意义。对于梅毒患者,注意观察其有无脑膜增厚、进展性脑梗死、对称性脑萎缩,不难评价其脑梅毒的类型及程度。需特别指出的是当发现脑内占位性病变时,除首先应考虑的梅毒性树胶肿,还需与其他占位性病变相鉴别。梅毒树胶肿多起源于脑膜,最大病变层面显示病变的边缘与邻近脑膜常以钝

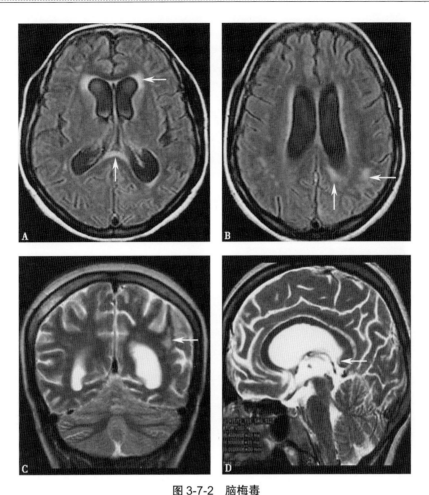

图 3-7-2 脑梅毒

女,22 岁,颅脑 MR 平扫。A、B. 横轴位 T2 FLAIR;C、D. 冠状位、矢状位 T2WI。双侧脑室周围、皮质下白质及胼胝体压部见多发小片状长 T2、高 FLAIR 信号灶(箭头)

角相交,而其他炎性肉芽肿(如结核瘤、隐球菌瘤、脑弓形体肉芽肿等)多位于脑实质,故与脑膜一般不会出现钝角相交。脑膜转移瘤常出现广泛脑膜强化且结节很小。恶性脑膜瘤的影像表现可与梅毒树胶肿相似,病灶与邻近脑膜也呈钝角相交,但前者病灶常较大,确诊仍需活检或治疗疗效证实。

第八节 小脑幕炎性病变特发性肥厚性硬脑膜炎

肥厚性硬脑膜炎(hypertrophic cranial pachymeningitis,HCP)是一种罕见的以局灶性或弥漫性硬脑膜增厚为特点的罕见疾病,常见病因包括结核病、真菌感染、神经梅毒、麻疹、某些自身免疫性疾病(如结节病、类风湿性关节炎、Wegener 肉芽肿或血管炎等)以及黏多糖增多症等,此外鞘内药物注射治疗及颅内低压也可导致硬脑膜增厚。少数无确切病因者称为特发性肥厚性硬脑膜炎(idiopathic hypertrophic cranial pachymeningitis,IHCP)。

【病因、病理】

本病病因不明,表现为脑表面硬脑膜的弥漫性或局限性增厚,病理学典型表现为大量淋巴细胞浸润、明显纤维组织形成、坏死及肉芽肿形成。

【临床表现】

本病发病的高峰年龄为 50 岁,常见的临床表现有头痛、进展性脑神经损害、小脑功能障碍及癫痫等。头痛常常为首发、甚至唯一的症状,通常认为是硬脑膜炎症反应或颅内压增高所致;进展性脑神经损害为第二大常见症状，是脑神经周围脑膜纤维性浸润和继发性缺血的结果。相关的实验室检查可协助排除其他原因所致的硬脑膜肥厚，从而确立特发性肥厚性硬脑膜炎的诊断：约41%患者血液学检查可见C反应蛋白升高和（或）血沉加快；约50%脑脊液检查见脑脊液蛋白升高；免疫学和感染学检查无异常。

【CT表现】

本病CT检查多无阳性征象。

【MRI表现】

典型MRI表现为沿大脑镰、小脑幕及脑底分布的硬脑膜局部或弥漫增厚，呈等T1、长T2信号，T1WI增强扫描可见明显均一强化（图3-8-1）。若为局部硬脑膜肥厚，有时可出现硬膜嵴及病灶周围脑组织水肿，需与较小的脑膜瘤鉴别。

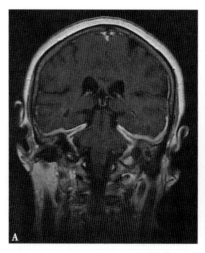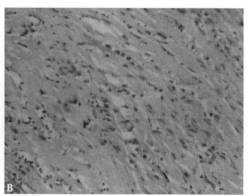

图3-8-1 特发性肥厚性硬脑膜炎

女，58岁。A. MR增强扫描T1WI冠状位示双侧小脑幕及大脑底部硬膜明显增厚、强化。
B. 病理HE染色示纤维结缔组织慢性炎，可见较多中性粒细胞浸润

【鉴别诊断】

只有排除其他确切病因的弥漫或局限性硬膜肥厚才能称之为特发性肥厚性硬脑膜炎。因此头痛或有进行性神经损伤症状的患者如发现硬脑膜弥漫或局限性增厚，应详细地询问病史，同时完善胸腹部影像检查、血液学检查、脑脊液检查、免疫学检查以及感染检查等，以排除转移瘤、其他炎性肉芽肿性病变、自身免疫性疾病和黏多糖症的可能。如硬脑膜局限性增厚，则很难与小的脑膜瘤相区分，必要时需活检病理及免疫组化检查。

（周 炜 王国华 方 明）

参 考 文 献

1. 李联忠，戴建平，赵斌. 颅脑MRI诊断与鉴别诊断. 北京：人民卫生出版社，2000.

2. 谢正德，申昆玲. 亚急性硬化性全脑炎. 中华儿科杂志，2008，40（7）：417-419.

3. 蔡浅云，罗蓉. 急性播散性脑脊髓炎94例临床与影像学分析. 实用儿科临床杂志，2011，26（6）：442-444.

4. 李明霞，王学禹. 儿童急性播散性脑脊髓炎31例临床与MRI特点. 山东大学学报（医学版），2008，46（8）：828-830.

5. 牛俊巧，综述，王俭，审校. MR在AIDS相关性弓形体脑炎诊断中的应用进展. 新疆医科大学学报，2011，34（5）：455-457.

6. 周畅，邓德茂，张晨，等. 神经梅毒26例磁共振成像表现. 中华神经外科杂志，2008，41（2）：93-96.

7. 李联忠. 脑与脊髓CT、MRI诊断学图谱. 第2版. 北京：人民卫生出版社，2011：244-286.

8. RK Garg, MK Sinha. Multiple ring-enhancing lesions of the brain. Journal of Postgraduate Medicine，2010，56（4）：307-316.

9. Abdurrahim Dusak，Bahattin Hakyemez，Hasan Kocaeli，et al. Magnetic Resonance Spectroscopy Findings of Pyogenic，Tuberculous，and Cryptococcus Intracranial Abscesses. Neurochem Res，2012，37：233-237.

10. Bernaerts A，Vanhoenacker FM，Parizel PM，et al. Tuberculosis of the central nervous system: overview of neuroradiological findings. Eur Radiol，2003，13：1876-1890.

11. Deepak Patkar，Jayant Narang，Rama Yanamandala，et al. Central Nervous System Tuberculosis Pathophysiology and Imaging Findings. Neuroimag Clin N Am，2012，22：677-705.

12. Marcelo Corti1，María Florencia Villafañe1，Ricardo Negroni，et al. Magnetic resonance imaging findings in AIDS patients with central nervous system cryptococcosis. Rev Iberoam Micol，2008，25：211-214.

13. David J Lin，Ari Sacks1，Jeanne Shen，et al. Neurocandidiasis: a case report and consideration of the causes of restricted diffusion. Radiology Case，2013，7（5）：1-5.

14. R. Nuri Sener. Subacute Sclerosing Panencephalitis Findings at MR Imaging，Diffusion MR Imaging，and Proton MR Spectroscopy. AJNR Am J Neuroradiol，2004，25：892-894.

15. Trivedi R，Anuradha H，Agarwal A，et al. Correlation of Quantitative Diffusion Tensor Tractography with Clinical Grades of Subacute Sclerosing Panencephalitis. AJNR Am J Neuroradiol，2011，32：714-720.

16. Russell C. Dalea，Fabienne Brilot，et al. Pediatric central nervous system inflammatory demyelination: acute disseminated encephalomyelitis，clinically isolated syndromes，neuromyelitis optica，and multiple sclerosis. Current Opinion in Neurology，2009，22：233-240.

17. Elyse E. Lower，Kenneth L. Weiss. Neurosarcoidosis. Clin Chest Med，2008，29：475-492.

18. Nagappa M，Sinha S，Taly AB，et al. Neurosyphilis: MRI features and their phenotypic correlation in a cohort of 35 patients from a tertiary care university hospital. Neuroradiology，2012，December 30. published online.

第四章

脑寄生虫病

脑寄生虫病是全身性寄生虫病的一部分,常见的有脑囊虫病、脑包虫病、脑血吸虫病和脑型肺吸虫病。以往主要靠病史(流行病学史、虫卵活检等)、临床神经科症状与体征、化验(血和体液补体结合试验阳性及血中嗜酸性细胞增多)及颅脑 CT 检查来诊断,但其正确诊断率仍不理想,尤其是对不典型的或部位特殊的脑内寄生虫易造成误诊或漏诊。磁共振成像的问世及迅猛发展大大提高了脑寄生虫病的正确诊断率。MRI 明显优于 CT 表现在:①敏感性高:即部分 CT 不能发现的病灶 MRI 可发现,如顶部脑表面或脑室内的虫体;②特异性强:即 CT 表现不典型,而 MRI 有特征性表现;③观察面广:即对寄生虫引起的继发性改变,如梗死、炎症等的显示亦较 CT 优越;④成像序列多:尤其是 MR 功能成像(如弥散加权成像、波谱成像、灌注成像等),对脑寄生虫病的辅助诊断(定位、定性、分期等)及鉴别诊断具有重要意义。

第一节 脑 囊 虫 病

囊虫病(cysticercosis)是一种常见的人体寄生虫病,常累及皮下组织、骨骼肌及中枢神经系统。脑囊虫病(cerebral cysticercosis)是猪肉绦虫的囊尾蚴寄生于人体颅内所致的疾病,约占囊虫病的 80%,多见于我国北方。一般起病缓慢,常引起癫痫、头痛、颅内高压和精神症状等症状。

【病因、病理】

猪肉绦虫虫卵污染的水源和食物被误食或自肠道反流入胃的绦虫节片,在胃酸的作用下卵壳溶解,孵化出的幼虫随血液、淋巴液输送到体内多个脏器,成为囊尾蚴,进入脑内称脑囊虫病。

囊尾蚴囊内含透明液体和头节,囊多为圆形且大小一致,平均直径 4~5mm,其中囊虫头节为其特征性病理表现。囊虫病灶可单发,亦可多发,多散在分布。根据病变部位,通常将脑囊虫并分为脑实质型、脑室型、脑膜型及混合型四类;脑实质型又依据其病理过程,将其分为存活期、退变死亡期和肉芽肿期。囊虫存活时往往不引起明显的化学反应,退变死亡时由于宿主对囊虫异体蛋白的强烈免疫反应,造成脑组织的发炎、水肿与坏死,也可形成无菌性脓肿,引起临床症状。脑池、脑室内囊虫致使脑膜或室管膜呈炎性增厚、粘连,出现脑脊液循环障碍而发生脑积水。囊虫死亡后,或发生钙化或神经胶质增生及纤维化而形成肉芽肿。单纯脑室型囊虫病可引起梗阻性脑积水。

【临床表现】

因囊尾蚴进入颅内的数目、时间与部位的不同,其临床表现复杂多样,且常有波动、缓解、加重及反复。主要表现有癫痫发作,颅内压增高、精神症状及局部症状,囊虫补体结合试验可为阳性,但阳性率并非很高。依据囊尾蚴进入颅内的时序及寄生部位不同,将其具体分型如下:

1. 急性脑炎型 多数囊尾蚴一次性进入脑内,引起弥漫性脑水肿、脑肿胀,甚至脑组织坏死,出现颅高压和脑膜炎等表现,如精神异常、意识障碍、癫痫发作。还可出现感觉和运动障碍,以及失语或颅内神经麻痹等症状。

2. 慢性脑实质型 最为常见,约占脑囊虫病的 2/3 左右,病程迁延,常有反复。主要表现有癫痫发作、颅内压增高之三大症状(头痛、呕吐、视神经乳头水肿)、精神障碍、运动与感觉障碍。

3．脑室型　为囊虫寄居于脑室系统，以第四脑室最为常见。囊虫存活时浮动于脑室内，出现不全梗阻性或体位性脑积水。囊虫退变死亡时刺激室管膜可致炎性肥厚与粘连，更加重脑积水的程度与症状。脑室型囊虫病主要表现有头痛、头晕、呕吐及视神经乳头水肿，部分患者的症状可随体位变动出现或缓解。另外第四脑室囊虫可出现共济失调或球运动障碍。单纯脑室型囊虫病很少出现癫痫发作。

4．脑膜型　囊虫刺激软脑膜引起炎性反应及蛛网膜粘连，形成交通性脑积水。主要表现有头痛、呕吐、眩晕、颈抵抗及脑膜刺激征阳性；脑脊液呈炎性改变，白细胞计数及蛋白增高。也可因颅底粘连而引起耳鸣、听力下降及面瘫等表现。

【MRI 表现】

在脑囊虫病灶的检出率、定位、定性、头节显示及分期方面 MRI 明显优于 CT。根据囊虫的数目、大小、部位及不同时期表现如下：

1．急性脑炎型　系囊尾蚴一次大量进入脑实质引起急性炎症的表现。MRI 图像与一般脑炎类似，以脑室周围白质最明显，在 T1WI 上呈对称性低信号，在 T2WI 与 FLAIR 像上呈对称性高信号，颇似白质脑病；注射 Gd-DTPA 增强扫描多无强化或可见不规则强化灶。本型是囊尾蚴感染宿主的最早期表现。

2．多发小囊型　系多个存活期囊尾蚴并存的表现，多散在分布于脑实质的皮层区，周围没有或仅有轻度脑水肿。MRI 表现为双侧大脑皮质区有多个散在分布的小圆形或卵圆形小囊，直径 0.5～1.0cm，囊壁较薄，于囊壁内侧偏于一侧有一点状影为头节。囊壁与头节在 T1WI 上为等信号，在 T2WI 上为低信号，囊内及囊周水肿为长 T1、长 T2 信号（图 4-1-1）；Gd-DTPA 增强扫描时囊壁及头节多不强化或有轻度强化。

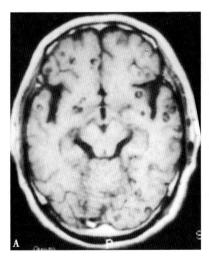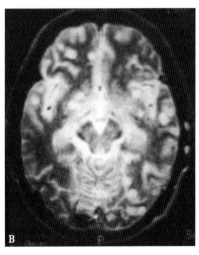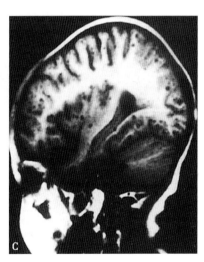

图 4-1-1　脑囊虫病

多发小囊型。A、B. MRI 平扫表现为双侧大脑内散在分布的多个小圆形或卵圆形小囊，直径 0.5～1.0cm，囊壁较薄，于囊壁内侧偏一侧点状影为头节；囊壁与头节在 T1WI 上为等信号，在 T2WI 上为低信号，囊内及囊周水肿为长 T1、长 T2 信号。C. 另一病例矢状位 T1WI 显示脑实质内皮层下弥漫性微小囊腔形成

3．大囊型　系一个巨大囊尾蚴或数个囊尾蚴融合而成的表现，亦可多发。MRI 表现为脑实内或脑沟、裂内大的圆形、卵圆形或分叶状病灶，似大囊腔，其内无头节，信号与脑脊液一致，大囊本身多不强化（图 4-1-2），若其周围有纤维组织增生可出现轻度环状增强。因囊体较大且周围可合并脑水肿，故多有占位表现。囊液在 DWI 表现为与脑脊液等或略高信号，ADC 图上与脑脊液保持一致，头节呈明显高信号。

4．囊虫性脑内小脓肿型　系囊尾蚴死亡时，刺激脑组织引起的无菌性炎症、坏死，周围脑组织纤维增生形成脓肿壁造成指状水肿。平扫 MRI 表现为 T1WI 呈大片指样水肿低信号，T2WI 脑水肿为高信号区；Gd-DTPA 增强扫描呈较明显的环状增强（图 4-1-3）。

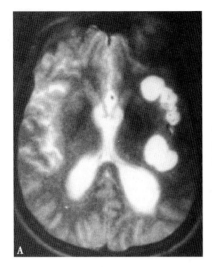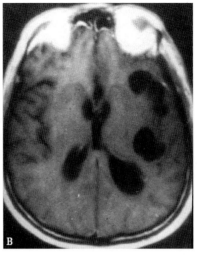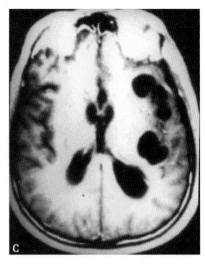

图 4-1-2　脑囊虫病

大囊型。A、B. 左侧大脑半球脑实内和脑沟、裂内多发大的圆形、卵圆形或分叶状病灶，似大囊腔，其内无头节，信号与脑脊液信号一致，周围无水肿，有轻度占位效应；C. 增强扫描囊壁、囊分隔无明显强化

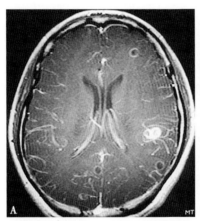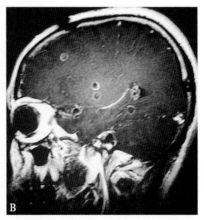

图 4-1-3　脑囊虫病

小脓肿型。A、B. Gd-DTPA 增强扫描横断位、矢状位 T1WI 显示脑实质内多发环状强化小结节，软脑膜线状强化增厚

5. **葡萄囊丛型或丛集型**　系多个囊虫堆集在一起或一个囊虫在退变死亡过程中由于炎性反应及囊壁纤维化形成多个纤维间隔，使之呈分叶状，颇似一串葡萄样表现。平扫 MRI 表现为 T1WI 上葡萄状低信号，其间隔呈线样等或略高信号，无头节；在 T2WI 上葡萄囊丛呈高信号，间隔呈线样略低信号。此型若发生在脑室内或脑池内可伴有脑积水；静注 Gd-DTPA 增强扫描囊壁及间隔无强化或仅轻度强化。

6. **血管炎性脑梗死**　系囊虫性蛛网膜炎导致小动脉内膜炎，引起脑梗死的表现，多位于基底节区。MRI 表现为 T1WI 低信号，T2WI 高信号；静注 Gd-DTPA 有脑回状增强表现，与缺血性脑梗死相似。

7. **钙化型**　系囊尾蚴死亡后被机化、形成纤维组织或钙化的表现。MRI 表现为脑实质内多个或单个低信号，直径一般为 2～3mm，周围无水肿带，Gd-DTPA 增强无变化；但有时因钙化较小，MRI 可表现不明显，而 CT 显示更加清晰。钙化型脑囊虫病周围水肿常常发生，并且与患者癫痫发作有关，MRI 可明确水肿范围。

8. **脑室型**　系囊尾蚴寄生于脑室内（第四脑室多见）并阻塞脑脊液循环通路的表现。平扫 MRI 表现为囊虫所在部位脑室呈不对称性增大，存活期囊虫多较脑实质型虫体体积大，直径可大于 2cm，囊壁薄，与周围室管膜无粘连，可随体位或脑脊液搏动而有滚动，囊内靠一侧囊壁可见头节。囊壁及头节在 T1WI 上为略高信号，在 T2WI 上为低信号，囊内信号与脑脊液信号相近，静注 Gd-DTPA 囊壁无增强（图 4-1-4）。退变死亡期囊虫，张力减低，囊周室管膜与囊壁粘连增厚并被 Gd-DTPA 明显增强，虫体固定，虫体以上脑积水加重。脑脊液电影技术不仅可确定囊虫的存在，还可以了解囊虫对脑脊液循环的影响程度。

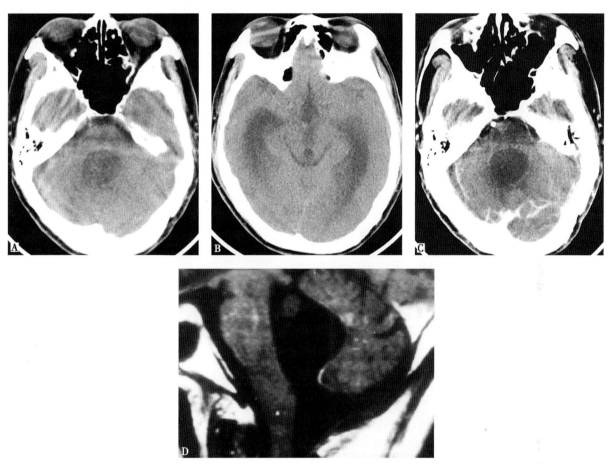

图 4-1-4　脑囊虫病

男，50 岁。行走不稳 10 年，再发加重伴头晕 3 天。A～C. 头颅 CT 平扫四脑室区域见一类圆形液性低密度影，边界清楚，边缘光整，四脑室显示不清，幕上脑室扩张；CT 增强扫描病变未见强化，边界清楚，CT 值与脑脊液相同，四脑室显示不清。术后病理证实为四脑室脑囊虫病；D. 另一病例，矢状位 T1WI 显示四脑室明显扩大，其内见一椭圆形囊腔，长径大于 6cm，囊壁薄，与周围室管膜无粘连，其上方可见一等信号实性结节，囊壁及结节均无增强

9. 脑膜型　系囊尾蚴寄生于软脑膜并引起蛛网膜粘连或交通性脑积水的表现。MRI 表现为脑表面或脑池内囊状病灶，亦可仅表现为对称性脑室扩张而与其他原因脑积水难以区分；静注 Gd-DTPA 可见软脑膜增强（图 4-1-3）。本型亦可分为存活期、变性坏死期和纤维钙化期，可以出现环形强化、钙化等表现。

10. 混合型　上述各型中有两种或两种以上的类型同时存在，MRI 表现为上述相应类型表现的综合（图 4-1-5）。

总之，囊虫在存活期多表现为囊状，囊壁薄，囊内靠近一侧囊壁有头节，囊液及囊状水肿 T1WI 低信号、T2WI 高信号，水抑制成像囊虫内囊液被抑制呈低信号；退变死亡期囊虫头节消失，囊壁变厚，周围水肿加剧；死亡后的囊虫可形成钙化，T1WI、T2WI 均为低信号或完全消失不见。MRI 对脑室型和脑膜型囊虫病的显示更清楚；脑脊液电影对脑室型囊虫不仅可从形态上作出诊断，而且可以了解其对脑脊液循环的阻塞程度；MR 功能成像（如弥散加权成像、灌注成像、波谱成像等）对于本病的诊断及鉴别诊断具有重要意义，但是其表现特征及价值仍需进一步印证。

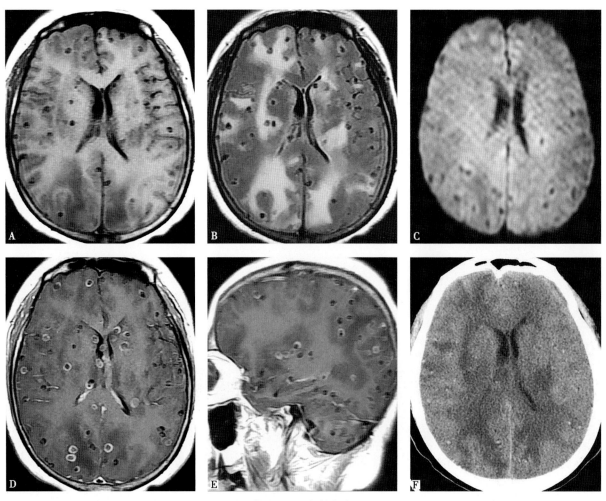

图 4-1-5   脑囊虫病

混合型。女,55 岁,突发跌倒 2 小时。查体:浅昏迷,光反射消失,左侧肌张力低。头颅 MRI 平扫横断位 T1WI(A)、FLAIR 显示(B)脑实质、脑室内见多发小圆形长 T1、长 T2 信号,边缘较清晰,周围见大片水肿区,部分病灶内见头节;DWI(C)病变弥散不受限呈低信号;增强 T1WI(D、E)显示大部分病灶呈明显小环形强化,部分未强化病灶内可见头节;经驱虫治疗后复查头颅 CT 平扫(F)显示脑实质内满布点状钙化灶,部分病灶周围可见小囊状低密度灶,脑实质见片状低密度水肿影。临床随访证实为脑囊虫病

【CT 表现】

脑囊虫病的 CT 表现与囊虫所在部位及病期有关。CT 可清楚显示出脑囊虫的部位、分布、大小、数量、类型、病期和治疗转归等。在 CT 上,由于囊虫所在的部位不同国内将其分为脑实质型、脑室型、脑膜型及混合型。

脑实质型因病因而异,可分急性期与慢性期。

1. 急性期又分为:

(1)脑炎型:两侧大脑半球白质内广泛性低密度区。病灶多发、较小、大小较均匀。脑室变小,脑池和脑沟部分或全部消失,中线结构无移位,增强检查无改变。当囊虫周围形成肉芽组织则可发生点状、结节状或小环状增强。随访检查低密度区中可出现多发结节状增强,有助于脑炎型脑囊虫病的诊断。

(2)多发小囊型:CT 表现为两侧大脑半球多发、散在圆形或卵圆形小囊状低密度区,直径 0.5～1cm。增强检查多不强化。小囊状低密度区为囊尾蚴的囊,表现特殊,易于诊断。有的周围有不同程度脑水肿,脑室普遍受压变小,中线结构无移位。

(3)单囊型:表现为脑实质内圆形的较大囊状低密度区,CT 值近似脑脊液密度,为 4～10Hu,无增强,有占位表现。单囊型需与蛛网膜囊肿、表皮样囊肿、脑脓肿等低密度病变鉴别。

（4）多发结节或环状增强型：可见大脑半球髓质内单发或多发局限不规则形低密度区，增强检查显示低密度区内结节状或点环状强化，CT 值 70～80Hu。也可见周围为环状，中心呈点环状强化，脑室受压变小。

2.慢性期　此期囊虫死亡，由于细胞浸润，囊虫被机化形成纤维组织或钙化，CT 上见两侧大脑半球有多发圆形或椭圆形点状钙化（图 4-1-6），直径 2～3mm，周围无水肿，脑室及中线结构无移位。增强检查无变化。

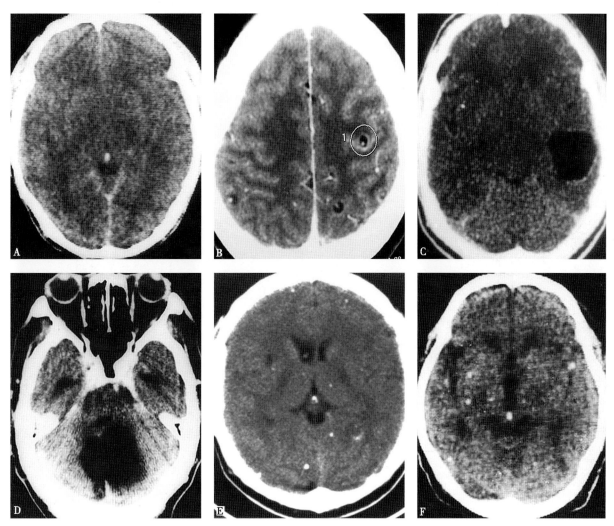

图 4-1-6　脑囊虫病

CT 反映了脑囊虫病的不同组织病理改变。A.急性脑炎型：CT 平扫显示脑实质弥漫性低密度，灰白质界面不清，并有脑室及脑池、裂变窄；B.多发小囊型：CT 增强扫描见多发低密度小囊，可见头节，增强无强化或轻度强化；C、D.大囊型：CT 平扫显示单发大囊；E、F.钙化型：CT 显示脑实质、脑室及脑池内多发点状高密度影即钙化灶，部分见小囊

（1）脑膜型：因蛛网膜下腔囊虫阻塞或粘连而发生脑积水，CT 上仅显示脑室呈对称性扩大。有的可于外侧裂池等脑池内有囊状低密度病变，并有轻微占位表现，囊壁可稍增强或无增强。脑膜型囊虫病多因蛛网膜炎而产生脑积水等改变，难与其他原因引起的脑积水鉴别，常需结合临床才能正确诊断。

（2）脑室型：囊虫位于第三或第四脑室内，CT 上显示脑室内呈圆形或卵圆形囊状低密度区，密度近似脑脊液，边缘光滑，无囊壁增强，梗阻以上脑室扩大。

（3）混合型：具有上述两型或两型以上表现。

【鉴别诊断】

根据流行病史、临床表现和 CT 检查，多数脑囊虫病可作出正确诊断。若囊尾蚴感染数量多，CT

表现为多发小囊型，是脑囊虫病典型 CT 表现之一，多不被误诊（图 4-1-7）。只有不典型病例或怀疑脑室型及脑膜型的病例才需作 MRI 检查。根据上述各型 MRI 表现，即可明确诊断。脑实质型中囊泡型脑囊虫病影像学表现典型，一般无需与其他疾病鉴别。不同类型的脑囊虫病需与各种疾病进行鉴别。

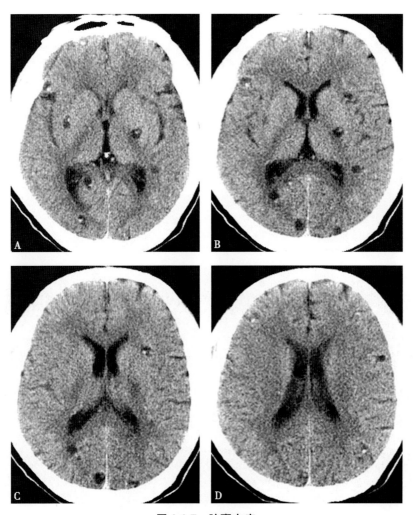

图 4-1-7　脑囊虫病

男，35 岁，患者"头痛半个月"入院。CT 平扫（A～D）显示脑内散在多发小圆形低密度影，内部见点状高密度影，病灶大小基本相等，边缘清晰，周围无水肿；临床随访证实为脑囊虫病

1. 脑炎性脑囊虫病与病毒性脑炎或脱髓鞘疾病的鉴别　主要靠流行病学病史、化验等检查鉴别，有时需进行诊断性治疗。

2. 单囊型脑囊虫与脑脓肿、蛛网膜囊肿、表皮样囊肿、脑内软化灶、结核及脑转移瘤的鉴别

（1）脑脓肿：多有原发感染灶，临床上有高热及颅高压，较少出现癫痫发作，CT 或 MRI 增强有环状增强表现，环壁一般较囊虫壁厚（图 4-1-8）；囊内液体密度或信号与囊虫（与脑脊液相近）略有不同，两者在 DWI 上表现完全相反，有时可见子灶。脑多发栓塞性脓肿亦表现为多发小环形强化病灶，但临床起病急，多有畏寒、发热，MRI 上脓液呈稍长 T1、稍长 T2 信号，DWI 上呈高信号（图 4-1-9）。

（2）蛛网膜囊肿：多发生在中颅窝，多呈方形无头节，较大时可有邻近颅骨受压变薄等改变。

（3）表皮样囊肿：内为胆固醇，多沿脑池或脑裂匍匐形前行，其 CT 密度或 MRI 信号均具有特征性表现。

（4）脑内软化灶：各种原因引起的局灶性脑组织坏死，晚期均可形成脑内软化灶，往往伴有周边脑组织萎缩，常见原因为脑梗死和脑出血，增强扫描囊壁不强化，既往病史有助于诊断。

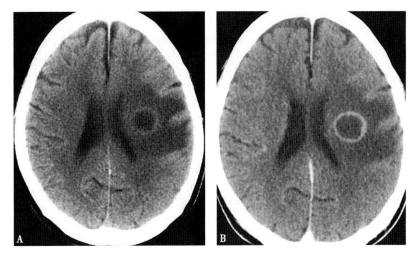

图 4-1-8　脑脓肿

男性，51 岁。因右侧肢体功能障碍 5 天入院。头颅 CT 平扫（A）显示左侧额叶白质区
类圆形异常密度影，壁呈等密度，中心呈低密度，边界较清，周围见大片状低密度水肿
区，左侧侧脑室轻度受压变形。CT 增强扫描（B）病变边缘明显强化，壁厚薄均匀，内
外壁光滑，中心坏死区及周围水肿区未见强化。最后诊断：左侧额叶白质区脑脓肿

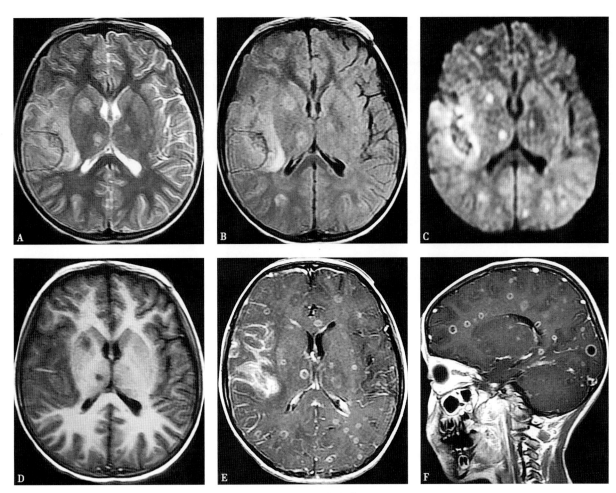

图 4-1-9　脑脓肿

男，9 岁。溺水后呼吸困难 14 天，头痛、烦躁不安，高热，血常规及血培养提示脓毒血症。头颅 MRI 平扫横断位 FLAIR
（A）、T2WI（B）和 T1WI（C）显示脑实质内散在类圆形长 T1、长 T2 信号改变为主异常信号影，周围可见长 T1、长 T2 信
号轻度水肿带，右侧颞叶外侧裂池旁见片状长 T1、长 T2 异常信号影，右侧外侧裂池及部分颞叶脑沟变窄；DWI（D）示脑
实质内散在类圆形高信号，右侧颞叶见条片状高信号。MRI 增强（E、F）显示脑实质内散在大小不等的小环形明显强化，
右侧外侧裂池及部分颞叶脑沟软脑膜呈线状强化。临床随访证实为脑实质多发栓塞性脓肿，右侧颞部化脓性脑膜炎

（5）脑弓形体病：是由于弓形属原虫感染所致的疾病。脑积水、两侧脉络膜视网膜炎和脑内钙化是先天性弓形体病典型的三联征。脑积水是由于室管膜炎引起导水管狭窄所致，脉络膜视网膜炎可显示视网膜下积液，脑内钙化常见于脑皮质和基底节区，在脑皮质呈多发片状，在基底节呈线状或粒状高密度影（图4-1-10）。获得性脑弓形体病的病理改变是继发性脓肿或肉芽肿，坏死灶周围炎性细胞浸润，可见弓形囊和自由滋养体。多是艾滋病常见机遇性感染，占13.3%～32.6%。常发生于大脑、小脑白质或灰白质之间，单发或多发；T1WI呈低信号，T2WI、FLAIR呈高信号，增强呈环状或块状强化，伴有灶周水肿及占位效应（图4-1-11）。

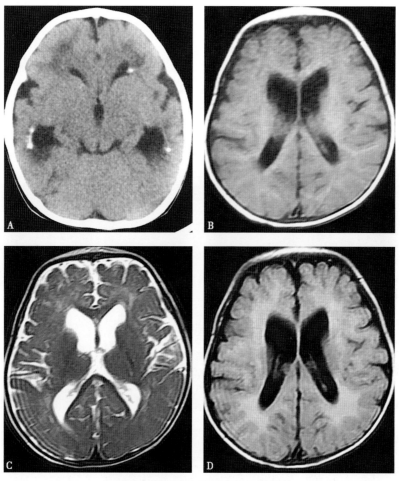

图4-1-10　先天性TORCH感染
男，1岁。因"发育落后，喉中痰响1年"来诊。CT平扫（A）显示双侧脑室扩大，双侧侧脑室壁见多发斑点状、条状高密度钙化影。MRI平扫横断位T1WI（B）、T2WI（C）、FLAIR（D）显示双侧放射冠、侧脑室周围区可见点状、斑片状异常信号影，呈稍长T1、稍长T2信号改变，FLAIR像呈高信号，病灶边缘模糊，双侧脑室对称性增宽。影像诊断：先天性TORCH感染；脑白质髓鞘形成不良

（6）脑结核：颅内多以结核性脑膜炎出现，脑实质结核结节常以串联形式聚集在一起的实质性病灶（图4-1-12），临床多有脑外结核之病史。多发结核瘤亦可呈环状或结节样强化（图4-1-13），亦可表现为脑实质内弥漫性分布的粟粒状细小结节（图4-1-14）。临床上多有结核中毒症状，多数合并有肺结核，往往同时有结核性脑膜炎表现，结核脑脊液检查可区别。

（7）脑隐球菌病：隐球菌通过呼吸道、皮肤或消化道进入体内，为极端亲神经的真菌，为CNS最常见的机遇性感染之一，直接微生物学染色法证实脑脊液存在隐球菌可确诊。颅脑隐球菌病的发生率仅次于肺部隐球菌感染。镜下：隐球菌、炎性细胞、血管周围间隙内或邻近的胶冻样物，并形成囊腔，重

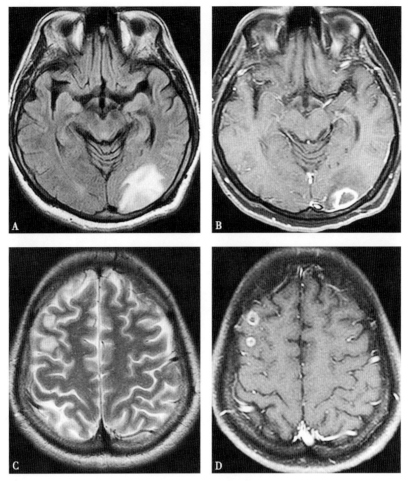

图 4-1-11 脑弓形体病

男，36 岁。HIV 感染患者。A、B. FLAIR 像显示左枕叶皮层下斑片状高信号，周围见重度水肿，增强扫描呈明显环状强化，邻近硬脑膜线状强化增厚；C、D. 右额叶皮层下斑片状多发类圆形 T2WI 高信号灶，周围见水肿，增强扫描呈明显小环状强化

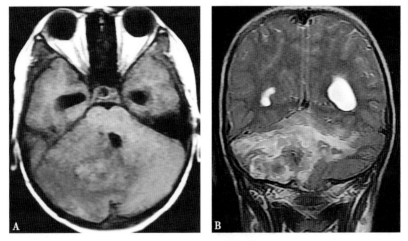

图 4-1-12 脑结核瘤

女，12 岁。头痛 7 天伴恶心呕吐 1 天，既往有结核性脑膜炎病史。MRI 平扫横断位 T1WI（A）、冠状位 T2WI（B）显示右侧小脑半球见不规则形混杂信号影，内部可见多发环状异常信号，边缘呈稍长 T1、稍长 T2 信号，中心 T1WI、T2WI 均呈低信号，部分于 T2WI 呈极低信号，病灶占位效应明显，周围见大片水肿信号；增强后（C、D）右侧小脑半球病灶呈明显多发环形强化，部分病灶壁较厚。手术病理证实为右侧小脑半球结核瘤

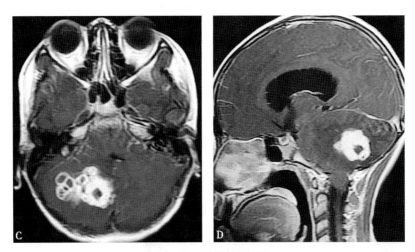

图 4-1-12 脑结核瘤(续)

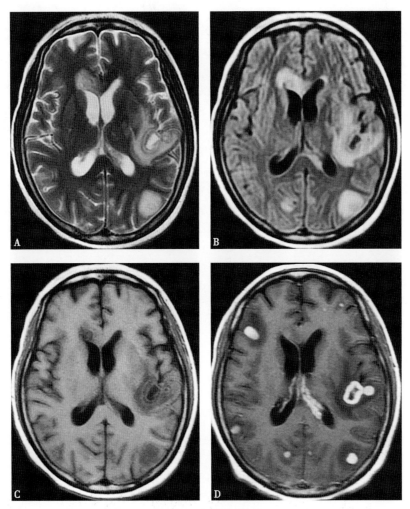

图 4-1-13 脑结核瘤

A~C. 双侧大脑半球皮层下、胼胝体膝部多发类圆形、斑片状稍长 T1、稍长 T2 信号影,FLAIR 像呈高信号,边界欠清晰,占位征象不明显;D. 增强扫描呈厚壁环状、结节状明显强化

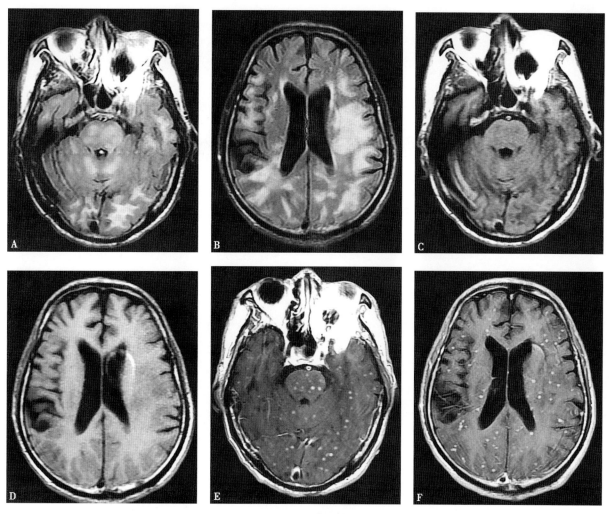

图 4-1-14 脑结核瘤

男，69 岁。左下肢抖动 1 个月，行走乏力；查体：右鼻唇沟较左浅，四肢肌张力稍增高，肌力 V 级。头颅 MRI 平扫横断位 FLAIR（A、B）、T1WI（C、D）显示脑内多发片状、斑片状异常稍长 T1、长 T2 信号影；MRI 增强扫描横断位（E、F）显示脑内见多发散在分布的小结节状强化灶，大小约 1～4mm，境界清楚。临床随访证实为粟粒型脑结核

者侵犯血管。多累及基底节、脑膜与中脑，呈局灶或弥漫性，实质性表现为小结节或粟粒状，囊性者呈凝胶状，分布于蛛网膜下腔，脑内的隐球菌病可与隐球菌性脑膜炎并存。CT 表现为脑积水、弥漫性脑萎缩、非特异性脑白质异常密度及脑实质内环形及结节状强化结节，周围有或无水肿（图 4-1-15）。MRI 表现为基底节、中脑多发性长 T2 信号改变，增强扫描病灶有不同程度的强化及软脑膜强化（图 4-1-16）；由于脑膜及脑室侵犯，多合并脑积水征象，也可在脑室内形成肉芽肿（图 4-1-17）。

（8）脑转移瘤：病灶周围呈明显不规则水肿，与实质病灶不成比例，呈不规则、不完整的环形强化，与脑囊虫病的征象有所不同，以幕上皮髓质交界区多见。增强扫描转移瘤可呈结节状、环状强化，但多有原发肿瘤病史，CT 上通常见不到钙化，有"小肿瘤大水肿"的特点，病灶多数大小不一，常合并出血（图 4-1-18）。

（9）囊性胶质瘤：胶质瘤可完全囊变，或伴有壁结节，囊壁通常较厚且不规则，壁结节明显大于头节，增强时强化程度也高于头

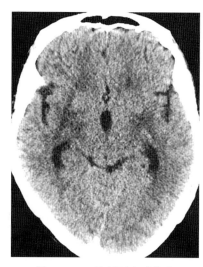

图 4-1-15 脑新型隐球菌病

CT 平扫显示、双侧基底节区见小点片状密度减低区，边界模糊

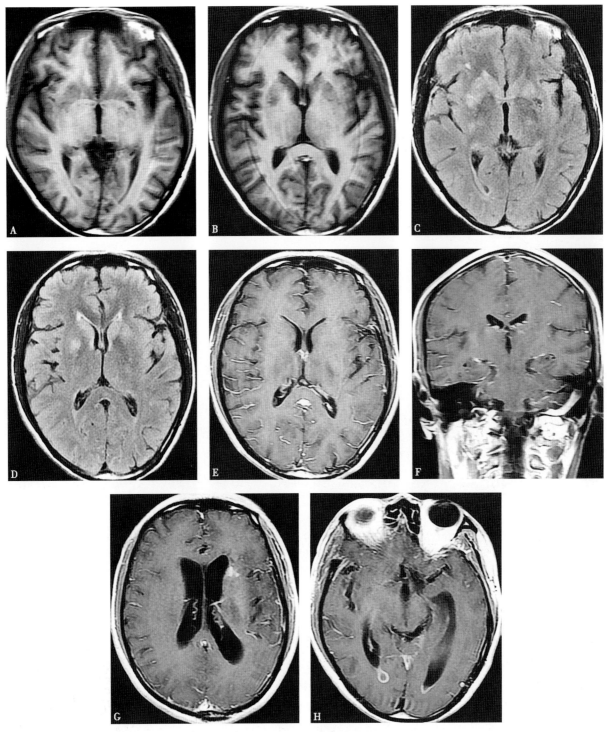

图4-1-16　脑新型隐球菌病

男，36岁。反复头痛1个月，伴恶心呕吐、纳差。头颅MRI平扫横断位T1WI（A、B）、FLAIR（C、D）显示双侧基底节区见斑点状、小片状稍长T1、稍长T2信号，边界较模糊，MRI增强扫描（E、F）双侧基底节区病灶无强化；1年后复查MRI增强（G、H）显示左侧基底节多发斑点状强化，双侧侧脑室枕角室管膜边缘强化。影像拟诊：颅内多发病变，考虑新型隐球菌病；脑脊液穿刺检查证实为新型隐球菌病

节（图4-1-19）；PWI上囊壁的呈高灌注与脑囊虫病的低灌注不同；波谱成像时丙酮酸盐峰的出现对两者鉴别具有重要意义。

3. 脑室型脑囊虫病需与蛛网膜囊肿、表皮样囊肿鉴别。脑室型脑囊虫与局部脑脊液流动缓慢所致的脑室内异常信号和其他囊性病灶的鉴别：脑脊液流动所致的异常信号重复性差，脑脊液电影可排除；

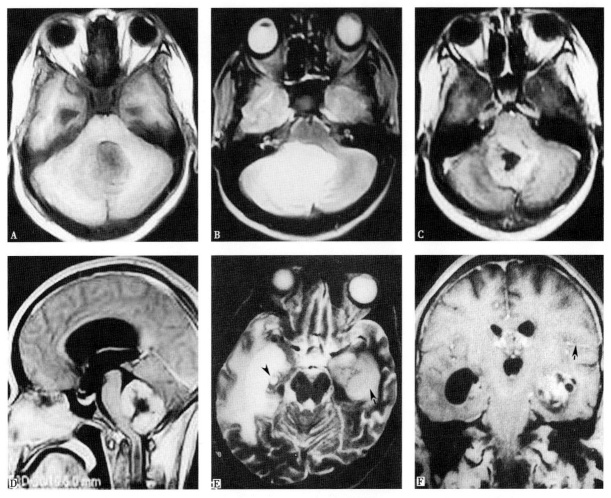

图4-1-17 脑新型隐球菌病

A～D. 女，18岁。双眼失明1月余；查体：双侧视乳头水肿。头颅MRI平扫T1WI（A）、T2WI（B）显示四脑室肿块以稍长T1、长T2信号为主，中心坏死区呈长T1、长T2信号，右侧小脑半球见长T1、长T2水肿区，MRI增强（C、D）显示四脑室肿块呈明显不均匀强化，中心坏死区无强化，边缘清楚，四脑室及幕上脑室扩张，术后病理证实为四脑室隐球菌孤立性肉芽肿；E、F. 另一例患者，脑室系统明显扩张并室旁白质水肿，双侧侧脑室体部及左侧颞角内及室管膜下结节状明显不均匀性强化高信号（黑箭）

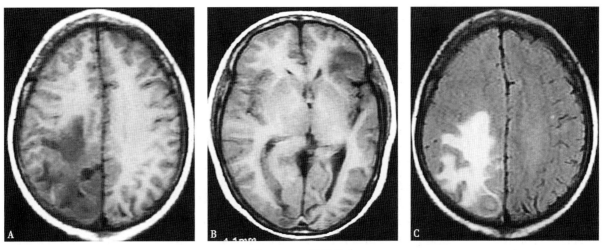

图4-1-18 脑转移瘤

女，53岁。慢性头痛1年。A～D. 脑实质内可见多发大小不等占位，主要位于皮白质交界区，呈稍长T1稍长T2信号，FLAIR像呈稍高信号，周边可见较明显水肿；E、F. 增强后呈环形及结节状明显强化，影像诊断：脑实质多发转移瘤

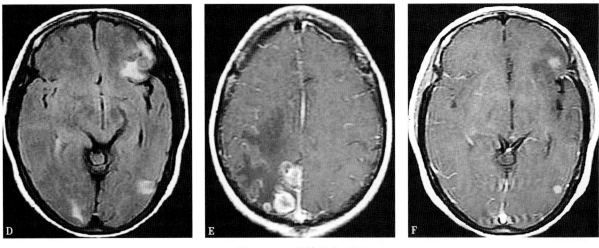

图 4-1-18 脑转移瘤(续)

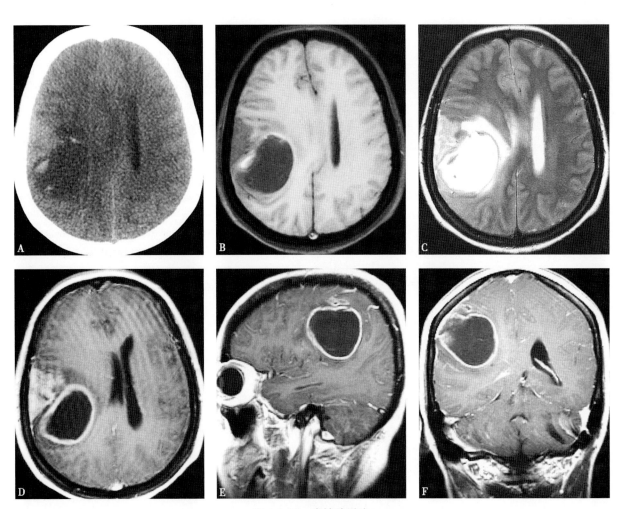

图 4-1-19 囊性胶质瘤

女,50岁。头痛,进行性加重3天。CT平扫(A):右颞顶部见一囊实性占位,大小约4.5cm×5.8cm,境界欠清楚,前方实性部分密度稍高,后方囊性部分内散在片状高密度影,周边见低密度水肿带围绕。MRI平扫T1WI(B)、T2WI(C)右颞顶部见形态不规则的囊实性肿块,紧贴硬脑膜生长,大小约4.3cm×5.2cm×6.7cm,实性部分靠近硬膜,T1WI呈稍低信号、T2WI中等稍高信号,囊性部分呈卵圆形,靠近脑组织,最大径约4.4cm,T1WI、T2WI信号与脑脊液相似,肿块囊、实部分交界处及部分囊壁可见T1WI高信号,T2WI等信号区;MRI增强扫描(D~F)肿块实性部分及囊壁见明显强化,实性部分可见较多的细小强化血管影,局部脑膜增厚明显强化,可见脑膜尾征;肿块周围脑组织明显受压。影像拟诊:右颞顶部肿块,考虑血管外皮瘤或侵袭性脑膜瘤合并出血可能性大;手术后病理证实为胶质母细胞瘤(WHO Ⅳ级)

头节是囊虫的特征性表现,结合囊虫病史可与其他脑室内囊性病灶鉴别。蛛网膜囊肿 MRI 上呈长 T1、长 T2 信号,FLAIR 及 DWI 上呈低信号,与囊泡型脑囊虫病有时鉴别困难;表皮样囊肿 MRI 上呈稍长 T1、长 T2 信号,DWI 呈不均匀高信号,容易鉴别。

第二节　脑 包 虫 病

脑包虫病(cerebral hydatidosis)是犬细粒棘绦虫幼虫寄生于脑内所致的疾病,仅占包虫病的 1% 左右。本病为自然疫源性疾病,具人畜共患特征。常见于我国新疆、甘肃、宁夏、青海及内蒙古等畜牧区。

【病因、病理】

人误食细粒棘绦虫虫卵后,在十二指肠孵化成六钩蚴,穿过肠壁随血液循环进入肝、肺、脑内发病。六钩蚴进入脑内后,约 3 个月发育成小颗粒状胞蚴,再经半年左右变成囊泡状包虫,直径 0.5～1.0cm,以后缓慢增长,寿命可达十几年至数十年,所以包虫大小可相差甚大。包囊虫内含无色透明液体,囊壁为白色半透明膜,分两层:内层为包虫囊,外层为纤维包膜,两层之间有血液供应,仅有轻度粘连。包虫死后囊壁可发生钙化。

脑包虫病分为原发和继发,以原发者占绝大多数,常为单发,主要分布在大脑中动脉供血区;继发者多由肝、肺包虫囊破裂入血至脑而发病,常为多发小泡,内含胶冻状液体,此型甚少见。

【临床表现】

多见于儿童及青少年,原发者多位单囊,偶为多囊,增长缓慢,呈膨胀性挤压脑组织而无直接浸润。较小者可无症状,大者出现颅高压,表现有头痛、头晕、恶心、呕吐及视神经乳头水肿。根据病变部位的不同,还可出现癫痫发作、脑神经麻痹及局部定位体征。继发者多表现为多发小囊泡,症状发展快,性质较恶。实验室检查:血中嗜酸性粒细胞增高,包虫补体结合试验多为阳性。

【MRI 表现】

脑包虫多发生在额、顶叶,原发性脑包虫多表现为单发大囊,呈圆形,囊内信号均匀,与脑脊液相近,在 T1WI 上呈低信号,在 T2WI 上呈高信号,囊壁光滑锐利,囊周无水肿,静注 Gd-DTPA 后无强化(图 4-2-1);FLAIR 序列显示其内囊液信号可被抑制呈低信号(图 4-2-2),DWI 序列病灶为低信号;若囊壁破裂,病变周围可出现水肿,增强扫描出现环状强化。其他表现有脑组织、脑室及中线结构受压移位等(图 4-2-3)。继发性脑包虫表现为多发类圆形囊状灶,体积较小,信号与单囊者一致,但病灶周围多出现水肿,表现为 T1WI 略低信号、T2WI 略高信号。有时可呈互相融合的倾向,亦可表现有交通性脑积水。部分包虫囊壁可出现钙化,MRI 表现为囊壁线样低信号但显示率低于 CT。

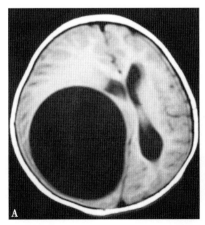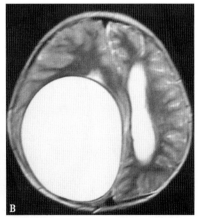

图 4-2-1　脑包虫病

男,12 岁。头痛 2 个月、恶心呕吐 1 天。A～C. MRI 平扫显示右顶叶脑实质内一巨大圆形囊性病变,与脑脊液信号一致,内部信号均匀,囊壁光滑,脑室系统明显受压变形,中线结构明显左移;D. T1WI 增强扫描囊壁无强化

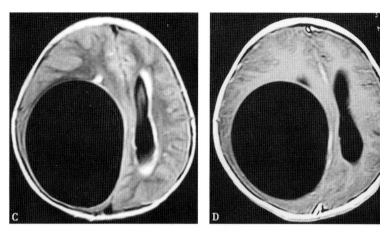

图 4-2-1 脑包虫病（续）

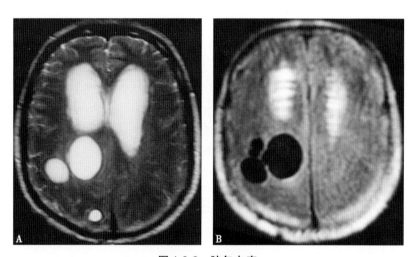

图 4-2-2 脑包虫病

A、B. 左侧顶叶白质内见多发类圆形长 T2 囊性信号灶，FLAIR 像呈明显低信号，边界清楚，内部信号均匀，囊之间有穿通

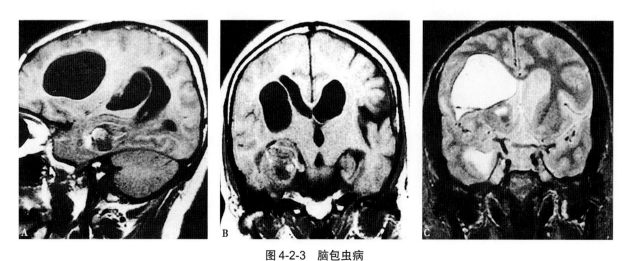

图 4-2-3 脑包虫病

A～C. MRI 示右侧基底节 - 放射冠区椭圆形长 T1、长 T2 囊性病变，压迫侧脑室及中线变形、移位，脑室系统扩大，右侧颞极 T1WI 呈高低混杂信号病变

【CT表现】

脑包虫病的 CT 表现为脑内边界清楚的类圆形的巨大囊肿,密度与脑脊液类似,增强扫描时囊肿与囊壁一般无强化或环状薄壁强化(图 4-2-4)。若有囊壁钙化,颅脑 CT 可表现为环状高密度影(图 4-2-5)。囊周无明显水肿,可有占位效应,脑室受压并向对侧移位,有脑积水表现。当包虫囊破裂时,可在脑内形成多发类圆形囊肿(图 4-2-6)。母囊内出现子囊、呈"车轮状"或"蜂房状",退化、坏死表现为实变钙化。

【鉴别诊断】

脑包虫病需要与下列疾病鉴别:

1. 蛛网膜囊肿　好发于外侧裂,呈方形,占位效应不明显,囊壁较薄,密度亦呈脑脊液密度,边缘光整,无强化。

2. 脑脓肿　多有原发感染史,临床有高热,CT 或 MRI 为薄壁并均匀性增强,周围水肿明显,有时可见子灶,DWI 显示腔内脓液呈明显高信号为其重要特点(图 4-2-7)。

3. 转移瘤　继发性多发脑内包虫需与转移瘤鉴别,后者多为老年,有原发肿瘤病史,病灶多明显不均匀性厚壁增强,周围水肿较重(图 4-2-8)。

4. 脑穿通畸形囊肿　呈脑脊液信号,与脑室或蛛网膜下腔相通。

5. 表皮样囊肿　多为低密度影,但 CT 值多接近脂肪密度,若肿瘤内出血或钙化物沉积则可表现为高密度,有时囊壁可呈弧线样钙化。

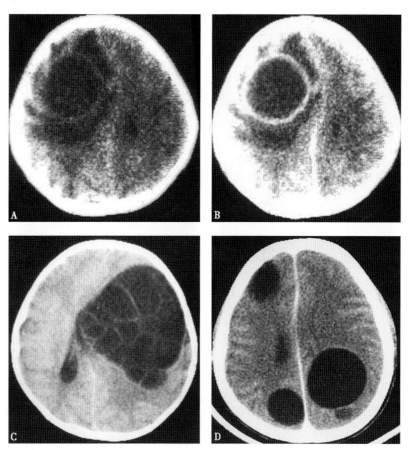

图 4-2-4　脑包虫病

A、B. 右侧额叶内一边界清楚的类圆形的巨大囊肿,密度与脑脊液类似,增强扫描囊壁呈环状薄壁强化,中线结构明显左移;C. 左侧大脑半球一巨大多发囊性液体密度囊腔,内见多发线状分隔,侧脑室明显受压变形并中心结构右移,边界清楚;D. 双侧大脑半球多发类圆形液体密度囊肿,边缘光滑清楚,增强扫描无强化

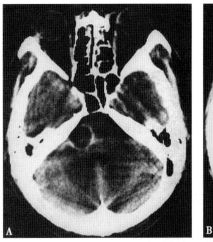
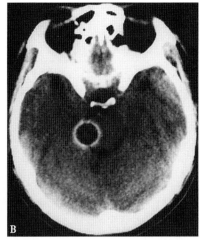

图 4-2-5 脑包虫病

A、B. 右侧桥小脑角池及环池内一薄壁钙化性低密度囊性病灶,边界清楚,脑干受压

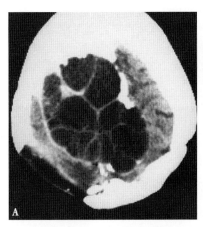
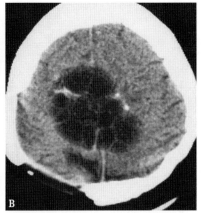

图 4-2-6 脑包虫病

A、B. 颅顶部中线区多房囊性液体密度,其内分隔及囊壁见多房线状、点状钙化,有顶部颅骨术后缺损

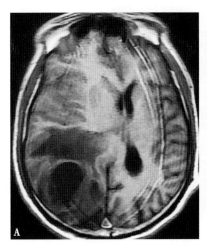
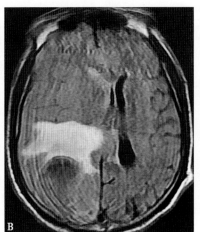
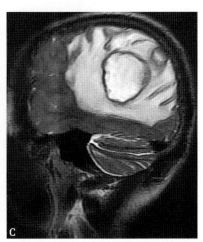

图 4-2-7 脑脓肿

男,44 岁。间歇性头痛 2 个月、加重伴左侧肢体无力 7 天。头颅 MRI 平扫横断位 T1WI(A)和 FLAIR(B)、矢状位 T2WI(C)显示右侧顶枕叶可见团块状异常信号影,边界模糊,内部信号尚均匀,呈长 T1、长 T2 信号改变,边缘可见环形等 T1、稍短 T2 异常信号影,FLAIR 像病灶周围可见大片稍高信号水肿影,DWI(D)病灶呈高亮信号;增强 MRI(E、F)见病灶呈多发环形明显强化,环壁厚薄较均匀,内壁较光滑,未见壁结节,腔内无强化。手术病理证实为右侧顶枕叶脑脓肿

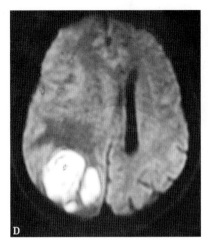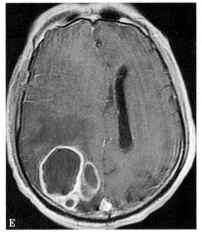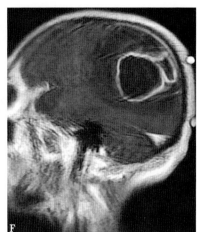

图 4-2-7 脑脓肿（续）

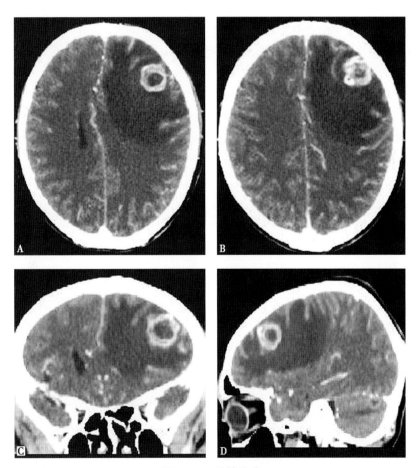

图 4-2-8 脑转移瘤

头痛 8 个月并有咳嗽。A～D. 左侧额叶皮白质交界区见结节样环形强化病灶，周边可见明显水肿，呈"小病灶大水肿"改变，左侧脑室受压，中线结构右移。左侧额叶脑转移瘤

第三节　脑血吸虫病

脑血吸虫病（cerebral schistosomiasis）是日本血吸虫虫卵随血液循环沉积于脑内所引起的疾病，占血吸虫病患者的 2%～4%。主要分布于我国的长江流域及以南地区。

【病因、病理】

日本血吸虫的成虫寄生于人的肠系膜下静脉，虫卵随血液进入脑组织，引起急性炎症反应和虫卵性肉芽肿而发病。根据病期变化分为急性期和慢性期。急性期是由于成熟活卵内的毛蚴的头腺分泌物渗出卵壳而引起急性炎症反应，表现为虫卵周围有大量的嗜酸性细胞，少量中性粒细胞，上皮细胞及成纤维细胞，其中心区脑组织受侵形成嗜酸性脓肿；慢性期表现为灶性肉芽肿。

【临床表现】

急性期出现头痛、昏睡、抽搐及颅内压增高症状，慢性期多出现局灶性癫痫和占位征象，如视神经乳头水肿、视野缺损等。

【MRI 表现】

急性期炎症反应表现为不规则长 T1、长 T2 信号；脑水肿和脑肿胀较明显，表现为脑室、脑池、脑沟变窄小，若病变在一侧可出现中线结构偏移。慢性期之肉芽肿表现为 T1WI 呈略低或等信号灶，T2WI 呈略高信号，灶周可见水肿及占位征，增强扫描可见结节状、环状强化（图 4-3-1）。

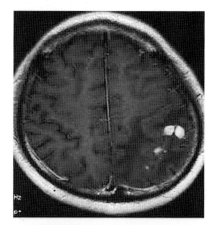

图 4-3-1　脑血吸虫病
MRI 增强 T1WI 示左顶叶皮层下多发结节状强化高信号影，周围广泛水肿

【CT 表现】

CT 表现无特异性。在急性型主要为脑水肿，在脑实质内可见大小不等、不同程度的低密度水肿区，边界模糊，呈"指套样"水肿，无强化。慢性型：主要表现为局灶型肉芽肿，呈等或略高密度，边界不清，有周边水肿及占位征象，增强后可见病灶强化（图 4-3-2）。

【鉴别诊断】

脑血吸虫病急性期需与各种原因引起的脑炎鉴别，结合病史、化验及流行病学可资区别之。

1. 脑结核　多有结核病史及结核中毒症状，病灶周围常见大片状脑水肿区，可见呈低信号的钙化斑；增强后常呈多发结节状强化或环状强化（图 4-3-3），有些呈不规则融合状强化，或呈环状串珠样强

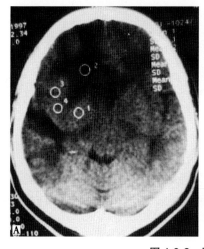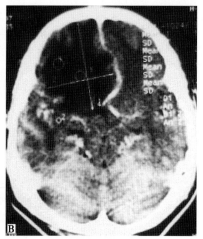

图 4-3-2　脑血吸虫病
A、B. CT 平扫表现为右侧额叶、颞叶大片状低密度水肿区，周边模糊，右侧侧裂池周围略高密度影并斑片状、结节状强化，脑室狭小、移位

化。脑实质内结核性肉芽肿一般较小,呈均匀或环状强化(图4-3-4),多个结核性肉芽可呈串珠样或梅花瓣样排列为特征性的影像表现,可伴有脑积水或脑底脑膜强化等表现(图4-3-5)。

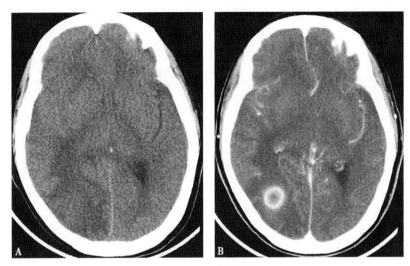

图 4-3-3 脑结核瘤

女,55岁。反复发热半年,突发头痛1天伴呕吐。头颅CT平扫(A)显示右枕叶大片状低密度影,边界不清。CT增强扫描(B)右枕叶见环状强化病灶,壁厚薄均匀,内外壁光滑,中心坏死区及周围水肿区未见强化;手术病理证实为右枕叶结核瘤

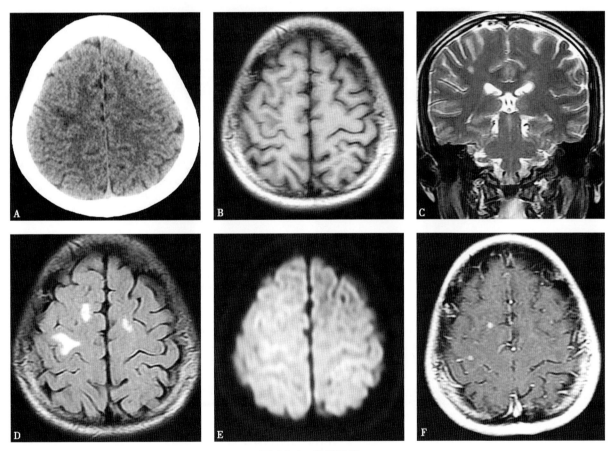

图 4-3-4 脑结核瘤

女,32岁。全身乏力2个月、头痛1周伴呕吐4天;胸部CT提示肺结核。头颅CT平扫(A)显示右侧半卵圆中心见小片状密度减低影;头颅MRI平扫T1WI(B)、T2WI(C)、FLAIR(D)示脑内多发斑片状稍长T1、稍长T2异常信号影,边界模糊,病灶分布不对称。DWI(E)部分病灶呈稍高信号;MRI增强(F~H)显示脑内见多发结节状强化灶,脑底池软脑膜呈线状强化。临床随访证实为结核性脑膜炎并脑内多发结核瘤

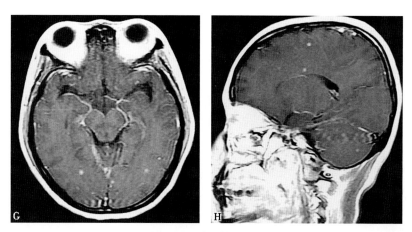

图 4-3-4　脑结核瘤（续）

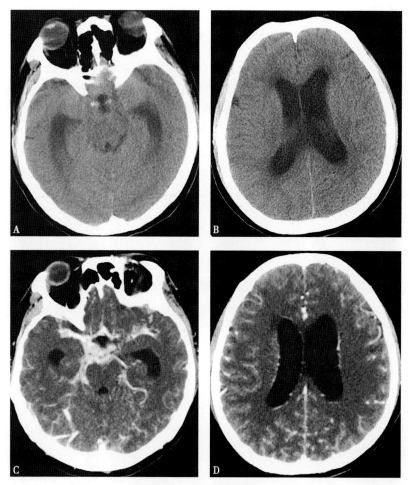

图 4-3-5　结核性脑膜炎

男，31岁。头痛，呕吐伴发热10天；查体：体温38℃，神志清楚。头颅CT平扫（A、B）显示鞍上池及环池密度增高，第三脑室及双侧脑室扩大，脑实质内未见异常密度影。CT增强（C、D）显示鞍上池、环池及外侧裂池条片状强化征象。临床随访证实为结核性脑膜炎并脑积水

2．脑囊虫病　病灶常多发，多呈长 T1、长 T2 信号，T1WI 囊尾蚴头结节为高信号斑点状结节，增强后病灶有的无强化，有的呈结节状、环状强化，有时环状强化中央另有点状强化，这是脑囊虫病的特征性 MRI 表现。

3．脑包虫病　具有特征性的大囊套小囊表现。

4．胶质瘤　位于脑白质深部，常单发，边界不清，占位效应明显，可出血、坏死、囊变，一般没有相邻脑膜改变；增强扫描呈不规则环形或花边状强化，有时可见瘤壁结节（图 4-3-6），低级别肿瘤也可无明显强化。病程进展快，短期复查病灶变化明显。

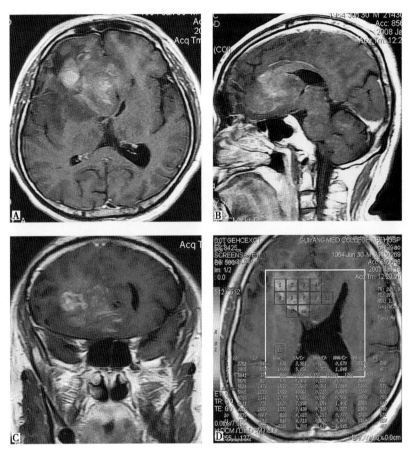

图 4-3-6　脑胶质瘤

男，44 岁。因阵发性寒战 1 个月，伴四肢无力入院；查体：意识清醒，双侧瞳孔等大等圆，四肢肌力 Ⅰ 级，肌张力不高，生理反射存在，病理反射未引出。MRI 增强横断位（A）、矢状位（B）、冠状位（C）和 MRS（D）显示右侧额叶及基底节区可见一形态不规则的占位性病变，增强后呈较明显不均匀强化，囊变区无明显强化，病灶沿胼胝体膝部向对侧蔓延，边界不清，右侧侧脑室前角受压闭塞，部分中线结构轻度左移；病变周围见低信号水肿。MRS 示病灶 Ch/Cr 比值明显增高，NAA/Ch 比值明显减低。考虑右侧额叶、基底节区及胼胝体膝部高级别星形细胞瘤，最后诊断："右侧额叶"星形细胞瘤 Ⅲ 级

5．淋巴瘤　多位于脑内表面或中线两侧，单发或多发，多均匀明显强化，无满天星或融合趋势（图 4-3-7）。

6．脑转移瘤　多见老年人，常有原发肿瘤病史。多发或单发病灶，常位于皮层下区，结节无融合倾向，可有坏死、囊变、出血，多为环形或多发结节样强化灶，环壁厚薄不均，无堆积、融合趋势，水肿明显。

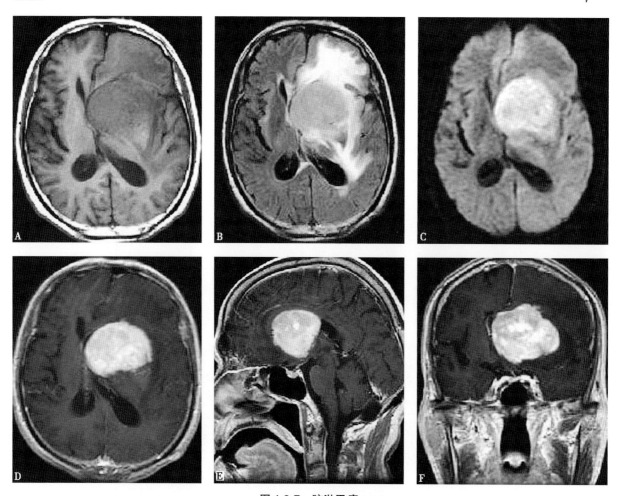

图 4-3-7 脑淋巴瘤

男,64 岁。记忆减退,精神恍惚半年。A～C. 左侧基底节区前部可见一类圆形占位,呈稍长 T1、稍长 T2 信号,信号较均匀,FLAIR 像呈稍高信号,弥散受限,周围可见中度水肿,病灶大小约 46mm×46mm,内侧缘境界较清楚,侧脑室及中线结构明显受压;D～F. 增强后病变显著强化,边缘欠光整。最后诊断:左基底节区原发性淋巴瘤

第四节 脑型肺吸虫病

脑型肺吸虫病(cerebral paragonimiasis)是卫氏并殖吸虫寄生于人脑所引起的疾病,占肺吸虫病的 9%～19%。主要流行于我国的东北、浙江一带。腹腔或胸腔内的肺吸虫的幼虫从纵隔上移,经颈动脉周围软组织上行,沿颈动脉管和破裂孔等骨孔进入脑内,形成脑内脓肿或肉芽肿。临床有生食蝲蛄或石蟹病史,可有发热、抽搐、癫痫、呕吐等,皮下可有游走性包块,肺吸虫皮下试验阳性等。

【病因、病理】

成虫寄生于人肺内,其卵随痰或粪便排出体外,在水中孵化成毛蚴,经第一、二中间宿主发育成囊蚴,囊蚴被食入人体后,在消化液的作用下,幼虫脱囊而出,穿过肠壁进入腹腔或侵入脏器内,进而多数向上穿过横膈进入肺部,最后在肺内发育为成虫并成熟产卵。本虫除寄生于肺脏外,还可寄生于皮下、肝、脑、脊髓及眼眶内。根据寄生部位的不同将其分为:胸肺型、皮肤肌肉型和神经系统型肺吸虫病。脑型肺吸虫病即神经型肺吸虫病的一种,根据病变发展过程大致可分为三期:

1. 脓肿期 虫体移动穿破组织引起组织破坏和出血,病灶周围产生炎性渗出,主要为嗜酸性粒细胞和中性粒细胞;随后,四周产生肉芽组织而形成脓肿壁,逐渐形成脓肿。

2. 囊肿期 脓肿内细胞死亡崩解,变成褐色黏稠液体,囊壁因大量肉芽组织增生而肥厚,形成边界清楚的结节状或球状虫囊,已形成的中心囊亦因虫体转移而变成空囊,且可与另形成的新囊连在一

起,互相沟通,切面呈多房性囊肿状。

3. 纤维瘢痕期 虫体转移后的空囊或囊肿与支气管相通,内容物排出后,肉芽组织继而充填,最后由纤维组织代替而形成瘢痕,呈硬结状或条状。

【临床表现】

由于肺吸虫在脑内无目的的穿行,病变部位不固定且可多发,其症状表现可多样化,常见症状有:

1. 炎症性症状 发热、畏寒、头痛及脑膜刺激征等。

2. 颅内压增高症状 头痛、呕吐、视神经乳头水肿等。

3. 脑组织破坏及刺激症状 癫痫、感觉异常、瘫痪、失语偏盲及共济失调等。

【MRI表现】

脑肺吸虫病的诊断主要依靠典型的临床病史和症状,结合CT及MRI,一般诊断并不困难。MRI是脑寄生虫病的首选影像学检查方法,能充分显示病灶的部位、范围。表现为脑内片状、条带状或囊状长T1、长T2信号,囊性病变囊壁出血可呈短T1、短T2信号,若囊液以脓血混合物为主,则MRI信号偏于出血信号,囊壁的出血信号较为特征,亦可呈多环状成堆的囊样病灶;增强扫描可显示囊壁无出血的病灶,可出现"隧道"征(特征性表现)。周围有不规则的水肿信号(炎性水肿和出血灶周围的水肿),占位征象明显,病灶随机分布,有相对聚集和迁延的趋势(图4-4-1)。

根据脑肺吸虫病的病理演变可分为三期:浸润期、脓肿或肉芽肿期、瘢痕期。浸润期CT检查病灶呈边缘模糊的低密度区,MRI检查病灶呈稍长T1、稍长T2信号,增强后无强化或轻度不均匀强化;脓肿或肉芽肿期病灶形成坏死囊腔,增强后呈环形强化;瘢痕期可见钙化。另外浸润期病灶范围与占位效应不成正比,有时病灶虽大,但脑室及中线结构受压不明显,与肿瘤和脑出血产生的占位效应不同。脑肺吸虫病出血量较小,呈小点片状高密度灶或短T1信号,周围水肿范围较宽,占位效应较轻,与脑血管意外性出血不同。复查时老病灶吸收或好转,邻近脑组织内又可出现新病灶,具有游走性的特点。如果可见到病灶迁移形成的隧道征,有一定的特征性,也表明肺吸虫病处于活动期。

【CT表现】

脑炎型:CT平扫病灶为片状低密度或不均匀混杂密度灶,出血呈高密度。

囊肿型:平扫呈不规则囊状低密度;

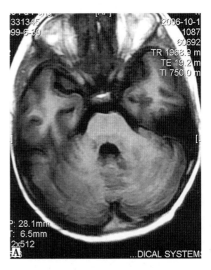
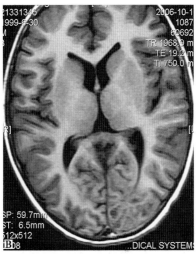
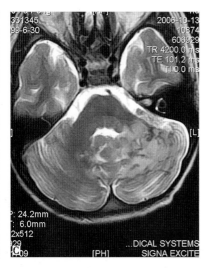

图4-4-1 脑型肺吸虫病

男,7岁。头痛2个月,加重20天;查体:发育正常,营养欠佳,神清,表情淡漠;胸部CT提示右下肺状云雾状密度增高影。头颅MRI平扫横断位T1WI(A、B)、T2WI(C、D)显示双侧枕叶、小脑半球内见点状、片状及结节状稍长T1、稍长T2信号,FLAIR(E、F)上呈不均匀高信号;MRI增强扫描(G~J)见双侧枕叶、小脑半球内点状、条片状及结节状异常强化影,邻近脑膜增厚并明显强化。影像考虑双侧枕叶及小脑半球感染性病变,寄生虫病可能性大;经临床随访证实为脑肺吸虫病

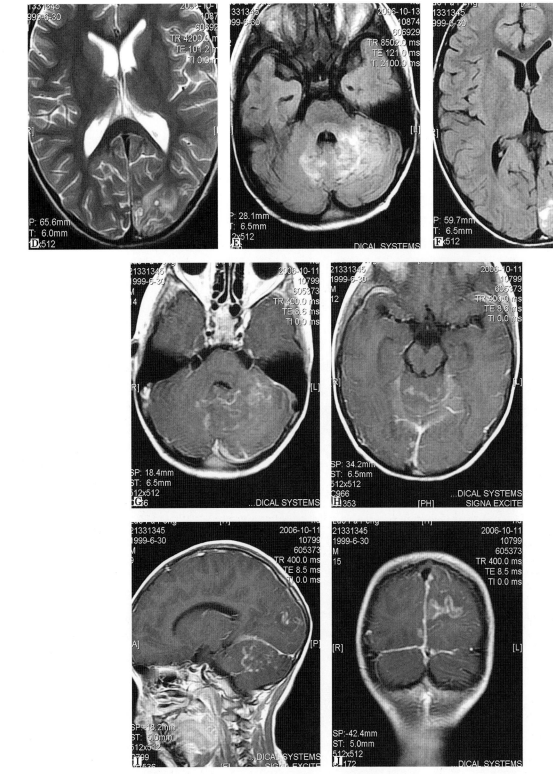

图 4-4-1　脑型肺吸虫病（续）

　　增强扫描均可见结节状或环状增强（图 4-4-2）。病变具有游走性的特点。

　　CT 显示钙化性病灶则更加直观。有时慢性期显示环形或蛋壳样钙化，典型的钙化具有特征性，即呈多发的圆形或卵圆形囊样高密度环影，数目可很多，相互邻近，彼此串连，有时亦可见斑点状钙化。

　　【鉴别诊断】

　　脑型肺吸虫病需要与下列疾病鉴别：

1. 脑结核 多有典型的结核中毒症状,抗结核治疗有效,脑脊液检查可明确诊断。病变呈多发干酪样坏死性肉芽肿(图 4-4-3),增强后多呈小环状强化,或多环相连的征象,同时伴有脑膜强化及脑积水改变(图 4-4-4)。

2. 脑转移瘤 病灶小,灶周水肿多较明显,且占位效应显著,多能找到原发病灶(图 4-4-5)。

3. 脑包虫病 应有明确的流行病学史,而且病灶的囊内有"子囊"、"孙囊"形成。

4. 脑囊虫病 脑实质型的一般表现为多发,平扫可见多发的斑点状钙化和低及混杂密度病灶,增强后呈结节状或环状强化,以环状强化和壁结节(囊虫的头节)样强化对鉴别诊断有较大的帮助,脑脊液的免疫抗体检查可帮助定性。

5. 结节性硬化 主要临床表现是癫痫、智力障碍、皮脂腺瘤,以不同器官形成错构瘤为特点。CT 显示室管膜下结节与钙化明显,也可散在分布于皮质、皮质下和基底节区,偶见于脑干与小脑(图 4-4-6)。

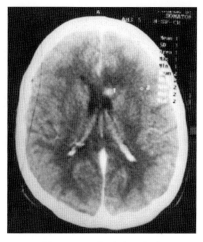

图 4-4-2 脑型肺吸虫病
颅脑增强 CT 显示左侧侧脑室内高密度结节,左侧侧脑室前角周围水肿

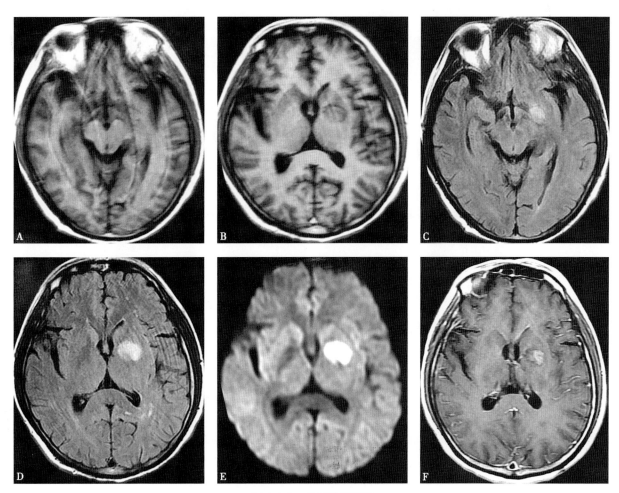

图 4-4-3 结核性脑膜炎
男,48 岁。反复发热 1 个月,伴头昏头痛,神志淡漠,胡言乱语。头颅 MRI 平扫横断位 T1WI(A、B)和 FLAIR(C、D)显示鞍上池及右侧环池信号增高,左侧基底节见类圆形稍长 T1、长 T2 信号改变;DWI(E)示左侧基底节病灶呈高亮信号;3 天后头颅 MRI 增强(F~G)显示鞍上池、脚间池及环池右侧边缘脑膜明显强化,左侧基底节病灶呈不均匀片状强化。临床随访证实为结核性脑膜炎并左侧基底节梗死灶

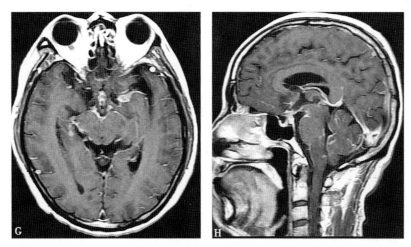

图 4-4-3　结核性脑膜炎（续）

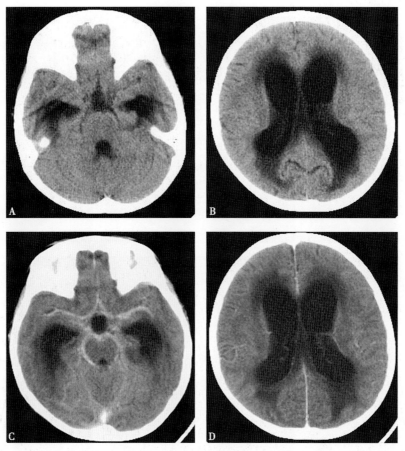

图 4-4-4　结核性脑膜炎

男，8岁。反复发热伴头痛，呕吐，抽搐；胸片提示右肺原发性肺结核。CT 平扫（A、B）示脑室系统明显扩张积水，第三脑室呈球状扩大，侧脑室前后脚邻近白质区密度减低，脑底池显示模糊、密度增高。CT 增强（C、D）脑底池显示模糊，脑底池软脑膜增厚并明显强化，脑底池变窄，侧脑室邻近白质区密度减低影无强化。临床随访证实为结核性脑膜炎并交通性脑积水、脑室旁间质性脑水肿

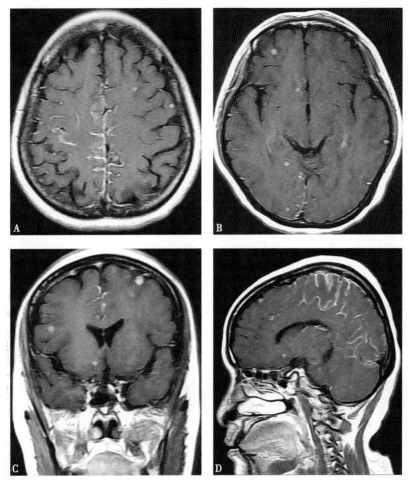

图 4-4-5 脑转移瘤

女,50 岁。肺癌脑转移患者拟定位放疗。A~D. 双侧大脑半球、小脑、脑干内见多发小结节样异常强化影,额顶枕叶脑回表面、脑沟内见软脑膜明显强化,脑沟及脑池未见明显偏移及形态改变,中线结构无移位。影像诊断:脑实质多发转移瘤及脑膜转移

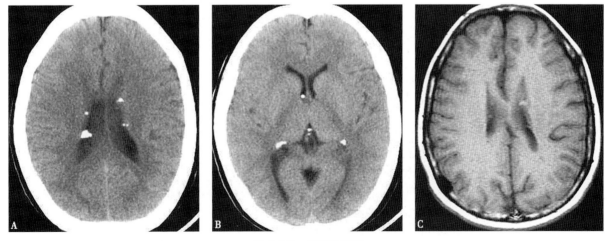

图 4-4-6 结节性硬化

女,36 岁。腹胀,反酸 13 年,加重 1 年。头颅 CT 平扫(A、B)显示双侧侧脑室室管膜下见多发结节状钙化灶,头颅 MRI 平扫 T1WI(C)显示,CT 所见室管膜下多发高密度结节影呈等信号改变,FLAIR 像(D)显示大脑半球灰白质交界区见多发高信号影,无明显占位效应,腹部 CT 平扫横断位(E、F)显示,肝内见多发脂肪密度结节影,双肾体积增大,形态不规则,以左肾明显,实质内见多发囊状脂肪密度影。影像诊断:结节性硬化合并多脏器错构瘤

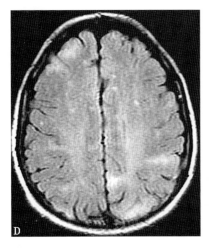
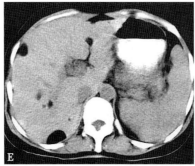
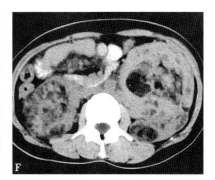

图 4-4-6　结节性硬化（续）

6. 脑血管畸形　动静脉畸形（AVM）在 MRI 上的特征性表现为毛线团状或蜂窝状血管流空影，MRA 可直接显示 AVM 的供血动脉、引流静脉，如要确诊还可行脑血管造影（图 4-4-7）。

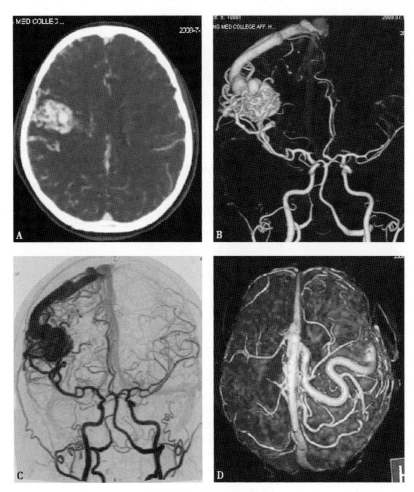

图 4-4-7　脑动静脉畸形

女，42 岁。反复头昏 4 年，抽搐 4 次。CT 增强（A）、CTA（B、C）示右侧颞顶叶畸形血管团，可见增粗的大脑中动脉供血及粗大的皮层静脉引流进入上矢状窦，脑灌注与 CTA 融合图像（D）见邻近脑组织 MTT 延长提示脑缺血改变。影像诊断：右侧颞顶叶动静脉畸形

第五节　脑裂头蚴病

脑裂头蚴病（cerebral sparganosis）是一种少见的寄生虫疾病，是由曼氏迭宫绦虫第二期幼虫——曼氏裂头蚴感染引起的中枢神经系统感染性疾病。我国多见于浙江、福建、广东等东南沿海各省，四川、吉林等地区也有报道。

【病因、病理】

脑裂头蚴病是一种人兽共患寄生虫病，人类最常见的感染途径是敷贴受感染的生蛙肉、进食未完全煮熟的蛙、蛇或其他中间宿主、转续宿主或者饮用生水等。常见感染部位为皮下软组织、骨骼肌、眼部等，脊柱、脊髓及脑部侵犯少见，但可引起较严重的后果。裂头蚴在人体内保持幼虫状态，并具有移行的特点，可侵犯内脏器官，形成嗜酸性肉芽肿，并形成囊腔，囊腔内有裂头蚴虫体及白色豆腐渣样渗出物，囊壁由肉芽组织组成，最外层为纤维组织。脑内可见新旧不一的多发性小脓肿。

【临床表现】

脑裂头蚴病可见于任何年龄，多见于青壮年。临床症状取决于脑的受累部位，最多见为癫痫发作，其次为轻偏瘫、头痛、偏身感觉障碍、视力模糊、意识改变甚至昏迷等，少有发热史，临床表现无特异性。因虫体的迁徙而引起患者病情时轻时重、症状改变，呈游走性改变，具有一定特征性。脑脊液常规无异常，部分患者外周血嗜酸性粒细胞增多。血清免疫学检查具有高度的特异性和敏感性，具有一定诊断价值。

【MRI 表现】

病灶部位：主要累及额叶或顶叶，其次累及颞叶、枕叶、基底节、小脑及脑干；病灶位置一般较表浅；病灶多单发，也可多发。常规 MRI 表现：表现为脑实质内不同程度长 T1、长 T2 水肿信号，一般水肿明显，但占位效应轻；中心区可见迂曲条状等 T1、等或稍长 T2 信号虫体影，部分信号混杂；慢性脑裂头蚴病主要表现为肉芽肿形成，占位效应较一般肿瘤病变轻，甚至会产生负占位效应，具有鉴别诊断价值。增强扫描：病灶内出现小环状、串珠状强化，出现"绳结状"、扭曲条索状、蔔行管状或逗点状强化具有一定特征性（图 4-5-1）；也可出现"轨道征"，强化灶形态及位置会随时间发生变化，即病灶具有游走性，此征象提示虫体仍然存活（图 4-5-2）。

另外，病变内可出现脑内出血、后脑动脉梗死等征象，钙化灶亦可出现，但显示率不及 CT 检查。

【CT 表现】

脑裂头蚴病的 CT 表现为不规则斑片低密度影，由于其周围有不同程度的炎性反应，灶周常伴有水

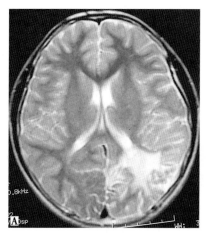
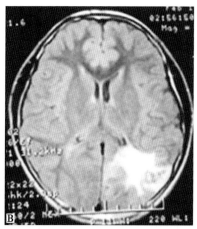

图 4-5-1　脑裂头蚴病
A. T2WI 显示左侧侧脑室后角周围白质内斑片状高信号，并延伸至皮层下白质，边界不清，无明显占位效应；B. FLAIR 像显示皮层下病灶更加明显

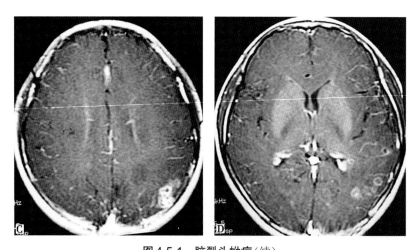

图4-5-1　脑裂头蚴病（续）

C、D. 增强扫描 T1WI 显示左侧顶叶皮层下多发小环状厚壁强化结节并明显融合，软脑膜线状强化

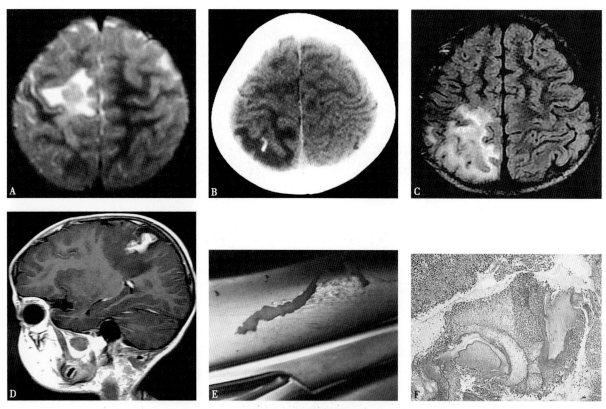

图4-5-2　脑裂头蚴病

男，6岁。口角和左手不自主频繁抽搐2个月，有癫痫病史，药物治疗效果不佳。1.5年前MRI平扫发现右额叶白质内一不规则形略长T1、略长T2信号影，周围重度水肿（A）；本次颅脑CT平扫发现右顶叶白质内大片状不规则形低密度影，其中央见一弧线样高密度钙化（B），即病灶具有迁徙性和游走性；MRI平扫病灶位于右顶叶近侧脑室三角区，呈不规则结节状，周围大片状水肿，FLAIR显示更加清楚（C）；静脉注射对比剂Gd-DTPA结节呈明显不规则形绳索状强化，内见点样、线状未强化区（D）。影像学诊断：右侧三角区病变考虑感染以炎性肉芽肿可能大。行开颅病灶切除加癫痫灶切除术，吸出一条长约5cm的白色蠕虫经认为曼氏迭宫绦虫裂头蚴（E），切除病灶经组织病理学检查诊断为嗜酸性肉芽肿（F）

肿，但占位征象多不明显；出现局部脑萎缩时显示为负占位效应。增强扫描可见不规则、结节状或小环状强化（图 4-5-3），类似小脓肿或其他肉芽肿样病变。可见到多发大小不一、浓淡不均的细小针尖样钙化，位于低密度水肿区，CT 发现细小点状钙化是诊断脑裂头蚴病的重要线索（图 4-5-4）。若合并出血，可见小片状高密度影。CT 无法判断幼虫的死活，若随访 CT 检查中发现强化结节位置改变或情况进展，则提示为幼虫存活。

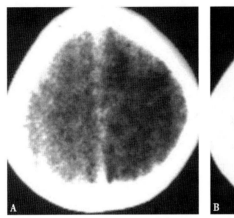
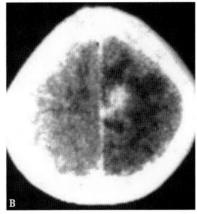

图 4-5-3　脑裂头蚴病

A. CT 平扫左侧额顶叶白质内弥漫性稍低密度改变，边界不清，中线结构居中；
B. 增强扫描显示左额叶中线旁不规则形明显强化高信号病灶，呈"领结状"或"绳索状"改变

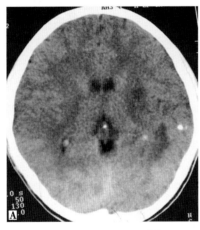
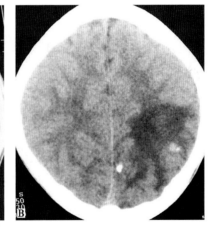

图 4-5-4　脑裂头蚴病

A、B. 颅脑 CT 平扫左侧大脑半球多发稍低密度水肿及多发点状高密度钙化，占位效应不显著，脑室形态可，中线结构居中

【鉴别诊断】

脑裂头蚴病还需与下列疾病鉴别：

1. 细菌性脑脓肿　裂头蚴呈单环囊状时与脑脓肿鉴别困难。脑脓肿呈多环时一般数目 1～3 个，且多为环靠环，很少呈"绳结状"，而裂头蚴多为多个小环相套。另外脑脓肿在 DWI 序列常呈明显高信号具有鉴别价值。

2. 其他寄生虫感染　血吸虫卵可形成单环脓肿，一般较小；患者一般来自疫区，有相关病史。弓形体感染可形成脑内多发、单环小脓肿，多分散分布，治疗后可短期消失（图 4-5-5）。囊虫为多发脑内小囊泡，而非脓肿表现；病变增强形式对鉴别诊断具有重要价值。

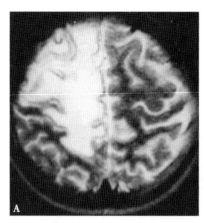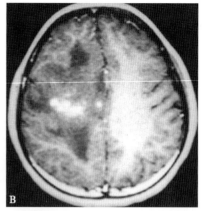

图 4-5-5 脑弓形体病

A. T2WI 显示右额叶及半卵圆中心大片状长 T2 高信号,边界清晰;B. 增强后呈结节状或环状强化

3. 脑结核 脑内结核性肉芽肿常多发,以脑深部及幕下多见,可呈结节样强化,发生干酪样坏死则可呈环形强化(图 4-5-6),结核灶强化少见扭曲条状、绳结状表现。可伴有结核性脑膜炎及脑底池脑膜强化等其他结核征象,临床上常有脑外结核病史。

4. 神经梅毒(neurosyphilis) 是苍白密螺旋体(treponema pallidum)侵犯神经系统所导致的疾病。临床表现可多种多样:脑卒中样表现、麻痹性痴呆及脊髓损害等。脑实质性神经梅毒早期即可在 CT 呈现广泛的低密度改变,伴有水肿区,晚期皮层弥漫性萎缩,侧脑室扩张,而无缺血、炎症改变;MRI 出现皮层萎缩,皮层下神经胶质增生(图 4-5-7)。梅毒树胶肿 CT 扫描显示为低或等密度区,可有环状强化,MRI 检查 T1WI 上病灶呈类圆形,病灶中心的干酪样坏死为低信号或等、低混杂信号灶,干酪样坏死在 T2WI 上为高信号或等、高、低混杂信号,周围水肿带为稍高信号,增强扫描示病灶呈不规则环形强化,附近脑膜强化代表脑膜受累(图 4-5-8)。

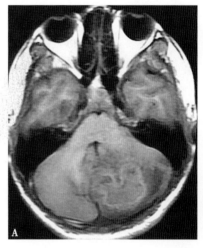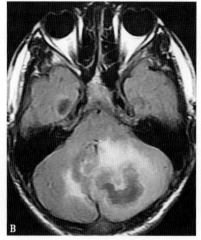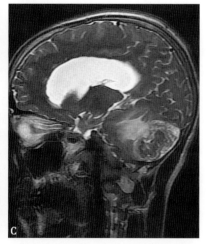

图 4-5-6 脑结核瘤

男,15 岁。头痛,头昏 3 天伴呕吐 3 次。头颅 MRI 平扫 T1WI(A)、FLAIR(B)、冠状位 T2WI(C)示左侧小脑半球近中线区见不规则形异常信号影,其中心呈等 T1、短 T2 信号改变,包膜呈等 T1、等 T2 信号改变,周围见片状稍长 T1、稍长 T2 水肿信号。病灶占位效应明显,周围结构受压移位,第四脑室受压变形,第三脑室及双侧脑室扩张积水。MRI 增强扫描(D～F)病灶呈明显环形强化,壁不光滑,内部及周围水肿区无强化。术后病理证实为左侧小脑半球结核瘤

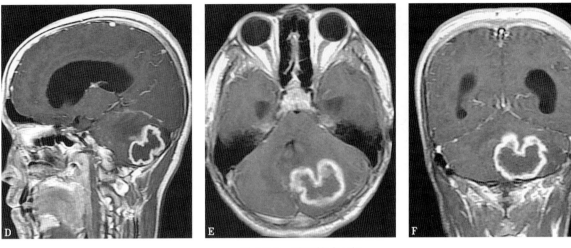

图 4-5-6 脑结核瘤(续)

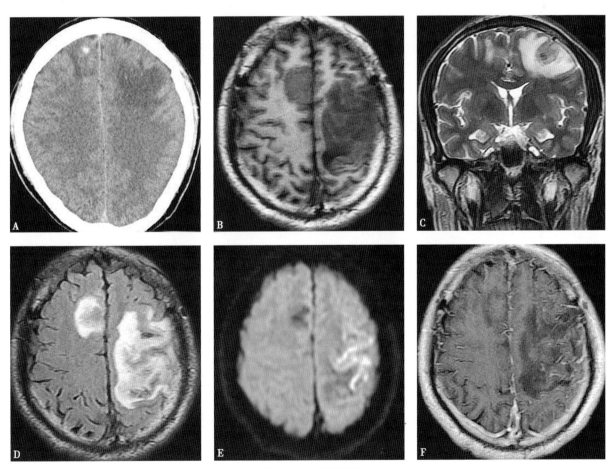

图 4-5-7 神经梅毒

男，40 岁。脑外伤后反复抽搐 2 天。CT 平扫(A)显示：双侧额叶见片状密度减低影，边界欠清，右额叶见密度减低影内见斑点状密度增高影，病变有占位效应。头颅 MRI 平扫横断位 T1WI(B)、冠状位 T2WI(C)显示双侧额叶见片状稍长 T1、稍长 T2 信号，FLAIR(D)呈不均匀高信号，DWI(E)左额叶病灶内可见条片状高信号。增强 MRI(F～H)病灶呈轻中度斑点状、斑片状不均匀强化。经临床随访证实为双侧额叶神经梅毒感染

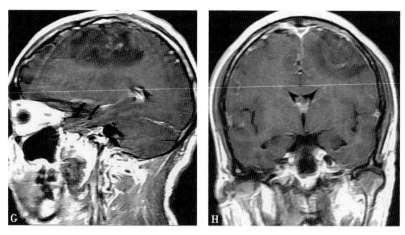

图 4-5-7　神经梅毒（续）

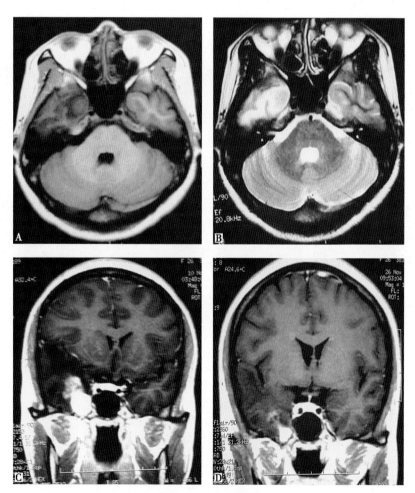

图 4-5-8　神经梅毒

女，26 岁。头痛 5 天入院；查体：神经系统检查未见异常，全身散在多发小丘疹，以脐周为主。A、B. MRI 平扫见右侧颞极下方见一类圆形稍长 T1、等 T2 信号结节，大小约 2.0cm×1.5cm，周围见大片状长 T1、长 T2 水肿信号影；C. 增强扫描结节呈明显均匀性强化，紧贴邻近硬脑膜，近结节上方脑实质内见斑片状中度强化影；D. 半个月后 MRI 复查显示强化病灶明显缩小

5. 肿瘤性病变 脑肿瘤一般有明显占位效应，而脑裂头蚴病占位效应多较轻，甚至出现负占位效应；增强扫描病灶强化形式具有重要价值；MRI追踪观察脑肿瘤无位置改变，而脑裂头蚴病具有游走性特征；¹H-MRS有助于两者鉴别诊断，脑肿瘤特征波谱表现为Cho不同程度升高，NAA、Cr下降（图4-5-9）。

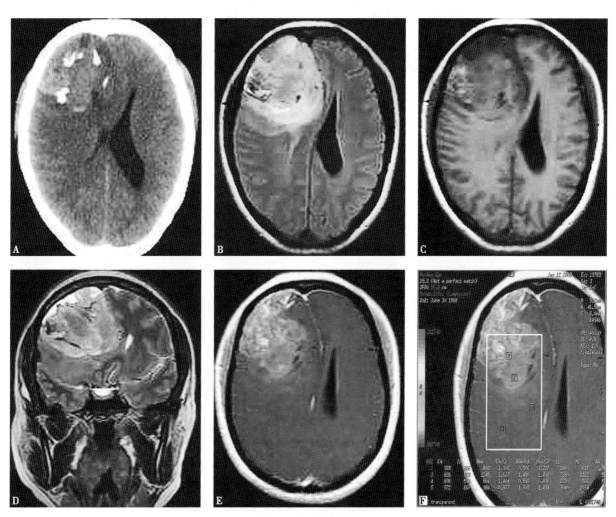

图4-5-9 脑胶质瘤

女，41岁。头昏，头痛伴恶心呕吐1年。CT平扫横断位（A）显示右侧额叶见一类圆形占位性病变，以等皮质密度为主的混杂密度影，其内可见条状、斑片状钙化灶及囊变区，病灶边界欠清。MRI平扫横断位FLAIR（B）、T1WI（C）和冠状位T2WI（D）显示右额叶一大小约5.8cm×4.8cm肿块影，肿块内信号不均，呈稍长T1、长T2信号为主的混杂信号，其内可见斑片状长T1、短T2信号影，肿块周围见轻度水肿，病灶占位效应明显，右侧侧脑室受压变形，中线结构明显左移，右侧额部颅板未见明显异常改变；MRI增强（E）显示肿块呈明显不均匀强化，其内可见条片状、环状、结节状明显强化灶，肿块形态不规整，边缘欠清晰，双侧额部硬脑膜见线条状强化；¹H-MRS（F）显示病灶区Cho升高、NAA降低，Cho/NAA升高。影像拟诊：考虑右侧额叶星形细胞瘤（Ⅱ级以上），并额部硬脑膜受侵；最后诊断："右侧额叶"混合性胶质瘤Ⅱ-Ⅲ级（少突胶质细胞-星形细胞）

（刘凤杰 袁 梅 高 波）

参 考 文 献

1. 鲍健，王辉，伍爱民，等. 脑裂头蚴病四例临床及影像学特征分析. 中华神经科杂志，2010，43（12）：869-873.

2. 陈恩国，董良良，应可净. 肺隐球菌病并脑部隐球菌性肉芽肿一例. 中华医学杂志，2012，92（22）：1582-1583.

3. 董江宁，余永强. 脑血吸虫病CT和MRI表现及其分型研究进展. 实用放射学杂志，2009，25（3）：424-427.

4. 高波，吕翠. 神经系统疾病影像诊断流程. 北京：人民卫生出版社，2014：66-147.

5. 黄劲柏，胡新杰，汪卫兵. 多发结节型脑血吸虫病的MRI表现分析. 实用放射学杂志，2012，28（11）：1681-1684.

6. 李德泰，肖立志，彭德红. 儿童脑裂头蚴病的影像诊断及鉴别诊断. 放射学实践，2010，27（1）：21-25.

7. 李联忠. 颅内压增高症影像诊断. 北京：人民卫生出版社，1996.

8. 刘刚. 脑包虫病的CT影像诊断. 中国临床医学影像杂志，2008，19（5）：359-360.

9. 刘含秋，陈远军. 脑血吸虫病的MRI诊断. 中华放射学杂志，2002，36（9）：821-823.

10. 罗昭阳. 脑裂头蚴病的CT及MRI表现. 中国医学影像学杂志，2013，21（3）：169-172.

11. 骆翔，喻志源，唐荣华，等. 脑血吸虫病的影像学特征及诊断意义. 中国血吸虫病防治杂志，2008，20（5）：358-359.

12. 米日古丽·沙依提，贾文霄. 脑包虫病的MRI表现及诊断. 中华放射学杂志，2010，44（7）：700-703.

13. 邱麟，沈思，胡锦波，等. MR序列对脑实质型脑囊虫病不同时期病灶的显示. 中国医学影像技术，2012，28（9）：1637-1641.

14. 徐伦山，许民辉，邹咏文，等. 脑血吸虫病的影像学特点及诊断治疗. 中华神经外科疾病研究杂志，2008，7（4）：354-356.

15. 姚立新，姚春杨，钱万科，等. 脑型肺吸虫病的MRI表现. 放射学实践，2004，19（4）：274-276.

16. 张劲松，张光运，宦怡，等. 儿童脑型肺吸虫病活动期的MRI表现. 中华放射学杂志，2002，36（7）：641-643.

17. 张敏，汪顺如，陆志前，等. 脑血吸虫病的MRI表现特征（附8例报告）. 中国CT和MRI杂志，2012，10（6）：19-21.

18. 赵冬梅，陈东，韩福刚，等. 脑型肺吸虫病的CT和MRI诊断. 实用放射学杂志，2007，23（11）：1445-1448.

19. 李联忠. 脑与脊髓CT、MRI诊断学图谱. 第2版. 北京：人民卫生出版社，2011：2288-2305.

20. Abdel Razek AA1，Watcharakorn A，Castillo M. Parasitic diseases of the central nervous system. Neuroimaging Clin N Am，2011，21（4）：815-841.

21. Amaral L，Maschietto M，Maschietto R，et al. Ununsual manifestations of neurocysticercosis in MR imaging：analysis of 172 cases. Arq Neuropsiquiatr，2003，61（3A）：533-541.

22. Bo G，Xuejian W. Neuroimaging and pathological findings in a child with cerebralsparganosis. Case report. J Neurosurg，2006，105（6 Suppl）：470-472.

23. Braga F，Rocha AJ，Gomes HR，et al. Noninvasive MR cisternography with fluid-attenuated inversion recovery and 100% supplemental O（2）in the evaluation of neurocysticercosis. AJNR Am J Neuroradiol，2004，25（2）：295-297.

24. Callacondo D，Garcia HH，Gonzales I，et al. Cysticercosis Working Group in Peru. High frequency of spinal involvement in patients with basal subarachnoid neurocysticercosis. Neurology，2012，78（18）：1394-1400.

25. Cha S，Knopp EA，Johnson G，et al. Intracranial mass lesions：dynamiccontrast-enhanced susceptibility-weighted echo-planar perfusion MRimaging. Radiology，2002，223（1）：11-27.

26. Chai JY. Paragonimiasis. Handb Clin Neurol，2013，114：283-296.

27. Chen J，Chen Z，Lin J，et al. Cerebralparagonimiasis：a retrospective analysis of 89 cases. Clin Neurol Neurosurg，2013，115（5）：546-551.

28. Chen Z，Chen J，Miao H，et al. Angiographic findings in 2 children with cerebral paragonimiasis with hemorrhage. J Neurosurg Pediatr，2013，11（5）：564-567.

29. Chiu CH，Chiou TL，Hsu YH，et al. MR spectroscopy and MR perfusion character of cerebral sparganosis：a case report. Br J Radiol，2010，83（986）：e31-34.

30. De Souza A，Nalini A，Kovoor J M E，et al. Natural history of solitary cerebral cysticercosis on serial magnetic resonance imaging and the effect of albendazole therapy on its evolution. J Neurol Sci，2010，288（1-2）：135-141.

31. do Amaral LL1，Ferreira RM，da Rocha AJ，et al. Neurocysticercosis：evaluation with advanced magnetic resonance techniques and atypical forms. Top Magn Reson Imaging，2005，16（2）：127-144.

32. Ferrari TC，Moreira PR. Neuroschistosomiasis：clinical symptoms and pathogenesis. Lancet Neurol，2011，10（9）：853-864.

33. Gong C，Liao W，Chineah A，et al. Cerebralsparganosis in children：epidemiological，clinical and MR imaging characteristics. BMC Pediatr，2012，12：155.

34. Hong D，Xie H，Zhu M，et al. Cerebralsparganosis in mainland Chinese patients. J Clin Neurosci，2013，20（11）：1514-1519.

35. Kantarci M，Bayraktutan U，Karabulut N，et al. Alveolar echinococcosis：spectrum of findings at cross-sectional imaging. Radiographics，2012，32（7）：2053-2070.

36. Karadağ O, Gürelik M, Ozüm U, et al. Primary multiple cerebral hydatid cysts with unusual features. Acta Neurochir (Wien), 2004, 146 (1): 73-77.

37. Lerner A, Shiroishi MS, Zee CS, et al. Imaging of neurocysticercosis. Neuroimaging Clin N Am, 2012, 22 (4): 659-676.

38. Li Y, Qiang JW, Ju S. Brain MR imaging changes in patients with hepatic schistosomiasis japonicum without liver dysfunction. Neurotoxicology, 2013, 35: 101-105.

39. Li YX, Ramsahye H, Yin B, et al. Migration: a notable feature of cerebralsparganosis on follow-up MR imaging. AJNR Am J Neuroradiol, 2013, 34 (2): 327-333.

40. Liu H, Lim CC, Feng X, et al. MRI in cerebral schistosomiasis: characteristic nodular enhancement in 33 patients. AJR Am J Roentgenol, 2008, 191 (2): 582-588.

41. Nash TE1, Pretell EJ, Lescano AG, et al. Cysticercosis Working Group in Peru. Perilesional brain oedema and seizure activity in patients with calcified neurocysticercosis: a prospective cohort and nested case-control study. Lancet Neurol, 2008, 7 (12): 1099-1105.

42. Pandit S, Lin A, Gahbauer H, et al. MR spectroscopy in neurocysticercosis. J Comput Assist Tomogr, 2001, 25 (6): 950-952.

43. Pedrosa I, Saíz A, Arrazola J, et al. Hydatid disease: radiologic and pathologic features and complications. Radiographics, 2000, 20 (3): 795-817.

44. Polat P, Kantarci M, Alper F, et al. Hydatid disease from head to toe. Radiographics, 2003, 23 (2): 475-494; quiz 536-537.

45. Rengarajan S, Nanjegowda N, Bhat D, et al. Cerebralsparganosis: a diagnostic challenge. Br J Neurosurg, 2008, 22 (6): 784-786.

46. Ross AG, McManus DP, Farrar J, et al. Neuroschistosomiasis. J Neurol, 2012, 259 (1): 22-32.

47. Shirakawa K, Yamasaki HIto. Cerebral sparganosis: thewandering lesion. Neurology, 2010, 74 (2): 180.

48. Torres US. Letter to the editor: Role of imaging in the diagnosisof cerebral sparganosis. Br J Radiol, 2010, 84 (1001): 481.

49. Vale TC, de Sousa-Pereira SR, Ribas JG, et al. Neuroschistosomiasis mansoni: literature review and guidelines. Neurologist, 2012, 18 (6): 333-342.

50. Zhang JS, Huan Y, Sun LJ, et al. MRI features of pediatric cerebralparagonimiasis in the active stage. J Magn Reson Imaging, 2006, 23 (4): 569-573.

第五章

脑血管疾病

脑血管病是神经系统最常见的疾病,包括脑出血、脑梗死、脑血栓、脑血管畸形、脑血管炎、烟雾病、颅内动脉瘤等。MRI 有较高的组织、空间分辨力,易较早识别水肿或髓鞘脱失。同时 MRI 的磁敏感性较强,易识别各不同时期的血肿。另外,由于 MRI 有独特的血管流空效应,对血管畸形诊断容易。MRA 可进一步诊断脑血管本身的病变,MRI 是目前脑血管病诊断和鉴别诊断较为可靠的检查方法。

第一节　自发性脑出血

自发性脑出血(intracerebral hemorrhage, ICH)是最常见的脑血管意外性疾病,指原发性脑动脉、脑静脉或毛细血管破裂而非外伤等所致的脑实质出血,约占所有脑卒中的 12%~15%,且可引起多种继发症状,如:脑水肿、颅内压增高、脑疝等,其中脑水肿的产生是脑出血后继发周围神经损害的主要因素。

【病因、病理】

自发性脑出血多由于高血压、动脉硬化、血管畸形、血管炎、血液疾病等所致。80% 患者发生于大脑半球,约 20% 发生于小脑和脑干。

高血压性脑出血是由于脑动脉硬化、血压骤然增高、小血管痉挛、破裂所致,高血压可使血管内膜发生玻璃样变性或脂性玻璃样变性,破坏动脉瘤的肌层和弹力纤维,动脉壁局部外凸形成动脉瘤,该过程可在血压波动时致使动脉瘤破裂出血。其中深穿支小动脉如豆纹动脉是最常发病的部位,依次为基底节、内囊、丘脑、脑桥或小脑的深部。脑出血后血肿内成分有明确的演化规律,临床常根据血肿内成分对血肿进行分期。①超急性期,血肿以红细胞、血小板、白细胞、富蛋白血清渗出为主,红细胞呈双凹状、含有氧合血红蛋白,因此血肿内 95%~98% 为氧合血红蛋白;②急性期,血肿内红细胞明显脱水、萎缩,呈棘状,细胞内形成高浓度的脱氧血红蛋白,并伴灶周水肿;③亚急性早期,脱氧血红蛋白转变为正铁血红蛋白,由于血肿内缺氧,上述改变从血块的外周向中心发展;④亚急性中晚期,血肿外周血红蛋白氧化,红细胞皱缩、溶解,并将正铁血红蛋白释放到细胞外;血肿周围水肿及占位效应减轻,出现炎性反应,并有巨噬细胞沉积;⑤慢性早期,血肿周围水肿消失,炎性反应开始减轻,血管增生,血肿缩小;血肿周围胶质细胞反应性增生,还有细胞外正铁血红蛋白和巨噬细胞,巨噬细胞内含有 2 种储铁物质:铁蛋白和含铁血黄素;⑥慢性后期,也称血肿囊变期,边缘有致密胶原包膜,包括新生毛细血管、血管纤维基质、铁蛋白、含铁血黄素等。表 5-1-1 示血肿不同时期的信号变化。

表 5-1-1　1.5T 场强中血肿不同生化成分的信号表现

生化成分	发生的大概时间	短 TR/TE(T1-W 信号)	长 TR/TE(T2-W 信号)
氧合血红蛋白	发病 2~3 小时	≈ 或 ↓	↑
脱氧血红蛋白	3 小时至 2~3 天	≈ 或 ↓	↓↓
红细胞内正铁血红蛋白	数天	↑↑	↓↓
红细胞外正铁血红蛋白	数天至数月	↑↑	↑↑
含铁血黄素	数天至不定期	≈ 或 ↓	↓↓

血肿的演变时间因血肿的大小、位置及患者血液循环状态不同而有较大的变化。根据信号的表现推断血肿的发生时间常不准确，血液循环好的环境，血肿修复演变较快，硬膜外或硬膜下血肿演变相对较慢，但各铁蛋白的存在状态不同，MRI成像的表现各有特点，脑出血中铁代谢状态与MRI弛豫效应见表5-1-2。

表5-1-2 血肿与铁代谢状态MRI弛豫效应

代谢期	铁氧化状态	分布	磁性	弛豫过程	
				弛豫性	磁敏性
氧合期（含氧血红蛋白）	二价铁	红细胞内	抗磁		+
脱氧期（去氧血红蛋白）	二价铁	红细胞内	顺磁	−	+
氧化期（正铁血红蛋白）	三价铁	①红细胞内	顺磁	+	+
		②红细胞外	顺磁	+	
螯合期/交变期（转铁蛋白，铁乳铁传递蛋白）	三价铁	红细胞外	顺磁	+	+
铁沉积期（铁蛋白含三价铁铁血黄素）	三价铁	巨噬细胞和胶质细胞内	顺磁		+

显而易见，决定血液信号强弱的最重要因素是出血后铁在各期的降解形式及状态，也就是铁的电荷分布、生化结构形式及空间分布等，所以急性期的血肿信号以铁氧合期和脱氧期为特征，慢性血肿则以铁蛋白氧化期为特征，血肿吸收期则以铁的螯合期和铁沉积期为主。

此外，影响脑出血的MRI信号因素还包括：①红细胞膜的完整性；②血肿水分含量多少；③血肿出血量及其内含氧量高低；④选择的扫描序列及磁场强度；⑤是否受脑脊液的稀释等。从而，形成血肿复杂而多样的MRI信号变化。

【临床表现】

脑出血由于病因不同，患者的发病年龄跨越大，脑血管畸形引起的脑出血一般发病年龄较低，常为青少年；高血压引起的脑出血则患者常见于中老年人。临床表现与出血位置、出血量及出血的速度密切相关。一般表现为剧烈的头痛、恶心、呕吐，进一步可出现局灶性神经功能障碍；出血量少时神志多清晰，出血多且迅速者，可出线意识障碍、昏迷，严重者出现潮式呼吸或不规则呼吸，大小便失禁等。

【CT表现】

超急性期，血肿表现为均匀一致的高密度，CT值为50～70Hu，边界清晰，邻近结构受压移位（图5-1-1）。急性期，由于凝血块的收缩，血肿的密度较前期增加，CT值可接近90Hu，周围水肿明显，呈不规则低密度带。亚急性期，血肿周边的红细胞开始溶解，血肿密度从中心向外周逐渐减低，在无继续反复出血的情况下，通畅2～4周血肿变为等密度，血肿周围水肿逐渐减轻。慢性期，血肿逐渐变为

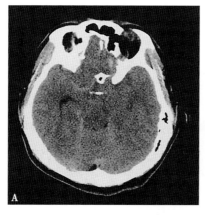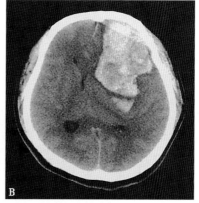

图5-1-1 左侧额叶及基底节区脑出血（超急性期）

A、B. 平扫，左侧额叶及基底节区示一52mm×87mm团片状高密度灶，CT值约65Hu，边清，中线结构右移，鞍上池显示不清，脑干受压变形

低密度,周围水肿消失,无占位效应;最后血肿区表现为一边界清晰的囊腔或裂隙状低密度影,密度近似脑脊液(图 5-1-2)。需要注意的是,血肿的 CT 值与血红蛋白含量密切相关,血红蛋白每下降 1pg,CT 值降低 2Hu;因此,严重贫血的患者,脑出血一开始即表现为等密度或稍低密度,但其仍有明显的占位效应。

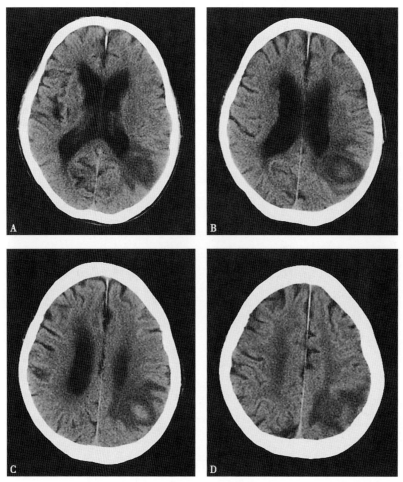

图 5-1-2　左顶叶脑出血(慢性期)
A~D. 平扫,左侧顶叶见一片状等低混合密度影,边不清,中心密度稍高

【MRI 表现】

1. 超急性期　红细胞破出动脉时是完全氧合的血红蛋白,后者属抗磁性,故理论上完全新鲜的动脉血无论是在短 TR/TE 或长 TR/TE 序列都不会产生异常的信号,除非有明显脑组织的推压或移位改变。但是,实际临床工作中,我们常发现超急性期血肿可表现为等 T1 稍长 T2 信号,T2WI 高信号主要由于血肿内的蛋白液及周围水肿所致;在超急性后期由于脱氧血红蛋白的出现造成 T2 缩短,在 T2WI 上呈等信号(图 5-1-3)。

DWI 上表现为中心的均匀或不均匀高信号,可能是因为超急性期中心的新鲜血液具有蛋白溶解信号的特点,尚未受脱氧血红蛋白的影响,血液凝固收缩后其细胞外间隙变小,血红蛋白浓度增高,血液黏度增加;血肿边缘呈低信号,可能是由于信号缺失从血肿外周向中心进展,外周去氧血红蛋白浓度最高,造成 DWI 上的顺磁性磁敏感伪影;血肿外周呈高信号,可能是由于血肿周围的血管源性水肿,其 T2WI 呈高信号,形成 DWI 上的 T2 透过效应。

2. 急性期　当脱氧血红蛋白位于细胞内,红细胞内的磁敏感性不同于外部血浆的抗磁性,该作用可在血肿中产生各种程度的磁敏性,这种磁敏性使磁场不均匀,使弛豫增强,但对 T1 不产生作用。故

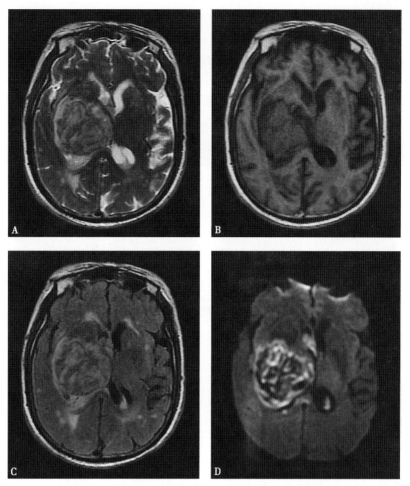

图 5-1-3 右侧基底节区脑出血破入脑室（超急性期）
A～D（A. T2WI，B. T1WI，C. T2WI-FLAIR，D. DWI）：右侧基底节区可见一
54mm×55mm 团状异常信号，T1WI 呈等信号，周围有不规则低信号带，T2WI
及 FLAIR 病变信号不均，DWI 呈高、等、低混杂信号，双侧侧脑室及第三、四脑
室可见相同信号灶，左侧侧脑室后角可见液平面

急性血肿（脱氧血红蛋白期）的 MRI 信号在 T1 加权像属略低或等信号，但在 T2 加权像缩短，表现为明显的低信号。在低磁场设备中，由于与分子的弥散相关的信号衰减作用，必须很长 TE 才可显示出增强的作用，但常规 T2WI 一般不使用长 TE，因此表现为等信号，故常易漏诊，应注意识别。梯度回波序列可较清晰显示血肿的存在。

由于顺磁性物质分布的不均匀性，随磁场强度的增高而逐渐变得明显，高场强 MRI 中，应用 SE 序列，T2* 增强也会很明显，T2WI 呈稍低信号。此外，由于血凝块收缩可有少量血清析出，T2WI 可见血肿周围有高信号环。总之，急性期，血肿主要表现为等 T1 稍短 T2 信号，周围水肿较明显而呈长 T1 长 T2 信号。

血肿在 DWI 呈均匀低信号伴周边环状高信号（高信号环形态可不规则），可能由于血肿内出现氧合血红蛋白、脱氧血红蛋白等大分子物质，红细胞肿胀，细胞间隙变窄，结合水数量增多而自由水数目减少，水分子的弥散受限制，引起局部 DWI 图像信号降低，同时其 ADC 值亦降低，而环形高信号则是此类磁敏感物质对磁场的干扰造成。此变化机制与急性缺血性梗死引起的 DWI 信号增高、ADC 值降低的机制不同，后者主要是梗死缺血细胞膜的 Na、K-ATP 酶泵功能障碍发生细胞毒性脑水肿，细胞内外水分子弥散活动障碍，但自由水数量无减少。

3. 亚急性期 亚急性早期：T1WI 血肿的周围一般呈高信号，逐渐向内部延伸，中心多呈等信号，这是由于周边脱氧血红蛋白转变为正铁血红蛋白所致；T2WI 中血肿周边仍呈明显低信号带，血肿的中心区无明显变化。由于脱氧血红蛋白可以引起 DWI 信号、ADC 值的降低，血肿可表现为高信号，也可以为低 / 等信号，但其信号变化较 T2 信号改变要延迟（图 5-1-4）。

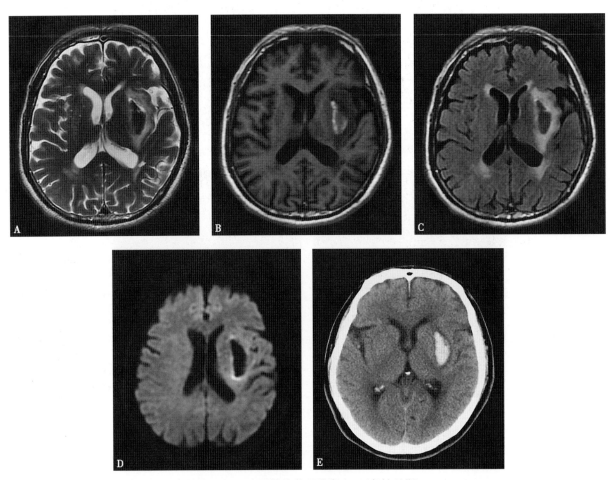

图 5-1-4　左侧基底节区脑出血（亚急性早期）

A～D（A. T2WI，B. T1WI，C. T2WI-FLAIR，D. DWI）：左外囊区可见一 31mm×16mm×27mm 异常信号团，T1WI 病变中心呈等信号，外周为高信号环包绕，T2WI、FLAIR 及 DWI 呈低信号，边界清，周围片状长 T1 长 T2 水肿信号

亚急性中晚期：由于红细胞破裂，沉浸在细胞外液中的正铁血红蛋白联合作用，使血肿在 T1WI、T2WI 均呈高信号。此外，由于正铁血红蛋白不断增多，红细胞破裂范围亦扩大，血肿内水分子弥散作用不断加快，ADC 值继续升高，血肿 DWI 图像呈均匀增高信号；同时血肿边缘可出现含铁血黄素沉积呈低信号（图 5-1-5）。

4. 慢性期　血肿形成后大量血红蛋白被巨噬细胞吞饮，同时被胶质细胞的溶酶体降解，铁离子存在于亲水的铁蛋白内。被红细胞加工后的铁蛋白，超过巨噬细胞的容纳度之后被排出，变为含铁血黄素，具有明显的顺磁效应，在 T2* 序列中最为敏感，呈明显的低信号。

在 MRI 正铁血红蛋白仍处于亚急性血肿期，血肿边缘与脑组织相依处可见一低信号的环状结构，在长 TR/TE 序列最为明显，该环状结构随血肿的不断溶解而逐渐增厚，这是铁在巨噬细胞和胶质细胞内溶酶体的不断积聚所致。该长 TR/TE 成像中的低信号也存在于陈旧性血肿中，病理标本中证实为含铁血黄素的沉着所致。在 T2 加权成像中，如果新发血肿存在明显的低信号灶，可以判断为多次出血，（常见于出血性疾病或脑血管畸形）。低信号存在于血肿周边则是血肿演变的正常过程，血肿中心部分正铁血红蛋白分解很慢，在 T1 加权像常表现为高信号，有时该状态可持续 1 年以上。故慢性血肿在 MRI 上可表现为以下 3 种情况：①中间高信号的正铁血红蛋白被周边低信号的含铁血黄素包绕；②中间信号同脑脊液，而周边信号表现为低信号；③血肿吸收后残存的低信号的裂隙（图5-1-6、7）。任何慢性血肿，随时间而逐渐由①向②、③表现形式过渡。

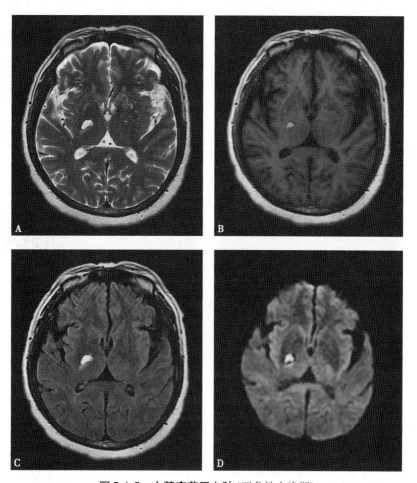

图5-1-5　右基底节区血肿（亚急性中晚期）

A～D（A. T2WI，B. T1WI，C. T2WI-FLAIR，D. DWI）：右基底节区可见一10mm×10mm短T1长T2信号灶，FLAIR、DWI呈高信号，边缘可见线样低信号带，病灶周围片状长T1长T2水肿信号

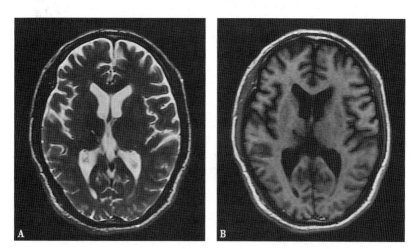

图5-1-6　右侧丘脑出血（慢性期）

A～D（A. T2WI，B. T1WI，C. T2WI-FLAIR，D. DWI）：右侧丘脑可见斑片状长T1长T2信号灶，外缘呈环条状长T1短等T2信号灶，最大截面约15mm×5mm，边界清晰

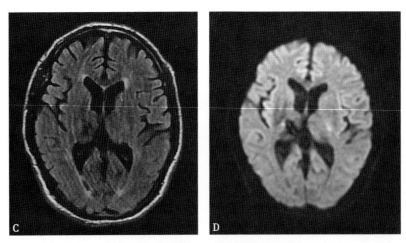

图 5-1-6　右侧丘脑出血（慢性期）（续）

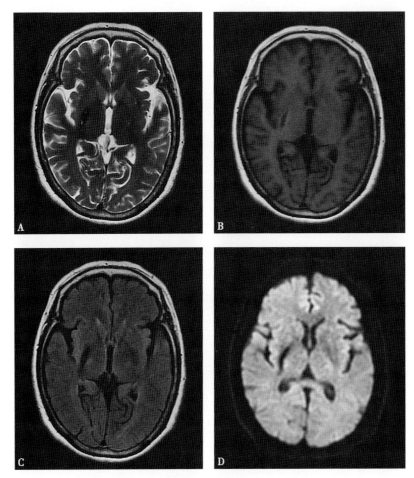

图 5-1-7　右侧基底节区脑出血（慢性期）

A~D（A. T2WI，B. T1WI，C. T2WI-FLAIR，D. DWI）：右基底节区片状长 T1
短 T2 信号灶，DWI、FLAIR 呈低信号，边界欠清，最大截面约 21mm×6mm

　　慢性期血肿软化或含铁血黄素沉积后，水分子弥散恢复正常，囊变软化灶内 ADC 值升高接近脑脊液水平，DWI 图像呈均匀低信号。

【鉴别诊断】

　　脑内出血根据 MRI 表现，结合临床表现、病史一般均能作出明确的诊断，但需要进一步鉴别出血的原因。

1. 外伤性脑内出血 患者一般有明确的外伤史，血肿多位于应力部位或对冲部位，常伴有邻近脑组织的挫裂伤、蛛网膜下腔出血及颅骨骨折等改变。

2. 高血压性脑出血 多发生于中老年人，有长期高血压病史，发病前有较为明确的诱因，如剧烈运动、情绪激动、用力大小便、大量饮酒等，病情进展较为迅速。血肿多位于基底节区及丘脑，常伴有出血破入脑室，引起脑室积血。

3. 动脉瘤性的脑出血 出血位置较为表浅，以颞叶及外侧裂附近较多见，血肿多为圆形或类圆形，如果 MRI 上发现流空的动脉瘤可明确诊断。

4. 脑血管畸形性的脑出血 患者多为儿童或青年人，血肿位置一般较为表浅，MRI 上常可见到流空的畸形血管。

5. 肿瘤并发脑出血 患者多有明确的肿瘤病史，血肿可位于肿瘤内部，亦可位于肿瘤邻近的脑组织，形态多不规则，密度/信号多不均匀，增强后可有不同程度的强化。

第二节 脑 梗 死

脑梗死根据病变范围可以分为轻度、中度及重度。轻度：病变位于前循环或后循环，直径＜1.5cm。中度：病变位于大脑前动脉（ACA）、大脑中动脉（MCA）皮质支或深支、或病变位于分水岭区、直径＞1.5cm。重度根据病变的发病部位不同又分为两型，重度 I 型：病变累及 ACA 或 MCA 的全部供血区域、或病变累及 MCA 的两个皮质支、或病变同时累及 MCA 的一个皮质支及深支、或病变同时累及两个大动脉供血区域；重度 II 型：病变累及脑干或小脑，直径＞1.5cm。

按照引起脑梗死的病因及部位又可分为缺血性脑梗死、腔隙性脑梗死、分水岭性脑梗死、出血性脑梗死及外伤性脑梗死。

一、缺血性脑梗死

【病因、病理】

缺血性脑梗死常见的病因包括动脉硬化所致的大血管或小血管狭窄、心源性栓子栓塞、血液病及血管炎等。

缺血性脑梗死根据发病时间不同而分为超急性期（小于 6 小时）、急性期（6~24 小时）、亚急性期（1~14 天）、慢性期（大于 14 天）。

当脑的血流量降低到 12~20ml/（100g·min）时，会产生脑的血供不足，微循环灌注障碍，三磷酸腺苷（ATP）生成减少、耗尽，细胞膜 Na-K 泵功能丧失，细胞外 Na^+、Ca^{2+} 进入细胞内，同时细胞内无氧酵解酸性代谢产物积聚，细胞内渗透压升高，使细胞外水分子进入细胞内，产生细胞毒性水肿。在 4~6 小时后，血脑屏障破坏，血管内容物渗出，产生血管源性水肿，其中最先发生缺血损伤的是神经元，其次是神经胶质细胞，最后为血管内皮细胞。

完全性脑缺血后 20 分钟就可出现细胞学变化，电镜下可见神经元内出现小的空泡、线粒体肿胀，结构不清，这种改变可持续 6 小时。其他神经组织细胞镜下和大体标本处于正常状态。缺血细胞的变化最早发生于 4~6 小时间，神经元细胞开始收缩，细胞更浓染，细胞质嗜伊红素易染，继而电镜下见线粒体破裂，核酸糖小体聚积，肿胀的内浆内有网状体。至 24 小时，细胞则发生完全性坏死。大体标本可见梗死部位脑组织变软，皮层与髓质间的界限消失，最初为细胞毒性水肿，以后则伴有细胞外的血管性水肿，故形态改变可在 1~2 小时发生，而脑组织功能的永久性破坏发生在发病后 5~10 分钟左右。

自发病后 24~48 小时，开始坏死吸收，小胶质细胞开始吞噬坏死组织，星形细胞、内皮细胞核毛细血管开始增殖，该吸收及修复过程由梗死区边缘向中心区逐渐进行，坏死组织被巨噬细胞和新生血管清除，最终形成由胶质瘢痕包围的残腔。如果梗死范围较大，则该部脑组织可因软化而空缺。大面积梗死可呈现较长期的凝固性坏死，不完全发生脑软化。

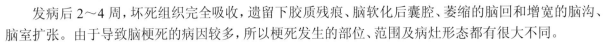

发病后 2～4 周，坏死组织完全吸收，遗留下胶质残痕、脑软化后囊腔、萎缩的脑回和增宽的脑沟、脑室扩张。由于导致脑梗死的病因较多，所以梗死发生的部位、范围及病灶形态都有很大不同。

【临床表现】

起病前多有前驱症状，表现为头痛、头晕、眩晕、短暂性肢体麻木、无力。起病一般较缓慢，经几小时甚至 1～3 天病情达到高峰。

脑梗死的临床症状复杂，与梗死部位、责任血管的大小、缺血的严重程度、发病前有无其他疾病以及有无合并其他重要脏器疾病等有关，轻者可以完全没有症状，也可以表现为反复发作的短暂性的肢体瘫痪或眩晕；重者不仅可以有肢体瘫痪，甚至可以急性昏迷、死亡。

【CT 表现】

脑梗死最初的 12 小时出现脑肿胀，CT 上病变区的密度与正常脑组织无明显差异，但是部分患者可出现脑沟变浅，灰白质界限模糊或消失，有时责任血管密度增高，出现白血管征。脑梗死 1 周之内，脑水肿达到高峰，出现神经细胞及胶质细胞坏死、侧支循环开始建立，CT 上出现与闭塞动脉供应区相符的扇形或卵圆形低密度区，有程度不同的占位效应。梗死 2～3 周形成坏死区，周围胶质细胞增生形成肉芽组织、脑水肿减轻，CT 上仍表现为与闭塞动脉供应区相符的低密度区，占位效应减轻或消失。4 周后梗死区成为充满液体的囊腔，CT 上表现为近于脑脊液的低密度灶，边界清楚，周围脑沟增宽，邻近脑室扩大。

脑梗死增强扫描强化以 2～3 周最明显，强化与血脑屏障破坏、过度灌注和新生毛细血管有关，当受损和不健全的血脑屏障逐渐修复和健全后，即不再出现增强表现。梗死早期，由于血流缓慢或急性侧支血管的建立，可出现皮质血管强化；有时可见责任血管管腔闭塞。起病 48～72 小时，病变区可出现皮质或脑回强化。

【MRI 表现】

脑梗死主要表现为脑实质内扇形或楔形，并与血管供血分布一致的异常信号。脑梗死在各个 MRI 序列上的信号表现及占位效应的程度主要取决于梗死的时间（急性期、亚急性期和慢性期），此外，与侧支循环是否建立有关。

超急性期脑梗死，发病 6 小时之内，梗死区主要为细胞毒性水肿，常规 MRI 序列（T1WI、T2WI 及 FLAIR）一般无阳性表现，DWI 呈高信号，PWI 呈低灌注区（图 5-2-1）。急性期，随着血脑屏障受损，血管源性水肿的出现，病变区组织的 T1 和 T2 时间延长，在 T1WI 上表现为低信号，T2WI 及 FLAIR 上为高信号，DWI 呈高信号，PWI 呈低灌注区（图 5-2-2、3）。亚急性期梗死脑组织 T1WI 上表现为低信号，T2WI 及 FLAIR 上为高信号，DWI 信号呈下降趋势，皮质特别是脑回明显肿胀，灰 - 白质界限消失，白质也出现信号强度异常，有占位效应；有近 20% 的患者在 T1 加权像上病灶内出现高信号，预示有出血发生（图 5-2-4）。

有学者应用 Gd-DTPA 对急性和亚急性梗死进行研究，发现梗死灶在 T1 加权像有 4 种增强的表现：①血管内增强；②脑膜增强；③混杂性增强；④脑实质增强。血管内和脑膜增强较实质增强出现的早，一般在梗死后第 2 天最为明显。血管内增强在发病第一周内有 75% 的病灶出现，早于 T2WI 的信号改变，可能与梗死后灶周血管代偿性扩张有关；在脑动脉造影时，可见到扩张的血管和缓流的血液。硬脑膜增强较血管内增强发生率少，多见于外周性梗死，约 35% 患者在发病后第 1 周内出现，可能与梗死灶对相邻脑膜产生的刺激有关。发病的第 4～7 天，有 35% 患者出现梗死灶增强，同时可出现血管内增强和脑膜增强，这种混合的增强称为增强的过渡期，据研究发现，20%～40% 的患者在发病 6 天以内出现实质增强，而 90%～100% 的患者在 7 天以后出现。应用磁化转移（MT）技术和加大造影剂剂量，可有效地提高早期梗死灶的显示率，同时磁化转移技术也和脑实质增强与血脑屏障异常有关（图 5-2-5～7）。脑梗死应用造影剂增强对常规成像中信号强度差别不大的病灶有意义，但不能以此判断病灶的发生时间。

脑梗死的慢性期，破坏的血脑屏障已修复，水肿消退，坏死组织吸收。T1WI 上表现为低信号，T2WI 为高信号，FLAIR 呈低信号，DWI 呈低信号，增强后病变不强化，局部脑组织出现萎缩，相邻的脑沟和脑室增宽（图 5-2-8）。

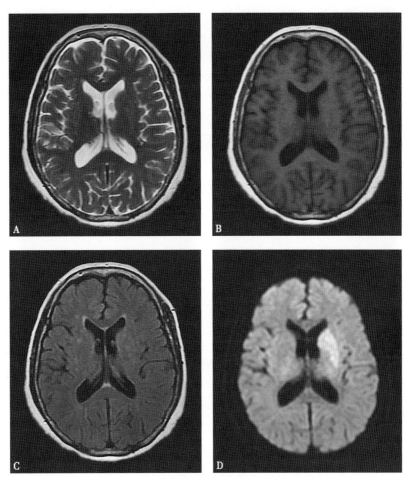

图 5-2-1　左侧基底节区脑梗死（超急性期）

A～D（A. T2WI，B. T1WI，C. T2WI-FLAIR，D. DWI）：左侧尾状核及豆状核可见片状等 T1 等 T2 信号灶，FLAIR 呈等信号灶，DWI 呈略高信号灶，最大截面约 31mm×14mm，边界不清

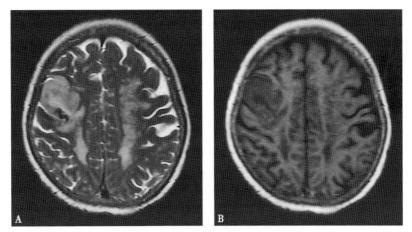

图 5-2-2　额叶脑梗死（急性期）

A～D（A. T2WI，B. T1WI，C. T2WI-FLAIR，D. DWI）：右额叶可见斑片状长 T1 长 T2 信号灶，FLAIR 及 DWI 呈高信号灶，边界不清，最大截面约 40mm×30mm，可见占位效应，内可见条状等长 T1 短 T2 信号灶。双侧半卵圆中心、可见多发斑片状长 T1 长 T2 信号灶，边界不清，FLAIR 呈高信号灶

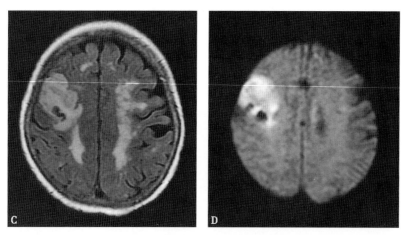

图 5-2-2　额叶脑梗死（急性期）（续）

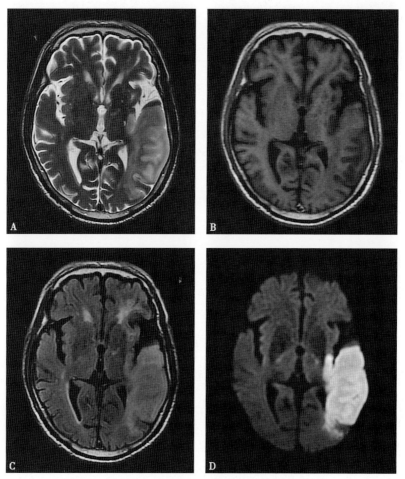

图 5-2-3　左颞顶枕叶大面积脑梗死（急性期）

A～D（A. T2WI，B. T1WI，C. T2WI-FLAIR，D. DWI）：左颞顶枕叶大片状长 T1 长 T2 信号，FLAIR 呈高信号，DWI 呈高信号，边界欠清，最大截面约 100mm×48mm，相应部位脑沟变窄

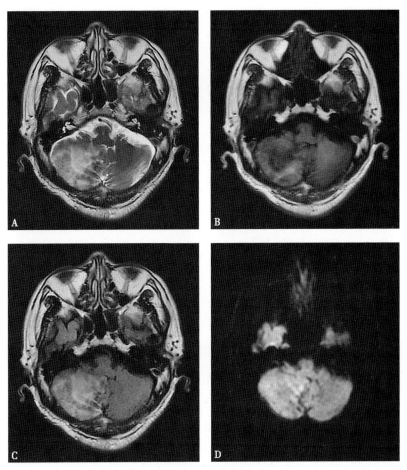

图 5-2-4　右侧小脑半球梗死（亚急性期）

A～D（A. T2WI，B. T1WI，C. T2WI-FLAIR，D. DWI）：右侧小脑半球可见片
状等及长 T1 长 T2 信号灶，最大截面约 51mm×48mm，FLAIR 呈片状高信号，
DWI 以等信号为著，边缘可见点状高信号

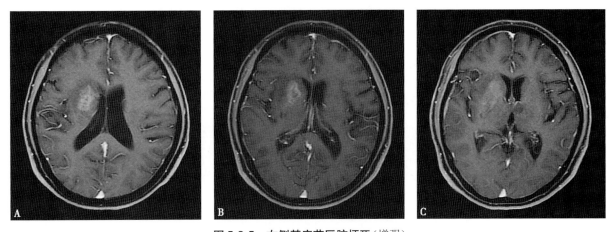

图 5-2-5　右侧基底节区脑梗死（增强）

A～F（A～C. 横断位 T1WI 增强，D～F. 冠状位 T1WI 增强）：右侧脑室体旁及基底节区可见团状强化灶，最大截面约
29mm×17mm，周缘可见环状低信号

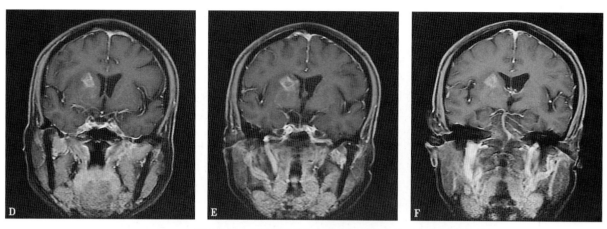

图 5-2-5　右侧基底节区脑梗死（增强）（续）

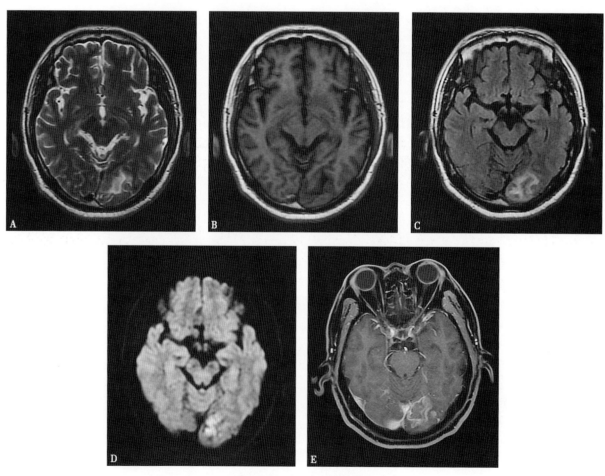

图 5-2-6　左侧枕叶脑梗死

A～D（A. T2WI，B. T1WI，C. T2WI-FLAIR，D. DWI）：平扫，左顶枕叶皮层下可见条片状中央呈等 T1 等长 T2 信号灶，周缘呈条片状长 T1 长 T2 信号灶，最大截面约 33mm×23mm，边界不清。FLAIR 呈高信号灶，DWI 呈等高信号灶。E～G：增强，左枕叶病灶呈片状不均匀强化，以边缘强化为明显，中心区域部分不强化，无明显占位效应

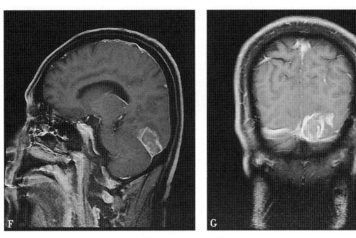

图 5-2-6 左侧枕叶脑梗死（续）

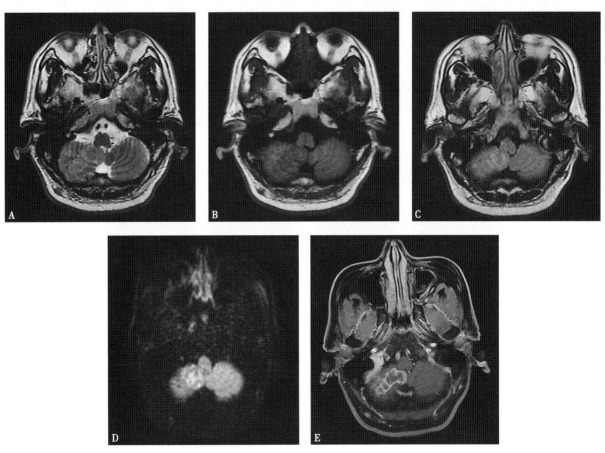

图 5-2-7 右侧小脑梗死

A～D（A. T2WI，B. T1WI，C. T2WI-FLAIR，D. DWI）：平扫，右侧小脑半球可见片状等、长 T1 长 T2 信号灶，FLAIR 及 DWI 呈高信号灶，最大截面约 35mm×25mm，边界不清。E～G：增强，右小脑病灶呈不规则片状不均匀强化，以边缘强化为明显，中心区域部分不强化，无明显占位效应

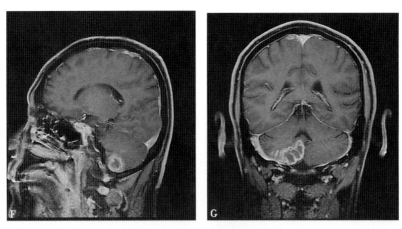

图 5-2-7 右侧小脑梗死（续）

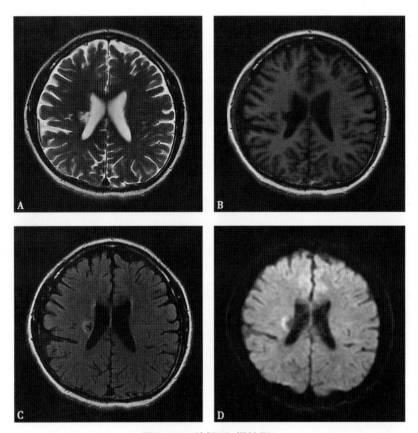

图 5-2-8 脑梗死（慢性期）

A～D（A. T2WI，B. T1WI，C. T2WI-FLAIR，D. DWI）：右侧侧脑室体旁可见小片状长 T1 长 T2 信号灶，最大截面约 12mm×10mm，边界尚清，FLAIR 及 DWI 示病灶中心呈低信号灶，边缘呈稍高信号

　　应用 MRA 技术可显示颈部和颅脑大血管的狭窄和闭塞，但也常常出现错误或过度估计病灶的程度，出现错误的常见原因有：①血流速度快发生相位散失；②图像重建技术有缺陷；③失相位造成信号强度减弱；④血管壁搏动；⑤部分容积效应。应用造影剂和快速成像技术可明显提高判断血管狭窄或闭塞的准确度。

【鉴别诊断】

1. 与低级别星形细胞瘤鉴别　低级别星形细胞瘤一般主要位于脑白质,形态多呈不规则片状,很少出现与动脉供血区相一致的楔形改变,无血管内流空效应的消失或血管增强的表现。

2. 与脑炎鉴别　脑炎可表现为片状长 T1、长 T2 信号,但是与动脉供血区分布不一致,增强后病变区多不强化,但局部区域可见明显强化,呈点状或片状,以及弥漫性脑回状强化。临床上常有癫痫发作、发热、头痛等症状。

二、腔隙性脑梗死

腔隙性脑梗死(lacunar infarction)是指脑的深穿支动脉及分支动脉硬化、闭塞,造成微小局灶的脑组织缺血坏死和软化,经吞噬细胞清除后坏死组织留下的空隙,常位于深部脑组织,如内囊、基底节区。腔隙性脑梗死的发生率约占脑卒中总数的 19%,占缺血性卒中的 20%。

【病因、病理】

腔隙性梗死与动脉硬化、高血压和小的动脉瘤等因素有关,高血压、糖尿病、吸烟、高脂血症是重要的高危因素。Fisher 认为持续性高血压是腔隙性梗死的直接病因,可能因持续性高血压作用于穿通支小动脉使其管腔狭窄,血流减少最终发生微栓塞使血管闭塞。糖尿病患者因其可引起脂质代谢障碍,而加重动脉粥样硬化,导致微小凝集物形成而致毛细血管病变及血液高凝状态,因而成为本病独立的危险因素。该病患者发病较血糖正常者提早 10 年且发生率提高 2～4 倍。长期吸烟使脑血管舒缩功能减退,加速脑动脉硬化,使腔隙性梗死的危险性增加 2～4 倍。高甘油三酯伴高密度脂蛋白降低可加重动脉粥样斑块的形成,血浆低密度脂蛋白和极低密度脂蛋白浓度增高导致血浆黏稠度增高,血流缓慢,血小板聚集,同样也是腔梗死的易患因素。

腔隙性梗死发生后 24 小时内难以发现病灶,常见于发病的 2～3 天。累及豆纹动脉区域,而不是大脑中动脉。由于病灶较小(一般＜1cm)坏死组织很快被巨噬细胞清除,第 2～3 天则可变为充满液体的残腔,且易多发。

【临床表现】

腔隙性梗死多见于高龄患者,年龄因素是其不可干预的危险因素,年龄每增加 10 岁其发病危险增加约 1 倍,50 岁以前发病甚少,60 岁以上发病骤增。腔隙性梗死起病缓慢,症状在 12 小时～3 天发展至高峰,少数急性起病、病程波动。临床上以单纯运动性最常见,主要表现为肢体轻偏瘫;其次为构音障碍 - 手笨拙综合征,主要为中枢性面瘫、舌瘫、构音不清,精细动作欠清;部分患者可表现为单纯感觉障碍:偏身感觉异常、丧失。少部分患者症状均较轻、不典型,无明显肢体瘫痪、感觉缺失。

【CT 表现】

腔隙性梗死多见豆状核、丘脑、尾状核和脑桥等深部核团内,可单发,亦可多发。CT 上可表现为斑点状、小片状低密度灶,边缘清晰或模糊,无占位效应。

【MRI 表现】

病灶多发分布于脑深部的基底核内,如豆状核、丘脑、尾状核和脑桥等(图 5-2-9～11)。T2WI 上显示相应部位的高信号病灶,尤其采用 FLAIR 成像,能有效地抑制 CSF 的信号,同时又获得了更重的 T2TI(FLAIR 的 IE 时间大于 SE 序列);脑室内 CSF 显示极低信号,从而使脑室周围的腔隙性病灶更为敏感地反映出来。T1WI 上病灶信号与发病时间密切相关,可呈等信号或稍低信号,边界多数欠清晰。DWI 上病变呈明显的高信号。

陈旧性梗死灶可表现为脑软化、疏松的基质中含水量增加和胶质增生,T1WI 呈均匀的低信号,T2WI 呈高信号,FLAIR-T2WI 呈低信号、边缘有线样稍高信号环绕,DWI 呈低信号(图 5-2-12)。

【鉴别诊断】

腔隙性梗死由于有典型的病史、发病年龄、临床表现及发病部位,一般均可作出较为准确的诊断。但是,有时需要与血管周围间隙鉴别:后者可以发现于任何年龄,随着年龄的增长、发现率上升,而且体积不断变大,但是在 MRI 各个序列上信号和脑脊液一致。

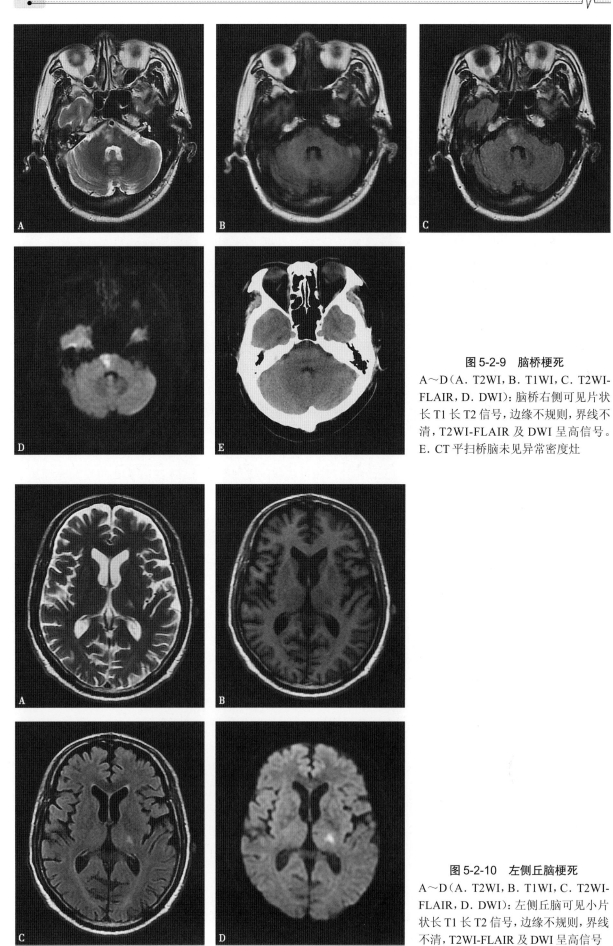

图 5-2-9　脑桥梗死

A～D（A. T2WI，B. T1WI，C. T2WI-FLAIR，D. DWI）：脑桥右侧可见片状长 T1 长 T2 信号，边缘不规则，界线不清，T2WI-FLAIR 及 DWI 呈高信号。E. CT 平扫桥脑未见异常密度灶

图 5-2-10　左侧丘脑梗死

A～D（A. T2WI，B. T1WI，C. T2WI-FLAIR，D. DWI）：左侧丘脑可见小片状长 T1 长 T2 信号，边缘不规则，界线不清，T2WI-FLAIR 及 DWI 呈高信号

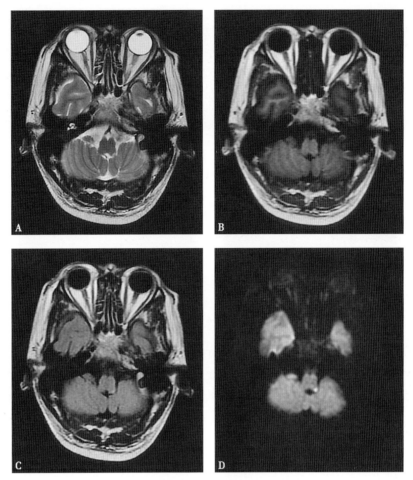

图 5-2-11　延髓脑梗死

A~D（A. T2WI，B. T1WI，C. T2WI-FLAIR，D. DWI）：延髓左侧背侧可见斑条状等 T1 略长 T2 信号灶，边界不清，FLAIR 及 DWI 呈高信号灶，最大截面约 8mm×2mm，边界不清

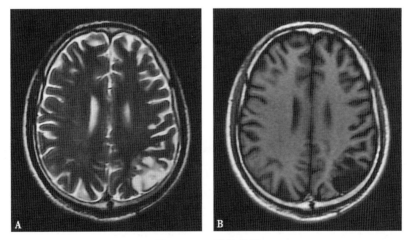

图 5-2-12　脑软化灶

A~D（A. T2WI，B. T1WI，C. T2WI-FLAIR，D. DWI）：左侧顶叶可见片状长 T1 长 T2 信号，边缘清晰，邻近脑沟增宽。FLAIR 示病灶边缘呈高信号，内部为低信号；DWI 病灶呈低信号

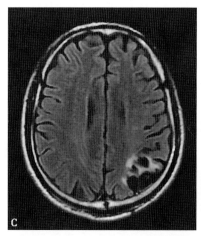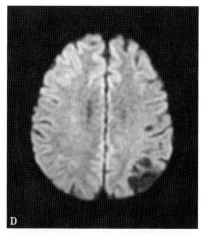

图 5-2-12 脑软化灶（续）

三、分水岭梗死

分水岭（watershed）梗死是大血管闭塞导致脑梗死的一种特别类型，也称区间梗死、边缘带脑梗死、终端带脑梗死、低血流梗死；是指相邻两条动脉供血的边缘带局限性缺血损害造成的梗死，多发生在脑内大血管供血区边缘带或基底节区深穿小动脉供血区边缘带，偶见于小脑的两条动脉供血交界区的脑组织；常由于近端血管疾病或全脑低血灌注情况下，反射性导致远端血管床过度灌注，发生严重的脑组织损伤，死亡率较高。

根据病变发生的部位不同，可以将分水岭梗死分为幕上分水岭梗死和幕下分水岭梗死，其中幕上分水岭梗死又可分为皮层前型、皮层后型、皮层下型。皮层前型梗死发生于大脑前动脉与大脑中动脉皮层支的边缘带；皮层后型梗死发生在大脑中动脉与大脑后动脉皮层支的边缘带或大脑前、中、后支动脉共同供血的皮层支边缘带；皮层下型梗死发生于大脑中动脉皮层支与深穿支的边缘带。

【病因、病理】

分水岭梗死的病因及发病机制一直存在争论，传统认为体循环低血压、低血容量、颈动脉狭窄或闭塞、微栓塞及后交通动脉的解剖变异等是其主要病因。新的观点倾向于不同发病机制共同发挥作用。最近的研究结果表明，低脑灌注与微栓塞共同作用可发生分水岭梗死，且与颅内、外大动脉狭窄或闭塞密切相关。

血压不适当降低是分水岭梗死的重要原因，尤其当脑血管原有动脉粥样硬化性狭窄或阻塞时，在全身低血压时更易发生分水岭梗死。当颈内动脉（ICA）狭窄＜70% 时，收缩压＜130mmHg 和＜170mmHg 发生急性卒中的危险无明显差异；而当颈内动脉狭窄＞70% 时，收缩压＜130mmHg 发生急性卒中的危险明显大于血压＜170mmHg，尤其是在双侧颈内动脉狭窄＞70% 时。

主要脑动脉狭窄或闭塞是分水岭梗死最常见的原因，但决定发病的主要因素是侧支循环建立的是否充分。当侧支循环建立的不充分时，则易在两主要大血管供血区之间发生分水岭梗死。大脑前动脉区缺血时血液循环是经过前交通动脉交叉供血。而两大脑中动脉供血区则常易发生缺血性改变，如果梗死范围同时影响到大脑前动脉，则可发生除大脑后动脉供血区外的半球性梗死。

微栓子栓塞亦是分水岭梗死的重要发病机制之一。近年来通过影像研究及尸检证实，许多皮质分水岭区的梗死是由微栓子引起，梗死周围的脑血流和血流灌注无明显降低。Yong 等对皮质分水岭梗死与皮质下分水岭梗死患者进行了观察研究，发现皮质下分水岭梗死主要是血流动力学异常所致，而栓塞是皮质分水岭梗死的主要发病机制。颈动脉粥样斑块性质亦可能与分水岭梗死关系密切，不稳定的颈动脉斑块脱落的微小栓子容易阻塞大脑前动脉或大脑中动脉远端的细小分支，导致皮质分水岭梗死。白玉海等亦对颈内动脉粥样硬化斑块及脑组织低灌注相关指标与分水岭梗死的关系进行了观察研究,认为分水岭梗死与颈内动脉系统粥样硬化斑块及性质关系密切。与狭窄率呈正相关关系,其中以大脑中动脉多见,并存的低灌注相关因素是诱发分水岭梗死的主要原因,但较少发生在侧支循环开放丰富的患者。

脑低灌注和微栓子栓塞共同发挥作用对颈内动脉和大脑中动脉狭窄所致分水岭梗死,早期研究认为其发病机制主要是狭窄动脉远端血流动力学障碍,属低灌注性脑梗死,后来研究发现为栓子栓塞也是其重要的发病机制。最近的研究表明,分水岭梗死是低脑灌注和微栓塞共同作用的结果。严重颈内动脉狭窄或闭塞性疾病和心脏手术可同时引起改变脑血流的方向和速度就会发生改变。易使微栓子到达血管分支末端,导致血流淤滞,低灌注又不易使微栓子被冲刷走,从而导致分水岭梗死发生。

【临床表现】

大部分分水岭梗死患者在 50 岁以上,而其中以 60 岁以上最多。临床表现因梗死部位不同而各异,皮层前型主要表现为偏瘫、经皮层型运动性失语、智能障碍等。皮层后型表现为偏盲、轻偏瘫、经皮层性感觉失语、皮层性感觉障碍、情感淡漠,记忆力下降。皮层下型的病灶为多发性的,可表现偏瘫、失语、偏盲、智能减退等症状;因有多发病灶、症状和体征没有特异性,难以明确分类,统称皮层下型较为实用。幕下分水岭梗死多表现为轻度共济失调和意识障碍。

【CT 表现】

分水岭梗死在超急性期及急性早期 CT 检查可无明显的异常征象。发病 24 小时后 CT 表现开始出现,与其他缺血性脑梗死的表现相同,梗死灶表现为低密度,但无明显占位效应,也可以表现为出血性脑梗死。梗死区白质内低密度影,呈楔形,宽边向外,尖角向内,或条形、类圆形,以顶枕部、额顶多见。灰质由于血液再灌注呈等密度影,增强后可出现皮质明显强化,还可表现为侧脑室旁深部白质低密度影,常出现在侧脑室体部周围或三角区。

【MRI 表现】

分水岭梗死可分布于大脑前动脉与中动脉供血区间、大脑中动脉与后动脉区间、深动脉分支与大脑中动脉区间及小脑上动脉、后下动脉和前下动脉区间。皮层前型病灶多位于额、顶交界区,皮层后型病灶多位于顶、枕叶或顶、枕、颞叶交界区,皮层前、后两型 MRI 表现为片状异常信号区,呈楔形,尖端朝向脑室,底朝向脑膜。皮层下型病灶多在侧脑室额角后外侧方、外囊及基底节区,呈条索状、三角形或椭圆形,常多个病灶相连。

分水岭梗死的 MRI 信号与普通类型的脑梗死信号相似:超急性期,病变多呈等 T1、等 T2 信号,Flair-T2WI 显示稍高信号,DWI 呈明显高信号;急性期,病灶呈等或稍长 T1、长 T2 信号,Flair-T2WI 及 DWI 呈明显高信号;亚急性期及晚期,病灶呈长 T1、长 T2 信号,Flair-T2WI 呈高信号(图 5-2-13~15)。

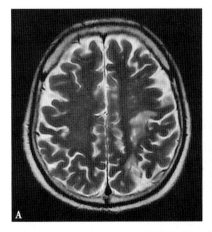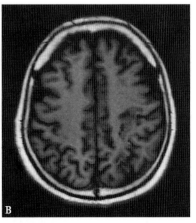

图 5-2-13 分水岭脑梗死

A~D(A. T2WI,B. T1WI,C. T2WI-FLAIR,D. DWI):左侧额顶叶交界区可见多发斑点状斑片状等长 T1 长 T2 信号灶,FLAIR 及 DWI 呈高信号灶

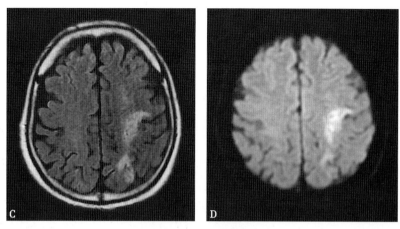

图 5-2-13 分水岭脑梗死（续）

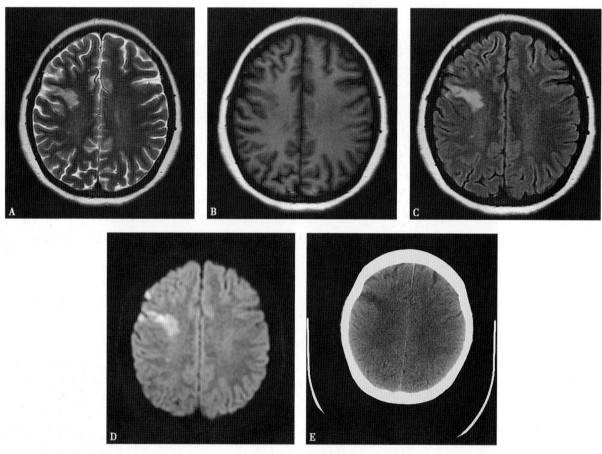

图 5-2-14 分水岭脑梗死

A～D（A. T2WI，B. T1WI，C. T2WI-FLAIR，D. DWI）：右侧额顶颞叶皮层及皮层下可见多发斑点状及斑片状长 T1 长 T2 信号灶，边界不清，FLAIR 及 DWI 呈高信号灶，最大截面约 35mm×15mm。E. CT 平扫：相应部位低密度

【鉴别诊断】

　　分水岭梗死具有典型的发病部位，MRI 较易诊断，有时病变位于侧脑室周围者需要与 VR 间隙扩大、脱髓鞘、侧脑室憩室等鉴别。VR 间隙扩大、侧脑室憩室在 Flair-T2WI 上表现为中心低信号、边缘有稍高信号环绕，DWI 上无明显信号升高。侧脑室周围的脱髓鞘病变，两侧分布较为对称，DWI 上无明显信号升高。

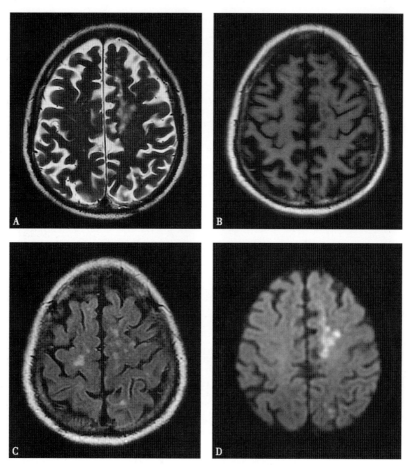

图 5-2-15　左侧分水岭脑梗死

A~D（A. T2WI，B. T1WI，C. T2WI-FLAIR，D. DWI）：左侧额顶叶皮层下区斑
片状等、长 T1 长 T2 信号灶，FLAIR 呈高或低信号，DWI 呈等低信号，边界欠清

四、静脉性脑梗死

静脉性脑梗死（cerebral venous infarction，CVI）是指静脉性因素导致脑组织缺血、缺氧而发生坏死、出血、软化，形成梗死灶的一类疾病。脑静脉窦包括浅、深两组。浅组包括横窦-乙状窦-上矢状窦，主要引流同侧或双侧大脑皮质及皮层下静脉血；深组主要为大脑大静脉-直窦-下矢状窦，主要引流双侧大脑深部白质、灰质核团、丘脑及脑干静脉血。故静脉性脑梗死部位及形态与其引流的静脉窦血栓形成部位一致，而与该部位动脉供血部位和形态完全不同。

【病因、病理】

静脉性脑梗死的病因目前尚未完全明确，由于其与脑静脉血栓关系密切，因此脑静脉血栓形成的危险因素亦与静脉性脑梗死相关。颅内静脉血栓形成易感因素包括：①高凝状态：妊娠和产褥期，卵巢过度刺激综合征；②遗传性凝血、C 或 S 蛋白缺乏症、抗凝血酶缺乏症、因子Ⅱ（凝血酶原）基因突变、因子 V Leiden 突变、血管性血友病（von Willebrand disease；冯•威利布兰德病）、5，10 亚甲基四氢叶酸还原酶基因突变、胱胺酸和同型半胱氨酸血症；③继发于血液凝血疾病：血小板增多症、原发性红细胞增多症、白血病、阵发性睡眠性血红蛋白尿、缺铁性贫血、镰状细胞贫血病、弥漫性血管内凝血，骨髓移植后；④继发于全身性疾病：贝赛特病，系统性红斑狼疮/抗磷脂综合征、系统性血管炎、癌（乳腺癌，前列腺癌等）、淋巴瘤、高黏度综合征、肾病综合征、溃疡性结肠炎或克罗恩病、脱水、结节病；⑤全身感染性疾病（细菌、真菌）；⑥药品：口服避孕药、皮质类固醇、双氢麦角胺、天冬酰胺酶，雄激素，合成迷幻药、重组人红细胞生成素、抗纤溶药物、萨立多胺；⑦局部感染或渗透：中耳炎，乳突炎，鼻窦炎、牙科脓肿、扁桃体炎、脑膜炎（急性或慢性，细菌、真菌），硬膜下积脓，肿瘤造成硬脑膜窦梗阻、恶性脑膜炎；

⑧静脉畸形引流静脉血栓；⑨硬脊膜穿刺、硬膜外麻醉、甲泛葡胺造影、诊断性穿刺；⑩创伤：开放性或闭合性头部外伤、颈内静脉导管留置、神经外科处置。

静脉性脑梗死主要的病理生理基础是脑静脉循环紊乱导致颅内静脉高压，进而造成静脉源性脑出血、脑梗死。由于脑的静脉和静脉窦均无瓣膜结构，异常的静脉回流易形成血栓，脱落后经颅骨或硬脑膜小静脉反流进入脑内静脉或静脉窦而引起栓塞，这一解剖特点是静脉性脑梗死发生的重要因素。此外，各种原因引发的血液高凝状态，低颅内压引起的血管壁牵拉、变形、扩张以及血液淤滞均可诱发静脉窦或皮层静脉血栓形成、血管栓塞。脑静脉血栓形成后出现血液回流障碍、静脉压升高、血管内充血。静脉充血程度取决于静脉栓塞程度、静脉涉及的范围、侧支循环的建立、血栓栓塞持续时间等；而梗死的发生取决于静脉充血的强度。随着静脉和毛细血管扩张充血、脑间质水肿、脑脊液生成增加吸收减少，进而出现颅内压增高、脑灌注压下降、脑血流量减少。由于脑血流量下降，继而脑能量供应不足，钠泵功能受损，细胞膜内外水电解质平衡紊乱，血脑屏障破坏，出现细胞毒性脑水肿。若静脉完全闭塞，则静脉压进一步升高，可导致静脉破裂、出血、坏死。

【临床表现】

静脉性脑梗死临床表现依其发生部位及病因不同而复杂多样，但多不具有特异性，可有头痛、恶心、呕吐、复视、视力下降、失语、短时记忆丧失、胸痛、癫痫发作、单侧躯体麻木、舌麻木、听力障碍等。急性期主要表现为颅内压增高症状、局灶性神经功能缺损、癫痫发作及意识障碍等；慢性期表现更加隐匿复杂。小脑和脑干静脉性脑梗死一般呈急性发作，快速进展至昏迷和死亡，少数患者亦可呈亚急性或慢性病程，表现为脑积水相关症状。

【CT表现】

静脉性脑梗死可表现为弥漫性脑水肿，静脉引流区内的双侧或单侧性梗死或（和）出血；静脉窦内因血栓形成而呈高密度"带征"；增强后因受累静脉内血栓残留或窦壁强化而出现"δ"征，有时可见异常静脉侧支。

【MRI表现】

静脉性脑梗死因静脉窦血栓形成部位不同而有不同的形态和信号特点。

梗死灶可单发或多发，范围大小不一，形态不规则，呈斑片状或脑回样，边界不清。上矢状窦血栓形成所致脑梗死多见于额、顶、枕叶，可为双侧多发病变，横窦-乙状窦闭塞所致脑梗死多见于同侧颞叶或小脑；大脑大静脉-直窦血栓所致脑梗死更具特征性，常表现为双侧基底节区、丘脑及脑干对称性病变，边界清楚。

梗死部位与其引流静脉闭塞部位相一致，梗死多发生于大脑外围皮层、皮层下脑组织或脑深部灰质核团，大脑白质区发病较少；梗死区呈不同程度长 T1、长 T2 信号，常伴有明显脑肿胀。由于静脉淤血，小静脉和毛细血管内流体静压升高，加之脑组织疏松，所以梗死灶内极易出现出血（图 5-2-16、17）；MRI 出血信号取决于血红蛋白的演变过程，常见出血表现为 T1WI/T2WI 均为高信号，出血可以是斑点状，也可以是真正的血肿。增强扫描，根据脑梗死时期不同可强化或不强化，亚急性期病灶可明显强化，强化形态与病变部位有关，皮层梗死为脑回样强化，脑深部灰质核团、丘脑或脑干病变常为斑片状不规则强化。有时在病灶引流区内可见许多扩张的强化的小静脉影，呈放射状排列，方向垂直于大脑皮层，这些小静脉为静脉栓塞后引流区域扩张的脑内小的髓静脉。

静脉窦血栓 MRI 平扫可表现为正常静脉窦流空信号消失，而呈等、高信号影；MRV 显示静脉窦血流信号缺失。血栓形成部位静脉或静脉窦增强后可见明显强化。此外，大脑镰和小脑幕脑膜的异常强化是脑静脉栓塞的一种间接表现征象。

【鉴别诊断】

1. 与动脉性脑梗死鉴别　动脉性脑梗死一般起病急，以动脉供血区分布，呈扇形或三角形，多灰白质同时受累；梗死后出血时间较晚，出血多分布于边缘，位置浅表。

2. 与脑内肿瘤性病变鉴别　局灶性静脉性脑梗死可出现占位效应征象，有其较特征性影像表现和分布；而肿瘤性病变周围水肿及占位效应较前者更加明显，可见瘤体信号，且不同肿瘤强化特点不同。

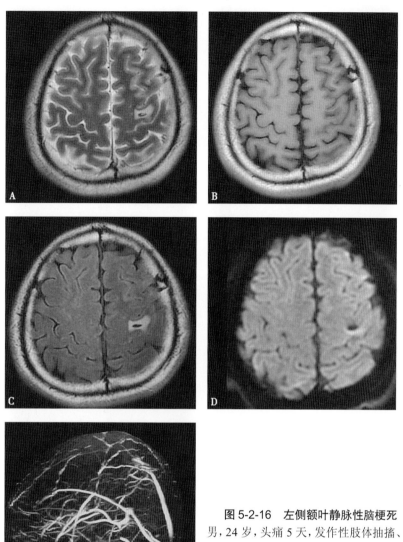

图 5-2-16　左侧额叶静脉性脑梗死

男，24 岁，头痛 5 天，发作性肢体抽搐、意识丧失 2 天。A～D（A. T2WI，B. T1WI，C. T2WI-FLAIR，D. DWI）：左侧顶叶可见片状长 T1 长 T2 信号灶，内部可见条状短 T1 短 T2 信号灶。E. MRV，上矢状窦部分未见显影

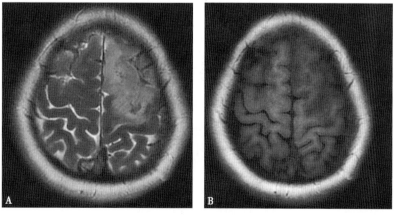

图 5-2-17　左侧额叶静脉性脑梗死

女，40 岁，产后 14 天，头痛 3 天，右侧肢体活动不灵 1 天。A～D（A. T2WI，B. T1WI，C. T2WI-FLAIR，D. DWI）：左侧额叶可见大片状长 T1 长 T2 信号灶，内部可见条状短 T1 短 T2 信号灶。E. MRV，上矢状窦未见显影

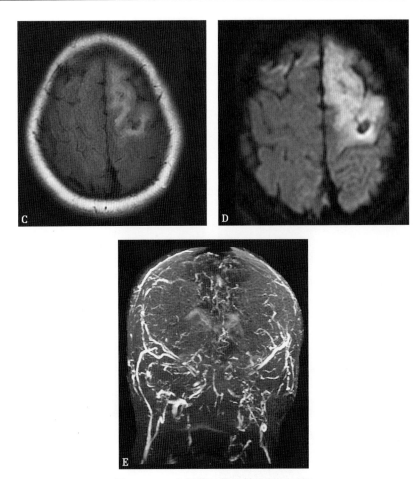

图 5-2-17　左侧额叶静脉性脑梗死（续）

3. 与脑内炎性病变鉴别　脑内炎性病变一般有较为明确的临床病史、体征,脑脊液检查多有阳性表现,较易区别。

五、出血性脑梗死

出血性脑梗死(hemorrhagic cerebral infarction,HI)是其中一种常见的类型,多是由脑梗死后血管远端缺血性损害、通透性增高,当闭塞血管再通时血液渗出所致。

【病因、病理】

许多研究表明出血性脑梗死是由于梗死区域内侧支循环建立、局部血管再通及梗死早期局部缺血缺氧所致。目前发生机制尚未完全清楚,多数认为与以下几种因素有关:①闭塞血管再通:栓子堵塞血管后,其远端的血管缺血、麻痹,栓子崩解或向远端移行后,血管通透性增加而引起血液的渗出;②再灌注损伤:大面积梗死的占位效应及周围组织水肿,压迫周围的血管引起血流减慢或中断、血管壁缺血,水肿减退后这些小血管发生再灌注,使已发生坏死的小血管破裂致斑点状、片状渗血;③侧支循环建立:由于新的侧支循环血管壁发育不健全,再通时受血液冲击引起出血。

病理上出血性脑梗死有 2 种类型:毛细血管型和小动脉型,其发病机制及预后有所不同。毛细血管型出血性脑梗死为大脑皮质表面有毛细血管形成的吻合网,梗死灶内水肿的脑组织挤压破坏毛细血管,新生的毛细血管与软脑膜血管和周围皮质血管互相沟通时,出现血液外漏,多位于皮层周边部,出血灶呈点、片状;小动脉型出血性脑梗死为远端血管缺血缺氧,血管壁受损,当动脉栓子自溶或使用溶栓药物使栓子向远端移动时血管部分再通,血流再灌注使血管破裂,引起出血,其出血量较大,颅内高压症状明显。

【临床表现】

出血性脑梗死的临床表现与病变部位有关，常表现为头晕、头痛、恶心、呕吐、发音困难、眼球震颤、偏盲、肢体感觉麻木、一侧肌力不同程度减弱或瘫痪、共济失调、意识模糊、昏迷等。

【CT 表现】

CT 扫描表现为在原有椭圆形、扇形、楔形或不规则形的低密度梗死区内混杂形状不规则、密度不均匀的点状、斑片状、环状、条索状或团块状的高密度影像。

【MRI 表现】

脑梗死后出血的形态与脑梗死的部位及出血的机制有关。出血可位于梗死区周围皮层和（或）皮层下白质，主要为脑回状、斑片状；亦可位于梗死区内部或边缘，表现为点状、斑片状、线状，无占位效应（图5-2-18）。

脑梗死后出血经从含氧血红蛋白、脱氧血红蛋白、正铁血红蛋白、含铁血黄素的演变过程，各期血红蛋白降解产物的 MRI 信号特征与脑内血肿相同：超急性期，完整的双层膜红细胞内氧合血红蛋白，基本为等信号。急性期，衍变为脱氧血红蛋白，不能缩短 T1，T1WI 呈现等信号；同时，细胞内被间隔的顺磁性脱氧血红蛋白产生局部磁场不均，T2WI、FLAIR 血肿周围呈低信号。亚急性期，完整红细胞内，脱氧血红蛋白转变为顺磁性的正铁血红蛋白，缩短 T1、T2，血肿内红细胞逐渐皱缩、溶解，正铁血红蛋白溢出，T1WI、T2WI、FLAIR 均为高信号（图5-2-19）。慢性期，病变周围大量含铁血黄素、含铁蛋白沉积，T1WI、T2WI、FLAIR 表现为低信号。

但是由于其发生在脑梗死的基础之上，其 MRI 表现又存在一定的差异：①先有长 T1 长 T2 信号的

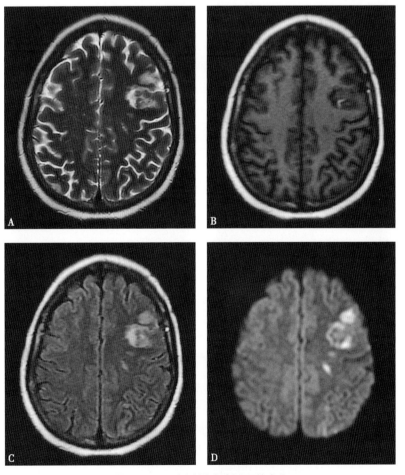

图5-2-18　左侧额叶脑梗死并出血

A～D（A. T2WI，B. T1WI，C. T2WI-FLAIR，D. DWI）：左侧额叶可见片状等长 T1 长 T2 信号灶，最大截面约 15mm×16mm，局部可见斑条状短 T1 信号灶

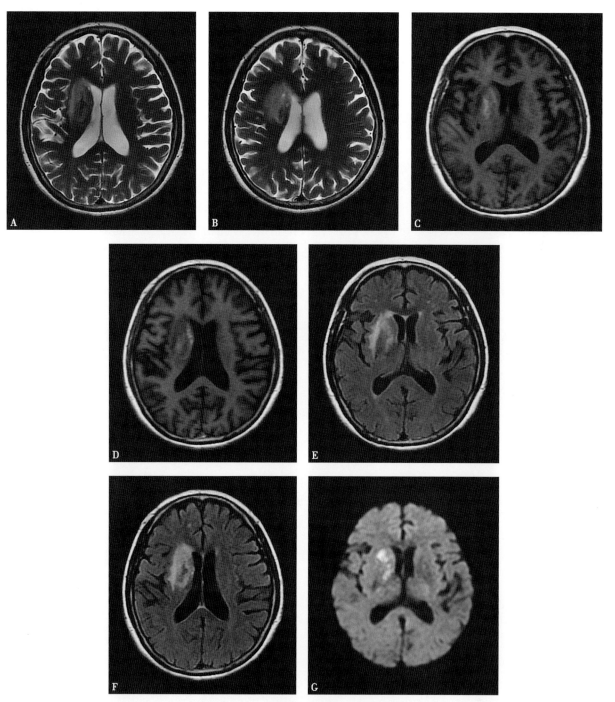

图 5-2-19 右侧基底节区出血性脑梗死

A～G（A、B. T2WI，C、D. T1WI，E、F. T2WI-FLAIR，G. DWI）：右侧脑室体旁、基底节区片状长 T1（内见片状高信号）长 T2 信号，DWI、FLAIR 呈高低不均信号，边界欠清，最大截面约 44mm×22mm，有轻微占位效应

脑梗死，然后在梗死区内出现出血征象；②出血性脑梗死若位于皮层深处，超急性期 MRI 表现同一般脑出血，急性期出血性梗死灶内早期即有血管再通，侧支循环代偿较好，局部血流灌注较丰富，氧分压及 pH 较高，红细胞内脱氧血红蛋白形成较慢而量少，转化为细胞内的正铁血红蛋白也较少，T2PRE 效应较弱，因而 T2WI 上急性期出血灶的信号不如一般脑出血那么低；③出血性脑梗死若发生在分水岭区，则位于梗死区边缘，多在深部皮层及脑回皱折处，由于多为斑片状出血，无明确的血肿中心部与边缘部，出血的演变亦无一般脑出血的环状向心性扩延；④含铁血黄素沉积的部位与一般脑出血相同，位于出血的周围，在 T2WI 上信号比脱氧血红蛋白信号低。

【鉴别诊断】

出血性脑梗死一般先有明确的脑梗死病史，然后再出现原有病情突然加重、脑脊液中出现红细胞及影像学检查提示有出血等改变，临床上较易诊断。

第三节　颅内动脉瘤

颅内动脉瘤是由于颅内动脉管壁局部缺损及管腔内压增高出现的局限性异常扩张，发病率为1%～14%，最常伴有蛛网膜下腔出血，伴有蛛网膜下腔出血的颅内动脉瘤死亡率和致残率较高，首次出血后的致死、致残率达30%，再出血则高达70%～80%。根据其形态分为囊袋状和梭形动脉瘤，根据所在部位又分脑内和脑外动脉瘤。根据病因又分先天性、创伤性、肿瘤性动脉瘤和夹层动脉瘤、真菌性动脉瘤、动脉硬化性动脉瘤。

【病因、病理】

动脉瘤的发生与高血压、脑动脉硬化、血管炎和血管结缔组织病有关。动脉瘤常发生于血管的分叉处，特别是弯曲血管的凸侧，与受血流冲击有关。Willis环周围的大血管最常累及，90%以上的脑动脉瘤位于以下5个部位：大脑前动脉起始部、前交通动脉、小脑下动脉在颈内动脉的起始部、大脑中动脉的分叉处和基底动脉的顶端。颈内动脉分叉的动脉瘤有20%～25%是多发的。

【临床表现】

颅内动脉瘤未发生破裂时，常无明显的临床症状及体征。动脉瘤破裂后根据动脉瘤的位置、出血量的多少等不同而表现各异，多表现为突发性的剧烈头痛及呕吐，部分患者可出现程度不一的意识障碍、癫痫发作等，查体患者可出现脑膜刺激征呈阳性、视神经乳头水肿、眼底出血等。

【CT表现】

CT平扫对于颅内动脉瘤的显示率与动脉瘤的体积相关，动脉瘤体积较小时可无异常表现，动脉瘤体积较大时可表现为稍高密度影，密度均匀。增强后，表现为动脉管壁局限性异常扩张（图5-3-1），呈囊状或梭形，瘤腔内可均匀充盈造影剂，亦可因血栓形成而出现充盈缺损。

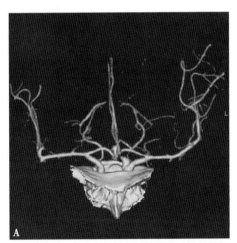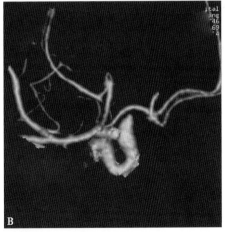

图 5-3-1　左侧颈内动脉 C$_2$ 动脉瘤

左侧颈内动脉 C$_2$（床突上段）示袋状突出，边清，大小约 6mm×7mm

【MRI表现】

动脉瘤破裂的MRI表现是脑实质和（或）蛛网膜下腔出血，出血量多少不一。血肿可部分位于脑实质内。陈旧性蛛网膜下腔出血，可见动脉瘤附近的脑池内有含铁血黄素沉着，在梯度回波序列表现最明显。

未破裂动脉瘤较为隐匿，常由于瘤体对相邻脑或神经结构形成压迫而出现临床症状。MRI可见动脉瘤的流空(图 5-3-2、3)。对较大动脉瘤可区分流空的动脉瘤腔和短 T1、长 T2 信号的附壁血栓,应用造影剂增强则有益于显示并区分动脉瘤残腔与血栓,TOF-MRA 可同时显示血栓和残腔,应用造影剂增强 MRA 更有助于识别。PC-MRA 则只可显示动脉瘤的残腔,未能同时显示血栓和反映动脉瘤的真正大小。由于受 MRI 成像中空间分辨力限制,对 2mm 以下的动脉瘤常难以显示。直径超过 2.5cm 的

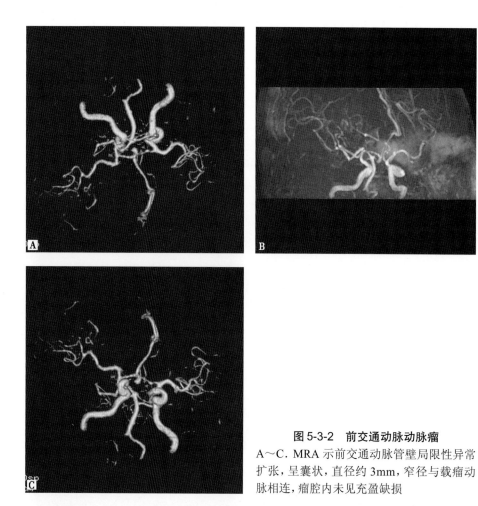

图 5-3-2 前交通动脉动脉瘤
A～C. MRA 示前交通动脉管壁局限性异常扩张,呈囊状,直径约 3mm,窄径与载瘤动脉相连,瘤腔内未见充盈缺损

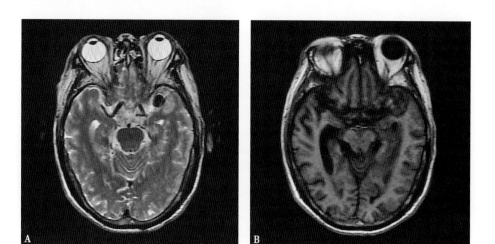

图 5-3-3 左侧大脑中动脉动脉瘤
A～D(A. T2WI,B. T1WI,C、D. MRA):左侧大脑中动脉水平段可见局限性囊状扩张,直径约 8mm,T1WI 呈等及稍高信号,T2WI 呈低信号

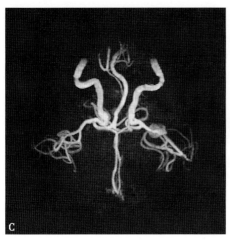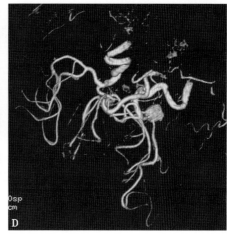

图 5-3-3　左侧大脑中动脉动脉瘤（续）

动脉瘤为巨大动脉瘤，常有血栓形成，在图像层面上，血栓分层排列，中间为残腔，有明显的流空和"湍流"现象，可产生搏动性伪影。

【鉴别诊断】

颅内动脉瘤因影像学表现较为特异，一般均能明确诊断。

第四节　脑血管畸形

脑血管畸形由 McCormick 与 Russell 和 Rubinstein 划分为 4 大病理类型。①动静脉畸形；②海绵状血管瘤；③毛细血管扩张症；④静脉畸形。

一、动静脉畸形

脑动静脉畸形（arteriovenous mal formations，AVMs）是最常见的一类中枢神经系统血管畸形，是青年人自发性非外伤性脑实质出血的主要单一性原因，脑动静脉畸形破裂更是再次出血、癫痫和慢性神经功能障碍的危险因素，发病率约为 1.4%，每年的出血率为 2%～4%，脑动静脉畸形伴出血的总体发生率约为 50%，而病死率 10%~·15%。全脑动脉 DSA 目前仍是诊断脑动静脉畸形的"黄金标准"。除了确诊脑动静脉畸形外，DSA 还可显示脑动静脉畸形的解剖结构。同时，DSA 还可以确定与畸形有关的病变，如动脉瘤、血管狭窄或扩张等。超选择性脑动脉 DSA 还能观察到畸形血管团的具体结构甚至供血动脉的血流动力学状况。

目前多采用 Spetzler-Martin 法对脑动静脉畸形分级，即根据畸形病变大小、与脑功能区的关系和引流静脉 3 种因素评分，以上 3 方面评分之和为相应 AVM 畸形的级别，共分 5 级。分级依据畸形病变分为：①大小包括小型（直径小于 3cm）1 分；中型（直径 3～6cm）2 分；大型（直径超过 6cm）3 分。②畸形病变位于功能区 1 分，非功能区 0 分。③深部脑静脉引流 1 分，向脑表面引流 0 分。以上 3 个方面评分之和为级数，级数越高，术后的病死率与致残率越高。

【病因、病理】

脑 AVM 是由大小不一、形状各异的血管巢组成，Lasjaunia 认为，脑动静脉畸形可在胚胎发育晚期形成，也可是先天存在的，它的主要结构由一支或多支供血动脉、畸形血管团及一支或多支引流静脉构成，其中畸形血管团内动脉不经毛细血管床直接引流回静脉。脑动静脉畸形内部除有上述 3 个结构外还常伴有静脉曲张、畸形团内动脉瘤、供血动脉瘤、动静脉瘘及迂曲增粗的供血动脉和引流静脉，这些异常解剖结构的形成可能是畸形、复杂的血流动力学结构所造成的，也可能是先天形成的。脑动静脉畸形周围脑组织由于脑盗血而缺血、缺氧，常见血管扩张、脑白质水肿、胶质增生，在脑动静脉畸形病灶边缘形成胶质样假包膜。长期缺血，可导致脑萎缩，脑回缩小，脑沟增宽变深。

脑动静脉畸形主要的两种表现形式：典型的脑动静脉畸形有供血动脉、畸形血管团、引流静脉；只有供血动脉和引流静脉，这种常伴畸形血管的瘤样扩张，较少见。

【临床表现】

少数隐性或较小的脑动静脉畸形可以没有任何症状与体征，绝大多数脑动静脉畸形患者都有临床表现，以蛛网膜下腔出血或脑内出血最常见，癫痫、头痛、TIA 发作、进行性精神障碍、颅内压增高等。

【CT 表现】

平扫可以表现为均匀性等密度或稍高密度，亦可表现为形态不规则的高、等、低混合密度灶，无水肿及占位效应，25%～30% 的病灶内可见斑点状或条状钙化灶。病灶周围有时可见呈稍高密度的条状血管，因邻近脑组织萎缩而表现为脑沟增宽、脑回缩小。

增强检查可清晰显示脑动静脉畸形的供血动脉、畸形血管巢、引流静脉的具体细节情况，包括供血动脉的起源及支数、畸形血管团的范围及累及情况、引流静脉的起源及支数，给临床提供了更准确、详细的信息。畸形血管团形态多样，呈蚯蚓状、蔓状、结节状或团块状等，血管粗细不均，局部呈瘤样增粗、甚至伴动脉瘤形成，血管腔有不均匀分隔、略呈蜂窝状。

【MRI 表现】

动静脉畸形最好发于额叶、顶叶及枕叶，其次是丘脑等脑的深部组织。典型 MRI 表现为较大的供血动脉、引流静脉和一团紧凑的蜂窝状无或低信号区，引流静脉可追溯至深部或表浅静脉，无或轻微占位效应，邻近畸形血管团的脑组织中可见胶质增生和缺血造成的水肿，脑回缩小，脑沟增宽变深（图 5-4-1、2）。SWI 表现为呈团状及索条状低信号的畸形血管团、粗大的供血动脉及引流静脉；因为

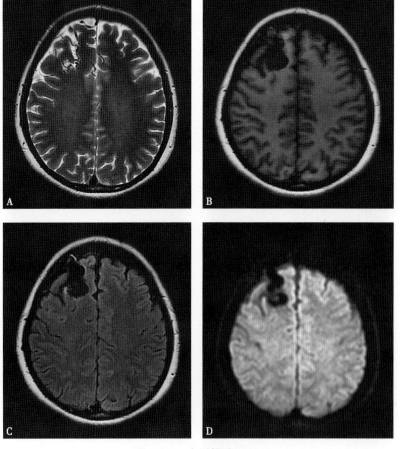

图 5-4-1　右侧额叶 AVM

A～D（A. T2WI，B. T1WI，C. T2WI-FLAIR，D. DWI）：右额叶多发蚓状血管影，可见粗大血管引流至皮层外，大脑前动脉屈曲，最大范围约 36mm×32mm，余血管信号未见明显异常信号灶

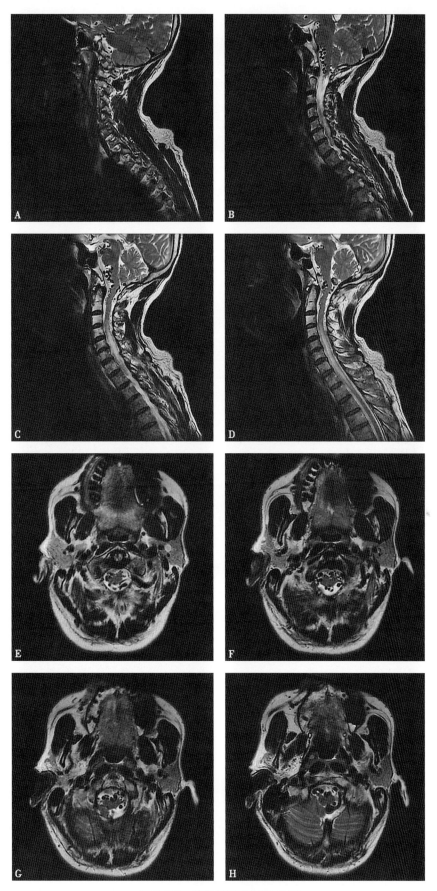

图 5-4-2　脑桥及延髓周围 AVM

A～H（A～D. 矢状位 T2WI，E～H. 横断位 T2WI）：脑桥下部及延髓周围可见多发
增粗、迂曲的流空血管信号

SWI 有 FLAIR 效应，可清晰显示病灶周围的水肿呈不规则高信号影。

　　MRA 三维成像可清晰显示增粗的供血动脉，MRA 二维 TOF 成像则更有利于引流静脉的显示。当动静脉畸形血管巢伴有出血时，可在血肿附近发现粗大畸形血管，当栓塞治疗或形成血栓后，畸形血管内可有 T1WI 为高信号的血栓，同时静脉扩张程度明显减小（图 5-4-3）。MRI 显示钙化较 CT 差，其信号难以与陈旧血肿的含铁血黄素或陈旧性血栓相鉴别。

【鉴别诊断】

　　1. 与海绵状血管瘤鉴别　海绵状血管瘤 T1WI 呈等信号或稍高信号，出血时为明显高信号，T2WI 为不均匀的高信号夹杂部分低信号；增强时病灶可强化，亦可强化不明显。无论是 T1WI、T2WI，病灶

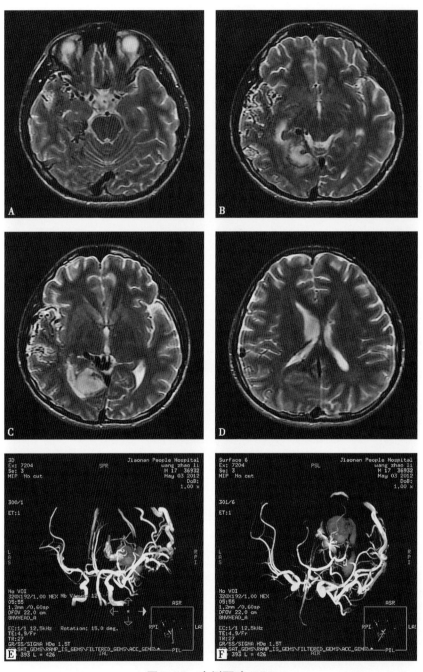

图 5-4-3　右侧颞叶 AVM

A～F（A～D. 横断位 T2WI，E～F. MRA）：右侧外侧裂池、颞叶表面脑沟及同侧侧脑室内可见迂曲、增粗流空血管信号，颞叶脑组织体积缩小，枕叶可见片状长 T2 信号，边缘可见线样短 T2 信号

周围有环状的低信号区，为慢性出血形成含铁血黄素沉积所致。脑动静脉畸形 MRI 上主要显示异常扩张、迂曲的流空血管，邻近脑组织萎缩。

2. 与烟雾病鉴别　烟雾病 MRI 可见广泛分布的多发性脑梗死灶，呈长 T1、长 T2 信号，单侧或双侧颈动脉远端、大脑中 / 前动脉主干的"流空"信号减弱或消失，脑底池出现异常的网状低信号或无信号，为增生的穿支动脉形成的血管网。脑动静脉畸形可以出现异常迂曲、扩张的血管团，但是颅内动脉显示正常。

二、海绵状血管瘤

海绵状血管瘤（cavernous angioma）是一种少见的先天性脑血管畸形，占脑血管畸形的 8%～16%，占所有人口发病的 0.4%～0.5%。男女比例相同，既可发生于脑，也可发生于脊髓。多发于大脑半球的表面和皮质下区或蛛网膜下腔或脑室，也可发生于脑的深部，包括基底节、丘脑、内囊等，约占发病的 10%。约 25% 的病变发生于幕下，主要是脑桥。多发者占 20%～30%。

【病因、病理】

海绵状血管瘤是一种没有脑实质的由薄内皮层组成的海绵状异常大毛细血管团，属不完全常染色体显性遗传性疾病。史继新等根据手术所见及病理特征将颅内海绵状血管瘤分为两类三型：I 型即脑内型，位于脑实质内，病灶与脑组织分界清晰，镜下由大量扩张无肌层血管，管腔间杂以血栓、钙化，此型手术易切除，预后良好。II 型即颅内硬膜外型海绵状血管瘤，多见于中颅窝，根据其病理特点不同分为 IIa、IIb 两个亚型，IIa 型肉眼为紫红色，肿瘤可见明显搏动，显微镜下肿瘤由大量扩张薄壁血管构成，管腔无血栓和钙化，手术中易大量出血，切除困难；IIb 型无明显搏动，显微镜下肿瘤间质成分较多，内有较多弹力纤维，手术能全切且预后相对较好。

【临床表现】

海绵状血管瘤存在散发型和家族型两种形式，可见于任何年龄；虽然在婴儿和儿童中已有报道，但绝大多数发生于 20～50 岁，男女发病率基本相同。海绵状血管瘤最常见于脑实质内，约 75% 位于天幕上，20% 发生在脑干，且以脑桥为主，脑外病灶者较少见。

15%～20% 的患者可因非特异性的头痛或其他无关的神经系统问题做检查，而被偶然发现。部分患者因明显出血或小出血使病灶膨大，出现占位效应，引起相应的临床表现；或由于铁离子的沉积和周围脑组织的胶质增生，临床表现为癫痫。脑外海绵状血管瘤好发于海绵窦和中颅窝，起病隐蔽，常表现为占位效应，早期只引起单侧视力减退、复视、面部麻木、头痛和眼球运动障碍，后期可出现双侧视力减退、视野缺损和眼球固定。

【CT 表现】

脑内型海绵状血管瘤 CT 表现为圆形或类圆形。等至稍高密度或高密度灶，多数不均匀。随着时间的延长，出血灶变为低密度，常伴有钙化。增强后可表现不强化或周边轻度强化。脑外型 CA 一般仅局限于中颅窝，CT 表现为边界清楚等或略高密度影，近海绵窦的病灶外大、内小，呈椭圆形或哑铃型，增强后呈均匀强化。

【MRI 表现】

脑内海绵状血管瘤表现为 T1WI 略低或等低混杂信号，出血显示高信号。T2WI 呈高信号或混杂信号，表现为典型"爆米花"样或"桑椹"样改变，周围以低信号的环为含铁血黄素的沉着所致（图 5-4-4～6）。SWI 表现多为低信号灶，但是由于出血时间的不同，在低信号中会出现点状、条状或桑椹状高信号，周边环绕较宽的低信号，出现明显的低信号环即铁环征，病灶范围较常规序列增大且清晰。T1WI 增强后，病灶多无明显增强或轻微增强。

颅内脑外海绵状血管瘤常单发，多位于鞍区，常同时累及鞍旁和鞍内，鞍旁部分大，鞍内部分小，典型者呈葫芦状生长，病变内很少出血和钙化。T1WI 上病变呈等或稍低于脑灰质信号，T2WI 上表现为极高信号，具有特征性，信号多均匀，少数信号不均匀；病灶周边无或有轻度占位征象；增强扫描病变显著强化，其强化程度明显高于脑膜瘤和垂体瘤。

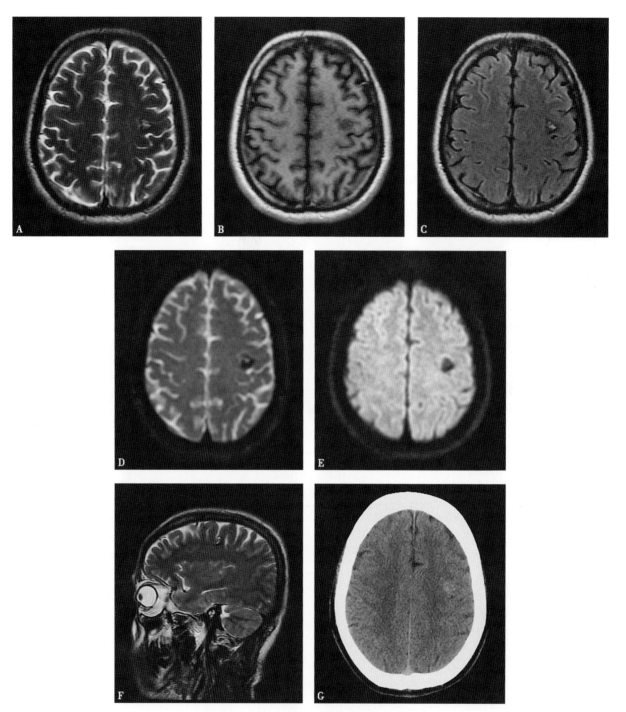

图5-4-4　左中央前回皮层下海绵状血管瘤

A～F（A. T2WI，B. T1WI，C. T2WI-FLAIR，D. ADC 图，E. DWI，F. 矢状位 T2WI）：左中央前回皮层下可见团片状异常信号灶，病变中央呈等长 T1 略长 T2 信号灶，周缘呈环状低信号环。G：CT 示左顶叶见斑片状略高密度影，边缘不清

【鉴别诊断】

　　脑内海绵状血管瘤 MRI 表现多典型，一般较易诊断；颅内脑外海绵状血管瘤由于发病较少，有时需与鞍旁脑膜瘤、颅咽管瘤、垂体瘤鉴别。

　　1. 鞍旁脑膜瘤　　T2WI 一般为稍高信号或等信号，而鞍旁海绵状血管瘤为均匀高信号；脑膜瘤常可见脑膜尾征，多见于中年女性。

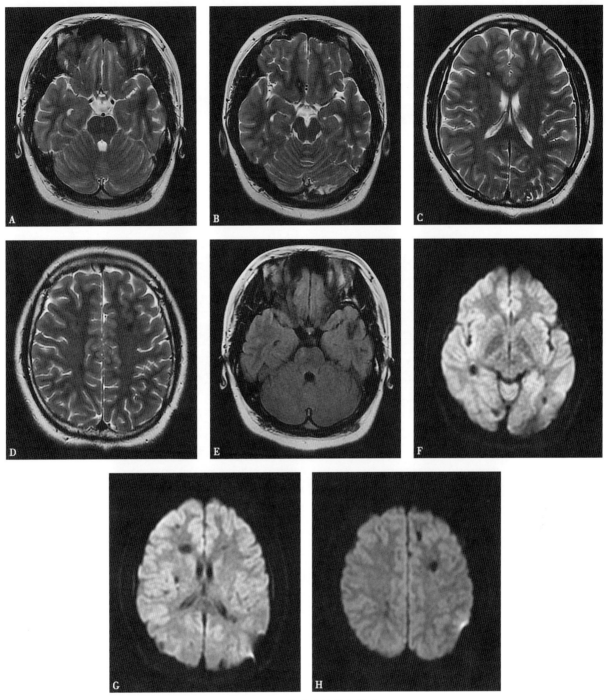

图 5-4-5 多发海绵状血管瘤

A～H（A～D. T2WI，E. T2WI-FLAIR，F～H. DWI）：双侧大脑半球点状长 T1 短等 T2 信号灶，FLAIR 呈低信号，DWI 呈低信号，边界欠清

2. **垂体大腺瘤** 以鞍底向上生长，突破鞍膈时冠状位肿瘤可见腰身征，易伴发出血、囊变、坏死，增强扫描明显强化。

3. **颅咽管瘤** 发生于鞍上或鞍内，为囊性或囊实性，常为不规则分叶状，CT 扫描囊壁钙化为其特征性表现，MRI 肿瘤信号混杂，囊液信号与其内的蛋白质、胆固醇等含量有关。增强后实性部分及囊壁可见明显强化。

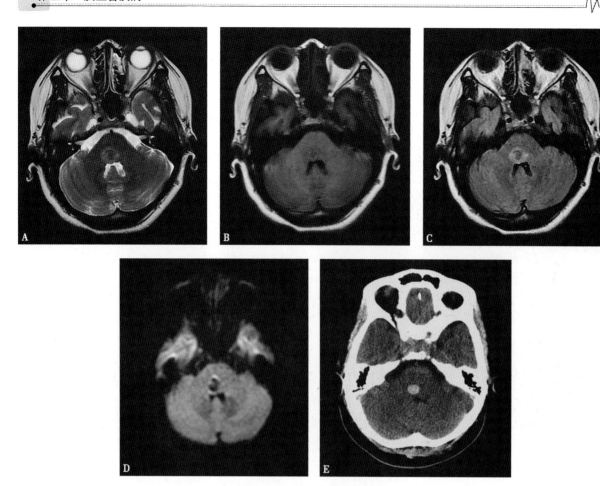

图 5-4-6　脑干海绵状血管瘤

A～D(A. T2WI，B. T1WI，C. T2WI-FLAIR，D. DWI)：脑桥背侧可见团状等 T1 等长 T2 信号灶，内可见多环状低信号，略有占位效应，DWI 呈明显低信号灶，最大截面约 12mm×12mm。E：CT 示脑干右侧示横径约为 10mm 的类圆形高密度灶，CT 值为 60Hu

三、毛细血管扩张症

毛细血管扩张症(capillary telangiectasia，CT)又称毛细血管瘤，是一种罕见的小型脑血管畸形，占颅内血管畸形的 16%～20%，可发生在中枢神经系统的任何部位，后颅窝最常见，尤其是脑桥和小脑，大脑半球亦可见到。

【病因、病理】

毛细血管扩张症病因不明，为胚胎期脑血管胚芽异常发育而形成的畸形血管团，表现为正常脑实质微小的、红褐色、环形或条形的病灶，但没有粗大或异常的供血动脉。显微镜下毛细血管扩张症表现为一堆扭曲、扩张的微血管，其管壁覆盖单层上皮，缺乏平滑肌和弹力纤维，管腔大小不等，其邻近的脑组织相对正常，无神经胶质增生及钙化。

【临床表现】

毛细血管扩张症多数无症状，极少数发生破裂出血后出现症状而被意外发现，也就是所谓的隐匿性脑血管畸形。有症状的颅内毛细血管扩张症极其罕见，若合并出血，表现为相应的临床症状；或可以合并脑梗死，或无卒中发生，也可有一些表现如头痛、头晕、耳鸣、听力下降、共济失调、癫痫、面瘫、肢体偏瘫等。

【CT 表现】

毛细血管扩张症 CT 平扫常无阳性征象，增强后可显示轻度强化的血管影，有时亦可无明显强化。

【MRI 表现】

多数毛细血管扩张症在常规 T1WI 或 T2WI 上无异常表现。少数毛细血管扩张症患者在 T1WI 上表现为低或等信号，质子密度像和 T2WI 上为等信号或稍高信号，病灶较小，通常几毫米至十几毫米大小，可单发或多发，常无占位效应及出血，对比增强 T1WI 表现为轻度强化，而形成典型的筛孔样表现，即在不强化的脑实质背景下有许多强化的血管影，梯度回波序列呈明显的低信号（图 5-4-7、8），SWI 表现为单发或多发斑点状及小圆形低信号，边界清楚，部分表现靶征（即边缘呈低信号环，中间带呈稍高信号，中心为点状或圆形低信号）。

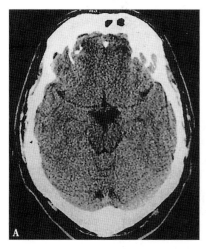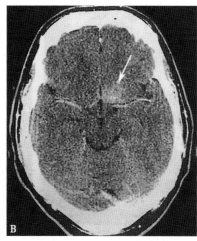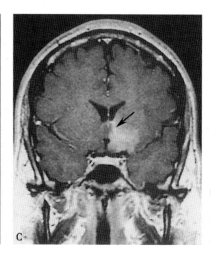

图 5-4-7　毛细血管扩张症

A. CT 平扫未见明显异常密度改变。B. CT 增强扫描显示左侧额叶片团状异常强化。C. 冠状 T1WI 增强显示为轻度片团状强化

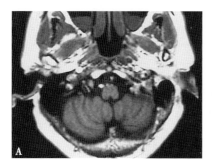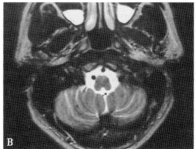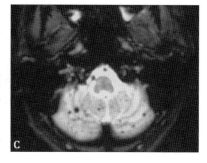

图 5-4-8　毛细血管扩张症

A～C（A. T1WI，B. T2WI，C. PDWI）显示小脑半球多发小圆形低信号，边缘清晰，信号均匀

【鉴别诊断】

毛细血管扩张症 MRI 表现为散在的含铁血黄素沉着，无明显临床症状，有时难以与海绵状血管瘤鉴别。但海绵状血管瘤在常规 MRI T2WI 典型表现为中心爆米花样高信号，周边为具有顺磁性含铁血黄素低信号环，但当海绵状血管瘤病灶较小或出血时间较短时，需结合常规 MRI 及 SWI 表现进行分析，根据发生部位、临床资料并随诊有助于鉴别诊断；此外，海绵状血管瘤容易反复出血，而毛细血管扩张症不易出血，很少发现病灶内有明显的正铁血红蛋白的信号，且其好发部位为脑桥、小脑。

四、静脉血管瘤

静脉血管瘤（wenous angioma）也称脑发育不良性静脉畸形、脑静脉血管畸形，占血管畸形疾病的63%，可发生在大脑和小脑，也可累及脊髓，但以额叶及小脑半球常见。静脉瘤起始于脑髓质内，由多支扩张的异常静脉呈放射状或树根状排列构成，共同汇流至粗大的中央静脉干，然后向脑深部或表浅

引流至静脉汇流系统内。根据引流静脉走向脑表面或脑室周围分为表浅型和深型,浅表型指深部髓静脉区域通过浅表髓静脉引流入皮质静脉;深部型指皮质下区域引流入深部静脉系统。其中又按部位分为幕上和幕下型。

【病因、病理】

多数学者认为脑静脉畸形为先天疾病,源于正常胚胎发育障碍,即先天性的正常引流静脉发生异常变化所致。妊娠45天,存在于脑的端脑中的静脉系统是由扩张的中央静脉和许多小的深髓静脉组成的结构,称为静脉水母头。而妊娠三个月时,大脑浅、深静脉系统由上述静脉结构形成,若此时因各种未知因素造成静脉的正常发育受阻,则将保留早期的静脉引流形式,从而形成由许多异常扩张的髓样静脉汇集成中央引流静脉干两部分所组成的畸形静脉,外形似蜘蛛。也有学者认为畸形的髓静脉的代偿性扩张,是由发育中的皮质静脉系统部分阻塞所引起的。而无论是先天或后天原因,多数人认为脑静脉畸形并不是病理学变化,而是脑静脉系统中的一种正常代偿所致。

【临床表现】

大多数静脉血管瘤患者临床上很少出现症状,经常为偶然发现的颅内病灶。静脉血管瘤的症状与其部位有关:幕上病变患者多存在慢性头痛、癫痫及局部神经功能受损等表现;幕下病变可表现为步态不稳或颅后窝占位症状,小脑病灶更易出血。癫痫发作是最常见的临床症状,其次为局部神经功能障碍。

【CT表现】

大部分CT平扫无异常发现,少部分平扫可见异常血管影,合并海绵状血管瘤时可见到略高密度结节影。CT增强动脉期,无供血动脉显影,静脉期可见异常静脉影,呈伞状或水母头样集中成一条粗大血管,脑内静脉扩张畸形引流至脑浅静脉系统或脑深静脉系统。合并海绵状血管瘤时,常见异常静脉远端连有小结节影,并可见结节灶明显强化(图5-4-9)。

【MRI表现】

脑静脉发育异常多发生于额叶和小脑齿状核区,典型MRI表现为脑内圆形、条形流空信号,部分病灶因流速缓慢,而略呈高信号。增强后显示引流静脉和髓静脉,呈星状血管聚集合成收集静脉,引流至静脉窦或室管膜静脉,部分扩张的髓静脉呈海蜇头、辐轮状(图5-4-10)。SWI表现为根须状或辐轮状扩张的髓静脉和增粗的穿皮质静脉,呈明显低信号,边界清楚。增强MRI则较易发现细小的静脉瘤血管,增强MRA二维成像可显示静脉血管瘤的全貌。脑静脉发育异常发生破裂出血,类似于海绵状血管瘤的MRI表现,发生的血肿一般较海绵状血管瘤发生的血肿大。

【鉴别诊断】

静脉血管瘤具有典型的MRI表现,一般较容易诊断;但合并出血时,易与海绵状血管瘤混淆。

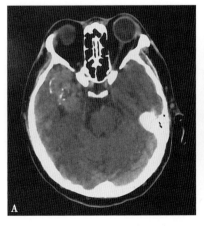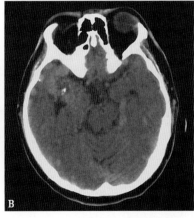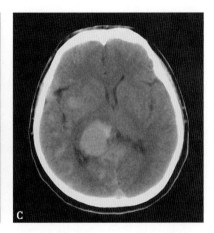

图5-4-9 小脑静脉血管瘤(CT)

A~C. CT增强扫描显示右颞叶可见不规则稍高密度影,其内有散在条状高密度灶。乙状窦、脑基底池、大脑大静脉池显示管状迂曲增粗或呈球形静脉血管影

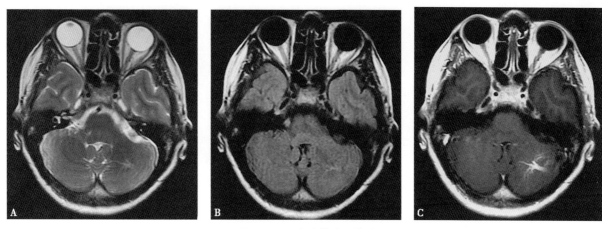

图 5-4-10　小脑静脉血管瘤

A～C（A. T2WI，B. T2WI-FLAIR，C. T1WI 增强）：左侧小脑半球可见呈"水母头"样条索状稍高信号，无占位效应，周围无水肿；增强后可见多支明显强化的小血管呈放射状汇聚成一支粗大的血管

第五节　静脉或静脉窦闭塞

　　中枢神经系统引流静脉的闭塞是多种原因造成的，如感染或外伤、外科手术、肿瘤侵犯（脑膜瘤）或血液高凝状态的病理性栓塞及血液系统疾病（图 5-5-1、2）。静脉或静脉窦闭塞常伴随着脑梗死的发生，详细内容请见本章第一节中的"静脉性脑梗死"。

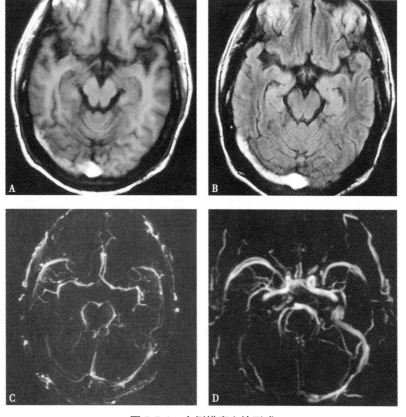

图 5-5-1　右侧横窦血栓形成

A、B. 轴位 T2WI 右侧横窦呈高信号。C、D. MEA 右侧横窦缺如不显影

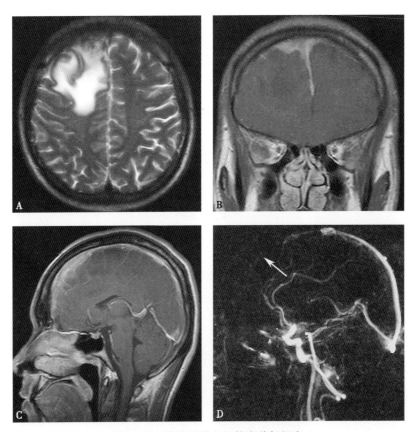

图 5-5-2　脑结核致上矢状窦前部闭塞

A. 轴位 T2WI 右额叶片状高信号。B、C. 冠状、矢状位 T1WI Gd-DTPA 可见额叶略低信号区无强化，相邻硬膜不规则明显强化。D. MRV 上矢状窦局部信号完全缺失

第六节　烟　雾　病

　　烟雾病（moyamoya disease）是以两侧颈内动脉虹吸部及大脑前、中动脉近端进行性狭窄或闭塞伴脑实质和脑膜广泛侧支循环形成为特点的血管性疾病，因脑血管造影时呈现许多密集成堆的小血管影，似吸烟时吐出的烟雾，故名烟雾病。目前认为当脑血管病变累及双侧大脑称为烟雾病，若累及单侧大脑或发现血管病变与系统性疾病相关就称为烟雾综合征或类烟雾病，单用烟雾一词只涉及脑动脉造影上的独特表现，与病因无关。

　　1997 年，日本厚生省烟雾病研究委员会提出的放射学诊断标准：①颈内动脉末端及大脑中动脉和大脑前动脉起始段狭窄或闭塞；②脑底邻近狭窄或闭塞血管的异常血管网形成；③双侧受累；④无其他明确原因。满足上述 3 个条件并排除系统性疾病后诊断即可成立。

　　烟雾综合征诊断标准为：影像学符合烟雾病特点，但存在动脉粥样硬化、自身免疫性疾病、脑膜炎、脑肿瘤、唐氏综合征、神经纤维瘤病等已知病因引起的烟雾综合征。

【病因、病理】

　　烟雾病是一种病因不明的慢性血管闭塞性疾病，有以下几种解释：①先天性血管畸形；②继发于其他病变；③先天和后天多种因素共同作用导致。部分患者具有家族倾向。张海鸥等通过实验动物模型证实了狭窄或闭塞的血管损害与免疫复合物有关。蔡转等报道钩端螺旋体感染可致烟雾病。另有文献报道，烟雾病与遗传因素、感染、炎症、免疫反应、细胞分子分泌异常、弹性蛋白堆积等有关。

　　烟雾病的病理改变为血管内膜增厚、管腔狭窄，代偿性侧支循环形成。一侧或双侧的颈内动脉狭窄或闭塞，动脉内膜增厚，并有脂肪沉积和内弹力膜明显迂曲，异常血管网自脑底由穿动脉的小血管构

成，自脑深部沿中线区向上伸展，并形成翼网，脑实质内血管也增多，充血。大脑血流处于低灌注状态，故由于长期慢性缺血引起脑萎缩，梗死后可产生脑软化。

烟雾病一直被认为是颈内动脉系统病变，随着对该病研究的深入，证实30%～58%的患者合并椎-基底动脉系统受累，可能发病机制有：①颈内动脉系统受累严重时，椎-基底动脉系统起到代偿作用，随着血管内皮压力的逐渐增高，可引起血管狭窄，甚至闭塞。②颈内动脉系统的血管受肾上腺神经纤维调节，这种调控亦可能通过后交通动脉影响到大脑后动脉。

【临床表现】

烟雾病多发于日本在内的亚洲各国，患病率约为0.35/10万，女性患者比例略高于男性。烟雾病可以发生于任何年龄段，首发症状发病年龄表现为"双峰型"：成人发病高峰在30～40岁，儿童烟雾病的发病年龄高峰是5～9岁。

烟雾病的临床表现可分为脑缺血和脑出血两种类型，并存在明显的年龄差异和地区差异。成人以脑出血为主，而儿童以脑缺血为主要表现：首发症状多为肢体无力、头痛、肢体麻木和抽搐等，以上4种症状可以是独立的首发症状，也可能伴发其他次要症状如语言障碍，不自主运动可以为独立的首发临床症状，但较少见，言语障碍、视力障碍、吞咽困难等均为伴随症状。亦有文献报道，9%烟雾病患者表现为脑梗死合并脑出血。

【CT表现】

常规CT对烟雾病的价值不大，可以表现为正常或不同程度的全脑或局部脑萎缩，局部脑萎缩最重的区域多位于梗死灶及其附近。CTA显示颈内动脉远端或大脑前动脉、大脑中动脉近端狭窄或闭塞，以及相应区域内可见烟雾状血管增生，大脑后动脉代偿性增粗（图5-6-1、2）。

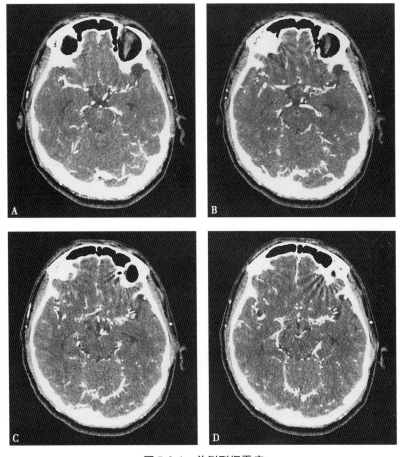

图5-6-1　单侧型烟雾病

A～D. CT轴位示左侧大脑中动脉缺失，相应区域可见多发、迂曲的细小血管网

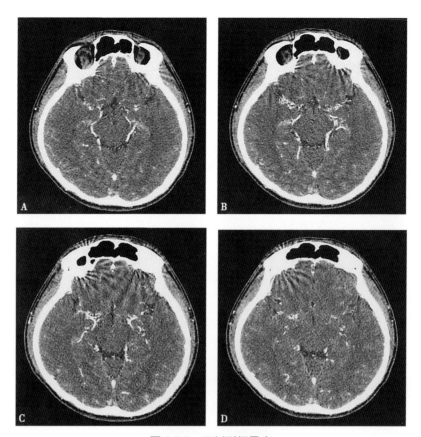

图 5-6-2　双侧型烟雾病
A～D. CT 轴位示双侧大脑中动脉缺失,相应区域可见多发、迂曲的细小血管网

【MRI 表现】

脑萎缩是 MRI 的主要征象,而且由于各血管狭窄或闭塞的程度不一样,脑萎缩常为不对称性,表现为局部脑沟、裂增宽,脑深部、基底节区和侧脑室周围可见有多发的梗死灶。发病期也可有发生出血。出血可为小灶性,偶尔也可发生较大的血肿。T2WI 显示颅底大血管流空影纤细或消失,并可见鞍上池、环池、前纵裂池及外侧裂池的颅底异常血管网,表现为在脑脊液高信号的衬托下呈迂曲的条状或圆形流空信号;增强扫描 T1WI 血管翼区可有明显的强化(图 5-6-3)。

MRA 可显示迂曲、延伸、扩张的杂乱血管,同时有一侧或双侧的颈内动脉不显示。MRA 直接显示了血管狭窄、闭塞情况及异常血管团,并可显示烟雾病的侧支循环形式。烟雾病的侧支循环血管主要有以下表现形式:①异常血管网,包括脑基底部异常血管网和额底部异常血管网,对局部供血有一定的作用。② PCA 与 ACA 和 MCA 末梢间吻合,这种类型的侧支循环往往见于烟雾病的早期,是烟雾病早期主要的侧支循环。③颅外动脉与颅内动脉的侧支循环,颈外动脉的分支颞浅动脉和脑膜中动脉通过硬 - 软脑膜吻合,眼动脉通过眶动脉供应额叶,是 MMD 晚期重要的侧支循环。

2012 年烟雾病(Willis 环自发性闭塞)诊断治疗指南(日本)中提出可以利用 MRA 对烟雾病进行评估分期。在该评估系统中,对 MRA 结果进行简单评分后统计总分(表 5-6-1),MRA 总分为 0～1 时,对应 MRA 分期为 1 期;MRA 总分为 2～4 时,对应 MRA 分期为 2 期;MRA 总分为 5～7 时,对应 MRA 分期为 3 期;MRA 总分为 8～10 时,对应 MRA 分期为 4 期。该分期结果与常规血管造影分期相符合,并具有高敏感性和特异性。MRA 1 期相当于造影分期的Ⅰ和Ⅱ期,MRA 2 期相当于造影分期的Ⅲ期,MRA 3 期相当于造影分期的Ⅳ期,MRA 4 期相当于造影分期的Ⅴ期和Ⅵ期。

【鉴别诊断】

烟雾病主要与类烟雾病或烟雾综合征鉴别,后者除了表现为颈内动脉远端及颅底大动脉的狭窄或闭塞外,一般均有较为明确的病因或伴有替他的系统性疾病。

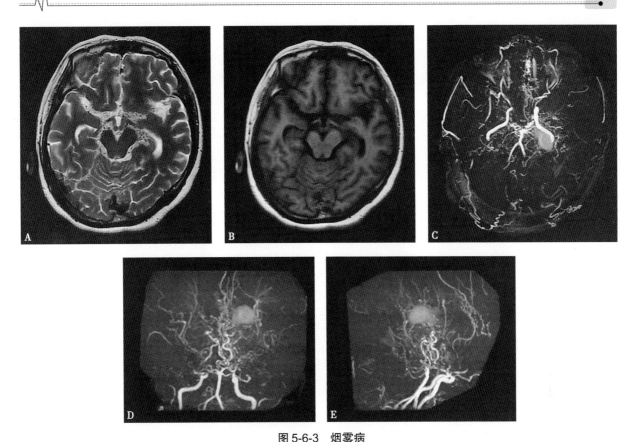

图 5-6-3 烟雾病

A～E（A. T2WI，B. T1WI，C～E. MRA）：双侧颈内动脉 C1 段、大脑前、中、后动脉不均匀变细，分支血管增多，走行紊乱，双侧眼动脉增粗；颅内示弥漫密集网织样血管影

表 5-6-1 通过 MRA 结果评分

MRA 结果	分数	MRA 结果	分数
颈内动脉		大脑前动脉	
正常	0	A2 段及其远端正常	0
C1 段狭窄	1	A2 段及其远端信号减少	1
C1 段信号中断	2	大脑前动脉消失	2
颈内动脉消失	3	大脑后动脉	
大脑中动脉		P2 段及其远端正常	0
正常	0	P2 段及其远端信号减少	1
M1 段狭窄	1	大脑后动脉消失	2
M1 段信号中断	2		
大脑中动脉消失	3		

注：大脑半球左侧和右侧单独计算总分、独立评价

第七节　蛛网膜下腔出血

蛛网膜下腔出血（subarachnoid hemorrhage）系由各种颅内异常出血进入脑室或蛛网膜下腔所致。临床以后枕区痛、恶心呕吐等颅内压高和脑膜刺激征为主要症状。CT 诊断早期 SAH 敏感度很高（SAH 发病第 1 天 CT 敏感度接近 100%），对于怀疑 SAH 的患者都应行头颅 CT 检查。另外，CT 敏感度会随着发病时间延长而下降，有研究表明，SAH 发病第 5 天 CT 的敏感度仅 85%，2 周后不足 30%。MRI 诊断急性期 SAH 的敏感度与 CT 相当，且发病数周后敏感度优于 CT。

【病因、病理】

各种原因导致的血管破裂、血液破入脑室和（或）蛛网膜下腔，如动脉瘤破裂，血管畸形出血、外伤、高血压、动脉硬化、肿瘤、脑梗死出血等。

【临床表现】

蛛网膜下腔出血因出血部位、出血量的多少等不同而表现各异，主要表现为突发性的剧烈头痛及呕吐，部分患者可出现程度不一的意识障碍、癫痫发作等，体格检查患者可出现脑膜刺激征呈阳性、视神经乳头水肿、眼底出血等。

【MRI 表现及鉴别诊断】

MRI 表现（图 5-7-1）及鉴别诊断，请参阅第六章颅脑损伤的第七节"外伤性蛛网膜下腔出血"一节的内容。

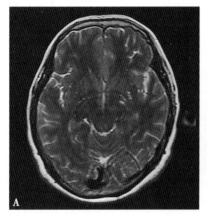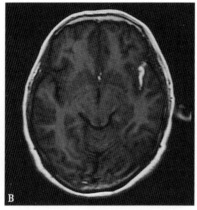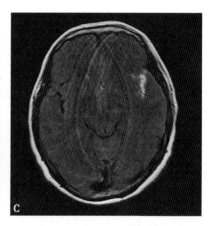

图 5-7-1　蛛网膜下腔出血

A～C（A. T2WI，B. T1WI，C. FLAIR）：左侧外侧裂池增宽，内可见条状长 T1 长 T2 信号及流空血管信号，FLAIR 外侧裂池呈高信号

第八节　颈内动脉海绵窦瘘

颈内动脉海绵窦瘘的发病机制、临床表现及 MRI 表现（图 5-8-1、2），与外伤性颈内动脉海绵窦瘘相似，详细内容请参阅第六章颅脑损伤的第十七节"外伤性颈内动脉海绵窦瘘"一节的内容。

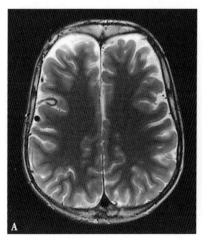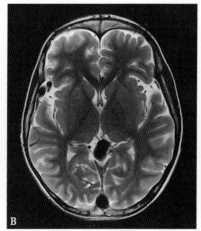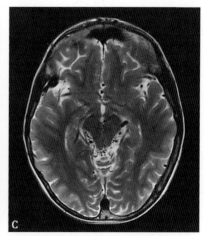

图 5-8-1　颈内动脉海绵窦瘘并动静脉畸形

A～H. 右侧眶内眼球内上和后方、右侧海绵窦、四叠体池、环池及右侧额、颞、顶叶表面见多发粗大迂曲的流空低信号，大脑大静脉、直窦、窦汇增粗

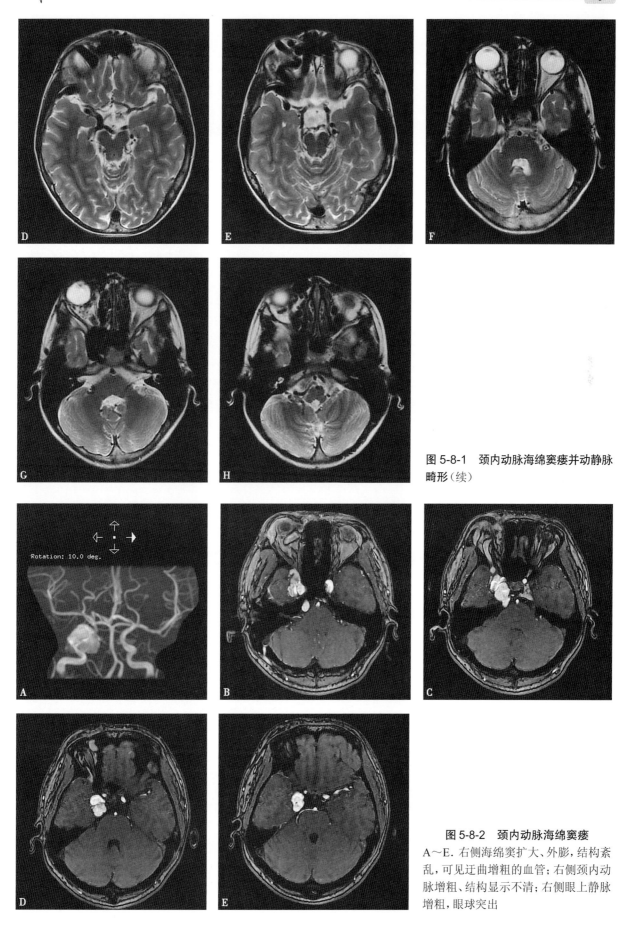

图 5-8-1 颈内动脉海绵窦瘘并动静脉畸形(续)

图 5-8-2 颈内动脉海绵窦瘘
A~E. 右侧海绵窦扩大、外膨,结构紊乱,可见迂曲增粗的血管;右侧颈内动脉增粗、结构显示不清;右侧眼上静脉增粗,眼球突出

(王其军 马 民 李晓娇 付军桦)

参 考 文 献

1. 郑奎宏，马林，史丽静，等. 脑出血扩散加权磁共振表现. 中国医学影像技术，2008，24（10）：1558-1560.

2. 王健松，郭来敬，胡大一. 脑分水岭梗死的发病机制与诊疗研究进展. 临床荟萃，2010，25（23）：2111-2114.

3. 娄昕，马林，蔡幼铨，等. 重度颈动脉狭窄病人颈动脉粥样硬化斑块的稳定性对脑灌注的影响. 中国卒中杂志，2007，2（4）：308-312.

4. 白玉海，王晓红，宋全春，等. 颈内动脉粥样硬化斑块及脑组织低灌注相关指标与分水岭脑梗死的关系. 中风与神经疾病杂志，2008，25（3）：350-352.

5. 李永丽，赵庆，徐俊玲，等. 静脉性脑梗死的磁共振成像表现. 中国实用神经疾病杂志，2007，10（1）：93-94.

6. 毕永延，冯东福，朱志安. 静脉性脑梗死. 中国临床神经外科杂志，2009，14（3）：185-187.

7. 汪圣平，王玉婷. 出血性脑梗死 MRI 表现和分型及其临床意义. 中国临床保健杂志，2005，8（1）：36-37.

8. 杨飞，刘怀军，史朝霞. 出血性脑梗死的 MRI 特征性表现及其分型. 医学影像学杂志，2009，19（12）：1508-1511.

9. 李国忠，孙琳，赵延峰，等. 磁共振检测脑出血的敏感性及梗死后 T1 高信号病例分析. 中国老年保健医学，2006，4：25-26.

10. 杨午阳，赵继宗. 脑动静脉畸形血流动力学临床研究进展. 中国医药，2011，6（4）：494-496.

11. 史继新，王汉东，杭春华，等. 颅内海绵状血管瘤. 中华神经外科杂志，2000，16（5）：298-300.

12. 黄小钦，樊春秋，贾建平. 大脑半球毛细血管扩张症临床特点分析. 神经疾病与精神卫生，2010，10（3）：269-271.

13. 王晶明，康珍，李讳. 3.0 T MRI 磁敏感序列对颅内静脉血管畸形的诊断价值. 中国实验诊断，2013，17（10）：1895-1896.

14. 韩聪，段炼. 烟雾病流行病学特征的研究现状. 中国脑血管病杂志，2011，8：659-661.

15. 顾建河，陶晓峰. 现代影像学技术在 moya-moya 病诊断中的意义. 国外医学：临床放射学分册，2001，24（1）：29-32.

16. 张海鸥，饶明俐，张淑琴，等. 变态反应与烟雾病关系的实验研究. 中国神经免疫学与神经病学杂志，2001，8（2）：121-123.

17. 蔡转，刘锡民，阮旭中，等. 钩端螺旋体脑动脉炎所致"烟雾病"的某些特点. 神经精神疾病杂志，1981，7（4）：195-197.

18. 张正善，段炼，杨伟中，等. 烟雾病的病因研究. 中国卒中杂志，2008，3（7）：487-492.

19. 李联忠. 脑与脊髓 CT、MRI 诊断学图谱. 第 2 版. 北京：人民卫生出版社，2011：2288-2305.

20. Felber S, Auer A, Wolf C, et al. MRI characteristics of spontaneous intracerebral hemorrhage. Radiology, 1999, 39（10）：838-846.

21. Atlas SW, DuBois P, Singer MB, et al. Diffusion measurements in intracranial hematomas: implications for MRI imaging of acute stroke. Am J Neuroradiol, 2000, 21（7）：1190-1194.

22. Wiesmann M, Mayer TE. Yousry I, et al. Detection of hyperacute parenchymal hemorrhage of the brain using echo-planar T2*weighted and diffusion weighted MRI. Eur Radiol, 2001, 11（5）：849-853.

23. You R, Ncneijj O, Malley HM, et al. Risk factors for lacunar infarction syndromes. Neuology, 1995, 45（15）：1483-1485.

24. Momjian-Mayor I, Baron JC. The pathophysioIogy of watershed infarction in internal carotid artery disease: review of cerebral perfusion studies. Stroke, 2005, 36（3）：567-577.

25. Yong SW, Bang OY, Lee PH, et al. Internal and cortical border zone infarction: clinical and diffusion weighted imaging features. Stroke, 2006, 37（3）：841-846.

26. Schaller B, Graf R. Cerebral venous infarction: the pathophysiological concept. Cerebrovasc Dis, 2004, 18（3）：179-188.

27. Van den berqh WM, van der Schaaf I, van Gijn J, et al. The spectrum of presentations of venous infarction caused by deep cerebral vein thrombosis. Neurology, 2005, 65（2）：192-196.

28. Lai PH, Li JY, Lo YK, et al. A case of spontaneous intracranial hypotension complicated by isolated cortical vein thrombosis and cerebral venous infarction. Cephalalgia, 2007, 27（1）：87-90.

29. Kamouchi M, Wakugawa Y, Okada Y, et al. Venous infarction secondary to septic cavernous sinus thrombosis. Intern Med, 2006, 45（1）：25-27.

30. Lasjaunias P. A revised concept of the congenital nature of cerebral arteriovanotm malformations. Intervent NeuMRAdiology,

1997, 3（4）: 275-281.

31. Anne G Osbom. Diagnostic Cerebral Angingraphy. 2nd ed. Philadelphia: Lippineott-Paven, 1999: 280-281.

32. Valavanis A. The role of angiography in the evaluation of cerebral vascular malformations. Neumimnging Clin N Am, 1996, 6（3）: 679-704.

33. Yoshida Y, Terae S, Kudo K, et al. Capillary telangiectasia of the brain stem diagnosed by susceptibility weighted imaging. J Comput Assist Tomogr, 2006, 30（6）: 980-982.

34. Scaglione C, Salvi F, Riguzzi P, et al. Symptomatic unruptured capillary telangiecta sia of the brain stem: report of three cases and review of the literature. J Neurology, Neurosurgery&Psychiatry, 2001, 71（3）: 390-393.

35. Hishikawa T, Tokunaga K, Sugiu K, et al. Clinical and radiographic features of moyamoya disease in patients with both cerebral ischemia and hemorrhage. Br J Neurosurg, 2013, 27（2）: 198-201.

36. Festa JR, Schwarz LR, Pliskin N, et al. Neurocognitive dysfunction in adult moyamoya disease. J Neurol, 2010, 257（5）: 806-815.

37. Baba T, Houkin K, Kuroda S. Novel epidemiological features of moyamoya disease. J Neurol Neurosurg Psychiatry, 2008, 79: 900-904.

38. Scot t RM, Smith ER. Moyamoya disease and moyamoya syndrome. NEJM, 2009, 360: 1226-1237.

39. Fukui M. Guidelines for the diagnosis and treatment of spontaneous occlusion of the Circle of Willis（Moyamoya Disease）of the Ministry of Health and Welfare, Japan. Clin Neurol Neurosurg, 1997, 99（Suppl 2）: 238-240.

第六章

颅 脑 损 伤

第一节 概　　述

颅脑损伤是神经外科最常见的疾病，也是死亡率和致残率最高的疾病之一，尤其在发达国家已成为青少年伤病致死的首位原因。随着我国国民经济和交通的迅速发展，颅脑外伤的发生率、致残率和病死率也逐年增加。流行病学调查资料显示，当今我国颅脑外伤的发病率已超过 100/10 万，其中重型颅脑损伤占 18%～20%。据我国 2000 年的统计资料表明，颅脑创伤占创伤患者总数的 15% 左右，其死亡率占整个创伤患者的 85%，有后遗症者占 14%～20%。致伤原因最多是交通事故，我国每年因车祸致死者约 5 万人，其次坠落伤、自行摔倒、暴力虐待、冲突斗殴等。

绝大部分头部外伤患者属于轻微或轻度损伤。头部轻微伤患者受伤后没有神经系统异常或意识丧失。轻度头部外伤或脑震荡指患者受伤后仍可行走、可讲话，曾有过意识丧失、遗忘或定向障碍等神经系统异常，并且 Glasgow 昏迷评分在 13～15 分。

颅脑损伤多系外力直接作用的结果，可分为：①加速性损伤，即外力直接打击静止的头部；②减速性损伤，头部运动突然受阻，如跌倒时头部着地；③挤压性损伤，即两个运动方向之外力同时作用于头部。此外，由于受伤时颅骨与脑的移动速度不一致，以及颅底骨（由前、中、后窝组成）颅腔面的凹凸不平，造成脑的对冲性损伤或剪切性损伤，其中以额部着力、枕部及颞极的对冲伤最多见，约占颅脑对冲伤的 75%；其次，颞部着力、对侧颞极对冲伤占 50%；枕部着力、额极对冲伤较少见，约占 25%。也可有间接作用引起颅脑损伤，如外力作用于足、臀等处时，传导作用于颅脑。

颅脑损伤按部位分为头部皮下软组织损伤、颅骨损伤、脑损伤、脑神经损伤和血管损伤五种。几种损伤可单独出现，亦可合并发生。按是否外力直接导致损伤又分为：①原发性损伤，包括头部皮下软组织损伤、颅骨骨折、颅缝分离、脑震荡和脑挫裂伤；②继发性损伤，包括脑水肿、脑肿胀、脑内血肿和脑疝；诊疗过程中导致的颅脑损伤称之为医源性脑损伤，包括手术后颅脑改变及放、化疗后脑损伤等。

颅脑损伤患者应尽快行影像学检查，以便确定损伤后引起颅脑的病理性变化、程度及范围。由于 CT 易行、快速、有效而被广泛接受，已取代颅骨平片及脑室造影、脑血管造影等，成为颅脑外伤影像检查的首选检查方法，同时也是脑外伤影像评估的重要筛查工具。随 MRI 成像速度的加快，新的成像序列的开发，已成为继 CT 之后，在颅脑外伤中得到广泛使用的影像学检查方法，常用于脑损伤急性期末或亚急性期。对于 CT 易疏漏的损伤部位或类型，如颅底部脑损伤、非出血性损伤及弥漫性轴索损伤，MRA 优于 CT 检查。此外，MRI 可发现局灶性、区域性或弥漫性的脑灌注异常，评估出血性或非出血性损伤的范围、程度，为临床医生评估患者远期预后提供帮助。

第二节　头 皮 损 伤

头皮损伤是颅脑损伤中最常见的一种损伤，绝大部分颅骨及脑损伤均涉及头皮，多数患者依靠临床查体即可发现、明确诊断，无需因单纯的头皮损伤而进行影像学检查。但是头皮损伤往往合并不同程度的脑损伤，而脑损伤的处理和预后与头皮损伤截然不同；头皮损伤的部位，指示着头部着力的方向与位置,有助于判断颅内伤情。目前多采用 CT 作为头皮损伤的常规影像学检查方法;MRI 检查虽对合并的脑实质损伤显示清晰、敏感,但是对于颅骨结构显示、颅缝位置显示不清,且费用昂贵、检查时间长,较少应用于头皮损伤的检查。

头皮是覆盖于头颅穹隆部的柔软而富有弹性的组织,其前方与面部相接,后方与后颈部相连,外有毛发生长覆盖。解剖学上,头皮分为五层,即表皮层、皮下层、帽状腱膜层、帽状腱膜下层及颅骨外膜层(图 6-2-1):①表皮层,含有汗腺、皮脂腺和毛腺,并长满头发,易藏污纳垢,造成创口的感染。②皮下层,有大量纵形纤维隔,紧密连接皮层及帽状腱膜层,使头皮缺乏紧缩能力。③帽状腱膜层,为覆盖于颅顶上部的大片腱膜结构,前连于枕额肌的额腹,后连于枕腹,两侧逐渐变薄,续于颞筋膜,坚韧并有一定张力。④帽状腱膜下层,为疏松的结缔组织,没有间隔,损伤时头皮易从此层撕脱,出血或感染也可由此层蔓延全头,有时感染可经导血管侵犯颅内。⑤颅骨外膜层,薄而致密,借少量结缔组织与颅骨外板相连并留形成 1 个很窄的潜在间隙,但骨缝处骨膜嵌入骨缝内,邻近与颅骨外板紧密相连、无缝隙。骨膜下血肿形成时,常以骨缝为界。

头皮在 CT 及 MRI 图像中基本显示三层结构(图 6-2-2、3),最外层为皮肤,厚 1~2mm,CT 上表现为线样中等密度影,MRI 为线样等信号;其下方脂肪层,包含有表皮下组织、帽状腱膜及帽状腱膜下蜂

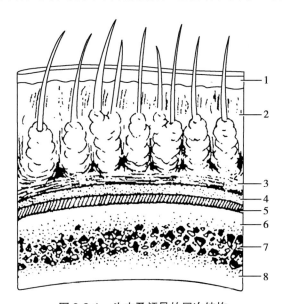

图 6-2-1 头皮及颅骨的层次结构

1. 皮肤;2. 皮下组织;3. 帽状腱膜;4. 帽状腱膜下蜂窝组织;
5. 颅骨骨膜;6. 颅骨外板;7. 颅骨板障;8. 颅骨内板

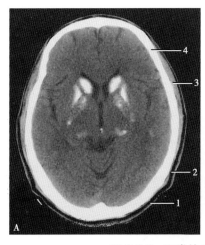
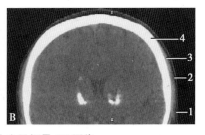

图 6-2-2 正常的头皮及颅骨 CT 图像

A. 轴位,B. 矢状位重组像。1. 皮肤;2. 皮下脂肪;3. 肌肉组织;4. 颅骨

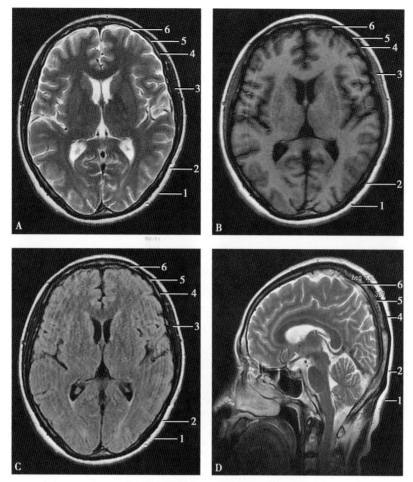

图 6-2-3　正常的头皮及颅骨 MR 图像
A. 轴位 T2WI，B. 轴位 T1WI，C. 轴位 T2WI-FLAIR，D. 矢状位 T2WI。1. 皮肤；2. 皮下脂肪；3. 肌肉组织；4. 颅骨外板；5. 颅骨板障；6. 颅骨内板

窝组织，这三层结构一般在影像上无明显分界，厚度因患者的肥胖程度不同而异，一般厚 5～8mm。CT 表现为脂肪样低密度影，MRI T1WI、T2WI 均显示为高信号、脂肪抑制序列信号消失；最内层贴近颅骨，颞部肌肉较厚，CT/MRI 呈肌肉样等密度 / 信号，其余部位几乎紧贴颅骨。

头皮血供丰富，伤后愈合及抗感染能力较强。但伤时出血较多，加之头皮收缩能力差，出血不易自止。年幼儿童容易发生休克。

【病因、病理】

1. **头皮擦伤**　是表皮层的损伤，由于钝性外力从切线方向作用形成，局部轻微疼痛，伤面有少量血清渗出和点状出血。

2. **头皮挫伤**　为闭合性头皮钝器伤，伤及表皮层及皮下层，损伤仅局限于应力部位，常表现为局部肿胀、压痛、淤血，表面擦伤可有或无。

3. **头皮裂伤**　为开放性头皮伤，头皮软组织连续性中断，创口内可有毛发、泥沙或其他异物。锐器伤的创口规则，边缘整齐，较清洁；钝器伤创口不规则，边缘不齐，常伴有挫伤、擦伤。

4. **头皮撕脱伤**　为大片头皮自帽状腱膜下撕脱，甚至整个头皮连同额肌、颞肌或骨膜一并撕脱。多因长辫卷入转动的机器中而致伤。高速度的钝器切线打击头部时，亦可产生头皮撕脱伤。创口常有大量出血而发生休克；暴露的颅骨可因缺血引致感染或坏死，后果严重。

5. **头皮血肿**　多因钝器伤及头皮所致，根据出血部位不同，分为皮下血肿、帽状腱膜下血肿、骨膜下血肿三种，但有时常为两种或三种血肿混合存在。

（1）皮下血肿：血肿位于皮肤层与帽状腱膜层之间，此层内有致密的结缔组织将皮肤层与帽状腱膜层紧密相连，致使血肿不易扩散，一般仅局限于头皮应力部位，血肿体积小、张力高、疼痛明显，触至中央有波动感。

（2）帽状腱膜下血肿：最为多见，由于头部遭受斜向暴力，头皮受牵拉而发生剧烈的滑动，引起层间血管撕裂，血肿易于沿疏松的帽状腱膜下层扩张甚至蔓延至整层，血肿含量可多达数百毫升，张力低、波动明显、疼痛较轻，有贫血外貌，甚至可进行性增大，吸收缓慢，常需做穿刺抽吸。

（3）骨膜下血肿：常见于婴幼儿，发生于成人时多伴有颅骨骨折。骨膜下血肿因受到骨膜在颅缝处紧密黏着的限制常与所在处的颅骨形状相似，局限于一块颅骨的范围内，血肿周界止于骨缝。触诊时，头皮血肿中央凹陷而边缘隆起，易误诊为颅骨凹陷骨折，应加以区别。

【CT 表现】

单纯性的头皮损伤，如头皮擦伤、挫伤、裂伤，在 CT 上可显示正常，或表现为受伤部位的局限性增厚的等密度影，CT 诊断应密切结合临床应力位置来判断。

头皮血肿主要表现为头皮软组织增厚，密度增高，由于皮下血肿、帽状腱膜下血肿、骨膜下血肿常为两种或三种血肿混合存在，因此有时 CT 常难以准确分辨。单纯的皮下血肿一般局限于头皮应力部位，位置表浅，表现为软组织内局限性的丘状密度增高影，边缘圆钝、可跨越颅缝，外缘与皮肤结构分界模糊，内缘与颅骨外板之间存在低密度的脂肪间隙。单纯的帽状腱膜下血肿范围较广，多表现为头部软组织内的月牙形或半月形密度增高影，两边变尖，常跨越骨缝（图 6-2-4、5）。单纯的骨膜下血肿常表现为紧贴颅骨外板的月牙形高密度影，不跨越颅缝。

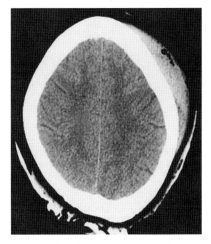

图 6-2-4　帽状腱膜下血肿
女，34 岁，头部外伤后 2 小时。CT 示左侧额部皮下可见新月形高密度影，边缘清晰，局部可见气体密度影

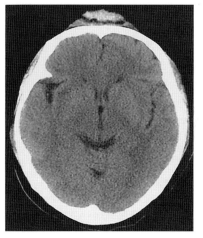

图 6-2-5　额部头皮血肿（帽状腱膜下血肿并皮下血肿）
男，28 岁，头部外伤后 1 小时。CT 示额部皮下软组织内可见一丘状高密度影，边缘圆钝，为皮下血肿；其下方可见不规则稍高密度影，两端变尖，为帽状腱膜下血肿，二者之间可见条状脂肪样密度影分隔

【MRI 表现】

单纯性的头皮损伤，主要表现为头皮软组织局限性的弧形增厚，呈长 T1、长 T2 信号，边缘不规则，界限不清。

头皮血肿常表现为局限性或较广泛的头皮软组织肿胀、隆起，MRI 信号根据发生时间的不同而相异，急性期表现为等 T1、长 T2 或短 T2 信号（图 6-2-6），亚急性早期呈短 T1、短 T2 信号，亚急性晚期呈短 T1、长 T2 信号，慢性期早期短 T1、长 T2 信号。血肿信号多数较为均匀，亦可呈混杂信号（图 6-2-7）；形态多样，主要表现为丘形、月牙形（图 6-2-8）。

【鉴别诊断】

　　头皮损伤患者结合病史，依靠临床查体即可发现、明确诊断，无需与头皮其他疾病鉴别。单纯的头皮血肿可依据病变的形态及病变跨不跨颅缝进行区别，但是因为头皮血肿多为两种或三种形式的血肿混合存在，常难以准确区分。

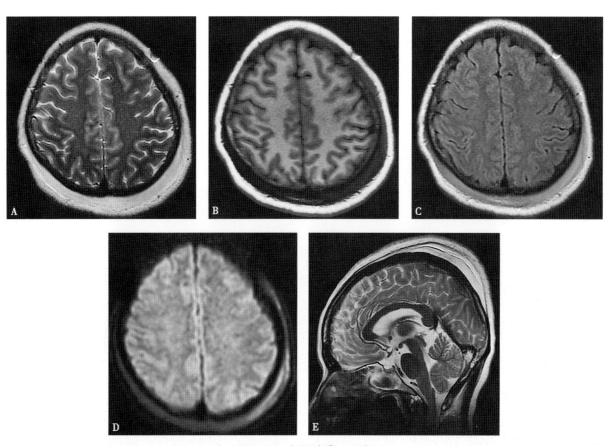

图 6-2-6　帽状腱膜下血肿

女，34岁，头部外伤后3天。A. 轴位T2WI双侧顶部皮下可见新月形高信号影，边缘清晰，信号均匀。B. 轴位T1WI双侧顶部皮下病变呈均匀的低信号。C. 轴位T2WI-FLAIR病变呈均匀稍高信号，信号均匀。D. 轴位DWI病变呈高信号。E. 矢状位T2WI，病变呈明显高信号，边缘清晰

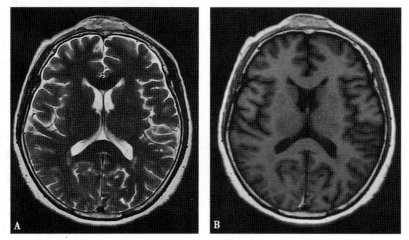

图 6-2-7　额部头皮血肿

男，28岁，头部外伤后3天。A~D（A. 轴位T2WI，B. 轴位T1WI，C. 轴位 T2WI-FLAIR，D. 矢状位T2WI）：额部软组织增厚，呈丘状隆起，T2WI、T1WI 及T2WI-FLAIR呈不均匀的高信号

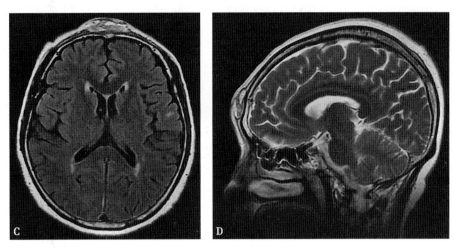

图 6-2-7　额部头皮血肿(续)

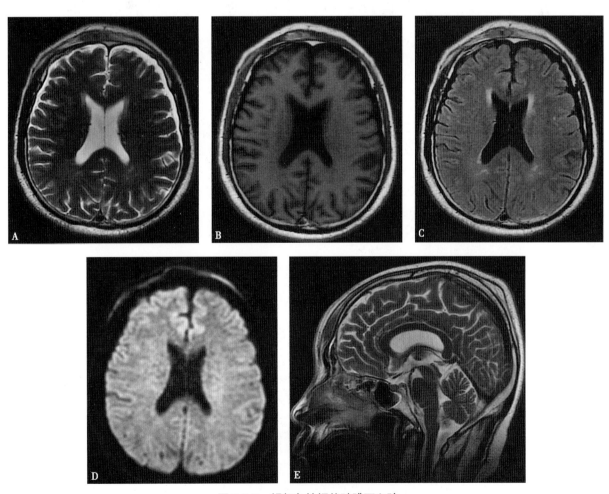

图 6-2-8　额部急性帽状腱膜下血肿

女,24 岁,头部外伤后 3 天。A～E(A. 轴位 T2WI, B. 轴位 T1WI, C. 轴位 T2WI-FLAIR, D. DWI, E. 矢状位 T2WI): 额部软组织增厚,皮下脂肪层下可见丘形异常信号影,T1WI 呈不均匀等高信号,T2WI 呈低信号,FLAIR-T2WI 呈不均匀稍低信号,DWI 呈低信号

第三节　颅　骨　骨　折

颅骨骨折在闭合性颅脑损伤中约占15%，在重型颅脑损伤中约占70%，多不需要特殊处理。颅骨骨折的重要性不在骨折本身，而在于颅骨骨折可能造成的脑膜、血管、脑组织和脑神经等损伤及可能出现的继发的颅脑病变：若骨折线跨越脑膜血管沟或静脉窦者，应警惕存在颅内血肿之可能；开放性骨折可继发颅内感染；凹陷骨折可引起脑局部受压，易并发癫痫、肢体瘫痪等，并应注意是否有颅内血肿发生。总之，了解颅骨有无骨折或骨折的走行范围，对颅脑损伤患者有其重要意义。目前，颅骨骨折首选多层螺旋CT检查，结合其强大的后处理功能，如多平面重组、容积重组，可见清晰显示颅骨骨折线的走行、骨折是否存在移位等情况。其次选择常规CT检查，但是要包含横断面及冠状面两种扫描方式，多数情况下患者难以同时顺利完成这两种方位的扫描。MRI由于成像时间长，难以应用于神志不清、躁动的患者，急性期患者多不采用该项检查。此外，MRI对于骨折显示不敏感，因此不建议将MRI用于颅骨骨折的检查。

【颅骨骨折分类】

1. 颅骨骨折根据骨折的形态可分为线性骨折、凹陷性骨折、粉碎性骨折、骨缝分离和穿入性骨折。颅骨骨折的类型和范围与撞击头部的物体大小及运动速度有关。作用物体大，速度较快，易形成粉碎性骨折；物体较大，速度较慢，易形成线性骨折；物体较小，速度较快，易形成穿入性骨折；作用物体较小，速度较慢，易形成凹陷性骨折。

(1) 线性骨折：骨折呈线条状，大多数是单一的骨折线，也可以呈分支状、放射状或多发线形骨折。

(2) 凹陷骨折：颅骨全层或仅内板向内凹陷，凹入骨片的周边呈环状的骨折线，凹陷骨片可与颅板完全分离，向颅内凹陷，或仅中央凹入颅内、周边未与颅板分离。小儿多为骨板凹陷而无环形骨折线，即乒乓球样骨折。凹陷骨折中对骨折块凹陷程度的评价尤为重要，一般凹陷深度不足10mm者不需要手术复位。

(3) 粉碎性骨折：骨折线呈多发线状向不同方向延伸，骨折片多不规则、向颅内凹陷少见，若骨折片凹入颅内则称为粉碎性凹陷骨折。

(4) 骨缝分离：成人颅缝宽度超过1.5mm或者两侧相差1mm以上，儿童颅缝超过2mm，均可诊断颅缝分离。颅缝分离好发于人字缝，可单独发生或并发于颅骨骨折。

(5) 穿入骨折：异物入口部有骨质缺损，颅骨局部全层或分离的内外板深陷颅内。颅骨缺损部周围可见放射状骨折线，颅内可见有金属异物。

2. 颅骨骨折根据发生部位可分为颅盖骨折和颅底骨折两类。

(1) 颅盖骨折：为暴力直接冲击颅盖部所致；骨折多位于颅盖范围内，也常延伸到颅底。颅盖骨折可以分为线性骨折、凹陷性骨折、粉碎性骨折、穿入性骨折或颅缝分离，其中以线性骨折最为多见。颅盖骨折临床上多以患处疼痛、软组织肿胀、淤血或出血为主要表现，合并脑损伤，如脑水肿、出血和血肿，可引起颅内压升高，出现头痛、呕吐、昏迷等症状，严重者可迅速危及生命。

(2) 颅底骨折：大多数是颅盖骨折的延伸部分，单纯性的颅底骨折少见。颅底骨折大多数是线性骨折，凹陷性骨折罕见。颅底骨折按发生部分又可分为前颅窝骨折、中颅窝骨折和后颅窝骨折，其中以中颅窝骨折最为多见。颅底骨折的临床表现为相应部位的软组织出血、脑神经损伤、脑脊液漏、脑损伤。颅前、中、后窝解剖结构不同，骨折后临床表现亦各具特点（表6-3-1）。

3. 根据骨折后颅腔是否与外界相通分为闭合性骨折、开放性骨折。

(1) 闭合性骨折：外伤后硬脑膜完整，颅腔内容物并未与外界相通，无脑脊液漏。

(2) 开放性骨折：其特点为外伤后硬脑膜破裂，颅腔内容物与外界相通。如颅腔经鼻窦或中耳等与外界相通而成为"内开放性骨折"，一般称为内开放性颅脑损伤。

4. 根据骨折是否同时累及颅骨内外板分为不完全骨折、完全骨折。

(1) 不完全骨折：仅有颅骨内板或仅有颅骨外板骨折，称不完全骨折。

表 6-3-1　颅底骨折临床表现

骨折部位	软组织损伤	脑神经损伤	脑脊液漏	脑损伤
颅前窝	眼睑青肿、球结膜下淤血	视、嗅神经损伤	鼻腔流出血性脑脊液	颞极、底部损伤
颅中窝	颞肌下淤血及压痛	面神经、听神经损伤，展神经损伤（岩尖骨折）	由耳道流出血性脑脊液	颞叶底部及颞尖损伤
颅后窝	乳突皮下及胸锁乳突肌处淤血，颈肌坚硬及压痛	少见，偶有第Ⅸ～Ⅻ脑神经损伤	脑脊液外溢至乳突及胸锁乳突肌处皮下	小脑及脑干损伤，偶可损伤延髓，并有额极、颞尖的对冲性损伤

（2）完全骨折：颅骨内外板同时骨折称为完全骨折。

5. 根据骨折发生的时间分为新鲜骨折、陈旧骨折。

（1）新鲜骨折：成人一般指 2～3 周以内的骨折，儿童一般为 10 天以内的骨折，此时的骨折端尚未充分地纤维连接。

（2）陈旧骨折：成人一般指受伤后 3 周以上的骨折，儿童一般为 10 天以上的骨折，此时骨折线欠锐利。生长性骨折为颅骨陈旧性骨折所特有的一种类型，将在第四节做专门论述。

【CT 表现】

CT 可以准确判断颅骨骨折的部位、骨折的形态及骨折线的走行状况（图 6-3-1～3）。线性骨折可以同时发生于内外板，也可以单独发生于内板或外板，表现为清晰锐利的线样低密度影，可以为单线状，亦可为分叉状或星芒状。凹陷骨折为颅板全层或仅内板向颅内凹陷，表现为环状、星芒状或不规则形的低密度线，边缘清晰、锐利；但发生于儿童的凹陷性骨折可仅显示颅骨内陷而无明确的骨折线。粉碎性骨折可见数条走行不规则的低密度骨折线，骨折片多分离、移位，甚至嵌入邻近脑组织。穿入性骨折多表现为穿入点处颅骨局限性骨质缺损，有时可见以穿入点为交点的星芒状低密度骨折线，脑内的穿入通道可见多发的大小不等碎骨片。

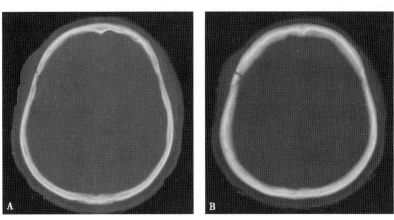

图 6-3-1　冠状缝右支分离
A、B（轴位、骨窗）：冠状缝右支较对侧明显增宽，邻近软组织明显增厚

【MRI 表现】

MRI 在显示骨折线方面略逊于 CT，但对合并脑组织损伤的观察优于 CT。骨折线在 T1、T2 加权像均表现为直线或迂曲的低信号带，其周围在 T1 加权像有边界模糊的更低信号区，T2 加权像为高信号，代表骨折后骨髓内创伤性水肿、出血、渗出改变（图 6-3-4、5）。在 STIR 序列骨折线呈高信号线状影。骨痂形成后，由于其 T1、T2 值极短，在骨折断端表现为不规则或梭形无信号区，骨膜反应性增生亦为纵行无信号带，与骨痂不易区分。

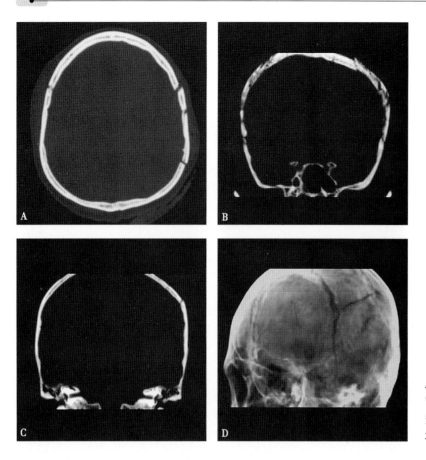

图 6-3-2　多发颅骨骨折
A～D（A. 轴位骨窗，B、C. 冠状位骨窗，D. VR 像）：双侧颞骨、顶骨可见多发不规则低密度影，冠状缝左右支增宽

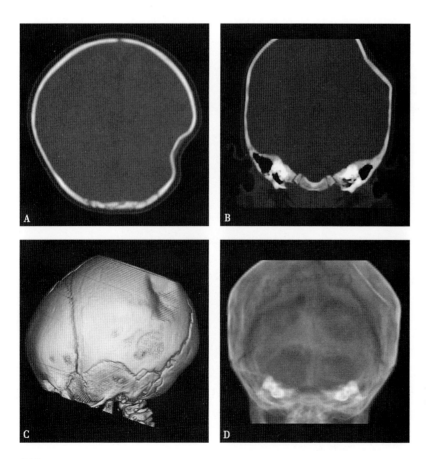

图 6-3-3　颅骨凹陷性骨折
A～D（A. 轴位骨窗，B. 冠状位骨窗，C. VR 像，D. 透明重组像）：左侧顶骨局部凹陷，深度大 11mm，可见不规则条状低密度线

【鉴别诊断】

目前的影像学检查方法,尤其是CT,对于颅骨骨折诊断的准确率及可信度均很高,但是同样受到检查部位、检查方法等因素的影响,可能将正常结构或变异误诊为骨折。

1. 与正常颅缝,特别是枕乳缝、颞鳞缝、颞颧缝的鉴别:颅缝多位置固定或左右两侧对称,走行较为自然、柔和,相对骨质边缘硬化。骨折线走行多不规则,少对称出现,且边缘骨质无硬化。

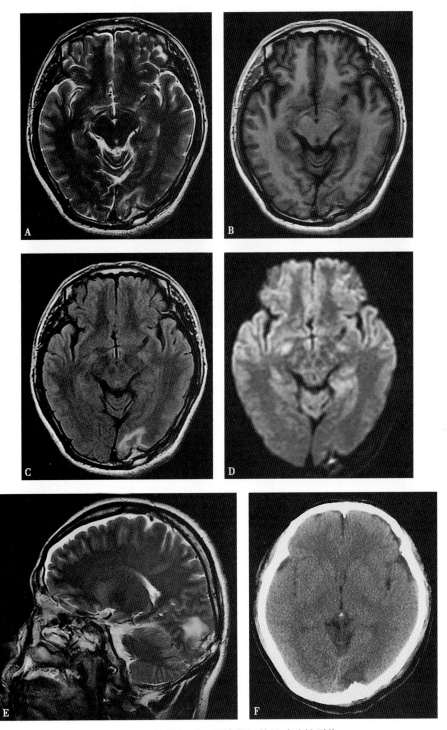

图6-3-4 枕骨左侧凹陷性骨折并枕叶脑挫裂伤

男,39岁,外伤后4天。A~E(A. T2WI,B. T1WI,C. T2WI-FLAIR,D. DWI,E. 矢状位T2WI):枕骨左侧颅骨呈V形向内突入,相应区域呈短T1长T2信号,FLAIR及DWI呈高信号,邻近脑实质受压,同侧枕叶可见斑片状长T1长T2,FLAIR及DWI呈等、高信号。F. 枕骨左侧颅骨凹陷,邻近脑组织受压,相应区域呈片状低密度影,边缘不清

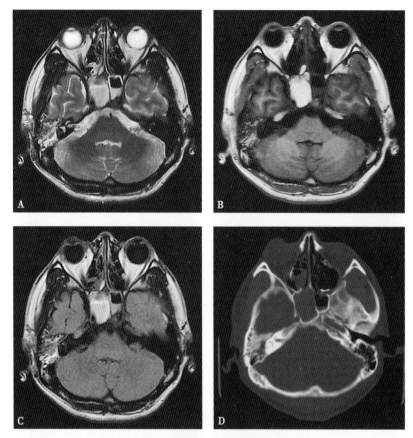

图 6-3-5　右侧颞骨骨折并乳突积液、积血

女，35 岁，外伤后 5 天。A～C（A. T2WI，B. T1WI，C. T2WI-FLAIR）：右侧颞骨乳突及鼓室内呈不均匀的等短 T1 等长 T2 信号，FLAIR 像呈等高信号，其内可见不规则等 T1 等 T2 信号；蝶窦及右侧后组筛窦黏膜及窦腔信号异常，右侧蝶窦及筛窦呈短 T1 长 T2 信号，左侧蝶窦呈长 T1 长 T2 信号。D. CT 示右侧颞骨可见斜行低密度线，累及鼓室，同侧鼓室及蜂房密度增高

2. 与血管沟的鉴别　血管沟在常规 CT 扫描中易与骨折混淆，CT 薄层图像可以显示血管位于板障内、上下连续走行而贯穿内板或外板；或血管沟压迫内板形成凹陷，但是血管沟 - 内板界面存在硬化骨质。

3. 与变异的颅缝鉴别　有些颅缝不同于常见颅缝，CT 轴位图像类似骨折，通过 CT 后处理技术可以较为容易地与骨折鉴别。

4. 与缝间骨鉴别　缝间骨在轴位或冠状位上有时类似骨折，通过 CT 的容积再现技术可以清晰显示，易与骨折鉴别。

第四节　颅骨生长性骨折

颅骨生长性骨折是陈旧性骨折的一种特殊类型，是儿童特有的少见的颅脑外伤后并发症，发病率在 0.05%～0.6%，90% 的患儿主要在 3 岁以下，其中 1 岁以下的占 50%。本病由 Howsip 首次报道并描述，曾命名为外伤后软脑膜囊肿、幼儿外伤后软脑膜膨出、幼年时期扩大性颅骨骨折、儿童颅骨生长性骨折、生长性颅骨骨折等。

【病因、病理】

颅骨生长性骨折最常见的原因为外伤，以跌落伤最常见，其次为医源性损伤，后者以产钳伤为主。骨折最常见于颅顶部，其次为枕部和额部，后颅窝、眶顶及筛窦壁也可发生。生长性骨折的颅骨缺损区并非无限制性发展，通常骨折裂隙在 2 个月内扩展的速度最快，几乎达到最大颅骨缺损范围，之后经历

较长时期增长甚微。

目前，颅骨生长性骨折的发生机制尚不完全明确。多数学者认为硬脑膜破裂在生长性骨折中起到了重要的作用：蛛网膜在颅内压作用下经硬脑膜裂缝处疝入到骨折裂隙，形成蛛网膜疝，疝囊内的脑脊液将正常的脑搏动压力传递至骨折边缘，压迫邻近骨质、慢慢侵蚀、吸收，同时蛛网膜疝也逐渐扩大并与开裂的硬脑膜粘连，形成非交通性的蛛网膜囊肿，阻止骨折的愈合。缺血致骨质吸收理论：部分学者认为，婴幼儿颅骨骨折引起的硬膜外或骨膜下出血使颅骨与颅骨外膜和硬脑膜分离，致使颅骨接受硬脑膜和颅骨外膜的血供明显减少而引起骨折处缺血，进一步导致骨质吸收、骨生长迟缓或停止、骨折线增宽或颅骨缺损，逐渐形成生长性骨折。国内学者鲍南认为婴幼儿颅脑发育的生理特点造就了颅骨生长性骨折的出现：儿童头颅的扩大，是由于脑组织的生长对颅骨产生了由内向外的扩张力，通过各颅缝的扩大，而使头颅匀称扩大生长。这是一种持续、动态的过程。婴幼儿脑组织处于快速发育期。出生后的头两年，特别是第 1 年，头围增长迅速，增加约 120mm，占出生后头围增长的 34%，因此对颅骨始终保持 1 个比较强大的向外的张力。随着年龄的增大以及脑组织发育逐渐完善，脑容量不再增加，脑组织对颅骨的扩张力越来越小。因此，在婴幼儿，一旦颅骨发生线性骨折，在脑组织的作用力下，骨折线可以在短期内开裂扩大，形成生长性骨折。

Coidslein 根据颅内组织疝入骨折间隙内容物的不同，将其分为三型：I 型：脑表面形成之蛛网膜囊肿通过破裂之硬脑膜、骨折间隙突出至帽状腱膜下，在头颅表面未形成软组织包块；II 型：突出内容物为蛛网膜囊肿，表面附有部分硬脑膜和颅骨外膜；III 型：脑组织直接突至帽状腱膜下，并与骨外膜和帽状腱膜粘连或合并脑室膨出。I 型、II 型患者，脑实质受损较小或仅有囊肿压迫，症状体征相对较轻，而 III 型患者脑实质原发、继发损害重，神经系统体征较重，患者遗有不同程度的残疾。

【临床表现】

颅骨生长性骨折最常见症状为头部质软、波动性包块，继而为神经系统症状体征，表现为外伤数月或数年后进行性一侧肢体运动障碍，间断性癫痫发作，伴头痛、头昏等，病程中、后期可触及颅骨缺损。

【CT 表现】

颅骨生长性骨折在早期仅表现颅骨的线样低密度骨折线，边缘清晰、锐利；随着病程的进展骨折裂隙逐渐增宽，呈长条形，若骨折缘间距 >4mm 即可诊断本病；中、后期骨折缺损区可呈边缘不整齐的梭形、卵圆形或不规则形等，少数皮质外翘而呈火山口状。缺损边缘的骨质可同时存在着骨质吸收、疏松和密度增高硬化两种改变。骨折裂隙内疝入物若为蛛网膜囊肿，可表现为囊状、密度均匀近似脑脊液的低密度影；若为脑膨出可呈稍低密度、且与颅内脑组织相连、后期有时可见局部脑软化灶形成，邻近脑沟增宽。

【MRI 表现】

MRI 可显示生长性骨折的骨折线的扩大或颅骨缺损，准确评价经颅骨缺损区向颅外疝出的内容物：蛛网膜囊肿表现为长 T1、长 T2 信号，T2 液态衰减反转恢复序列（FLAIR）中为低信号，类似于脑脊液信号；脑膨出表现为疝囊内呈与颅内脑组织相连的等 T1、等 T2 信号，周围环绕长 T1、长 T2 信号，类似于脑脊液。后期有时在颅骨缺损区附近可见局部脑软化灶，呈片状、边缘不规则的长 T1、长 T2 信号，邻近脑沟增宽。

【鉴别诊断】

根据病史、临床表现和头颅影像学检查，诊断颅骨生长性骨折并不难。对于儿童，尤其是 3 岁以下者，在发生颅骨骨折后如出现逐渐增大的局部波动性肿块，基底部触及颅骨缺损，则高度提示有颅骨生长性骨折。但是，仍需要注意与脑膜膨出或脑膜脑膨出鉴别。

脑膜膨出和脑膜脑膨出，合称脑膨出，是神经管闭合不全出现的一种先天性发育异常。颅盖部脑膨出位于体表，出生时一般即可发现而诊断，较易与颅骨生长性骨折鉴别。但是颅底部脑膨出位置隐蔽，不易早期发现，易与颅骨生长性骨折混淆。颅底部脑膨出的骨质缺损边缘多呈圆弧形，具有完整的骨边缘；而颅骨生长性骨折缺损边缘的骨质可同时存在着骨质吸收、疏松和密度增高硬化两种改变，有时皮质外翘而呈火山口状更具特征。

第五节 硬膜外血肿

硬脑膜外血肿临床上比较常见，占颅脑损伤的 3%～6%。颅内血肿的 1/3 为硬脑膜外血肿，一般伴有不同程度颅骨骨折和脑挫裂伤，特别是颅骨线性骨折，以额颞部和颞顶部最多。此类血肿以 16～30 岁较为多见，小儿则少见。

临床上根据出血时间不同将硬脑膜外血肿可以分为五型，但是对于出血时间的界定尚存在争议：①特急性血肿，指伤后 3 小时内即出现的硬膜外血肿；②超急性期硬膜外血肿，指外伤后 3～24 小时内出现的血肿；③急性硬膜外血肿，指外伤后 24 小时至 3 天内形成的血肿；④亚急性硬膜外血肿，指外伤 3 天至 3 周内出现临床症状及体征的硬膜外血肿；⑤慢性硬膜外血肿，较少见，系指伤后 3 周以上形成血肿者，一般认为血肿开始有钙化现象可作为慢性血肿的诊断依据。CT 依据血肿密度变化进程，将硬膜外血肿分为急性期（伤后 3 天内）、亚急性期（伤后 4～21 天）、慢性期（伤后大于 21 天）；MRI 依据血肿内血红蛋白的代谢分解所产生的信号变化则将硬膜外血肿分为超急性期硬膜外血肿（24 小时以内）、急性期硬膜外血肿（2～7 天）、亚急性期硬膜外血肿（8～30 天）、慢性硬膜外血肿（1～3 个月）、残腔期（3 个月以上至数年）。

外伤性迟发性硬膜外血肿亦要在临床工作中加以重视，其在颅内血肿中发生率为 2%，在迟发性颅内血肿中占有更高的比例，主要是指头部外伤后首次颅脑 CT 未发现有硬膜外血肿而在经过一段时间后复查颅脑 CT 被诊断有硬膜外血肿征象，其发生的时间多在伤后 24 小时以内。

【病因、病理】

硬膜外血肿多因头部直接受外力打击，产生颅骨骨折或颅骨局部变形，致硬脑膜与颅骨内板剥离，硬脑膜血管破裂或板障出血，血液存积于颅骨内板与硬脑膜之间而形成血肿。出血来源有：①脑膜中动脉最为常见，此动脉经棘孔入颅后沿颅骨内板的脑膜中动脉沟走行，在翼点分为前后两支，各支均可被撕裂形成血肿，尤以前支更为常见。②上矢状窦或横窦骨折线经静脉窦时可致损伤形成血肿。③脑膜中静脉，此静脉与脑膜中动脉伴行损伤后可致血肿，但比较少见。④板障静脉或导血管，颅骨板障内有网状的板障静脉和穿通颅骨的导血管，损伤后出血，可沿骨折线流入到硬脑膜外形成血肿。⑤颅前窝骨折时可损伤脑膜前动脉和筛前、后动脉导致出血，但很少见。

硬膜外血肿最初由新鲜血液或凝血块构成，数天后凝血块液化并开始吸收，周围有薄层肉芽组织形成，30 天左右形成完整的肉芽组织包膜，包裹完全液化的血液，有的可机化、甚至钙化。典型的硬膜外血肿的患者存在昏迷期—中间清醒期—再昏迷期，即受伤当时昏迷，数分钟或数小时后意识障碍好转，甚至完全清醒，继而再度昏迷。但并不是所有硬膜外血肿的患者都存在中间清醒期，因为意识状态的改变取决于原发脑损伤的程度、血肿形成速度和颅内其他损伤的存在。

迟发性硬膜外血肿主要是由于早期使用脱水剂，并且与其剂量有关；另一个原因为伤后的手术造成颅内压力的降低，产生"颅内压力梯度效应"，促进了有出血倾向患者的再次出血。另有学者认为迟发性硬膜外血肿的出现是由于外伤致硬脑膜表面微血管的损伤出现血凝障碍进而产生出血倾向所致。

【临床表现】

硬膜外血肿的临床表现因出血速度、出血量、血肿部位、患者年龄及是否合并其他颅脑损伤等不同而差别较大，主要表现为不同程度的意识障碍，头疼、呕吐加剧、躁动不安等颅内压增高的症状；单纯的硬膜外血肿，血肿较小时少有神经受损体征。当血肿持续增大并压迫相应的功能区时，才会有相应的阳性体征；血肿不断增大引起颞叶钩回疝时，患者出现意识障碍加深、生命体征紊乱，同时将相继出现患侧瞳孔散大，对侧肢体偏瘫等典型征象。

【CT 表现】

外伤性硬膜外血肿的 CT 表现受多种因素的影响而有所不同，如出血来源、出血量的多少、外伤后至 CT 检查的时间间隔和血肿机化、崩解的程度等。

急性期硬膜外血肿表现为颅骨内板下双凸透镜形或梭形高密度影，边界清晰，光滑整齐，与脑实质分界清晰（图 6-5-1）。由于硬膜外间隙以颅缝为边界，故血肿通常不跨越颅缝；但是若骨折线跨越颅缝，则血肿亦可跨越颅缝而占据两块以上的颅骨（图 6-5-2）。多数硬膜外血肿密度较均匀，若有持续性出血则血肿密度不均匀，即高密度血肿内有类椭圆形、圆形或肾形低密度区，相当一部分患者尚可在低密区与高密度影之间见到弧形更低密度影，有学者称之为"漩涡征"或"松花蛋征"，其可能的形成机制：进入硬膜外间隙中的血液，在血液凝固的同时由于出血尚在进展，或 CT 检查距受伤时间较短有的出血还未凝固，故出血部位仍见新鲜血液，CT 上表现为大部分为血凝块的高密度影，其内有新鲜出血或新鲜出血与血清混合的低密度区，更低密度影则可能是血块渗出的血清。大的硬膜外血肿可有明显的占位效益，如局部脑沟受压变浅、脑室受压变小、中线结构移位，甚至形成脑疝；压迫邻近血管可导致脑水肿或脑梗死等。

亚急性期硬膜外血肿呈典型的双凸透镜形或梭形，有些由于血块收缩机化、崩解而形成月牙形。血肿密度较急性期减低，有时甚至与脑实质密度相似。邻近脑实质受压、脑沟变浅，与血肿分界不清。

慢性期硬膜外血肿：由于血肿内的各种成分不断崩解、吸收及液化，致使血肿密度及张力进一步减低，约 2 个月后，血肿呈月牙形低密度影，与脑实质间可见线样高密度的脑膜影。

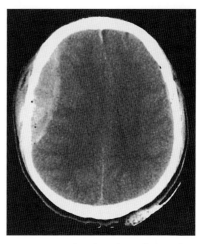

图 6-5-1 右侧额顶部硬膜外血肿
CT 示右额顶部颅骨内板下可见梭形高密度影，密度不均匀，最宽处约 24mm，邻近脑实质受压、移位

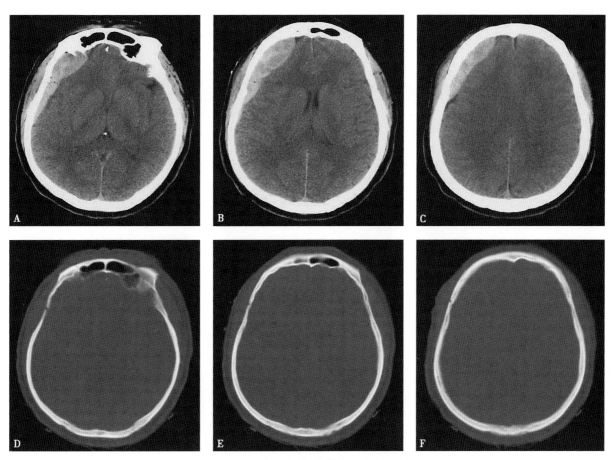

图 6-5-2 右侧额颞部硬膜外血肿（跨颅缝）
A～C（脑窗）：右侧额颞部颅骨内板下可见梭形高密度影，厚约 18mm，密度均匀，CT 值约 58Hu，边缘清晰，邻近脑组织受压向内移位，同侧颞顶部软组织增厚、密度增高。D～E（骨窗）：冠状缝右支较对侧明显增宽

【MRI 表现】

超急性期、急性、亚急性以及慢性硬膜外血肿位于颅骨内板下,呈双凸透镜形或梭形,边缘清晰,光滑整齐,与脑实质分界清晰。血肿的 MRI 信号与脑内血肿的演变规律相似。超急性期血肿以含氧血红蛋白为主,在 T1WI 上呈稍低信号或等信号,T2WI 上呈稍高信号。急性期,血肿内含氧血红蛋白已降解成脱氧血红蛋白,细胞内已形成高铁血红蛋白,因血肿中脱氧血红蛋白有缩短 T2 的作用,对 T1 时间作用不明显,在 T1WI 呈中等或稍高信号,T2WI 呈低信号(图 6-5-3),但是脱氧血红蛋白的短 T2 作用与磁场强度成反比,急性血肿易在高场 MRI 扫描机显示,低场 MRI 不易显示,除非采用梯度回波技术。亚急性期与慢性期,血肿内以游离正铁血红蛋白为主,其有明显缩短 T1 延长 T2 时间的作用,故 T1WI 呈高信号,T2WI 呈高信号,但血肿周边因含铁血黄素呈低信号(图 6-5-4、5)。残腔期,血肿内以含铁血黄素为主,T1WI、T2WI 均呈低信号。

【鉴别诊断】

1. 硬膜下血肿　硬膜下血肿与硬膜外血肿的病因类似,多是外伤致颅骨骨折后板障或者脑膜血管破裂引起,均位于脑膜与颅骨之间,有时急性硬膜下血肿也呈梭形改变,易与硬膜外血肿相混淆。硬膜下血肿范围较大,常跨越颅缝占据两块或两块以上的颅骨范围,边缘较光整,多伴有脑挫裂伤。但硬膜外血肿范围较局限,一般不跨越颅缝。

2. 硬膜外脓肿　硬膜外脓肿多呈长 T1、长 T2 信号,但部分亦可因蛋白成分较高而呈短 T1、长 T2 信号,易与慢性硬膜外血肿混淆。但是,硬膜外脓肿周边可见增厚的脓肿壁,尤其增强后明显,且 DWI 呈高信号。

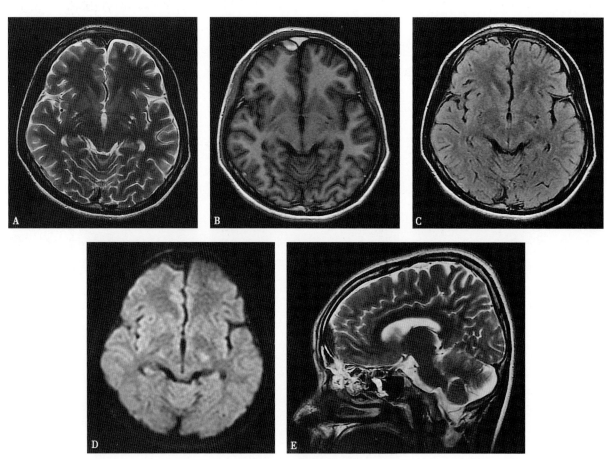

图 6-5-3　右额部硬膜外血肿(急性期)

男,32 岁,外伤后 3 天。A~E(A. T2WI,B. T1WI,C. T2WI-FLAIR,D. DWI,E. 矢状位 T2WI):右侧额部内板下、近大脑镰旁可见一梭形信号,大小约 9mm×15mm,邻近脑组织轻度受压,边缘清晰,T2WI 呈均匀低信号,T1WI 呈不均匀等高信号,FLAIR、D. DWI 呈低信号

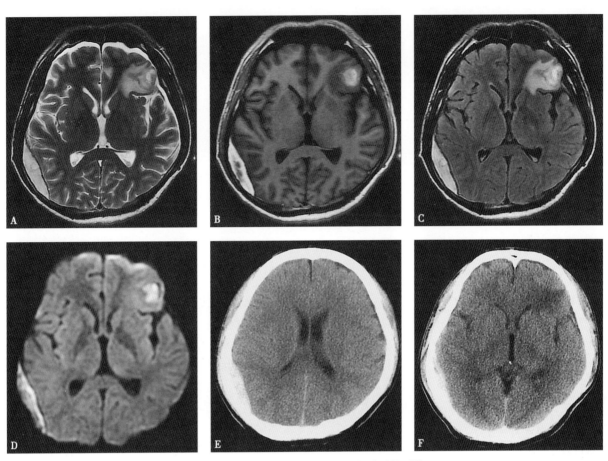

图 6-5-4 右颞部硬膜外血肿并左额叶脑挫裂伤

男，42 岁，外伤后 4 天。A～D（A. T2WI，B. T1WI，C. T2WI-FLAIR，D. DWI）：左额叶片状短长 T1 不均匀长 T2 信号，FLAIR 呈高信号，DWI 呈高信号，边界欠清，最大截面约 40mm×28mm；右颞部颅骨内板下梭形短 T1 长 T2 信号，FLAIR 呈高信号，DWI 呈高信号，边界清，最大截面约 62mm×15mm，相应部位脑组织轻受压。E、F. 为患者外伤后 2 小时的 CT 检查，右颞骨内板下见梭形高密度影，最宽处约 11mm，左额叶见斑片状高低混杂密度影。边缘不清

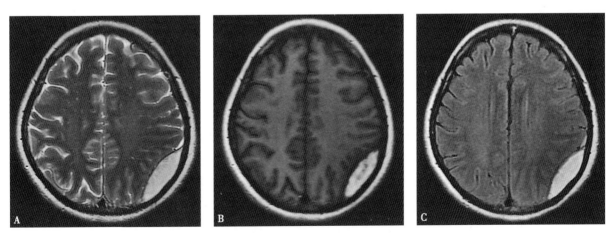

图 6-5-5 左顶部硬膜外血肿（亚急性期）

男，42 岁，外伤后 4 天。A～E（A. T2WI，B. T1WI，C. T2WI-FLAIR，D. ADC 图，E. DWI）：左顶部颅骨内板下约 60mm×13mm×56mm 短 T1 长 T2 梭形信号灶，边界清，周围脑组织受压；FLAIR 呈高信号，ADC 图信号不均、呈等高信号，DWI 呈不均匀稍高信号

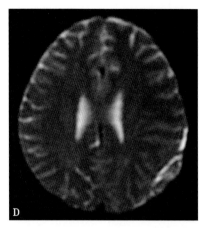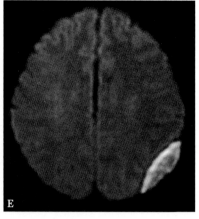

图 6-5-5　左顶部硬膜外血肿（亚急性期）（续）

3. 脑膜瘤　宽基底脑膜瘤形状类似于硬膜外血肿，密度或信号也可能与某期血肿相似。但是，脑膜瘤的密度或信号不随时间发生变化，血肿的密度或信号随时间变化、且有一定的规律可循。脑膜瘤增强后多明显均匀强化，存在脑膜尾征；血肿边缘有时可见线样强化，内部一般无强化。

第六节　硬膜下血肿

硬膜下血肿是颅脑损伤常见的继发损害，发生率约为 5%，占颅内血肿的 40% 左右。当颅脑损伤导致脑皮质动静脉破裂或桥静脉破裂出血，使血液集聚在硬脑膜与脑皮质之间或硬脑膜与蛛网膜之间而形成了硬膜下血肿。

【病因、病理】

硬膜下血肿通常由直接头颅外伤引起，亦可由间接外伤所致。部分患者，尤其是老年硬膜下血肿患者无明显外伤史，约有 12.8% 的患者伴有高血压，所以高血压、动脉硬化可能是容易导致出血的原因之一。一些患有慢性硬脑膜下血肿的老年患者，常有慢性酒精中毒病史，可能是长期饮酒造成肝功能损伤，导致凝血机制障碍所致。还有 12%～38% 的慢性硬膜下血肿与应用抗凝或抗血小板凝集治疗有关，如长期服用阿司匹林、双嘧达莫等。小儿慢性硬脑膜下血肿多为双侧，常为产伤所致，多见于产后损伤 6 个月以内。此外，小儿营养不良、败血症、颅内外炎症、出血性疾病者、甚至严重脱水的婴幼儿，也可发生慢性硬脑膜下血肿。

根据出血来源分为单纯型硬膜下血肿和复合型硬膜下血肿：单纯型硬膜下血肿系桥静脉或皮质小静脉断裂，血液集聚在硬脑膜与蛛网膜之间，出血较缓，病程发展常呈慢性；复合型硬膜下血肿系因脑挫裂伤、脑皮质动静脉破裂出血，血液集聚在硬脑膜与脑皮质之间，有时可与脑内血肿相融合；病情发展快，可呈急性或亚急性表现。

根据血肿形成的时间和临床表现可分为急性、亚急性和慢性硬膜下血肿三种类型。

1. 急性硬膜下血肿　系指伤后三天内发生的血肿。在血肿形成 16 小时内多为新鲜血液或柔软的血液凝块，3 天之内逐渐变成较硬凝块，并与脑膜粘连。血肿的出血原因是由于脑皮质表面动、静脉破裂或脑表面的浅静脉回流至静脉窦处被撕裂所致。如合并严重脑挫伤时，出血多系矢状窦旁桥静脉和静脉窦破裂引起。由于硬膜与脑膜之间为张力较低的蛛网膜和充满脑脊液的蛛网膜下腔，因而血肿不易局限，出血量往往较多，血肿范围广。血肿好发于额极、颞极、额叶眶回及额顶区，多位于颅腔凹面，形状呈月牙形。

2. 亚急性硬膜下血肿　血肿形成于伤后 4 天～2 周。这时血凝块逐渐液化成褐色液体，杂有棕色凝块。此时肉芽组织开始逐渐浸入脑膜附着面。出血原因与急性硬膜下血肿相同。由于原发损伤较轻，出血较缓慢，血肿可呈月牙形或半月形。

3. 慢性硬膜下血肿　系指伤后 2 周所形成的血肿，主要是静脉出血缓慢渗出到硬膜下间隙所致，并非急性或亚急性硬膜下血肿的迁延，而有自身的病理过程：血肿硬膜附着面形成血肿外膜，蛛网膜附着面形成血肿内膜，并有间皮细胞覆盖，内外膜将血肿包裹。由于硬膜下缺乏血液、淋巴等循环系统，血肿长期不能吸收，其内蛋白质分解，渗透压升高，液体不断渗入，体积不断增大，形成囊性液化，故可呈双凸透镜状。

【临床表现】

急性硬膜下血肿、亚急性硬膜下血肿临床表现相似，临床症状较重，并迅速恶化，由于多合并严重脑挫裂伤，常缺乏局部定位症状。意识障碍的变化中出现中间清醒期或意识好转期者较少，多数为原发性昏迷与继发性昏迷相重叠，或昏迷的程度逐渐加深。颅内压增高的症状出现较早，其间呕吐和躁动比较多见，生命体征变化明显。脑疝症状出现较快，尤其是特急性硬脑膜下血肿。一侧瞳孔散大后不久，对侧瞳孔亦散大，并出现去脑强直，病理性呼吸等症状。局灶症状较多见，偏瘫、失语可来自脑挫伤和（或）血肿压迫。腰椎穿刺均为血性脑脊液。

慢性硬膜下血肿患者多年龄较大，往往只有轻微的外伤史而被忽略。外伤后的特征性表现是无脑膜刺激症状，仅有钝性头痛及轻度眩晕。一般多在损伤后数月乃至数年才出现神经、精神症状，其中精神障碍较为突出，常表现为表情淡漠，反应迟钝，记忆力减退，寡言少语，多睡，甚至精神失常，部分患者有大小便失禁等。极易被误诊为脑动脉硬化或老年性痴呆。以颅内压增高为首发症状者占 14%～20%，起初为头痛较轻微，当血肿逐渐增大时出现明显的颅内压增高症状，如呕吐、视觉症状，查体时可见视神经乳头水肿。脑神经受损除视力减退外，还可有动眼神经、展神经及面神经损伤症状；少数患者有耳聋、耳鸣、眩晕及听力减退等，常在血肿清除后得到恢复。约 1/3 左右慢性硬膜下血肿患者出现神经功能障碍，如语言功能障碍，半身肢体无力甚至偏瘫，偏身感觉减退，病理反射阳性等类似脑血管疾病的表现。约 10% 慢性硬膜下血肿患者以癫痫症状起病。约 15% 的患者是以昏迷为首发症状，常被误诊为脑血管意外。

【CT 表现】

1. 急性硬膜下血肿多表现为颅骨内板下月牙形或半月形高密度影，与脑实质分界清晰，血肿范围较广泛、可跨越颅缝（图 6-6-1）。少数患者由于蛛网膜破裂，脑脊液混入血肿内导致呈混杂密度。血肿较大时可引起明显的占位效应，表现为患侧侧脑室受压、脑沟脑池变浅、中线结构移位等。

2. 亚急性硬膜下血肿由于时间长短的不同而 CT 表现不同。亚急性早期，约伤后 4～7 天，血肿呈月牙形的高密度影，密度均匀（图 6-6-2）。亚急性中期，约伤后 8～14 天，血肿呈等密度，灰白质界面内移，脑沟消失，脑室变形，中线向对侧移位；部分血肿由于红细胞崩解、细胞碎片及血块沉积于血肿下

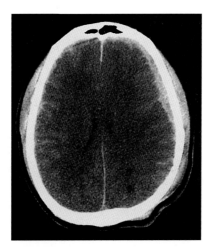

图 6-6-1　双侧右额颞部硬膜下血肿（急性期）、**蛛网膜下腔出血**
双侧额颞部颅骨内板下方可见新月形稍高密度影，厚约 9mm，
密度均匀，边界清楚，邻近脑组织受压，所见部分脑沟密度增高

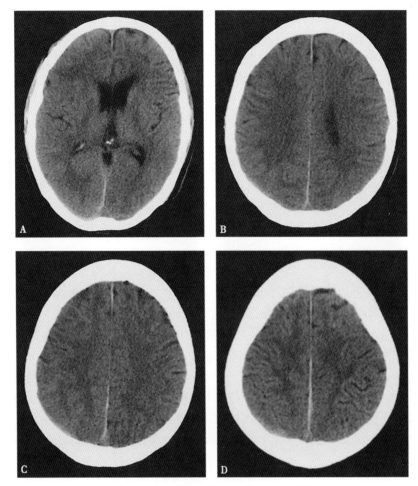

图 6-6-2　右顶部硬膜下血肿（亚急性期）

男，53 岁，外伤后 13 天。A～D. CT 示右顶骨内板下见弧形稍高密度灶，厚约 4mm

方而分层，上部为低密度，下部为等或高密度。亚急性晚期，伤后 15～21 天，血肿仍为月牙形或半月形混杂密度。

3. 慢性硬膜下血肿表现为颅骨内板下的月牙形、半月形的低密度、等密度或混杂密度影，其密度取决于出血时间、血肿大小及血液吸收情况和有无再出血。慢性期血肿的早期常为等密度或混杂密度，也可为高密度（图 6-6-3）。随着时间延长，血红蛋白分解吸收，血肿密度逐渐降低，最终变为低密度，内缘见线样稍高密度影。随着时间的进一步延长，血肿边缘可发生钙化。

【MRI 表现】

硬膜下血肿 MRI 检查常表现为颅骨内板下的月牙形或半月形的异常信号，病变范围广泛，常跨越颅缝，边界清楚，周围水肿不明显，如合并脑挫裂伤时，占位效应较明显。血肿的 MRI 信号与血肿持续的时间有关，其演变规律与脑内血肿相类似。

1. 急性硬膜下血肿　急性期，血肿内红细胞还保持其完整性，其内含有的去氧血红蛋白具有显著缩短 T2 弛豫时间的作用，这种短 T2 作用并不是顺磁作用所致，而是因为铁在红细胞内与红细胞外分布不均匀，造成体素内磁化率不均匀，使局部磁场不均匀从而引起质子去相位，故急性硬膜下血肿在 T2WI 上表现为低信号。由于 T1 时间不受上述因素的影响，血肿与脑实质的信号强度相仿，在 T1WI 上表现为等信号。FLAIR 序列 T2WI 上血肿呈高于脑脊液（信号被抑制）的信号。此外，由于硬膜外血肿内常混入凝固的血块、渗出的血清及漏入的脑脊液，使得去氧血红蛋白的缩短 T2 效应变弱而呈混合信号。另外，红细胞内去氧血红蛋白的短 T2 作用与 MRI 的磁场强度的平方成正比，急性血肿易在高场强 MRI 机显示，除非采用梯度回波技术，否则不易在低场强 MRI 机显示。

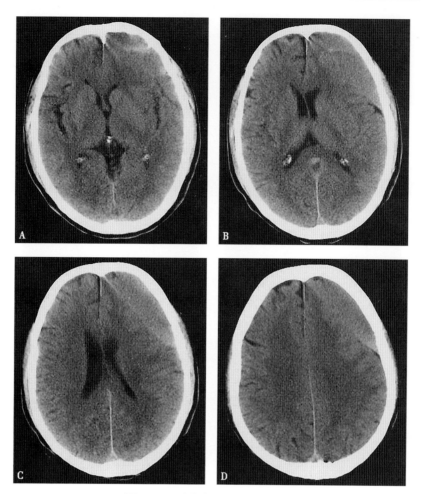

图 6-6-3 左额部慢性硬膜下血肿

男，62 岁，外伤后 21 天。A～D. CT 示左侧额部颅骨内板下可见丘状等密度影，密度较均匀，CT 值约 36Hu，最厚处约 26mm，邻近脑组织受压内移

2. 亚急性硬膜下血肿　亚急性硬膜下血肿外形与急性期相同，绝大多数血肿在 T1WI 上从周边开始出现高信号，这是进入亚急性期的标志，也是 MRI 显示硬膜下血肿的优势之一。亚急性期早期，血液中的去氧血红蛋白变为正铁血红蛋白，后者有明显的顺磁作用，使 T1 缩短，而对 T2 时间不产生影响，致使血肿在 T1WI 上信号增高，T2WI 上仍为低信号。6～8 天后，大多数血肿在 T2WI 上也从周边开始出现高信号，并逐渐向中央扩展，主要是由于血肿内红细胞破裂、溶解，使红细胞内外磁化率差异消失，去氧血红蛋白的短 T2 作用随之丧失，而红细胞外正铁血红蛋白具有缩短 T1 作用，使血肿在 T1WI 上仍为高信号，高信号全部填满血肿所需要的时间与血肿的大小有关；FLAIR 序列 T2WI 上血肿呈高信号（图 6-6-4、5）。

3. 慢性硬膜下血肿　慢性硬膜下血肿内主要为正铁血红蛋白及其后续转化成的含铁血黄素，后者为一种低自旋性、非顺磁性的铁化合物，其 T1 时间长于顺磁性的正铁血红蛋白，故信号强度在 T1WI 上低于亚急性者，但因其蛋白含量较多仍高于脑脊液的信号强度，在 T2WI 上呈高信号。FLAIR 序列 T2WI 上血肿呈高信号，更容易突出血肿与周围脑组织及脑脊液的信号差别（图 6-6-6～8）。

【鉴别诊断】

1. 与硬膜外血肿的鉴别　硬膜下血肿与硬膜外血肿的病因类似，多是外伤致颅骨骨折后板障或者脑膜血管破裂引起，均位于脑膜与颅骨之间，有时急性硬膜下血肿也呈梭形改变，易与硬膜外血肿相混淆。硬膜下血肿多发生于对冲部位，亦可发生于应力部位，范围较大，常跨越颅缝占据两块或两块以上的颅骨范围，边缘较光整，多伴有脑挫裂伤。但硬膜外血肿多发生于应力部位，常伴有邻近颅骨的骨

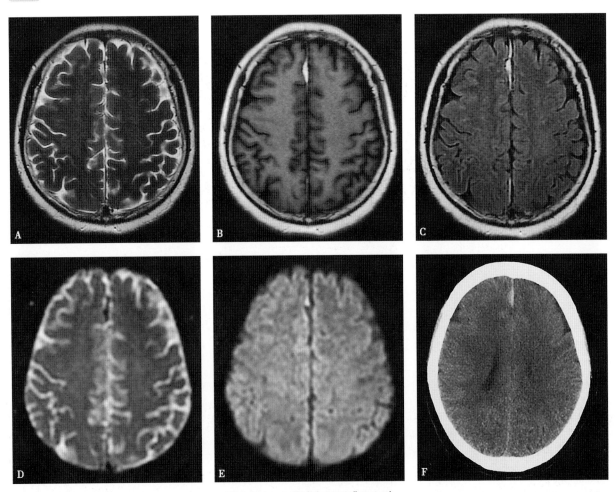

图 6-6-4　大脑镰右侧硬膜下血肿

男，28岁，外伤后7天。A～E（A. T2WI，B. T1WI，C. T2WI-FLAIR，D. ADC图，E. DWI）大脑镰前部右侧可见一新月形短 T1 长 T2 信号灶，边缘清晰，T2WI-FLAIR 及 DWI 呈高信号灶，ADC 图病变信号减低。F. 为患者外伤后 3 小时 CT 检查，显示大脑镰前部右侧可见一小丘状高密度影，边缘清晰

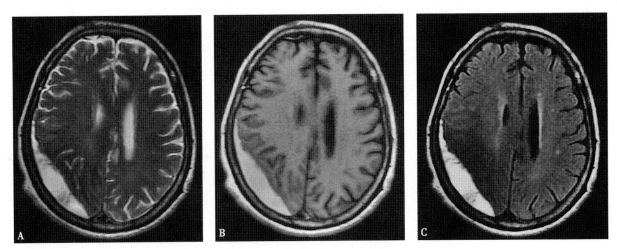

图 6-6-5　大脑镰右侧硬膜下血肿

A～E（A. T2WI，B. T1WI，C. T2WI-FLAIR，D. DWI，E. ADC图）：右侧颞顶枕部颅骨内板下可见新月形短 T1 长 T2 信号，边缘清晰，信号不均匀，最厚处约 16mm；FLAIR、ADC 图示病变大部为高信号，内可见条状等信号；DWI 大部呈低信号，边缘可见条状高信号

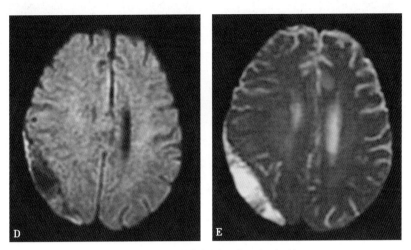

图 6-6-5 大脑镰右侧硬膜下血肿（续）

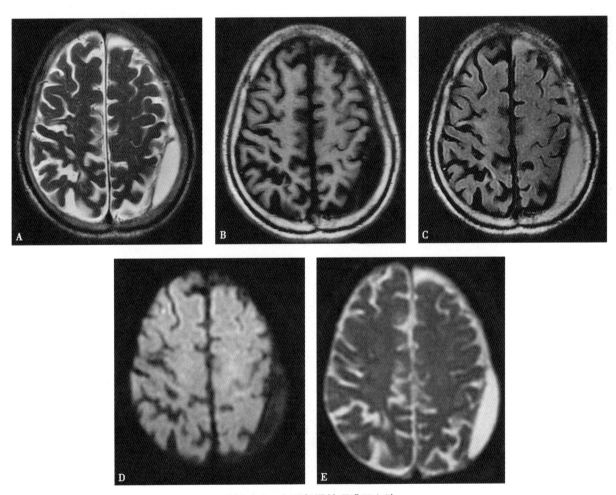

图 6-6-6 左顶部慢性硬膜下血肿

男，42 岁，外伤后 28 天。A～F（A. T2WI，B. T1WI，C. T2WI-FLAIR，D. DWI，E. ADC 图，F. 矢状位 T2WI）：左顶部颅骨内板下丘状长 T1 长 T2 信号灶，宽约 15mm，相应部位脑沟 FLAIR 呈高信号，DWI 上呈等信号，ADC 图病变信号未见异常。G. CT 上病变呈均匀的低信号

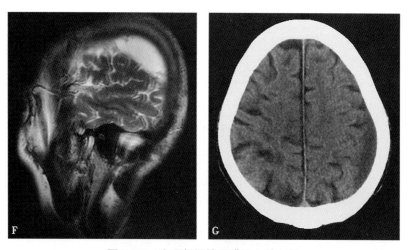

图 6-6-6　左顶部慢性硬膜下血肿（续）

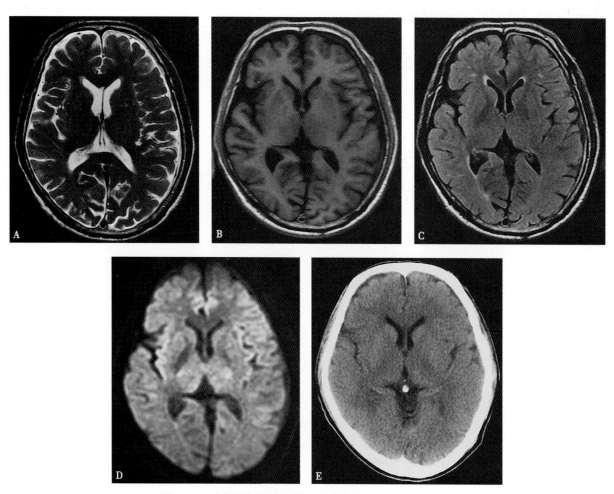

图 6-6-7　左额颞部慢性硬膜下血肿并右侧额部硬膜下积液

男，42 岁，外伤后 24 天。A～D（A. T2WI，B. T1WI，C. T2WI-FLAIR，D. DWI）：左侧额颞部内板下可见条状长 T1 等 T2 信号，FLAIR 呈高信号，DWI 上病变信号未见异常；对侧额部内板下可见条带状长 T1 长 T2 信号。E. CT 示双侧额部内板下可见弧形低密度影

折,范围较局限,一般不跨越颅缝。

2. 慢性硬膜下血肿与含脑脊液成分的病变(慢性硬膜下积液、蛛网膜下腔增宽)的鉴别 慢性硬膜下积液、蛛网膜下腔增宽所含的主要成分均为脑脊液,T1WI 上呈近似于脑脊液的低信号、T2WI 上呈高信号,FLAIR 序列 T2WI 上呈低信号或无信号。但是慢性硬膜下血肿 T1WI 上呈低信号,但是高于脑脊液信号;FLAIR 序列 T2WI 上呈稍高信号,并且随着血液成分的增加信号多为不均匀。

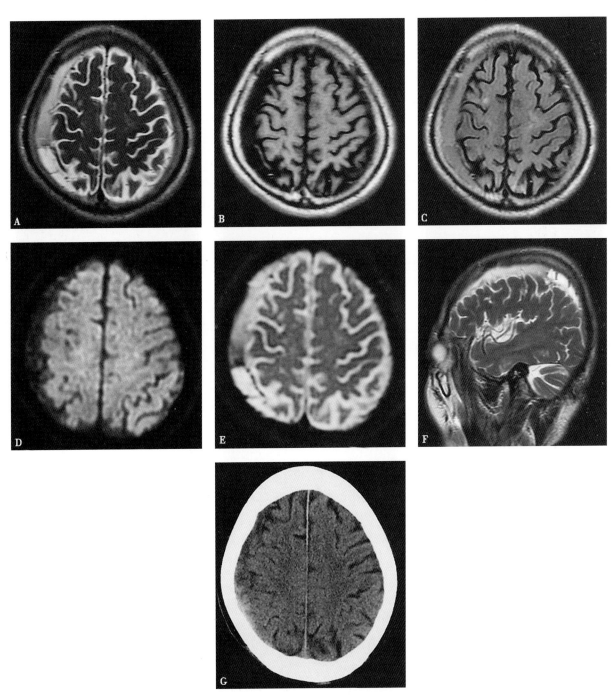

图 6-6-8 右额顶部慢性硬膜下血肿

男,58 岁,外伤后 30 天。A~F(A. 轴位 T2WI,B. 轴位 T1WI,C. 轴位 T2WI-FLAIR,D. DWI,E. ADC 图,F. 矢状位 T2WI):右侧额顶部颅骨内板内缘可见新月形长 T1 长 T2 信号灶,信号欠均匀,最宽约 12mm,相应部位脑实质受压内移;FLAIR 呈稍高信号灶,DWI 呈稍低信号,ADC 图信号不均匀。G. CT 示右侧额顶部内板下可见新月形异常密度影,前部密度稍低,后部密度不均匀增高

第七节 外伤性蛛网膜下腔出血

创伤性蛛网膜下腔出血（traumatic sub-arachnoid hemorrhage，tSAH）是指颅脑外伤后，脑组织挫裂伤，脑皮层细小血管损伤出血，血液流入蛛网膜下腔。创伤性蛛网膜下腔出血在颅脑损伤患者中较常见，也是加重继发性脑损伤的重要因素，在重度颅脑损伤中的发生率为 33%～40%，在轻度颅脑损伤中的发病率为 2%～3%；同时创伤性蛛网膜下腔出血患者中合并其他颅内损伤病灶的发生率为 89%，其中以脑挫裂伤及硬膜下血肿为多见，硬膜外血肿及脑内血肿相对较少。

目前，CT 是公认的诊断急性蛛网膜下腔出血的首选影像学方法。但是，CT 能否准确地显示蛛网膜下腔出血完全取决于蛛网膜下腔内的血液能否表现为高密度，这又与出血量、血细胞比容及被脑脊液稀释的程度呈正相关，如出血量少、被脑脊液迅速稀释或伴有严重的贫血时，蛛网膜下腔出血在 CT 不显示高密度，而表现为等密度，使 CT 检查出现假阴性的可能；对于后颅窝的蛛网膜下腔出血，由于骨伪影的影响，有时 CT 也难以明确诊断。CT 对发病一天内的蛛网膜下腔出血敏感性 >90%，但随着发病时间的推移，CT 的敏感性迅速下降，一周后降至 50%，两周后降至 30%，当发病三周时，CT 的阳性率已接近零。

FLAIR 序列能够在抑制正常 CSF 信号的同时获得 T2 加权程度较高的 T2WI，提高了各种原因造成的 CSF 异常的检出率。蛛网膜下腔出血后，血液内蛋白进入 CSF，从而造成 CSF 的 T1 值缩短，FLAIR 序列上 CSF 信号不能被抑制而呈高信号，与正常 CSF 的低信号形成鲜明对比，可以观察到脑沟、脑池及脑室内少量出血。但是，FLAIR 序列诊断蛛网膜下腔出血尚受到脑脊液搏动伪影的干扰而出现假阳性：搏动伪影的产生主要是由于 CSF 的流动使未接受 180° 反转脉冲激发的 CSF 流入成像层面而呈高信号，多见于 CSF 流动相对较快的桥前池、环池、中间孔、中脑导水管等部位，在大脑半球的脑沟内很少见到。梯度回波 T2* 成像（GRE-T2*WI）没有 180° 重聚脉冲，不能补偿由于磁场不均匀造成的信号丢失。它对具有顺磁性的出血产物（如去氧血红蛋白、细胞内正铁血红蛋白和含铁血红素）和脑实质间形成的微小梯度场非常敏感。在蛛网膜下腔出血后若蛛网膜下腔内的红细胞完整，位于其内的顺磁性去氧血红蛋白与抗磁性组织间的磁敏感差异，可加速质子的失相位，使 CSF 的 T2* 值缩短，GRE-T2*WI 上呈现低信号；尤其是出血量较大，形成的血凝块与含氧的 CSF 相对隔离后，其 T2* 值的缩短更为明显，而对其 T1 值的影响不大。此后，随着红细胞的溶解，顺磁性的去氧或正铁血红蛋白将均匀分布于 CSF 内，使 CSF 的 T1 和 T2 值均缩短。到了慢性期，由于吞噬细胞内顺磁性含铁血黄素的形成和沉积，使 CSF 的 T2* 值缩短，GRE-T2*WI 仍保持较高的敏感性。但 GRE-T2*WI 显示颅底周围 SAH 时因伪影干扰有时辨别困难。这主要是由于 GRE-T2*WI 序列易于在两种不同磁敏感性组织间（如骨和软组织）发生短距离变化时产生伪影，使颅骨的低信号跨越了颅骨的边界进入软组织，从而使颅底周围蛛网膜下腔出血的低信号与伪影区分困难，最明显的是颞骨岩部的骨伪影使桥前池蛛网膜下腔出血评价困难。因此，将 FLAIR 和 GRE-T2*WI 序列联合应用，可明显提高 MRI 诊断 SAH 的敏感性和特异性。

【病因、病理】

创伤性蛛网膜下腔出血主要是颅脑损伤导致脑表面血管损伤或颅内桥静脉损伤所致。对脑组织的影响主要表现为：出现严重的脑血管痉挛，导致脑缺血发生；蛛网膜下腔血液中的某些降解产物对脑组织有损害作用；蛛网膜下腔出血后 Ca^{2+} 通道开放，大量钙离子内流入神经元细胞，导致钙超载，细胞凋亡；蛛网膜下腔出血可导致脑积液回流通路受阻产生梗阻性脑积液，也可因阻塞蛛网膜颗粒，妨碍脑脊液吸收导致交通性脑积液；蛛网膜下腔出血因细胞凋亡可导致血脑屏障通透性增加，加重血管源性脑水肿，从而加重病情。

根据血液分布的部位将创伤性蛛网膜下腔出血分为三型：脑表面型、颅底脑池型、混合型。颅底脑池型血液常聚积于颅底部脑池内，如鞍上池、脚间池、四叠体池、桥前池等，直接刺激颅底动脉血管，诱发痉挛。脑表面型血液常聚集于脑凸面的脑沟内。混合型血液分布在颅底脑池及大脑凸面的脑沟内。

【临床表现】

创伤性蛛网膜下腔出血的临床表现主要取决于出血部位及出血量。轻者在伤后 1～2 天出现头痛、呕吐、高热、脑膜刺激征，持续 1～2 周。重者有意识障碍如躁动不安、恍惚、定向不清，甚至癫痫、昏迷；原有局灶体征加重或出现脑缺血症状和体征。

【CT 表现】

1. 急性期（7 天以内）　脑挫裂伤局部或双侧脑沟、脑表面及脑池内条状、线状高密度影（图 6-7-1、2），可以见到脑池或脑裂铸型，部分患者可伴有脑室内出血。

2. 亚急性期　在 8～30 天之间，少量出血往往在 3 天左右吸收，CT 表现为正常或轻度脑积水或硬膜下积液。

3. 慢性期　出血时间大于 30 天，CT 可表现为正常或仅有正常压力性脑积水。

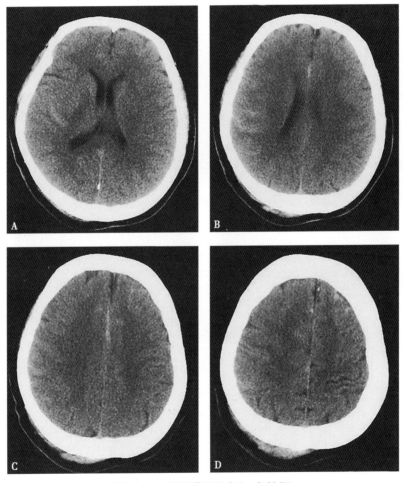

图 6-7-1　蛛网膜下腔出血（急性期）

女，47 岁，外伤后 2 小时。A～D. CT 示右侧外侧裂池、纵裂池及左侧额叶脑沟内可见不规则线样高密度影

【MRI 表现】

1. 急性期（小于 7 天）　一般情况下，蛛网膜下腔出血在常规 T1WI 和 T2WI 上表现为脑脊液信号；当出血量较大时，局部脑沟及脑裂内可形成凝血块，其内形成的去氧血红蛋白可产生 T2PRE 效应、T2 缩短，使其在 T2WI 上信号降低，而 T1WI 信号较脑脊液稍高或无明显信号改变。T2WI-FLAIR 上，相应脑沟、脑裂呈高信号（图 6-7-3）；GRE-T2*WI 上呈现低信号。

2. 亚急性期（8～30 天）　红细胞溶解后释放出高铁血红蛋白，在所有 MRI 序列中均表现为脑沟、脑裂内的高信号或高信号铸型，以 T1WI 及 T2WI-FLAIR 最明显（图 6-7-4、5）。

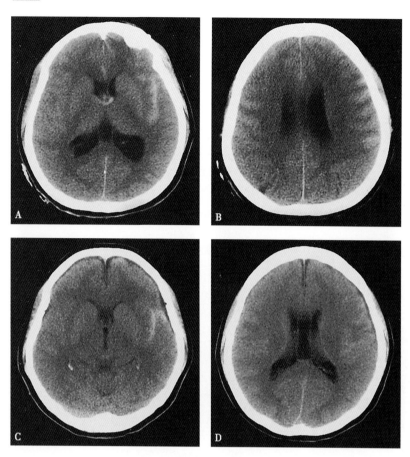

图 6-7-2 蛛网膜下腔出血（急性期）并硬膜下积液
女，45 岁。A、B. 外伤后 2 小时检查，CT 示脑裂、脑沟及脑池密度增高；C、D. 3 天后复查，CT 示脑裂、脑沟及脑池密度仍增高，双侧额部内板下可见弧形低密度影

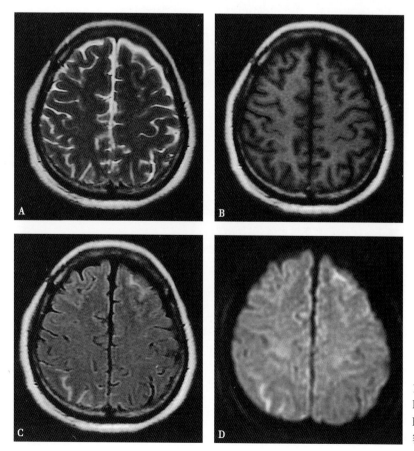

图 6-7-3 外伤性蛛网膜下腔出血
女，28 岁，外伤后 2 天。A、B（A. T2WI，B. T1WI）未见异常信号；C、D（C. T2WI-FLAIR，D. DWI）显示双侧顶叶及左侧额叶脑沟内可见迂曲的线样高信号影

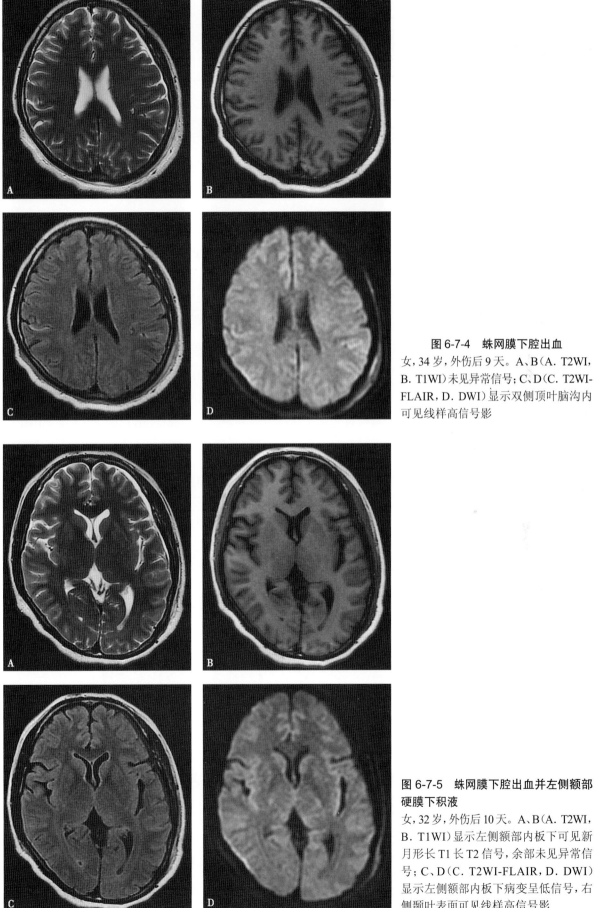

图 6-7-4　蛛网膜下腔出血
女，34 岁，外伤后 9 天。A、B（A. T2WI，B. T1WI）未见异常信号；C、D（C. T2WI-FLAIR，D. DWI）显示双侧顶叶脑沟内可见线样高信号影

图 6-7-5　蛛网膜下腔出血并左侧额部硬膜下积液
女，32 岁，外伤后 10 天。A、B（A. T2WI，B. T1WI）显示左侧额部内板下可见新月形长 T1 长 T2 信号，余部未见异常信号；C、D（C. T2WI-FLAIR，D. DWI）显示左侧额部内板下病变呈低信号，右侧颞叶表面可见线样高信号影

3．慢性期（31 天以后）　软脑膜及脑沟内出现含铁血黄素沉积，表现为斑点状、斑片状或线条样低信号，在 T2WI 较明显，特别是 GRE-T2*WI 最明显，出现脑表面的低信号镶边征。

【鉴别诊断】

1．与自发性蛛网膜下腔出血鉴别　自发性蛛网膜下腔出血一般没有外伤史或只有轻微的外伤史，大多数存在脑动脉瘤或其他脑血管畸形，或在高血压基础上发生。除发现蛛网膜下腔出血外，还可以显示相应基础病变的征象，如动脉瘤或脑血管畸形可表现为异常血管流空现象或动脉瘤腔内血栓的征象。

2．与硬膜下血肿的鉴别　发生在大脑镰旁、小脑幕附近的蛛网膜下腔出血易与硬膜下血肿混淆：硬膜下血肿在血肿与脑表面之间可见脑脊液信号或密度，即血肿不深入脑沟；硬膜下血肿范围内脑沟结构存在，而蛛网膜下腔出血邻近脑沟或消失或呈高密度铸型。

3．与脑膜炎、蛛网膜炎、脑膜转移鉴别　急性蛛网膜下腔出血，特别是少量的出血，主要在 FLAIR T2WI 可以看到脑沟内高信号铸型，在 T1WI 及 T2WI 均不能显示出血的信号特征。脑膜炎、脑膜转移由于脑沟内蛋白含量的升高可在 FLAIR T2WI 呈高信号，但其脑脊液检查常有异常表现；此外，增强检查后可以显示脑膜的强化，特别是 MRI 强化较 CT 更加敏感。

第八节　外伤性硬膜下积液

外伤性硬膜下积液（traumatic subdual hydroma，TSH）又称硬膜下水瘤，是指颅脑损伤后，在硬膜下间隙出现脑脊液积聚，发生率大约为颅脑损伤的 1.0%。外伤性硬膜下积液可发生于各种年龄，但以老年人最多见；好发于幕上大脑半球表面的一侧或两侧额顶颞部，约 50% 的患者为双侧，颅后窝极少见；绝大多数发生在伤后 72 小时或 1 周之内。硬膜下积液可以分为急性和慢性，急性型少见，常发生在伤后 72 小时内，无包膜形成；慢性型多在伤后数月形成，有包膜包裹。

【病因、病理】

目前，硬膜下积液的发病机制尚存在争议，存在多种假说，但是每一种理论又不能完全很好地解释所有的硬膜下积液的发生过程，比较有代表性的有以下几种假说。

蛛网膜破裂学说：1924 年 Naffziger 提出，被神经外科学界广泛接受，认为头部外伤时脑组织在颅腔中强烈地移动，引起瞬间颅内各分腔压力失衡，从而致使脑表面、外侧裂和视交叉区与骨嵴粘连紧密的蛛网膜被撕破，导致脑脊液流出，积聚在硬膜下腔。1973 年 Hoff 采用放射性同位素脑池造影，显示示踪物经过蛛网膜裂孔进入硬膜下积液内，进一步支持了该理论。姜曙等用放射性同位素示踪和椎管逆行造影均支持蛛网膜裂口存在。李能德报道有 18% 患者术中发现蛛网膜裂，这些均是此学说有力的证据。

单向活瓣学说：认为颅脑损伤造成脑表面的蛛网膜损伤，形成单向活瓣，脑脊液可随患者挣扎、屏气、咳嗽等用力动作经单向瓣膜破口进入硬膜下腔，却不能回流，形成硬膜下液体积聚。这一假说能很好地解释进展型硬膜下积液的形成机制，并且得到了相当多学者的认同，但一直未能得到病理学、解剖学和影像学上的有力支持。姜曙对 1 例硬膜下积液患者经右侧硬膜下积液腔注入放射性同位素示踪剂，发现其可逆流进入蛛网膜下腔、脑室和对侧硬脑膜下积液腔，并不支持单向活瓣假说。因此这一论尚需进一步的探讨。

渗透学说：认为颅脑外伤使硬膜内侧面部分剥离、血脑屏障受到破坏，毛细血管的通透性增加，血浆成分大量渗出形成积液于裂隙内，同时积液内蛋白含量升高，渗透压亦升高，周围水分渗入，引起积液不断增多，形成硬膜下积液。

水肿液廓清学说：一些学者认为有些硬膜下积液的成因和脑水肿的病因在本质上是相同的，仅仅因为前者蛛网膜上存在裂孔，导致水肿液从水肿区向蛛网膜一侧移动，进入硬膜下腔，造成硬膜下积液。

【临床表现】

外伤性硬膜下积液的临床表现与积液的量及有无合并症有关。单纯性外伤性硬膜下积液可无明显的临床症状与体征,也可仅有头痛、头晕等症状,有时可出现精神异常;大量外伤性硬膜下积液则可出现头痛,呕吐,视神经乳头水肿等颅内压增高的症状与体征,也可出现轻度偏瘫、失语等;复合性外伤性硬膜下积液的临床症状常被合并症所掩盖,患者主要表现为合并症的症状与体征。

国内学者刘玉光等根据临床表现和动态复查CT表现将外伤性硬膜下积液分为四种类型:

(1)消退型:指临床症状逐渐好转,CT动态观察积液逐渐减少者。本型以青壮年多见,一般无明显颅内压增高的症状或仅在早期有轻度颅内压增高的症状,以后逐渐好转,无神经系统阳性体征。

(2)稳定型:指临床症状无明显变化,CT动态观察积液未见明显减少或者增加。稳定型以老年人占多数,头痛、头晕、恶心、呕吐、精神异常(欣快、淡漠、抑郁等)、记忆力下降为主要表现,一般无与硬膜下积液相关的神经系统阳性体征。

(3)进展型:指脑受压症状逐渐加重,CT动态观察积液量逐渐增多。此型以小儿多见,主要表现为进行性颅内压增高,患者可有轻偏瘫、失语或精神异常,婴幼儿可有类似脑积水表现;若合并脑实质损伤可伴有意识障碍和病理征。

(4)演变型:指CT动态观察发现积液演变成慢性硬膜下血肿,出现慢性颅内压增高症状。演变型发病年龄两极化,常发生在10岁以下小儿或60岁以上老人,这可能与小儿、老人的硬膜下腔较大有关;常发生在积液后22～100天内,且积液量少、保守治疗的病例中,这是因为在少量积液的保守治疗过程中,积液逐渐积聚、增多,包膜形成后发生包膜出血而导致慢性血肿;合并的颅脑损伤常常很轻微,故多无意识障碍;有慢性颅内压增高症状与体征。

【CT表现】

急性硬膜下积液多表现为颅骨内板下的带状、月牙形的脑脊液样低密度影,边界清晰(图6-8-1)。慢性硬膜下积液可为月牙形或带状低密度影(图6-8-2),有时可表现为双凸透镜形,但内侧缘可以见到增厚的等密度包膜。少数硬膜下积液可出血演变成硬膜下血肿。硬膜下积液的占位效应与液体量的多少有关,积液量少的占位效应不明显,积液量大的可造成局部脑沟变浅、脑室及脑池受压变小,中线结构向健侧移位。

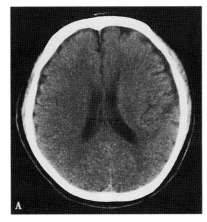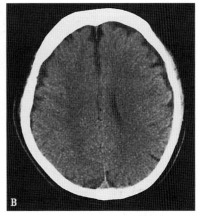

图6-8-1 双侧额颞部硬膜下积液
A、B. CT示双侧额部内板下可见带状低密度影,边缘清晰

【MRI表现】

硬膜下积液多发生于一侧或两侧额、颞骨内板下方,呈月牙形,常深入到纵裂前部呈M形,但不跨越中线。硬膜下积液的成分主要为脑积水,部分可含有少量蛋白成分,因此在SE序列的T1WI及T2WI与脑脊液信号近似,呈长T1、长T2信号;FLAIR-T2WI上呈低信号,其信号强度与脑脊液略有差异,有时亦难以分辨(图6-8-3、4)。当硬膜下积液内蛋白成分较多时,在SE序列T1WI上信号比脑脊液稍高,T2WI上难以区别两者,FLAIR-T2WI上呈均匀的稍高信号。病灶无或只有轻微占位表现,病灶周围无脑水肿。慢性硬膜下积液内缘可见增厚的包膜,增强时有强化。

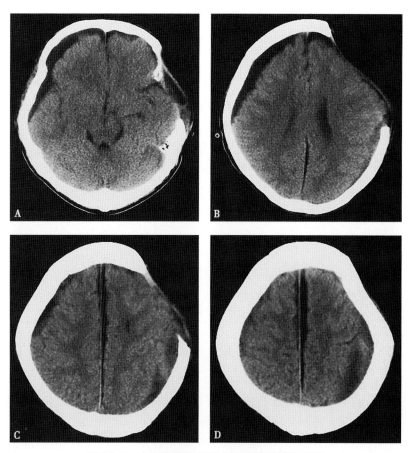

图6-8-2 右侧额颞顶部及大脑镰旁硬膜下积液
A~D. CT 示双侧额部、右侧颞顶部内板下可见新月形低密度影,边缘清晰,密度均匀;大脑镰旁可见条带状低密度影,密度近似于脑脊液

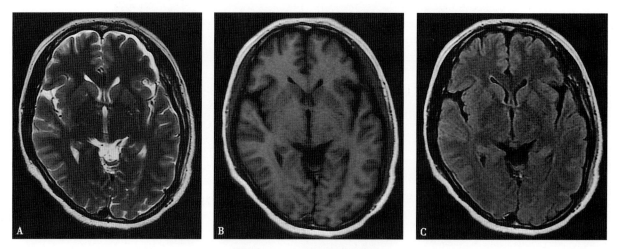

图6-8-3 左额部硬膜下积液
女,34 岁,外伤后 9 天。A~C(A. T2WI,B. T1WI,C. T2WI-FLAIR)左侧额部颅骨内板下可见新月形长 T1 长 T2 信号影,T2WI-FLAIR 呈低信号

【鉴别诊断】

1. 与慢性硬膜下血肿的鉴别 硬膜下积液表现为颅骨内板下的与脑脊液类似的均匀的弧形或月牙形长 T1 长 T2 信号。慢性硬膜下血肿早期在 T1WI、T2WI 上均为高信号;后期在 T1WI 为高于脑脊液的低信号,T2WI 为高信号。

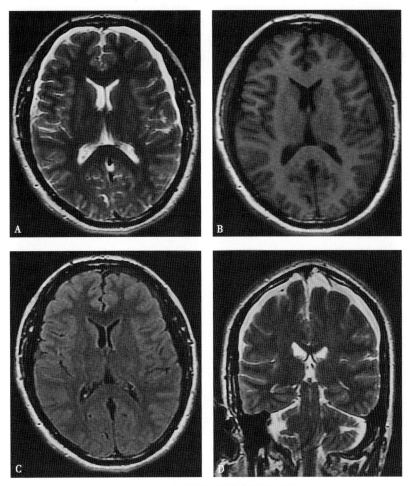

图 6-8-4 双侧额颞顶部硬膜下积液

男，42 岁，外伤后 25 天。A～D（A. T2WI，B. T1WI，C. T2WI-FLAIR，D. 冠状位 T2WI）双侧额颞顶部颅骨内板下弧带状长 T1 长 T2 信号，宽约 7mm，FLAIR呈低信号

2．与脑皮质萎缩所致蛛网膜下腔增宽的鉴别　脑皮质萎缩时，相应部位的脑沟、脑裂增宽、加深。硬膜下积液时，病变部位的脑沟及脑裂不宽。

第九节　脑挫裂伤

脑挫裂伤是脑挫伤和脑裂伤的统称，从脑损伤的病理看，挫伤和裂伤常是同时并存。脑挫伤，即脑质表面或深层散在小出血灶，静脉淤血和脑肿胀，脑水肿；脑裂伤，即脑、软脑膜和血管的断裂。脑挫裂伤常发生于着力部位及其附近，也可出现对冲性脑挫裂伤。脑挫裂伤常伴发不同程度的蛛网膜下腔出血，造成局部脑组织水肿、出血、坏死，引起颅内压增高，严重者出现脑疝。

【病因、病理】

脑挫裂伤多为直接暴力所致，按机制分为应力点冲击伤和对冲性损伤。通常脑表面的挫裂伤多在暴力打击的部位和对冲的部位，尤其是后者。对冲性脑挫裂伤的发生部位与外力的作用点、作用方向和颅内的解剖特点密切相关，如枕顶部受力时，产生对侧额极、额底和颞极的广泛性损伤最为常见；而枕叶的对冲性损伤却很少有，这是由于前颅底和蝶骨嵴表面粗糙不平，外力作用使对侧额极和颞极撞击与其产生相对摩擦而造成损伤，而当额部遭受打击后，脑组织向后移动，但由于枕叶撞击于光滑、平坦的小脑幕上，外力得以缓冲，很少造成损伤。

病理改变：轻者可见脑表面淤血、水肿，软脑膜下有点片状出血灶，蛛网膜或软脑膜常有裂口，脑脊液呈血性。严重者脑皮质及其下的白质挫碎、破裂，局部出血、水肿、甚至形成血肿，受损皮质血管栓塞，脑组织糜烂、坏死，挫裂区周围有点片状出血灶及软化灶，呈楔形伸入脑白质。伤后4～5天，坏死的组织开始液化、血液分解，周围组织可见铁锈样含铁血黄素染色，糜烂组织中混有黑色凝血碎块。伤后1～3周时，局部坏死、液化的区域逐渐吸收囊变，周围有胶质细胞增生修复，附近脑组织萎缩，蛛网膜增厚并与硬脑膜及脑组织发生粘连，最后形成脑膜脑瘢痕。

【临床表现】

脑挫裂伤的临床表现因致伤因素、损伤部位及损伤程度的不同而各异，轻者可没有原发性意识障碍，重者可致深度昏迷，甚至死亡。

意识障碍是脑挫裂伤最突出的临床表现之一，伤后可立即昏迷，昏迷时间因伤情不同可由数分钟至数小时、数日、数月乃至迁延性昏迷不等。

伤灶性症状：依损伤的部位和程度而不同，如果无功能区是可无明显的神经系统缺损的表现；若脑皮质功能区受损时，可出现相应的功能障碍或缺失，甚至局灶性癫痫等。

生命体征：一般早期都有血压下降、脉搏细弱及呼吸浅快，这是因为头伤后脑功能抑制所致，常于伤后不久逐渐恢复，如果持续低血压，应注意有无复合伤。反之，若生命体征短期内迅即自行恢复且血压继续升高、脉压加大、脉搏洪大有力、脉率变缓、呼吸亦加深变慢，则应警惕颅内血肿和（或）脑水肿、肿胀。脑挫裂伤患者体温亦可轻度升高，一般约38℃，若持续高热则多伴有丘脑下部损伤。

【CT表现】

脑皮质及皮质下区低密度水肿区，边界不清，可伴或不伴斑点状、斑片状的高密度出血灶，占位效应因损伤程度不同而不同（图6-9-1）。随着时间推移，出血灶吸收，水肿范围逐渐缩小，占位效应逐渐减轻；若继续出血，则形成脑内血肿。

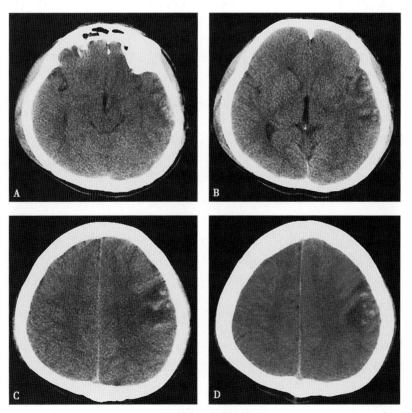

图6-9-1 左侧额叶脑挫裂伤（急性期）

女，47岁，外伤后6小时。A～D. CT示左侧额叶、颞叶及顶叶可见片状低密度影，边缘不清，其内散布斑点状高密度灶

【MRI 表现】

1. 非出血性脑挫伤　以水肿或液化为主,形态不规则,SE 序列 T1WI 呈低信号、T2WI 呈高信号,FLAIR-T2WI 呈高信号(图 6-9-2、3)。但是,SE 序列易受脑脊液的流动伪影或邻近脑皮质产生的部分容积效应的影响,使位于大脑皮质、灰白质交界处的病灶不以显示。FLAIR-T2WI 消除了以上因素的影响,使病灶 / 背景及病灶 / 脑脊液的对比度,更容易显示脑表面、邻近蛛网膜下腔的非出血性脑损伤病灶。

2. 出血性脑挫裂伤　出血性脑挫裂伤内除水肿、液化外,尚有不同程度的出血灶及正常的脑组织,因此,常表现为较广泛的混杂信号。根据受伤时间的长短不同,可表现为以长 T1、长 T2 信号或短 T2 信号为主,或短 T1、短 T2 或长 T2 信号为主;FLAIR-T2WI 呈高信号或高低混杂信号(图 6-9-4、5)。

【鉴别诊断】

1. 非出血性脑挫伤与自发性脑梗死鉴别　后者常有高血压病史,而无外伤史,临床有明确的神经定位体征;且病变多位于基底节区或按脑动脉供血区分布,DWI 呈边界清晰的高信号。前者常有明确的外伤史,临床表现因损伤部位不同而不同;病变多位于额颞叶,DWI 呈边界不清的高信号。增强后,脑挫裂伤无强化;脑梗死区可有结节状或脑回状强化。

2. 非出血性脑挫伤与单纯性水肿鉴别　MRI 上挫伤病变与单纯水肿区的鉴别较困难,但动态随访观察发现水肿在 1～4 周内可吸收,在此期间水肿区与脑实质呈等信号,挫伤病变则不会出现这种转变。

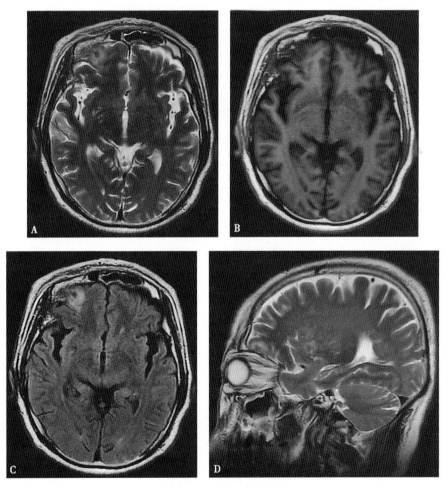

图 6-9-2　右额叶脑挫伤

男,26 岁,外伤后 4 天。A～D(A. T2WI, B. T1WI, C. T2WI-FLAIR, D. 矢状位 T2WI):右额叶皮层可见大小约 21mm×21mm 斑片状等长 T1 略长 T2 信号灶,边界不清,FLAIR 呈高信号灶

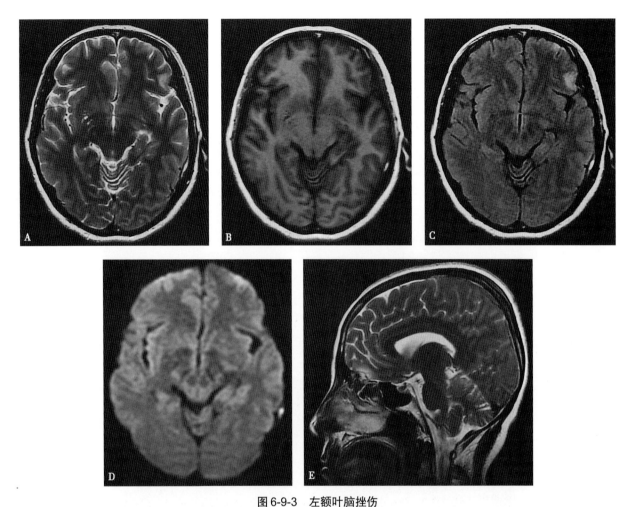

图6-9-3　左额叶脑挫伤

男，32岁，外伤后6天。A～E（A. T2WI，B. T1WI，C. T2WI-FLAIR，D. DWI，E. 矢状位 T2WI）：左额叶皮层可见斑片状长 T1 略长 T2 信号灶，边界不清，FLAIR 呈高信号灶，DWI 呈稍高信号

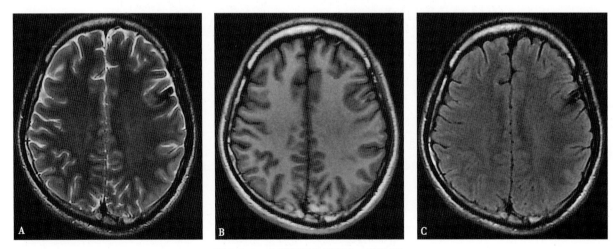

图6-9-4　左侧额叶脑挫裂伤（慢性期）

男，22岁，外伤后31天。A. T2WI，左侧额叶脑回可见斑片状低信号灶，边界不清；B. T1WI，未见异常信号；C～E（C. T2WI-FLAIR，D. DWI，E. ADC 图）左侧额叶脑回病变呈片状低信号影。F. 为患者伤后6小时后 CT 检查，显示左侧额叶可见小片状高信号影，边缘不清

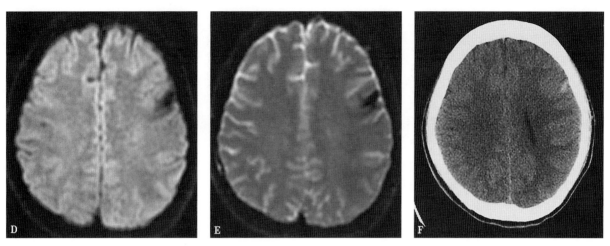

图 6-9-4　左侧额叶脑挫裂伤（慢性期）（续）

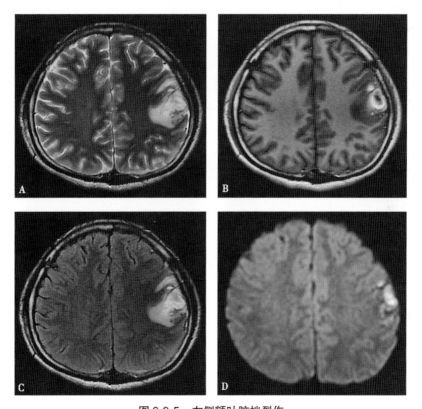

图 6-9-5　左侧额叶脑挫裂伤

女，47 岁，外伤后 8 天。A～D（A. T2WI，B. T1WI，C. T2WI-FLAIR，D. DWI）：左额顶叶可见片状短及等长 T1 等及长 T2 混杂信号灶，最大截面约 58mm×27mm，周围脑实质内可见片状长 T1 长 T2 信号

3. 出血性脑挫裂伤与出血性脑梗死鉴别　前者因水肿、出血灶及正常脑组织相互交织分布而呈混杂的异常信号，形态多不规则，常分布于额极、额底和颞极、颞底等部位。后者多为三角形、扇形或片状，T1WI 呈较低信号，T2WI 呈高信号，出血信号常位于边缘，呈线状、脑回状或波浪状的短 T1 信号。增强后，后者常呈脑回样强化，脑挫裂伤常无强化。

第十节　脑内血肿

脑内血肿是颅脑损伤中最常见、最严重的继发性病变，指脑损伤后脑内出血聚集，且达到 20ml 以上或直径在 30mm 以上，造成颅内压增高、脑组织受压而引起相应的临床症状，约占闭合性颅脑损伤的 1.1%～13%，约占颅内血肿的 5%，占重型颅脑损伤的 40%～50%。颅脑损伤后脑出血是一动态变化的过程，通过血管渗血、局部压力变化等机制导致脑内血肿增加，称为进展性脑内血肿。

脑内血肿的进展与首次 CT 检查的时间间隔具有相关性，Fujii 等提出脑血肿增加与受伤后到首次 CT 扫描的间隔时间有关，外伤后脑内血肿扩大多发生在 72 小时之内，随着伤后至 CT 检查时间的延长，血肿扩大的检出率降低，推测可能是因为伤后短期内活动性出血处在早期阶段，经过一段时间复查 CT 则可见血肿扩大。目前多主张伤后 6～8 小时内再次复查 CT，如果临床症状加重或复查出血有进展，尚需继续追踪，以确保在不可逆神经损伤前进行外科干预。

【病因、病理】

脑内血肿多发生在脑挫裂伤较严重的部位，常为小脑深部小血管破裂所致。脑内血肿在下列临床情况下易发生：颅骨凹陷性骨折时，骨折片挫伤或刺入脑组织内，损伤附近小血管；减速性脑损伤时，眶顶骨嵴或蝶骨嵴易与脑组织冲击和摩擦造成额叶底部与颞极部出现较重的脑挫裂伤。脑内血肿与损伤时的着力点有关，头侧方着力发生脑内血肿较枕部、前额部着力多见，在侧方着力伤中以着力同侧的脑血肿较对侧部位为多见，据统计脑内血肿以颞叶最多，额叶次之，顶叶少见，枕叶和小脑更少见。脑内血肿约有 10% 可破入脑室内。

脑内血肿常与硬膜下血肿、蛛网膜下腔出血伴发，偶尔亦可与硬膜外血肿伴发。其中伴有蛛网膜下腔出血的脑内血肿存在进展的风险，这可能是由于血细胞代谢产物和脑挫裂伤所致的脑组织变性坏死及其降解产物均可引发脑血管痉挛，使受损及其周围的脑组织缺血缺氧进一步加重，同时由于血管痉挛可使小动脉管壁各层组织缺血坏死，随着动脉压的波动或脑组织压力的改变，最终使缺血痉挛的血管破裂出血又加重脑损伤，造成血肿增大。

【临床表现】

1．脑内血肿常伴有脑挫裂伤，挫裂伤较轻者患者早期有明显的头痛、恶心、呕吐及生命体征变化等颅内压增高的症状，脑膜刺激征较明显，严重者易昏迷。

2．额叶底部和颞叶前部脑内血肿，常伴有严重的脑挫裂伤和脑干损伤，多呈持续昏迷状态。若血破入脑室，患者意识障碍更加明显。但其早期神经损害体征不明显，常缺乏定位体征。

3．凹陷骨折所致脑内血肿，中间清醒期常较明显，持续时间较长。

4．位于运动区附近的血肿，可出现偏瘫、失语和局灶性癫痫。

5．顶叶血肿可出现偏侧感觉障碍。

6．脑内血肿患者，病程演变常较快，易发生小脑幕切迹疝。

【CT 表现】

急性期（7 天以内）多为形态不规则高密度影，密度较均匀，边界较清晰（图 6-10-1）；亚急性期（8 天至 1 个月余）或慢性期（1 个月以后）血肿密度逐渐下降，2～4 周血肿可由高密度变为等密度，密度变化从外周向中心逐渐过渡，8 周左右，血肿部分液化形成软化灶，邻近脑室扩张，脑沟增宽（图 6-10-2）。增强扫描，急性期血肿多无强化，亚急性期、慢性期血肿周边可见环形强化。

【MRI 表现】

1．脑内血肿的 MRI 表现　脑内血肿的信号变化规律与高血压性脑出血基本一致，符合从含氧血红蛋白→脱氧血红蛋白→正铁血红蛋白→含铁血黄素演化过程。脑内血肿常合并有脑挫裂伤改变，脑内血肿的变化依时相不同在 MRI 上可分为五期：

（1）超急性期：指出血后第 1 天，血肿主要由红细胞内的含氧血红蛋白组成，此期又可分为 3 个阶段：①出血当时，血肿主要为红细胞内的含氧血红蛋白，呈长 T1、长 T2 信号，FLAIR-T2WI 上血肿或

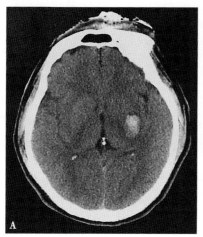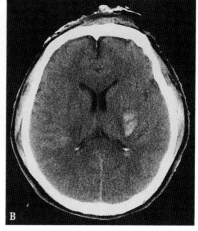

图6-10-1　左侧基底节区血肿

A、B. CT 示左侧基底节区见片状高低混杂密度影,边缘不规则,大小约 17mm×27mm; 右侧外侧裂池密度增高,额部软组织明显增厚、密度增高

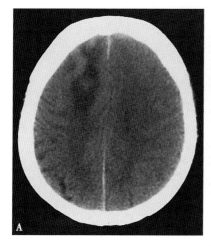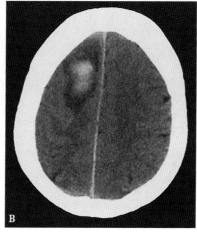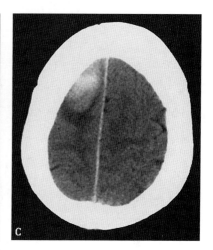

图6-10-2　右额叶脑内血肿(亚急性期)

A~C. 平扫,右额叶见片团状高密度灶,中心密度较外周高,周围见片状低密度区,边缘模糊

水肿的轮廓显示较清晰。②出血 12～24 小时:此时由于血液未凝固,血肿内大量游离水使质子密度升高,血浆吸收,血肿内的蛋白增多,使 T1 轻度缩短,T1WI 呈略高信号,T2WI 和质子密度加权像仍为高信号。③出血 24 小时左右:此时血浆已吸收,血肿内水分下降,T1、T2 值缩短,在 T1WI、T2WI、质子密度像上均可呈等信号。

(2)急性期:指脑出血后第 2～7 天,此时血肿内的含氧血红蛋白已降解成脱氧血红蛋白,在 SE 序列 T1WI 呈等信号或稍高信号,T2WI 呈低信号(高场强条件下更为明显),以第 3～4 天最为明显。FLAIR-T2WI 呈稍低于或等同于脑实质信号。周围呈长 T1、长 T2 信号的脑水肿。

(3)亚急性期:指出血后第 8 天～1 个月,可分为两个阶段:①出血后第 5～10 天,此时血肿周边部为正铁血红蛋白、中心部仍为完整红细胞内的脱氧血红蛋白。因此,血肿周边部在 T1WI、T2WI 均呈高信号;血肿中心部在 T1WI 呈等信号或稍高信号,T2WI 呈低信号(图 6-10-3)。②出血后第 11～30 天,血肿从周边至中心脱氧血红蛋白全部变成正铁血红蛋白。血肿在 T1WI 呈明显高信号,T2WI 呈稍高信号,血肿外缘出现含铁血黄素黑环(图 6-10-4)。

(4)慢性期:指出血后 1～2 个月,此时由稀释的游离正铁血红蛋白组成,血肿在所有成像序列均呈高信号,外周为低信号含铁血黄素环(图 6-10-5),周围脑水肿已消退(通常在出血后 2～3 周外周水肿即行消退)。

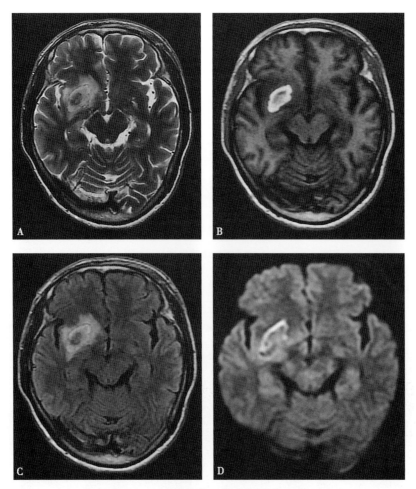

图 6-10-3　右基底节区血肿（亚急性早期）

A～D（A. T2WI, B. T1WI, C. T2WI-FLAIR, D. DWI）：右基底节区约 30mm×16mm×16mm 异常信号，中心呈等 T1 等 T2 信号灶，周边呈短 T1 长 T2 信号，邻近脑组织内可见片状长 T1 长 T2 水肿信号，DWI\FLAIR 病变中心呈等信号，周边呈条状高信号

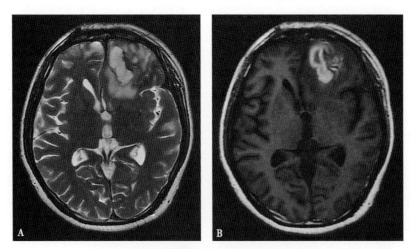

图 6-10-4　左侧额叶脑内血肿（亚急性晚期）

A～D（A. T2WI, B. T1WI, C. T2WI-FLAIR, D. DWI）：左侧额叶见片状等及短 T1 不均匀长 T2 异常信号，边缘可见线样稍长 T1 短 T2 信号，FLAIR 及 DWI 呈不均匀高信号

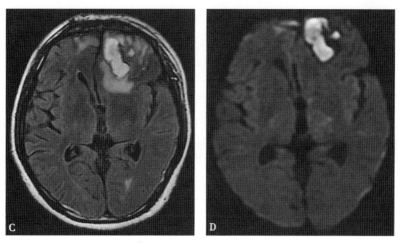

图 6-10-4 左侧额叶脑内血肿（亚急性晚期）（续）

（5）残腔期：指出血自 2 个月至数年，慢性血肿内的稀释的游离正铁血红蛋白完全吸收，仅存留 1 个外周为含铁血黄素的残腔。在 T1WI 呈低信号，T2WI 呈明显低信号，其中 T2WI 显示血肿残腔最清晰、范围也最大。

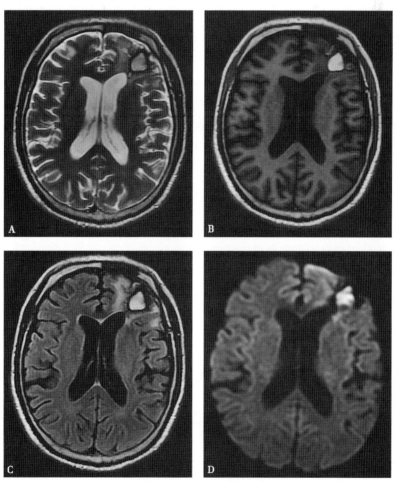

图 6-10-5 脑内慢性血肿

A～D（A. T2WI，B. T1WI，C. T2WI-FLAIR，D. DWI）：左额叶可见团状短 T1 等长 T2 信号灶，最大截面约 28mm×33mm，血肿范围约 17mm×19mm，周缘低信号环

2. 其他 MRI 改变

(1)脑内血肿周边的脑水肿：在脑白质内 T1WI 上呈低信号，T2WI 上呈高信号，同时伴有脑室系统移位等占位效应。

(2)可与头皮损伤、颅骨骨折或与硬膜下血肿、蛛网膜下腔出血、硬膜外血肿等同时伴发。

(3)还可显示脑内血肿破入脑室，形成脑室内血肿。

【鉴别诊断】

1. 与自发性脑内血肿鉴别　自发性脑内血肿多见于高血压或脑血管畸形患者，血肿常位于基底节区，呈肾形；脑血管畸形所致的血肿除血肿之外，常可见条片状或斑片状钙化、血管强化或流空现象；钙化不明显的脑血管畸形，其血肿密度或 MRI 信号表现不均匀。外伤性血肿外伤史比较明确，多伴其他部位的损伤，如头皮损伤且脑内血肿的部位相吻合；合并脑挫裂伤的血肿，表现为较为特征性的混杂密度或信号。

2. 与合并出血的肿瘤鉴别　肿瘤合并出血一般密度或信号较混杂，占位效应较显著，周围水肿范围广。增强扫描，瘤体部分一般明显强化，急性期血肿无强化，亚急性期及慢性期血肿周边可见环状强化。

第十一节　弥漫性轴索损伤

弥漫性轴索损伤（diffuse axonal injury，DAI）由 Adams 等于 1982 年正式命名，用于描述头部外伤后以脑深部神经轴索肿胀、断裂为特征的脑损伤类型，是一种闭合性、弥漫性颅脑损伤，是非火器性颅脑伤中重要的脑损伤类型。以往有不同的命名：脑白质弥漫性损伤、剪力性损伤、即刻损伤的白质弥漫性损害、弥漫性白质剪力性损伤和脑深部损伤等。弥漫性轴索损伤是常见的颅脑外伤后病变之一，在重型颅脑损伤中占 20%～50%，在车祸致重型颅脑损伤中占 85%，在死亡患者中 29%～43%，仅次于急性硬膜下血肿，是颅脑损伤患者重残及植物生存的最常见原因之一，文献报道其死亡率高达 42%～62%。CT 和 MRI 对出血性病变敏感性相同，但多数剪切病变（81%）是非出血性的，这是由于轴突离断后，其原浆自断端漏出所致。CT 上表现"正常"或无特异性，MRI 在 T2 加权像上则表现为多发点状高信号区，多见于灰质与白质交界区。Gentry 等回顾了 40 例脑实质损伤患者的 MRI 表现，发现弥漫性轴索损伤占 48.2%，充分表明 MRI 对损伤性病变的高敏感性。

【病因、病理】

弥漫性轴索损伤大多数为交通肇事伤，其次为坠落伤，常是从几倍于身体的高处坠落所致。Adams 在 122 例弥漫性轴索损伤尸检中发现，交通事故伤占 69%，坠落伤占 18%。系旋转暴力使脑组织发生碰撞、牵拉、吮吸，由于脑组织中灰质和白质的坚韧性不同，遂使灰、白质邻界部位发生剪力损伤，白质联合纤维（轴突）撕裂。大多数病变位于皮层下白质区，额、颞叶最常受累，分别占 48% 和 30.7%；顶枕叶、小脑受累不常见。胼胝体亦常受累，约占 21.5%，其中大多数位于压部。胼胝体病变通常为单侧或略偏离中线，有些可为双侧，胼胝体病变通常比其他部位的大。Gentry 发现，胼胝体损伤的患者原发性脑干损伤发生率较高，皮质下灰质损伤和剪切伤病变数量较多，以及脑室内出血的发生率较高，后者大概能解释这些患者预后差的情况。在弥漫性轴索损伤中，18.8% 位于放射冠区，且其后部略多；8.1% 累及内囊，多在后肢。Yokota 等对一组轻、中、重度弥漫性轴索损伤（按昏迷时间和有无脑干功能障碍分类）的影像分析表明，轻、中度弥漫性轴索损伤主要病变位于脑白质内，平均为 12mm 大小；重度者主要病变分布在脑白质、基底节、胼胝体及脑干的背侧，平均为 24mm 大小。

弥漫性轴索损伤的发病机制已明确。Gennarelli 等对一组猴子在非打击性外力作用下，以颈部为中心做多角度加速运动，成功地制作出与人类相同的弥漫性轴索损伤模型，并发现动物更为严重。胼胝体损伤常见于车祸伤，由于头颅突然受迎面损伤，双大脑半球随重力突然向前移动，由双侧侧方牵拉，使胼胝体撕裂伤，或由于胼胝体在受伤的瞬间背腹变平而损伤，若一侧半球移动快于对侧，胼胝体易有偏心性出血，之后胼胝体变薄，此种损伤常涉及邻近中线结构如穹隆、扣带回、透明隔、尾状核头部和丘脑背侧损伤。脑桥头端背侧即小脑上脚损伤，主要表现为此部脑干的出血性坏死，过去也曾认为是小脑幕切迹对脑桥的撞击；事实上，头部旋转的侧向暴力会立即拉长大脑小脑间的联络部，上脑干、特别是小脑上脚背侧最常见受累，导水管下端周围、大脑脚盖部的背部和中部、内侧纵束和皮质脊髓束均见病损，重者尚伴有小脑和半卵圆中心的轴索损伤性变化。灰、白质交界区广泛损伤是由于灰白质包括基底节（灰质团）结构的不同密度，即不同的坚韧性或与白质的不一致（不均匀）性在旋转性暴力快速移动中，由于应力的不同，在灰白质交界和底节区，肉眼或 CT 见到伴发毛细血管撕裂（出血）的轴索伤，也常见于广泛传导的白质，轻者仅见于矢旁区，重者也见于小脑的皮质下，更轻者仅见于电镜下。

弥漫性轴索损伤的基本病变包括神经轴索的弥漫性损伤（灰白质交界处），胼胝体及上脑干背侧局灶性损伤，称之为弥漫性轴索损伤三联征，在大体标本上即可发现：①胼胝体的局灶损伤。在脑冠状切面标本上，胼胝体的损伤常位于下方，向一侧偏，呈偏心性。损伤部通常有 2～3mm 以内的出血点，前后延续数厘米。②一侧或两侧脑干上部背外侧 1/4 的局灶性损伤，并常累及小脑上脚或大脑脚。③弥漫性轴索损伤，只能在显微镜下看到主要受累区在海马、穹隆、内囊、脑室旁和小脑脚等部位。

Adams 根据 635 例非火器性脑外伤死亡者中，434 例有广泛组织学研究，其中 122 例证实为弥漫性轴索损伤，依其伤情分为 3 级，为世界文献广泛应用：Ⅰ级：病变仅见于显微镜下，轴索损伤主要在大脑半球的白质，包括胼胝体、脑干、偶见于小脑，肉眼看不到。Ⅱ级：胼胝体有局灶性病变，部分肉眼可见出血、坏死，加上上述镜下病变。Ⅲ级：胼胝体及脑干头端背侧的局灶性病变（常肉眼可见），加上述镜下病变，更重者病变扩大。

【临床表现】

弥漫性轴索损伤患者表现为意识丧失和显著的神经学损害。长期 Glasgow 结果和检测到的病变数量之间有明显的相反关系。临床上，弥漫性轴索损伤可分为轻、中、重三型。

1. 轻型　75% 的颅脑外伤有轻度脑损伤，即短暂意识丧失和良好的神经学状态，无后来病情恶化。轻度颅脑损伤中，1/3～1/2 的患者产生脑震荡后综合征，以注意力不集中、记忆力下降、头痛或失去平衡的主诉为特征，并在神经心理学检测上伴有信息处理缺损。

轻度颅脑损伤的标准为：①短暂的意识丧失，少于 20 分钟；②初始 GCS（Glasgow Coma Score）为 13～15 分，无后来的病情恶化；③年龄≤50 岁；④颅脑 CT 无异常发现。

Mittl 的资料显示，在轻度颅脑损伤且 CT 表现正常者，MRI 检查有 30% 符合弥漫性轴索损伤。尽管轻度颅脑外伤患者的症状并不严重，但根据 MRI 表现，其临床表现是有病理基础的。尽管根据神经心理学检查有客观表现，把患者的主诉仅仅解释为对创伤的癔病性反应并非罕见。

2. 中型　中型弥漫性轴索损伤的 GCS≥9 分。伤后患者意识障碍程度较轻而短暂，以后以精神、智力障碍为主，如谵妄、遗忘、失语、记忆力低下、定向力障碍、对事物认识能力低下，甚至大小便不能自理。以上症状时间较长，可达数周，恢复缓慢。

3. 重型　重型弥漫性轴索损伤的 GCS≤8 分。患者伤后立即昏迷且程度较深而持久。有的患者伤后短期内死亡。体检可见瞳孔变化、眼球运动障碍、肌张力增高、去皮质或去大脑强直、出现病理征等。此型预后差，死亡率和病残率均较高。

Levi 等在既往轴索损伤分型的基础上，提出了包含 GCS 计分和瞳孔变化的改良分类。

Levi 改良弥漫性轴索损伤分型标准及预后

分类	昏迷时间	GCS 评分	姿势异常	瞳孔异常	CT 表现			预后 %		
					脑池	中线	出血	好	植	死
Ⅰ型	6～24h	11～15 分	（-）	（-）	正常	居中	无	27	9.6	9.6
Ⅱ型	24～72（数天～数周）	6～10 分	少量强直	（-）	变化不大	位移<5mm	多小灶可 IVH	8.5	11.3	13.5
Ⅲ型	>72（数周～数月）	3～6 分	去皮层强直	可能脑疝	受压或消失	可能双侧 DBS	DBS、SHA、IVH	3.3	22.9	34.0
Ⅳ型	周、月以上（植物，至死亡）	3～5 分（深昏迷）	去脑强直	双侧瞳孔散大，眼位不正	可以无变化	位移可>5mm 或不变	无>25ml 的出血灶	3.1	18.8	56.2

【CT表现】

CT对于弥漫性轴索损伤的诊断价值有限,轻型的弥漫性轴索损伤在CT上多表现正常。弥漫性轴索损伤在CT上的表现主要为:大脑半球白质、尤其是在灰/白质和神经核/白质交界,以及胼胝体、脑干或小脑的单发或多发的小圆形或椭圆形(直径<2cm)、局部无明显占位效应的出血灶;脑室内或脑室旁的出血;脑实质密度减低、脑室普遍受压变小、脑裂及脑沟变窄或不明显等脑肿胀的表现;脑池及蛛网膜下腔出血;弥漫性轴索损伤晚期患者显示脑室扩大、多发软化灶,脑萎缩及脱髓鞘性改变。

【MRI表现】

1. 常规MRI序列 普通MRI序列对于弥漫性小灶性轴索损伤显示能力有限,容易漏诊,大多数学者认为T1WI不如T2WI敏感。

急性期(1~3天):两侧灰白质交界区、基底节、胼胝体或脑干弥漫性分布斑点状或小片状圆形、椭圆形长T1或等T1信号、长T2信号,有时可间杂小灶性短T2信号;另外,还可见有弥漫性脑肿胀性改变,表现为脑沟、脑裂消失,侧脑室及第三脑室缩小。

亚急性期及慢性期:病变呈弥漫分布的混杂信号,以长T1、长T2信号为主,间杂以小灶性短T1、长T2信号(图6-11-1)。

2. 梯度回波序列(GRE) 无论在弥漫性轴索损伤的急性期还是在慢性期或恢复期,因GRE序列具有高磁敏感性,病变表现为极低信号。弥漫性轴索损伤发生后的小出血灶内红细胞因缺氧所导致的代谢障碍使氧合血红蛋白转变成具有顺磁性效用的脱氧血红蛋白,后者的聚集以及其在红细胞内外的

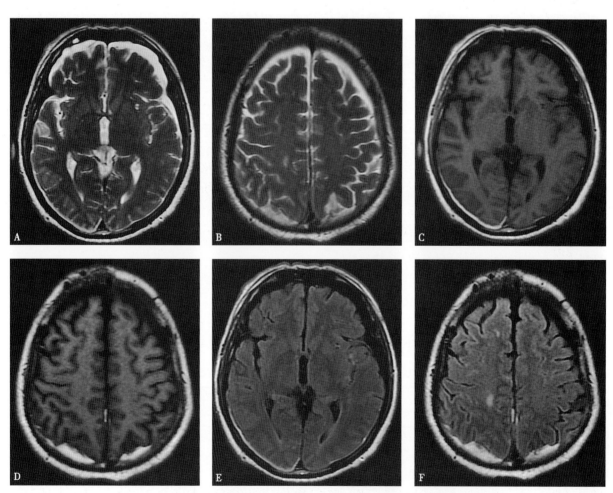

图6-11-1 弥漫性轴索损伤并双侧额部硬膜下积液、双侧顶枕部硬膜下血肿

男,34岁,外伤后7天。A~H(A、B. T2WI,C、D. T1WI,E、F. T2WI-FLAIR,G、H. DWI):左侧岛叶及右侧顶叶白质可见斑片状稍长T1稍长T2信号,边缘不清,FLAIR及DWI呈高信号。双侧额部内板下可见新月形长T1长T2信号,FLAIR及DWI呈低信号。双侧顶枕部内板下可见弧形短T1长T2信号,FLAIR及DWI呈高信号

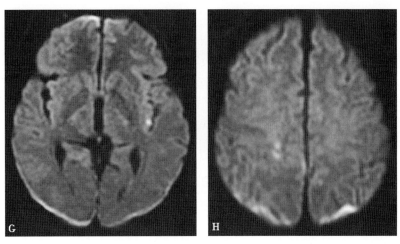

图 6-11-1　弥漫性轴索损伤并双侧额部硬膜下积液、双侧顶枕部硬膜下血肿（续）

分布不均匀而在 GRE 序列上表现为极低信号，这一特性使得 GRE 序列可以显示常规 MRI 序列所不能显示的小出血灶，因此，对于脑外伤患者的检查应常规增加 GRE 序列，以防漏诊。

3. 磁敏感加权成像序列（SWI）　SWI 序列与 GRE 序列成像机制相通，都是通过显示组织或分子间的磁场不均匀性来实现的，只是 SWI 比 GRE 序列更加敏感，且分辨率更高。

4. 弥散加权成像序列（DWI）及 ADC　DWI 及 ADC 作为描述活体扩散成像上的表面扩散程度，对早期轴索损伤病灶的发现有很高的敏感性，可以显示常规 MRI 序列不能显示的病变。早期轴索损伤可首先表现为组织细胞的表面扩散能力的下降，此时仅 DWI 及 ADC 能够显示这一病理变化，DWI 呈高信号、ADC 图呈低信号（图 6-11-2）。

5. 磁共振弥散张量成像（diffusion tensor imaging，DTI）　磁共振扩散张量成像是在扩散加权成像基础上发展起来的新 MRI 技术，它可以无创观察人体的微细结构，特别是对脑白质结构的变化非常敏感，可准确地三维评估脑组织内水分子运动特征，获取水分子扩散的方向参数，如轴向扩散系数、径向扩散系数、表观弥散系数（apparent diffuse coefficient，ADC），相对各向异性（relative anisotropy，RA）和各向异性分数（fractional anisotropy，FA）等，并可无创地重建及显示脑白质纤维束，可清晰地显示主要脑白质纤维束的走行、形态以及相互的空间关系，获取主要神经纤维束的异常形态学信息。与常规 MRI 相比，DTI 能更为敏感地显示轴索损伤，且在弥漫性轴索损伤不同时期其弥散参数改变也具有一定的规律。

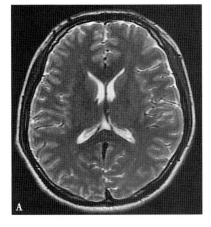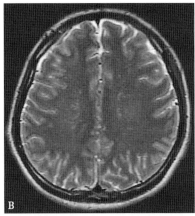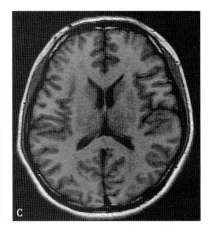

图 6-11-2　弥漫性轴索损伤

男，36 岁，外伤后 2 天。A～J（A、B. T2WI，C、D. T1WI，E、F. T2WI-FLAIR，G、H. DWI，I、J. ADC 图）：双侧额叶、半卵圆中心及胼胝体压部可见多发斑点状等 T1 稍长 T2 信号，边缘不清，FLAIR 及 DWI 呈高信号，ADC 图病灶信号减低

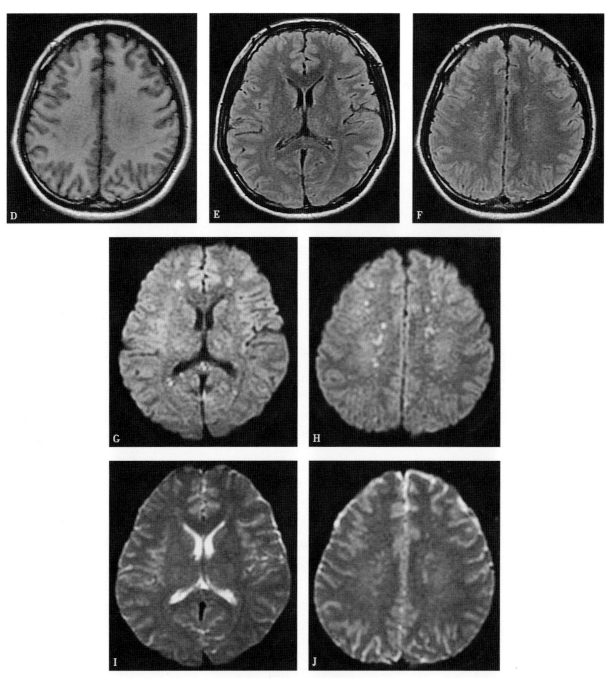

图 6-11-2　弥漫性轴索损伤（续）

　　脑外伤早期支架轴索的细胞胞膜排列出现紊乱、肿胀，在平行于轴索方向上的扩散受到的阻力增大，扩散减弱，而垂直于轴索方向的扩散增强，导致扩散的各向异性降低，在 DTI 上表现为 FA 值的降低。随着病变的发展，受损伤的轴索内轴浆运输出现障碍，随之出现轴浆及细胞器局部聚集，轴索肿胀膨大；如果损伤进一步发展，轴索断裂，其远端轴索逐渐变性坏死，进一步导致白质内扩散各向异性的降低。在重度及中度脑损伤患者中，除了以上改变，还可出现神经元渗透压的改变，也导致扩散的各向异性降低。

　　【鉴别诊断】

　　弥漫性轴索损伤主要须与脑挫裂伤鉴别，两者发病部位不同，前者好发于灰白质交界区、胼胝体、脑干或小脑；后者常见于应力部位或对冲部位的脑组织。

第十二节　外伤性脑梗死

外伤性脑梗死(traumatic cerebral infarction)是颅脑损伤的并发症,约占颅脑外伤的 5.6%。外伤性脑梗死比原发性损伤更具危险性,因为多数继发梗死是由于损伤造成脑水肿、颅内压增高等引起局部脑血流供应障碍,导致脑组织缺血损害及神经功能障碍。

【病因、病理】

外伤性脑梗死的形成原因复杂,一般认为与下列因素有关。

1. 脑外伤后脑微循环功能障碍　有关实验及临床研究均证实,脑外伤后脑血管即发生痉挛,血管反应性低下,从而导致脑外伤后继发性脑缺血,最终形成脑梗死。

2. 脑外伤后血液流变学异常　脑外伤后血液流变学发生明显改变,表现为血液纤维蛋白原浓度增高,血小板黏附性及聚集性增强,群集红细胞黏度增高。以上因素均可导致脑血流量(CBF)减少,在脑血管痉挛的基础上导致脑梗死。正常脑血流量为 50ml/(100g·min)。当脑血流量 <23ml/(100g·min) 时将出现功能性脑缺血症状;脑血流量在 20～25ml/(100g·min) 之间时缺血性脑水肿产生的阈值;脑血流量在 <18ml/(100g·min) 时则出现不可逆性缺血性脑梗死。

3. 血管直接损伤　外伤后大动脉的最常见异常是动脉闭塞,多数颈内动脉闭塞是由于伤及颈部而非颅内损伤。外伤性颈内动脉狭窄或闭塞是指由于动脉壁直接受挫伤或裂伤,或颈部突然过伸刺激牵拉动脉,或第 3 颈椎及寰椎横突刺激动脉的结果。外伤后如动脉内膜撕裂,由于血流的撞击作用,导致内膜与中层进行性分离,逐渐形成夹层动脉瘤,血管腔进行性狭窄,最终导致血管闭塞。

4. 血管受压　Mirvis 等发现,大多数患者中,脑梗死是肿块效应和跨镰或跨幕疝或两者所致脑严重移位的结果。这些梗死主要在大脑前或后动脉分布区。假设后动脉被疝出的颞叶压到天幕,就形成后动脉闭塞。在描述前动脉远端梗死时,Rothfus 提出,当大脑半球内侧面疝出越过中线时,同侧胼缘动脉分支可能与大脑镰的游离缘缠结。另外,前动脉近端向下被压到蝶骨体后嵴和蝶骨大翼上可能导致前动脉近、远端分布区梗死。Weisberg 曾描述,硬膜外血肿直接压迫可致脑梗死。

【临床表现】

患者都有确切的颅脑外伤史,但外伤程度一般较轻。少数患者外伤后可有短暂的意识障碍。肢体瘫痪出现时间多在颅脑外伤后 1～24 小时,最多不超过 3 天。可有运动性失语。少数患者可出现 Horner 征。

【CT 表现】

外伤性脑梗死主要有两类表现。一种为外伤性腔隙性脑梗死,主要表现为基底节区小片状腔隙性低密度区。因基底节本身血供较差,侧支循环少,变异较多,故基底节区好发。而且由于供血的脉络膜动脉深穿支从主干动脉分支时呈直角,当头部在各种不同的外力作用下,颅骨与脑组织,或表层脑组织与深层脑组织,或脑组织的前部与后部,或左部与右部发生相对运动时,易造成供血动脉的扭曲和牵拉移位,引起血管内膜和分支处损伤与痉挛,诱发脑血栓形成。另一种为外伤性大面积脑梗死,与大脑前中后供血动脉或颈内动脉的供血区一致,为脑叶梗死呈扇形低密度区,范围较大。邵良仕等发现既往诊断为脑挫伤与脑水肿的挫伤出血型(混合型)梗死,通过血管造影或 MRA 确认为是大脑前、中动脉或其主要分支闭塞;多见于 1 个脑叶内,也可见于 2 个以上脑叶或一侧半球;挫伤出血灶表现为混杂密度,水肿低密度,出血高密度,形态不规则;梗死灶表现为沿血管走向分布的低密度,多有规则性边界。

【MRI 表现】

MRI 表现为脑实质内与供血动脉分布区一致的局限性或大片状异常信号灶,或基底节区单发或多发点状异常信号,T1WI 呈略低信号,T2WI 呈高信号,FLAIR-T2WI 呈高信号,DWI 呈高信号。DWI 在区分超早期梗死灶较 CT、MRI 常规扫描阴性的梗死及外伤性水肿的鉴别中具有重要意义,DWI 可以在外伤后 2 小时即发现 4mm 的腔梗灶,尤其对基底节区的早期梗死灶非常敏感(图 6-12-1)。脑梗死详细 MRI 表现请参阅脑血管病章节。

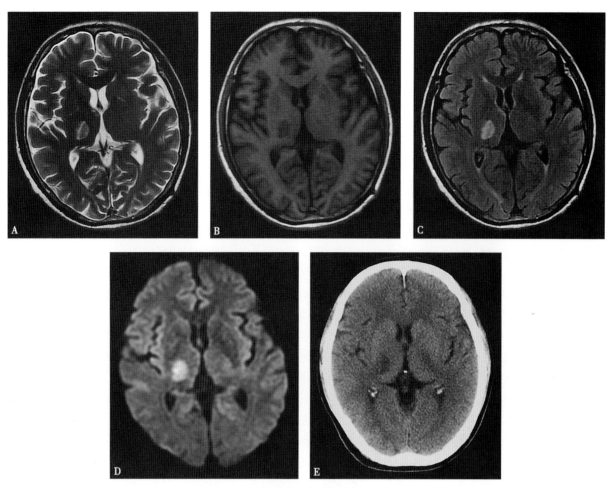

图 6-12-1　右侧基底节区脑梗死（外伤性）

男，45 岁，外伤后 5 小时。A～D（A. T2WI，B. T1WI，C. T2WI-FLAIR，D. DWI）：右侧丘脑可见小片状长 T1 长 T2 信号，边缘不规则，界线不清，T2WI-FLAIR 及 DWI 呈高信号。E. CT 平扫：相同部位低密度

【鉴别诊断】

外伤性脑梗死与自发性脑梗死的 CT、MRI 表现类似，有时单从影像学上难以区分。但前者有明显的头颈结合部或颈部直接或间接外伤史，且年龄偏小。而自发性脑梗死一般有高血压病史，发病年龄较高。值得注意的是发生在老年人的外伤性脑梗死其病变范围可以较大，主要与老年人的基础病变有关，如长期的脑动脉硬化、糖尿病等，此时的头颈部创伤成为重要的诱发因素之一。

第十三节　外伤性脑室内出血

外伤性脑室内出血（traurnatic intraventricular hemorrhage，TIVH）在重症颅脑损伤患者中，发生率为 7.1%，预后差，病死率 31.6%～76.7%。脑室内出血来源多为：①脑室附近的脑内血肿，穿破脑室壁进入脑室内。②创伤发生时，脑室瞬间扩张，导致室管膜下静脉撕裂出血。

【病因、病理】

外伤性脑室内出血分为原发性和继发性两种，原发性外伤性脑室内出血为脑室壁及脑室内血管破裂引起的出血，继发性出血则是脑实质内血肿破入脑室而形成的。对于原发性外伤性脑室内出血发病机制的认识目前尚不完全统一：Zuccarellor 认为脑室壁受到沿矢状方向的外力作用突然向前或后移动发生变形并随即复原，致脑室壁上室管膜受到负压吸引，同时脑脊液强力冲击室管膜使其下小血管破裂出血。Cordebes 认为矢状方向的外力使靠近中线部位的胼胝体、穹隆、室管膜及脉络丛结构受剪力

作用而致血管破裂出血。杨杰认为外伤使大脑镰对脑中线结构的切割而致出血并破入脑室。总之，矢状方向受力后的减速伤被认为是原发性外伤性脑室内出血的主要病因；室管膜下潜在的畸形血管破裂出血亦是原发性脑室内出血的原因之一。

大多数脑室内出血多分布于一侧或两侧脑室内，有时出血也可进入第三或第四脑室。出血大多充盈部分脑室，充满整个脑室者少见。

【临床表现】

外伤性脑室内出血主要临床表现：①意识障碍，可能是脑室内出血直接压迫损伤深部脑组织所致；②脑膜刺激征，以颈抵抗最多见，为脑室内出血流入蛛网膜下腔刺激脑膜所致；③脑干损伤体征，如瞳孔散大、固定、对光反射减弱或消失及呼吸、循环功能衰竭等表现，主要由于脑干的穿通支血管脆性较大，引起脑室出血的外力，常引起这些血管破裂出血或直接损伤脑干；④神经系统定位体征：出血局限于脑室内，尤其是单纯侧脑室内者，神经系统定位体征多不明显，只有合并脑内出血或脑挫裂伤时才出现相应的定位体征。⑤体温升高，可能与血性脑脊液吸收热，并与出血刺激丘脑下部体温调节中枢有关。

IVH 患者的预后主要与以下几个方面因素的有关：①脑室内出血量越多、年龄越大、入院时 GCS 评分越低者预后越差；②合并其他类型脑损伤的程度是影响 IVH 患者预后的主要因素；③入院时意识障碍越重，预后越差；有严重脑损伤及早期脑室扩大者预后差；④出血阻塞脑脊液循环通路，脑室急剧膨胀，脑压骤然升高，脑深部结构遭破坏，以致患者迅速死亡，脑室出血排出及时者预后好，否则预后差；⑤术后长期卧床易致各种并发症的发生，使病情恶化；⑥颅内压力明显增高影响下丘脑及脑干功能，使迷走神经兴奋性增高，胃酸、胃泌素分泌过多，易导致胃肠道出血，使脑组织缺血缺氧，加重脑损害。

【CT 表现】

脑室出血在急性期主要表现为一侧或双侧侧脑室内的高密度灶，有时出血尚可分布于三脑室及四脑室。出血量大时脑室可呈铸型，出血量少时可在侧脑室三角区出血高密度的液 - 液平面。CT 检查除显示脑室内出血之外，尚可发现脑挫裂伤、脑内血肿、硬膜外血肿、颅骨骨折等合并损伤。

【MRI 表现】

可见出血充满部分脑室，多分布于一侧侧脑室，有时可以出血在双侧侧脑室，甚至三脑室及四脑室。脑室内出血信号变化规律同脑内血肿（图 6-13-1）。脑室出血常合并脑挫裂伤及脑内出血等颅脑损伤，具体改变参见有关章节。

【鉴别诊断】

脑室出血影像学表现较为典型，结合外伤史，一般不难鉴别。

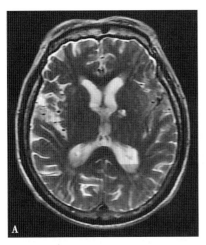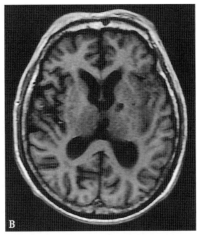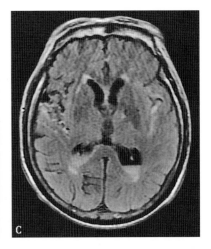

图 6-13-1 外伤性脑室积血

A～C（A. T2WI，B. T1WI，C. T2WI-FLAIR）：T2WI 可见双侧侧脑室三角区可见等信号影，T1WI 呈低信号，FLAIR 像呈均匀高信号

第十四节 原发性脑干损伤

脑干损伤是指中脑、脑桥和延髓的损伤，是一种严重的颅脑损伤，常分为两种：原发性脑干损伤，是指受伤当时直接发生中脑、脑桥和延髓损伤，由 Mitchell 和 Adams 于 1973 年首先提出；继发性脑干损伤，继发于其他严重的脑损伤之后，因缺氧、缺血、低血压或天幕裂孔疝的压迫、扭曲或移位引起。原发性脑干损伤约占脑内损伤的 3.6%，重型颅脑损伤的 10%~20%，病情重、预后差、病死率可高达70%；多数累及中脑和脑桥上部，并常见于背外侧面，多不累及延髓。头颅 CT 与 MRI 是目前诊断原发性脑干损伤的主要影像学检查方法，CT 由于检查时间短，常作为首选的检查方法，其阳性率为 86.5%，漏诊率达 13.5%，因此，对临床上高度怀疑而 CT 显示正常者应待病情稳定后，尽快给予 MRI 检查。MRI 被认为是原发性脑干损伤最为理想的影像学检查方法，可清晰显示损伤的部位、程度。但早期病情危重患者常难以采用该检查。

【病因、病理】

原发性脑干损伤可由直接暴力引起，亦可因间接暴力所致；但是两者引起脑干损伤的机制不尽相同。

直接暴力引起的脑干损伤是指锐器或投射物的直接穿入，引起的脑干损伤，或加速、减速、旋转运动等导致脑组织在颅腔内急剧碰撞和扭曲致脑干损伤，以剪切力所致的脑干损伤较为多见。当暴力作用时，因脑组织各结构之间所负荷的惯性力、角加速度和旋转加速度不同，故而产生剪切力，使脑组织发生位移，由此造成神经轴索的牵拉和撕裂，引起脑干损伤。这种损伤通常多在矢状方向运动时最为严重，脑干亦往往在应力作用中受损。据报道重度颅脑损伤患者，GCS≤8 分者，有 65% 伴发脑干损伤。头颅严重变形所致的脑干损伤，是当颅内压瞬间急剧升高时，致使脑干向椎管下移，由于齿状韧带的牵拉可使脑干受到挤压而损伤，常见于严重的减速性颅脑闭合伤。

间接暴力所致脑干损伤是指暴力传导所致的脑干损伤，是由于颅骨和脑组织的变形及颅内压瞬间急剧升高，致脑室内脑脊液骤然经第三脑室向中脑水管和第四脑室冲击，这一高压可使中脑导水管周围的中央灰质和第四脑室菱形窝损伤。挥鞭样脑干损伤，是由于身体在快速运动中突然骤停或在静止情况下急速启动，例如暴力首先作用于患者的背部或胸部，继而使其头颅产生强力的过度伸展或过度屈曲，产生类似挥鞭样运动，使脑干突然受到拉扯、扭曲、压缩或冲撞而造成损伤。脊柱传递性脑干损伤，多因患者自高处坠落时下肢或臀部着地所致，暴力沿脊柱向上传导至颅底及颅颈交界处，引起枕骨大孔区环形陷入性骨折，常直接损伤延髓，甚至累及脑桥，患者往往当场死亡。

原发性脑干损伤常有一系列病理形态的变化，但也可以只有脑干损伤的临床表现，而缺乏明显的病理形态变化，后者属于脑干"功能性"损伤。根据尸检资料，原发性脑干损伤的病理形态变化有以下几种：①脑干震荡：临床表现有脑干损伤的症状和体征，但病理形态学检查无明显改变者。②脑干挫裂伤：脑干损伤部位的神经组织连续性遭到损坏，局部有出血、水肿，可以合并脑神经纤维挫伤和撕裂伤，常见于颅底骨折。③脑干出血：在脑干实质内点状或灶状出血，这种出血可见于脑干任何部位，但多集中在中脑、脑桥的被盖部分，或是第四脑室底室管膜下出血；出血灶较大者肉眼即可观察到，较小者只在显微镜下见到血管周围间隙内漏出性出血。④脑干软化：为脑干局灶性缺血性坏死，早期呈现局灶性组织坏死、结构解离，其后出现大量格子细胞，可吞噬并清除软化坏死组织。⑤脑干局限性水肿：损伤脑干局部出现明显的水肿性改变，可限于某一局部或较为弥散。

在损伤早期，上述病理表现可以单独或合并出现。脑干组织结构显著损坏和实质内大片出血的病例，伤后迅速死亡，故临床少见。根据尸检所见，脑干损伤的病理变化，尤其是实质出血、水肿软化灶，多发生于中脑和脑桥，尤以被盖部分为多见；少数见于中脑大脑脚底，第四脑室底室管膜下、脑桥前缘和延髓内，中脑、脑桥点状或灶状出血是最主要的病理变化。此外，尚可见到神经纤维断裂伤，以小脑上脚较为常见，脑干实质内传导束亦可受累而发生退行性变。损伤后期，脑干实质内胶质细胞增生、瘢痕形成，表现为损伤的修复过程和萎缩性变化。

【临床表现】

原发性脑干损伤的典型表现多为伤后立即出现持续昏迷状态，昏迷深浅程度不一，少数轻者对痛刺激可有反应，但严重时常呈深度昏迷，一切反射均消失，四肢软瘫，生命体征明显紊乱。损伤在中脑下部、脑桥上部时，表现为呼吸节律紊乱；损伤在脑桥下部时，出现抽泣样呼吸；损伤在延髓部位时常出现呼吸停止。在脑干损伤的早期，由于处于急性脑休克阶段，全部反射可消失，常不能查出锥体束征；待病情稳定后，表现为肢体瘫痪、肌张力增高、腱反射亢进及病理反射阳性等。四肢肌张力由增高变为松弛无力时，表示病情危重。脑干损伤后常出现其他脏器功能异常，如消化道出血、肺淤血或急性肺水肿等。

对于脑干损伤的患者，脑干腹侧或背侧浅表部位的损伤其预后较背侧深部好。分析其原因为：脑干腹侧多为下行纤维束，其功能偏向于支配肢体活动，所以其损伤后多表现为肢体偏瘫、面瘫等。脑干背侧浅表部位偏向于传导感觉信号，损伤后可存在感觉障碍，对预后的影响较为有限。而背侧深部为脑干网状激活系统所在部位，一旦损伤，患者表现为长期昏迷、植物生存，部分患者最终因为并发症而死亡，且其损伤后自我修复能力极差，对临床上使用的神经营养药物、高压氧、电生理刺激等治疗措施疗效差。

【CT表现】

脑干肿胀，脑干内密度不均匀或有点状、小片状高密度、低密度灶及高低混杂密度环池受压变窄及环池内高密度。但由于脑干的解剖部位深，在CT上易受到颅底骨伪影的影响，对以挫伤和小血肿为主的常难以显示，只能通过观察环池、第四脑室形态变化间接推测脑干损伤情况。

【MRI表现】

脑干损伤于T2WI、FLAIR-T2WI及DWI上呈高信号区域，而T1WI信号则根据损伤因出血或挫伤水肿而有所不同，可以变现为等信号、高信号或低信号。其中，FLAIR-T2WI由于能抑制脑干周围的脑脊液的信号，对于脑干边缘部位的损伤判断优于T2WI，但两者对于脑干深部损伤的检出则无明显差别；DWI的分辨率不如T2WI，但是却能发现T1WI及T2WI中信号差别相近的损伤，且于伤后早期就能分辨有无脑干损伤。出血性脑干损伤的信号变化规律同脑内血肿，具体改变参见有关章节。

【鉴别诊断】

原发性脑干损伤常需与继发性脑干损伤相鉴别：继发性脑干损伤常表现为脑干内大脑内较大的血肿或较大的硬膜下或硬膜外血肿导致环池受压变窄、脑干受压变形。

第十五节　颅脑外伤后遗症

颅脑外伤，由于外伤程度不同，治疗时间和条件不一样，以及在治疗过程中处理不得当，均可出现后遗症。这种后遗症往往为不可逆改变。常见后遗症有：脑软化、脑萎缩、脑穿通畸形囊肿、脑积水和蛛网膜囊肿等。MRI能满意地显示外伤皮质或皮层下改变，还能显示瘢痕组织。

一、脑　软　化

常见于脑内血肿和脑挫伤后，也见于外伤性梗死后，在MRI图像上T1WI表现为低信号，T2WI为高信号。信号本身无特异性，常常合并有邻近脑室扩大和脑沟加深。脑实质囊变可与脑室及蛛网膜下腔相连（图6-15-1）。

二、脑　萎　缩

婴幼儿期颅脑外伤可引起脑发育停滞，严重颅脑外伤后约有30%可发生脑萎缩。MRI表现为：①一侧脑萎缩时患侧脑室扩大，脑沟加深，中线结构向患侧移位，岩骨升高或颅壁增厚等；②脑挫伤后脑内血肿吸收形成局限性脑萎缩，可使相邻部位脑室和脑沟扩大（图6-15-2）；③弥漫性脑萎缩为常见的外伤后遗症，皮质萎缩仅有脑沟和脑池扩大。全脑萎缩时为两侧脑室，脑沟和脑池扩大。

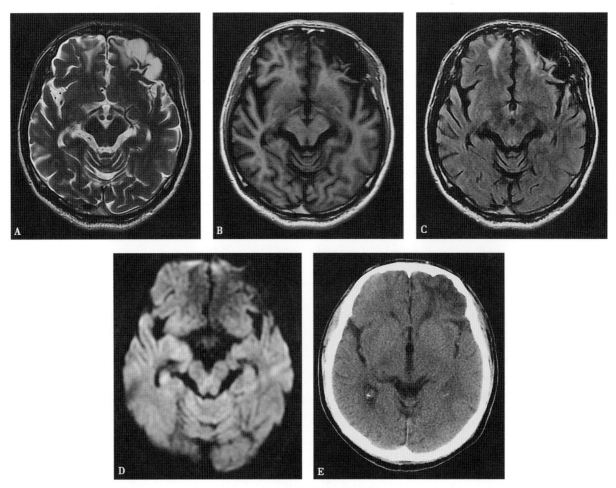

图 6-15-1 双侧额叶、右颞叶软化灶

A～D（A. T2WI, B. T1WI, C. T2WI-FLAIR, D. DWI）：双侧额叶、右颞叶片状长 T1 长 T2 信号，FLAIR 呈高低不均信号，DWI 呈等、低信号，边界欠清。E. 左侧额叶可见片状等低混合密度影，界限不清，无占位效应

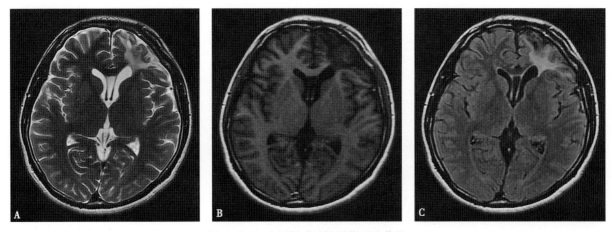

图 6-15-2 左侧额叶脑挫裂伤后脑萎缩

A～E（A. T2WI, B. T1WI, C. T2WI-FLAIR, D. DWI, E. 矢状位 T2WI）：左额叶片状长 T1 长 T2 异常信号，DWI、FLAIR 呈低信号，边界不规则，最大截面约 45mm×37mm；左侧脑室前角扩大，邻近脑沟增宽

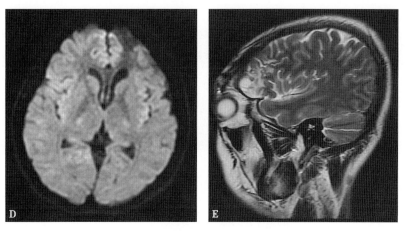

图 6-15-2　左侧额叶脑挫裂伤后脑萎缩（续）

三、脑穿通畸形囊肿

　　由于脑内血肿或脑挫裂伤脑组织坏死吸收而形成，常与侧脑室相通。临床上有相应部位神经功能受损的症状。MRI 上表现为脑实质内边界清晰、光整的囊腔，囊内液体呈脑脊液信号，并与脑室及蛛网膜下腔相通，有脑室的明显扩大（图 6-15-3）。此外，还常常合并有患侧脑组织发育不全。

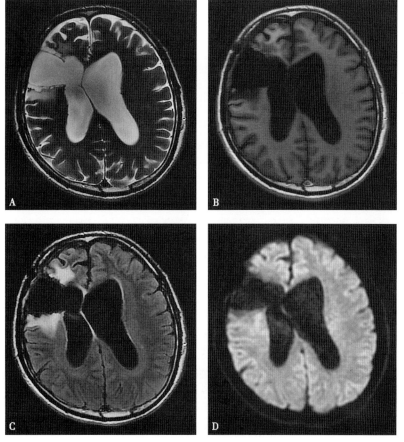

图 6-15-3　右额叶脑软化灶

A～D（A. T2WI，B. T1WI，C. T2WI-FLAIR，D. DWI）：右额叶可见一囊状长 T1 长 T2 信号，信号近似于脑脊液，与同侧侧脑室相通；病变周围脑组织可见片状长 T1 长 T2 信号，边缘不清，FLAIR 呈高信号，DWI 呈低信号

四、脑　积　水

颅脑外伤后可引起交通性或阻塞性脑积水。交通性脑积水可能是由于血液在蛛网膜下腔引起脑脊液通道的阻塞所致。阻塞性脑积水可能继发于脑室系统或导水管周围出血，阻塞脑室通道。主要临床表现为颅内高压征象，可出现头痛、呕吐、复视和视神经乳头水肿。MRI 表现为脑室对称性扩大，脑底池扩大，但不伴有脑沟加宽、加深。阻塞性脑积水时，第四脑室则不扩大（图 6-15-4、5）。

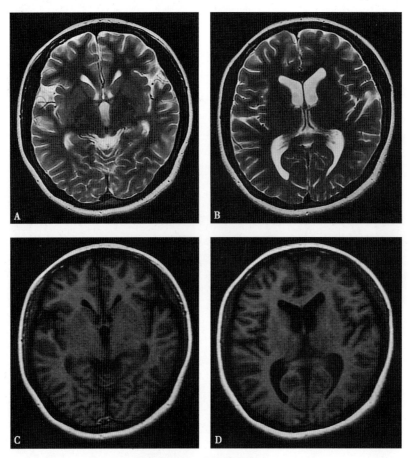

图 6-15-4　外伤后脑积水
A～D（A、B. T2WI, C、D. T1WI）：双侧脑室、三脑室体积轻度增大，所见脑实质未见异常信号

五、蛛网膜囊肿

蛛网膜囊肿分为先天性与继发性两种。颅脑外伤后所形成囊肿为继发性。系因为外伤引起蛛网膜下腔广泛粘连所致，多见于较大的脑池处，如侧裂池、鞍上池、枕大池等。临床上大部分患者无任何症状与体征，少数人可出现与颅内其他占位病变相似的表现。蛛网膜囊肿在 MRI T1WI 上呈低信号，在 T2WI 为高信号，与脑脊液信号完全一致，但 MRI 无法显示囊壁。当囊肿发生在侧裂池处时，可表现为侧裂池扩大为矩形，局部颞骨与蝶骨膨隆变薄，颞叶缩小。由于 MRI 可多轴观察，对显示囊肿与蛛网膜下腔相连，有独到之处（详见第二章第二十节）。

六、脑内铁沉积

仅见于高场 MRI。外伤性脑内血肿及蛛网膜下腔出血凝块在吸收过程中从含氧血红蛋白 - 脱氧血红蛋白 - 正铁血红蛋白含铁血黄素的演变，最后形成脑内铁质沉积。MRI 表现在所有加权像上均为黑色低信号。

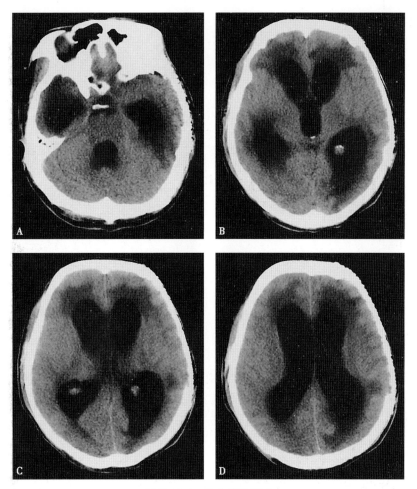

图 6-15-5 外伤后脑积水

A~D. CT 平扫示双侧脑室、三脑室及四脑室体积明显增大,侧脑室周围可见片状低密度影,边缘不清,中线结构无明显偏移,左侧部分颅骨缺损,示金属网状影

第十六节 放疗后脑损伤

目前认为 MRI 对显示放射性脑病(radiation encephalopathy, REP)是最好的诊断方法。放射性脑病多为鼻咽癌放疗后所致,亦可为颅内肿瘤放疗后所致,引起坏死的总放射量 >50Gy。本病的发生率与放射剂量成正比,与分割次数成反比。

【病因、病理】

放疗后脑损伤可分为早期和晚期:早期放疗后脑损伤发生于治疗后几周到几月内并通常是短暂的、可逆的;晚期损伤可发生于治疗后数月至数年,常是不可逆的并进行性发展。晚期损伤分为局灶性和弥漫性。

放射性脑病的发病机制尚不完全清楚,根据文献报道有 3 种可能性:①放射线直接损伤脑的神经组织;②放射线引起血管损伤而产生缺血性改变;③免疫性损伤。病变可由放射性直接损伤和继发于脑血管损伤所致,病灶多局限于放射野内,以白质受累最为明显。有学者认为:白质与灰质相比,血供相对较少,故对放疗的敏感性更高;因此,水肿范围以脑白质为主。

放射性脑病的主要病理改变为病变部位脑组织结构消失,部分区域出现液化、坏死;部分区域可以出现充血、脑组织水肿、出血和脱髓鞘;血管周围有细胞浸润,神经胶质增生。这些病理改变可以延长MRI 的 T2 弛豫时间,缩短 T1 弛豫时间。病变主要发生在小脑、脑干和大脑半球颞叶。

【临床表现】

1. 本病在首次放疗至出血症状的间隔为最短1个月,最长16年,平均1年10个月。

2. 放射性脑病的首发症状常为肢体无力、肢体麻木、头痛、精神症状、复视、癫痫、眩晕、吞咽困难、视物不清、声音嘶哑、口眼歪斜和走路不稳,有的患者无临床表现。另外可有嗜睡、视野改变、味觉异常、眼球震颤、听力减退、舌运动障碍、呕吐和昏迷等。

3. 放射性脑病在临床上分为3个阶段。

(1) 早期反应阶段:脑接受照射超过耐受量后,产生一过性损害,脑血管通透性增加,引起脑水肿;脑脊液分泌增多;脑膜无菌性炎症。这些综合因素可使颅内压增高,患者表现为头痛、呕吐、神志恍惚等。此反应是可逆的,经对症处理可好转。

(2) 病情静止阶段:放疗减少或停止以后,上述症状逐渐好转或消失。

(3) 迟发性反应阶段:此时由于脑组织结构消失,出现囊变及胶质增生。

4. 由于病变范围部位不同,放射性脑病的临床表现也不相同。

(1) 无临床表现,张雪林报道了84例鼻咽癌放疗后放射性脑病,8例无临床症状,占9.5%。

(2) 一般临床表现有头痛、眩晕、乏力、癫痫和颅内压增高等。

5. 神经系统损害的定位征象

(1) 颞叶损害为主:表现为精神症状,如记忆力减退、性格改变(感情淡漠、喜怒无常和多语等)、幻觉(视、听、嗅)和怪癖等。

(2) 脑干损害为主:表现为脑神经受损症状,有复视、外展受限、视物模糊、舌瘫、面瘫、吞咽困难、声音嘶哑和饮水呛咳等。锥体束受损的症状有偏瘫、病理征等。

(3) 小脑损害为主:表现为走路不稳、共济失调等。

【CT表现】

放射性脑病病灶的分布与照射野相符,不具备按血管供应区分布的特点;病变以白质受累为主,皮质受累轻。CT表现主要为水肿坏死及液化囊变两种形式:水肿坏死型病灶边界不清、大面积坏死、周围水肿明显并有占位效应,增强扫描明显强化提示有明显血脑屏障破坏;液化囊变型表现为病灶类圆形,边界清,周围无明显水肿,无占位效应,增强无强化。

【MRI表现】

根据张雪林的报道,鼻咽癌放疗后放射性脑病病灶主要分布于颞叶、脑干和小脑,分别占35.8%、50%和14.2%:

1. 颞叶型病灶主要从颞叶底部开始,向上达侧脑室体部层面,向前至额叶后部,向后至侧脑室三角区,偶可累及顶叶下部。

2. 脑干型病灶多以脑桥为中心,可向中脑及延髓延伸,偶可向上延伸至丘脑,向下延伸至颈髓上端。

3. 小脑型病灶多位于小脑半球,两侧可以对称,也可以不对称。病变也可位于小脑蚓部甚至全小脑,有时甚至沿桥臂至脑干周边。虽然病灶区脑灰质和白质同时受累,但以脑白质受累为重,范围广泛。

病灶与大血管供血的分布范围并不一致。发生病变的部位与照射野的范围基本一致。颞叶病变多为耳前野照射所致;脑干病变多由于耳后野照射与鼻前照射野。

放射性脑病病灶大小不一,小者不足1cm,大者超过3cm。颞叶病灶最大,小脑病灶次之,脑干病灶最小。病灶由中间的坏死和周围的炎性水肿构成。颞叶病灶周围的水肿可沿胼胝体及放射冠延伸,形成波浪状,形态多不规则。放射性脑病病灶以不规则形为多,其次为椭圆形及圆形,少数呈四边形及长条形。放射性脑病有占位征象的约占25%,以颞叶有较大囊变者明显。脑干病变也可以有占位征象,但比脑干胶质瘤轻得多,一般不会出现第四脑室闭塞。约10%的患者有脑萎缩征象。

放射性脑病病灶在T1WI绝大多数呈不均匀的低信号,中间常有更低信号区,表明组织坏死、囊变;少数呈等信号;有的病灶以坏死囊变为主,形成1个大囊,囊内呈均匀低信号。T2WI是检测放疗后早期并发症最敏感的 MRI 检查序列之一,病灶均表现为高信号,但高信号中间亦可以不均匀,其形成可能与病灶中的坏死物质、残存组织分隔有关(图 6-16-1)。注射 Gd-DTPA 后,脑坏死区可有强化表现(囊变者除外),这与血脑屏障破坏有关,而脑水肿区无强化。

晚期损伤的局灶性常表现为强化的坏死性肿块病变,而弥漫型典型者表现为白质病变,但两者均累及幕上脑。化学治疗剂(有或不用放射治疗)可造成广泛的白质病变,称为坏死性脑白质病(diffusenecrotizing leukoencephalo-pathy),坏死区亦可强化。

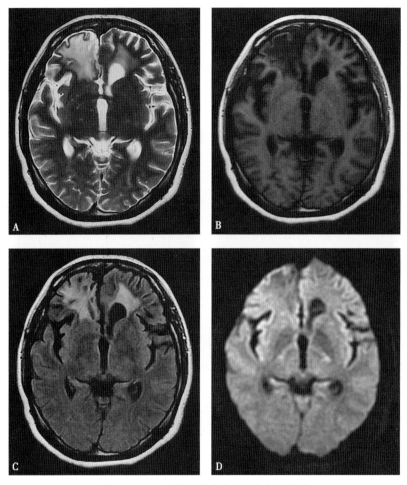

图 6-16-1　右额叶肿瘤术后、放疗后所见

A～D(A. T2WI,B. T1WI,C. T2WI-FLAIR,D. DWI):右额叶片状长 T1 长 T2 信号灶,FLAIR 呈高低不均信号,DWI 呈等低信号,边界欠清,最大截面约 37mm×26mm。左侧脑室前角体旁片状长 T1 长 T2 信号灶,FLAIR 呈高信号

【鉴别诊断】

在神经放射学检查(血管造影,CT 增强扫描和 MRI),放射性脑坏死和化疗后脑坏死类似于肿瘤复发,事实上与肿瘤复发不易区别。

1. 鼻咽癌颅内转移　放射性脑病有较大囊变时占位征象亦很明显,应与鼻咽癌颅内转移鉴别。鼻咽癌病灶分布不是以照射野区为中心,而多见于额、顶叶;鼻咽癌可有多个实性瘤结节,而放射性脑病呈不规则蜂窝状结构或囊状;放射性脑病多位于脑白质,可不累及灰质,而鼻咽癌颅内转移可发生于灰、白质任何部位;鼻咽癌颅内转移占位表现明显;增强扫描时,鼻咽癌转移呈明显的块状强化,而放射性脑病呈点条状强化,强化程度低;鼻咽癌转移有颅内压增高表现,一般情况严重。

2. 鼻咽癌颅内侵入　鼻咽癌破坏颅底侵入颅内可表现为脑外肿块,在颞叶内侧或脑干腹侧可见侵入的肿瘤，表现为海马回、钩回内侧或脑桥腹侧脑池内有异常信号的肿块填塞，冠、矢状位扫描可显示颅内肿瘤与鼻咽部肿瘤的连续关系；颅底骨质破坏，表现为卵圆形、棘孔、破裂孔扩大，岩骨尖和斜坡破坏；鼻咽癌由颈动脉管至海绵窦时，颞叶受压向外移位，肿瘤有破裂孔至脑干腹侧，可使脑干向后移位。

3．脑干胶质瘤　脑干胶质瘤和脑干放射性脑病均为脑内病变，T1 及 T2 信号均相似。但脑干胶质瘤时，脑干膨胀显著，常有导水管、第四脑室阻塞及以上脑室扩大。多见于小儿，无放疗病史。

4．脑梗死　两者有如下鉴别点：①病灶分布：脑梗死的梗死区域动脉供血范围一致，同时累及皮髓质；②信号：两者信号相似，但亦有差异。尽管两者均为长 T1 长 T2 信号，但放射性脑病信号不均，T1WI 低信号区内有更低信号区，中间还有分隔，而脑梗死信号较均匀；③占位表现和萎缩征象：放射性脑病占位表现，且持续时间长，而脑梗死多无占位表现，2 个月后多呈萎缩征象；④脑梗死发病年龄较大，突然起病，无放疗史；⑤放射性脑病的脑干型与脑干梗死仅凭 MRI 鉴别有困难，要结合病史。

第十七节　脑血管损伤

MRA 对评价急性脑外伤的作用有一定限度，其原因为：①与 CT 相比，MRA 和常规 MRI 一样有内在缺陷；② MRA 仍然缺乏空间分辨率以及选择血管造影和常规血管造影的动态特征。另外，在 GRE 探测上呈高信号强度的亚急性轴内或轴外血肿可酷似或掩盖流动的血液，如动脉瘤在 TOF 呈"明亮的血液"。然而，MRA 在临床上可用于显示伴有外伤的大、中血管异常。这些异常可分成两组：①动脉损伤及其并发症；②静脉异常，尤其是硬脊膜静脉窦闭塞。

外伤后最常见大动脉的异常是动脉闭塞。大多数颈内动脉闭塞是由于伤及颈部而非颅内损伤。颈段颈内动脉钝性外伤导致血管痉挛或血栓形成，比假性动脉瘤、夹层或动脉壁内／外血肿更为常见。外伤性大脑前、中、后动脉闭塞（这些动脉不易受牵拉或捻搓损伤），被认为是由于血管严重痉挛、颈内动脉内膜破裂区附壁血栓脱落的栓子或颈内动脉在颈部或虹吸部的动脉瘤形成。椎动脉通常在颈部的起始部闭塞。

MRA 能显示颅内段或颈段的大血管闭塞。一般来说，3D TOF MRA 可准确显示正常或闭塞的血管，后者在 MRA 上表现为信号丢失（血管影消失）。大多数由 2DFT（Fourier transform，傅里叶转换）或 3D FT TOF MRA 所显示的血管闭塞继发于长期的脑血管病，而不是外伤。但是，血管严重狭窄时，3D FT TOF MRA 可能不能鉴别缓慢血流与完全闭塞，这是因为缓慢移动的血管内自旋变得饱和化，就像周围的静止组织，并且几乎不产生信号。连续的 2D FT TOF MRA 和 PC MRA 更适于鉴别缓慢血流与血管闭塞，如果此鉴别在临床上非常重要，应取代 3D TOF MRA 或除了用 3D TOF MRA 以外用 2D FT TOF MRA。并且，如果需要的话，通过 2D 或 3D TOF MRA 应用选择性预饱和可确定通过 Willis 环到闭塞颈内动脉的血管区域的间接血供来源。

累及颈内动脉的内膜撕裂、假性动脉瘤和动静脉瘘（AVF）可能是由于头颈部的钝性伤或穿通伤。夹层动脉瘤易累及颈内动脉和大脑中动脉。常见部位是颈内动脉的颈部和岩锥段的连接处附近，在此处颈内动脉进入颈动脉管。3D TOF MRA 在鉴别创伤后真性和假性动脉瘤方面应该是确切的。MRA 能证实 3～4mm 的动脉瘤，但不能显示慢血流的病变如颅内巨大动脉瘤，后者同样因为在被激励的成像容积内，病变血流滞留时间过长使自旋运动饱和之故，常规 MRI 即可发现。Ross 等证明，对颅内动脉瘤，此技术结合常规 SE MRI，对检出 1 个患者的至少 1 个颅内动脉瘤其敏感性为 95%，特异性为 100%。但是，MRA 仅推荐用来检出无蛛网膜下腔出血证据患者的动脉瘤。此建议是基于 MRI 对蛛网膜下腔出血的不敏感性，尽管对有选择的病例如急性弥漫性蛛网膜下腔出血这不是缺点，因为蛛网膜下腔血液可能"看不到"，并且不掩盖 1 个动脉瘤内的 TOF 增强。

TOF MRA 可显示夹层动脉瘤的位置和范围以及伴有的真腔狭窄。颈部颈内动脉的夹层动脉瘤往往终止在动脉进入岩锥颈动脉管处。未闭管腔内的动脉瘤在 TOF MRA 可能无法与亚急性壁内或壁外血肿区别，因为两者均有信号增高。常规 T1WI-SE 图像可鉴别两者，因快速流动的血液暗而亚急性血栓亮（呈高信号）。此外，SE 数据可经处理长生相位图像，此图像证明流动的血液为亮或暗，而不像血栓（急性、亚急性和慢性），后者呈中等信号强度，与邻近静止组织相等。T1WI 亦有助于确定夹层的位置和详情。另一种鉴别血流（快速与缓慢）与夹层动脉瘤中血肿的方法时用 2D FT TOF MRA 和选择性预饱和。显示仅进入含有动脉瘤有选择性的切层的动脉血流后静脉血流可证实动脉瘤的开发，证明动脉异常与邻近静脉的关系并排除动静脉瘘的可能性。当然，PC MRA 可提供类似的定性信息以及确定血流速度。

一、外伤性颈内动脉海绵窦瘘

颈内动脉海绵窦瘘是由颈内动脉海绵窦段或其分支破裂与海绵窦之间形成的异常动静脉交通，发病率为 0.17%～0.27%，主要来源于颈内动脉虹吸部撕裂或海绵窦内分支破裂，使正常血流从眼静脉、岩上窦和岩下窦、横窦和蝶枕窦反流到海绵窦或通过前、后交通流到对侧海绵窦。正常缓慢的静脉血流被快速的动脉血流取代使 TOF MRA 成为特别适于检测这些瘘的技术。尽管 3D TOF 投影血管造影图不可能在受累静脉结构（如眼静脉）指示血流方向，但它通常或者是自明的或者可通过选择性预饱和或有可能通过观察所存在的空间误记录（spatial misregistration）的方向来确定。在已经过气囊栓塞术治疗过的颈内动脉 - 海绵窦瘘，3D TOF MRA 在检查缓慢的静脉结构内剩余逆流方面或在将它与正常顺流的区别方面有困难。在这种情况下，2D 或 3D PC MRA 可能更有帮助。

【病因、病理】

颈内动脉海绵窦瘘多见于青年男性且多有头面部创伤，主要是车祸、跌落伤、重物砸伤等头部外伤，造成颈动脉主干或其分支与海绵窦形成异常的血管交通。主要发病机制如下：①外伤造成颅底骨折，颅底骨折片可直接刺破颈内动脉海绵窦段而形成瘘；另一原因多为颅底骨折片相互错位，而海绵窦段与颅骨固定，直接撕裂颈内动脉而形成瘘；②外伤后颈内动脉海绵窦段形成假性动脉瘤，外伤后一段时间动脉瘤破裂形成瘘；③眼部穿刺伤。异物直接刺破颈内动脉而形成瘘；④外伤后颅内压急剧升高，使颈内动脉海绵窦段或其分支破裂；⑤医源性损伤，最常见的为经蝶行垂体腺瘤切除时损伤而导致。

【临床表现】

临床主要表现为搏动性突眼、颅内杂音、球结膜充血水肿和视力减退，脑神经麻痹较为少见，展神经麻痹最常表现为内斜视，患者眼球外展不能，出现复视。

颈内动脉海绵窦瘘的临床症状与其引流静脉密切相关。通常颈内动脉海绵窦瘘向多个方向引流：向前主要通过眼静脉引流（最常见），可致搏动性突眼、球结膜充血水肿、视力减退、眶颞部杂音等，有学者将此称为"red-eyed shunt"；向后主要通过岩上、下窦引流，可致耳后或枕后颅内杂音及头痛等，有学者将此称为"white-eyed shunt"；向上引流至侧裂静脉及皮层静脉，可引起颅内或蛛网膜下腔出血等症状；向下经圆孔和卵圆孔引流至翼丛。多与其他方向引流并存。

【CT 表现】

患侧海绵窦扩大，眼上静脉扩张；患侧眼球突出，眼外肌增厚及眶内软组织肿胀。

【MRI 表现】

患侧海绵窦不同程度扩大，局部见杂乱迂曲的类蚯蚓状或粗细不一的血管流空信号影，增粗、迂曲杂乱的静脉表现为明显的"流空信号簇"。眼上静脉、眼上静脉、大脑浅静脉等静脉扩张迂曲（图 6-17-1）。除此之外尚可显示眼外肌肥厚、脑组织水肿、缺血和出血等伴发改变（图 6-17-2）。

【鉴别诊断】

与自发性颈内动脉海绵窦瘘鉴别，后者常由动脉瘤破裂、硬脑膜动静脉畸形或海绵窦炎引起，由动脉瘤引起的颈内动脉海绵窦瘘除有眼球突出、眼上静脉增粗、海绵窦区扩大之外，尚可见动脉瘤的征象；由硬脑膜动静脉畸形引起的海绵窦瘘除显示海绵窦增大外，海绵窦区的颈内动脉形态正常。但是，最终确诊有赖于 DSA 检查，其可以直接显示颈内动脉的瘘口。

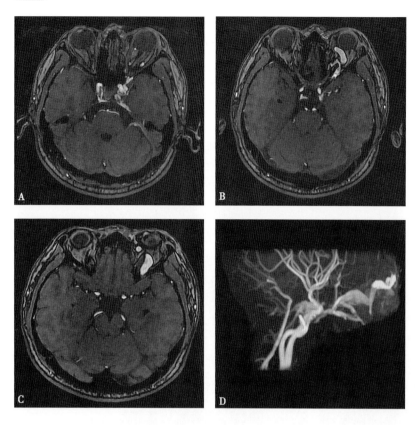

图 6-17-1 外伤性颈内动脉海绵窦瘘
A～D. 左侧颈内动脉海绵窦段显示不清，局部可见异常血管团影，左侧眼上静脉明显增粗扩张

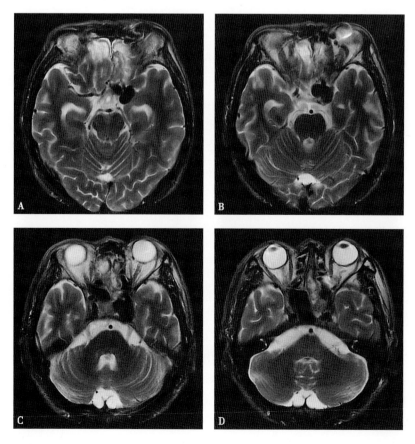

图 6-17-2 外伤性颈内动脉海绵窦瘘
A～H. 右侧海绵窦扩大、外膨，结构紊乱，可见迂曲增粗的血管；右侧颈内动脉增粗、结构显示不清；右侧眼上静脉增粗，眼球突出；眼外肌增粗

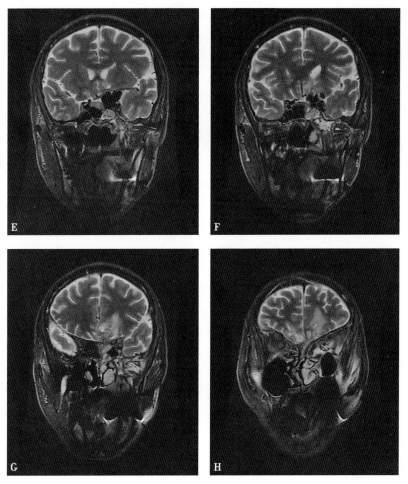

图 6-17-2 外伤性颈内动脉海绵窦瘘（续）

二、外伤性颅内硬膜静脉窦损伤

颅内静脉窦损伤出血是颅脑损伤中的一种特殊类型，在颅脑损伤中约占 4%，其中有 25%～70% 伴颅内血肿，最常见的损伤是上矢状窦，其次是横窦，其他静脉窦损伤极为少见。

【病因、病理】

静脉窦损伤主要见于颅脑外伤、颅骨骨折后的撕裂伤及骨片刺伤，亦见于异物的直接损伤和脑手术损伤。由于静脉窦无肌层并受周围组织固定，损伤后不能回缩或塌陷，易致汹涌的致死性大出血。

【临床表现】

外伤性颅内硬膜静脉窦损伤没有特异性的临床表现，由于静脉窦损伤后常伴有血肿的形成，出现一些继发性的临床表现，如颅内压增高、不同程度的意识障碍等，合并有脑挫裂伤时会出现相应的临床症状及体征。

【CT 表现】

CT 平扫难以直接显示静脉窦损伤，但是一些见解征象可提示硬膜窦损伤的可能性：前纵裂池增宽积血伴中线旁小血肿形成；骨折线横跨静脉窦或窦上颅缝增宽；静脉窦附近区域有凹陷性骨折或伴小血肿形成；颞底后部硬膜外血肿伴颅底骨折或血肿密度内外不均。

CT 增强后可显示受损静脉窦内部分充盈缺损，远端静脉窦通畅；或静脉窦完全被形成的血栓或血肿阻塞。

【MRI 表现】

T1WI 显示受损区静脉窦呈不均匀的高信号，T2WI 静脉窦的流空信号消失；增强后显示静脉窦内有局限性的充盈缺损，但易受噪声或周围血流的影响。MRV 示一侧或局部静脉窦显影浅淡或不显影。此外，血流受阻的静脉窦附近可见增粗的大脑浅静脉及侧支循环的建立，但是侧支血管的多少及管径的粗细与静脉窦受阻的程度有关。

【鉴别诊断】

1. 与非外伤性静脉窦血栓鉴别　后者常伴有致血液高凝状态的疾病，如妊娠及产褥热，长期口服避孕药、脱水、糖尿病性高渗性昏迷等，易诱发静脉血栓形成；非外伤性静脉窦血栓的患者无相应区域的颅骨骨折。

2. 与静脉窦正常变异或畸形的鉴别　静脉窦变异较大，有时一侧较细甚至缺失，特别是横窦。此时应注意结合 MRV 及薄层强化图像，特别是薄层 CT 增强图像。

（修建军　贾振丽　刘红光）

参 考 文 献

1. 赵成之，综述，陈建良，审校. 急性颅脑损伤的流行病学研究进展. 国际神经病学神经外科杂志，2005，32（5）：427-430.

2. 鲍南，徐织，杨波，等. 儿童颅骨生长性骨折的机制再探讨及早期手术. 中华神经外科杂志，2012，28（10）：998-1000.

3. 段国升，朱诚. 神经外科手术学. 北京：人民军医出版社，2004：86.

4. 李泉清，杨芳裕，田新，等. 伴有"漩涡征"的急性硬膜外血肿的手术治疗体会. 中国临床神经外科杂志，2008，13（5）：269-271.

5. 俞志坚，王保安，刘永艳. 颅脑外伤后迟发性硬膜外血肿的 CT 诊断. 中华神经医学杂志，2007，6（11）：1166-1168.

6. 陈伟平，邹普汉，陈劲飞，等. 迟发性外伤性颅内血肿 68 例临床分析. 右江民族医学院学报，2007，29（3）：400-401.

7. 程少容，高小玲，王仁法，等. 颅骨生长性骨折的影像与临床研究. 临床放射学杂志，2007，26（6）：598-600.

8. 鲍南，徐织，杨波，等. 儿童颅骨生长性骨折的机制再探讨及早期手术. 中华神经外科杂志，2012，28（10）：998-1000.

9. Adams JH, Doyle D, Fordl, et al. Diffuse axonal injuryin head injury: difiniton, diagnosis and grading. H istopathologuy, 1989, 15: 49.

10. Bennett MO, Brien DP, Phillips JP, et al. Clinicopathologic observations in 100 consecutive patients with fatal head injury admitted to a neurosurgical unit. Ir med J, 1995, 88: 60.

11. Zuccarello M, Lavicoli R, Pardatscher S. Post traumatic intraventritular hemorrhage. Acta Neurochir（Wien），1981，55: 283-285.

12. Kim JW, Kim SJ, Kim MRI. Traunatic carotid-cavernous sinus fistula accompanying abducens nerve（VI）palsy in blowout fratures: missed diagnosis of 'white-eyed shunt', Int J Oral Maxillofac Surg, 2013, 42（4）：470-473.

13. 王忠诚. 王忠诚神经外科学. 武汉：湖北科学技术出版社，2005：448.

14. 赵占升，李治国，许小兵，等. 外伤性硬膜下积液治疗方法探讨. 中国误诊学杂志，2006，6（6）：1092-1093.

15. 刘玉光，贾涛，刘猛，等. 外伤性硬膜下积液的分型与临床特点. 中华外科杂志，2003，41（10）：763-765.

16. 姜曙，游潮. 顽固性慢性创伤性硬膜下积液（附 1 例报告并文献复习）. 华西医学，1997，12（1）：82-83.

17. Masaya-Anon P. Iso1ated oculomotor nerve palsy in a white-eyed patient with dural carotid-cavernous sinus fistulas: a case report. J Med Assoc Thai, 2012, 95（4）：S143-S146.

18. 易声禹，只达石. 颅脑损伤诊治. 北京：人民卫生出版社，2000：201.

19. 赵继宗，陆峥. 提高弥漫性轴索损伤的临床治疗水平. 中华创伤杂志，2000，16：583.

20. 邵良仕，祝军，李钧，等. 外伤性脑梗死的 CT 表现分型与临床预后关系探讨. 临床放射学杂志，2005，24（7）：583-585.

21. 卢文乾，赖清泉. 外伤性脑梗死的 CT 诊断（附 39 例分析）. 放射学实践，2003，18（8）：560-562.

22. 刘明铎. 实用颅脑损伤学. 第 2 版. 北京：人民军医出版社，2003：121-123.

23. 杨杰，高永平，王明璐，等. 外伤性脑室内出血. 中华创伤杂志，1994，10（1）：54-55.

24. 刘晓帆，张卫兵，赵红武，等. 外伤性脑室出血 38 例分析. 中国实用神经疾病杂志，2008，11（10）：75-76.

25. 廖勇仕，崔晟华，梁日初，等. 原发性脑干损伤的临床诊治探讨. 中国临床神经外科杂志，2009，14（12）：742-743.

26. 徐文波. 外伤性颅内静脉窦损伤手术治疗疗效分析. 海南医学，2010，21（17）：67-68.

27. 李联忠. 脑与脊髓 CT、MRI 诊断学图谱. 第 2 版. 北京：人民卫生出版社，2011：2288-2305.

28. Lend RA，Ericson TC. Growing skull fracture of childhood. J Neuroradidogy，1961，18：479-489.

29. Lend RA. Enlarging skull fractures of childhood. Neuroradidogy，1974，7：119.

30. Taveras JM. Leptomeningeal cysts of the brain following trauma with erosion of the skull. A study of seven cases treated by surgery. J Neursurg，1953，10：233.

31. Ramamurthi B. Rational surger in growing fracture of the skull. J Neurosurg，1970，32：427.

32. Deloge AA. large leptomeningeal cysts of the brain. J Neurosurg，1971，35：619.

33. Barrett JW. Post-traumatic proencephaly in infancy. J Neurosurg，1965，27：522.

34. Coldstein FP. Varieties of growing skull fractures in childhood. J Neurosurg，1970，33：25.

35. Suri A，Mahapatra AK. Growing fractures of the orbital roof. A report of tow cases and a review. Pediatric Neurosurg，2002，36（2）：96-100.

36. Yen CP，Cheang CM，Loh JK，et al. Growing skull fraetures. J Kaohsiung Med Sci，1999，15（3）：175-181.

37. Muhonen MG，Piper JG，Menezes AH. Pathogenesis and treatment of growing skull fracture. Surg Neurol，1995，43（4）：367-371.

38. Zegers B，Jira P，Willemsen M，et al. The growing skull fracture，a rare complication of paediatric head injury. Eur J pediatr，2003，162：556.

39. Sugiultzodu MK，souweidane MM. Early management of craniocerebral injury with avoidance of post-traumatic leptomeningeal cyst formation. Pediatr Neurosurg，2001，35：329.

40. Ralnnarayan R，Sreehari NR，Ninan GK，et al. Delayed Postoperative extradural hematoma. Pediatr Neurosurg，2007，43（2）：113-114.

41. Sokolowski MJ，Dolan M，Allllnian A，et al. Delayed ePidural hematoma after spinal surgery：a report of 4 cases. J Spinal Disord Tech，2006，19（8）：603-606.

42. Radulovic D，Janosevic V，Djurovic B，et al. Traumatic delayed epidural hematoma. Zentralbl Neurochir，2006，67（2）：76-80.

43. Dustin G，Mark MD，Jease M，et al. The detection of nontraumatic subarachnoid hemorrhage：still a diagnostic challenge. American Lournal of Emergency Medicine，2006，（24）：859-863.

44. Mohamed M，Heasely DC，Yagmurlu B，et al. Fluid-attenuated inversion recovery MRI imaging and subarachnoid hemorrhage：not a panacea. AJNR，2004，25（4）：545-550.

45. Imaizumi Y，Chiba M，Honma T，ct al. Dctcction of hcmosidcrin dcposition by T2*-weighted MRI after subarachnoid hemorrhage. Stroke，2003，34（7）：1693-1698.

46. Fujii Y，Tanake R，Takeuchi S，et al. Hematoma enlargement in sportaneous intracerehral hemorrhage. J Neurosurg，1994，80（1）：51-57.

47. Chieregato A，Fainardi E，Morselli—Labate AM，et al. Factors associated with neurological outcome and lesion progression in traumatic subarachnoid hemorrhage patients. Neurosurgery，2005，56（4）：671-680.

第七章

脑白质病变

第一节　肾上腺脑白质营养不良

肾上腺脑白质营养不良（adrenoleukodystrophy，ALD）又称性连锁遗传谢尔德病（sex-linked Schilder's disease）和肾上腺弥漫性轴周性脑炎等。本病为性连锁隐性遗传所致过氧化体内乙酰辅酶 A 合成酶缺陷引起的遗传代谢性病变，多发生于 3～15 岁男孩；少数患者为常染色体隐性遗传，成年人发病。

【病因】

由于组织细胞内过氧化体缺乏乙酰辅酶 A 合成酶，致使胆固醇脂或脂肪酸合成异常，而导致饱和极长链脂肪酸在组织中异常聚集，引起脑白质脱髓鞘和肾上腺功能低下。正常时，乙酰辅酶 A 对饱和极长链脂肪酸进行 β 氧化，使之成为短链脂肪酸。ALD 患者血浆饱和极长链脂肪酸含量异常增高是由于体内缺乏乙酰辅酶 A 合成酶，故不能及时切断极长链脂肪酸成为短链脂肪酸所致。

【病理】

主要表现为大脑白质广泛性、对称性脱髓鞘改变。脑白质脱髓鞘改变先从大脑白质后部开始，由后向前、由中心向外周蔓延，累及枕叶、顶叶和颞叶，额叶通常不受影响。病灶也可穿过胼胝体压部使两侧病灶连成片，围绕在双侧侧脑室体后部周围。病灶最外周是髓鞘正在破坏的区域，仅有髓鞘脱失和轴索稀疏；病灶逐渐向内呈炎性反应区，除了明显的脱髓鞘改变外，还可见血管周围炎性细胞和血脑屏障的破坏；中心部的陈旧性病灶为胶质增生，并可有钙质沉积。病程后期在皮质脊髓束可以发生华勒变性（Wallerian degeneration）。光镜下可以见到髓鞘崩解区有大量格子细胞。电镜下，巨噬细胞、胶质细胞内有特异性的胶质板层，为饱和极长链脂肪酸积聚。晚期，由于脑白质广泛减少可造成脑白质萎缩、脑室扩大。可同时存在肾上腺萎缩。

【临床表现】

本病进行性发展，无缓解期，预后差。根据发病年龄及损害部位不同分为两种类型：

1. 儿童型　最常见，仅见于男性，通常在 5～10 岁发病。表现为行为改变，智力减退、视力下降、听力下降、小脑共济失调，四肢痉挛性瘫痪等。疾病早期也可无症状。可以没有肾上腺功能不全的表现。晚期有肾上腺皮层功能不全症状（异常皮肤色素沉着）乃至危象。病程进行性发展，多在发病后几年内死亡。

2. 成人型　少见，为常染色体隐性遗传，是肾上腺脑白质营养不良的变异型，又称肾上腺脊髓神经病和肾上腺脑白质脊髓神经病。此型见于 20～30 岁男性，病程长，有智力减退，肾上腺皮质功能不全、小脑性共济失调和四肢痉挛性瘫痪等。

【MRI 表现】

影像学表现为双侧顶枕区、两侧脑室三角区周围局限于脑白质的片状、对称的蝴蝶形病灶，随着病程的进展，脱髓鞘病灶由后向前发展；病灶呈蝶形分布具特征性。MRI 可清楚显示病灶的三个病理组织带：中央坏死带表现为均匀的长 T1、长 T2 信号；中间带（活动的脱髓鞘及炎症带），表现为稍长 T1 稍长、稍长 T2，增强扫描可强化；外周带水肿带增强无强化。病灶 MRI 上呈稍长 T1、稍长 T2 信号，

FLAIR 像呈高信号，FLAIR 像显示髓鞘病变最为敏感（图 7-1-1）；注射对比剂后表现为活动性髓鞘脱失和炎症区（邻接于病灶边缘正常或接近正常的脑实质）呈花边样、狭带样强化，部分呈点状、斑片状强化（图 7-1-2）。

另一典型 MRI 特点是皮质脊髓束华勒变性，表现为脑干前外方双侧对称性点状或条形长 T1 长 T2 信号灶，FLAIR 像呈高信号。有时 ALD 平扫无异常发现，注射对比剂后出现特殊区域如内囊、胼胝体、放射冠、大脑脚等处的明显强化被认为是异型 ALD，或是一种较早期的病灶（图 7-1-3）。DTI 表现为从正常表现的白质区到病变中央区平均 FA 值逐渐降低，而平均 ADC 值呈逐渐增高趋势。^{1}H-MRS 表现为从正常表现脑白质区到病变中心 NAA 峰水平逐渐下降，Cho 和 Cr 峰逐渐增加，病变内部 NAA/Cr 值和 NAA/Cho 值下降，Cho/Cr 值升高。

【CT 表现】

CT 平扫表现为病变早期两侧侧脑室三角区周围白质内呈现大片对称性低密度区，双侧病变通过胼胝体压部相连，呈典型"蝶翼状"分布。CT 表现的一个显著特点是病灶由后向前逐渐发展。病变通常起自双侧顶枕区的双侧脑室周围，继而向颞、额叶发展，最后累及半卵圆中心的大部分，可累及胼胝体。增强扫描病灶边缘可见花边状或带状强化，一般均无占位效应。

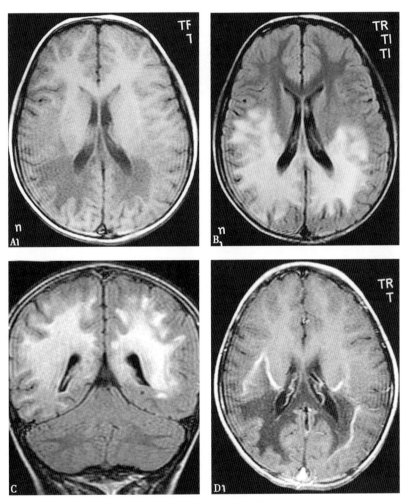

图 7-1-1 肾上腺脑白质营养不良

男，4 岁。言语不清、走路不稳半年。MRI 平扫横断位 T1WI（A）、FLAIR（B）、冠状位 FLAIR（C）和横断位 T1WI 增强像（D）显示双侧侧脑室三角区旁脑白质区见大片状对称性长 T1、长 T2 信号影，通过胼胝体两侧病灶相连，呈蝶翼状分布，FLAIR 像呈高信号，T1WI 增强病变周围见花边样强化。最后诊断：肾上腺脑白质营养不良

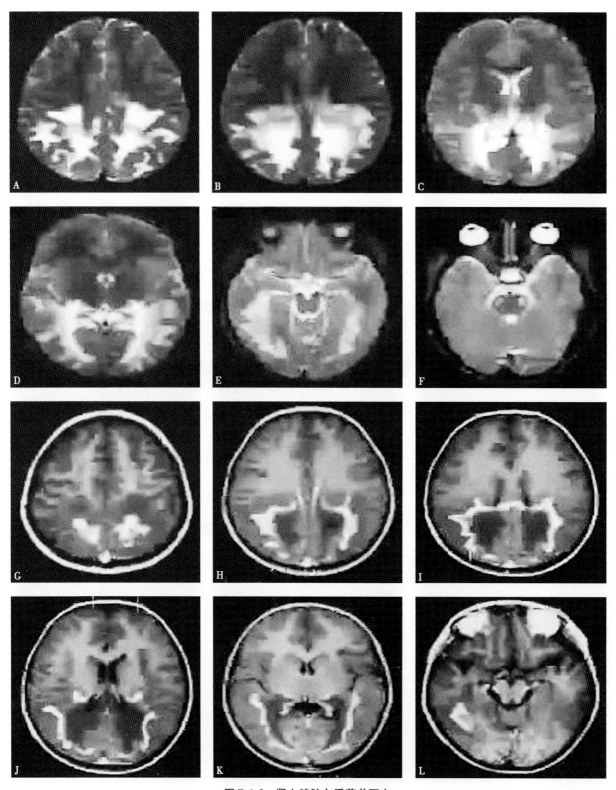

图7-1-2　肾上腺脑白质营养不良

A～G. T2WI 示双侧侧脑室后角周围对称性斑片状长 T2 高信号影，呈"火焰状"，累及双侧皮质脊髓束；H～L. 增强扫描 T1WI 呈周围高、中央低信号改变

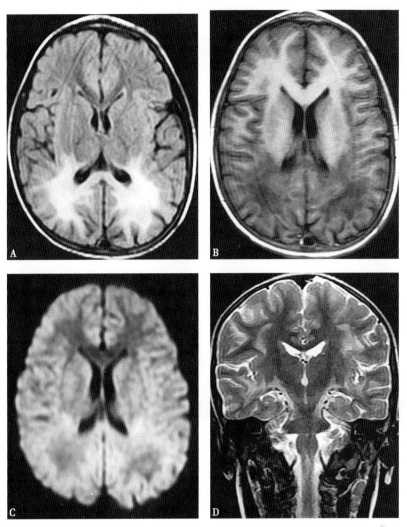

图 7-1-3　肾上腺脑白质营养不良

男，6 岁。行走不稳、双眼视力下降 1 个月；查体：反应迟钝，视力差，双侧眼震。
A. FLAIR 像显示双侧侧脑室三角区白质内对称分布的"蝶翼"状大片高信号影，胼胝体压部受累；B. T1WI 显示双侧侧脑室三角区白质内对称分布低信号影，双侧枕叶皮层萎缩并皮层下白质减少；C. DWI 病灶呈稍低信号，提示中心区因脱髓鞘水分增多；D. 冠状位 T2WI 示华勒变性呈"倒八字形"长 T2 信号

【鉴别诊断】

ALD 的早期影像学表现很有特征性，病变从后部白质开始，对称性向前发展，与其他脑白质病容易区别，诊断不难。晚期累及整个白质时缺乏特点，与其他脱髓鞘病难以区别，诊断需要借助肾上腺活检，或血液、肾上腺、脑白质等部位长链脂肪酸含量测定。

第二节　异染性脑白质营养不良

异染性脑白质营养不良（metachromatic leukoencephalopathy，MLD）又称硫脂沉积病（sulfatide lipoidosis）、异染性白质脑病，属类脂质沉积病（lipoidosis）。

【病因】

本病为常染色体隐性遗传。硫脂是少突胶质细胞、施万细胞的细胞膜上的正常成分、溶酶体（lysosome）中的芳香基硫酸酯酶 A（sulfatase A）使硫脂分解成糖苷。在异染性脑白质营养不良的患者中，由于芳

香基硫酸酯酶 A 的缺乏，导致了硫脂在少突胶质细胞膜和施万细胞膜上的异常沉积。这种强酸性的脂质引起髓鞘分子结构及髓鞘水合作用的改变而发病。硫脂在酸性尼氏染色下不呈紫蓝色而为棕色，故称其为异染性。

【病理】

大脑半球、脑干及小脑白质内广泛脱髓鞘改变，以少突胶质细胞脱髓鞘最明显，U 形纤维不受累。镜检可见异染性类脂质小球散在于脑白质间和吞噬细胞、少突胶质细胞内。硫脂沉积也可累及齿状核与脑干核。

【临床表现】

主要临床表现为进行性痴呆和痉挛性瘫痪。根据起病年龄可分为以下三型：

1. 婴儿晚期型　最常见。病儿出生后各方面常发育正常，自 1～2 岁时开始不能维持正常姿势，行走困难和动作笨拙，肌张力下降，运动减少，以后智力减退，由软瘫转为硬瘫，并可出现小脑共济失调、眼震、视神经萎缩、失语，逐渐为去脑强直、痴呆。多于 5 岁前死于继发性感染或中枢性高热。

2. 少年型　于 4～5 岁起病，多以视力和听力障碍或学习成绩下降为首发症状，进展缓慢，以后出现共济失调和痉挛性瘫痪。

3. 成年型　最初常表现为精神方面的改变，可误诊为精神分裂症。随着病情的发展，逐渐出现进行性痴呆和痉挛性瘫痪。

临床可以通过检测血液中白细胞内的芳香基硫酸酯酶 A 活性来明确诊断，婴儿型芳香基硫酸酯酶 A 活性可以全部缺乏，少年型芳香基硫酸酯酶 A 活性在正常值的 0～10% 之间，可以作为诊断的依据。MLD 此病也可能累及患者的肾脏、胆囊、肝脏等，胆囊超声异常可作为本病辅助临床诊断，与其他类型的脑白质营养不良相鉴别。

【MRI 表现】

异染性脑白质营养不良首先出现在额叶深部白质，然后逐渐向顶、枕白质发展，最后呈现脑白质内广泛性、弥漫性、对称性病灶，T2WI 呈高信号，并伴有脑室的扩大，增强扫描时病灶无强化。本病常累及胼胝体，尤其是同时累及胼胝体膝部和压部，对本病的早期诊断和鉴别诊断有重要价值（图 7-2-1）。

【CT 表现】

本病的影像学特点：白质内病灶从额部白质开始，逐渐向后发展，CT 平扫呈低密度。若已累及整个白质呈弥漫性分布，难与其他脑白质病区别。

【鉴别诊断】

本病需要与其他遗传性白质脑病鉴别。

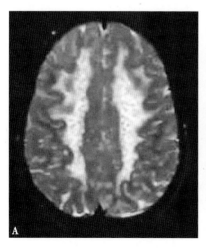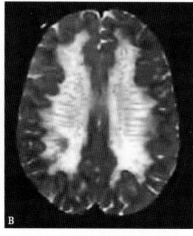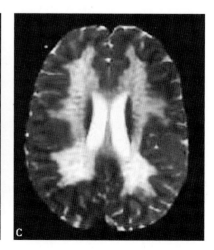

图 7-2-1　异染性脑白质营养不良

A～H. 双侧脑室周围白质对称性 T2WI 高信号影，有特征性"虎斑纹"征象，双侧皮质脊髓束对称性累及；I. DWI 呈低信号

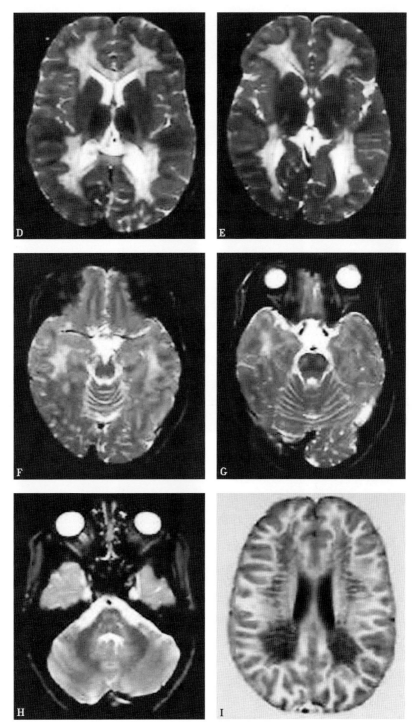

图 7-2-1 异染性脑白质营养不良（续）

1. 白质消融性白质脑病（leukoencephalopathy with vanishing white matter，VWM） 是一种常染色体隐性遗传性白质脑病，特征性表现是发育的退化和（或）脑白质病，运动能力倒退为主，而认知功能受损较轻。该病是一种进展性疾病，与年龄分型相对应，VWM 的 MRI 表现在早期儿童型具有特征性，表现为大脑白质弥漫性对称性受累，仅 U 形纤维、胼胝体外侧、内囊和前联合未受累。这些异常信号改变也可在患者症状出现前显示；随着病变的进展，表现为白质稀疏和囊变，最终液化，与脑脊液信号一致（图 7-2-2）。DWI 示受累白质扩散受限呈高信号改变，其中脑脊液区域扩散不受限呈低信号改变，MRS 显示脑脊液样区域主要的代谢产物进行性减少并最终消失。

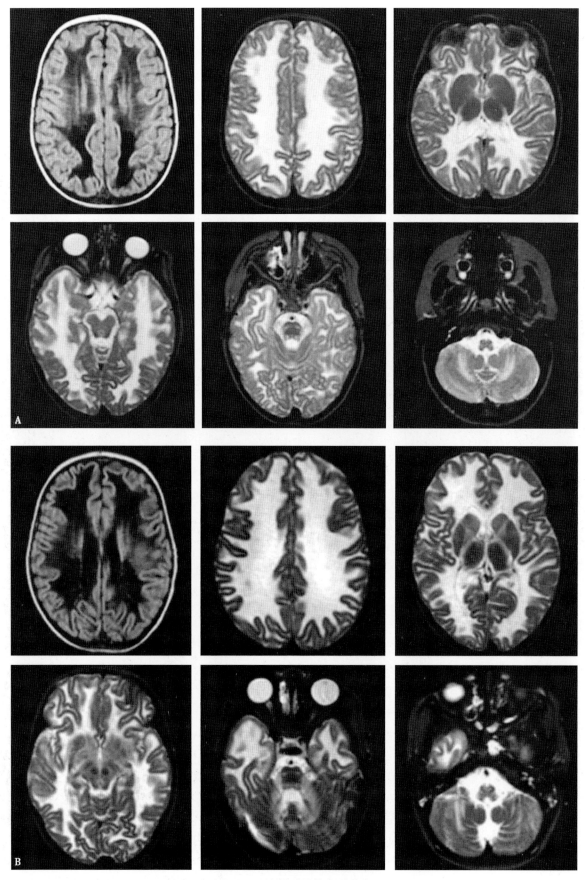

图 7-2-2 白质消融性白质脑病

男孩，3 岁。A. 初次 MRI 平扫显示双侧大脑半球脑白质对称性受累，与脑脊液信号强度一致；B. 5 个月后复查显示囊性区域范围扩大

2. 亚历山大病 首先发病在额叶，表现为以额叶（边缘）为主的广泛的白质病变；在病变的早期常可于侧脑室额角旁出现增强，增强扫描见侧脑室三角区的室管膜有强化。发展至病变后期，在受累区域内可出现囊肿或囊变（图 7-2-3）。

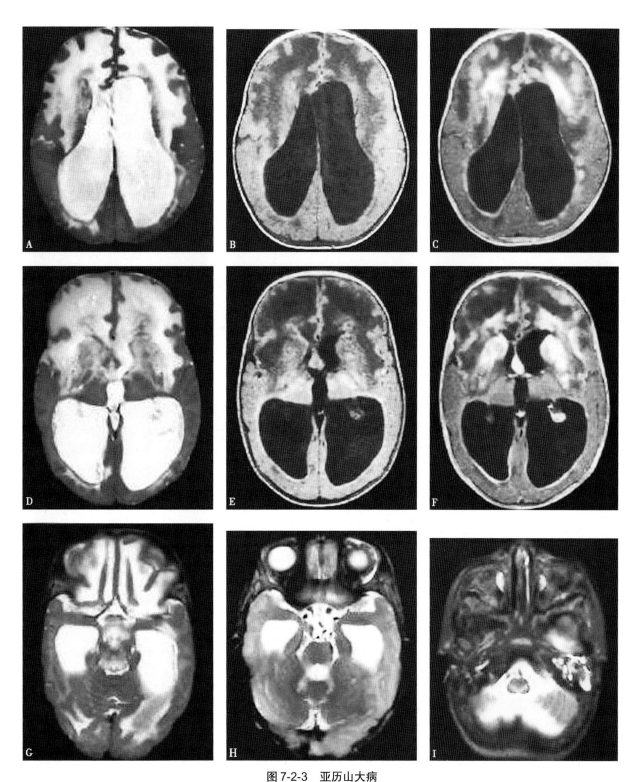

图 7-2-3 亚历山大病

A～I. MRI 轴位示双侧基底节区、额叶脑白质内广泛对称性稍长 T1、长 T2 信号，增强后有强化，双侧侧脑室明显扩大

第三节 球形细胞脑白质营养不良

球形细胞脑白质营养不良（globoid cell leukodystrophy）是一常染色体隐性遗传疾病，婴儿期出现症状，病程较短，一般不超过 3 年。本病又称为 Krabbe 病或半乳糖脑苷脂沉积症。

【病因】

由于溶酶体异常致使 β- 半乳糖苷酶缺乏导致脑苷脂代谢障碍而使髓鞘形成不良。

【病理】

为大脑、小脑和脑干白质广泛、对称性的髓鞘形成不良及脑白质变性、萎缩，皮层下弓状纤维显示正常。病变区少突胶质细胞数目减少，脱髓鞘广泛，最后导致胶质细胞及纤维明显增生。本病最特征性改变为在病变区白质内小血管周围有成群的类球形细胞以及巨噬细胞聚集。这种类球形细胞呈圆形，PAS 染色为强阳性，胞质常为嗜碱性，胞质内含有大量髓鞘的重要成分——半乳糖脑苷脂。基底节灰质受累较常见，脑皮质多变薄。

【临床表现】

有家族遗传史，首发症状早于异染性脑白质营养不良患儿，常见于生后 3～5 个月内起病。病前常有发热，热退后开始出现症状。最早的临床表现为由于脱髓鞘性多神经病引起的深腱反射减弱的锥体束异常，四肢出现痉挛状态。检查可见头小、发育迟缓、智力下降、痴呆、视神经萎缩、皮质盲、四肢痉挛性瘫痪。脑脊液检查可有轻度淋巴细胞增多，蛋白总量、白蛋白和 α_1 球蛋白增高，γ- 球蛋白降低。一般 3 年内死亡。

【MRI 表现】

病变早期限定在深部白质时，丘脑出现 CT 高密度或 MRI 短 T2 信号提示 Krabbe 病。同时累及丘脑和小脑齿状核为其典型表现，也有皮质脊髓束受累。早期在双侧侧脑室周围脑白质区及半卵圆中心出现对称性片状异常信号影，病灶边缘模糊。MRI 检查疾病早期即可发现脑白质病变，位于中央半卵圆区及脑室周围白质，呈弥漫性分布，T1WI 呈低信号，T2WI 呈高信号，以 T2WI 改变显著。病变可向各个方向发展，常累及胼胝体、内囊和小脑白质（图 7-3-1）。在 T2WI 上丘脑、冠状放射和基底节可呈低信号，与球状细胞和某些顺磁性物质沉积有关。增强扫描还可见脑神经和马尾神经强化。

【CT 表现】

早期无异常，晚期可出现包括灰白质在内的脑萎缩。有些不典型患者，仅出现枕、顶叶白质低密度改变。

以婴儿型为例：

早期：脑内显示对称性异常高密度灶，呈现斑片状、点状，位于基底节，丘脑，内囊后肢，放射冠、脑干及小脑，注射造影剂后无强化。蛛网膜下腔增宽，脑室可轻度扩大。

中期：高密度灶逐渐减少，脑室周围白质及中央半卵区内出现低密度灶，并逐渐明显，范围广泛，可出现脑萎缩。

晚期：高密度灶明显减少，以弥漫性脑萎缩为主，脑室、脑池、脑沟均重度扩大增宽。

【鉴别诊断】

双侧丘脑病变相对少见，丘脑被局灶性病变累及多于系统性疾病。单纯丘脑受累但不累及基底节则较少见，局限性病变[如动脉阻塞、黄病毒感染、原发性双侧丘脑胶质瘤（PTBG）]多于全身性疾病（如韦尼克脑病）。T2WI 对发现深部核团病变很有价值，多数急性疾病表现为信号增高。T1WI 及 CT 常常也有重要价值，特别是异常 T1 高信号（如锰沉着、高血糖或神经纤维瘤病Ⅰ型等）可缩小鉴别诊断范围，钙化（Fahr 病、甲状旁腺功能减低）和出血（中毒、CNS 弓形体病、静脉栓塞、日本脑炎）对诊断也有意义。

Fabry 病也叫弥漫性躯体血管角质瘤（angiokeratoma corporis diffusm），是一种 X 染色体伴性遗传性疾病，男性发病。本病系糖苷分解酶缺乏导致糖脂在血管内大量堆积并沉淀到全身组织所致。糖脂堆积于脑血管引起脑血管异常，主要累及小血管并可引起小的梗死灶。糖脂也可沉淀于神经系统，尤

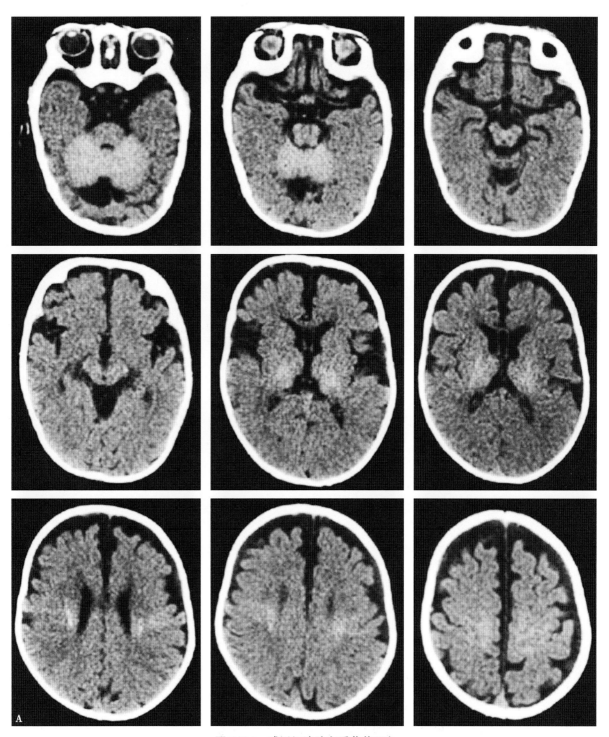

图 7-3-1 球形细胞脑白质营养不良

A. 4 个月男孩，婴儿早发型 GLD。CT 上可见双侧丘脑、尾状核体、放射冠、内囊后肢、小脑和大脑皮层内有散在细小钙化灶

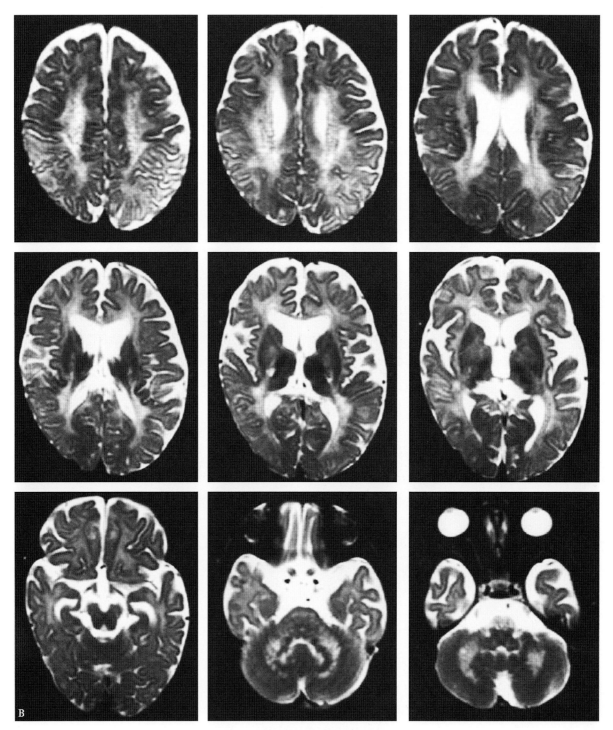

图 7-3-1　球形细胞脑白质营养不良（续）
B. 6 个月女孩，婴儿早发型 GLD。MRI 表现为双侧顶叶、室旁白质及小脑齿状核对称性累及

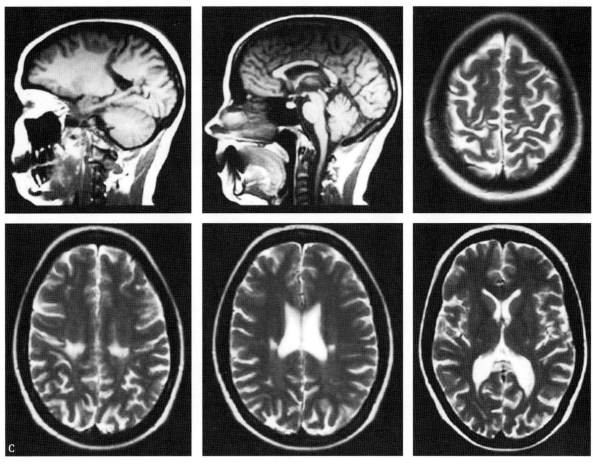

图 7-3-1 球形细胞脑白质营养不良（续）

C. 女，25 岁，成人型 GLD。皮质脊髓束选择性累及，并累及胼胝体体部

其容易沉积于基底节及脑干的神经核。本病多于学龄期后出现症状，由于糖脂沉淀于四肢感觉神经细胞，常出现四肢间歇性烧灼痒痛、以关节部位尤其显著，局部皮温升高。脐周、阴部、臀部及股部皮肤上出现斑点状血管扩张，呈紫红色，类似紫癜。疾病晚期可出现高血压、心脏肥大、心力衰竭及肾衰竭。MRI 平扫 T1WI 显示双侧丘脑枕对称性高信号（图 7-3-2），此表现具有特征性。椎基底动脉可以无扩张改变。诊断主要根据典型的临床表现，卒中可以作为 Fabry 病首发症状出现，缺血损害以后循环为主。

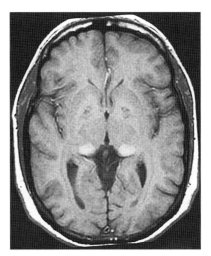

图 7-3-2 Fabry 病

双侧丘脑背侧对称性短 T1 高信号，边界清晰

第四节　海绵状脑病

海绵状脑白质营养不良（spongiform leukodystrophy）又称海绵状变性、Canavan 病、Van Bogaetrt 病、海绵样变性（spongy degeneration）和脑白质海绵状硬化症等。是一种较罕见的家族遗传性疾病，呈常染色体隐性遗传。

【病因】

由于线粒体异常致使乙酰天门冬酰基酶（N-acetyl aspartoacylase，NAA）缺乏导致质子膜通透性异常而发病。

【病理】

为严重的脑水肿，脑重量和体积增加。脑水肿以皮层深层和白质浅层受累为主，中央白质区相对较轻。随着病情的发展逐步累及基底节、小脑、脑干和脊髓。镜下见病变区广泛的空泡形成，而造成大脑白质的海绵状变性。皮层深层的空泡常见于神经元和小血管周围，由原浆型星形细胞高度肿胀所致；白质浅层的空泡位于细胞外区和髓鞘板层内。晚期可有继发脱髓鞘和胶质增生。

【临床表现】

本病临床表现主要为中枢神经系统体征和巨颅。患儿出生时正常，多在生后 3 个月内起病。最初出现呕吐、哺乳困难，伴惊厥发作。以后逐渐出现肢体松弛，颈肌力弱、举头困难，渐至肌张力增高，去大脑强直与抽搐发作，视神经萎缩及失明。本病的特点之一是头围快速增大。常在 5 岁前死亡。个别患儿起病较晚，大约 5 岁以后发病，以智力低下为主，可有小脑性共济失调、视力障碍和视神经萎缩等。

【MRI 表现】

大脑半球皮层下、白质区广泛性、对称性异常长 T1、长 T2 信号影。双层基底节、丘脑、脑干和小脑可显示正常或轻度异常。三脑室和对侧侧脑室可见明显扩大，中线结构无移位。病孩头颅巨大，颅缝分离。静脉注入对比剂后病变区无增强。晚期表现为脑萎缩及脑室扩大。

巨颅以及累及大脑半球皮层深层、弓形纤维的广泛性、对称性和弥漫性长 T1、长 T2 异常信号影提示有本病的可能。^{1}H-MRS 检查对本病的确定诊断很有价值，表现为 NAA 峰明显升高，很有特征性（图 7-4-1）。

【CT 表现】

CT 检查可见头颅巨大，呈巨脑症，侧脑室可扩大，半球深部白质呈对称性弥漫性病灶，CT 呈低密度。

【鉴别诊断】

本病属弥漫性脑白质病变，需要与以下疾病鉴别。

1. Alexander 病　可累及皮层下弓形纤维。其分布以额叶为主，增强扫描可强化，DWI 为低信号，其 ^{1}H-MRS 无 NAA 升高可鉴别。

2. Van der knaap 病　常出生后第 2 年出现发育延迟、共济失调、发音困难等，影像表现明显而临床症状较轻。影像表现为皮层下白质几乎完全髓鞘脱失，而深部白质尤其是胼胝体和枕叶以及苍白球、丘脑不受累；小脑可表现为轻度萎缩。^{1}H-MRS 上 NAA 不高。其特征表现为额后叶和颞叶皮层下白质内的囊状改变（图 7-4-2）。

3. 苯丙酮尿症　是单基因遗传病，遗传方式为常染色体隐性遗传，男女发病率相等。由于患儿苯丙氨酸羟化酶基因突变，使苯丙氨酸羟化酶的活性减低或消失，苯丙氨酸不能羟化为酪氨酸而蓄积在血液和组织内，高浓度的苯丙氨酸抑制氨基酸向脑组织转移，使脑内蛋白质合成减少，造成髓鞘形成和骨基质蛋白合成障碍。主要表现为癫痫发作、智能低下、尿鼠臭味、毛发黄等。MRI 表现脑白质内散在斑片状稍长 T1、长 T2 信号影，主要分布在三角区旁和脑室周围白质，额、颞、顶、枕叶皮层下白质也常见，小脑半球、脑干偶尔也有类似病变。

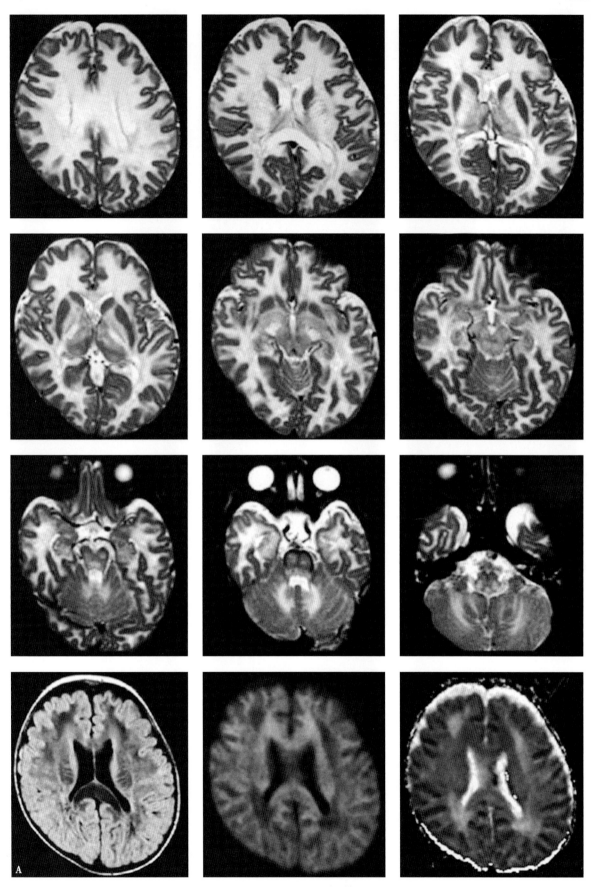

图 7-4-1　Canavan 病

A. MRI 平扫表现为双侧大脑、小脑广泛对称性 T1WI 低信号、T2WI 高信号白质病变，苍白球受累而壳核信号正常，双侧丘脑、内囊及外囊受累

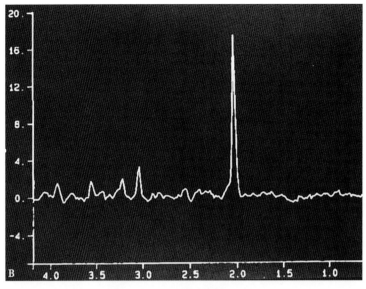

图 7-4-1　Canavan 病（续）

B. ^{1}H-MRS 表现为 NAA 明显增高，且灰质中升高的程度大于白质，对诊断海绵样变性具有特异性

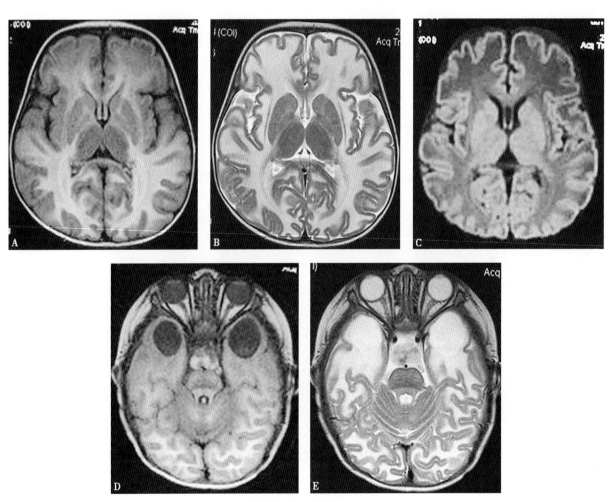

图 7-4-2　van der Knaap 病

A～C. 广泛脑白质受累，尤其皮层下白质明显，DWI 显示异常信号区呈低信号提示弥散增加；D、E. 另一例患者。皮层下白质水肿，脑回增大，双侧颞叶皮层下囊肿对本病的诊断具有特征性

第五节　多发性硬化

多发性硬化（multiple sclerosis，MS）是一种以空间上（脑和脊髓内）多发脱髓鞘斑块、时间上（病程）慢性反复、临床上神经系统缺陷表现多样的中枢神经系统最常见的脱髓鞘疾病。

【病因】

MS 发病原因尚不清楚，可能与病毒感染后诱发自体免疫反应有关。此外，遗传与环境因素也可能与本病的发生有关。另外 Balo 同心圆硬化（Balo's concentric sclerosis，BCS）是一种罕见的、以病灶处白质髓鞘脱失区与髓鞘保存区呈特征性同心圆或洋葱皮样相间排列为特征的中枢神经系统脱髓鞘疾病，病因不清；脱髓鞘性假瘤（demyelinating pseudotumor），又称作肿胀性脱髓鞘病变（tumefactive demyelinating lesion，TDL），是一种表现较为特殊的中枢神经系统原发性脱髓鞘病，目前认为这是一组介于多发性硬化与急性弥散性脑脊髓炎之间的独立中间型脱髓鞘病变。病因不明，本病的发生可能与病毒感染、接种疫苗及应用化疗药物等有关。

【病理】

大体病理可见在脑和脊髓内有多发、散在的脱髓鞘斑块。镜下特点为，在急性期可见病灶区域髓鞘崩解，局部组织水肿，小血管及毛细血管充血，并有淋巴细胞、浆细胞浸润，轴索相对完整。随着髓鞘崩解产物被吞噬细胞逐渐清除，而形成斑点状坏死软化灶。MS 病灶主要发生于脑室周围白质、视神经以及脊髓的侧柱与后柱（颈、胸段常发生），脑干、小脑也可受累。大脑皮质及脊髓灰质偶可累及。慢性病变可有胶质细胞和纤维增生，形成典型的硬化性斑块。

【临床表现】

20～40 岁间发病，女性多于男性。病程多为慢性，数年内可有多次发作加重及缓解过程。

（一）根据病程分类

1. 缓解复发型　约占 70%，发病后可完全缓解，临床稳定数月至数年，2 次或 2 次以上发作。

2. 慢性进展型　约占 10%，病情逐渐加重，无缓解期。

3. 良性型　占 10%～15%，一生仅有一次发作，以后几乎完全缓解。

4. 恶性型　起病急，发展快，数月内死亡。

（二）根据损害部位及症状分类

1. 脊髓型　下肢感觉异常、排尿困难和痉挛性瘫等。

2. 脑干/小脑型　脑神经症状、视力障碍、共济失调和眼球震颤等。

3. 大脑型　偏瘫、半身感觉障碍和精神症状等。

【MRI 表现】

MRI 显示 MS 斑块检出阳性率远高于 CT，且显示脑干、小脑半球病变有优势，是目前诊断本病的最佳方法。病灶 T2WI 为高信号，T1WI 为低信号，急性期 FLAIR 像呈高信号，恢复期可呈低信号；病灶形态横断面呈圆形或椭圆形，冠、矢状面呈条状，可垂直于侧脑室呈指状分布即"直角脱髓鞘征"，为该病特征性征象（图 7-5-1）。各期活动性 MS 斑块 MRI 增强具有明显强化，DWI 急性期病灶扩散受限呈高信号，急性期、恢复期病灶 ADC 值可增高（图 7-5-2）。DTI、DTT 可反映白质纤维束破坏，^{1}H-MRS 急性期病灶 NAA 峰下降、Cho 峰升高。不典型 MS 病灶可单发，病灶形似肿瘤。

Balo 同心圆硬化（Balo's concentric sclerosis，BCS）是一种罕见的、以病灶处白质髓鞘脱失区与髓鞘保存区呈特征性同心圆或洋葱皮样相间排列为特征的中枢神经系统脱髓鞘疾病。病因不清，好发于青壮年，其临床及实验室检查缺乏特异性表现。Balo 同心圆硬化的诊断主要依靠 MRI，主要表现为：①病灶均位于脑白质，常为多发，也可单发；多发病灶常累及双侧大脑半球，也可为单侧；额叶、顶叶和半卵圆中心是其最好发部位，其次为颞叶、枕叶和脑室周围；少数患者可同时伴发小脑和脑干病变。②同心圆性病灶是 MRI 诊断 Balo 病的特征性表现。典型同心圆性病灶层数为 3～5 个，T1WI 呈等、低信号，中心呈更低信号，类似洋葱头样或树年轮状黑白相间；T2WI 或 FLAIR 像呈稍高、高信号交替环，

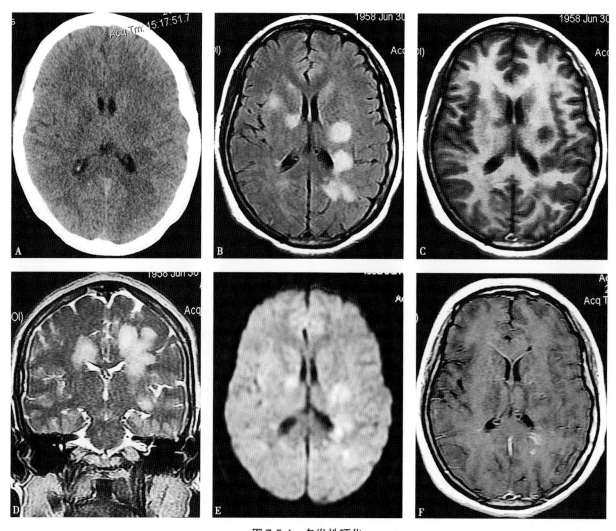

图 7-5-1　多发性硬化

女，51 岁。突发言语障碍，右侧肢体无力 1 周。A. CT 平扫显示双侧侧脑室周围、半圆形中心多发大小不等斑片状稍低密度灶，边界模糊；B～D. MRI 平扫见病变呈稍长 T1、长 T2 信号改变；E. DWI 病变呈高信号；F. 增强 MRI 显示病变部分呈多发斑片状强化，平扫及增强冠状位显示病变沿侧脑室周围垂直分布，即"直角脱髓鞘征"

周缘可见"晕环"征象，其直径比 T1WI 信号灶略大，病灶周围有轻度水肿表现。DWI 像显示病灶呈中心低信号，周围同心圆样高信号。增强后病灶呈点状或边缘线状强化，同心圆结构不清楚（图 7-5-3）。在 T1WI/DWI 上呈低信号、T2WI 上高信号带的病理基础为病变区轴突髓鞘脱失、胶质增生、血管周围淋巴细胞浸润、浆细胞和吞噬细胞为主呈袖套样浸润。T1WI/DWI 显示病灶中心的更低信号，为髓鞘严重脱失及坏死带，离中心区越远区域脱髓鞘越新；T2WI 上病灶周围有轻度水肿，表明病变由中心逐步向外发展，相继形成新的脱髓鞘带和炎症带。在 T1WI/T2WI/FLAIR 像上呈等信号的区域代表髓鞘相对保留区。T1WI 上呈等信号的区域在增强后呈点状及层状增强表明血脑屏障破坏或急性病变活动期。

　　脱髓鞘性假瘤（demyelinating pseudotumor），又称作肿胀性脱髓鞘病变（tumefactive demyelinating lesion，TDL），是一种表现较为特殊的中枢神经系统原发性脱髓鞘病，目前认为这是一组介于多发性硬化与急性弥散性脑脊髓炎之间的独立中间型脱髓鞘病变。病因不明，本病的发生可能与病毒感染、接种疫苗及应用化疗药物等有关。临床上往往急性或亚急性起病，常有头痛、恶心、呕吐及神志恍惚、语言迟钝、瘫痪等症状，呈进行性减轻的单一病程，对激素治疗敏感。TDL 多为单发、孤立巨大病灶，边界不清，多有占位效应和水肿，发生在脑内时多位于白质内，也可以累及灰白质交界区、基底节、脑干

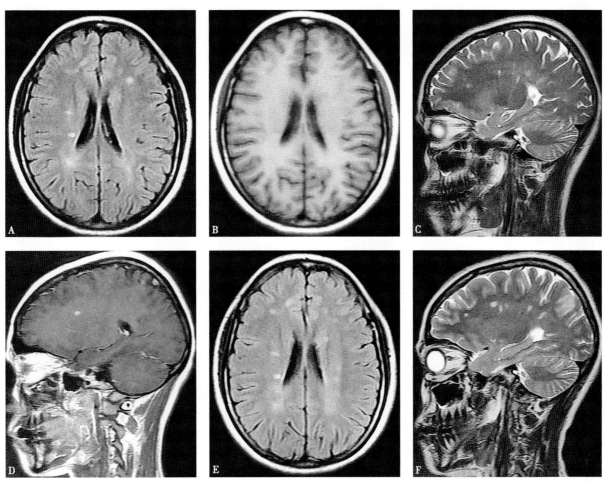

图 7-5-2　多发性硬化

女，25 岁。右眼视物成双近 1 个月，加重 1 周伴头昏。A～C. MRI 平扫显示双侧半卵圆中心、侧脑室周围见多发点状、条片状稍长 T1、长 T2 信号，病变沿侧脑室周围垂直分布，边界稍模糊；D. 增强 MRI 矢状位显示部分病灶呈斑点状、片状明显强化，提示病变具活动性；E、F. 3 个月后复查 MRI 平扫显示部分病变较前消失，同时在不同部位再出现新鲜病灶，体现该病的时间、空间变化性

甚至下丘脑。CT 多呈等或低密度，MRI 表现多呈稍长 T1、长 T2 信号，FLAIR 像呈高信号，其边界常欠清晰，信号可均匀或混杂，内部可合并囊变与出血，合并出血时内见少许短 T1、等 T2 信号，很难与胶质瘤及其他神经系统肿瘤相区分（图 7-5-4）。由于病灶实性部分血脑屏障破坏，增强扫描大多脱髓鞘性假瘤有较明显强化，可呈开环状强化、结节样强化、斑片样强化或垂直侧脑室线条样强化。有文献报道 TDL 患者 ¹H-MRS 显示谷氨酸和谷氨酰胺（Glx）峰升高可能对该病诊断有价值。

【CT 表现】

急性期：CT 平扫，在侧脑室周围，尤其在前、后角及皮质下显示边界清楚或不清楚散在多发，大小不一低密度斑，最小直径数毫米，最大 4～5cm，CT 值较周围正常脑组织平均低 10Hu，大多数无占位效应，少数低密度周围有水肿，可引起轻度占位表现，注射造影剂后低密度斑均有强化。

稳定期：CT 平扫，见大脑各叶白质、视神经、脑干、小脑及脑室周围，尤其是在侧脑室前后角与三角区周围的白质区内显示一处或多处低密度斑，为多发性，边界清楚。注射造影剂后无强化，也无占位效应，少数患者经大剂量滴注造影剂延迟扫描后仍可见小的强化斑。

晚期：CT 平扫，除可见低密度斑外，还可显示脑室系统扩大，脑沟增宽，脑回变平等脑萎缩现象。多发性硬化常为缓解与复发交替，病灶系散在多发，可同时出现低密度灶和高密度灶，注射造影剂后有强化、无强化及脑萎缩三种表现，是多发性硬化的 CT 特征。

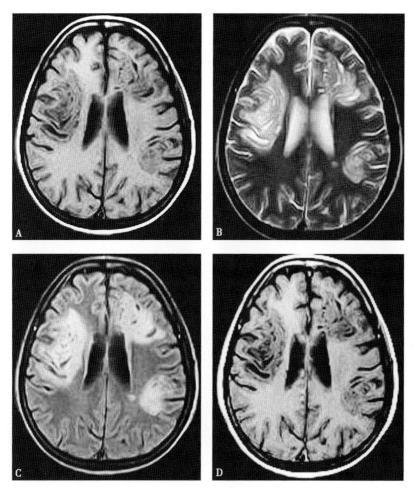

图 7-5-3　同心圆硬化

女，48 岁。左侧肢体瘫痪 2 月余。A、B. MRI 平扫显示双侧额顶叶白质区见多发
斑片状 T1WI 等低混杂信号、T2WI 高信号；C. FLAIR 像呈低、高混杂信号，部分
病灶呈同心圆形（洋葱头征），大脑半球皮髓质分辨清楚，脑沟裂稍增宽；D. 增强
扫描病变呈轻度层状强化

【鉴别诊断】

MS 的诊断目前公认的是 2005 年修订的 McDonald 诊断标准，其影像诊断要点可归纳为以下几点：①常累及神经系统多个部位，当累及胼胝体、颞叶、脑干、小脑和脊髓时高度提示本病可能；② CT、MRI 显示脑白质多发病变主要沿侧脑室垂直分布，病变新旧不一，随病程进展形态、位置发生变化；③大多数无占位征象；④增强扫描急性期可有强化。鉴别诊断主要应与 MS 鉴别，单靠影像有时很难与 MS 鉴别。总体上说，ADEM 发病急，若出现发热、昏迷、脑膜刺激征则高度支持 ADEM，而相隔 6个月后复查若出现新病灶则高度提示 MS。其他一些疾病如血管炎、脑白质病变、子痫、皮层下动脉硬化性脑病、脑炎、脑白质营养不良等，在病变的分布、位置及形态方面都与 ADEM 有一定差异。

脊髓多发性硬化，病灶多呈多发性，脑白质常同时有多发病灶存在，一般无脊髓肿大增粗，再结合临床中青年女性多见，常反复交替发作，容易与脊髓肿瘤区别。鉴别诊断应考虑视神经脊髓炎和急性播散性脑脊髓炎。

1. 视神经脊髓炎　是比较常见的脱髓鞘疾病，但病变局限于视神经和脊髓（图 7-5-5）。一般认为，除视神经和脊髓外，中枢神经其他部位同时有病变存在，应诊断 MS。

2. 急性播散性脑脊髓炎　脑白质和脊髓可同时受累，病灶特点类似多发性硬化，但临床发病急，病情重，常表现有发热、头痛、呕吐、脑膜刺激征、昏迷、抽搐、瘫痪与共济失调等广泛的脑和脊髓受累的征象，病程呈单相，多自限，少有复发，常发生在某些感染或疫苗接种后。

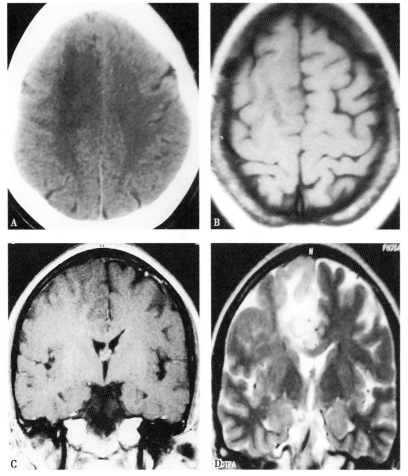

图 7-5-4　脱髓鞘性假瘤

女，65 岁。突发头痛、头晕 1 天伴左侧肢体无力 5 小时入院，既往体健。头颅
CT 平扫（A）显示右侧额叶不规则片状低密度灶，邻近脑沟变浅；头颅 MRI 轴位
T1WI（B）、冠状位 T1WI（C）和 T2WI（D）显示右额叶病变为稍长 T1、长 T2 信
号，中线结构轻度移位。最后诊断：右额叶脱髓鞘假瘤

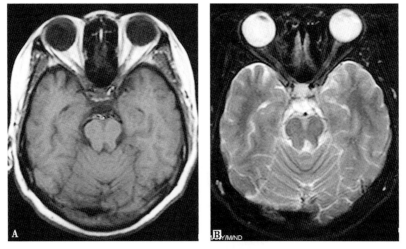

图 7-5-5　视神经脊髓炎

女，39 岁。右侧头痛、呕吐伴同侧面部及肢体麻木、视物模糊 1 个月。A～D. 颅
脑 MRI 平扫显示延髓及中脑被盖小片状长 T1、长 T2 信号，FLAIR 像呈高信号

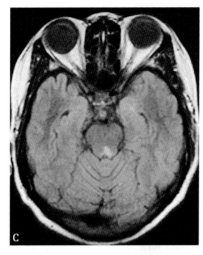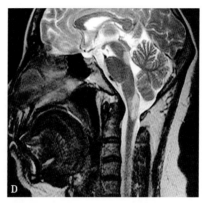

图 7-5-5 视神经脊髓炎(续)

3. 单发性脱髓鞘性假瘤需要与胶质瘤鉴别 Ⅲ～Ⅳ级星形细胞瘤增强明显时,增强常呈花边样改变,¹H-MRS 显示胶质瘤周边水肿区 Cho 峰往往也明显增高。多发脱髓鞘性假瘤需要与急性播散性脑脊髓炎、多发性硬化等鉴别。急性播散性脑脊髓炎往往为单时相,病程急、症状重。上述病变占位征象均不明显。多发性硬化往往病程较长,可复发缓解,病变常为多时相。脑白质内可见大小不一、形态各异的硬化斑块。

第六节 弥漫性硬化

弥漫性硬化(diffuse sclerosis)是一种罕见的脱髓鞘疾病,又称 Schilder 病和弥漫性轴周性脑炎。本病常见于儿童,病理改变与多发性硬化相似,故多数学者认为是发生于儿童的一种多发性硬化的变异型。

【病因】
病因尚不清楚,根据半数患者的脑脊液中 IgG 升高,脱髓鞘病变内有淋巴细胞浸润,类固醇激素和环磷酰胺治疗有效,有认为本病为自身免疫性疾病。

【病理】
病理特点是大脑半球白质内广泛脱髓鞘,两侧病变常不对称,多以一侧枕叶为主。病灶与正常脑组织间界限分明。新鲜病灶可见血管周围中性脂肪巨噬细胞和淋巴细胞浸润,星形细胞增生肥大。晚期病灶可见胶质细胞增生。有些病例脑干、小脑、脊髓等处可有与多发性硬化相同的脱髓鞘斑块。

【临床表现】
临床缺乏特征性表现,主要表现为脑白质受累的症状。常见症状包括锥体束征、运动障碍、智能障碍或精神异常、视力下降、癫痫、听力障碍、共济失调、感觉障碍、眼球震颤等。首发症状包括癫痫、智能障碍、共济失调、听力和视力下降。通常呈亚急性起病并呈进行性恶化,常于发病后数月至 1 年内死亡。

【MRI 表现】
MR 检查可显示双侧大脑半球白质病灶,病灶常比较大,不对称,多见于后部顶枕白质。大的病灶可以出现占位效应。与其他脑白质病一样,T1WI 呈低信号,T2WI 呈高信号。境界清楚或不清楚。增强扫描病灶一般无强化,少数病灶边缘部分可出现强化。晚期脑白质可以萎缩,表现为脑室扩大(图 7-6-1)。

【CT 表现】
CT 平扫呈低密度,本病病灶以后部顶枕白质为主,大且不对称,边缘可出现强化,10 岁以下儿童

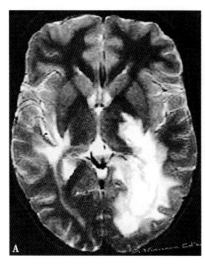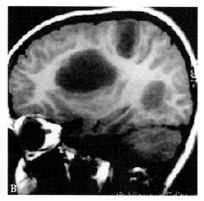

图 7-6-1 弥漫性硬化
A、B. MRI 平扫显示双侧大脑半球多发类圆形、斑片状病灶，T1WI 呈低信号，
T2WI 呈高信号，境界清楚

多见，综合分析病灶分布及临床特点，一般诊断不难。出现占位效应时，主要应与脑肿瘤区别。原发脑肿瘤多为单发病灶，而本病为双侧性。转移瘤可双侧多发，但周围水肿者，病灶强化明显，结节状或环形强化。

【鉴别诊断】

亚急性硬化性全脑炎（subacute sclerosing panencephalitis，SSPE）：是由有缺陷的麻疹病毒持续感染所致的中枢神经系统慢性进行性退行性致死性疾病，其预后差，病死率极高。一般在感染麻疹病毒后 4～10 年出现 SSPE 的临床症状，但在感染后 3 个月～18 年均可发病。男、女发病率比例为 2～4∶1。脑实质损害程度与疾病时间明显相关，MRI 可用于随访 SSPE 疾病进展，在诊断价值上可一定程度避免脑组织活检。在疾病早期，影像学可无阳性发现，MRI 也可表现为皮质和皮质下白质局部高信号，双侧不对称，以大脑半球后部的损害明显（图 7-6-2）；随着疾病进展，深部白质出现高信号及进行性广泛性脑萎缩，以大脑半球、小脑、脑干多见；终末期几乎所有的白质都丢失，还可看到胼胝体变薄。

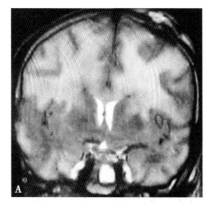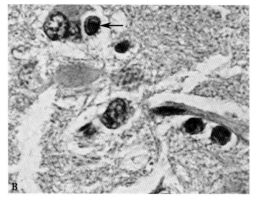

图 7-6-2 亚急性硬化性全脑炎
男，48 岁。急性脑病症状，迅速恶化至植物状态，6 周后死亡；脑脊液鞘内 IgG 合成明显增加，抗麻疹抗体（+）。A. 冠状位 T2WI 显示双侧大脑半球、基底节及脑干弥漫性高信号病变；B. 脑穿刺活检显示神经元及胶质细胞内大量 Cowdry A 型核内包涵体，伴部分新月体形胞浆内包涵体

第七节　皮层下动脉硬化性脑病

皮层下动脉硬化性脑病（subcortical arteriosclerotic encephalopathy，SAE）又称为 Binswanger 病，是一种脑深部供血不足所导致的脑白质变性、血源性脱髓鞘疾病。

【病因、病理】

皮层下动脉硬化性脑病的主要病因为大脑半球深部白质长穿支动脉硬化和透明变性，管壁增厚和管腔狭窄，造成血管周围间隙扩大和广泛的半卵圆中心脱髓鞘改变，脑室周围尤其显著，U 形纤维常不受累及。基底节和脑干可同时有腔隙病灶，皮层通常无改变。患者均存在有脑动脉硬化，且常合并有高血压。

本病的主要病理表现为脑深部基底节、内囊、放射冠、脑桥以及小脑白质等处广泛性小动脉硬化以及动脉壁的透明样变，小动脉闭塞并引起微小软化灶。白质区有弥漫性轴索髓鞘脱失，脑室周围有多发性软化灶，同时可伴有大量胶质细胞增生。脑白质的损害主要集中在脑室周围的小动脉末梢边缘区域。多数患者可有脑室扩大。

【临床表现】

多发生于 50 岁以上老年人，绝大多数患者有高血压、动脉硬化病史，患者常表现以精神症状为首发症状或唯一症状。临床主要表现有假性延髓性麻痹、注意力不集中、进行性记忆障碍、清晰和性格改变、精神迟滞及步态障碍等。并常有中风发作或反复发作史，表现有偏瘫、失语、感觉障碍等。

【MRI 表现】

T1 加权像上双侧侧脑室旁白质区内显示较对称性稍低信号影，病灶一般散在，也可融合成片，边缘模糊，T2 加权像上病灶呈稍高信号影，信号欠均匀，边缘模糊，本病不累及胼胝体（图 7-7-1），脑桥基底部也常见斑片状稍低信号影，基底节或内囊等处可伴有腔隙性梗死灶。

【CT 表现】

1．脑室周围及半卵圆中心可见大致对称的月晕状低密度区。

2．基底节、内囊与丘脑区可见单发或多发性腔隙性梗死灶。

3．脑萎缩，脑室扩大。

【鉴别诊断】

本病仅就脑白质内病灶分布而言，需要与其他许多脑白质疾病鉴别。但本病同时有普遍性脑萎

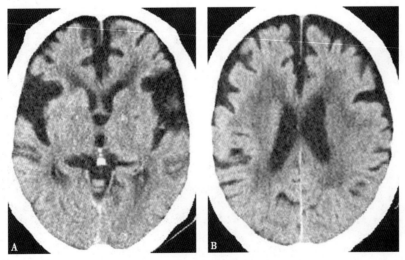

图 7-7-1　皮层下动脉硬化性脑病

女，78 岁。呼之不应 1 天入院，患者意识模糊，双下肢屈曲畸形，病理征阳性。

A、B．CT 平扫显示双侧脑室周围白质见多发斑片状边缘模糊密度减低影，双侧基底节区见多发腔隙灶，脑沟广泛增宽、加深

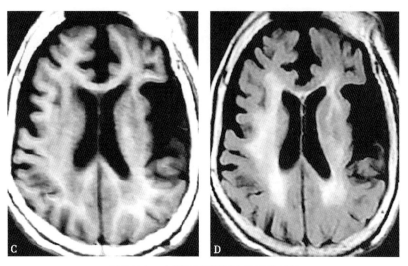

图 7-7-1　皮层下动脉硬化性脑病（续）
C、D. MRI 平扫呈长 T1、长 T2 信号，病灶边缘模糊，无占位效应，弥漫性重度
脑萎缩表现

缩，发病于 50 岁以上，且以进行性痴呆为主要表现。侧脑室周围病灶融合成带状时需要与间质性水肿、室管膜炎、室管膜下转移等鉴别。

1. 脑白质疏松（leukoaraiosis，LA）　LA 这一概念是 1987 年由加拿大神经病学专家 Hachinski 等提出的一个影像学诊断术语，指脑室周围或皮质下脑白质的斑点状或斑片状改变（图 7-7-2）。LA 可见于

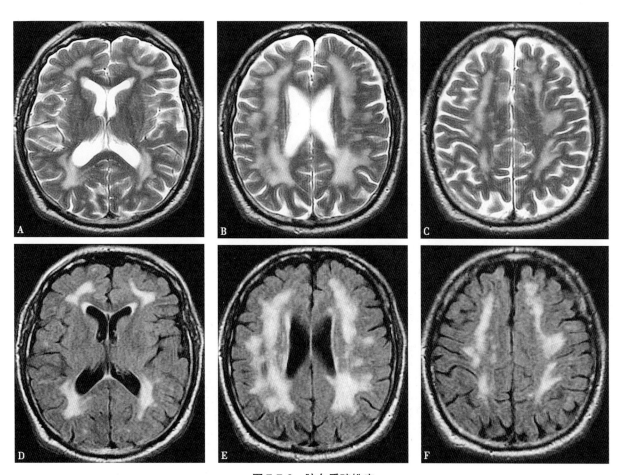

图 7-7-2　脑白质疏松症
A～F. MRI 轴位示双侧侧脑室周围、深部白质脑内见对称性 T2WI/FLAIR 高信号影，皮层下白质未受累及

阿尔茨海默病（AD）、皮质下动脉硬化性脑病（SAE）、血管性认知障碍、CO 中毒及部分正常老年人，故 LA 也称脑白质改变或年龄相关性白质改变（ARWMC）。

2. 脑室周围白质软化（periventricular leukomalacia，PVL）　PVL 是一种继发性脑白质病，是缺血缺氧性脑损伤的一种后期改变，主要见于早产儿及产后窒息的存活儿童，是造成早产儿脑瘫的主要原因。软化灶主要分布于半卵圆区及侧脑室周围白质，呈斑片状或长条状。病灶常为双侧性分布，少数病例也可以累及一侧，或以一侧为主。CT 平扫时病灶呈低密度，MRI 对病灶的显示较 CT 敏感，脑室周围白质 T2WI 呈高信号；侧脑室体部与三角部扩大，外形不规则；三角部及体部周围脑白质明显减少，重者半卵圆中心的白质也明显减少；脑沟、裂加宽加深，皮层下灰质直接逼近脑室壁，几无白质成分（图 7-7-3）。

3. 常染色体显性遗传性脑动脉病伴皮层下梗死和白质脑病（cerebral autosomal dominant arteriopathy with subcortical infarcts and leucoencephalopathy，CADASIL）　CADASIL 是一种成年发病较为少见的遗传性小动脉病，致病基因定位于 19p12 的 Notch3 基因。临床特点为反复发作的脑缺血性小卒中、进行性或阶梯样发展的智能减退以及精神异常，此外，高加索患者常在疾病早期出现典型偏头痛。目前发现所有患者的 MRI 检查均存在腔隙性脑梗死、脑白质疏松和微出血 3 类主要的改变（图 7-7-4、5）。MRI 也为患者长期随访提供了监测手段，也为发病机制的研究提供了更多的信息。充分了解临床表现和家族史是疾病诊断的基础，MRI 发现对称性颞极白质损害对本病具有较高的提示意义，及时行皮肤活检，在未发现典型病理改变的情况下尚需行基因检查。

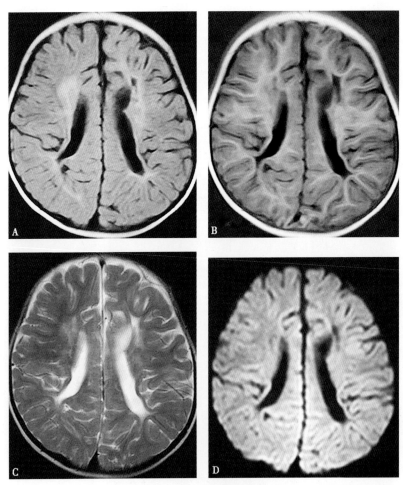

图 7-7-3　脑室周围白质软化

A～C. MRI 平扫示双侧侧脑室周围、放射冠、半卵圆中心呈斑片状长 T1、长 T2 异常信号影，脑白质区域白质形成较少，以双侧侧脑室后角旁白质明显；D. DWI 呈等低信号

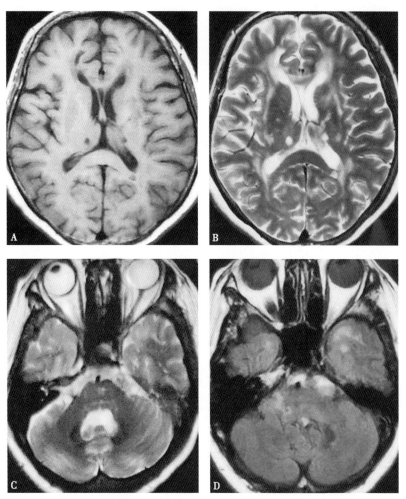

图 7-7-4　常染色体显性遗传性脑动脉病伴皮层下梗死和白质脑病

男，42 岁。反复头晕 4 年，右手无力 3 年，用药后好转，否认高血压、糖尿病病史，有类似家族史。A、B. 双侧基底节区、丘脑见多发斑点状长 T1、长 T2 信号影，边界清楚，双侧侧脑室周围白质、外囊见对称性斑片状稍长 T2 信号影，边界不清；C、D. 双侧颞极白质内见对称性稍长 T2 信号影

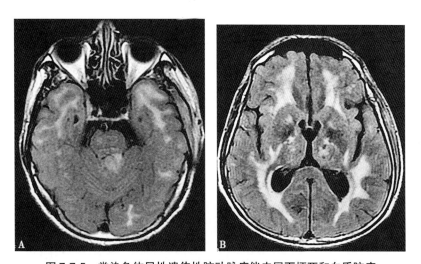

图 7-7-5　常染色体显性遗传性脑动脉病伴皮层下梗死和白质脑病

男，45 岁，言语障碍 1 年余。A～C. FLAIR 像显示双侧颞叶皮层下白质、深部白质及侧脑室周围白质内广泛对称性高信号影，第四脑室后方亦见小片状高信号影；D. DWI 显示左侧顶枕叶白质内局限性点状高信号影提示急性脑梗死，双侧放射冠区多发低信号影为软化灶

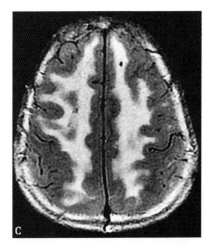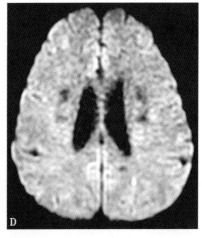

图 7-7-5　常染色体显性遗传性脑动脉病伴皮层下梗死和白质脑病（续）

第八节　急性播散性脑脊髓炎

急性播散性脑脊髓炎（acute disseminated encephalomyelitis，ADEM）是一种比较常见的广泛累及脑和脊髓的急性炎性脱髓鞘性病变。

【病因】

病因不清。由于本病常发生于病毒/细菌感染后（如麻疹、风疹、天花、水痘、腮腺炎、百日咳、流感和猩红热等）或发生于接种疫苗（如狂犬病、牛痘）之后，故认为是一种自身免疫性疾病。根据致病原因可以将 ADEM 分为感染后脑脊髓炎（postinfections encephalomyelitis）、疫苗接种后脑脊髓炎（postvaceinal encephalomyelitis）和特发性脑脊髓炎。目前，特发性脑脊髓炎发病率有上升趋势。

【病理】

本病的病理表现以大脑、小脑、脑干和脊髓的白质中小静脉周围区域炎性细胞浸润、充血、水肿、髓鞘肿胀、断裂及脱失为特征。病变区常有点状坏死灶，并可融合为大片软化区。可有胶质细胞增生。病灶主要位于白质，但也可累及灰质及脊神经根。当脑白质内坏死和出现明显时，则称为急性出血性白质脑炎（acute hemorrhagic leukoencephalitis，AHL）。

【临床表现】

本病可发生于任何年龄，多见于儿童及青壮年，急性起病。发病前 1～2 周常有感染或接种史。多以头痛、全身无力、肌痛和恶心、呕吐为首发症状，体温可再度升高。随即中枢神经系统广泛受损，出现头痛、呕吐、脑膜刺激征、昏迷、抽搐、瘫痪及脊髓受累症状，常伴有高热。临床预后变异很大，严重者可能致死，轻者可完全康复。

【MRI 表现】

1．平扫时见 T1 加权像上双侧皮层下白质呈弥散对称性低信号灶，T2 加权像上为高信号灶，以双侧侧脑室周围白质区最为明显（图 7-8-1）。

2．脑室因水肿受压变小。

3．增强后，有些病灶可出现散在，斑片状强化，合并出血时，T1 加权像上可见散在，多发高信号（图 7-8-2）。

【CT 表现】

1．早期平扫，可见大脑皮层下髓质显示弥漫性低密度区，以侧脑室周围的髓质最明显。

2．出现弥漫性脑水肿。

3．增强检查时病灶无强化。

【鉴别诊断】

本病需与多发性硬化、感染性脑炎鉴别。

ADEM 发病年龄较小，平均 6 岁左右，且男性多见；而儿童 MS 发病年龄在 10 岁左右，最小年龄不限。MRI 显示 ADEM 病灶边缘模糊，不够锐利，而 MS 病灶边缘清晰锐利。出现脑室旁病灶被认为是 MS 的特征，垂直于胼胝体长轴的孤立的卵圆形病灶对于诊断 MS 具有较高的特异性，而在 ADEM 中不存在此征象（图 7-8-3）。

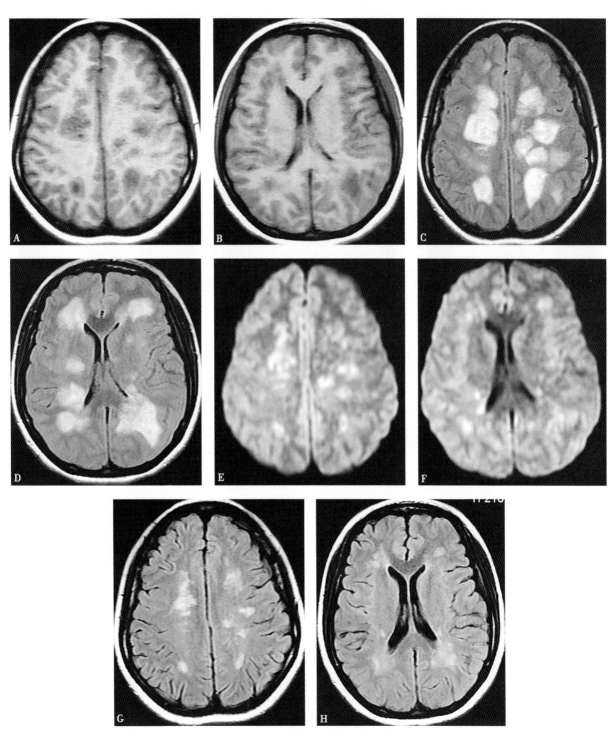

图 7-8-1　急性播散性脑脊髓炎

女，34 岁。因头痛头晕 1 个月，胡言乱语半月入院。MRI 平扫横断位 T1WI（A、B）、FALIR（C、D）显示双侧半卵圆中心、侧脑室周围见斑片状稍长 T1、长 T2 信号，DWI（E、F）显示病变呈点、片状高信号，边界模糊，呈非对称性分布；1 个月后复查 MRI 平扫横断位 FLAIR（G、H）显示病变范围较前明显缩小。临床随访证实为急性播散性脑脊髓炎

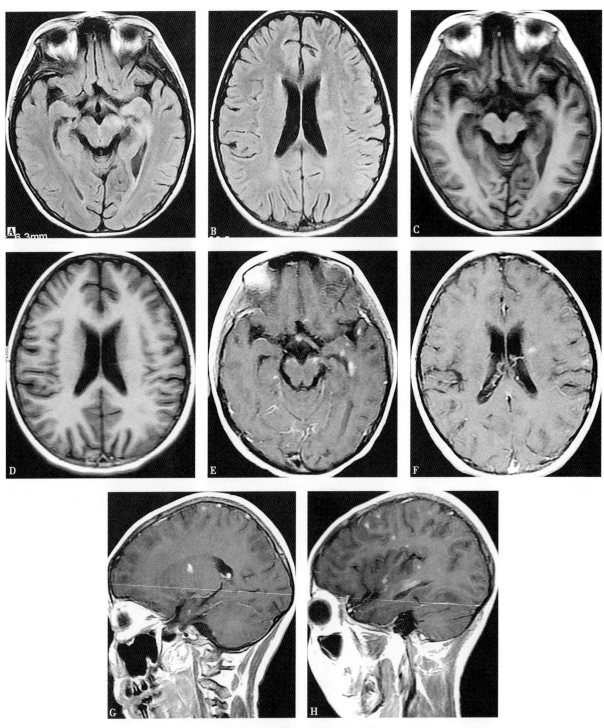

图 7-8-2 急性播散性脑脊髓炎

女,10岁。半个月前受凉后发热(体温 38℃),头胀痛半个月,按感冒治疗后体温正常,双眼视力突发下降 1 周,进行性加重,右眼为甚,伴眼球胀痛,嗜睡,无恶心、呕吐及抽搐,无感觉障碍;脑脊液穿刺阴性;头颅 CT 平扫未见明显异常。MRI 平扫横断位 FLAIR(A、B)、T1WI(C、D)显示左侧半卵圆中心、左侧海马及大脑脚见斑片状稍长 T1、长 T2 信号;增强 MRI 横断位(E、F)及矢状位(G、H)显示左侧半卵圆中心、左侧中央前回皮层下、左侧颞叶及海马、左侧大脑脚及右侧海马见散在斑点状强化病灶。临床随访证实为急性播散性脑脊髓炎

　　ADEM 与病毒性脑炎病灶均可分布于灰白质，但 ADEM 多为双侧大脑多灶性白质病变；ADEM 可伴有脊髓病变，病毒性脑炎常无此病变，而仅表现为弥漫性皮层灰质及其下方局限性白质病灶，并可累及基底核和脑干；ADEM 常引起视神经炎及脊髓炎，而病毒性脑炎很少见；白细胞增多在病毒性脑炎常见，而在 ADEM 仅偶有发生（图 7-8-4）。

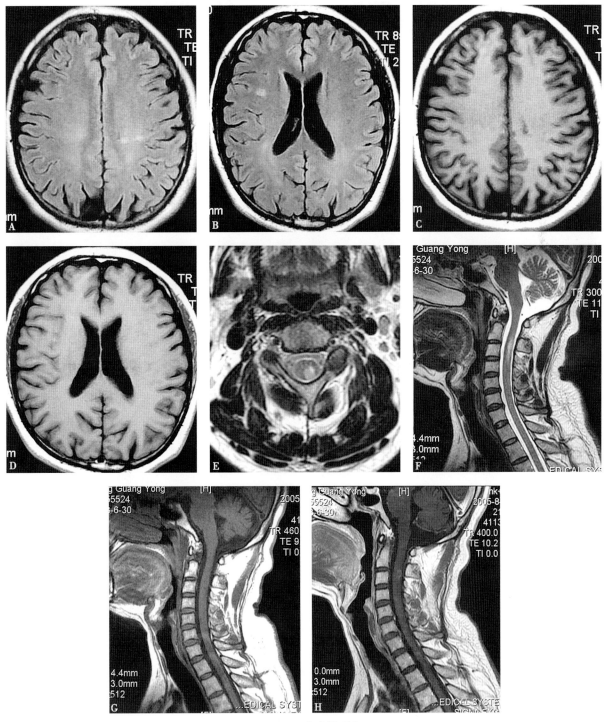

图 7-8-3 多发性硬化

男，42 岁。左上肢麻木 20 余天。MRI 平扫头颅横断位 FLAIR（A、B）、T1WI（C、D）和颈髓横断 T2WI（E）、矢状位 T2WI（F）和 T1WI（G）显示右侧侧脑室周围、颞叶白质、双侧半卵圆中心、颈髓 C_{1-2} 水平见多发条片状稍长 T1、长 T2 信号，边界稍模糊；颈椎增强 MRI 矢状位（H）、横断位（I）、冠状位（J）显示 C_2 水平颈髓病灶呈环形强化。临床随访证实为多发性硬化

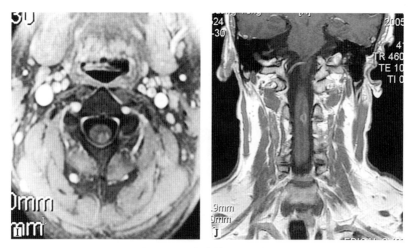

图 7-8-3 多发性硬化（续）

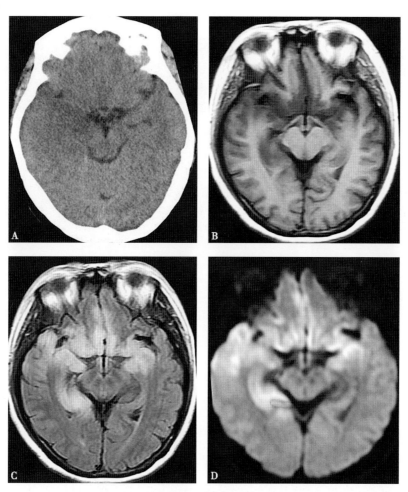

图 7-8-4 病毒性脑炎

女，45 岁。发热 1 周伴精神行为异常 1 天。头颅 CT 平扫横断位（A）显示双侧额叶、颞叶片状稍低密度影，边界不清；头颅 MRI 平扫横断位 T1WI（B）、FLAIR（C）显示双侧额叶、颞叶片状稍长 T1、长 T2 信号，局部脑回肿胀。DWI（D）像弥散受限呈高信号。临床随访证实为单纯疱疹病毒性脑炎

第九节　进行性多灶性白质脑病

进行性多灶性白质脑病（progressive multifocal leukoencephalopathy，PML）是一种由于机体细胞免疫功能损害导致潜伏感染的JC病毒再活化所引起的脱髓鞘病变。

【病因】

正常人体中存在属DNA乳多空病毒组中的JC病毒。青春期，70%的人血清呈阳性。当机体由于某种原因免疫功能下降时发病。

【病理】

本病的主要病理改变为脑白质局限性脱髓鞘改变。镜下可见髓磷脂变灰，肿大的少突胶质细胞内含有充满了病毒颗粒的包涵体和星形细胞增生等变化。变形的少突胶质细胞多聚集在脱髓鞘区域的边缘。血管周围无炎性反应。额叶及顶枕叶交界处皮层下白质区脱髓鞘改变最常见，以后逐渐波及深部白质、胼胝体、基底节和丘脑，偶可累及小脑、脑干及脊髓。灰质一般不受累。

【临床表现】

PML多发生在免疫功能低下的患者，如淋巴瘤、白血病、AIDS病、先天性免疫缺陷综合征、器官移植、系统性红斑狼疮、结核、结节病和非热带性口腔性腹泻等病的患者。也有少数病例并无上述疾病存在。临床上多表现为慢性、进行性精神异常、感觉功能障碍、视力损害、瘫痪和共济失调等，多于6～9个月内死亡。目前尚无有效治疗方法。

【MRI表现】

进行性多灶性脑白质病的病灶主要位于皮层下白质内，病灶为多发，好发于顶枕区脑白质。开始病灶比较小，圆形或卵圆形，随访观察可见病灶进行性增大，严重者可出现占位效应，但不常见。病灶在T2WI呈均质高信号，境界清楚，T1WI大病灶呈低信号，小病灶信号改变不显著。MRI增强扫描多数情况下病灶不强化，少数病灶也可有强化表现（图7-9-1）。病程晚期可出现脑萎缩（图7-9-2）。

【CT表现】

CT平扫，病灶位于脑白质内，远离脑室系统，好发于顶、枕部、皮质下，多发，分布不均匀，呈扇形或椭圆形低密度灶，外像呈波浪状，内缘光滑，CT值为10～20Hu，无占位效应。注射造影剂后低密度病灶大多数不强化，极少数有强化改变，晚期为脑萎缩改变。

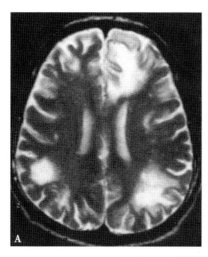
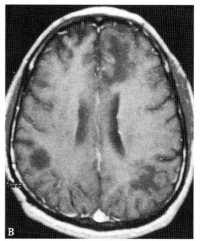

图7-9-1　进行性多灶性白质脑病

A. MRI平扫示双侧额顶叶皮质下多灶性类圆形、不规则形异常信号影，T1WI呈低信号，T2WI呈均匀高信号，边界清楚，无占位效应；B. 增强后T1WI病灶均未强化

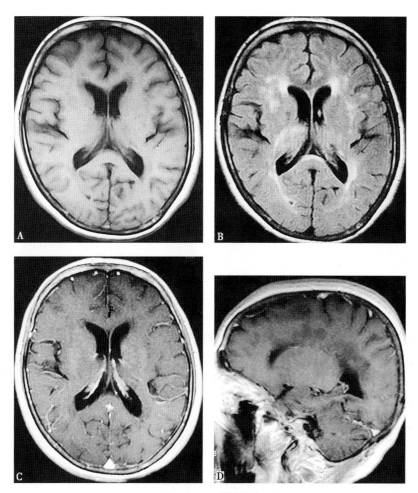

图 7-9-2 HIV 痴呆综合征

男，37 岁。CDC 确认艾滋病患者，有偿献血史；进行性记忆力减退、痴呆伴共济失调；CD_4 10cells/μl。A、B. MRI 平扫显示普遍性脑萎缩，双侧侧脑室周围白质对称性斑片状稍长 T1 长 T2 信号影，无占位效应；C、D. 增强后无强化

【鉴别诊断】

CT 表现为单侧或双侧大脑半球皮质下白质内低密度区，灰白质交界处有明显的界限。

本病临床表现无特异性，MRI 结合脑脊液 JC 病毒聚合酶链反应（PCR）有助于本病的诊断。临床表现和 MRI 符合 PML，但 2 次（至少相隔 4 周）PCR 结果阴性时，应进行脑活检明确诊断。PML 主要与 MS 鉴别，鉴别要点：①本病病灶位于皮质下白质，而并非脑室旁；②病灶常分布于顶枕区，且呈进行性增大；③临床进展迅速，预后差。但本病表现不典型时，需依靠脑穿刺活检确诊。

咪唑类药物作为驱虫药和免疫调节剂而常用于临床，可导致脑炎综合征（或迟发性脑病），并认为是脱髓鞘性脑病（简称脑病），即驱虫药性脑病。其病理特征是多灶性白质脑病，病前服用左旋咪唑是该病诊断首要条件。大多呈急性或亚急性起病，表现为弥漫性脑损害，早期精神症状和运动障碍突出。该病 CT 表现无特异性，主要表现为大脑半球白质区多灶性低密度改变或弥漫性脑肿胀，灰白质界限欠清晰，占位征象不显著；MRI 平扫表现为以双侧侧脑室周围、半卵圆白质区为主的多发大小不一的不规则斑片状长 T1、长 T2 信号，FLAIR 像呈高信号。^{1}H-MRS 显示病变区 NAA 峰下降，DTI 显示病变区 ADC 值较正常升高、FA 值下降（图 7-9-3）。

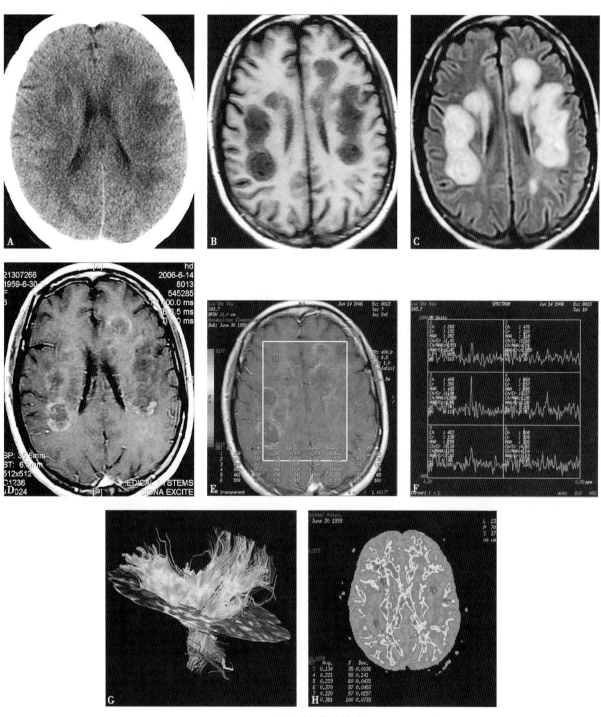

图 7-9-3 驱虫药性脑病

女，47 岁。神志不清 10 天，不言语；PE：觉醒状，查体不合作，四肢肌力无法估计，双下肢巴氏征阳性。CT 平扫横断位（A）显示双侧侧脑室周围白质区见多发不规则斑片状密度减低灶，边界较清晰，邻近灰白质界限模糊；MRI 平扫横断位 T1WI（B）、FLAIR（C）显示病变呈长 T1、长 T2 信号，边界较清晰，MRI 增强横断位（D）显示病变呈多发不完整环形强化。¹H-MRS（E、F）显示病变区 NAA 峰、Ch/NAA 比值下降，NAA/Cr 比值升高（反映神经元破坏）。DTI 皮质纤维束追踪（G）显示双侧大脑半球病变区白质纤维束破坏、中断，数目减少，部分受压、移位，FA 值较正常脑实质区下降（H）。临床随访证实为驱虫药性脑病

第十节　伴胼胝体压部可逆性病变的轻度脑炎/脑病

伴有胼胝体压部可逆性病变的轻度脑炎/脑病（Mild encephalitis/encephalopathy with a reversible splenial lesion，MERS）又称为可逆性胼胝体压部病变综合征（RESLES），其被认为是一种伴有临床特殊进程的临床影像学综合征。MR检查发现本病是一种至少累及胼胝体压部的短暂的可逆性水扩散受限的病变，同时临床伴有可逆性的症状如谵妄、意识障碍及抽搐或癫痫等神经系统紊乱症状，儿童及青少年多见，病程有自限性，患者预后良好。

【病因、发病机制】

MERS常继发于急性炎性或感染性疾病如病毒或细菌所致的呼吸道感染、消化道感染等，其中以流感病毒、轮状病毒感染多见，也可发生于川崎病、自身免疫系统疾病、高山病、癫痫及服用抗癫痫药物等非感染性疾病，同时也存在部分未知病因的病例，其中病毒与细菌感染因素占一半以上。

MERS目前具体发病机制不明，胼胝体压部病灶可能由于各种因素（感染、自身免疫、药物、电解质紊乱等）诱发的细胞毒性水肿有关，其中感染为最多见的诱发因素。现在存在几种假说：①胼胝体压部区域（尤其是中央区）较其他区域水分含量多，神经纤维排列紧密，其调节电解质平衡的机制可能存在缺陷或不足，从而导致髓鞘间或髓鞘内一过性水肿（水位于无髓鞘的轴突之间），引起细胞毒性水肿；②炎性细胞的浸润或血清促炎性因子（如IL-1β、IL-6、IL-8、肿瘤坏死因子α）的升高可能会引起细胞毒性水肿；③部分MERS发病与低钠血症有关，低钠血症引起胼胝体压部细胞晶体渗透压降低，引起自由水进入细胞增多，从而引起细胞毒性水肿；④癫痫患者服用抗癫痫药物治疗或突然停用，许多抗癫痫药物靶向作用目标为阳离子通道，会影响细胞内外水平衡，引起细胞毒性水肿；⑤遗传因素；⑥与自身免疫系统激活有关。

【临床表现】

MERS发病前通常有前驱症状或感染史，其前驱症状以发热最为多见，其次为呕吐、腹泻、咳嗽等，神经系统症状多较轻，主要表现为谵妄、意识障碍、癫痫、幻觉或视物模糊等，部分患者伴有低钠血症，大多数患者神经系统症状出现在前驱症状之后1～3天，病程呈自限性，症状常在一个月内恢复正常。

【MRI表现】

MERS影像学特点为局限于胼胝体压部受累（Ⅰ型）（图7-10-1）或同时累及深部白质或皮层下脑白质（Ⅱ型）（图7-10-2）的可逆性异常信号，病灶对称性分布，多为类圆形或弧形，呈T2WI像高信号，T1WI像等或低信号，FlAIR像高或等信号，增强扫描无强化，DWI像呈高信号伴ADC值降低，反映细

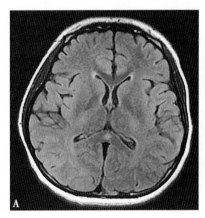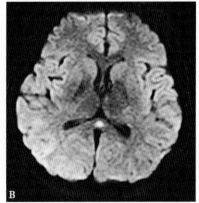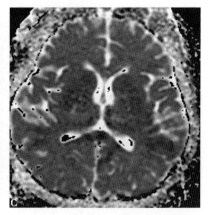

图7-10-1　MERS Ⅰ型

女，19岁，头晕头痛，躁动8天。图像分别为入院1天MR横轴位T1WI、T2WI、FLAIR、DWI平扫、ADC图以及入院后10天横轴位DWI平扫和ADC图。入院1天MR示胼胝体压部类圆形异常信号，呈稍长T1稍长T2信号，于FlAIR及DWI上呈高信号，ADC低信号，边界尚清晰。入院后10天MR复查示原先胼胝体压部异常信号消失

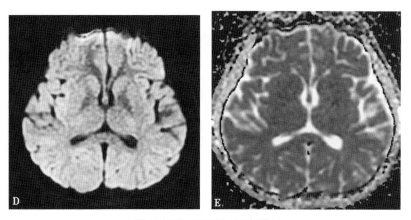

图 7-10-1 MERS I 型（续）

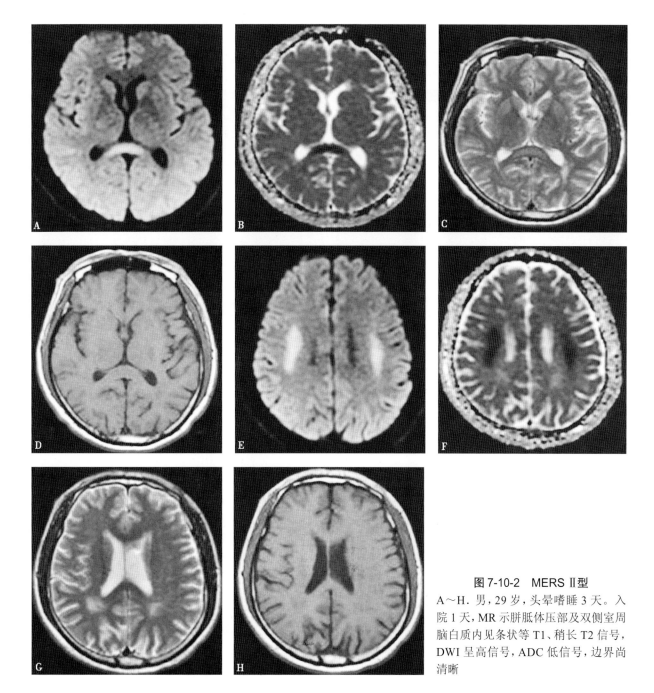

图 7-10-2 MERS II 型

A～H. 男，29 岁，头晕嗜睡 3 天。入院 1 天，MR 示胼胝体压部及双侧室周脑白质内见条状等 T1、稍长 T2 信号，DWI 呈高信号，ADC 低信号，边界尚清晰

胞毒性水肿所致水分子扩散运动受限。病灶多在 1～2 周内消失,最短在 6 天内消失(图 7-10-3),Ⅰ型和Ⅱ型患者在临床症状及预后无明显差异,且影像学表现可滞后于临床症状。

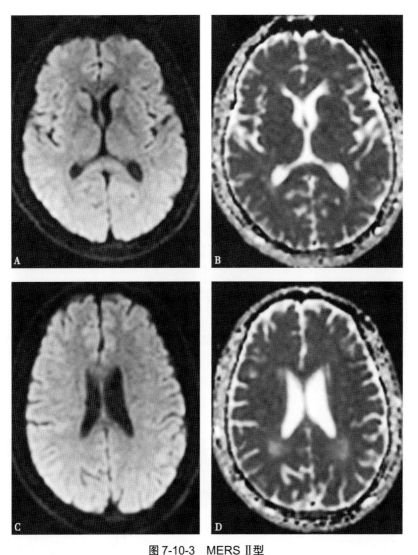

图 7-10-3　MERS Ⅱ型

A～D. 与图 7-10-2 为同一患者,于入院后 21 天 MR 复查,胼胝体压部及双侧室周脑白质异常信号消失

【鉴别诊断】

MERS 的诊断需与其他疾病相鉴别:①急性播散性脑脊髓炎:MR 表现为非对称分布的 T2WI 高信号,明显强化,恢复需要几周,MERS 为对称性分布,无强化,恢复只需要几天,无需特殊治疗。②后部可逆性脑病综合征:常有原发性疾病,如高血压脑病、子痫或先兆子痫等。MR 表现为颅脑后部(顶枕叶多见)T2WI 及 FlAIR 高信号,DWI 等或低信号。MERS 病灶为 DWI 高信号。③肾上腺脑白质营养不良:遗传性疾病,病程呈进展性。MR 表现为对称性双侧脑白质累及,呈稍长 T2 信号,DWI 呈高信号,周边强化。MERS 病程较短呈可逆性,不强化。④胼胝体梗死:老年人发病多见,体部、膝部发病多见。MR 表现为病灶 T2WI、FlAIR、DWI 呈高信号。MERS 发病年龄年轻,临床症状可逆。⑤胼胝体变性:中老年长期饮酒者多见,MR 表现胼胝体内对称性 T1WI 等低信号,T2WI 高信号,多伴脑萎缩。MERS 发病年龄年轻,有前驱感染病史,临床病程呈自限性。

(张倩倩　邹志孟　高　波　张　鹏)

参 考 文 献

1. 陈雷，杜湘珂. 家族性异染性脑白质营养不良的磁共振成像及磁共振质子波谱表现 - 附 5 例报告及文献综述. 中国医学影像技术，2003，19（6）：738-741.

2. 段立辉，何月，彭巧玲，等. 不同严重程度脑白质疏松患者认知障碍的初步研究. 医学研究生学报，2011，24：1162-1164.

3. 高波，吕翠. 神经系统疾病影像诊断流程. 北京：人民卫生出版社，2014：252-299.

4. 刘磊，王佳伟，王得新. JC 病毒感染与进行性多灶性白质脑病. 中华神经科杂志，2011，44（3）：209-211.

5. 施惠平. 异染性脑白质营养不良. 中国实用儿科杂志，2009，24（7）：507，510.

6. 张巍，王朝霞，袁云. 婴儿晚期型异染性脑白质营养不良一例报告. 中华神经科杂志，2004，37（4）：380-381.

7. 张五昌，吴沪生，刘天慈，等. 异染性脑白质营养不良的临床及实验室研究. 实用儿科临床杂志，1999，4（2）：98-99.

8. 邹婷，肖波，彭隆祥，等. Canavan 病的临床和超微结构研究 3 例报告. 中华神经科杂志，2002，35：255.

9. 李联忠. 脑与脊髓 CT、MRI 诊断学图谱. 第 2 版. 北京：人民卫生出版社，2011：194-242.

10. Bag AK，Cure K，Chapman PR，et al. JC virus infection of the brain. ANJR Am J Neuroradiol，2010，31：1564-1576.

11. Bonavita S，Tedeschi G，Gallo A，et al. Morphostructural MRI abnormalities related to neuropsychiatric disorders associated to multiple sclerosis. Mult Scler Int，2013：1024-1054.

12. Compston A. A new familial infantile form of diffuse brain-sclerosis. Brain，2013，136（9）：2649-2651.

13. Dale RC，Pillai SC. Early relapse risk after a first CNs inflammatory demyelination episode：Examining international consensus definitions. Child Neurol，2007，49（12）：887-893.

14. De Stefano N，Stromillo ML，Rossi F，et al. Improving the characterization of radiologically isolated syndrome suggestive of multiple sclerosis. PLoS One，2011，6（4）：e19452.

15. Eckstein C，Saidha S，Levy M. A differential diagnosis of central nervous system demyelination：beyond multiple sclerosis. J Neurol，2012，259（5）：801-816.

16. Elliott C，Arnold DL，Collins DL，et al. Temporally consistent probabilistic detection of new multiple sclerosis lesions in brain MRI. IEEE Trans Med Imaging，2013，32（8）：1490-1503.

17. Engelbrecht V，Scheerer A，Rassek M，et al. Diffusion-weighted MR imaging in the brain in children：findings in the normal brain and in the brain with white matter diseases. Radiology，2002，222（2）：410-418.

18. Filippi M，Absinta M，Rocca MA，et al. Future MRI tools in multiple sclerosis. J Neurol Sci，2013，331（1）：14-18.

19. Fitzgerald MJ，Coleman LT. Recurrent myelinoclastic diffuse sclerosis：a case report of a child with Schilder's variant of multiple sclerosis. Pediatr Radiol，2000，30（12）：861-865.

20. Gajofatto A，Calabrese M，Benedetti MD，et al. Clinical，MRI，and CSF markers of disability progression in multiple sclerosis. Dis Markers，2013，5（6）：687，699.

21. Gheuens S，Pierone G，Peeters P，et al. Progressive multifocal leukoencephalopathy in individuals with minimal or occult immunosuppression. J Neuro Neurosurg Psychiatry，2010，81（3）：247-254.

22. Giorgio A，Battaglini M，Rocca MA，et al. MAGNIMS Study Group. Location of brain lesions predicts conversion of clinically isolated syndromes to multiple sclerosis. Neurology，2013，80（3）：234-241.

23. Green R，Scott LK，Minagar A，et al. Sepsis associated encephalopathy（SAE）：a review. Front Biosci，2004，9：1637-1641.

24. Groeschel S，i Dali C，Clas P，et al. Cerebral gray and white matter changes and clinical course in metachromatic leukodystrophy. Neurology，2012，79（16）：1662-1670.

25. Groeschel S，Kehrer C，Engel C，et al. Metachromatic leukodystrophy：natural course of cerebral MRI changes in relation to clinical course. J Inherit Metab Dis，2011，34（5）：1095-1102.

26. Guckel FJ，Brix G，Hennerici M，et al. Regional cerebral blood flow and blood volume in patients with subcortical arteriosclerotic encephalopathy（SAE）. Eur Radiol，2007，17（10）：2483-2490.

27. Janson CG，McPhee SW，Francis J，et al. Natural history of Canavan disease revealed by proton magnetic resonance spectroscopy（1H-MRS）and diffusion- weighted MRI. Neuropediatrics，2006，37（4）：209-221.

28. Kim JH，Kim HJ. Childhood X-linked adrenoleukodystrophy：clinical pathologic over"ew and MR imaging manifestations at initial evaluation and follow-up. Radiographics，2005，25（3）：619-631.

29. Kohler W. Leukodystrophies with late disease onset：an up-date. Curr Opin Neurol，2010，23（3）：234-241.

30. Kotil K，Kalayci M，Koseoglu T，et al. Myelinoclastic diffuse sclerosis（Schilder's disease）：report of a case and review of the literature. Br J Neurosurg，2002，16（5）：516-519.

31. Kraus D，Konen O，Straussberg R，et al. Schilder's disease：non-invasive diagnosis and successful treatment with human immunoglobulins. Eur J Paediatr Neurol，2012，16（2）：206-208.

32. Lakhan SE. Teaching neuroimages. MRI time lag with acute disseminated encephalomyelitis. Neurology，2012，78（22）：e138-139.

33. Lekoubou A，Viaccoz A，Didelot A，et al. Anti-N- methyl-D- aspartate receptor encephalitis with acute disseminated encephalomyelitis-like MRI features. Eur J Neurol，2012，19（2）：e16-17.

34. Liu Y，Duan Y，He Y，el al. A tract—based dift'usion study of cerebral white matter in neuromyelitis optica reveals widespread pathological alterations. Mult Scler，2012，18：1013-1021.

35. Lund TC，Stadem PS，Panoskaltsis-Mortari A，et al. Elevated cerebral spinal fluid cytokine levels in boys with cerebral adrenoleukodystrophy correlates with MRI severity. PLoS One，2012，7（2）：e32218.

36. Mani S，Mondal SS，Guha G，et al. Acute disseminated encephalomyelitis after mixed malaria infection（Plasmodium falciparum and Plasmodium vivax）with MRI closely simulating multiple sclerosis. Neurologist，2011，17（5）：276-278.

37. Obara S，Takeshima H，Awa R，et al. Tumefactive myelinoclastic diffuse sclerosis-- case report. Neurol Med Chir（Tokyo），2003，43（11）：563-566.

38. Perlman SJ，Mar S. Leukodystrophies. Adv Exp Med Biol，2012，724：154-171.

39. Sahraian MA，Radue EW，Eshaghi A，et al. Progressive multifocal leukoencephalopathy：a review of the neuroimaging features and differential diagnosis. Eur J Neurol，2012，19（8）：1060-1069.

40. Sakai N. Pathogenesis of leukodystrophy for Krabbe disease：molecular mechanism and clinical treatment. Brain Dev，2009，31（7）：485，487.

41. Shiino A，Akiguchi I，Watanabe T，et al. Morphometric characterization of Binswanger's disease：comparison with Alzheimer's disease. Eur J Radiol，2012，81（9）：2375-2379.

42. Shishido—Ham Y. Progressive multifocal leukoencephalopathy and pmmyelocytic leukemia nuclear bodies：a review of clinical，neumpathological and virological aspects of JC virus-induced demyelinating disease. Acta Neuropathol，2010，120：403-417.

43. Singh RK，Leshner RT，Kadom N，et al. Isolated cranial nerve enhancement in metachromatic leukodystrophy. Pediatr Neurol，2009，40（5）：380-382.

44. Sreenivasan P，Purushothaman KK. Radiological clue to diagnosis of Canavan disease. Indian J Pediatr，2013，80（1）：75-77.

45. Tipirneni A，Weinstock-Guttman B，Ramanathan M，et al. MRI characteristics of familial and sporadic multiple sclerosis patients. Mult Scler，2013，19（9）：1145-1152.

46. Torisu H，Kira R，Ishizaki Y，et al. Clinical study of childhood acute disseminated encephalomyelitis，multiple sclerosis，and acute transverse myelitis in fukuoka prefecture，Japan. Brain Dev，2010，32（6）：454-462.

47. Tourbah A，Galanaud D. MRI in diagnosis and follow-up of patients with adult metabolic disease：contribution of new techniques. Rev Neurol，2011，167（3）：216-220.

48. Venna N，Gonzalez R，Camelo-Piragua SI. A 69-year-old woman with lethargy，confusion，and abnormalities on brain imgins. N Engl J Med，2010，362：1431-1437.

49. Yalcinkaya C，Benbir G，Salomons GS，et al. Atypical MRI findings in Canavan disease：a patient with a mild course. Neuropediatrics，2005，36（5）：336-339.

50. Yeh EA. Multiple sclerosis：Which MRI findings predict MS development in children? Nat Rev Neurol，2012，8（4）：185-186.

51. Young NP，Weinshenker BG，Lucchinetti CF，et al. Acute Disseminated encephalomyelitis：Current understanding and controversies. Semin Neurol，2008，28（1）：84-94.

52. Zhang L，Wu A，Zhang B，et al. Comparison of deep gray matter lesions on magnetic resonance imaging among adults with acute disseminated encephalomyelitis，multiple sclerosis，and neuromyelitis optica. Mult Scler，2014，20（4）：418-423.

53. Tada H，Takanashi J，Barkovich AJ，et al. Clinically mild encephalitis/encephalopathy with a reversible splenial lesion. Neurology，2004，63（10）：1854-1858.

54. Takanashi J. Two newly proposed infectious encephalitis/encephalopathy syndromes. Brain，2009，31（7）：521-528.

55. Takanashi J，Barkovich AJ，Shiihara T，et al. Widening spectrum of a reversible splenial lesion with transiently reduced diffusion. AJNR Am J Neuroradiol，2006，27（4）：836-838.

56. Cho JS，Ha SW，Han YS，et al. Mild encephalopathy with reversible lesion in the splenium of the corpus callosum and bilateral frontal white matter. J Clin Neurol，2007，3（1）：53-56.

第八章
脑变性性疾病

第一节　阿尔茨海默病

阿尔茨海默病（Alzheimer disease，AD）又称老年性痴呆或 Alzheimer 型老年性痴呆，是大脑皮层的一种变性病。

【病因、病理】

近几年有关人员对 AD 发病机制做了大量研究，取得了较多进展。主要的发病机制有：

1. β 淀粉样蛋白（Amyloid protein，Aβ）沉积　AD 发病可能由多因素参与，Aβ 沉积导致老年斑的形成可能是所有因素导致 AD 的共同途径。Aβ 由淀粉样前体蛋白（amyloid precursor protein，APP）水解产生。正常情况下 Aβ 的产生和降解是平衡的，当出现 APP 基因突变或过表达的特殊状况下引起 Aβ 异常沉积，脑内 Aβ 作为一种炎症刺激因子，可以活化补体、触发胶质细胞反应变化，释放神经毒性产物引起神经细胞破坏。

2. tau 蛋白与神经元纤维缠结　微管相关蛋白的 tau 蛋白发生高度磷酸化、异常糖基化、异常糖化以及泛素蛋白化时，tau 蛋白失去对稳定微管的束缚，神经纤维退化，产生 AD，这是 AD 的另一主要损伤因素。

3. 中枢神经递质代谢障碍

（1）胆碱能损伤学说：正常基底前脑的胆碱能神经元合成大量乙酰胆碱经投射纤维输送至大脑皮质和海马，乙酰胆碱被认为与学习和记忆有关，而海马是学习记忆的重要解剖基础，前脑胆碱能神经元的退变以及皮质和海马 Ach 的减少是 AD 的突出特征，从而导致以记忆和识别功能障碍为主的多种临床表现。

（2）氧化应激和自由基损伤：由于大脑主要由易被氧化的脂质所组成，并有高耗氧率，却又缺乏高效氧化防御机制，因此对氧化损伤较为敏感。目前已证实，随着老龄化程度的增加，大脑的氧化程度也随着加剧，老龄化是公认的 AD 风险因素。

（3）兴奋性氨基酸毒性作用：近年来，奋性氨基酸尤其是谷氨酸（Glu）的兴奋性神经毒性作用越来越受到重视。Glu 及 GluR 参与了神经元的兴奋型突触传递，发病机制可能是 GluR 快速兴奋作用引起去极化激活磷酸肌醇环路，破坏细胞内的超微结构使神经元溃变死亡。

4. 钙代谢平衡失调　细胞低钙还影响细胞的通透性、细胞间相互作用以致干扰细胞的生长发育，特别是低钙可使血清脂质过氧化（LPO）升高，自由基生成增加，使神经细胞发生变性，促进 AD 的发生。

5. 基因突变　目前已发现 5 种基因的突变或多型与 AD 有关。这些 AD 相关基因包括：

（1）21 号染色体的淀粉样蛋白前体（amyloid precursor protein，APP）基因；

（2）14 号染色体的早老蛋白（presenilin，PS）1 基因；

（3）1 号染色体的早老蛋白（PS）2 基因；

（4）19 号染色体的载脂蛋白 E（apolipoprotein E，ApoE4）基因；

（5）12 号染色体的 A2M 基因。其中 *PS1* 与 *ApoE4* 基因缺陷在散发性 AD 中较为常见。这 5 种 AD 相关基因中 *APP*、*PS1*、*PS2* 基因与家族性早发型 AD 有关，而 *ApoE* 基因及 *A2M* 基因与家族性迟发型

AD 关系较密切,与散发性 AD 亦有一定关系。

6. 另外还有内分泌失调学说、免疫、炎症、细胞凋亡等因素在 AD 的发病环节中发挥作用。

脑的大体病理改变为弥漫性脑萎缩,以颞叶内侧及海马萎缩最明显。组织学上可见神经元严重丧失伴胶质增生,神经元纤维缠结可累及内嗅皮质区、边缘系统、大脑皮层等。镜下见神经细胞消失、白质变性,伴有大量的老年斑(senile plaque)、神经细胞缠结(neurofibrillary tangle)和颗粒空泡变性等。

【临床症状】

AD 临床特点是隐性起病、持续进行性的智能衰退而无缓解,女性发生率为男性的 3～5 倍,大多数患者 65 岁以后起病。早期即出现记忆障碍,尤其是近记忆障碍,中期失语、失用、失认、失算及其他认知缺损同时出现,晚期发展为智能全面严重衰退,对外界刺激无任何意识反应,表现为不动性缄默,逐渐出现锥体系统和锥体外系统症状与体征,或已有的锥体外系统征加重,最后出现强直性或屈曲性四肢瘫痪。AD 预后差,多在病后数年死亡。

【MRI 表现】

MRI 检查可显示弥漫性脑萎缩,以颞叶内侧和海马萎缩最明显,侧脑室颞角扩大,两侧多不对称,晚期 AD 广泛的皮质萎缩与其他类型的痴呆晚期无差别。影像方面主要尝试早期诊断,AD 开始于海马和颞叶内侧,MRI 测量海马、颞叶萎缩为早期 AD 的诊断提供较为可靠的依据(图 8-1-1)。^{1}H-MRS 显示的异常早于形态学改变,表现为区域性的代谢异常,N- 乙酰基天门冬氨酸(NAA)含量降低,肌醇(MI)含量升高。早老期 AD(<65y)影像表现不同,尽管有时轻度海马萎缩,但最主要的还是伴有后方

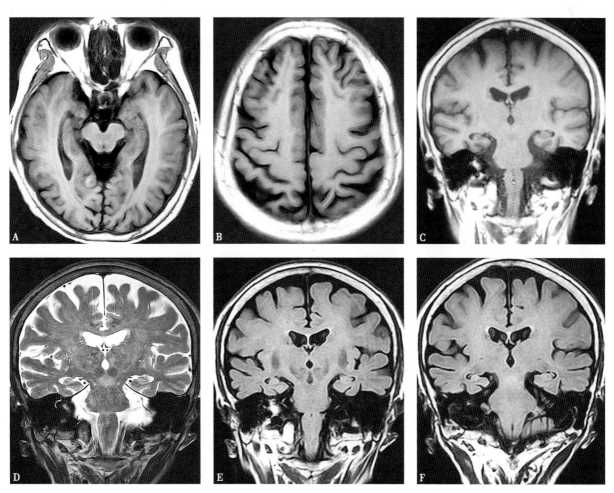

图 8-1-1 阿尔茨海默病

女,73 岁。记忆力下降,时而神志恍惚,定向力差。头颅 MRI 平扫横断位 T1WI(A、B)显示双侧脑沟、脑池增宽,脑回萎缩,双侧侧脑室颞角增宽。冠状位 T1WI(C)、T2WI(D)和 FLAIR(E、F)显示双侧颞叶内侧萎缩明显,双侧海马体积缩小,双侧侧脑室颞角及脉络膜裂增宽较显著。临床随访证实为阿尔茨海默病

扣带回和楔前叶萎缩的顶叶萎缩,海马可以是正常的(图 8-1-2)。

【CT 表现】

影像学检查在于核实临床诊断和协助临床区别各种痴呆,临床表现持续进行性的智能衰退而无缓解症状时,如果影像学发现颞叶内侧和海马萎缩较明显时则支持本病的诊断。CT 检查可发现弥漫性脑皮质萎缩,海马体积缩小,使用多层螺旋 CT 采取垂直于颞叶长轴进行计算机重建取得的冠状位可以很好地显示海马(图 8-1-3)。但为显示较细小的病变,如海马裂改变等,还是以 MRI 为佳。

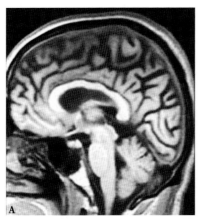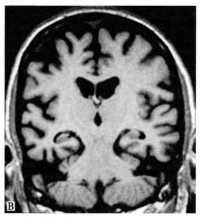

图 8-1-2 早老期阿尔茨海默病

矢状位、冠状位 T1WI(A、B)早老期 AD 患者正常的海马和顶叶严重萎缩

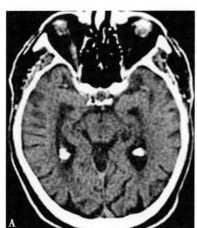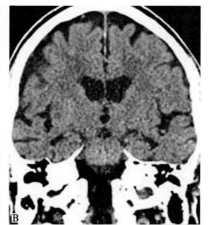

图 8-1-3 阿尔茨海默病

CT 轴位及冠状位(A、B)显示阿尔茨海默患者双侧海马体积缩小,脑表面脑沟增宽,脑回萎缩

【鉴别诊断】

AD 主要与血管性痴呆(VD)、额颞叶变性、皮层下动脉硬化性脑病、正常压力性脑积水等进行鉴别。

1. 血管性痴呆(VD) 在所有痴呆疾病中,患病率最高的前两位疾病是 AD 和血管性痴呆(VD),因此 AD 和 VD 的鉴别诊断尤为重要。VD 以男性多见,大多数患者伴有广泛的脑白质病变(Fazekas 3),这些患者皮质萎缩导致脑室扩大,有些患者还有内侧颞叶的萎缩,但以小血管病变导致的皮质萎缩为主(图 8-1-4)。有高血压病史的患者,多数在明显痴呆前有脑血管意外病史,病变部位主要位于双侧基底节区、丘脑及侧脑室旁,这些区域与人的认知功能关系密切,尤其是内侧丘脑核,该区域发挥学习和记忆的主要作用,大的单个梗死或双侧脑梗死会导致痴呆。由血管障碍导致了智能相关领域的功能障碍血管性损害多是局灶性的,由此导致的智能障碍也是部分性。CT 及 MRI 可见多处皮质、皮质下和

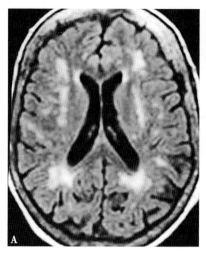
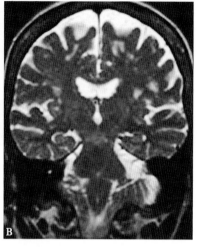

图 8-1-4 血管性痴呆

横断位 FLAIR、冠状位 T2WI（A、B）显示血管性痴呆患者侧脑室周围大片脑白质病变（Fazekas 3 级），同时伴有脑室扩大

白质的梗死、腔梗、脑软化灶、广泛的脑白质病变。AD 以女性多见，病前多无高血压及脑血管意外病史，病程缓慢进展，症状较固定。MR 测量海马萎缩可为 AD 诊断提供有力支持。AD 代谢变化早于血管变化，因为 AD 患者首先是神经元的丢失，神经元的数量减少才引起代谢的变化，因此 PET 能敏感地发现早期 AD 患者，FDG-PET 可发现患者扣带回、颞叶、顶叶葡萄糖代谢较正常人减低，SPECT 可发现颞顶叶脑血流降低及代谢率降低，可有额叶的脑血流降低及代谢率降低，有研究表明 AD 扣带回后部 rCBF 降低有助于 AD 的早期诊断以及预测轻度认知功能障碍（aMCI）向 AD 转化。

2. 额颞叶变性（FTLD） FTLD 比 AD 少见，FTLD 脑萎缩主要局限于额叶和（或）颞叶，双侧多不对称，最显著的表现是不对称的左侧颞叶极度萎缩，在横断位表现像刀片样，称为"刀片状萎缩"（图 8-1-5）。左侧颞叶萎缩患者常有显著的临床症状，右侧萎缩的患者症状常不明显。

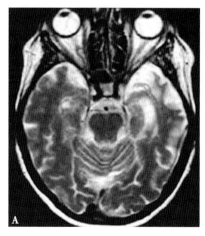
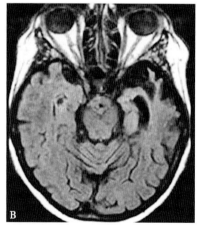

图 8-1-5 额颞叶变性

横断位 FLAIR（A、B）显示左侧颞叶刀片状萎缩，右侧颞叶正常

3. 皮层下动脉硬化性脑病 皮层下动脉硬化性脑病又称 Binswanger 病，患者常有高血压。Binswanger 病可能为高血压所致的穿通髓动脉硬化导致脑白质灌注减低所致，CT 表现为脑室周围及半卵圆区对称性低密度影，以前角周围明显，白质密度低于灰质，多伴有腔隙性脑梗死及脑萎缩征象。MRI 表现为双侧半卵圆中心及侧脑室旁深部脑白质长 T1、长 T2 信号，常伴有腔隙性脑梗死及脑萎缩表现（图 8-1-6）。

4. 正常压力性脑积水 临床上正常压力性脑积水以痴呆、步态不稳和尿失禁为临床三主征的综合征。脑脊液压力正常，而脑脊液分流能减轻症状，这是正常压力性脑积水诊断的"金标准"。影像上，正常压力性脑积水以脑室扩大显著，而脑沟脑裂扩大较不明显，海马和颞叶内侧常无明显萎缩（图8-1-7）。

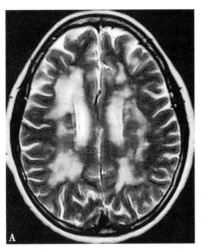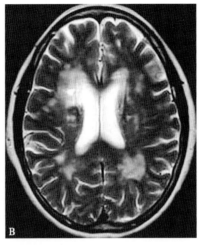

图 8-1-6 皮层下动脉硬化性脑病

横断位 T2WI（A、B）显示双侧半卵圆中心及侧脑室旁斑片状长 T2 信号影，侧脑室旁见多发性脑软化灶，脑表面脑沟增宽、脑回萎缩

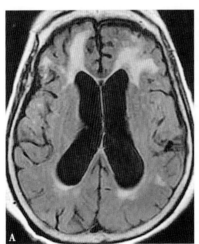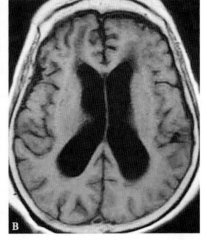

图 8-1-7 正常压力性脑积水

横断位 FLAIR（A）、T1WI（B）显示正常压力性脑积水大脑凸面脑沟和蛛网膜下腔窄小，双侧侧脑室扩大，并可显示侧脑室旁间质性水肿

第二节 多发性脑梗死性痴呆

多发脑梗死性痴呆（multiple-infarct dementia，MID）是血管性痴呆（vascular dementia，VD）最常见的类型。

【病因、病理】

多由于脑内 500μm 以下细小动脉硬化使脑血循环障碍引起全脑或局部脑组织缺血所致。多发性脑梗死最常见于基底节区、丘脑和侧脑室旁白质区。镜下见病灶新旧不一，有的则表现为神经组织缺血改变、脱髓鞘、胶质细胞增生；有的表现为神经细胞数量减少、组织结构疏松。

【临床表现】

多发性脑梗死痴呆多见于 60 岁以上年龄段,无性别差异。多数患者有高血压、动脉硬化、糖尿病病史,以及一次或多次中风史,早期表现为记忆力下降,注意力不集中。后逐渐出现定向力障碍、计算力障碍等。

【MRI 表现】

多发脑梗死性痴呆患者多有脑内多发、双侧分布的梗死灶,MRI 检查可见双侧基底节区、丘脑及侧脑室旁多发、非对称性长 T1、长 T2 异常缺血及软化灶(图 8-2-1)。病灶新旧程度不一,多发性梗死可使皮质下白质传导纤维多处断裂,部分神经通路中断。DTI 检查可发现相应部位白质纤维束减少或中断,FA 值降低。此外可见广泛的脑室扩大和脑沟增宽。内侧丘脑核发挥着记忆和学习的主要作用,大的单个脑梗死或者这一部位的双侧脑梗死会导致痴呆,尤其要注意这一区域以发现那些小的梗死。多数学者认为梗死灶的容积大小及梗死的发生部位与痴呆的程度存在相关性,也有学者认为痴呆的程度与额叶皮质血流、脑氧代谢呈正相关。

【CT 表现】

多发性脑梗死性痴呆 CT 可见多处皮质、皮质下和白质的梗死、腔梗和脑软化灶,以双侧基底节区、丘脑及侧脑室旁多见,部分患者因皮质萎缩导致脑室扩大,有些患者还可有内侧颞叶的萎缩。

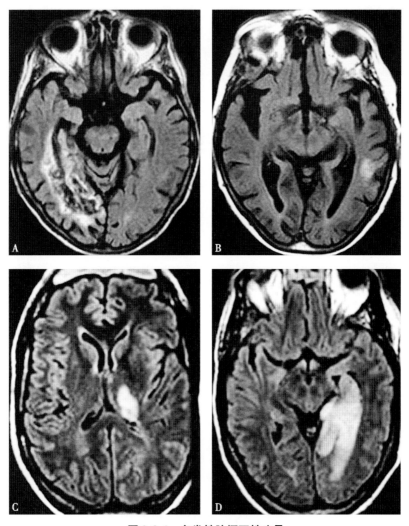

图 8-2-1　多发性脑梗死性痴呆

横断位 FLAIR(A～D)显示左侧大脑后动脉(PCA)供血区梗死所致的 MID,梗塞灶包括丘脑、颞枕叶交界区(C、D)

【鉴别诊断】

多发性脑梗死性痴呆应与阿尔茨海默病及皮层下动脉硬化性脑病鉴别。

1. 阿尔茨海默病　以女性多见，病前多无高血压及脑血管意外病史，CT 及 MR 检查可发现弥漫性脑皮质萎缩，以颞叶内侧和海马萎缩最明显（图 8-2-2）。

2. 皮层下动脉硬化性脑病　又称 Binswanger 病，为老年人在脑动脉粥样硬化基础上，大脑半球白质弥漫性脱髓鞘性脑病，CT 表现为脑室周围及半卵圆中心斑片状密度减低区，MRI 表现为双侧半卵圆中心及侧脑室旁深部脑白质长 T1、长 T2 信号，常伴有脑萎缩或腔隙性脑梗死。

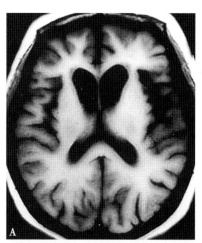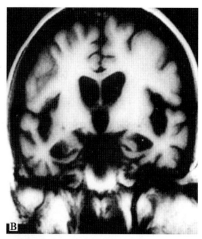

图 8-2-2　阿尔茨海默病

横断位 T1WI（A）、冠状位（B）显示弥漫性脑萎缩，以海马及颞叶最明显，侧裂池显著增宽

第三节　肝豆状核变性

肝豆状核变性（hepatolenticular degeneration，HLD）又称 Wilson's 病（WD），是一种常染色体隐性遗传的铜代谢障碍性疾病。

【病因、病理】

肝豆状核变性致病基因 ATP7B 定位于染色体 13q14.3，编码一种铜转运 P 型 ATP 酶。ATP7B 基因突变导致 ATP 酶功能减弱或丧失，引致血清铜蓝蛋白（ceruloplasmin，CP）合成减少以及胆道排铜障碍。我国 ATP7B 基因突变类型与西方存在差异，主要突变位点有 R778L、P992L 和 T935M，这三个突变点占所有突变的 60% 左右，早期可能出现比较严重的肝脏损伤。肝代谢障碍引起的铜离子在肝、脑、肾、角膜等处蓄积，引起进行性加重的肝硬化、锥体外系症状、精神症状、肾损害及角膜 K-F 环等。我国 HLD 较多见，好发于青少年，是目前少数可以治疗的神经遗传代谢性疾病之一。

正常人体自食物中摄取铜由肠道吸收，主要由肝脏合成铜蓝蛋白经胆汁由大便排出，而肝豆状核变性患者的肝脏不能正常合成铜蓝蛋白，铜自胆汁中排出锐减，因而大量铜贮积在肝细胞中，铜转运缺陷使铜积聚于肝细胞的线粒体内，铜过多积聚使酶系统损害致肝内脂质过氧化而损害肝细胞，肝内的铜积聚至一定程度后则外溢入循环系统使血铜升高而进入脑和肾并在其内积聚而发生相应器官功能损害。

循环系统血铜主要沉积在脑、肝、角膜和肾内，脑内铜主要沉积在基底节区，依次是壳核、苍白球、尾状核，脑干、小脑、黑质和脑白质也有不同程度的铜沉积，引起局部脑组织水肿、神经细胞变性或减少、脱髓鞘改变、胶质细胞（特别是星形细胞）增多，随着病情的发展，神经细胞可以出现坏死或囊变的小空腔，呈灶性海绵状空泡变性。肝脏病理改变包括轻度脂肪肝、肝细胞淀粉样颗粒沉积和肝细胞点状坏死，也可表现为典型的自身免疫性肝炎的改变，随着肝脏损伤的加重，患者可逐步出现肝纤维化，最终发展为肝硬化。肾脏病变表现为肾小管近侧功能受损。

【临床表现】

我国肝豆状核变性发病率比西方国家高，本病发病年龄5～50岁，平均18岁。男女均可发病，患儿肝脏铜的蓄积在婴儿期就已经开始。临床症状多始于5岁后，10岁以前发病以肝脏功能损害多见，且多为首发症状，肝损害作为肝豆状核变性的首发症状的患者，发展到肝硬化阶段的比例很高，因此早期诊断具有重要意义。

肝脏损害常见症状有：疲劳、食欲缺乏、呕吐、黄疸等，发展到肝硬化阶段时症状有：脾脏肿大、腹水、呕血、黑便、肝性脑病等，早期易误诊为肝炎。10岁以后发病以神经系统损害多见，神经系统症状起病隐潜，表现为智力减退、震颤、不自主运动、共济失调和肌强直，角膜可见K-F色素环。铜在肾、骨骼等肝外沉积可以引起肾脏病变，关节疼痛、溶血性贫血等症状。

【MRI表现】

MRI检查可早期发现病灶，在中枢神经系统，豆状核是最常见的受累部位，早期表现为T1WI低或稍低信号改变，T2WI表现为高信号影，T2WI高信号与铜的顺磁作用无关，而是由于胶质增生和细胞变性所致（图8-3-1）。随着病程的延长，铜（铁）在脑组织中过多沉积时，铜的顺磁性超过了水肿及胶质增生所致的T2高信号而产生T2低信号，表现为长T1、短T2信号影，T2WI信号可表现为混杂低信号影，病灶主要集中在豆状核、脑桥、中脑、尾状核头、丘脑、齿状核、小脑中角等部位，脑干病变可表现为

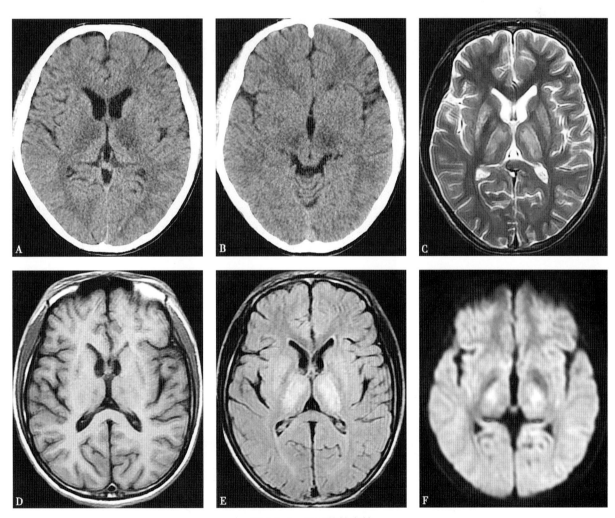

图8-3-1　肝豆状核变性

男，16岁。患者因头昏四肢无力，言语含混进行性加重4年入院；查体：患者身材矮小、智力降低，K-F环阳性。头颅CT平扫横断位（A、B）示双侧豆状核、丘脑区对称性密度减低区，边缘模糊；MRI平扫横断位T2WI（C）、T1WI（D）显示双侧豆状核及丘脑区可见较对称性片状稍长T1、长T2信号，FLAIR（E）呈高信号，DWI（F）呈片状稍高信号影。实验室检查及临床随访证实为肝豆状核变性

对称性信号异常，中脑病变常累及红核和导水管周围的灰质。病程较长者累及额叶、顶叶、枕叶，并有不同程度的脑萎缩，病灶表现为等、稍长或长 T1、稍长或长 T2 信号，FLAIR 高信号，部分病灶呈低信号，DWI 部分病灶呈高信号，病灶周围无水肿及占位效应。白质病变最常见于额叶，且多不对称。

【CT 表现】

2/3 的病例 CT 上有阳性改变，表现为基底节区、丘脑、内囊、脑干、脑白质区对称性低密度影，呈条状或新月状，无明显占位效应（图 8-3-1）。晚期多有脑萎缩改变，包括对称性弥漫性脑萎缩和不对称局限性脑萎缩，多见于额、顶叶，表现为脑沟、脑裂增宽加深，尾状核萎缩引起双侧侧脑室前角对称性、不成比例扩大。

肝豆状核变性 MRI 检查较 CT 敏感，MRI 显示上述病变 T1WI 呈低信号，T2WI 及 FLAIR 像呈高信号，通常双侧病变对称分布，豆状核、丘脑、齿状核根据受累基底节神经核团的不同，表现为"八"字形或"蝴蝶状"，基底节、丘脑和脑干对称性病变呈现"大熊猫脸征"（face of giant panda）。上述 CT 和 MR 表现其他疾病也可有类似改变，诊断需结合临床表现及生化检查，生化检查具有重要意义，表现为血清铜和血清铜蓝蛋白显著降低，24 小时尿铜含量显著升高，24 小时铜尿是诊断 WD 敏感度较高的方法。诊断有困难病例可行肝穿刺测定肝组织铜含量示，肝穿刺铜含量测定是诊断肝豆状核变性的"金标准"，但并不是目前诊断 WD 的常规检查。

【鉴别诊断】

鉴别诊断主要包括亚急性坏死性脑脊髓病、苍白球黑质色素变性、一氧化碳中毒等。

1. CO 中毒性脑病 是指过量的 CO 进入血液后与血红蛋白结合形成碳氧血红蛋白，引起低氧血症导致脑组织损害。MRI 表现为双侧苍白球、半卵圆中心对称性异常信号，呈椭圆形长 T1、长 T2 信号（图 8-3-2）。另有部分患者表现为脑白质脱髓鞘改变，主要见于迟发型 CO 中毒性脑病患者。本病的病灶范围、分布及形态学改变无特征性，诊断需结合病史，一般不难诊断。

2. 亚急性坏死性脑脊髓病 又称为 Leigh 病，是一组由不同线粒体酶缺陷导致的线粒体脑病，大多数起病于婴幼儿，逐渐进展，一岁内患儿常丧失已获得的运动功能。MR 检查可见以双侧壳核为著的双侧基底节区、脑室周围白质、胼胝体、黑质、小脑上脚、导水管周围及脑干长 T1、长 T2 信号病变（图 8-3-3）。^{1}H-MRS 可发现病变区域尤其是基底节 Lac 峰出现。

3. 苍白球黑质色素变性 是一种铁盐在脑内（主要在苍白球、黑质、红核）异常沉积的常染色体隐性遗传性疾病。MRI 检查 T1WI 主要表现为双侧苍白球低信号影，早期 T2WI 显示双侧苍白球呈对称性低信号，后期 T2WI 可显示苍白球弥漫性低信号伴其中心或前内部的点状高信号，即"虎眼征"（图 8-3-4）。

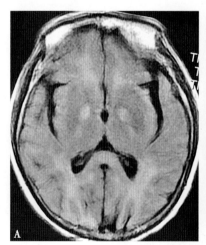
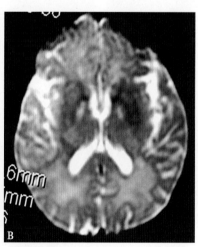

图 8-3-2 一氧化碳中毒性脑病

头颅 MRI 平扫横断位 FLAIR（A）、T2WI（B）显示一氧化碳中毒患者双侧大脑半球脑回肿胀，脑沟变浅，胼胝体压部、双侧苍白球、额颞枕叶皮层及白质见多发对称性斑片稍高信号影

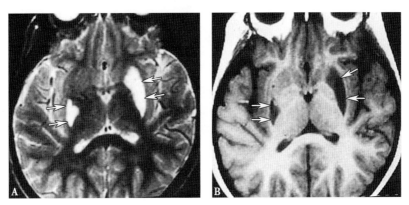

图 8-3-3　亚急性坏死性脑病

轴位 T2WI（A）T1WI（B）双侧壳核（白箭头）呈片状长 T1、长 T2 液化坏死灶。
亚急性坏死性脑病病理上常表现为脑干及基底节灰质核团多发对称性局灶性融
解，严重者完全坏死

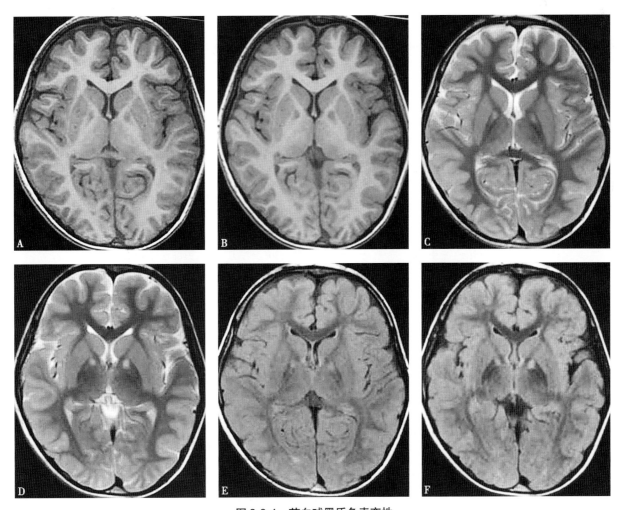

图 8-3-4　苍白球黑质色素变性

轴位 T1WI（A、B）、T2WI（C、D）及 FLAIR（E、F）显示双侧苍白球呈稍长 T1、长 T2 信号影，FLAIR 像呈高信号

第四节 多系统萎缩

多系统萎缩(multiple system atrophy, MSA)是一种成人起病、散发性、进行性神经退行性疾病,病因及发病机制尚不清楚,累及锥体外系、锥体系、小脑和自主神经系统等多部位。1969 年由 Graham 和 Oppenheimer 首次提出使用 MSA 命名,即以帕金森样症状为主的纹状体黑质变性(striatonigral degeneration, SND),以小脑症状为主的橄榄脑桥小脑萎缩(olivoponto-cerebellar atrophy, OPCA),以及以自主神经功能障碍等症状为主的 Shy-Drager 综合征(Shy-Drager syndrome, SDS)。由于每种 MSA 综合征都有特征性临床症状,随着病情发展,临床症状可交替重叠并最终发展为多个系统全部受损,其病理表现也相同,从这个角度讲,应以多系统萎缩作为一种独立疾病名称,取代原有的 OPCA、SND、SDS。根据 MSA 的不同症状,临床上主要分为震颤麻痹型(MSA-Parkinsonism, MSA-P)和共济失调型(MSA-cerebellar, MSA-C)。

【病因、病理】

病因不明。1989 年新发现少突胶质细胞包涵体(oligodendroglial cytoplasmic inclusions, OCIs)在多系统萎缩的发病过程中起重要作用。免疫组化研究发现这些包涵体内含有免疫活性的细胞周期依赖性激素、有丝分裂原活化蛋白激活酶等,在脑干、脊髓、小脑、下橄榄核等处发现 α- 突触核蛋白表达,提示在本病中起重要作用。尽管多系统萎缩被广泛认为非遗传性疾病,但这种疾病在一些家族中具有高发现象,有学者由此推测多系统萎缩具有一定遗传倾向,并提出 COQ2 基因可能参与多系统萎缩的致病过程。

MSA 病变部位广泛,中枢及周围神经系统均可受累,中枢神经系统的病理特点为广泛的神经元萎缩、变性、脱失及反应性胶质增生等。有文献报道,神经系统变性病主要表现为神经元凋亡,发生凋亡时细胞膜保持完整性,仅表现为细胞体积变小,细胞器结构和形态均存在,溶酶体成分保存,核染色质浓聚,内源性 DNA 内切酶激活,使 DNA 降解产生 DNA 片段和凋亡小体。MSA 病变主要分布于小脑 Purkinje 细胞、脑桥核、下橄榄核、尾状核、壳核、苍白球、黑质、蓝斑、前庭核、迷走神经背侧、脊髓前角细胞、交感及副交感神经核、胸髓中间外侧核等,以黑质纹状体投射纤维(尾状核、壳核、苍白球、黑质等)为著,脊髓受损首先是中间外侧细胞,其次是锥体束和前角细胞。

【临床表现】

早期出现尿频、尿急、排尿不尽、甚至不能排尿,男性患者通常有勃起功能障碍,早期男性易误诊为前列腺疾病。随后出现自主神经和运动神经功能障碍,脑桥、下橄榄核、小脑病变引起共济失调,黑质、纹状体和蓝斑病变可导致患者发生帕金森综合征样症状,黑质及壳核细胞减少与运动减少有关,壳核病变与强直有关,脊髓中间外侧柱细胞和迷走神经背核变性与体位性低血压有关,大小便障碍和阳痿与骶髓 Onuf 核严重变性有关。

其他临床表现包括早期姿势异常、快速眼动期睡眠障碍、局灶性反射性肌阵挛、肢体挛缩及肌张力障碍、Raynaud 现象、严重的吞咽困难、打鼾、叹息样呼吸、假性延髓性麻痹所致的强哭强笑、声带麻痹、构音障碍等,这些症状在帕金森病患者中相对少见。

【MRI 表现】

MSA 在 T1WI 上表现为壳核、小脑、脑干等部位不同程度的萎缩及稍高信号,T2WI 表现为壳核、脑干下部、小脑中脚及小脑的萎缩合并脑桥、小脑中脚及小脑的高信号。T2WI 脑桥中部十字形高信号称脑桥"十字征",其机制是脑桥核和桥横纤维变性,胶质细胞增生致含水量增加,而由齿状核发出构成小脑上脚的纤维和锥体束未受损害,从而形成 T2WI 上脑桥的十字形高信号(图 8-4-1)。壳核萎缩表现为裂隙样信号缺失,T2WI 壳核背外侧低信号伴外缘高信号,低信号可能与铁离子沉积有关,外缘高信号即"裂隙征"可能反映胶质细胞增生,壳核裂隙样信号缺失是 MSA 诊断中具较高特异性的 MRI 征象。

根据 Horimoto 等提出的分期方法,脑桥"十字征"改变分为 6 期:0 期,无改变;Ⅰ期,T2WI 垂直高

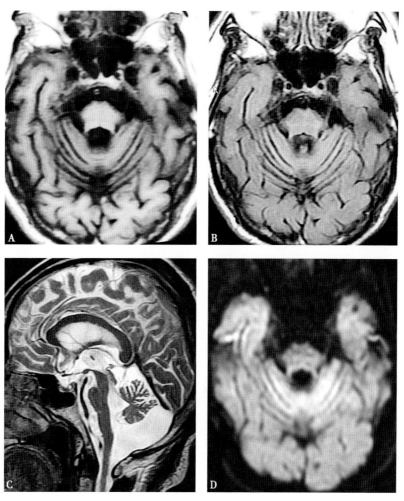

图 8-4-1 多系统萎缩

男,71 岁。行走不稳 6 个月;查体:神清,咽反射消失,不能直线行走,未引出病理征。头颅 MRI 平扫横断位 T1WI(A)、FLAIR(B) 和矢状位 T2WI(C)显示小脑半球、桥脑体积明显缩小,小脑沟及桥前池明显增宽,四脑室扩大,桥脑中央可见"十字面包征";DWI(D)未见异常信号。最后诊断:多系统萎缩

信号开始出现;Ⅱ期,清晰的 T2WI 垂直高信号出现;Ⅲ期,T2WI 水平高信号继垂直高信号开始出现;Ⅳ期,水平高信号和垂直高信号清晰可见;Ⅴ期,脑桥腹侧水平高信号线的前方高信号或脑桥基底部萎缩。壳核裂隙征分成 4 期:0 期,无改变;Ⅰ期,裂隙状高信号位于一侧壳核;Ⅱ期,裂隙状高信号位于双侧壳核;Ⅲ期,裂隙状高信号位于双侧壳核,信号强度相同。

【CT 表现】

多系统萎缩不仅见于幕下结构,而且会累及全脑。CT 检查常可发现壳核、小脑蚓部、小脑前叶、小脑半球、甚至全小脑萎缩。壳核萎缩表现为壳核体积缩小,外缘见裂隙样低密度影。小脑萎缩表现为小脑沟、裂增宽、加深,小脑上池、桥小脑角池、小脑延髓池增大。额、颞叶萎缩可引起外侧裂增宽及第三、四脑室扩大等。

【鉴别诊断】

本病需要与特发性帕金森病(IPD)、进行性核上性麻痹(PSP)、脑萎缩鉴别。MSA-C 型患者常以某一系统损害为突出表现或首发症状,其他系统临床表现相对轻,或到晚期才出现,使早起明确诊断比较困难,鉴别方面需要与 PSP 和脑萎缩进行鉴别。

1. 帕金森病　在运动障碍性疾病中,以帕金森病最为常见,帕金森病又称特发性帕金森病(IPD),是中老年人常见的神经系统变性疾病,确切病因不明,主要病变在黑质和纹状体通路,多巴胺生成减

少。MSA 易与 IPD 混淆，误诊率也高，这两种疾病在早期都表现为类似的肢体强直、运动徐缓、静止性震颤、姿势不稳等临床症状，仅靠临床表现很难作出准确诊断。

壳核萎缩对于 MSA-P 与 IPD 的鉴别具有特异性，IPD 患者也可以发现壳核缘高信号、壳核背外侧低信号，IPD 少有壳核萎缩，有研究发现 T1WI 上壳核高信号较 T2WI 上壳核高信号对于 MSA-P 与其他变性疾病的鉴别诊断更有优势。MSA 患者可见纹状体、脑桥和小脑体积明显缩小，而 IPD 患者在基底节区、大脑、幕上脑结构及不同脑叶较正常对照组均未见明显缩小，但在 IPD 进展过程中出现海马萎缩，较正常对照组相比体积缩小。通过对 MSA 患者壳核、脑桥、大脑白质区域的单体素 ^{1}H-MRS 研究发现 NAA/Cr 峰下面积比值明显降低，而在 IPD 患者和正常对照组的脑桥、壳核均未发现 NAA/Cr 峰下面积比值明显降低。IPD 患者 SWI 序列黑质、红核、苍白球均呈均匀低信号影，所显示核团边界清晰，与周围组织信号强度对比明显，壳核和尾状核的信号也较低（图 8-4-2）。

2. 进行性核上性麻痹（PSP）　是一种少见的神经系统的变性疾病，临床上主要表现为步态不稳、轴性肌张力障碍，垂直性核上性眼肌麻痹、假性延髓性麻痹和轻度痴呆。应用 MRI 平面测量和基于感兴趣区的 MRI 体积测量显示 PSP 中脑和小脑上脚萎缩相对较重，而 MSA 患者脑桥和小脑中脚相对较重。PSP 中脑被盖部萎缩明显，典型病例呈现"蜂鸟征"。这些表现有助于 MSA 与 PSP 鉴别。

脑萎缩：是由于各种因素所致的脑组织细胞的体积缩小和数量减少，继发脑室和蛛网膜下腔扩大，可分别或同时发生在脑白质和灰质。脑萎缩以大脑皮层受累最为常见，脑干和小脑也可有轻度萎缩（图 8-4-3）。MSA 小脑和脑桥萎缩相对显著，脑桥的"十字征"是该病的特征性表现。

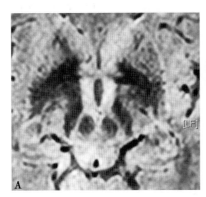
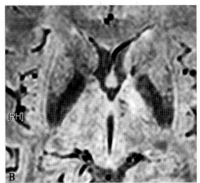

图 8-4-2　帕金森病
帕金森患者 SWI 显示黑质红核、苍白球、壳核信号减低

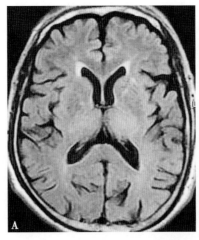
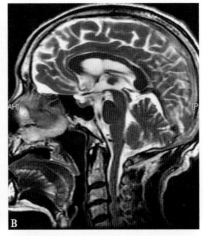

图 8-4-3　脑萎缩
轴位 FLAIR（A）及 T2WI（B）显示脑表面脑沟增宽，脑回萎缩，脑干、壳核无明显萎缩，小脑萎缩程度较多系统萎缩轻

第五节 克 雅 病

克雅病（Creutzfeldt-Jacob disease，CJD）是由朊蛋白（PrP）感染而表现为精神障碍、痴呆、帕金森样表现、共济失调、肌阵挛、肌萎缩等的慢性、进展性疾病，是一种罕见的、致死性的中枢神经系统疾病，曾称为皮质-纹状体-脊髓变性综合征（corticostriatal spinal degeneration）、亚急性海绵样脑病（subacute spongiform encephalopathy）等。

【病因、病理】

克雅病的发病既有传染因素又有遗传因素，克雅病的致病因子目前认为是一种不含有核酸、具有自我复制能力和传染性的淀粉样蛋白，又称蛋白质侵染因子、朊粒（prion）、朊病毒等。朊粒是蛋白质，它对蛋白质强变性剂如苯酚、尿素等的处理无耐受性，但却有不同于一般蛋白质的特征，即耐高温性和抗蛋白酶性，朊粒目前尚未有效的治疗方法，因此属"不治之症"。朊粒存在变异和跨种族感染，具有大量的潜在感染来源，主要为牛、羊等反刍动物，未知的潜在宿主可能很广，传播的潜在危险性不明，很难预测和推断。

朊粒的传播途径包括外源性朊蛋白感染和内源性朊蛋白基因突变。外源性感染的途径主要有：①受损的皮肤黏膜接触了含有朊蛋白病毒患者的血液或分泌物。②进食已患病的动物制品，如疯牛病的牛肉或其他制品。③注射了带有朊病毒血液或生物制品，如使用脑垂体生长激素、促性腺激素。④移植性传染，如接受患有朊蛋白患者的器官，或使用了朊蛋白患者使用过的手术器械。内源性发病原因为：家族性的克雅病患者自身的朊蛋白的遗传性突变是位于20号染色体短臂的*PrP*基因突变所造成的。

CJD病理学的特点是脑组织海绵样变性，朊蛋白淀粉样斑块形成。大脑、小脑、脑干和脊髓前角的神经元细胞退化、丢失、空泡变性、死亡、消失引起相应部位大量的神经细胞萎缩、星形细胞胶质增生，严重者可见星形胶质细胞胞体出现空泡。病变的神经细胞死亡后，脑组织中留下大量小孔呈海绵状，并出现相应的临床症状，即海绵脑病。患者均出现痴呆、共济失调、震颤等症状。

【临床表现】

研究显示在绝大多数病例中，克雅病发病的症状体征开始于约60岁，受感染者90%在12个月内死亡。CJD的临床特点包括：潜伏期长；均为致死性神经病，发病后无不致死；常规的消毒方法对致病因子（朊粒）无效；感染后血清学无法检出；在潜伏期时组织已具有传染性。

早期临床症状以精神与智力障碍表现为主，类似于神经衰弱或抑郁症表现，如情感低落、易疲劳、注意力降低、记忆力减退等。中期特征性表现为肌阵挛，此外，大脑皮质、锥体外系、锥体束及小脑受损的症状交替出现或相继在此期出现，如大脑皮质受损出现的近期记忆力下降、智力障碍、人格障碍、头晕或眩晕等。锥体外系受损的表现为面部表情减少、震颤、动作缓慢、手足徐动、肌张力增高等。小脑受损出现共济失调、步态不稳等。脊髓前角或锥体束损害出现四肢远端肌萎缩、肌束震颤、肢体瘫痪等。晚期表现为严重的大脑皮质和脊髓前角病变，如痴呆、四肢僵直、言语困难、严重者昏迷呈现去皮层状态等。

【MRI表现】

头颅MRI检查可发现双侧尾状核、壳核呈对称性均质长T2信号，DWI序列对CJD早期诊断具有特殊价值，有大量研究显示DWI可以在病变早期显示大脑皮层和（或）基底节区高信号，而且异常信号出现的时间也常常较EEG的周期性变化早（图8-5-1）。据文献报道，DWI异常信号在CJD的诊断中特异性和敏感性均在90%以上，DWI序列比较特征的表现为大脑皮层广泛异常高信号，伴有纹状体、丘脑等受累，早期高信号改变可不对称，随病程进展逐渐趋于对称，在ADC图上测量ADC值下降，提示病变弥散受限。有以下表现可考虑肯定性诊断：①单侧或双侧纹状体异常高信号，至少一个脑皮质的彩带样高信号；②广泛的大脑皮质彩带样高信号（至少3个脑皮质），相应的皮质下白质正常。

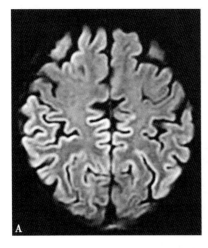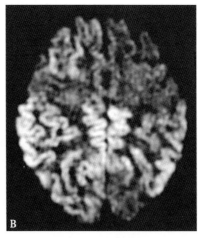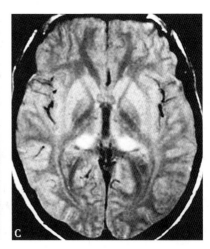

图 8-5-1　克雅病

横断位 FLAIR（A）及 DWI（B）显示大脑皮层呈彩带样高信号，提示大脑皮层变性；新型克雅病即"疯牛病"（C）在丘脑后部呈结节状高信号

【CT 表现】

本病影像学检查主要依靠 MRI，CT 的诊断价值不大，多数病例 CT 检查无异常，少数晚期 CJD 患者可发现非特异性脑萎缩。

【鉴别诊断】

MRI 检查对 CJD 的诊断有较高的敏感度和特异度，70% 的 CJD 患者 T2WI 表现为双侧基底节的高信号改变，在其他痴呆综合征中，此种异常较少见。鉴别方面应与脑严重缺氧、低血糖、中毒性脑病、Wernicke 脑病、Huntington 舞蹈病、病毒性脑炎以及发生于儿童的某些代谢性疾病进行鉴别。在 CJD 的诊断中 DWI 比常规 MRI（包括 T1WI、T2WI、FLAIR）敏感，常可清楚地显示大脑皮层和（或）纹状体信号增高。FDG-PET 检查显示某些皮质区域代谢活动明显减弱。一些研究表明脑脊液中 14-3-3 蛋白的检测对 CJD 的诊断有一定的特异性和敏感性，但也有文献认为 Tau 蛋白诊断克雅病的价值或高于 14-3-3 蛋白。在鉴别诊断过程中结合影像、临床及实验室检查较容易与其他疾病鉴别。

1. 低血糖脑病及中毒性脑病　低血糖脑病多有糖尿病病史，最常见的原因是降糖药物使用不当所致，低血糖脑损害与一氧化碳中毒及缺血性脑损害极为相似。CT 表现为双侧苍白球卵圆形对称性低密度灶，边界清楚，后期可发生脑萎缩和脑软化灶。MRI 表现为双侧苍白球、半卵圆中心对称性异常信号，呈斑片状长 T1、长 T2 信号（图 8-5-2）。亚硝酸盐中毒表现为大脑半球白质弥漫性对称性肿胀，血管源性水肿，也可为细胞毒性水肿。部分神经核团及灰质的变性，主要累及齿状核、苍白球，病变对称性分布，无占位效应。MRI 表现为小脑齿状核、苍白球及广泛皮层下白质长 T1、长 T2 信号影，DWI 呈高信号。海洛因中毒性脑病病变主要累及双侧大脑半球额、顶、颞、枕叶白质区及双侧小脑半球齿状核、脑干、大脑脚、内囊后肢、胼胝体压部。MRI 表现为上述部位长 T1、长 T2 信号，FLAIR 序列显示病变更清楚，DWI 表现为高信号，表观弥散系数（ADC）值减低。克雅病早期临床症状以精神与智力障碍表现为主，结合临床病史鉴别不难。

2. Wernicke 脑病（WE）　是由于维生素 B_1 严重缺乏引起的严重营养代谢性脑病，临床上多呈急性或亚急性起病，眼外肌瘫痪、共济失调以及意识障碍为该病典型的三联征。主要发生于慢性酒精中毒人群，也常发生于其他营养不良患者中。MRI 表现为第三、四脑室旁、导水管周围、乳头体、四叠体及丘脑内侧 T1WI 对称性低信号、T2WI 对称性高信号为特征性改变，在急性期 DWI 呈高信号。WE 脑病一般在经维生素 B_1 短期治疗后即可明显好转，MRI 可逆转为正常。

3. 病毒性脑炎　致病病毒包括疱疹病毒、肠道病毒、副黏液病毒及其他，典型的临床症状包括发热、剧烈头痛、意识水平下降等。MRI 表现为相应部位高信号，在疾病早期 MRI 可能表现正常，而 DWI 可能有助于发现病变早期改变（图 8-5-3）。脑电图表现为非特异性高波幅慢波。结合临床特点鉴别不难。

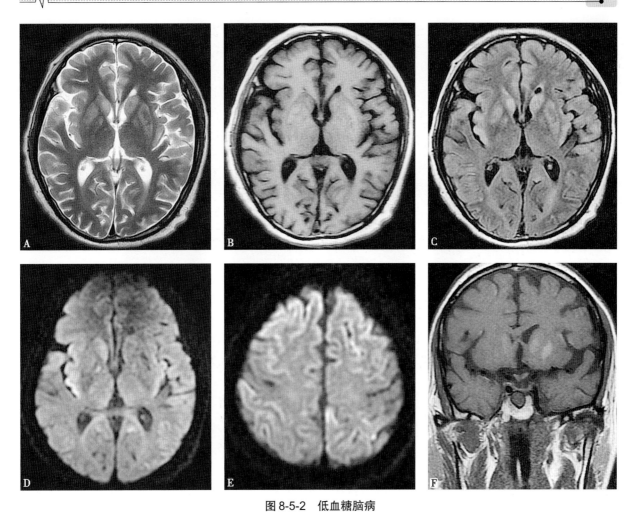

图 8-5-2　低血糖脑病

男，59 岁。反复发作低血糖，意识障碍 1 小时入院；往有脑垂体瘤病史，2001 年行伽马刀治疗。A～C. MRI 平扫示双侧大脑半球皮层、深部灰质弥漫性对称性异常信号改变，双侧基底节区见多发稍短 T1 高信号；D、E. DWI 呈扩散受限高信号改变；F. 冠状位 T1WI 显示双侧基底节对称性稍短 T1 高信号，垂体萎缩变薄

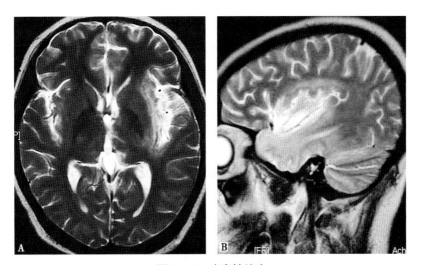

图 8-5-3　病毒性脑炎

轴位 T2WI（A）及矢状位 T2WI（B）显示左额颞叶、岛叶、左侧基底节区及左侧丘脑见斑片状稍高信号影，轴位 FLAIR（C）呈高信号影，DWI（D）病变区域信号稍高

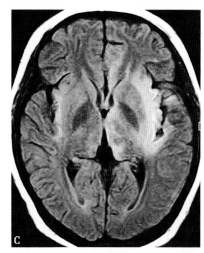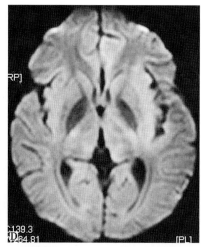

图 8-5-3　病毒性脑炎（续）

4. Huntington 舞蹈病　是一种罕见的常染色体显性遗传性神经变性疾病，MRI 可以清楚地显示尾状核及壳核的萎缩、侧脑室前脚部位的扩大。Huntington 舞蹈病基底节区也可有与克雅病类似高信号改变，但克雅病一般不伴有尾状核及壳核萎缩。

第六节　苍白球黑质红核色素变性

苍白球黑质红核色素变性又称 Hallervorden-Spatz 病（HSD）或综合征（HSS），是一种铁盐在脑内（主要在苍白球、黑质、红核）异常沉积的常染色体隐性遗传性疾病。

【病因、病理】

HSD 发病可能与苍白球黑质红核局部铁代谢障碍有关，推测自由基与球状体和色素的产生有关，认为可能是苍白球中半胱氨酸双氧化酶缺乏，使半胱氨酸在苍白球内堆积，并与铁发生螯合作用，螯合物产生的自由基可以破坏神经元。HSD 是一种常染色体隐性遗传病，但也有常染色体显性遗传的报道，家族性病例可能与第 20 号染色体基因突变有关。2001 年 Zhou 等人发现了该病的主要致病基因 - 泛黄盐激酶 2（Panthothenate Kinase 2，PANK2）基因，该基因所编码的泛黄激酶为辅酶 A 生物合成的关键酶，具有 PANK2 基因突变的脑内铁沉积性神经变性病（NBIA）被称为泛黄激酶相关的神经变性病（PKAN）。假设 PKAN 发病机制是组织特异性 CoA 缺陷和包涵酶底物的囊泡的沉积，可螯合铁并导致基底节铁沉积，但针对此机制应用抗氧化剂的治疗却使症状加重，停用后改善，说明了具体机制不明了。

HSD 大体标本可见苍白球和黑质棕色素沉积，镜下可见苍白球和黑质有髓神经纤维和神经元脱失，伴有胶质增生，节段性神经轴索肿胀呈圆形或卵圆形，称为"球形体"。少数患者可累及海马和脊髓，部分患者有额颞叶萎缩，在苍白球、黑质、大脑皮质、脑干等部位，甚至在"球形体"内均可见 α- 突触核蛋白免疫阳性的 Lewy 小体；在"球形体"内尚可见到 β- 突触核蛋白和 γ- 突触核蛋白聚集。有文献报道肌肉系统也可受累，表现为肌膜下大量髓样小体聚集，伴有局灶性肌纤维坏死、巨噬细胞增生、肌纤维分裂和再生，但肌肉病理改变与神经系统损坏有无关联尚无定论。

【临床表现】

该病多于 20 岁以前发病，半数以上的患儿于 2～10 岁出现症状，临床症状进行性加重，临床症状主要有以下几类：①突出的临床特征为锥体外系功能障碍：如自主运动的进行性运动障碍，肌张力障碍包括强直、痉挛，步态不稳，行走困难。常首发下肢进行性强直或痉挛，逐渐累及上肢及头面部，可出现显著的面—颊—舌运动障碍。②锥体系症状：如巴宾斯基征阳性。③精神障碍包括智力低下、学习迟缓等。④构音障碍，吞咽困难。⑤视神经萎缩、视网膜色素变性。⑥周围神经症状：如深部肌萎缩，振动觉丧失。其他可有棘红细胞增多等。本病预后不良，病程一般5～10年，多于成年早期死亡。

【MRI 表现】

苍白球黑质红核色素变性 T1WI 表现为双侧苍白球低信号影，少数病例 T1WI 可呈高信号影。HSD 由于铁沉积在苍白球和黑质等部位，早期 T2WI 显示双侧苍白球呈对称性低信号，由于铁不断沉积在苍白球导致细胞死亡、胶质细胞增生、水含量增加以及空泡形成，T2WI 显示苍白球弥漫性低信号伴其中心或前内部的点状高信号，即"虎眼征"，该征是诊断 HSD 的主要依据之一（图 8-6-1）。某些未出现临床症状的 HSD 患者也可出现该征象，但有些 HSD 患者 MRI 检查始终未发现铁沉积的影像学表现。MRI 检查同时还可发现黑质、红核及齿状核出现低信号改变。

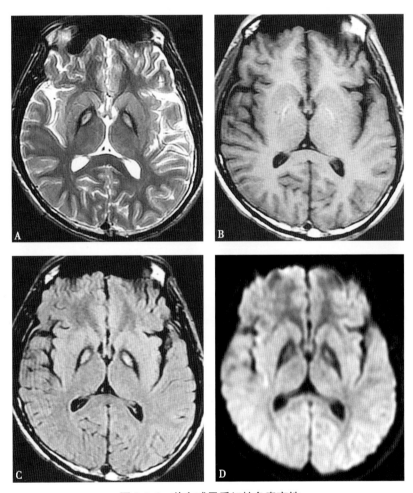

图 8-6-1　苍白球黑质红核色素变性

男，15 岁。智力衰退，伴有抽搐。MRI 平扫横断位 T2WI（A）、T1WI（B）、FLAIR（C）显示双侧苍白球区对称性稍短 T1、短 T2 异常信号，中央见点片状长 T2 信号影，双侧对称分布，即"虎眼"征；DWI 像（D）未见弥散受限。最后诊断：苍白球黑质红核色素变性

【CT 表现】

CT 表现为双侧基底节区呈对称性低密度改变，其内常伴有斑点、斑块状高密度影，尤以苍白球为甚，CT 上可与生理性钙化、Fahr 病、"苍白球三联征"进行鉴别，生理性钙化、Fahr 病、"苍白球三联征"表现为双侧基底节区对称性高密度影，但苍白球密度并不减低（图 8-6-2）。

【鉴别诊断】

苍白球黑质红核色素变性应与 CO 中毒性脑病、肝豆状核变性和帕金森病等疾病进行鉴别。

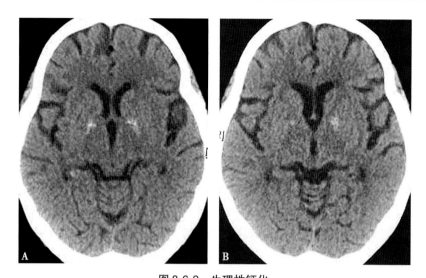

图 8-6-2　生理性钙化

横断位 CT 检查（A、B）显示双侧苍白球对称性斑点状高密度影，钙化周围苍白球密度不减低

1. **CO 中毒性脑病**　是指过量的一氧化碳进入血液后与血红蛋白结合形成碳氧血红蛋白，引起低氧血症导致脑组织损害。一氧化碳中毒导致脑组织缺氧引起神经组织脑组织水肿、软化、坏死、变性、脱髓鞘、反应性胶质增生。MRI 表现为双侧苍白球、半卵圆中心对称性异常信号，呈椭圆形长 T1、长 T2 信号。患者表现为脑白质脱髓鞘改变，主要见于迟发型一氧化碳中毒性脑病患者。诊断需结合病史。

2. **肝豆状核变性**　肝豆状核变性是一种常染色体隐性遗传的铜代谢障碍性疾病，以肝、肾和脑退行性变以及角膜 K-F 环为其特征。豆状核是最常见的受累部位，其次是尾状核、丘脑、脑干小脑齿状核，可同时累及多个部位，MRI 检查 T1WI 呈低信号，T2WI 和 FLAIR 像呈高信号，随着病程的延长铜在脑组织中聚集导致 T2WI 呈低信号（图 8-6-3）。本病确诊需结合临床表现和生化检查。

3. **帕金森病**　是中老年人常见的神经系统变性疾病，确切病因不明，主要病变在黑质和纹状体通路，多巴胺生成减少。SWI 序列可显示黑质、红核、苍白球呈均匀低信号影，所显示核团边界清晰，与周围组织信号强度对比明显（图 8-6-4）。

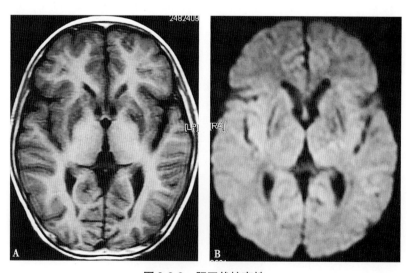

图 8-6-3　肝豆状核变性

双侧豆状核可见较对称性条片状稍长 T1（A）、稍长 T2（D）信号影，FLAIR（C）呈稍高信号，DWI（B）呈等信号影，病灶中心均可见条形低信号影

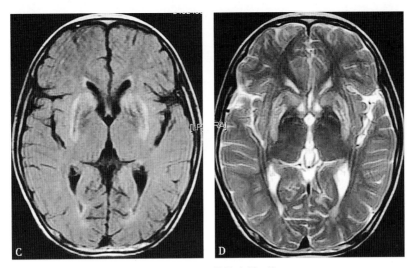

图 8-6-3 肝豆状核变性（续）

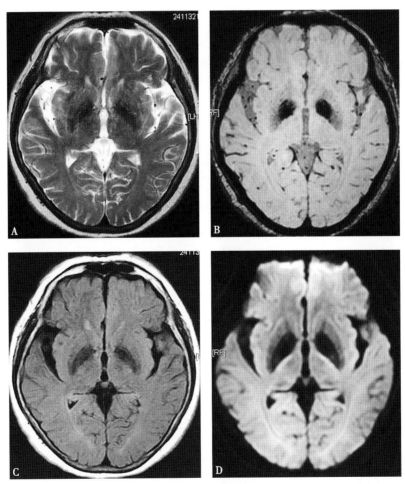

图 8-6-4 帕金森病

横断位 T2WI（A）、SWI（B）、FLAIR（C）及 DWI（D）均显示双侧苍白球信号减低，边缘清晰，较苍白球黑质红核色素变性比较，帕金森病苍白球铁沉积常不引起相应部位坏死

第七节　进行性核上性麻痹

进行性核上性麻痹（progressive supranuclear palsy，PSP）是由 Steele、Richardson 和 Olszewski 于 1964 年首先报道，因此又称 Steele-Rchardson-Olszewski 综合征，是一种少见的神经系统的变性疾病。

【病因、病理】

PSP 的病因未明，有关病因的研究主要集中在以下几个方面：① tau 蛋白病：本病可能与 tau 基因异常有关，由于相关的 tau 蛋白异常，形成神经纤维缠结，使神经轴突传递功能障碍；②药物诱发：如氟哌啶醇、氯丙嗪、胺碘酮、锂剂等可引起 PSP 的症状，停药后症状明显缓解；③脑萎缩，有研究表明：PSP 的相关临床症状与脑的特定部位萎缩存在关联；④兴奋性氨基酸转运体 2（EAAT2）与谷氨酸的异常转运；⑤神经营养因子缺乏：某些神经营养因子缺乏，加速了神经元坏死或细胞凋亡。

PSP 大体上可见广泛脑萎缩，包括苍白球、黑质和脑干萎缩，第三、四脑室及侧脑室扩大，中脑是病理变化早期影响的主要部位，早期即可发现中脑萎缩。镜下表现为受累区域神经细胞消失、神经纤维缠结（NFT）、颗粒空泡变性及神经胶质增生，神经细胞丧失和髓鞘脱失顶盖中央比外侧更明显，在疾病的早期阶段可显示中脑前后径变小，导水管扩张，四叠体池也增大。超微结构和生化分析表明，PSP 的 NFTs 主要由直微丝（SFs）和少量配对螺旋微丝（PHFs）组成，这不同于大量 PHFs 组成 NFTs 的阿尔茨海默病，且 PSP 无老年斑，这一病理改变可将两者鉴别开来，PSP 缺少 Lewy 小体、Pick 小体，这可与路易体痴呆及 Pick 病相鉴别。

【临床表现】

PSP 男性发病率较女性高，起病年龄多在 60 岁左右，男性多于女性。临床特征：

1. 核上性眼球运动障碍　眼球运动障碍为本病的核心症状，主要表现为对称性眼球垂直运动障碍，早期眼球向下受限，继而发生上视运动困难，最后不能水平运动，眼球固定于正中位，瞳孔多缩小，对光反射存在。辐辏反射障碍，呈玩偶眼现象。值得提出的是，有的病例在发病后很晚才出现眼球运动障碍，还有的根本就不出现眼症状。

2. 锥体外系症状　全身肌肉强直，主要是颈部及上部躯体的肌张力增高，出现颈部过伸、仰脸、下颌突出的特殊姿势。头颈部和躯干肌肉强硬，四肢较轻，面部表情刻板，皱纹加深，步态不稳，平衡障碍，转身时容易向后倾倒，但指鼻试验、跟膝胫试验多正常，一般不出现震颤，这与帕金森病有明显不同。锥体外系症状虽具特征性但出现率并不高，因此诊断时不要过分追寻此征。

3. 假性延髓性麻痹　表现为构音障碍，吞咽困难，下颌反射增强，腱反射增强，可出现病理反射。

4. 痴呆　反应迟钝、健忘、人格改变、学习能力下降，但很少出现严重痴呆。但上述临床特征并不是在患病早期就能完全表现出来，所以早期诊断较为困难，开始阶段不典型的临床症状可以导致误诊，有相关研究显示出现额叶症状可能是进行性核上性麻痹的早期临床表现。

【MRI 表现】

MRI 检查可发现中脑被盖部萎缩、中脑导水管扩大、脚间池及四叠体池增宽、第三、四脑室扩大、外侧裂增宽、大脑皮质特别是额叶皮质萎缩、侧脑室扩大等（图 8-7-1）。T2WI 脑干被盖和顶盖部出现异常高信号，导水管腹侧中脑内亦可出现异常长 T2 信号影，但出现率不高。MRI 中脑顶盖萎缩，上缘平坦、凹陷，萎缩明显者 MR 矢状位观察呈"蜂鸟征"，Kato 等发现 PSP 患者中脑顶端萎缩看上去像"蜂鸟的嘴"，故将这种影像学改变称为"蜂鸟征"（图 8-7-2）。轴位图像上中脑前后径缩短，中脑导水管扩张，四叠体池扩大，中脑呈"鼠耳"状改变。由于中脑体积萎缩明显而脑桥相对正常，在轴位图像上中脑面积 / 脑桥面积比值缩小，有研究发现中脑脑桥比诊断 PSP 敏感性及特异性均较高，中脑宽度小于 9.35mm，中脑脑桥比小于 0.52 用来诊断 PSP 的特异性较高。^{1}H-MRS 可以显示 NAA/Cr 之比在脑干、半卵圆中心、额叶、中央前回皮质明显降低，NAA/Cho 之比在豆状核降低。

【CT 表现】

由于中脑是病理变化早期影响的主要部位，所以进行性核上性麻痹患者早期 CT 检查可发现中脑导水管周围萎缩,表现为导水管扩大、脚间池及四叠体池增宽,四叠体变薄,尤以上部为甚。同时 CT 检查可发现大脑皮质特别是额叶皮质萎缩,表现为局部脑回缩小,脑沟加深,侧脑室扩大等。

　　PET 检查表现额叶糖代谢下降,脑干、丘脑、基底节区脑血流及氧耗量下降,并显示纹状体 D_2 受体活性下降,脑脊液检查 PSP 可发现脑脊液中的神经微丝蛋白明显增高,Tau 蛋白并不增高。

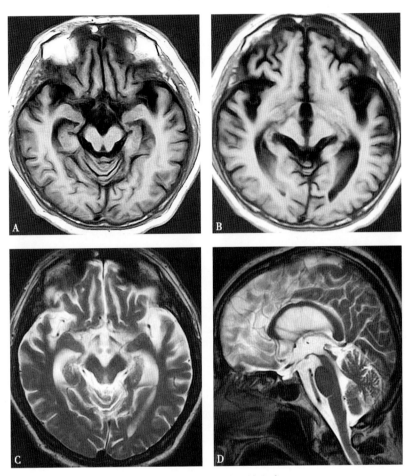

图 8-7-1　进行性核上性麻痹

男,74 岁。进行性行走不稳伴兴趣减退 3 年余,临床拟诊核上行麻痹。A~D. MRI 平扫横断位 T1WI、T2WI 和矢状位 T2WI 显示中脑萎缩减小,中脑被盖部萎缩,中脑上缘凹陷,前缘变尖,中脑与桥脑体积欠协调,中脑导水管增宽,双侧侧脑室扩大,脑沟、池扩大。临床随访证实为 PSP

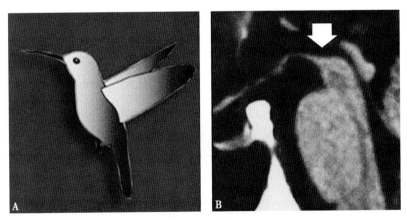

图 8-7-2　"蜂鸟征"

A、B. 进行性核上性麻痹患者,矢状位 T1WI 显示"蜂鸟征"

【鉴别诊断】

若本病主要临床症状都具备，有影像学表现支持诊断时，诊断本病并不难。但常须与可以引起眼球运动障碍、步行障碍及痴呆等表现的其他疾病进行鉴别，如帕金森病、皮质基底节变性、多系统萎缩等疾病进行鉴别。

1. 帕金森病 临床上易将 PSP 误诊为 PD，PD 可有家族史，眼球运动可有上视不良，但下视正常，四肢震颤明显，手呈搓丸样，慌张步态，左旋多巴治疗有效。帕金森病的病理特点为：黑质致密带、蓝斑、迷走神经背核含黑色素的神经元丢失，而纹状体、苍白球和脑干的神经核未受累。帕金森病小脑与中脑萎缩相对较轻，中脑顶盖上缘无明显平坦、凹陷征象。帕金森病 SWI 序列表现为苍白球、红核等铁沉积部位信号减低，在 T2WI 上侧脑室周边脑组织出现异常高信号，此征象虽无特异性，但对本病诊断有辅助意义（图 8-7-3）。

2. 皮质基底节变性 皮质基底节变性的肢体异常运动为不对称性，失用、失语、皮质感觉缺失等皮质损害症状常见，无对称性眼球垂直运动障碍，影像检查可发现额叶上部及顶叶皮质萎缩且明显不对称，PSP 仅表现为轻度额叶萎缩，但中脑特别是被盖萎缩明显，第三脑室扩大，中脑导水管扩张。

3. 多系统萎缩 早期出现尿频、尿急、排尿不尽、甚至不能排尿，随后出现自主神经和运动神经功能障碍，临床表现与 PSP 有较大差异。MSA 影像检查多表现为脑干、小脑萎缩壳核、脑干下部、小脑中脚及小脑的萎缩合并脑桥、小脑中脚及小脑的高信号，其特征表现为双侧壳核的裂隙状及脑桥内"十字样"稍长 T1、长 T2 异常信号影（图 8-7-4）。P-MSA 患者 FDG-PET 检查可发现壳核和尾状核葡萄糖代谢明显降低，中脑葡萄糖代谢基本正常，而 PSP 表现为中脑葡萄糖代谢减低。

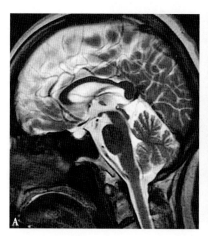
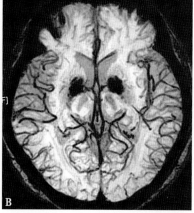

图 8-7-3 帕金森病
帕金森病矢状位 T2WI 显示中脑体积正常，中脑被盖部未见萎缩现象（A），轴位 SWI（B）双侧苍白球见对称性低信号

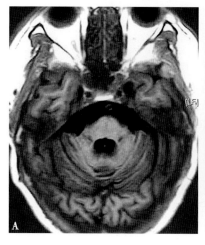
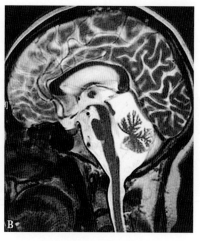

图 8-7-4 多系统萎缩
横断位 T1WI（A）矢状位 T2WI（B）显示小脑、脑干体积缩小，中脑面积、桥脑面积同时缩小，其比值无显著下降，中脑被盖部无明显萎缩

第八节　亨廷顿病

亨廷顿病（Huntington disease，HD）又称 Huntington 舞蹈病、慢性进行性舞蹈病、遗传性舞蹈病，是一种罕见的常染色体显性遗传性神经变性疾病，1872 年由英国外科医生 George Huntington 详细报道而得名。

【病因、病理】

HD 是影响纹状体和大脑皮质的常染色体显性遗传病，呈完全外显率，在家族中这种病有很强的遗传性，所以后代有 50% 的可能受此影响，一个人就可能使一个家族几代人中的某些成员得这种疾病。HD 的致病基因（$IT15$ 基因）位于 4p16.3，编码的蛋白称为 Huntingtin（Htt）蛋白，广泛存在于脑组织各部位，在人类的纹状体中 Huntingtin 较多。HD 是由于 $IT15$ 基因第 1 外显子内部不稳定的 CAG 三核苷酸重复序列异常扩增产生过多 Huntingtin 蛋白所致，等位基因 CAG 的重复数在正常人多在 26 次以下，HD 患者多超过 40 次。突变的 HD 疾病蛋白攻击大脑细胞的运输系统，破坏神经元功能必需物质的运输，大脑的部分运输系统受到破坏时，运动技能、认知技能甚至言语技能都会受到影响。CAG 重复扩增产生了变异的蛋白质，该蛋白在细胞内逐渐聚集，形成包涵体沉积在细胞核内导致细胞凋亡，大脑皮质和纹状体细胞丢失，出现不同程度的脑萎缩，以尾状核和壳核萎缩最显著，苍白球、丘脑、小丘脑核、黑质和小脑亦可出现萎缩。脑后部区中等大小含 γ- 氨基丁酸（GABA）及脑啡肽投射到苍白球外侧部的多棘神经元最早受累，表现为大量神经元丢失，小神经节细胞严重破坏，大神经节细胞轻度受侵，伴胶质增生，脑室普遍扩大。

【临床表现】

亨廷顿病的临床症状包括三方面，即运动障碍、认知障碍和精神障碍，这些临床症状均可作为首发症状出现。

1. 运动障碍　进行性发展的运动障碍表现为四肢、面、躯干的突然、快速的跳动或抽动，这些运动不可预先知道，也可以表现为不能控制的缓慢运动。舞蹈症状是 HD 最常见的运动障碍，大多开始表现为短暂的不能控制的扮鬼脸、点头和手指屈伸运动，类似无痛性抽搐，但较慢且非刻板式。随着病情进展，不随意运动进行性加重，出现典型的抬眉毛和头屈曲，当注视物体时头跟着转动，行走时出现不稳，腾越步态，加上不断变换手的姿势，全身动作像舞蹈。晚期出现角弓反张。

2. 认知障碍　表现为进行性痴呆，早期具有皮质下痴呆的特征，后期表现为皮质和皮质下混合性痴呆。

3. 精神障碍　首先出现的精神状态变化为人格行为改变，包括焦虑、紧张、兴奋易怒、或闷闷不乐、或不整洁以及兴趣减退，出现反社会行为、精神分裂症、偏执狂和幻觉。

4. 青少年型 HD　表现为帕金森病特征、肌张力障碍、长束征、痴呆、癫痫，舞蹈症状轻微，甚至没有。

【MRI 表现】

HD 影像表现为对称性尾状核、壳核萎缩，以尾状核头部最为明显，由于尾状核头部萎缩更明显，因此侧脑室前角扩大尤为显著，同时导致由尾状核头部所形成的侧脑室前角下外侧缘失去其正常凸出的形态。皮质萎缩以额叶明显。早期可先出现基底节尤其尾状核头部和壳核等处长 T1、长 T2 信号影（图 8-8-1）。HD 患者脑部相关组织的体积测量研究显示，本病患者的纹状体显著缩小，伴丘脑和颞叶中部体积缩小，轻度 HD 患者 50.1% 患者壳核最大长径缩短，27.2% 患者尾状核体积缩小。^{1}H-MRS 显示双侧尾状核及壳核的 NAA/Cr 水平下降、Cho/Cr 水平明显升高，这与神经元大量丢失、神经胶质细胞增生有关。

【CT 表现】

HD 的 CT 检查主要表现为对称性尾状核、壳核萎缩，以尾状核头部最为明显，双侧壳核对称性密度减低，双侧侧脑室前脚尾状核区呈球形向外膨起，呈"蝴蝶征"。HD 临床特征表现为进行性三联征：舞蹈病、精神（行为）异常和认知功能减退。

　　FDG-PET 显像早期即可见尾状核头部葡萄糖代谢率明显降低,有助于早期诊,有研究显示 HD 患者无症状的儿童,发现在部分携带疾病基因的患者尾状核与豆状核有代谢缺陷,所有有症状的患者均显示 PET 的代谢异常。

【鉴别诊断】

　　本病需要与肝豆状核变性等相鉴别。肝豆状核变性 MR 检查表现为双侧壳核及丘脑长 T1、长 T2 信号影,典型病例出现"大熊猫脸征"(图 8-8-2);眼科 K-F 环、腹部肝硬化征象及临床生化铜蓝蛋白异常对肝豆状核变性患者具有较高的诊断意义。

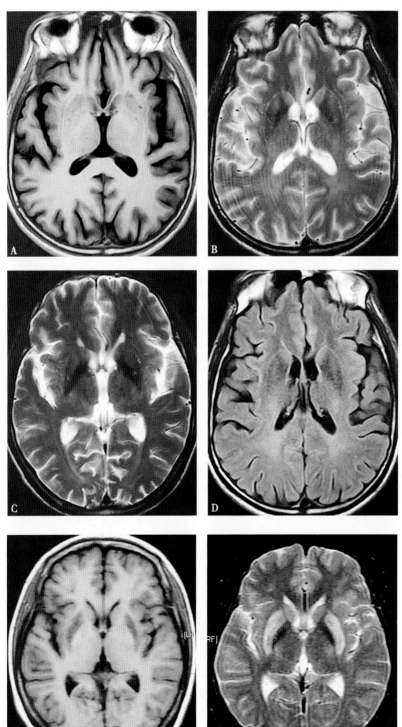

图 8-8-1　亨廷顿病
男,39 岁。行走不稳伴言语含混 1 年余,双手不灵活 2 月余。头颅 MRI 平扫横断位 T1WI(A)、T2WI(B、C)和 FLAIR(D)显示双侧尾状核及豆状核体积减小,豆状核外缘呈"裂隙样"改变,双侧侧脑室前部对称性扩大,双侧侧脑室前脚距离增宽,局部朝外膨隆呈"蝴蝶"状改变,中线结构居中,脑池、脑沟加深。经临床证实为亨廷顿舞蹈病

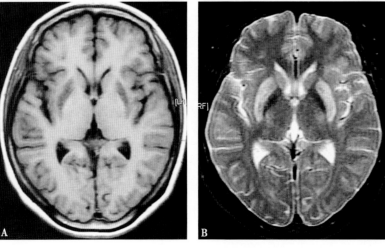

图 8-8-2　肝豆状核变性
轴位 T1WI(A)、T2WI(B)显示双侧豆状核长 T1、长 T2 信号影,尾状核及豆状核体积正常,其外缘无豆状核萎缩引起的"裂隙样"改变

第九节　华勒变性

华勒变性是指神经细胞胞体坏死或近端轴突损伤后,在损伤远端发生轴突裂解及吞噬受损轴突的过程,即华勒变性。是一种最常见的原发性脑损伤后继发远隔部位神经元变性,在脑卒中患者中多见。

【病因、病理】

华勒变性可发生在皮质脊髓束、皮质延髓束和皮质脑桥束等神经纤维中,其中以皮质脊髓束最常见。引起神经元细胞死亡的因素如脑梗死、脑出血、脑肿瘤、脑白质病及脑手术等均可致病。在损失因子的作用下神经细胞轴索断裂后,在损伤位点以及损伤远端,发生了一系列的细胞反应,以星形胶质细胞的激活、小胶质细胞和巨噬细胞的数量的累积为特点,在靠近损伤的部位以及轴突发生溃变的区域,星形胶质细胞呈现出反应性增生和肥大,在损伤头尾两侧的区域则发生了小胶质细胞的活化延迟以及巨噬细胞的吞噬等现象。在外周神经系统,由巨噬细胞和施万细胞吞噬和清除溃变的轴突及髓鞘碎屑,而在中枢神经系统主要是通过激活的小胶质细胞来行使这项功能。

华勒变性通常出现在脑损伤后数月或数年,病变过程随发生损伤后时间不同而异,包括髓鞘脱失和胶质增生,并伴有不对称性萎缩。一般3~4周出现髓鞘蛋白崩解,10~14周出现髓鞘脂肪破坏和胶质增生,数月到数年出现选择性神经元坏死,相应部位萎缩。

【临床表现】

大部分患者出现头痛及脑神经麻痹。脑神经麻痹依次顺序是听神经、视神经、动眼神经和其他。部分患者出现小脑共济失调,其他症状包括肢体瘫痪、脑积水、Horner综合征、广泛自主神经受累、癫痫发作及意识障碍等。

【MRI表现】

华勒变性MRI检查常表现为颅内沿特定神经纤维束走行区域多发脱髓鞘改变及脑缺血改变,增强扫描病变无强化。华勒变性最常发生在皮质脊髓束,病变起自大脑半球运动皮质,向下可累及同侧放射冠、内囊膝部和后肢、大脑脚、脑桥基底部、延髓腹侧,甚至沿锥体交叉至皮质脊髓侧束。大脑脚、脑桥和延髓锥体出现不同程度萎缩(图8-9-1)。MRI检查发现华勒变性的意义在于预示患者预后不佳。急性华勒变性表现为病变区域DWI呈高信号,发病四周左右可见T2WI低信号,可能与铁的异常代谢有关,2~3个月病变部位T2WI呈高信号。

【CT表现】

CT可显示颅内原发性损伤,华勒变性在CT上偶可发现。原发性脑损伤常位于一侧大脑半球,原发性损伤包括脑梗死、脑出血、脑外伤、脑血管畸形、脑肿瘤、脑白质病、脑手术后等,其中脑梗死最为常见。华勒变性常表现在原发损伤基础上出现沿白质纤维束走行区相应部位密度减低及萎缩现象。

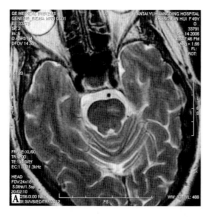 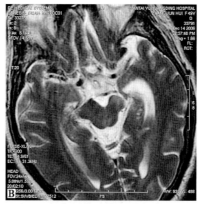 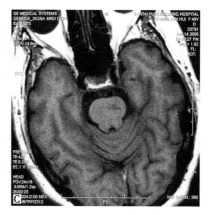

图8-9-1　华勒变性

MRI轴位T2WI(A、B)、T1WI(C、D)显示左侧大脑脚萎缩,大脑脚、中脑斑片状稍长T1、稍长T2信号,FLAIR(E、F)上为稍高信号。最后诊断:华勒变性

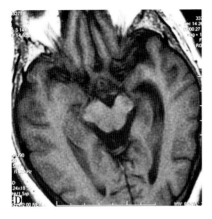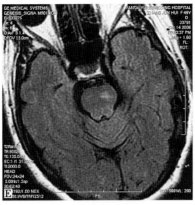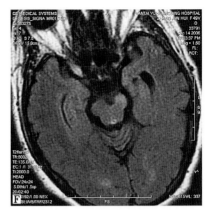

图 8-9-1　华勒变性（续）

【鉴别诊断】

华勒变性主要与脑缺血性病灶相鉴别。

两者均可表现为长 T1、长 T2 信号，但引起华勒变性原发损伤部位与锥体束并不在同一血管分布区域，不能单纯用缺血来解释，MR 检查可清楚显示华勒变性引起的脑萎缩和 T2WI 像上萎缩区的高信号。DTI 检查可发现病变区域 FA 值减小，DTT 图可显示病变部位与变性锥体束的关系，也可观察到白质纤维密度减低。缺血灶是由于颅内小血管病变所致，多伴有白质高信号和腔隙性脑梗死，多见于双侧半卵圆中心及侧脑室周围（图 8-9-2）。根据原发病灶的发生部位及病变部位与神经纤维束的关系不难诊断和鉴别。

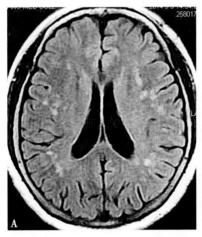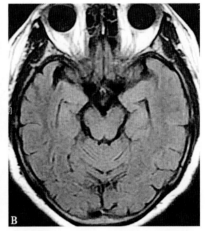

图 8-9-2　脑缺血灶

缺血灶主要集中在双侧额叶、顶叶及枕叶深部脑白质区，呈散在分布，不沿特定的神经纤维束走行分布（A、B），常无脑损伤病史

（申旭东　余　晖　高　波）

参 考 文 献

1. 程楠,陆兵勋,杜益刚,等. 华中和华东地区肝豆状核变性患者 ATP7B 基因第 13 号外显子突变的研究. 临床神经病学杂志,2010,23（1）:1-3.

2. 冯逢,有慧,胡凌,等. 磁敏感加权成像鉴别多系统萎缩与特发性帕金森病的初步研究. 中国医学影像技术,2007,23（6）:781-784.

3. 高波,吕翠. 神经系统疾病影像诊断流程. 北京:人民卫生出版社,2014:455-459.

4. 邝岚琼，王小宜，邢妩，等. P型多系统萎缩的MRI表现. 临床放射学杂志，2012，31（4）：475-478.

5. 兰文婧，谷艳英，王大伟，等. DWI、DTI及MRS对脑梗死的诊断价值. 吉林大学学报，2008，34（3）：522-525.

6. 李艳，曹丽华，张丽君，等. 应用SPECT早期诊断多发性脑梗死性痴呆的临床研究. 神经损伤与功能重建，2007，2（5）：294-296.

7. 刘树伟. 功能神经影像学，济南：山东科学技术出版社，2011：487-488.

8. 卢文甫，王鲁宁，陈彤，等. 进行性核上性麻痹的脑MRI研究. 中国医学影像技术，2000，16（9）：731-733.

9. 马爱军，郭晓军，李大成，等. 进行性核上性麻痹的脑葡萄糖代谢研究. 中华内科杂志，2012，51（11）：885-888.

10. 沈天真，陈星荣. 神经影像学. 上海：上海科学技术出版社，2004：337.

11. 唐业斌，卢琦，黄建军，等. 肝豆状核变性的颅脑MRI表现及临床应用. 临床放射学杂志，2008，27（11）：1454-1456.

12. 王含，陆箐箐，崔丽英，等. 磁共振脑径线测量对多系统萎缩的诊断价值. 中华神经科杂志，2007，40（7）：475-478.

13. 王劲，张雪林. MRI检测神经变性性疾病脑铁含量的研究进展. 临床放射学杂志，2003，22（7）：600-602.

14. 吴江，贾建平，崔丽英. 神经病学. 北京：人民卫生出版社，2005：256-258.

15. 武萍，张雪君. 联合影像检查在多系统萎缩中的应用价值. 国际医学放射学杂志，2011，34（5）：422-427.

16. 李联忠. 脑与脊髓CT、MRI诊断学图谱. 第2版. 北京：人民卫生出版社，2011：194-242.

17. 张玉虎，唐北沙. Hallervorden-Spatz综合征的临床与遗传学研究. 临床神经病学杂志，2006，19（2）：151-152.

18. 中华医学会神经病学分会帕金森病及运动障碍学组，中华医学会神经病学分会神经遗传病学组. 肝豆状核变性的诊断与治疗指南. 中华神经科杂志，2008，41（8）：566-568.

19. Adachi M, Kawanami T, Ohshima H, et al. Morning glory sign: a particular MR finding in progressive supranuclear palsy. Magn Rason Med Sci, 2004, 3（3）: 125-132.

20. Aggarwal NT, Schneider JA, Wilson RS, et al. Characteristics of MR infarcts associated with dementia and cognitive function in the elderly. Neuroepidemiology, 2012, 38（1）: 41-47.

21. Ahmad R, Bourgeois S, Postnov A, et al. PET imaging shows loss of striatal PDE10A in patients with Huntington disease. Neurology, 2014, 82（3）: 279, 281.

22. Assaf Y, Pastemak O. Diffusion Tensor Imaging（DTI）-based White Matter Mapping in Brain Research: A Review. Mol Neurosci, 2008, 34（1）: 51-61.

23. Beynon R, Sterne JA, Wilcock G, et al. Is MRI better than CT for detecting a vascular component todementia? A systematic review and meta-analysis. BMC Neurol, 2012, 12: 33.

24. Binnewijzend MA, Kuijer JP, Benedictus MR, et al. Cerebral blood flow measured with 3D pseudocontinuous arterial spin-labeling MR imaging in Alzheimer disease and mild cognitive impairment: a marker for disease severity. Radiology, 2013, 267（1）: 221-230.

25. Bosemani T, Meoded A, Poretti A. Susceptibility-weighted imaging in pantothenate kinase-associated neurodegeneration. J Pediatr, 2014, 164（1）: 212.

26. Carswell C, Thompson A, Lukic A, et al. MRI findings are often missed in the diagnosis of Creutzfeldt-Jakob disease. BMC Neurol, 2012, 12: 153.

27. Castillo M, Mukherji S. Early abnormalities related to postinfarction wallerian degeneration: evaluation with MR diffusion-weighted imaging. J Comput Assist Tomogr, 1999, 23: 1004-1007.

28. Cuevara CA, Blain CR, Stahl D, et al. Quantitative magnetic resonance spectroscopic imaging in Parkinson's disease, progressive supranuclear palsy and multiplesystem atrophy. Eur J Neurol, 2010, 17（9）: 1193-1202.

29. Delgado RF, Sanchez PR, Speckter H, et al. Missense PANK2 mutation without "eye of the tiger" sign: MR findings in a large group of patients withpantothenate kinase-associated neurodegeneration（PKAN）. J Magn Reson Imaging, 2012, 35（4）: 788-794.

30. Fermin-Delgado R, Roa-Sanchez P, Speckter H, et al. Involvement of globus pallidus and midbrain nuclei in pantothenate kinase-associated neurodegeneration: measurement of T2 and T2* time. Clin Neuroradiol, 2013, 23（1）: 11-15.

31. Hamlin C, Puoti G, Berri S, et al. A comparison of tau and 14-3-3 protein in the diagnosis of Creutzfeldt-Jakob disease.

Neurology，2012，79（6）：547-552.

32. Han YH，Lee JH，Kang BM，et al. Topographical differences of brain iron deposition between progressive supranuclear palsy and parkinsonian variant multiple system atrophy. J Neurol Sci，2013，325（1-2）：29-35.

33. Hayflick，SJ，Penzien JM，Michl W，et al. Cranial MRI changes may precede symptoms in Hallervorden-Spatz syndrome. Pediatr Neurol，2001，25（2）：166-169.

34. Hutchinson M，Raff U，Chaná P，Huete I Spin-Lattice Distribution MRI Maps Nigral Pathology in Progressive Supranuclear Palsy（PSP）during Life: A Pilot Study. PLoS One，2014，9（1）：e85194.

35. Kato N，Arai K，Hattori T. Study of the rostral midbrain atrophy in progressive supranuclear palsy. J Neurol Sci，2003，210（1-2）：57-60.

36. Kleinman JT. Early Wallerian degeneration on magnetic resonance imaging: underappreciated but highly relevant. Dev Med Child Neurol，2013，55（2）：104-105.

37. Liu Q. Effects of acupuncture on hemorheology，blood lipid content and nail fold microcirculation in multiple infarct dementia patients. J Tradit Chin Med，2004，24（3）：219-223.

38. Massey LA，Jäger HR，Paviour DC，et al. The midbrain to pons ratio: a simple and specific MRI sign of progressive supranuclear palsy. Neurology，2013，80（20）：1856-1861.

39. Meissner B，Kallenberg K，Sanchez-Juan P，et al. MRI lesion profiles in sporadic Creutzfeldt-Jakob disease. Neurology，2009，72（23）：1994-2001.

40. Miyoshi F，Ogawa T，Kitao SI，et al. Evaluation of Parkinson disease and Alzheimer disease with the use of neuromelanin MR imaging and（123）I-metaiodobenzylguanidine scintigraphy. AJNR Am J Neuroradiol，2013，34（11）：2113-2118.

41. Multiple-System Atrophy Research Collaboration. Mutations in COQ2 in familial and sporadic multiple-system atrophy. N Engl J Med，2013，369（3）：233-244.

42. Prashanth，LK，Shah，BB. 运动障碍疾病与脑内金属铜、铁、钙沉积. 内科理论与实践. 2010，5（5）：370-377.

43. Reginold W，Lang AE，Marras C，et al. Longitudinal quantitative MRI in multiple system atrophy and progressive supranuclear palsy. Parkinsonism Relat Disord，2014，20（2）：222-225.

44. Renard D，Vandenberghe R，Collombier L，et al. Glucose metabolism in nine patients with probable sporadic Creutzfeldt-Jakob disease: FDG-PET study using SPM and individual patient analysis. J Neurol，2013，260（12）：3055-3064.

45. Risacher SL，Saykin AJ. Neuroimaging biomarkers of neurodegenerative diseases and dementia. Semin Neurol，2013，33（4）：386-416.

46. Rocca MA，Mesaros S，Preziosa P，et al. Wallerian and trans-synaptic degeneration contribute to optic radiation damage in multiple sclerosis: a diffusion tensor MRI study. Mult Scler，2013，19（12）：1610-1617.

47. Rolland，Y，Vérin M，Payan CA，et al. A new MRI rating scale for progressive supranuclear palsy and multiple system atrophy: validity and reliability. J Neurol Neurosurg Psychiatry，2011，82（9）：1025-1032.

48. Sánchez-Castañeda C，Cherubini A，Elifani F，et al. Seeking Huntington disease biomarkers by multimodal，cross-sectional basal ganglia imaging. Hum Brain Mapp，2013，34（7）：1625-1635.

49. Seok HY，Eun MY，Park KW，et al. FDG-PET and MRI features in multiple system atrophy. Acta Neurol Belg，2011，111（1）：76-77.

50. Shaffer JL，Petrella JR，Sheldon FC，et al. Predicting cognitive decline in subjects at risk for Alzheimer disease by using combined cerebrospinal fluid，MR imaging，and PET biomarkers. Radiology，2013，266（2）：583-591.

51. Teipel S，Evangelia K，Stefan H，et al. Automated detection of β-amyloid-related cortical andsubcortical signal changes in a transgenic model of Alzheimer's disease using high-field MRI. Alzheimers Dis，2011，23（2）：221-237.

52. Thong JY，Hilal S，Wang Y，et al. Association of silent lacunar infarct with brain atrophy and cognitive impairment. J Neurol Neurosurg Psychiatry，2013，84（11）：1219-1225.

53. van den Bogaard SJ，Dumas EM，Hart EP，et al. Magnetization transfer imaging in premanifest and manifesthuntington disease: a 2-year follow-up. AJNR Am J Neuroradiol，2013，34（2）：317-322.

54. van Rooden S, Goos JD, van Opstal AM, et al. Increased number of microinfarcts in Alzheimer disease at 7-T MR imaging. Radiology, 2014, 270(1): 205-211.

55. Venkatasubramanian C, Kleinman JT, Fischbein NJ, et al. Natural history and prognostic value of corticospinal tract Wallerian degeneration in intracerebral hemorrhage. J Am Heart Assoc, 2013, 2(4): e000090.

56. Vinod DS, Bindu PS, Ravishankar S, et al. Relaxation and susceptibility MRI characteristics in Hallervorden-Spatz syndrome. J Magn Reson Imaging, 2007, 25(4): 715-720.

57. Visser P, Knopman D. Amyloid imaging in the prediction of Alzheimer-type dementia in subjects with amnestic MCI. Neurology, 2009, 73(10): 744-745.

58. Vitali P, Maccagnano E, Caverzasi E, et al. Diffusion-weighted MRI hyper intensity patterns differentiate CJD from other rapid dementias. Neurology, 2011, 76(20): 1711-1719.

59. Wenning GK, Stefanova N. Recent developments in multiple system atrophy. J Neurol, 2009, 256(11): 1791-1808.

60. Wiernicka A, Jańczyk W, Dądalski M, et al. Gastrointestinal side effects in children with Wilson's disease treated with zinc sulphate. World J Gastroenterol, 2013, 19(27): 4356-4362.

61. Wiest R, Burren Y, Hauf M, et al. Classification of mild cognitive impairment and Alzheimer disease using model-based MR and magnetization transfer imaging. AJNR Am J Neuroradiol, 2013, 34(4): 740-746.

62. Wu HM, Lu CS, Huang CC, et al. Asymmetric involvement in sporadic creutzfeldt-jakob disease: clinical, brain imaging, and electroencephalographic studies. Eur Neurol, 2010, 64(2): 74-79.

第九章 脑代谢及中毒性疾病

第一节 线粒体脑病

线粒体脑病（mitochondrial encephalopathy，ME）是一组线粒体结构或功能异常导致的以脑组织受累为主要表现的多系统疾病，核基因和（或）线粒体基因异常均可导致线粒体病的发生，具有明显的遗传基因及临床表现的特异性。

病变以侵犯骨骼肌为主时，称为线粒体肌病；伴有中枢神经系统受累则称为线粒体脑肌病（mitochondrial encephalomyopathy）或线粒体脑病。线粒体病既可为先天遗传性，又可为后天获得。原发性线粒体脑病主要包括亚急性坏死性脑病、MELAS 综合征（线粒体脑肌病伴乳酸中毒和中风综合征）、肌阵挛性癫痫和碎红纤维病、克 - 塞综合征（Kearns-Sayre syndrome）。

【病因、病理】

原发性线粒体代谢异常，表现为乳酸中毒及脑卒中样发作，是由于遗传缺陷引起的线粒体代谢酶缺陷，氧化磷酸化代谢脱偶联引起 MtDNA 突变，影响线粒体内转运 RNA。MGT 染色均发现：不整红边纤维（RRF），线粒体数目增多，形态异常，嵴排列紊乱，线粒体内结晶状包涵体，酶组化染色发现典型 RRF。

主要表现为脑组织海绵状变性、神经元变性或消失、星型胶质细胞增生以及继发性脱髓鞘和铁质沉积。急性期主要是乳酸血症导致血管舒张，病变区域血管源性水肿，可见病灶区肿胀。慢性期主要是脑缺血缺氧导致细胞毒性水肿，由于细胞能量代谢障碍，造成神经元普遍生长缓慢，数量减少，可出现全脑萎缩。

【临床表现】

亚急性起病或隐袭起病，进行性加重，多系统受累。神经系统表现最为突出，表现为肢体无力及智能下降，其他依次为肌阵挛发作、眼外肌麻痹、视神经萎缩、呼吸异常、共济失调以及言语不清等。

MELAS 综合征的临床表现为脑中风和中风样发作，常反复发作，其他症状包括半身麻木、肌肉无力、瘫痪、恶心、呕吐、头痛、癫痫等。出现这些症状的主要原因是脑和肌肉氧的代谢障碍及由此引起的脑梗死。

【MRI 表现】

广泛的皮层及皮层下对称或者不对称的长 T1、长 T2 异常信号灶，散在分布，不符合血管分布，与正常脑组织分界不清，有分层性改变，仔细观察呈水印样，可能与层状坏死有关（图 9-1-1）；伴有轻度脑萎缩，增强扫描不强化。

MELAS 综合征 MRI 表现与脑梗死类似，但不按血管支配区分布，多见于半球的后部即颞顶枕叶处，白质灰质均受累，典型 MRI 表现为皮质和皮质下不按动脉供血分布的脑回样长 T1、长 T2 信号，双侧病变可对称或不对称，多次 MRI 检查可发现病变呈游走、多变的特点。因此，病变以皮质受累为主，并呈现由皮质向皮质下白质蔓延的趋势，另外病灶范围与脑供血动脉分布区不一致，是 MELAS 综合征的两个重要特征。增强扫描无明显强化或者强化不明显，也可出现少许脑回样强化，是由于血脑屏障通透性增加所致（图 9-1-2）。

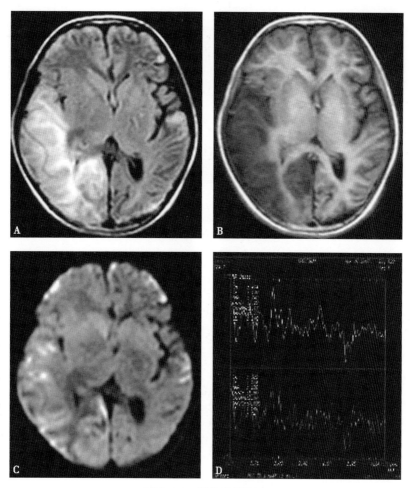

图 9-1-1　线粒体脑肌病

男，8 岁。纳差，神萎 2 年，发热、呕吐 1 周。头颅 MRI 平扫 FLAIR（A）、T1WI（B）示双侧额、颞、枕叶皮层及皮层下可见斑片状长 T1、长 T2 信号影，境界模糊，DWI（C）呈不均匀斑片状高信号，右侧侧脑室后角受压变窄，中线结构略向左侧偏；1H-MRS（D）显示病灶区 Cho、Cr 及 NAA 明显减低，可见倒置双乳酸峰。最后诊断：线粒体脑肌病（MELAS 综合征）

　　MRA 可见病灶内血管增粗、增生，但未见大动脉狭窄或闭塞，且病灶跨越特定动脉血供分布区，这些特点均表明病灶有别于血管闭塞引起的梗死灶。对 MELAS 的诊断，1H-MRS 被证明是较 DWI 更敏感的一种检查方法。在 DWI 上尚未出现高信号的部位，可以在 1H-MRS 上发现 Lac 峰，1H-MRS 能较早预测 MELAS 的转归及疗效的评价（图 9-1-1、2）。

【CT 表观】

　　线粒体脑病的 CT 表现为双侧基底节区特别是壳核对称性低密度伴大脑皮层萎缩，基底节钙化较有特征性，或表现为大脑半球低密度改变，边界不清（图 9-1-3）。

【鉴别诊断】

　　与其他疾病的鉴别：MELAS 综合征主要需要和脑炎、脑梗死、大脑胶质瘤病、脱髓鞘疾病鉴别。

　　1. 病毒性脑炎　主要表现为脑实质长 T1、长 T2 信号，分布于单侧或双侧颞叶、额叶、海马及边缘系统（图 9-1-4）。虽然在影像上易与 MELAS 综合征和脑梗死混淆，但其临床表现明显不同，脑炎多有头痛、发热、脑膜刺激征等，脑脊液检查可提示蛋白和细胞量增多。

　　2. 脑梗死　多见于老年患者，青年患者多有血管炎的基础，病灶区对应的供血动脉多有狭窄或闭塞（图 9-1-5）。脑梗死在 T1WI、T2WI 和 DWI 上的信号可同 MELAS 综合征的改变完全一致，但后者的病变范围不按脑供血动脉范围分布，且脑血管无闭塞或狭窄征象；病灶以灰质为主，白质受累较少，病

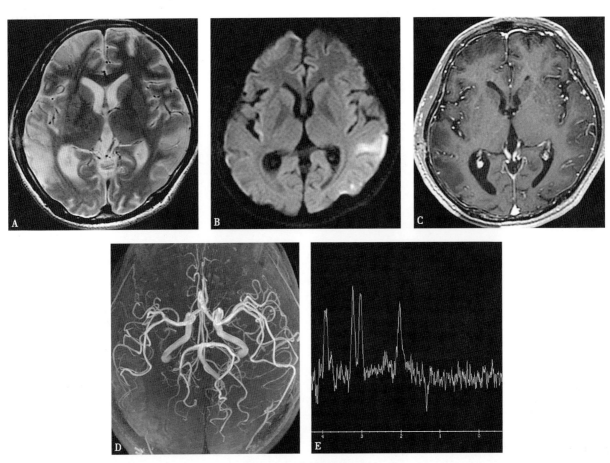

图 9-1-2 线粒体脑肌病

男，21 岁。因左侧肢体麻木无力 2 月余，发作性意识丧失、四肢抽搐 3 小时入院。外院曾多次行头颅 CT/MRI 检查。A～E. 右侧颞顶叶大片病灶，曾行脑组织活检病理检查，提示"炎症"。查体：昏迷状态，四肢肌张力减低，疼痛刺激均有反应，左侧活动幅度较右侧差，左侧病理征阳性

灶呈灰质向白质蔓延趋势；在病灶内部和远离病灶的部位可见到 Lac 峰，这些特点均与脑梗死不同。

3. **大脑胶质瘤病**（gliomatosis cerebri，GC） 是一种以神经胶质细胞弥漫性瘤样增生，而原有解剖结构保持完整为特征的原发性肿瘤。目前 WHO 将其归类于神经上皮组织肿瘤中来源未定的胶质肿瘤，恶性程度为Ⅲ级。GC 可在任何年龄段发病，以儿童或青少年多见。发病部位可为脑和脊髓任何部位，最常见为视神经和白质通道。主要临床症状为头痛、记忆力下降、癫痫、精神状态改变，病变发展呈进行性，可持续数周至数年。MRI 表现为 T1WI 呈低信号，T2WI 及 FLAIR 上呈高信号，以白质为著，边界多不清晰。邻近脑沟、脑室弥漫性缩小，脑回或脑白质肿胀。增强扫描病灶多不强化，仅少数显示部分区域斑片状轻度强化。与 CT 比较，MRI 除显示脑叶病变范围明显扩大外，还可显示胼胝体受侵增厚、基底节和丘脑等的侵犯。对本病的诊断需要病理组织学诊断并结合肿瘤在颅内的生长情况和侵犯范围（图 9-1-6）。本病对放疗敏感，定性对治疗尤为重要。

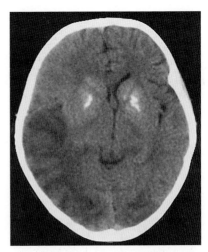

图 9-1-3 线粒体脑肌病

与图 9-1-1 同一病例，头颅 CT 平扫显示右侧颞枕叶、左枕叶见片状低密度影，境界不清；双侧基底节区见对称性钙化高密度影

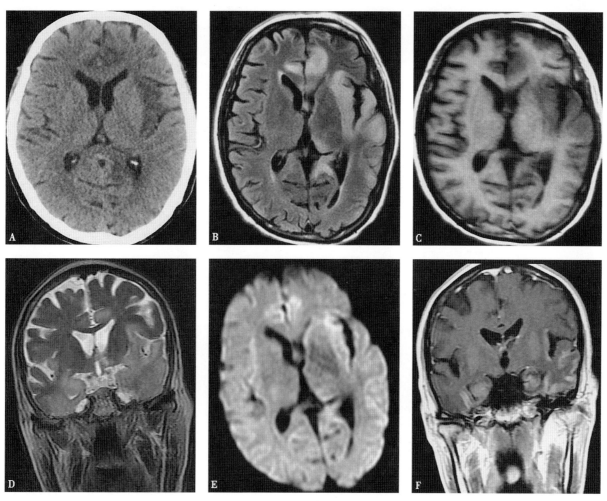

图 9-1-4　病毒性脑炎

胡言乱语伴发作性意识障碍、四肢抽搐 3 天；查体：意识不清，颈强，四肢肌张力增高。头颅 CT 平扫（A）显示双侧额叶、颞叶及左侧岛叶片状稍低密度影，边界不清。MRI 平扫横断位 FLAIR（B）、T1WI（C）及冠状位 T2WI（D）显示双侧额叶、颞叶、海马及左岛叶、枕叶、丘脑可见斑片状稍长 T1、稍长 T2 异常信号影，边界不清；DWI 像（E）呈稍高信号；MRI 增强冠状位（F）显示病灶呈脑回样、斑片状、条状不规则强化。临床随访证实为单纯疱疹病毒性脑炎

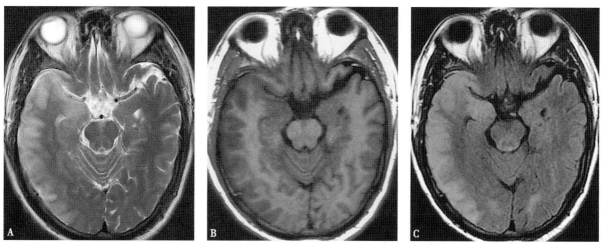

图 9-1-5　脑梗死

男，41 岁。A～D. 右侧颞叶大片状稍长 T1、稍长 T2 信号，FLAIR、DWI 像呈高信号，符合右侧大脑中动脉供血范围区域梗死；E. MRA 证实右侧大脑中动脉 M$_1$ 闭塞，远端分支未见显影

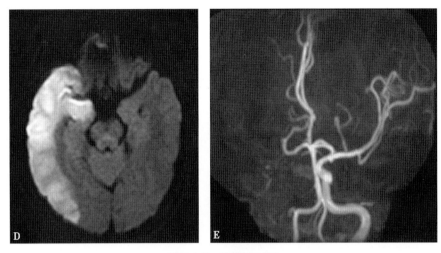

图 9-1-5 脑梗死（续）

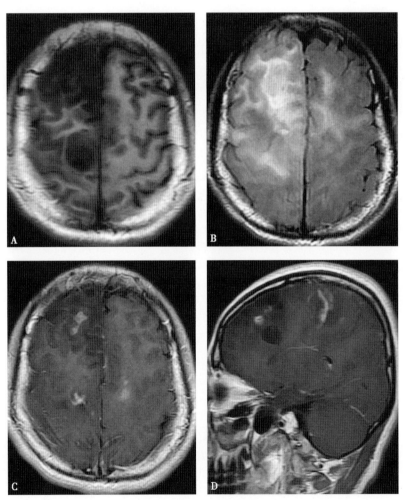

图 9-1-6 大脑胶质瘤病

男，40 岁。患者因头痛、肢体瘫痪入院。MRI 平扫横断位 FLAIR（A）、T1WI（B）显示双侧额叶、右侧基底节区、胼胝体膝部见不规则片状稍长 T1、稍长 T2 信号影，边界不清，其内可见多个类圆形长 T1、长 T2 信号区；右侧侧脑室受压变形，中线结构轻度向左侧移位。MRI 增强扫描横断位（C）和矢状位（D）示病变区多发斑片状、结节状及环状明显不均匀强化区，周围水肿带未见明显强化。病理证实为大脑胶质瘤病

4. 脱髓鞘病变　如多发性硬化多为中老年起病,起病缓慢,病灶散在,范围较小,常以双侧侧脑室周围白质病变为主(图9-1-7)。

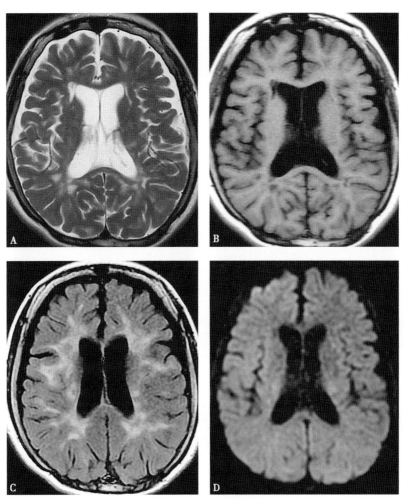

图 9-1-7　多发性硬化

女,29 岁。右侧肢体无力 7 年,右眼肌痉挛、口角歪斜 3~4 天;查体:口角向右歪斜,右侧肢体肌力减退,双侧病理性(+)。A~C. 双侧侧脑室周围白质内对称性斑片状稍长 T1 稍长 T2 信号影,以 FLAIR 像显示更加清晰,脑室系统扩大,脑沟裂增宽加深;D. 多数病灶在 DWI 上呈等信号,少数病灶呈稍高信号

第二节　原发性胼胝体变性

原发性胼胝体变性又称为 Marchiafiva-Bignami 病(marchiafava-bignami disease,MBD),是一种罕见的胼胝体逐步脱髓鞘和随之坏死的病变,多认为与慢性酒精中毒有关。MBD 首先由两位意大利病理学家 Marchiafava 和 Bignami 在 1903 年描述,是一种少见的发生于慢性酒精中毒人群的疾病。本病首先报道于意大利饮用粗制红酒成瘾人群,后来发现饮用其他酒类如日本清酒、中国长白山酒及美国浪姆酒等成瘾人群也可发生本病,世界各地均有对本病的报道,据 2001 年 Helenius 等统计全球报道约250 例。

【病因、病理】

慢性酒精中毒可造成肝功能损害和胃肠道功能紊乱,造成体内营养物质代谢失调,引起严重的营养缺乏,尤以蛋白质、硫胺素、叶酸、类酸等缺乏为著,从而引起脑内髓磷脂代谢障碍,导致脑内的脱髓鞘改变。

胼胝体变性特征性病理改变为胼胝体中层坏死、脱髓鞘、软化灶形成,可累及部分或整个胼胝体,也可侵犯前、后联合及其他白质。胼胝体脱髓鞘伴反应性胶质细胞增生,中心区域少突胶质细胞几乎消失,但轴索改变较轻,同时也可出现少量巨噬细胞浸润。

【临床表现】

临床表现复杂多样,缺乏特异性。根据临床发病的形式不同,可分为急性型、亚急性型、慢性型三类。急性型发病突然,表现昏迷和严重的神经紊乱;亚急性型表现为严重的持续性呆傻;慢性型的特点为分离综合征和渐进性痴呆。其预后与临床表现密切相关。目前主要的治疗方法是大剂量 B 族维生素支持营养及激素对症治疗。

【MRI 表现】

由于 MBD 的临床表现没有特征性,而 CT 对胼胝体体部病灶显示有限,因此 MRI 已成为该病诊断和随访的重要方法,尤其是矢状位 T2WI 或 FLAIR 像是诊断本病的最佳序列(图 9-2-1)。急性期胼胝体由于水肿、髓磷脂破坏表现为弥漫性肿胀,T1WI 多为等或稍低信号,T2WI 呈高信号,增强后胼胝体可有不同程度强化,胼胝体增大尤其是膝部膨胀性改变被认为是 MBD 的急性期征象(图 9-2-2);随着病变进展至亚急性期和慢性期,胼胝体内可出现坏死和(或)囊变,以膝部、压部为著;如果胼胝体体部受累,最大变性部位一般位于其中段的外侧部分。胼胝体中层变性类似"三明治"状改变被认为是本病的特征性表现。后期胼胝体整体性萎缩,变性、坏死或囊变区信号特征鲜明并可长期存在。

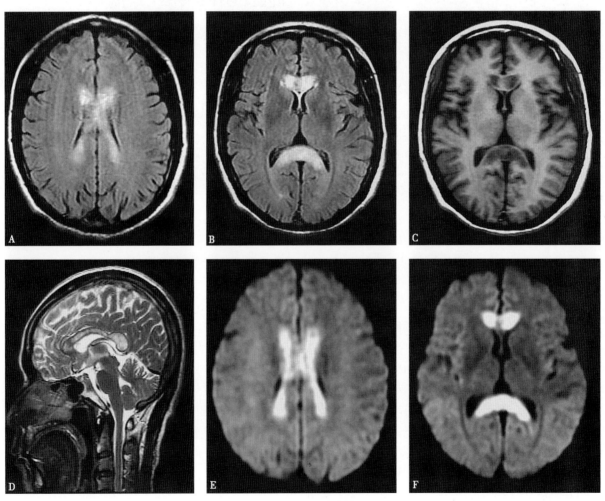

图 9-2-1 胼胝体变性

男,50 岁。头痛 3 个月,说话欠清,乏力(追问病史,患者有长期酗酒史)。MRI 平扫横断位 FLAIR(A、B)、T1WI(C)和矢状位 T2WI(D)显示胼胝体膝部、体部和压部片状稍长 T1、长 T2 信号。DWI(E、F)显示上述病变呈高信号。临床随访证实为胼胝体变性

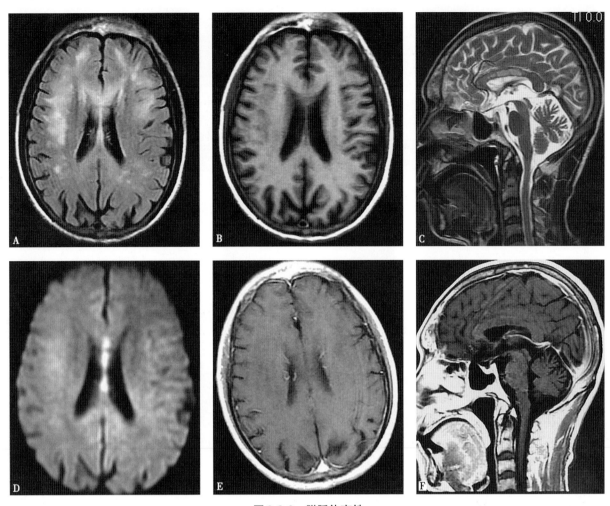

图 9-2-2　胼胝体变性

男，56 岁。反复头昏、头痛 10 余年，智力下降，突发言语不能、晕厥 3 分钟，伴有抽搐，四肢肌张力正常，饮酒 30 余年，500g 以上 / 日 1 年，Glasgow 评分 15 分。MRI 平扫横断位 FLAIR（A）、T1WI（B）和矢状位 T2WI（C）显示双侧半卵圆中心、胼胝体体部和膝部见多发斑片状稍长 T1、长 T2 信号，DWI（D）像胼胝体体部部分病变呈高信号；增强扫描（E、F）显示病灶无强化。临床随访证实为胼胝体变性

　　有些病例在胼胝体变性、坏死区 T2WI 高信号内出现低信号，病理显示含脂巨细胞内散在或成堆分布的含铁血黄素。前 / 后联合、半卵圆中心及其他白质纤维束如长联络纤维、大脑脚亦可受累，而内囊、放射冠及皮层下 U 形纤维一般不受累。FLAIR 序列对病变的显示更加敏感，FLAIR 像上周围高信号环、中央低信号核可能代表边缘区域髓磷脂的破坏及中心坏死，均匀高信号病灶区域可能是脱髓鞘、水肿的混合反应，而且急性期 FLAIR 像高信号水肿区常常大于永久性损伤区域（图 9-2-3）。

　　MBD 的基本病变以髓鞘脱失、坏死为主，由于扩散在人脑白质区表现为与髓鞘形成相关的方向性受限扩散，因此髓鞘的脱失使水分子在与神经纤维垂直方向的受限扩散减轻，在理论上可以引起扩散值的上升。国内余晖等研究发现 DWI 对于显示 MBD 病灶的分布仍较敏感，结合常规 MRI 表现有助于 MBD 的诊断。通过病灶 ADC 值的测量能够较准确反映病灶的病理生理改变，其中 ADC 值的中度升高可能反映了髓鞘的脱失造成的受限扩散减轻或血管源性水肿造成扩散的增加，ADC 值的显著升高可能提示为坏死或囊变区域，ADC 值降低的主要机制可能为伴随柱状膨出和坏死的轴突或神经元的损害导致扩散受限（图 9-2-4）。因此，仅依据病灶 ADC 值的变化不能对 MBD 的诊断以及临床分型提供更多的帮助，但不同病灶 ADC 值从低到高的变化可能分别反映了神经元的损害、脱髓鞘和轴突坏死等不同程度脑组织损害的病理变化。ADC 值、皮质累及与临床转归及预后的关系尚需进一步探讨。

　　有学者研究发现胼胝体膝部、压部及额叶白质、半卵圆中心白质的 FA 值明显低于对照组（$P < 0.05$），

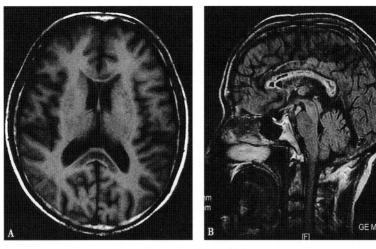

图 9-2-3 胼胝体变性

男,60 岁。记忆力减退、头晕、失眠 2 个月,做事重复;饮酒约 30 年,0.15~0.25kg/d;随访 25 个月尚健。A. 横断面 T1WI 显示胼胝体膝部、压部局限性长 T1 低信号,侧脑室略扩大,脑沟、裂加宽变深;B. 矢状位 FLAIR 像显示胼胝体明显萎缩变薄,中央层见散在条形或类圆形低信号灶

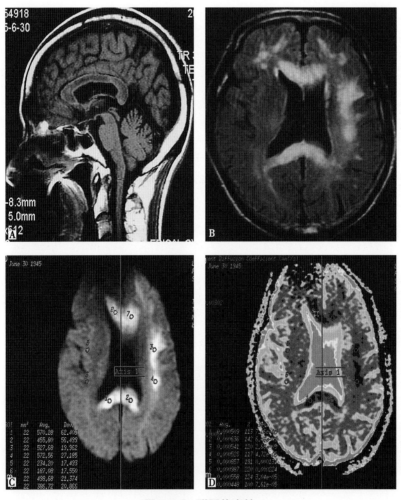

图 9-2-4 胼胝体变性

男,60 岁。行为异常 20 天余;长期饮酒,0.25kg/d,9 个月后随访症状改善不明显。A. 矢状位 T1WI 显示胼胝体膝部、体部及压部中央层呈略长 T1 低信号,呈典型"三明治"改变;B. 横断位 FLAIR 像示胼胝体膝部、压部明显高信号,双侧侧脑室周围大片状异常信号延伸至左侧外囊;C、D. 病变区 ADC 值测量显示 ADC 值明显下降

可能反映起因于慢性乙醇中毒的白质整体完整性的损害,白质纤维束显微结构的断裂,如髓鞘的缺失或者轴索的变性退化,可能让水分子更自由移动,造成 FA 减少。DTI 图像可对累及白质纤维束的病变提供客观评价标准,在早期发现慢性乙醇中毒性脑病引起的神经系统弥漫性损害,了解主要传导通路受损程度,为慢性乙醇中毒性脑病的定位诊断提供精确的信息。

磁共振波谱(^{1}H-MRS)能更好地揭示 MBD 病因、评价脑损伤程度及预后。脱髓鞘急性期由于活动性髓鞘崩解及随之磷酸胆碱、甘油 - 磷酸胆碱的释放 Cho 复合物增加;NAA 是神经元的特异性标记物,它的减少提示髓磷脂破坏后继发的轴索损伤;Lac 一般出现于脱髓鞘的急性期或亚急性期,反映了炎症反应中无氧代谢(糖酵解)的存在;而 Cr 一般含量稳定常作为内参照物。病灶内 Cho/Cr 的明显升高反映了急性期病程的严重髓鞘脱失、崩解,NAA/Cr 的明显降低说明病灶内髓磷脂破坏、神经元丧失,而在 1.3ppm 处倒置双峰 Lac 峰的出现则提示局部无氧代谢的存在(图 9-2-5)。^{1}H-MRS 代谢物改变反映了酒精对大脑特定部位的神经毒性作用所致的病理生理学异常,这也与 MBD 患者死后病理学显示的白质损害和(或)新皮质神经元丧失相符合,为活体研究 MBD 提供了一条新的途径。

【CT 表现】

本病 CT 扫描表现为胼胝体低密度影,边界清楚,早期注射造影剂可强化,晚期无强化。可出现不同程度的脑萎缩,常累及侧脑室前额叶白质,有些病例在两侧大脑半球白质内可出现对称性边缘清楚的低密度影(图 9-2-6)。

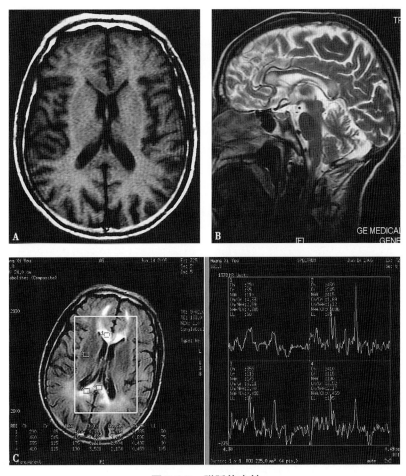

图 9-2-5 胼胝体变性

男,56 岁。神志恍惚、突然晕倒 1 天,伴失语;长期饮酒,0.25kg/d,随访 11 个月尚健。2D PRESS MRS 显示病灶内 3、4 区 Cho 明显升高、NAA 明显降低及倒置 Lac 峰,Cho/Cr 为 3.11～3.52,NAA/Cr 为 1.52～1.65,Cho/NAA 为 2.00～2.17。定位图 FLAIR 像显示病灶不仅累及胼胝体膝部、压部,还累及前联合及双侧侧脑室三角区白质

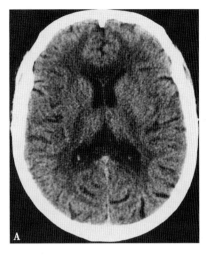
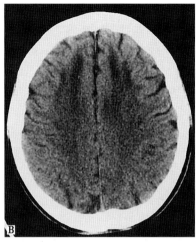

图 9-2-6　胼胝体变性
A. 男，55 岁。发作性意识障碍 3 天，伴肢体抽搐；长期酗酒，≥0.5kg/d。横断 CT 显示胼胝体肿胀，膝部、压部对称性低密度改变；B. 另一例患者，双侧额叶皮层下及半卵圆中心亦见对称性稍低密度改变

【鉴别诊断】

与其他疾病的鉴别：MBD 需要与累及胼胝体的疾病如脑梗死、多发性硬化（MS）、肿瘤、外伤、感染等进行鉴别。同时还要与由于癫痫发作、使用或停用抗癫痫药物、放化疗及低血糖诱发的胼胝体压部局灶性变性进行鉴别，它们多表现为胼胝体压部局限性长 T1、长 T2 病灶，DWI 可弥散受限，结合病史及实验室检查亦不难鉴别。

1. 多发性硬化　多见于中青年女性。病灶常呈圆形或卵圆形，多位于脑室周围及胼胝体，其长轴与侧脑室垂直，具有相对特征性，且经激素治疗后复查头部 MR 病灶较前减少。MS 多侵犯胼胝体全层，凹凸不平，由室管膜下呈小山状突入胼胝体内，且主要分布于脑室周围白质内，胼胝体单独受累极少（图 9-2-7）。

2. 胼胝体梗死　多见于老年人，常有脑血管病危险因素，可表现为相应受累区域神经功能缺损的症状、体征。病灶多为单侧性、局灶性分布，故一般很少出现胼胝体双侧对称性异常信号改变（图 9-2-8）。临床上单独累及胼胝体的腔隙性脑梗死多位于胼胝体前部，一般为局灶性。

3. Susac 综合征　一般见于 16～58 岁女性，男女性别比为 1∶3。典型的临床三联征包括急性脑病、视网膜动脉分支闭塞和听力丧失。其病程具有自限性，一般为 2～4 年，稳定后可遗留不同程度的认知功能障碍、听力障碍和视力障碍。典型的影像学表现为大脑和幕下灰白质结构的广泛多发性小灶 T2WI 高信号并异常强化，常见部位如胼胝体等深部白质及脑室周围白质，脑干、小脑亦可受累，胼胝体受损通常累及中央纤维，外周纤维不受损。急性或亚急性期可见增强，急性损害消退后胼胝体中央出现孔洞，中央孔洞可能是由胼胝体横向放射轴突的微梗死所致（图 9-2-9）。

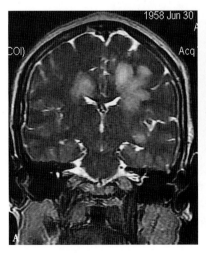
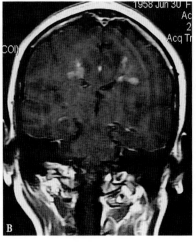

图 9-2-7　多发性硬化
女，51 岁。突发言语障碍，右侧肢体无力 7 天。A、B. 平扫及增强冠状位显示病变沿侧脑室周围垂直分布，即"直角脱髓鞘征"

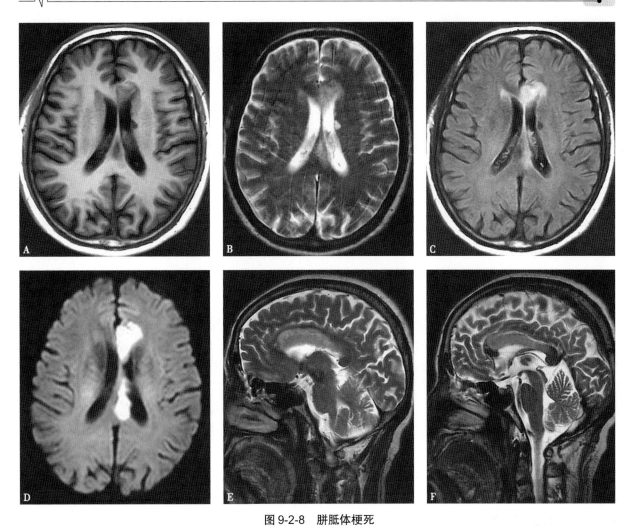

图 9-2-8　胼胝体梗死

男，64 岁。口角向右歪斜，伸舌右偏，左下肢轻瘫试验（+）。A～D. MRI 横断位 T1WI（A）、T2WI（B）、FLAIR（C）、DWI（D）示胼胝体肿胀，胼胝体体部左侧见广泛稍长 T1、长 T2 信号影，FLAIR 像呈高信号，DWI 呈高亮信号；E、F. 矢状位 T2WI 显示胼胝体全层弥漫性高信号改变

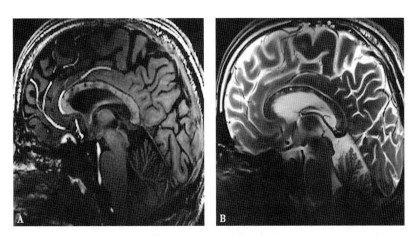

图 9-2-9　Susac 综合征

女，33 岁。进行性视物模糊半年。A、B. 矢状位 T1WI、T2WI 显示胼胝体内多发点状长 T1、长 T2 信号灶，部分边界模糊，呈筛孔状改变

第三节　韦尼克脑病

韦尼克脑病（Wernicke encephalopathy，WE）是由于多种原因引起的硫胺缺乏所致的严重中枢神经系统疾病。主要发生于慢性酒精中毒人群，也常发生于其他营养不良患者中，如饥饿、长期呕吐（包括妊娠呕吐）、长期血液透析、恶性肿瘤、胃肠道恶性疾病及艾滋病患者等。

【病因、病理】

最常见于慢性酒精中毒或者严重胃肠道疾患等慢性消耗性疾病及静脉高营养等人群，硫胺在体内不能合成或储存较少均能导致其缺乏。硫胺缺乏导致三羧酸循环不能顺利进行，大脑代谢发生障碍，脑组织中乳酸堆积和酸中毒，损害神经细胞导致中枢神经系统功能障碍。

早期病理改变为由受损部位神经纤维网状组织及血管周围海绵状蜕变引起的细胞毒性水肿以及血管源性水肿，随后出现血脑屏障的破坏、细胞内皮肿胀、外膜变薄及点状出血，最终导致胶质细胞增生、髓鞘脱失、神经元变性死亡。

【临床表现】

临床上多呈急性或亚急性起病，眼外肌瘫痪、共济失调以及意识障碍为该病典型的三联征，但并非所有病例均出现，90% 患者有精神意识错乱。但临床上多数表现单一或两个症状，或首发其他中枢神经系统症状，仅有 10.0%～16.5% 的患者表现出典型三联征。酒精中毒性韦尼克脑病诊断较非酒精中毒性脑病容易，主要是非酒精中毒性患者维生素 B_1 缺乏的原因多样，多合并有其他专科基础疾病，临床表现较酒精中毒性韦尼克脑病无特征性，加之其他专科医生对该病的认识不足。对于任何有潜在维生素 B_1 缺乏可能的患者，一旦出现意识障碍、表情淡漠、精神与行为异常、记忆力下降、持续性头晕等表现时，即应考虑 WE 可能。由于足量肌内注射维生素 B_1（$\geq 100mg/d$）高度经济、安全和有效，必要时应及时试验性治疗以防止可能的 WE 病情进行性恶化而产生严重后果。

【MRI 表现】

MRI 是 WE 首选的影像学检查方法。以第三、四脑室旁、导水管周围、乳头体、四叠体及丘脑内侧 T1WI 对称性低信号、T2WI 对称性高信号为特征性改变，Flair 序列上呈明显高信号，在急性期 DWI 呈高信号。由于血脑屏障的破坏，急性期部分病灶可明显增强，经治疗后增强区域可消失（图 9-3-1）。小脑齿状核、脑桥被盖、红核、中脑顶盖、尾状核及大脑皮层等少见部位也可出现异常信号，急性期病灶内可见出血。一般结合病史及典型的临床和 MRI 表现，容易诊断。WE 脑病一般在经维生素 B_1 短期治疗后即可明显好转，MRI 可逆转为正常。

此外，乳头体的改变是 WE 的特异性表现，在急性期可呈较明显增强，慢性期则明显萎缩。WE 的严重程度依其累及部位的增加而逐渐加重，当病变由乳头体向上、向下发展累及脑室周围的灰质及第四脑室底部和顶部灰质时，提示病变已相当严重（图 9-3-2）。

DWI 信号异常早于常规 MRI 及 FLAIR 像，对 WE 的早期诊断有重要作用。急性期 WE 病灶区域呈高信号，ADC 值明显下降，代表神经元、星形细胞发生细胞毒性水肿，这可能与 TD 导致脑细胞能量代谢损害、局部乳酸酸中毒、NMDA 受体介导的兴奋性氨基酸毒性作用、血脑屏障破坏有关；有时 DWI 呈高信号但 ADC 值却增加，这是由于"T2 透过效应"的影响，反映了局部发生血管源性水肿。这两种病灶都是可逆的，经过治疗病灶可缩小或消失，ADC 值可升高（图 9-3-3）。DWI 在显示神经元有无可逆性损害和鉴别细胞水肿类型方面比常规 T1WI、T2WI 更敏感，通过对 DWI、ADC 值的动态观察和定量分析，可以区别可逆性和不可逆性脑损伤，对疾病的早期诊断及预后评价具有重要意义。有时，患者无相应临床表现但影像学出现异常，这种"临床 - 影像学分离"说明 MRI 检查尤其是 DWI 能更敏感地发现病变，从而可在患者出现典型的临床症状之前补充维生素 B_1，防止不可逆的 Korsakoff 综合征的出现。因此 DWI 结合 ADC 值可以为临床治疗 WE 脑病确定治疗的时间窗，对评价临床预后具有重要价值。

^{1}H-MRS 研究显示 WE 患者氮 - 乙酰天冬氨酸（NAA）与肌酸（Cr）比值下降，乳酸（Lac）峰值升高，胆碱（Cho）减低可以为诊断提供帮助。

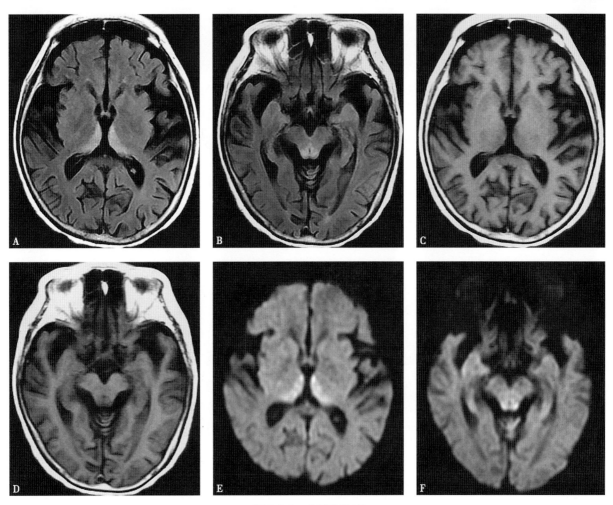

图 9-3-1　韦尼克脑病

女，83 岁。临床诊断胆源性胰腺炎患者，因出现反应迟钝，表情淡漠而行颅脑 MRI 检查。MRI 平扫横断位 FLAIR（A、B）、T1WI（C、D）、DWI（E、F）显示双侧丘脑区、脑干区和导水管周围对称性片状稍长 T1、长 T2 信号，FLAIR 和 DWI 上均呈片状高信号。临床随访证实为 Wernicke 脑病

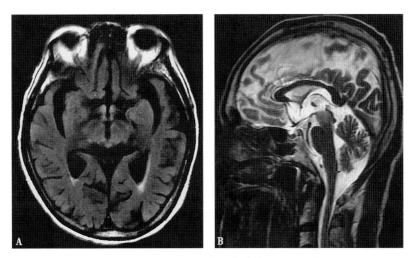

图 9-3-2　韦尼克脑病

A. 横断面 FLAIR 像显示双侧三脑室周围、乳头体对称性高信号；B. 矢状位 T2WI 显示中脑高信号及乳头体明显萎缩

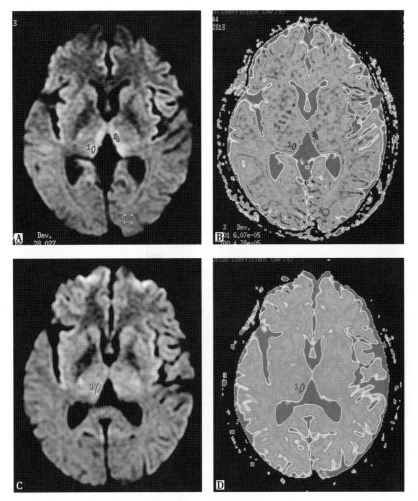

图 9-3-3 韦尼克脑病

A、B. 治疗前 DWI 显示双侧内侧丘脑对称性高信号影, ADC 值 $0.77 \times 10^{-3} mm^2/s$;
C、D. 补充维生素 B_1 治疗后上述高信号完全消失, ADC 值 $0.94 \times 10^{-3} mm^2/s$

【CT 表现】

CT 对本病的诊断价值有限。急性期可出现双侧丘脑区对称性低密度灶,病情进展可见大脑白质、内囊及基底节对称性低密度区,有的可伴出血灶或伴双侧颞叶对称性低密度。

【鉴别诊断】

除 WE 外,颅脑 MRI 显示急性双侧内侧丘脑对称性损害的常见疾病还有双侧旁正中丘脑梗死或可逆性旁正中丘脑损害综合征、基底动脉尖综合征、大脑深静脉血栓、肝性脑病、病毒性脑炎、急性播散性脑脊髓炎、变异型克 - 雅病(Creutzfeld-Jakob disease)等,一般均能借助相应的临床特点或影像学特征鉴别诊断。

1. 基底动脉尖综合征 双侧丘脑同时发生急性动脉动性脑梗死不常见,且常由于基底动脉尖动脉阻塞所致。TOBS 系因基底动脉顶端为中心的 2cm 直径范围内 5 条血管交叉部位,即左、右大脑后动脉、左、右小脑上动脉和基底动脉顶端,其中任何两条以上血管闭塞引起的血液循环障碍而出现的一组临床综合征。临床上主要以眩晕、意识障碍、眼球运动障碍、运动感觉障碍就诊。丘脑梗死常表现为易激动,反应迟钝或昏迷,记忆减退,和各种视觉和行为改变。脑栓塞和脑血栓形成是其主要病因,其次为动脉炎、血流动力学改变等。

影像学上主要表现在双侧丘脑、中脑、枕叶、小脑等部位同时发现两个以上部位的病灶。病灶按梗死发生的频率由高到低依次为中脑、丘脑、小脑、枕叶、颞叶,中脑、丘脑梗死常见。急性梗死特征性表现是 T2 值延长，DWI 扩散减低，基底动脉阻塞 MRA 可清楚显示。梗死除累及丘脑，典型的也累及中脑、椎基底动脉供血的部分颞叶及枕叶、小脑（图 9-3-4）。

2．单纯性双侧旁正中丘脑损害　则多见于各种原因的可逆性旁正中丘脑损害综合征、旁正中丘脑梗死等，多呈典型急性卒中病程并有系统性低血压、缺氧等诱因。一种少见的对称性累及双侧丘脑的是 Percheron 动脉阻塞，是后循环的一种解剖变异。正常情况下丘脑及中脑血供可有几种变异。Percheron 描述的三种变异之一，一支主干（Percheron 动脉）起于一侧大脑后动脉主干，供血双侧丘脑和中脑。当此动脉阻塞时导致丘脑和中脑旁中央区梗死（图 9-3-5）。典型的临床症状、丘脑旁正中部对称 DWI 高信号及中脑"V"征有助于 Percheron 动脉梗死的诊断及治疗。一侧胚胎型 PCA 可能是 Percheron 动脉梗死的潜在变异因素。

3．大脑深静脉血栓　DCVST 是指发生于大脑内静脉、Rosenthal 基底静脉和 Galen 静脉的血栓形成。由于大脑深静脉是容量血管，缺乏瓣膜结构而相互流通。除大脑内静脉是脑内唯一仅有一条静脉回流区域外，其他静脉侧支循环丰富，尤其 Rosenthal 基底静脉侧支循环更广泛，这种解剖结构特点使脑静脉有较强的代偿能力，但同时也易致病变蔓延。因而决定了 DCVST 发病率低，易累及丘脑而脑干较少受累，症状复杂多样。影像学显示出双侧丘脑、双侧基底节区多发性、对称性病灶的特点；出血性梗死发生率较高，多为散在小灶出血，基底节区多见；脑干受损少且轻微，与 Rosenthal 基底静脉侧支

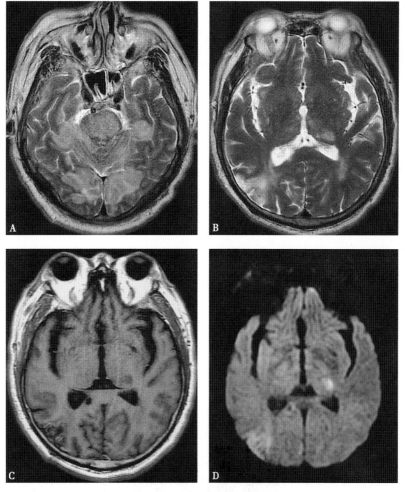

图 9-3-4　基底动脉尖综合征

男，69 岁。走路不稳、视物成双、神志不清 6 小时入院。既往有心脏病、高血压病史 10 年。查体：中度昏迷，双瞳孔等大等圆，眼球固定，双侧巴氏征（＋）。A、B．T2WI 显示双侧小脑、脑干及双侧丘脑对称性稍高信号影，边界不清；C、D．双侧丘脑病变 T1WI 呈稍低信号，DWI 呈稍高信号，以左侧为著；右侧后分水岭区慢性期脑梗死表现

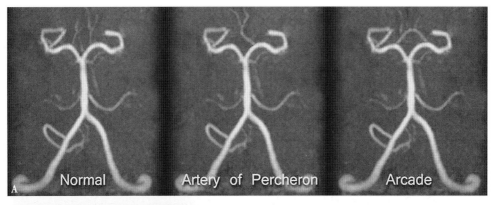

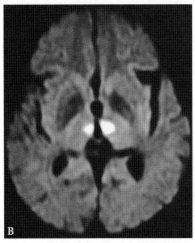

图 9-3-5　Percheron 动脉阻塞
A．Percheron 动脉是后循环的一种解剖变异,一支主干起于一侧大脑后动脉主干,供血双侧丘脑和中脑;
B．当此动脉阻塞时导致丘脑和中脑旁中央区梗死

循环广泛有关;MRV 显示 Galen 静脉均受累,其次为大脑内静脉和基底静脉,多数累及静脉窦,直窦最多,部分病例累及下矢状窦和横窦(图 9-3-6)。

此外,肝性脑病一般具有肝硬化基础;少见的变异性克雅病具有不可逆转的进展性病程(图 9-3-7);感染或感染后自身免疫相关的脑(脊)髓炎多有前驱感染史且伴有额、颞叶灰、白质多灶性损害(图 9-3-8)。

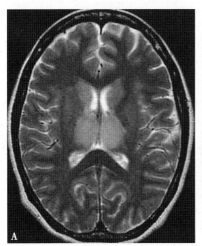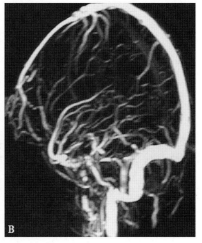

图 9-3-6　脑深静脉栓塞
A．T2WI 显示双侧丘脑、尾状核对称性信号增高;B．MRV 显示直窦、Galen 静脉均未见显影

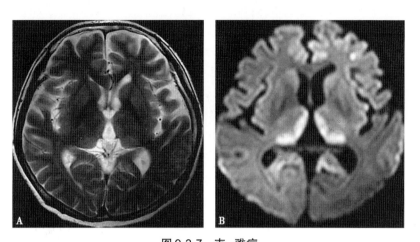

图 9-3-7　克 - 雅病

A. 双侧丘脑呈对称性均质长 T2 信号；B. DWI 呈高信号呈"曲棍球杆征"，双侧枕叶皮层亦见对称性高信号

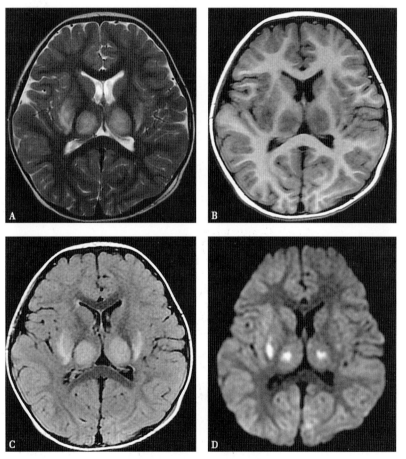

图 9-3-8　急性坏死性脑病

女，3 岁。发热意识障碍入院；查体：颈软，巴氏征阳性；脑脊液常规无异常。
A～D. 双侧丘脑、基底节对称性稍长 T1 稍长 T2 信号影，中央信号更低，FLAIR
像呈高信号，DWI 显示病灶中央呈明显高信号

第四节　肝 性 脑 病

肝性脑病（Hepatic encephalopathy，HE）系各种严重肝脏疾病引起的以代谢紊乱为主要特征的中枢神经系统功能失调的综合征。获得性肝性脑部变性是慢性肝病引起的一种不可逆的锥体外系综合征，常见于慢性活动性肝炎、酒精性肝硬化患者，临床上主要表现为异常运动、构音障碍、意向震颤、共济失调及智力受损。

【病因、病理】

多种因素作用的结果，是在肝功能减退或门 - 体侧支循环时肠源性氨质造成的中枢神经功能障碍。增多的氨通过 BBB 进入脑内，在星形细胞内由于谷氨酸合成酶的作用氨脱毒转化成谷氨酸盐。较高水平的氨引起细胞毒性水肿和血管源性水肿，急性期以累及丘脑、内囊后肢及室旁白质为特征，并与升高的血浆氨水平具有相关性，高氨血症纠正后以上表现也会恢复。病理学上表现为脑水肿、神经元退变、尼氏小体溶解、小血管损害、神经胶质细胞增生等。

【临床表现】

意识障碍，行为异常，昏迷，可有扑翼样震颤，构音障碍，出现病理反射，血氨升高，特征性脑电图异常（高幅慢波）。

【MRI 表现】

本病影像学检查主要依赖于 MRI。病变主要累及双侧苍白球，呈对称性分布，也可同时累及中脑红核、垂体前叶等部位，T1WI 呈高信号，而 T2WI 和 CT 扫描均显示正常（图 9-4-1、2）。慢性肝功能衰竭患者出现 T1WI 高信号的原因目前还不清楚，可能与血氨水平的升高、一些顺磁性物质尤其是锰的沉积有关。上述 T1WI 高信号可见于 50%～75% 的各种原因引起的慢性肝功能衰竭患者，但这种 T1WI 高信号在接受肝移植治疗后可以改变。磁共振灌注成像显示基底节区、丘脑、颞叶内侧的灌注明显增加，DWI 病变表现为弥散增加，病变处 ADC 值较正常对照组 ADC 值增高。

以双侧基底节区对称性短 T1 信号和 mI、Cho 下降，Glx 升高为特征。T1WI 上可见苍白球及邻近区域包括内囊、尾状核、黑质、中脑被盖以及腺垂体结构的对称性高信号影，可能因门静脉高压、门 - 腔静脉分流导致部分门静脉血直接进入体循环，毒性代谢产物及顺磁性物质尤其是锰的沉积有关；然而在慢性肝性脑病患者基底节区可表现为长 T1 长 T2 信号影，可能是毒性代谢产物导致脑组织变性。肝性脑病患者血氨浓度增高，氨在星形细胞内转化为谷氨酸盐及谷氨酰胺（Glx），星形细胞是中枢神经系统内唯一具有谷氨酰胺合成通路的细胞，由于高氨导致星形细胞谷氨酰胺积累，水从细胞外的液体间隙进入细胞内，导致星形细胞水肿，为代偿升高的细胞渗透压，mI、Cho 进入细胞外间隙，导致星形细胞中 mI、Cho 浓度下降，这种内平衡调节的机制非常迅速，因此慢性 HE 的波谱表现为高渗透压所致，Glx 峰反映了脑内氨的浓度（图 9-4-3）。

【CT 表现】

本病 CT 扫描一般表现正常。结合临床有慢性肝病病史，一般诊断不难。

【鉴别诊断】

与其他疾病的鉴别诊断：

基底节 T1WI 高信号主要与金属顺磁性物质（锰、钙、铁等）的沉积有关，其在脑内的沉积有其特定的病因学和病理学基础，并表现出特定的影像学表现。基底节 T1WI 高信号还可见于高血糖、神经纤维瘤病、Hallervorden-spatz 病（HSD）、长期胃肠外营养、锰中毒及不典型的肝豆状核变性等。大多数情况下，结合其病史、临床表现、相应的实验室检查以及 CT、MRI 表现可以作出正确的诊断与鉴别诊断。

1. 肝豆状核变性（hepatic lenticular degeneration，HLD）　又称 Wilson 病，由于肝脏铜蓝蛋白合成减少，铜代谢障碍导致铜在肝脏、角膜、中枢神经系统、肾脏沉积，引起血清铜增高的隐性遗传性疾病。主要病理为肝硬化、豆状核变性及软化。本病主要见于儿童、青少年及成年人（<40 岁）。临床上可有典型的 K-F 环、肝硬化、尿铜增加，常伴有肝转氨酶升高、肝病病史。

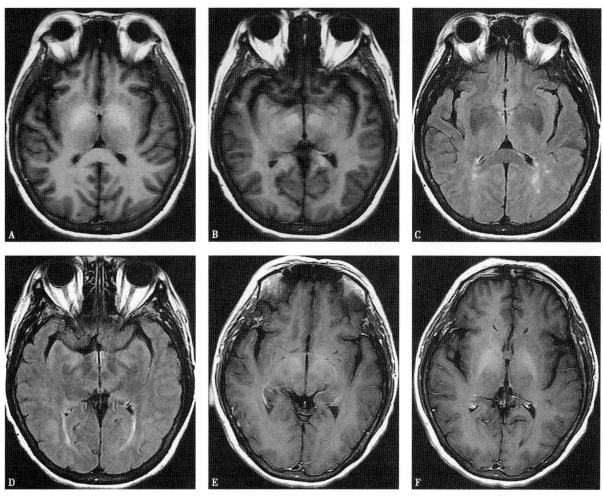

图 9-4-1 肝性脑病

女,53岁。乙肝失代偿期患者,现诉头痛、恶心,手抖,双上肢功能障碍。头颅 MRI 平扫横断位 T1WI(A、B)显示双侧苍白球、中脑对称性片状稍高信号,边界较清楚;横断位 FLAIR(C、D)双侧苍白球、中脑未见异常信号;增强 T1WI(E、F)显示上述病变无强化。临床检查及随访证实为获得性肝性脑部变性

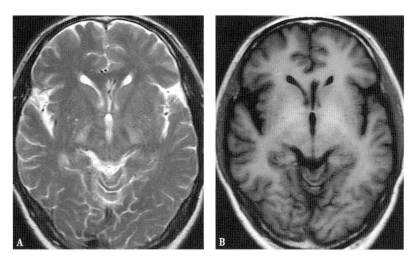

图 9-4-2 肝性脑病

男,63岁。乙肝肝硬化 10年,1周前无明显诱因突然说话口齿不利,言语逐渐含糊,反应迟钝,行走不稳,无肢体无力,症状逐渐加重。实验室检查:ALT 92U/L,AST 112U/L,胆碱酯酶 3437U/L,TBA 106umol/L,TBIL 26umol/L,DBIL 13.6umol/L,TP 56.3g/L,ALB 28g/L,血氨 45ng/L。A. T2WI 显示双侧基底节区、大脑脚、膝状体见斑片状、斑点状稍高信号影;B. T1WI 显示双侧苍白球信号增高,边界模糊

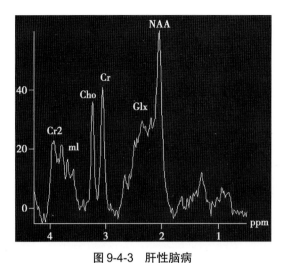

图 9-4-3 肝性脑病

肝性脑病患者基底节 ^{1}H-MRS 显示 Glx 复合物增加,Cho、mI 峰降低,NAA 峰无明显变化

CT 影像学特征表现为豆状核、尾状核及丘脑出现对称性带状、新月形、圆形稍低或低密度影,常伴有脑萎缩,也可以累及脑干、小脑及大脑皮层;MRI 常表现为上述区域稍长 T1 稍长 T2 信号影(图 9-4-4),其产生机制可能是因为神经变性、水肿以及神经胶质增生所致。然而,T1WI 序列病灶区由于顺磁性物质铜以及肝衰竭导致毒性物质的沉积呈高信号。

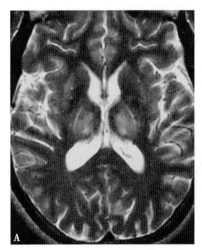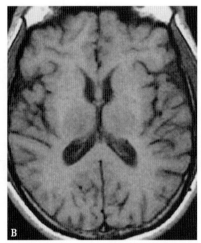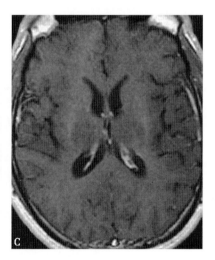

图 9-4-4 肝豆状核变性

A、B. 双侧基底节、丘脑对称性稍长 T1 稍长 T2 信号影,以丘脑明显,边界不清;C. 增强扫描无明显强化

2. 苍白球黑质变性 又称 Hallervorcden-Spatz 病,系铁等金属离子代谢障碍在苍白球、黑质、红核病理性沉积,导致神经组织变性的常染色体隐性遗传性疾病。常见于儿童及青少年,临床以肌强直、智力低下、自主运动减少、构音障碍为主要特点。

T1WI 苍白球黑质可表现为等信号,T2WI 示苍白球、黑质、红核对称性低信号,T2WI 苍白球内侧因神经胶质增生、神经肿胀、神经元脱失表现为斑点状、斑片状高信号影,与邻近低信号形成典型的"虎眼征"为特征,能明确作出诊断(图 9-4-5)。病灶除了累及上述典型部位外,还可以累及脑桥、丘脑、小脑及脑室旁白质。SWI 可以作为评价脑内铁质沉积的无创性手段。

3. Fahr 病 又称"家族性基底节钙化症"或"特发性家族性脑血管亚铁钙沉着症",是一种种族特异性的常染色体显性或隐性遗传性疾病,也可为性染色体遗传。是由于铁代谢异常导致双侧大脑半球、小脑半球广泛钙化,尤其是基底节。临床症状及体征与脑组织钙化程度及部位有关。临床表现精神智力障碍,语言障碍,锥体束征及感觉障碍,血清钙和磷正常,肾小管对甲状旁腺激素有正常反应,有家族史,无感染、中毒、代谢等原因所致基底节钙化。

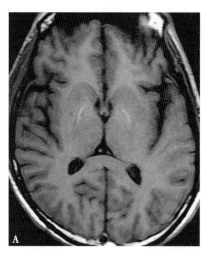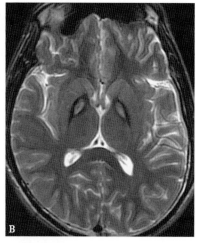

图 9-4-5　苍白球黑质变性

A. T1WI 苍白球表现为对称性弧形高信号;B. T2WI 示苍白球对称性低信号,
其内侧可见椭圆形高信号影,与邻近低信号形成典型的"虎眼征"

CT 示基底节、齿状核及大脑灰白质广泛钙化(图 9-4-6)。典型 MRI 表现为低信号,部分病灶钙盐含量少时,可见表现为短 T1 信号、长 T2 信号。基底节钙化的组织病理学改变是在小血管及其周围有以羟磷灰石形成的钙盐沉着,酸性黏多糖首先沉积在神经胶质细胞(主要是少突神经胶质细胞)的核内及核周胞质中,以后经过细胞膜向胞外扩散并聚集成非钙化的圆形体,最后侵及小血管壁及神经组织,同时发生钙盐沉着。

4. 甲状旁腺功能低下(hypoparathyroidism,HPH)　HPH 是各种原因引起甲状旁腺素(PTH)分泌过少和(或)效应不足引起的一系列临床综合征,与低血钙有关,往往合并脑内钙化。临床表现抽搐、癫痫,低血钙、高血磷。其确切病因不清楚,主要病理改变是由于脑组织发生病理性水潴留导致钙盐在脑实质内异常沉积钙化。

CT 表现为双侧大脑半球、小脑半球对称性钙化,以基底核为主、内囊不受累为特征的钙化灶,又称为"内囊空白征"(图 9-4-7);钙化通常多对称分布,呈多种形态,概括为:多发性、对称性、多形性。其中以基底节区钙化最具代表性,双侧尾状核头部钙化呈卵圆形,与壳核三角形钙化构成"鸟嘴对话"样形态,严重者可见脑萎缩,并以皮质萎缩明显。MRI 信号改变与钙盐沉积的程度、病程的长短有关,如钙化程度较高、病程较长,上述区域出现对称性低信号,如钙化灶程度低的病灶可能表现为 T1WI 稍高信号。钙化信号取决于钙盐结晶间纤维组织和病理组织的成分、含量、分布的不同。由于钙盐 CT 上呈高密度,部分容积效应影响掩盖少量纤维组织和病理组织的显示,SWI 有助于反映这些病理组织微小信号变化。

5. 非酮症高血糖血症　患者血糖控制不好时出现高血糖症,表现为急性舞蹈症、偏侧投掷症、有时出现精神异常。高血糖症可治,预后较好,常在 2～12 个月出现异常影像表现。

CT 显示双侧、少数单侧苍白球或尾状核高密度。MRI 上特征性表现是 T1WI 受累区域出现特征性高信号,T2WI 信号多变(图 9-4-8)。出现上述信号异常原因尚不清楚,蛋白沉积、髓磷脂降解产物、血液、或钙化或其他矿物质都被假设过。除高血糖,其他原因导致双侧苍白球 T1 缩短的重要原因包括:锰性脑病、慢性锰接触职业病、长期胃肠外营养。

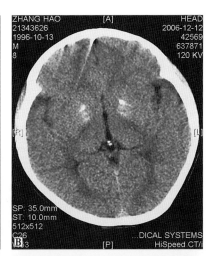

图 9-4-6 Fahr 病

男,10岁。双下肢无力4个月,自幼行走不稳,其弟弟有类似症状。A～D. 颅脑
CT 平扫显示双侧苍白球对称性斑片状钙化灶,密度欠均匀

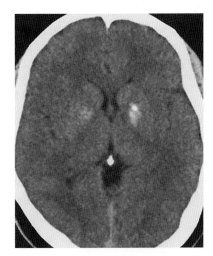

图 9-4-7 甲状旁腺功能低下

甲状腺手术后出现指端或嘴部麻木,手足与面
部肌肉痉挛2个月,口服葡萄糖酸钙症状好转。
辅助检查血钙1.2mmol/L,血磷增高2.8mmol/L。
CT 平扫示双侧基底节区斑片状高密度影,密度
欠均匀,边界欠清,以左侧为著

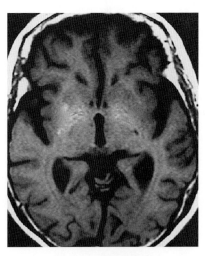

图 9-4-8 高血糖血症

双侧苍白球 T1WI 出现高信号,信号欠
均匀,边界欠清晰

第五节　特发性甲状旁腺功能减退

甲状旁腺功能减退（简称"甲旁减"）是甲状旁腺素（PTH）分泌不足或靶器官对其不敏感及作用障碍所引起的一组临床综合征。根据病理生理可分为：①继发性：多继发于甲状腺术后损害甲状旁腺所致 PTH 分泌不足；②特发性：病因不明，目前认为属自身免疫性疾病，又分为家族性和散发性；③假性 HPH：又称 Albright 综合征，是一种少见的先天性疾病，主要是由于机体靶组织对 PTH 存在不同程度的抵抗状态，引起与 PH 相似的临床表现，常合并有体态异常。实验室检查：高甲状旁腺激素，低钙血症，高磷血症；④假 - 假性 HPH：外表与假性甲状旁腺功能低下一样，但肾小管和骨对 PTH 有反应，临床生化检查血钙、血磷正常。

【病因、病理】

病因不明，多认为是自身免疫性疾病，可伴有其他自身免疫性疾病。主要病理改变是由于脑组织发生病理性水潴留导致钙盐在脑实质内异常沉积钙化，临床脑组织水肿，脑内小血管及其周围钙盐沉积。

【临床表现】

表现为手足抽搐或癫痫样抽搐，儿童常有智力低下、牙齿骨骼发育畸形。实验室检查主要表现为低钙血症、高磷血症和血清 PTH 浓度降低。

【MRI 表现】

MRI 信号改变与钙盐沉积的程度、病程的长短有关，如钙化程度较高、病程较长，上述区域出现对称性低信号，如钙化灶程度低的病灶可能表现为 T1WI 稍高信号。钙化信号取决于钙盐结晶间纤维组织和病理组织的成分、含量、分布的不同（图 9-5-1）。由于钙盐 CT 上呈高密度，部分容积效应影响掩盖少量纤维组织和病理组织的显示，SWI 有助于反映这些病理组织微小信号变化。

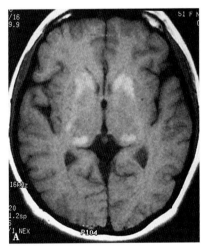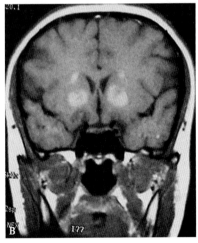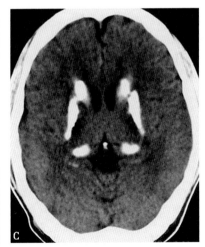

图 9-5-1　甲状旁腺功能减退
A、B. 双侧基底节、丘脑内对称性短 T1 高信号影，边界清晰；C. CT 平扫显示对称性高密度提示钙化

【CT 表现】

本病 CT 表现为双侧大脑半球、小脑半球对称性钙化，以基底核为主、内囊不受累为特征的钙化灶，又称为"内囊空白征"；钙化通常多对称分布，呈多种形态，概括为：多发性、对称性、多形性。其中以基底节区钙化最具代表性，双侧尾状核头部钙化呈卵圆形，与壳核三角形钙化构成"鸟嘴对话"样形态，严重者可见脑萎缩，并以皮质萎缩明显（图 9-5-2）。

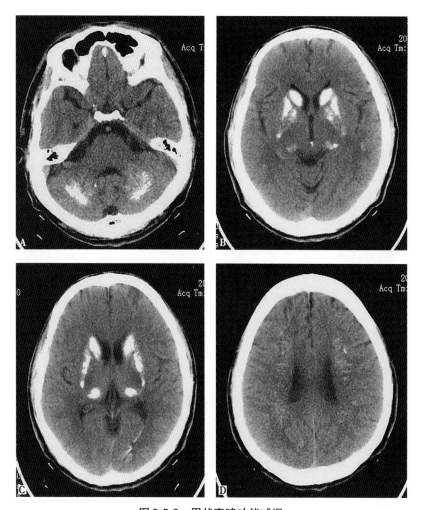

图 9-5-2　甲状旁腺功能减退

双侧齿状核、基底节、丘脑及深部白质内对称性钙化。A. 小脑齿状核钙化为对称肾形；B、C. 苍白球、壳核钙化呈对称八字形，尾状核头钙化为倒八字形，丘脑钙化为双侧类圆形；D. 脑叶深部为条带状、放射状

【鉴别诊断】

与其他疾病的鉴别诊断：

1. 继发性甲状旁腺功能减退　影像学表现与临床表现相似，但其一般有明确的甲状旁腺手术史，促甲状腺旁腺激素分泌正常或高于正常，进行外源性甲状旁腺素滴注试验及滴钙试验可鉴别之。

2. 假性甲状旁腺功能低下与假 - 假性甲状旁腺功能低下　影像学表现与特发性甲状旁腺功能低下一致，鉴别主要依赖生化检查。

3. Fahr 病　又称特发性家族性脑血管亚铁钙沉着症，MRI 表现双侧基底节区对称性钙化（图 9-5-3）。临床表现以锥体外系损害为主，后期可有精神病症状，血生化检查 PTH 正常，血钙、血磷正常。

4. 结节性硬化　常合并面部皮脂腺瘤，钙化结节常位于脑室管膜下，血清钙、血清磷及甲状腺旁腺激素正常。CT 上多表现为脑室壁下钙化结节，MRI 上表现为侧脑室壁呈波浪状，有小结节状病灶深入脑室内，结节的信号可以多样，通常反映了其不同性质及不同程度钙化（图 9-5-4）。皮质、皮质下结节较少钙化，在 MRI 上显示率优于 CT。同时还可合并白质病变、室管膜下巨细胞星形细胞瘤。

5. 少突胶质细胞瘤　钙化不对称，有颅内占位效应，增强扫描有强化，血清钙、血清磷及甲状腺旁腺激素正常。

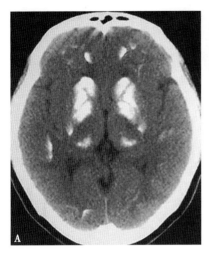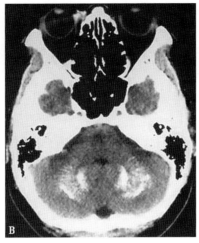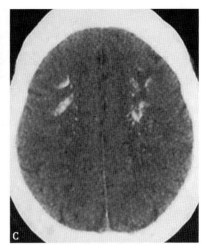

图 9-5-3　Fahr 病

A～C. 头颅 CT 平扫显示双侧齿状核、基底节、丘脑及深部白质内对称性片状钙化，临床随访证实为 Fahr 病

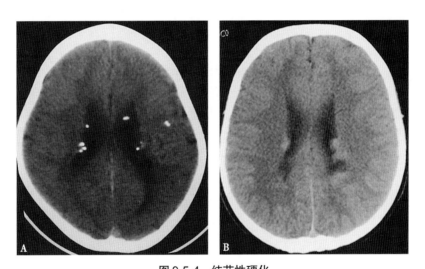

图 9-5-4　结节性硬化

A. 女，7 岁。1 岁起间断性癫痫发作。CT 示室管膜下多发钙化结节；B. 男，13 岁。癫痫多年。CT 示侧脑室室管膜下及皮层下多发稍高密度结节

第六节　桥本脑病

桥本脑病（hashimoto encephalopathy，HE）又称甲状腺毒性脑病，是一种与自身免疫性甲状腺炎相关的皮质醇敏感性脑炎（encephalopathy associated with autoimmune thyroid disease，EAATD），仅在少部分患有自身免疫性甲状腺疾病的患者中发现。表现为神经或精神症状，血清或脑脊液抗甲状腺抗体滴度水平升高，脑脊液蛋白浓度升高，脑电图呈非特异性异常，对脊髓治疗敏感。该病临床罕见，病因尚不明确。普遍认为甲状腺功能亢进是引起 HE 神经系统损害的一种严重类型，可与甲亢危象并存。

【病因、病理】

具体发病机制尚不明确，多认为与自身免疫反应有关。①自身免疫介导的血管炎引起微血管破坏导致脑水肿或者脑部血流低灌注。可累及脑干及皮层，从而出现局灶性神经功能缺失。②自身抗神经细胞抗体或抗 α- 烯醇化酶（NAE）抗体与甲状腺组织和中枢神经系统共有的抗原发生自身免疫反应而致病。③促甲状腺激素释放激素（TRH）的毒性效应致病。

病理上表现为脑实质内动静脉、毛细血管周围、脑膜血管周围尤其是以静脉为中心的淋巴细胞浸

润,病灶主要集中在脑干部的脑膜血管。

【临床表现】

多见于中年女性,常可出现癫痫发作、肌阵挛、震颤、昏迷、锥体外系症状及小脑性共济失调,通常表现为持续进展,进行性加重的病程。

Tamagno 等归纳 HE 的诊断依据包括:

1. 主要标准

(1)与临床或亚临床自身免疫性甲状腺疾病有关;

(2)血清甲状腺素水平不能解释的症状,或甲状腺素水平正常而症状仍存在;

(3)对激素敏感;

(4)无其他可能原因的急性或亚急性神经或精神症状;

(5)排除其他已知的脑病原因:如细菌性、病毒性、真菌性感染,其他代谢性疾病等。

2. 次要标准

(1)血清或脑脊液中抗甲状腺自身抗体升高;

(2)脑脊液蛋白升高而脑脊液细胞不增多;

(3)脑电图的非特异性异常。

主要标准 + 次要标准的全部为肯定诊断,主要标准 + 次要标准的其中 1 条为可能诊断,仅主要标准为疑似诊断。

【MRI 表现】

影像学技术尤其是 MRI、SPECT 在显示 HE 病变异常具有重要作用,对 HE 的诊断、鉴别诊断及治疗监测具有重要价值,在提高早期诊断及鉴别诊断方面具有一定优势。MRI 显示非特异性的大脑皮层下白质区 T2WI 高信号,随病情好转异常信号区可恢复正常(图 9-6-1)。产生异常信号的原因可能是自身免疫介导的脑组织局部缺血、缺氧导致细胞毒性水肿,也有学者认为是类似于 ADEM 的血管源性水肿,脑水肿的原因可能是自身免疫复合物攻击髓磷脂碱性蛋白引起脑血管炎症,在 ADEM 患者可看到血管周围淋巴细胞浸润。SPECT 显示额叶脑血流减低,其次为颞叶、顶叶及小脑。

【CT 表现】

桥本脑病的 CT 表现多为阴性,最常见脑萎缩,亦有弥散性白质异常和脑膜强化的报道,但为非特异性。少数报道结果显示两侧海马、颞叶内侧呈边缘性脑炎样改变及小脑病变。

【鉴别诊断】

桥本脑病的鉴别诊断:HE 需要与感染代谢因素、中毒、血管病变、肿瘤、运动神经元病所导致的脑病相鉴别,尤其要与 Creutzfeldt-Jakob 病(CJD)鉴别。

1. 病毒性脑炎 临床上怀疑为边缘性脑炎时,要警惕 HE 的可能性。病毒性、细菌性或结核性脑膜脑炎亦可有癫痫发作、意识障碍、局灶性神经功能缺失等表现,但多伴发热及脑脊液检查异常,MRI 多表现为单发或多发,以多发常见,主要位于皮层、皮层下,以及基底节、丘脑区,呈大片或斑片状稍长 T1、长 T2 信号,多数有明显均匀强化,并可出现脑膜局部强化(图 9-6-2)。病毒性脑炎 DWI 上呈等或稍高信号,ADC 值较对侧正常脑白质升高,其 MRI 表现与 HE 的无强化、ADC 值降低不同。

2. 克雅病(CJD) 临床常表现为痴呆、肌阵挛、精神症状、小脑失调,且 CSF 中 14-3-3 蛋白及抗甲状腺抗体均可为阳性,因此有时与桥本脑病很难鉴别。但 CJD 是进展性疾病及预后极差,桥本脑病是可以治愈且预后良好的疾病。CJD 患者的头颅 MRI 常表现为额、颞、顶、枕皮层内及基底节区 T1WI 等、低信号,并多伴有大脑皮层广泛萎缩,这与 HE 主要发生于海马、扣带回不同。CJD 在 DWI 上表现为基底节、大脑皮层脑回样高信号,此征象是 CJD 最具特征性、最严重的神经病理改变,可以作为早期诊断 CJD 的敏感性和特异性指标,甚至早于脑电图异常和脑脊液蛋白检测(图 9-6-3)。

3. 其他疾病鉴别 当 HE 表现为卒中样发作时,需与中枢神经系统血管炎、线粒体脑肌病相鉴别;同时桥本脑病还应与原发性精神疾病、副肿瘤性边缘叶脑炎相鉴别。脑电图上出现两侧海马、颞叶内侧改变时,要与非疱疹性边缘性脑炎鉴别。临床上怀疑为边缘性脑炎时,要警惕 HE 的可能性(图 9-6-4)。

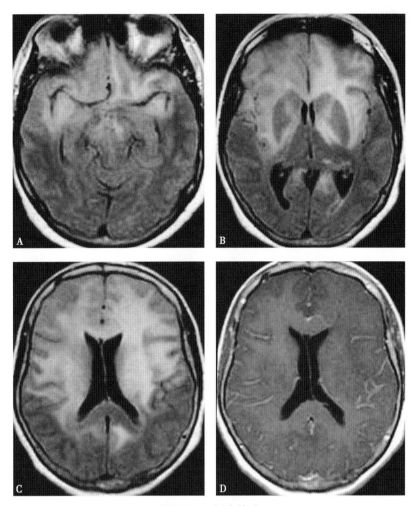

图 9-6-1　桥本脑病

A～C. FLAIR 像显示双侧额叶、颞叶及深部白质内弥漫性融合广泛大片状高信号影，边界不清，并累及双侧岛叶、枕叶及内囊，轻度占位效应；D. 增强扫描 T1WI 异常信号区无异常强化

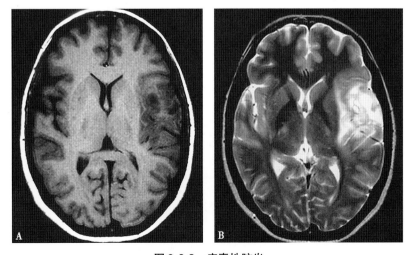

图 9-6-2　病毒性脑炎

MRI 平扫显示左侧颞叶、岛叶稍长 T1、稍长 T2 信号影，内侧缘截然分界于外囊，左侧基底节未受累及

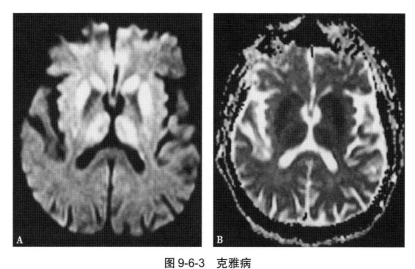

图 9-6-3 克雅病

A、B. DWI 示双侧基底节、丘脑对称性明显高信号,边界清楚,ADC 图呈低信号改变

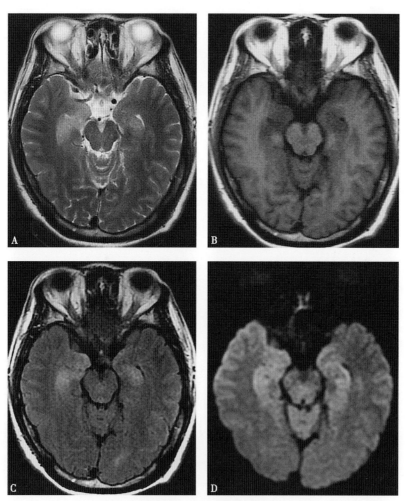

图 9-6-4 边缘系统脑炎

男,49 岁。发作性神志不清、四肢抽搐 4 天;胸部 CT 平扫示右肺上叶肿瘤。
A~C. MRI 平扫示双侧颞叶海马肿胀并见斑片状稍长 T1 稍长 T2 信号影;
D. DWI 呈稍高信号,边界不清

第七节 Fahr 病

Fahr 病又称特发性家族性脑血管亚铁钙沉着症,是以双侧基底节对称性钙质沉着为病理学特征的一组疾病。多为常染色体显性或隐性遗传,也有伴性遗传。

【病因、病理】

主要病理改变是小血管及其周围有以羟基磷灰石形成的钙盐沉淀,结石的成分除钙、磷外,还有锰、铜、铁、锌、铝、镁、钼及少量的氟元素等。钙化部位常有神经元丧失、神经胶质细胞增生,少数有脱髓鞘改变,晚期部分脑实质几乎被钙化和神经胶质完全替代。

【临床表现】

进行性痴呆、锥体外系症状和癫痫发作,多无神经系统定位体征。Moskowitz 等拟定了 Fahr 病的诊断标准:①影像上有双侧基底节对称性钙化;②无假性甲状旁腺功能减退现象;③血清钙、磷均正常;④肾小管对甲状旁腺激素反应功能正常;⑤无感染、中毒代谢等原因。

【MRI 表现】

基底节、齿状核、大脑灰白质交界处及小脑灰质多发对称性钙化,另外也可见于丘脑、脑干、侧脑室周围。基底节区钙化:苍白球呈圆锥形或长条形对称性钙化,尾状核头部呈倒"八"字形或片状钙化,尾状核体部呈带状钙化,壳核表现为点状、片状或不规则形钙化。

Moskowitz 等拟定了 Fahr 病的诊断标准:①影像上有双侧基底节对称性钙化;②无假性甲状旁腺功能减退现象;③血清钙、磷均正常;④肾小管对甲状旁腺激素反应功能正常;⑤无感染、中毒代谢等原因。

【CT 表现】

本病的 CT 表现为双侧基底节、丘脑、小脑齿状核及皮质下(半卵圆中心、皮质下)基本对称性的高密度钙化灶。钙化随病情进展逐渐扩大,钙化在不同部位、病程时间、其形态、大小亦有差别。基底核多见结节状、团块状钙化,丘脑钙化多呈片状。大脑半球卵圆中心及皮髓质交界区钙化多呈点状、小块状、条状钙化。小脑齿状核钙化一般呈月牙形钙化(图 9-7-1)。

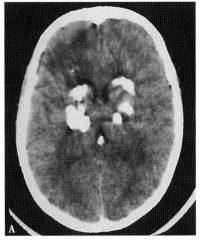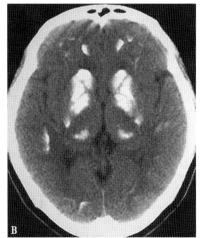

图 9-7-1 Fahr 病
A、B. CT 平扫示双侧基底节较对称性斑块状粗大钙化

【鉴别诊断】

与其他疾病的鉴别诊断

1. 甲状旁腺功能低下 双基底节、丘脑、小脑齿状核广泛对称分布大小不等的钙化信号影。有"内囊空白征"。临床表现没有锥体外系损害征象,无精神症状。血生化检查 PTH、血钙、血磷异常。

2. 结节性硬化 常合并面部皮脂腺瘤，钙化结节常位于脑室管膜下，血清钙、血清磷及甲状腺旁腺激素正常。CT 和 MRI 是 TS 的主要影像学检查方法，TS 的影像学表现主要包括：①室管膜下结节和皮质下结节；②白质病变；③室管膜下巨细胞星形细胞瘤（图 9-7-2）。

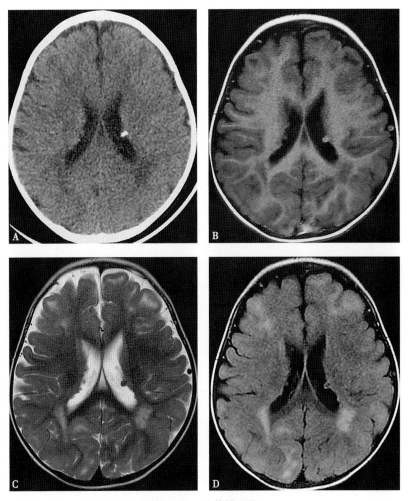

图 9-7-2 结节性硬化
女，2 岁。A. CT 平扫示双侧侧脑室室管膜下见多发点状钙化灶；B～D. MRI 平扫室管膜下结节呈等 T1、稍短 T2 信号，FLAIR 更清晰显示皮层下异常高信号，边界欠清晰

3. 脑弓形体病（toxoplasmosis） 是由鼠弓形体引起的人畜共患的传染性疾病于中枢神经系统引起弥漫性脑膜脑炎伴大小不等的肉芽肿。临床表现脉络膜及视网膜炎、脑脊液异常、小头、脑积水、双目失明、智能低下、脑瘫、癫痫，预后不良。脑实质损害分为中央带、中间带和周围带三部分，以中间带炎性反应最强烈。CT 表现为脑实质内广泛片状低密度区，因室管膜炎和胶质增生阻塞导水管引起脑积水常见。脑实质炎性破坏可导致孔洞脑，脑实质减少、萎缩，脑室扩大，硬膜下积液和弥漫性钙化，钙化好发于室管膜下和基底节，脑实质肉芽肿钙化也较常见（图 9-7-3）。MRI 对观察脱髓鞘和胶质增生有帮助。MRI T1WI 上病灶表现为局灶性低信号，T2WI 上信号强度有较大差异，可为明显高信号，也可等于或低于周围正常脑组织信号强度，或者表现为结节病灶周围有水肿区，增强扫描活动病灶有环状或结节性增强。

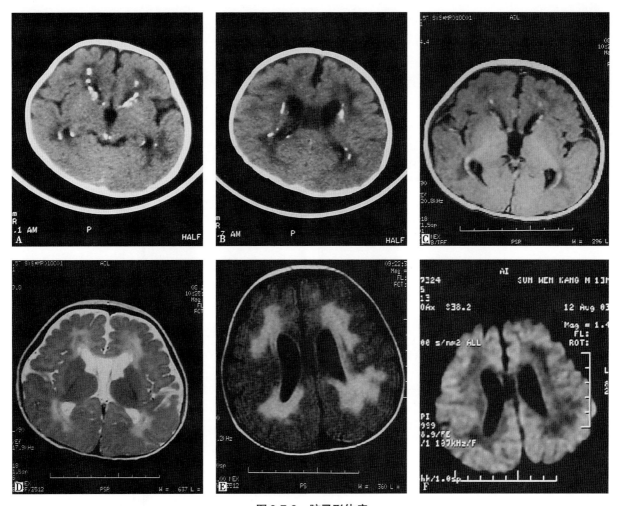

图 9-7-3 脑弓形体病

出生后两月，脑瘫、癫痫发作。颅脑 CT 平扫（A、B）显示脑实质内散在斑片状低密度区，脑室系统扩大，侧脑室室管膜下多发点状钙化，MRI 轴位平扫显示脑积水，侧脑室轴位广泛稍长 T1、长 T2 信号，室管膜下钙化显示为 T1WI 稍高信号

第八节　渗透性髓鞘脱失综合征

渗透性脱髓鞘综合征（osmotic demyelination syndrome，ODS）又称渗透性髓鞘溶解症（osmotic myelinolysis），是发生在中枢的一种迅速进展的对称性灶性髓鞘脱失。与电解质失衡（特别是低钠血症矫正太快）、慢性酒精中毒、营养不良、器官移植有关，包括脑桥中央髓鞘溶解症（central pontine myelinolysis，CPM）和脑桥外髓鞘溶解症（extrapontine myelinolysis，EPM）。

【病因、病理】

最常见的病因为慢性乙醇中毒、水电解质平衡紊乱、营养不良等。病理改变以脑桥基底中央部对称性脱髓鞘为特征，并向脑桥背盖、中脑等扩展，特征性病理表现为脑桥中央部及脑桥外病灶处髓鞘脱失，但轴突、神经细胞和血管相对保持完好，周围无炎性反应和炎症细胞浸润。

血钠快速升高引起内皮细胞渗透损伤，导致局部髓磷脂毒性因子释放，引发血管源性水肿。因此 CPM 病变主要累及含较多血管的灰质，在纯白质束中无髓鞘溶解。

【临床表现】

临床表现多样，包括强直性半身偏瘫、假性延髓性麻痹、意识不清和昏迷。Ismail 等研究发现精神状态改变是最常见的临床症状，EPM 为其主要影像学模式。典型临床表现为强直性四肢轻瘫、假性延髓性麻痹等皮质脊髓束受损症状。临床以四肢瘫痪、假性延髓性麻痹和特殊的意识状态为特征,即"闭锁综合征"。连续检测血钠对诊断有帮助。

【MRI 表现】

少枝胶质细胞与渗透压最相关,MRI 表现与这种细胞在脑桥中央、丘脑、壳核、外侧膝状体及其他脑桥外结构的分布一致。MRI 显示在受累区域 T1、T2 值异常延长,CPM 特征性表现是脑桥中央出现"三叉戟"或"蝶翼状"T2WI 及 FLAIR 序列信号增高,脑桥腹外侧和皮质脊髓束不受累及。EPM 表现为苍白球、壳、丘脑和小脑 T2 值延长,早期病变常可表现为扩散受限、ADC 值减低(图 9-8-1、2)。

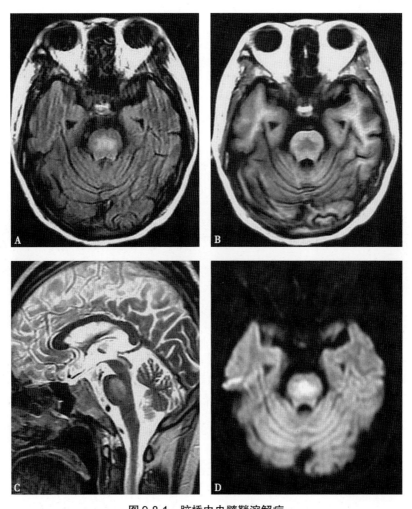

图 9-8-1 脑桥中央髓鞘溶解症

A～C. MRI 平扫显示桥脑中心稍长 T1、长 T2 信号影,横断位病变呈对称性类三角形、圆形,矢状位呈卵圆形;D. DWI 显示病变呈高信号,提示扩散受限

由于髓鞘溶解,细胞外间质内的水进入血管和胶质细胞,自由水减少和细胞内受限水增加、弥散受限,故早期 CPM 病灶 ADC 值减低,DWI 呈高信号,故 DWI 可较其他各常规序列更早、更清楚地显示超早期的 CPM 病变,最早在发病 24 小时内即可在 DWI 上出现脑桥异常高信号。经相应的临床治疗后,病灶可出现坏死、缩小,DWI 序列信号较前减低,呈等或稍高信号。

【CT 表现】

ODS 的 CT 表现为脑桥内对称性蝶翼状低密度灶,病变早期可强化,但由于后颅窝伪影的干扰诊断敏感性、特异性较差。

【鉴别诊断】

与其他疾病的鉴别诊断:

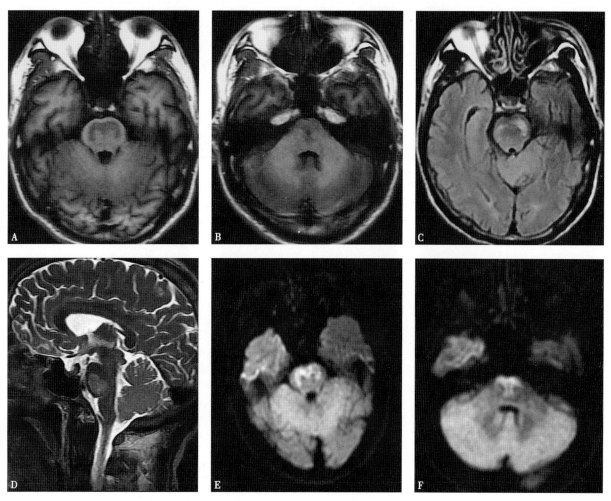

图 9-8-2 脑桥中央髓鞘溶解症

男，40 岁。多饮多尿伴体重下降半年，加重伴乏力，发热，意识障碍半个月。MRI 平扫横断位 T1WI（A、B）、FLAIR（C）、矢状位 T2WI（D）显示桥脑中心偏前部蝙蝠形稍长 T1、长 T2 信号影，DWI（E、F）均呈高信号（提示扩散受限）。临床随访证实为桥脑中央髓鞘溶解症

1. 脑干梗死（brainstem infarction） 指椎 - 基底动脉及其分支血管狭窄或闭塞引起的中脑、脑桥或延髓缺血性坏死，从而出现相应的神经系统症状和体征。大多由于椎 - 基底动脉分支或其分支血管发出的直径 150～200μm 以下细小深穿支动脉急性闭塞所致。由于脑桥旁正中动脉供应脑桥血流，穿通动脉容易出现血管壁玻璃样变性等慢性损害，而且缺乏相应的侧支循环，因此脑桥发生梗死。脑桥 T2WI 高信号、T1WI 低信号改变不一定都是脑桥梗死，即所谓的"脑桥假梗死"征象，DWI 结合 ADC 图对鉴别梗死与其他病变具有重要价值（图 9-8-3）。其原因主要是由于发生在大脑半球的病变使大脑皮质锥体细胞受累，导致位于脑桥的神经元轴突发生华勒变性，造成这种影像学表现，但这部分患者多不存在相应的脑桥损害体征。

2. 脑干胶质瘤 弥散型脑干胶质瘤肿瘤起源于脑桥，脑桥肿胀增粗，边界不清，呈浸润性生长，T1WI 呈低信号，T2WI 呈高信号，一般无明显强化。局限型脑干胶质瘤一般位于中脑、延髓或向第四脑室方向生长，肿瘤边界较清楚，T1WI 为低或等信号，T2WI 一般高信号，可伴强化（图 9-8-4）。

3. 神经白塞病 最常见于中脑 - 间脑结合处，周围水肿带沿长轴向脑干、间脑延伸。MRI 表现有"可逆性"的特点，急性期病灶较大且病灶有强化有占位效应的病例，急性期过后病灶的体积可缩小或消失。"锥体束征"是其重要特点，并经常集中在脑桥中脑的皮质脊髓束（图 9-8-5）。

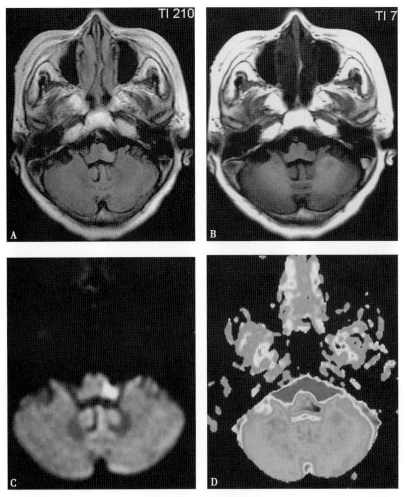

图 9-8-3　脑干梗死

女，71 岁。突发头昏头痛伴双下肢乏力 8 天入院；查体：左侧中枢性面瘫，左侧面部痛觉减退，T₅ 以下右侧偏身痛觉减退，左下肢病理征(+)，双下肢肌力Ⅳ级。A、B. MRI 横断位示延髓左侧见小片状长 T1、长 T2 信号影；C、D. DWI 呈高信号而 ADC 图呈低信号提示扩散受限

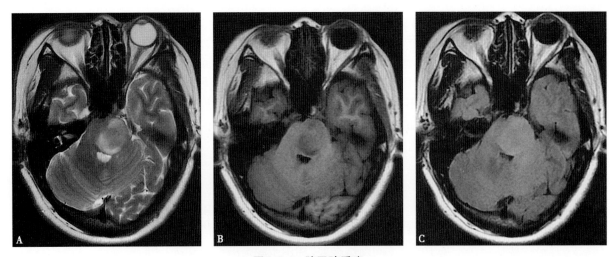

图 9-8-4　脑干胶质瘤

女，47 岁。头晕、视物成双 1 周；查体：左视时有复视，Romberg 征可疑。A～D. MRI 平扫示桥脑左侧肿胀增粗，内见一类圆形稍长 T1 稍长 T2 信号肿块，FLAIR、DWI 呈稍高信号，边界模糊，四脑室受压变形；E、F. 增强扫描肿块无明显强化

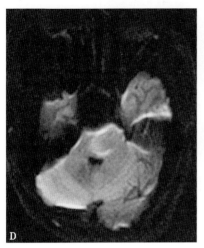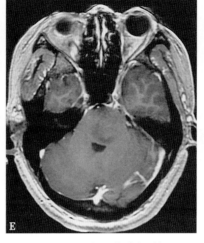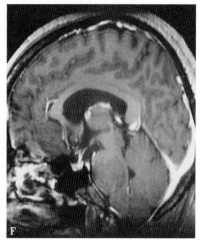

图 9-8-4 脑干胶质瘤（续）

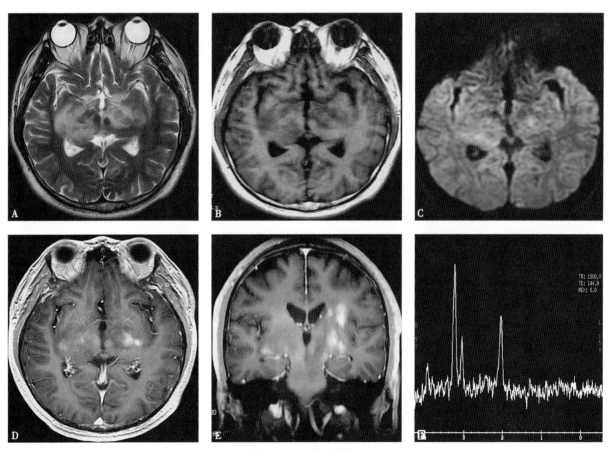

图 9-8-5 神经白塞病

男，47 岁。因视物成双、走路不稳 2 天入院，患者 10 年来反复出现口腔及会阴部溃疡；查体：左眼睑下垂，左侧鼻唇沟略浅，左侧轮替试验笨拙，直线行走不能；眼科检查：无葡萄膜炎，ESR 31mm/h。A、B. 头颅 MRI 平扫显示中脑、双侧丘脑、双侧基底节区见片状稍长 T1、稍长 T2 信号影，有轻微占位效应，左侧脑室略受压；C. DWI 像呈稍高信号；D、E. 增强扫描病灶明显不均匀强化，冠状位显示病灶沿左侧皮质脊髓束纵行分布；F. 左侧基底节区病灶 ¹H-MRS 显示 NAA、Cr 下降，Cho 峰升高，未见明显 Lip 峰和 Lac 峰

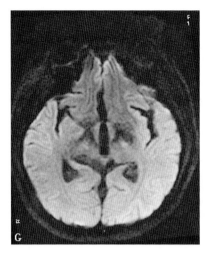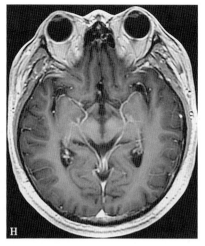

图 9-8-5 神经白塞病(续)

G、H. 激素治疗后复查显示病灶明显吸收消失

4. 手足口病(hand-foot-mouth disease，HFMD) 是由肠道病毒感染引起的急性儿童传染病，目前流行的 HFMD 主要由肠道病毒 EV71 引起，可以侵犯神经系统致无菌性炎症并引起神经源性肺水肿。脑干、延髓及颈髓的病变常为双侧、对称性分布，位于延髓、脑桥的后部分、颈髓的腹侧，病变呈略长 T1、长 T2 信号，多为斑片状，边界不清，DWI 呈高信号(图 9-8-6)。还可合并脑膜炎表现，腰骶膨大及马尾神经根的脊膜炎表现为增强后的线性强化。

5. 脑干型 PRES PRES 是以头痛、癫痫发作、视觉模糊、意识障碍及精神异常为主要临床表现、在大脑后循环区域有典型影像学表现的临床影像学综合征。CT/MRI 显示血管源性水肿最常见于顶枕区，还可见于深部白质、基底节及脑干，据报道脑干累及的比例 18.4%～28.6%。以累及脑干为主的 PRES 作为一种独特临床类型，国内外报道较少。高波等通过对 6 例患者的回顾性分析，发现脑干型 PRES 作为一种影像学分布模式具有独特的临床表现形式。病变呈对称性稍长 T1、长 T2 信号，FLAIR 像呈明显高信号，DWI 未见明显异常，提示为血管源性水肿(图 9-8-7)。

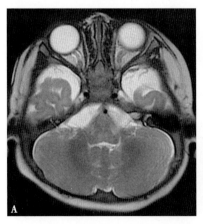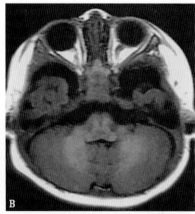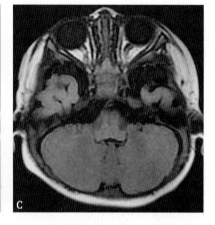

图 9-8-6 手足口病

男，7 个月。发热 2 天、抽搐 3 小时入院；查体：精神差，颈软，四肢散在暗红色斑丘疹突出于皮面，右手心见一疱疹。腰穿脑脊液常规：白细胞 280×10⁶/L，蛋白 354.3mg/L，其余均正常。A～D. MRI 平扫显示双侧延髓内对称性点状稍长 T1 稍长 T2 信号影，边界欠清晰，FLAIR 呈等信号，DWI 呈明显高信号；E～H. 入院后给予抗病毒、抗感染治疗，甲强龙减轻炎症反应，丙种球蛋白支持治疗，神经节苷脂营养神经；2 周后复查 MRI 平扫显示双侧延髓内病灶呈明显长 T1 低信号，边界清晰，FLAIR 呈稍高信号，DWI 呈稍高信号

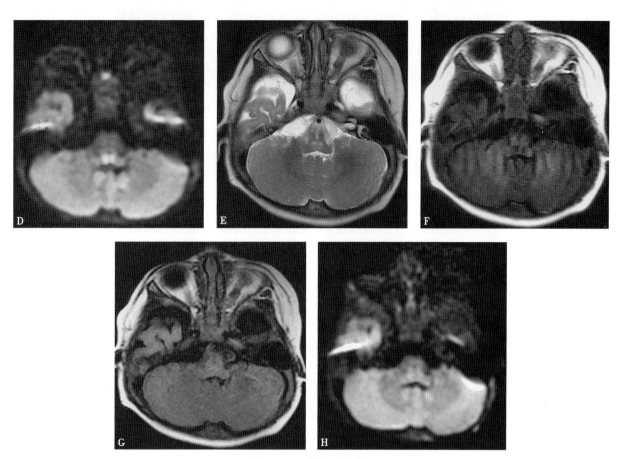

图 9-8-6 手足口病（续）

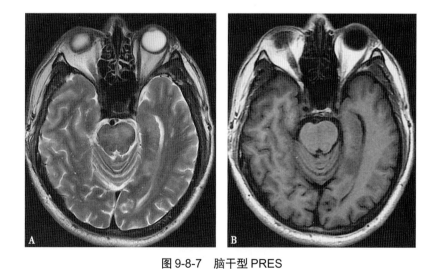

图 9-8-7 脑干型 PRES

男，42 岁。右侧肢体无力 2 天，有高血压病史。神志清，无失语，眼球活动自如，右侧肢体肌力 5⁻级；血压 180/130mmHg。A～E. MRI 平扫示桥脑内弥漫性稍长 T1 稍长 T2 信号影，边界不清，DWI 呈等信号，桥脑形态无明显肿胀；F. MRA 显示双侧椎动脉颅内段、基底动脉形态可，无明显狭窄或充盈缺损表现

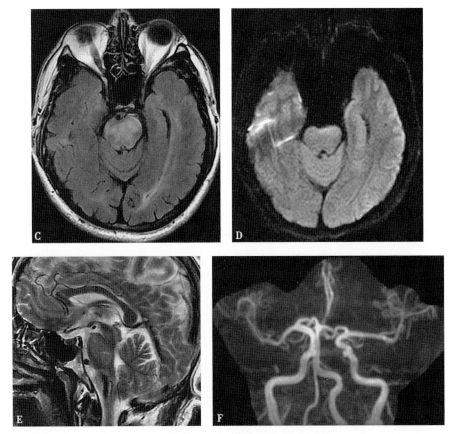

图 9-8-7　脑干型 PRES（续）

6. Bickerstaff 脑干脑炎（Bickerstaff brainstem encephalitis，BBE）　一般多有前驱性感染，最常见症状为复视、步态紊乱或两者同时出现，60% 患者出现弛缓性四肢瘫。常见意识障碍、面瘫、Babinski 征、瞳孔异常和延髓性麻痹。所有患者均可见单相缓解病程，预后较好。30% 患者可见头部 MRI 异常，如脑干、丘脑、小脑、大脑 T2 高信号（图 9-8-8）。Yaqub 等报道 6 例中 2 例可见中脑上部和丘脑融合性损害，累及灰、白质，可见脑桥肿胀，中脑上部、小脑、丘脑 T2 高信号，可随着病程进展或缓解，类似改变也可见于 Fisher 综合征。某些学者认为中脑顶盖、被盖部受累是 BBE 特征。

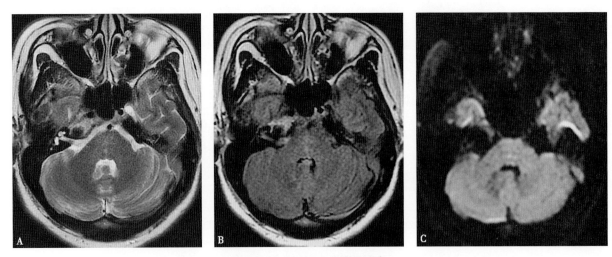

图 9-8-8　Bickerstaff 脑干脑炎

女，44 岁。头晕、视物重影伴口唇无力 10 天。A～C. MRI 平扫示桥脑下缘中央线状稍长 T2 信号影，以 FLAIR 像显示明显，DWI 呈稍高信号，边界欠清晰

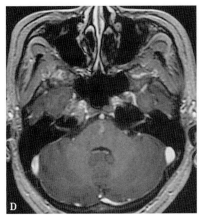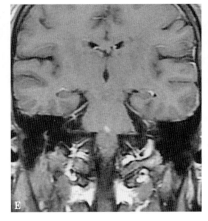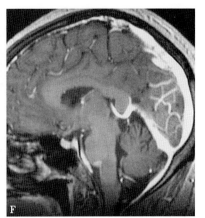

图 9-8-8　Bickerstaff 脑干脑炎（续）

D～F. 增强扫描病灶明显强化，治疗后复查残留小软化灶

7. 类固醇激素反应性慢性淋巴细胞炎伴脑桥血管周围强化征（chronic lymphocytic inflammation with pontine perivascular enhancement responsive to steroids，CLIPPERS）　其核心特点是 MRI 显示脑桥内"胡椒粉"样斑点状强化病灶。临床均为亚急性起病、逐渐进展病程，主要表现有步态共济失调、构音障碍、复视、面部感觉异常，还可出现脊髓症状等。CLIPPERS 的发病机制尚不明确，脑活检病理学检查显示白质内血管周围性炎症，可伴有脑实质性炎性浸润及神经轴索损伤。MRI 增强 T1WI 显示以脑桥为中心的"胡椒粉"样斑点状和曲线状明显强化为其特征性影像表现，提示血脑屏障破坏，延髓、小脑、中脑、基底节、丘脑、大脑白质、脊髓亦可累及，通常病灶的数目、体积随远离脑桥而减少、缩小（图 9-8-9）。另一不寻常的影像特点是单个病灶 T2WI 高信号范围不会明显超过强化病灶的边界，这表明病灶极少出现血管源性水肿，这也可以解释目前所报道的大多数 CLIPPERS 患者影像均未显示明显占位效应。

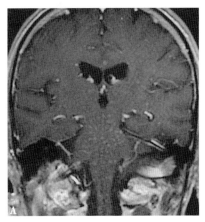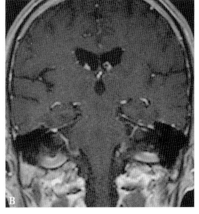

图 9-8-9　类固醇激素反应性慢性淋巴细胞炎伴脑桥血管周围强化征

男，69 岁。患者 1 年前感觉左面部麻木，随后出现步态不稳并进行性加重；查体：四肢腱反射活跃，呈宽基步态并共济失调，左面部感觉下降。A. 冠状位增强 T1WI 显示桥脑、颈髓上段内弥漫性点状强化高信号；B. 静脉注射甲强龙、口服强的松治疗后冠状位增强 T1WI 复查显示原强化病灶消失

第九节　一氧化碳中毒性脑病

一氧化碳中毒性脑病（carbon monoxide poisoning）是指过量的一氧化碳进入血液后与血红蛋白结合形成碳氧血红蛋白，引起血液性缺氧形成脑组织损害。

【病因、病理】

一氧化碳在空气中浓度超过 30mg/m³ 时就能发生中毒。冬季烧煤取暖、汽车尾气等均能接触一氧化碳。一氧化碳进入血液后与血红蛋白结合形成碳氧血红蛋白。由于一氧化碳与血红蛋白的亲和力比氧与血红蛋白的亲和力大 300 倍，且碳氧血红蛋白一旦形成则不易分解，故造成低氧血症，导致脑组织缺氧并发生损害。缺氧导致脑血管壁细胞变性与血管运动神经麻痹、渗透性增高，引起脑水肿。随即出现点状出血、神经细胞变性、坏死及皮层下广泛脱髓鞘改变。

【临床表现】

轻者中毒者出现头痛、头胀、恶心、呕吐等症状；中度中毒者口唇呈樱桃红色、全身出汗，血压先升后降；重症者昏迷甚至死亡。

【MRI 表现】

一氧化碳中毒早期 MRI 检查见脑白质广泛性水肿，脑室系统变小；晚期常见双侧苍白球软化灶和脑萎缩征象。MRI 表现为双侧苍白球、半卵圆中心对称性异常信号，呈椭圆形长 T1、长 T2 信号（图 9-9-1）。另有部分患者表现为脑白质脱髓鞘改变，主要见于迟发型一氧化碳中毒性脑病患者，病变主要位于半卵圆中心和侧脑室周围白质，表现为对称性片状、弥漫性低密度或长 T1、长 T2 异常信号（图 9-9-2）。

本病的病灶范围、分布及形态学改变无特征性，诊断需结合病史，一般不难诊断。

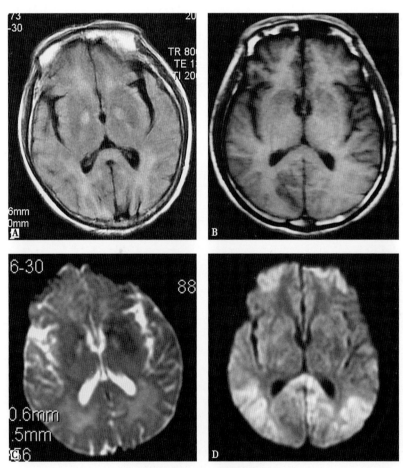

图 9-9-1　CO 中毒性脑病

煤气中毒意识障碍 10 小时。头颅 MRI 平扫横断位 FLAIR（A）、T1WI（B）和 T2WI（C）显示双侧大脑半球脑回肿胀，脑沟变浅，胼胝体压部、双侧苍白球、额颞枕叶皮层及白质见多发对称性斑片状稍长 T1、长 T2 信号影，边界模糊，DWI 序列（D）示双侧额颞枕叶、胼胝体压部斑片状、脑回样高信号

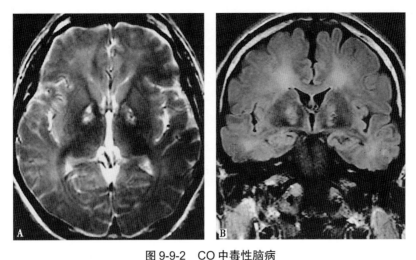

图 9-9-2　CO 中毒性脑病

A、B. 双侧苍白球对称性类圆形长 T2 信号影，并对称性广泛累及脑白质，弥漫性脑白质水肿、肿胀

【CT 表现】

CO 中毒性脑病的 CT 和 MRI 是诊断一氧化碳中毒性脑病的主要影像学检查方法，MRI 明显优于 CT。一氧化碳中毒性脑病最常见表现为双侧基底节病变，CT 表现为双侧苍白球卵圆形对称性低密度灶，边界清楚，后期可发生脑萎缩和脑软化灶。

【鉴别诊断】

与其他疾病鉴别：基底节获得性对称性常见病变包括甲状腺功能低下、肝性脑病、中毒（CO 中毒、霉变甘蔗中毒等）、脑炎、新生儿缺氧缺血性脑病等。急性对称性白质病变包括的范围更广泛，如中毒、渗透性髓鞘溶解、PRES 等。当放射医师发现双侧基底节或丘脑病变时，应结合临床及实验室检查进一步确诊。包括：弓形体、虫媒病毒免疫学血清学及免疫学测定、克雅病的脑电图及脑脊液检查、韦尼克脑病维生素 B_1 检查、低血糖及高血糖时测血糖、渗透性髓鞘溶解时测血钠及血渗透压，Wilson 病时血浆铜蓝蛋白，Leigh 病时测血清或脑脊液乳酸水平，Fahr 病时血清钙磷甲状旁腺素水平（图 9-9-3）。

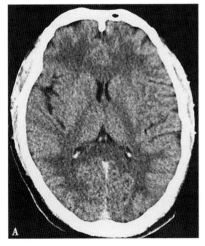
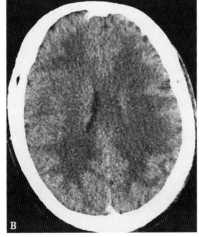
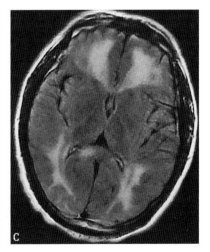

图 9-9-3　海洛因中毒性脑病

男，36 岁。不能言语 1 周伴四肢抽搐 3 天，有海洛因吸毒史 10 年。头颅 CT 平扫（A、B）示双侧额颞顶枕叶白质及胼胝体区见弥漫性密度减低区，边界不清；MRI 平扫横断位 FALIR（C、D）、T1WI（E、F）双侧额颞顶枕叶白质及胼胝体区可见弥漫分布片状长 T1、长 T2 信号，双侧病变基本对称；DWI（G、H）呈稍高信号。临床随访证实为海洛因中毒性脑病

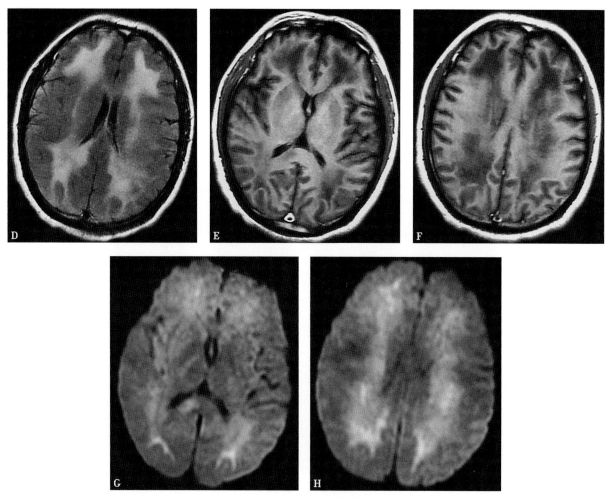

图 9-9-3　海洛因中毒性脑病（续）

　　发现基底节及丘脑外病灶可以帮助缩小鉴别诊断范围。包括缺氧、低血糖、CJD 时弥漫性或局限性皮质受累，中毒和低血糖时弥漫性或双侧白质异常，Leigh 病、渗透性脱髓鞘、神经白塞病、基底动脉阻塞时可累及脑干，基底动脉阻塞典型的也累及大脑后动脉及其他后循环分支供血区（双侧丘脑、中脑、枕叶、颞叶皮质、小脑）。同时发生的丘脑及基底节病灶均为静脉性梗死而不是动脉性梗死，这是由于这些深部核团由同一深静脉大脑内静脉引流，但由大脑前、后循环分别供血；广泛的基底动脉或大脑后动脉梗死一般累及丘脑及枕颞叶皮质，而不是丘脑和基底节。因此，MR 或 CT 动脉造影或静脉成像和 DWI 一样有助于正确诊断。最后，CNS 感染和肿瘤可显示灶周水肿或丘脑、基底节外侵犯、或其他处脑及脑膜等处病变。

第十节　其他中毒性脑病

一、霉变甘蔗中毒

　　霉变甘蔗中毒（moldy sugar cane poisoning）是由于食入发霉变质的甘蔗而引起中枢神经系统中毒性病变。发霉变质的甘蔗中含有可产生 3-硝基丙酸的节菱孢霉菌，当食入后，此种嗜神经毒素造成豆状核和脑皮质损害。主要病理表现为脑水肿、神经元和胶质细胞变性坏死，脑血管扩张，脑组织充血。发病迅速，在食用发霉变质的甘蔗后 30 分钟内即可发生消化道症状，随即出现神经系统症状，如四肢抽搐、口吐白沫、神志不清和大小便失禁等，一周后可有低热。病情凶险、预后差。

CT 表现为双侧基底节（苍白球）呈对称性肾形低密度，常伴脑皮质水肿灶。MRI 检查可见脑白质弥漫性水肿、双侧苍白球对称性肾形长 T1、长 T2 异常信号影。

二、可卡因相关脑缺血

可卡因相关脑缺血（cocaine-related ischemia）的病因是多方面的，包括血管收缩、血管炎、血管痉挛或可卡因对血液停滞的直接影响。梗死常累及大脑中动脉供血区的皮层下白质，也可见于脑内任何部位（图 9-10-1），中脑卒中最常见于联合使用可卡因和苯丙胺。MRA 显示供血动脉主要分支局灶性变窄并血管壁强化，支持局限性血管炎为其致病原因（而不是血管痉挛或血管收缩）。脑萎缩见于长期可卡因滥用者的晚期，额叶最常受累，其次是颞叶，慢性缺血可能是其潜在的致病机制。

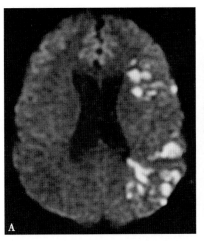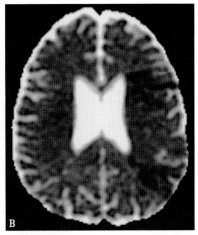

图 9-10-1 可卡因相关脑缺血
A、B. DWI 及对应 ADC 图显示左侧放射冠区水平前、后分水岭区斑片状高信号并扩散受限，符合急性脑梗死

三、海洛因海绵状白质脑病

海洛因海绵状白质脑病（heroin spongiform leukoencephalopathy，HSLE）患者都有吸毒史（鼻吸），该病可能与海洛因成分不纯有关，因为海洛因杂质内含对脑有明显损伤的毒性物质，如滑石粉、复方樟脑酊、巴比妥等，吸食过程中可导致多种神经系统的损害。该病的发病年龄在 23～35 岁之间，发生病变后，人体会出现瘫痪、麻木、言语不清、走路不稳等许多症状，死亡率达 23%。其显著的特征有：脑白质广泛病变，病灶成蝴蝶状且非常对称，脑活检有脑白质大量空泡状变。

MRI 表现为脑白质的广泛对称性损害，主要累及小脑白质、内囊后肢及膝部、胼胝体压部及体部、顶枕叶白质和脑室周围白质，也可以累及脑干及额颞叶白质；其 MRI 表现以小脑中线两旁的对称性类圆性或蝴蝶样病灶最具特点，内囊后肢及顶枕叶白质大多有累及而内囊前肢不受累是另一特点（图 9-10-2）。

四、亚硝酸盐中毒性脑病

亚硝酸盐中毒性脑病系食用过量亚硝酸盐后，亚硝酸盐进入血液可使血红蛋白中二价铁离子氧化为三价铁离子，血红蛋白变为高铁血红蛋白，从而失去携氧能力，引起组织缺氧，中枢神经系统首先受累，大脑皮层处于抑制状态，而纹状体区血运丰富，对缺氧更加敏感，当急性缺氧后可出现纹状体变性而引起锥体外系症状。大多数学者认为中枢神经系统对缺氧最敏感，先是血管痉挛，血管壁细胞变性，然后出现血管运动神经麻痹、血管扩张到闭锁性动脉内膜炎，导致脑缺氧、脑水肿，尤其是纹状体、黑质血管血栓形成，继发软化、坏死及点状出血。

　　亚硝酸盐中毒性脑病主要是脑白质受累，表现为大脑半球白质弥漫性对称性肿胀，血管源性水肿，也可为细胞毒性水肿；部分神经核团及灰质的变性，主要累及齿状核、苍白球，病变对称性分布，无占位效应，支持亚硝酸盐中毒后脑病的诊断。MRI 表现为小脑齿状核、苍白球及广泛皮层下白质长 T1、长 T2 信号影，于 DWI 呈高信号；CT 表现为相应部位低密度影（图 9-10-3）。

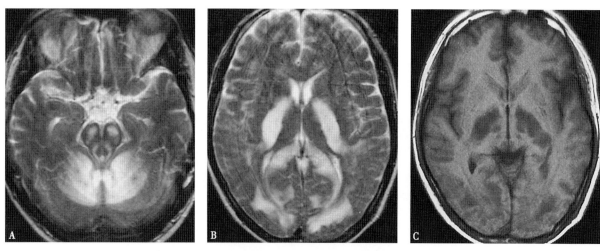

图 9-10-2　海洛因海绵状白质脑病

A～C. MRI 平扫显示双侧小脑、内囊后肢及膝部、胼胝体压部及枕叶白质对称性稍长 T1 稍长 T2 信号影，并沿双侧皮质脊髓束走行

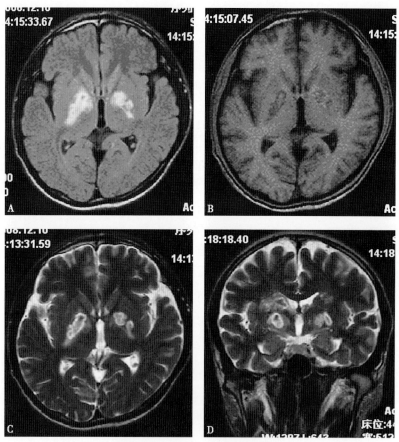

图 9-10-3　亚硝酸盐中毒性脑病

误食入亚硝酸盐 10 天。头颅 MRI 平扫 FLAIR（A）、T1WI（B）和 T2WI（C、D）示双侧基底节区环形、斑片状稍长 T1、长 T2 为主异常信号影，病灶内部呈稍短 T1、稍短 T2 信号影，病变境界清楚，未见明显占位效应

五、锰中毒性脑病

锰（Mn）作为许多食物的基本组成元素，对维持身体健康是一种非常重要和必需的元素。但大量吸收会产生毒性，接触过高的锰会产生神经系统症状，这些症状与先天性帕金森病（IPD）非常相似但又有区别，许多职业如锰矿开采、焊接及钢材生产都可因为接触高浓度的锰而导致锰中毒。体内的锰从身体内被有效的清除是通过胆汁，它可排泄 95%～97% 的金属元素（包括锰）。如果肝脏受到损害，例如慢性肝病或者肝硬化，或者将锰直接通过静脉注射到体内，清除作用将被削弱，锰中毒的概率则较高。

在人类，锰首先沉积在苍白球，随后沉积在黑质、纹状体、松果体、嗅球等部位。纹状体致密部是锰中毒首先退化的部位，这与帕金森病的病理有着紧密的联系。由于基底核区是这两种病的基本发病部位，因此单凭临床表现很难将锰中毒与帕金森病鉴别开来。MRI 可以作为在活体有效的鉴别诊断方法之一，例如，在 MRI 显示苍白球信号的增加提示锰中毒。许多文献显示血锰浓度与苍白球指数（PI）有高度相关性。PI 定义为通过横断扫描，在 MRI T1WI 上苍白球信号强度与皮质下额部白质强度的比值乘以 100。有文献报道 PI 的增加反映脑锰水平的增加早于临床症状的产生。MRI 不仅可以评价锰的治疗效果，还可以评价接触锰后对人体的影响（图 9-10-4）。

虽然现代神经影像技术对锰中毒及帕金森病的早期诊断有十分重要的作用，但对个体的敏感性和特异性还有待于进一步研究，因此对于锰中毒的诊断和鉴别诊断，神经影像学检查与临床紧密结合是非常必要的。

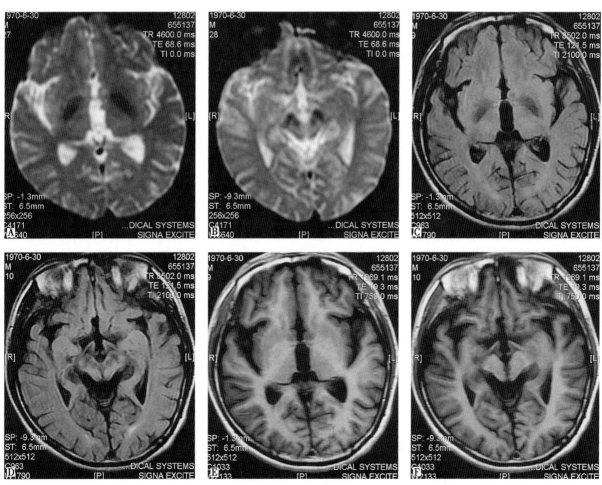

图 9-10-4　锰中毒性脑病

男，37 岁。右上肢抖动 3 年，双下肢抖动 2 年，有锰接触史 12 年。查体：右上肢不自主活动，肌力正常，书写障碍。MRI 平扫横断位 T2WI（A、B），FLAIR（C、D）、T1WI（E、F）和 DWI（G、H）显示双侧苍白球及黑质区可见对称性片状稍短 T1、短 T2 信号，FLAIR 及 DWI 呈低信号影。临床随访证实为锰中毒性脑病

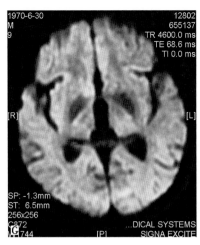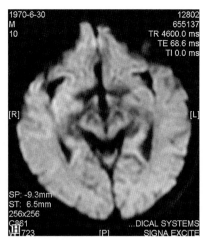

图 9-10-4　锰中毒性脑病（续）

（曲蕴慧　余　晖　高　波）

参 考 文 献

1. 陈楠,秦文,齐志刚,等. 桥本脑病的 MRI 特点. 中华放射学杂志,2010,44(8):75-76.

2. 陈正挪,许若峰,程国勤. 大脑深静脉血栓形成 7 例临床与 MR. 脑与神经疾病杂志,2006,14(4):301-302.

3. 费国强,钟春玖,金莉蓉,等. 非酒精中毒性韦尼克脑病的临床与 MRI 特征. 中国医学计算机成像杂志,2008,14 (1):11-16.

4. 高波,李瑞生,高伟,等. 以累及脑干为主的可逆性后部脑病综合征 6 例临床、影像学分析. 临床放射学杂志,2012, 31(4):582-585.

5. 高波,吕翠. 神经系统疾病影像诊断流程. 北京:人民卫生出版社,2014:148-299.

6. 高波,吕翠,沈桂权,等. Marchiafava-Bignami 病的临床及影像学研究. 中华神经医学杂志,2008,7(3):301-310.

7. 李爱银,李军,王忠周,等. T2* 加权血管成像诊断 Fahr 病伴囊性病变. 中国医学影像技术,2011,27(1):206-207.

8. 李惠民,李玉华,吕婕,等. 手足口病影像学. 中国医学计算机成像杂志,2010,16(5):446-449.

9. 李蕾,何志义,赵奕楠,等. 脑桥被盖部出血继发肥大性下橄榄核变性二例. 中华神经科杂志,2010,43(8):594-596.

10. 刘锟,马炎旭,张呈兵,等. 小儿肠道病毒 71 型感染手足口病合并神经系统损伤的临床、MRI 特征及随访研究. 中华 医学杂志,2012,92(25):1742,1746.

11. 刘茜玮,黄勇,肖江喜,等. 线粒体脑肌病伴高乳酸血症和卒中样发作氧摄取分数和脑血流的 MRI 随访研究. 中华放 射学杂志,2012,46(10):943-946.

12. 牛铭锋,高波,吕翠,等. 韦尼克脑病的 MRI 表现及 DWI 对临床预后的评价. 医学影像学杂志,2010,20(7):941-944.

13. 庞涛,张敏,张秀清,等. 基底节区对称性低密度或异常信号的发病机理及 CT-MRI 诊断. 脑与神经疾病杂志,2003, 11(1):39-40.

14. 唐毅,邢怡,张津,等. 桥本脑病患者的临床特征和预后随访观察. 中华医学杂志,2014,94(9):670-673.

15. 万贻绿,漆松涛,方陆雄,等. 94 例脑干胶质瘤 MRI 影像与病理分级的关系分析. 中华神经外科杂志,2012,28(4): 346-349.

16. 魏妍平,郭玉璞,陈琳,等. 线粒体脑肌病伴高乳酸血症和卒中样发作的诊断. 中华神经科杂志,2010,43(11):765-769.

17. 谢晟,齐朝月,肖江喜,等. MELAS 综合征患者脑灌注异常的 MRI 特征. 中华放射学杂志,2008,42(5):471-473.

18. 徐莎,丁瑶,丁美萍. 胼胝体变性六例影像学特点和临床表现. 中华神经科杂志,2013,46(9):605,608.

19. 杨喜彪,徐严明,何度,等. MELAS 综合征的 MRI 和 MRS 表现及临床意义. 放射学实践,2014,29(2):149-154.

20. 余晖,刘静,沈桂权,等. 胼胝体变性的扩散加权成像和多体素氢质子波谱分析. 临床放射学杂志,2008,27(1):14-17.

21. 臧守红,杨金永,亓力,等. Marchiafava-Bignami 病的磁共振 DWI、DTI 初步研究. 中国中西医结合影像学杂志, 2011,9(6):493-495,前插 1 页.

22. 张秀玲，孟志华. 桥本脑病的临床与影像学诊断研究进展. 中国医学影像技术，2011，27（6）：1283-1286.

23. 章辉庆，尹璇，邱晓晖，等. 脑静脉窦和深静脉血栓形成的 CT 和 MRI 诊断. 中国医学计算机成像杂志，2008，14（6）：487-491.

24. 李联忠. 脑与脊髓 CT、MRI 诊断学图谱. 第 2 版. 北京：人民卫生出版社，2011：194-242.

25. Angeles Fernández-Gil M，Palacios-Bote R，Leo-Barahona M，et al. Anatomy of the brainstem: a gaze into the stem of life. Semin Ultrasound CT MR，2010，31（3）：196-219.

26. Arbelaez A，Pajon A，Castillo M. Acute Marchiafava-Bignami disease: MR findings in two patients. AJNR Am J Neuroradiol，2003，24（10）：1955-1957.

27. Beh SC，Frohman TC，Frohman EM. Isolated mammillary body involvement on MRI in Wernicke's encephalopathy. J Neurol Sci，2013，334（1-2）：172-175.

28. Bekiesinska-Figatowska M，Mierzewska H，Jurkiewicz E. Basal ganglia lesions in children and adults. Eur J Radiol，2013，82（5）：837-849.

29. Bi WL，Baehring JM，Lesser RL. Evolution of brain imaging abnormalities in mitochondrial encephalomyopathy with lactic acidosis and stroke-like episodes. J Neuroophthalmol，2006，26（4）：251-256.

30. Chen N，Qin W，Wei C，et al. Time course of Hashimoto's encephalopathy revealed by MRI: report of two cases. J Neurol Sci，2011，300（1-2）：169-172.

31. Duray MC，De Maeseneire C，Rutgers MP，et al. Acute reversible Marchiafava-Bignami disease with hypernatremia: A "callosal myelinolysis"? Rev Neurol（Paris），2014，170（3）：232-234.

32. Eun Kim T，Ja Lee E，Bo Young J，et al. Wernicke encephalopathy and ethanol-related syndromes. Semin Ultrasound CT MR，2014，35（2）：85-96.

33. Finelli PF，DiMario FJ Jr. Diagnostic approach in patients with symmetric imaging lesions of the deep gray nuclei. Neurologist，2003，9（5）：250-261.

34. Galvin R，Brathen G，Ivashynka A，et al. EFNS guidelines for diagnosis，therapy and prevention of Wernicke encephalopathy. Eur J Neurol，2010，17（12）：1408-1418.

35. Giussani C，Poliakov A，Ferri RT，et al. DTI fiber tracking to differentiate demyelinating diseases from diffuse brain stem glioma. Neuroimage，2010，52（1）：217-223.

36. Graff-Radford J，Fugate JE，Kaufmann TJ，et al. Clinical and radiologic correlations of central pontine myelinolysis syndrome. Mayo Clin Proc，2011，86（11）：1063-1067.

37. Guzmán-De-Villoria JA，Fernández-García P，Ferreiro-Argüelles C. Differential diagnosis of T2 hyperintense brainstem lesions: Part 1. Focal lesions. Semin Ultrasound CT MR，2010，31（3）：246-259.

38. Guzmán-De-Villoria JA，Ferreiro-Argüelles C，Fernández-García P. Differential diagnosis of T2 hyperintense brainstem lesions: Part 2. Diffuse lesions. Semin Ultrasound CT MR，2010，31（3）：260-274.

39. Halavaara J，Brander A，Lyytinen J，et al. Wernicke's encephalopathy: is diffusion-weighted MRI useful? Neuroradiology，2003，45（8）：519-523.

40. Hegde AN，Mohan S，Lath N，et al. Differential diagnosis for bilateral abnormalities of the basal ganglia and thalamus. Radiographics，2011，31（1）：5-30.

41. Heinrich A，Runge U，Khaw AV. Clinicoradiologic subtypes of Marchiafava-Bignami disease. J Neurol，2004，251（9）：1050-1059.

42. Herrero Hernandez E，Valentini MC，Discalzi G. T1-weighted hyperintensity in basal ganglia at brain magnetic resonance imaging: are different pathologies sharing a common mechanism? Neurotoxicology，2002，23（6）：669-674.

43. Hillbom M，Saloheimo P，Fujioka S，et al. Diagnosis and management of Marchiafava-Bignami disease: a review of CT/MRI confirmed cases. J Neurol Neurosurg Psychiatry，2014，85（2）：168-173.

44. Ikawa M，Yoneda M，Muramatsu T，et al. Detection of preclinically latent hyperperfusion due to stroke-like episodes by arterial spin-labeling perfusion MRI in MELAS patients. Mitochondrion，2013，13（6）：676-680.

45. Ito H, Mori K, Kagami S. Neuroimaging of stroke-like episodes in MELAS. Brain Dev, 2011, 33 (4): 283-288.

46. José da Rocha A, Túlio Braga F, Carlos Martins Maia A Jr, et al. Lactate detection by MRS in mitochondrial encephalopathy: optimization of technical parameters. J Neuroimaging, 2008, 18 (1): 1-8.

47. Klos KJ, Ahlskog JE, Josephs KA, et al. Neurologic spectrum of chronic liver failure and basal ganglia T1 hyperintensity on magnetic resonance imaging: probable manganese neurotoxicity. Arch Neurol, 2005, 62 (9): 1385-1390.

48. Krishna SH, McKinney AM, Lucato LT. Congenital genetic inborn errors of metabolism presenting as an adult or persisting into adulthood: neuroimaging in the more common or recognizable disorders. Semin Ultrasound CT MR, 2014, 35 (2): 160-191.

49. Kruer MC, Boddaert N, Schneider SA, et al. Neuroimaging features of neurodegeneration with brain iron accumulation. AJNR Am J Neuroradiol, 2012, 33 (3): 407-414.

50. Kruer MC, Boddaert N. Neurodegeneration with brain iron accumulation: a diagnostic algorithm. Semin Pediatr Neurol, 2012, 19 (2): 67-74.

51. Ménégon P, Sibon I, Pachai C, et al. Marchiafava-Bignami disease: diffusion-weighted MRI in corpus callosum and cortical lesions. Neurology, 2005, 65 (3): 475-477.

52. Pacheco FT, Rego MM, do Rego JI, et al. "Ears of the lynx" sign in a marchiafava-bignami patient: structural basis and fiber-tracking DTI contribution to the understanding of this imaging abnormality. J Neuroimaging, 2014, 24 (2): 205-207.

53. Pauli W, Zarzycki A, Krzyształowski A, et al. CT and MRI imaging of the brain in MELAS syndrome. Pol J Radiol, 2013, 78 (3): 61, 65.

54. Pittock SJ, Debruyne J, Krecke KN, et al. Chronic lymphocytic inflammation with pontine perivascular enhancement responsive to steroids (CLIPPERS). Brain, 2010, 133 (9): 2626-2634.

55. Quattrocchi CC, Longo D, Delfino LN, et al. MR differential diagnosis of acute deep grey matter pathology in paediatric patients. Pediatr Radiol. 2012 Nov 30; Erratum: Pediatr Radiol, 2013, 43 (6): 743-761.

56. Renard D, Taieb G. Cortical susceptibility-weighted imaging hypointensity after stroke-like episode in MELAS. J Neurol Neurosurg Psychiatry, 2013 Dec 2.doi: 10.1136/jnnp-2013-306933.

57. Rovira A, Alonso J, Córdoba J. MR imaging findings in hepatic encephalopathy. AJNR Am J Neuroradiol, 2008, 29 (9): 1612-1621.

58. Siva A, Saip S. The spectrum of nervous system involvement in Behçet's syndrome and its differential diagnosis. J Neurol, 2009, 256 (4): 513-529.

59. Sugai A, Kikugawa K. Atypical MRI findings of Wernicke encephalopathy in alcoholic patients. AJR Am J Roentgenol, 2010, 195 (5): W372-373; author reply W374.

60. Tamagno G, Federspil G, Murialdo G. Clinical and diagnostic aspects of encephalopathy associated with autoimmune thyroid disease (or Hashimoto's encephalopathy). Intern Emerg Med, 2006, 1 (1): 15-23.

61. Tang Y, Xing Y, Lin MT, et al. Hashimoto's encephalopathy cases: Chinese experience. BMC Neurol, 2012, 12: 60.

62. Thambisetty M, Newman NJ. Diagnosis and management of MELAS. Expert Rev Mol Diagn, 2004, 4 (5): 631-644.

63. Tuntiyatorn L, Laothamatas J. Acute Marchiafava-Bignami disease with callosal, cortical, and white matter involvement. Emerg Radiol, 2008, 15 (2): 137-140.

64. Verma A. MR spectroscopy can help differentiate basal ganglia abnormalities associated with liver disease from those caused by other diseases. Radiographics, 2011, 31 (3): 893-894; author reply 894.

65. Yu L, Xie S, Xiao J, et al. Quantitative measurement of cerebral oxygen extraction fraction using MRI in patients with MELAS. PLoS One, 2013, 8 (11): e79859.

66. Zeng H, Wen F, Gan Y, et al. MRI and associated clinical characteristics of EV71-induced brainstem encephalitis in children with hand-foot-mouth disease. Neuroradiology, 2012, 54 (6): 623-630.

67. Zuccoli G, Pipitone N. Neuroimaging findings in acute Wernicke's encephalopathy: review of the literature. AJR Am J Roentgenol, 2009, 192 (2): 501-508.

第十章
颅内压增高症及脑疝

第一节 总 论

一、颅内压生理

（一）颅腔及其内容物和颅内压

颅腔及其内容物（脑组织、脑脊液、血液）是组成颅内压的解剖学基础，颅腔容积约 1400～1500ml。脑脊液的液体静力压和脑血管张力变动的压力是组成颅内压的生理学基础。颅内压指颅内容物对颅腔壁的压力，它是由液体静力压和血管张力的压力两个因素所组成的。通过生理调节，维持着相对稳定的正常颅内压。正常颅内压是保证中枢神经系统内环境稳定和完成各种生理功能的必要条件。了解颅内压的组成和测定及其生理变化，对诊断和治疗颅内疾病有极其重要的意义。

（二）颅内压的组成

正常人颅腔是由颅底骨和颅盖骨组成的腔体，有容纳和保护其内容物的作用。除了出入颅腔的脑血管（特别是颈内静脉）及颅底孔（特别是枕骨大孔）与颅外相通外，可以把颅腔看做一个完全密封的容器，而且由于组成颅腔的颅骨坚硬而不能扩张，所以每个人的颅腔容积是恒定的。

脑组织约重 1400g，其体积在颅腔内最大，占颅腔总容积的 80%～90%。脑脊液约 150ml，约占颅腔总容积的 10%。血液约 75ml，占颅腔总容积的 2%～11%。正常情况下，脑血容量的变化较大，其多少取决于脑血管的扩张和收缩程度。在正常生理情况下，颅腔及其容积所容纳的内容物的体积是相适应的并在颅内保持着相对稳定的压力，这种压力就是指脑组织、脑脊液和血液对颅腔壁上所产生的压力，即称颅内压。颅内压主要由两种压力因素组成并维持着，即脑脊液的流体静力压和脑血管张力变动的压力，这两种压力调节着颅内压在正常生理条件下的波动，维持着中枢神经系统内环境的稳定，保证了中枢神经系统各种生理功能的完成。

（三）颅内压的测定

由于蛛网膜下腔和脑池内有脑脊液，脑脊液介于颅腔壁和脑组织之间，并与脑室和椎管内蛛网膜下腔相通，所以脑脊液的静力压就可代表颅内压力。通常以侧卧位时颅腔内脑脊液压力为代表。通常用穿刺小脑延髓池或侧脑室的方法，以测压管或压力表测出的读数作为临床的颅内压力。这一压力与侧卧腰穿所测得的脑脊液压力接近，故临床上都采用后一种方法进行测定。单位为千帕（kPa）或毫米汞柱（mmHg）或毫米水柱（mmH₂O）。

成人侧卧正常颅内压为 0.7～2.0kPa（相当于 5～15mmHg 或 70～200mmH₂O）。儿童为 0.5～1.0kPa（相当于 3.5～7.5mmHg 或 50～100mmH₂O），此压力比平卧时侧脑室压力要高。坐位时腰穿压力可达 3.3～4.0kPa（相当于 25～30mmHg 或 350～400mmH₂O），但这一压力比坐位时侧脑室的压力要低。这是因为颅脊腔虽然是一个密闭的空腔，但并非闭合得绝对严密，在枕骨大孔和颈静脉孔处都受到外界大气压力的影响。另外，采用的测压方法亦不是封闭的，而是开放的。这一现象说明颅内压与单纯的脑脊液静力压不同。颅内压对静力压的变动很敏感，测压时如压迫颈静脉，颅内压立即升高。咳嗽、打喷嚏、憋气、用力等也引起颅内压相应明显波动。

脑组织内含组织间液,它与脑脊液压力应该是平衡的。组织间液的压力与毛细血管远端的压力也应该是平衡的。因此颅内压应与毛细血管远端压力相等或稍高于静脉压力。正常人颈内动脉压力与椎动脉的平均压力为12kPa(90mmHg)。经过微动脉时血压下降最多,到达毛细血管时其平均压力只有4.7kPa(35mmHg)。毛细血管的静脉端平均压力应为2.0～2.67kPa,基本与颅内压接近。

颅内压随心脏的搏动而波动,波幅为0.27～0.58kPa(2～4mmHg)不等。这是由于心脏的每一搏出引起动脉扩张的结果。随着呼吸动作改变,颅内压亦随之发生波动,波幅约为0.7～1.33kPa(5～10mmHg),这是由于胸腔内压力作用于上腔静脉引起静脉变动的结果。此外,颅内压还有自发节律性波动,是全身血管和脑血管运动的一种反应。

由于颅内压受多种因素影响而波动,因此在单位时间内所测得的压力只有相对的意义。为了较正确地了解颅内压的情况,应采用持续压力测量和记录的方法。连续测量并记录压力,可随时了解颅内压变动情况,并可取得更精确的颅内压数据。这种方法称为颅内压监护术。

二、颅内压的自动调节

正常颅内压因受多种生理因素的影响而波动,但通过生理活动可自动地进行调节,并相对稳定地保持在一定的压力范围内。由于颅腔容积固定,因此,颅腔内脑组织、供应脑的血液和脑脊液的总体积也都不允许有大幅度的增减。如其中之一的体积增大时,则必须有其他的内容物同时或至少其中一种的体积缩减来平衡。在正常生理情况下,颅内三大内容物中,脑组织的体积比较恒定,因此,颅内压在正常范围内的调节就成为脑的供应血液量(脑血流量)和脑脊液之间的平衡。

三、颅内压增高的主要原因

(一)颅腔狭小(图10-1-1)

多见于颅骨先天性畸形、颅骨纤维异常增殖症及广泛性凹陷性骨折等,使颅腔变小,脑组织受压,影响脑及颅骨的正常发育和生理功能,产生一系列症状和不同程度的颅内压增高。常见病因如下。

1. 狭颅症系颅缝早期闭合的颅骨狭小畸形。

2. 颅底凹陷症可分为先天发育性和后天继发性两种。先天性少见,继发性见于佝偻病、骨软化症、畸形性骨炎、成骨不全等。表现为枢椎齿突高出正常水平而进入枕骨大孔。

3. 颅骨纤维异常增殖症。

4. 向颅内增生的颅骨骨肿瘤　良性骨肿瘤常见的有骨瘤、骨化性纤维瘤、骨巨细胞瘤、海绵状血管瘤、软骨瘤、皮样囊肿、表皮样囊肿等。恶性骨肿瘤常见的有骨髓瘤、骨肉瘤、网织细胞肉瘤、转移瘤等。

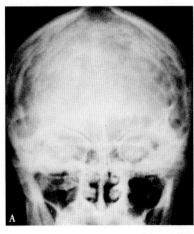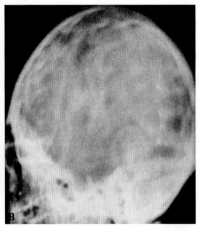

图10-1-1　狭颅症、交通性脑积水

A、B. 头颅平片正位、侧位显示头颅横径减小,前后径明显加大,脑回压迹增多、增深,蝶鞍扩大,前床突消失,后床突上翘

5. 外伤性颅骨凹陷。

（二）脑血流量的增加

各种原因引起的二氧化碳蓄积和碳酸血症导致脑血容量增加，均能引起颅内压增高，常见原因：

1. 脑血管疾病包括动静脉畸形、血管瘤、毛细血管扩张症等。

2. 下丘脑、鞍区、脑干等处血管运动中枢附近受刺激导致急性脑血管扩张（急性脑肿胀）。

3. 各种类型的严重高血压。

（三）脑脊液量增加

当脑室系统和蛛网膜下腔循环通路发生阻塞或脑脊液生成过多或吸收减少，脑脊液积聚形成脑积水，引起颅内压增高。脑积水系指由于脑脊液的产生或吸收不平衡所致脑脊液在脑室系统过量积聚，引起脑室系统部分或全部扩大，颅内压升高。临床表现为头痛、呕吐、视力下降和视神经乳头水肿。按照脑积水的发生机制可分为阻塞性脑积水、交通性脑积水和正常压力性脑积水。

1. 先天发育性脑积水如中脑导水管发育畸形、颅脑脊膜膨出、先天性延髓及扁桃体下疝畸形、第四脑室闭锁症、脑发育不全性脑积水等（图10-1-2～4）。

2. 后天性获得性脑积水系各种原因引起的室间孔闭塞、第三脑室、中脑导水管、第四脑室、第四脑室正中孔、小脑延髓池等阻塞。

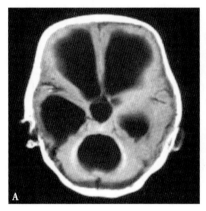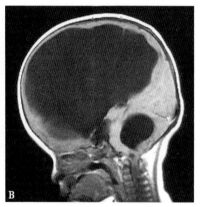

图 10-1-2　先天性导水管狭窄、正、侧孔闭塞并脑积水

A、B. 矢位、轴位 T1WI 显示侧脑室、三脑室、脑基底池显扩大，矢位 T1WI 显示导水管明显狭窄，四脑室亦扩大

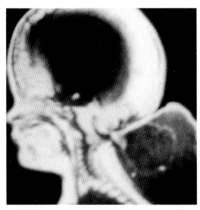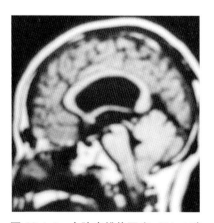

图 10-1-3　先天性导水管狭窄 - 脑膜、脑膨出并脑积水

矢位 T1WI 显示侧脑室、三脑室明显扩张，导水管显示狭窄，颈后部大囊样脑组织膨出

图 10-1-4　小脑扁桃体下疝 -Chiari 畸形并脑积水

矢位 T1WI 显示小脑扁桃体下移至枕大孔水平以下，侧脑室、三脑室扩张

3. 交通性脑积水系各种原因引起的蛛网膜粘连、外伤或自发性蛛网膜下腔出血后及脑膜炎后的脑积水（图10-1-5）。

4. 脑脊液吸收障碍各种静脉窦受压或阻塞、耳源性脑积水等。

5. 脑脊液分泌过多如脉络丛乳头状瘤等。

6. 假性脑瘤综合征（又称良性颅内压增高综合征）因静脉窦阻塞、内分泌失调、血液病、维生素A过多症、药物性反应及代谢性疾病等引起。

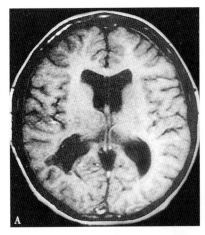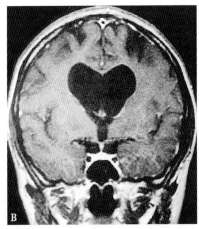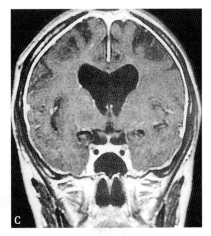

图 10-1-5 化脓性脑膜炎并脑积水

A、B. 轴位、冠位 T1WI、双侧脑室对称性扩大，脑实质内未见异常信号。C. 冠位 T1WI Gd-DTPA 显示脑凸面脑膜呈弥漫性线状强化

（四）颅内占位性病变

颅内占位性病变占据有限的颅内空间，使脑容积代偿失调，压迫脑组织，脑组织移位或破坏，导致脑水肿而引起颅内压增高。常见的有颅内血肿、肿瘤、脓肿、肉芽肿及脑寄生虫等。常见的肿瘤有：

1. 幕上中线区肿瘤如颅咽管瘤、生殖细胞瘤、畸胎瘤、垂体肿瘤（图10-1-6、7）。

2. 幕上中线区以外肿瘤如星形细胞瘤、少突胶质细胞瘤、幕上室管膜瘤、转移瘤、脑膜瘤。

3. 幕下中线区肿瘤如髓母细胞瘤、颅后窝室管膜瘤、脑干星形细胞瘤、皮样囊肿（图10-1-8）。

4. 幕下小脑半球及小脑表面肿瘤如小脑星形细胞瘤、血管网状细胞瘤、听神经瘤、三叉神经瘤、表皮样囊肿、蛛网膜囊肿。

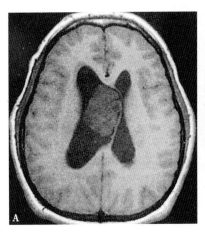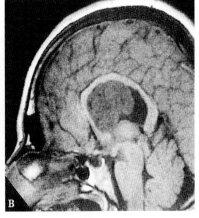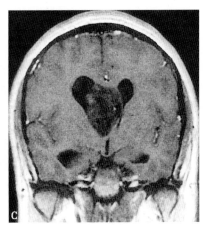

图 10-1-6 室管膜下瘤并脑积水

A. 轴位、B. 矢位、C. 冠位 T1WI 显示右侧脑室体部近内侧壁团块样占位，跨越中线至左侧，右侧脑室扩张明显

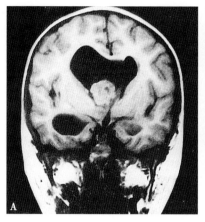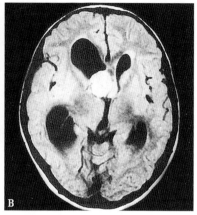

图 10-1-7　室间孔梗阻—星形细胞瘤并脑积水
A. 冠位 T1WI、B. 轴位 FLAIR 显示近右侧室间孔区结节样占位，右侧脑室扩大明显

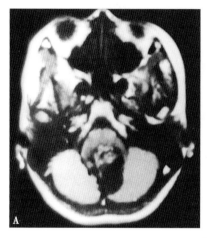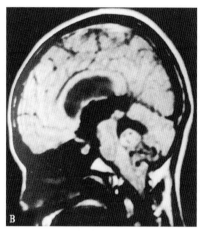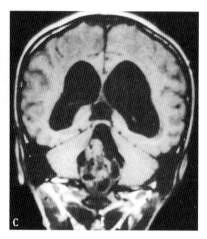

图 10-1-8　第四脑室星形细胞瘤并脑积水
A. 轴位、B. 矢位、C. 冠位轴位 T1WI 显示四脑室内不规则团块占位，信号不均匀，三脑室、侧脑室扩张明显

（五）脑组织体积增加——脑水肿

1. **脑水肿的原因**　引起脑水肿的原因很多，临床医务工作者除应熟悉神经系统疾病造成脑水肿外，还应熟悉和了解全身其他系统疾病所造成的脑水肿。

（1）颅脑损伤：如脑挫裂伤、颅内血肿、脑手术创伤、广泛性颅骨骨折、颅脑火器伤以及爆震伤时气浪剧烈冲击胸部或胸部挤压伤引起上腔静脉压急剧升高，造成脑组织毛细血管广泛弥漫性点状出血时引起的脑组织损伤等（图 10-1-9）。

（2）颅内占位性病变：特别是转移瘤、恶性胶质瘤、急性脑脓肿和寄生虫病等，病变周围常有严重的脑水肿。

（3）颅内炎症：各种病毒、细菌、真菌等引起的脑炎、脑膜炎、脑脓肿、败血症等。

（4）脑血管疾病：颈动脉或脑动脉血栓形成或栓塞（包括脂肪栓塞）、脑出血、蛛网膜下腔出血、高血压脑病等。

（5）脑缺氧：如多种疾病造成的呼吸道梗阻、窒息、心搏骤停、长时间低血压、一氧化碳中毒和缺氧性脑病（癫痫持续状态、肺源性脑病）等。

（6）全身性疾病：如毒血症、败血症、糖尿病酸中毒、肝性脑病、药物中毒、铅中毒、酸碱平衡失调、心、肾衰竭、营养不良和神经血管性水肿。

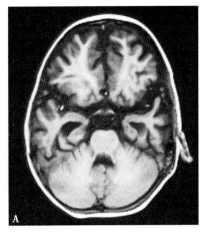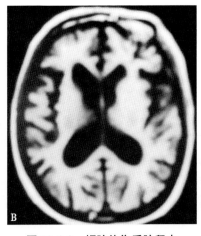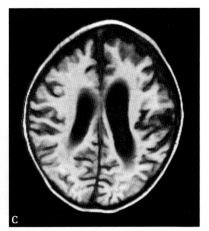

图 10-1-9 颅脑外伤后脑积水

头部外伤后 2 年，A、B、C. 轴位 T1WI、冠位 T2WI 显示脑室系统扩张，脑沟、裂显增宽，中线结构无移位，脑实质内未见异常信号

2. 脑水肿的分类 目前多数学者主张将脑水肿分为五类。

（1）血管源性脑水肿：血管源性脑水肿主要是由于血脑屏障的损害，造成脑毛细血管通透性增加，血浆蛋白和水分外溢，使细胞外液增加。病灶区早期脑皮质有血管充血、坏死、出血和灰质肿胀。镜检可见神经元缺失或退变，星形胶质细胞肿胀，毛细血管内皮细胞肿胀，出现胞饮现象。血管周围间隙增大，但细胞外间隙仍保持正常大小。此时血脑屏障开放，脑细胞死亡并释放出谷氨酸盐，血管内血栓物质形成而释放出 5- 羟色胺。此期又称为局灶性早期损伤。病变继续发展，脑白质有明显水肿，细胞外间隙明显扩大。星形细胞有明显胞饮现象。髓鞘和其周围的毛细血管及静脉无变化。用 ^{131} 碘标记的人体碘化白蛋白及活性染料检查可见病灶区血脑屏障受到破坏，而在水肿的白质内保持正常。水肿液分析显示不论是在病灶区还是在水肿的白质内的钠、钾、氯和蛋白含量均接近于血浆的含量，此时脑水肿自病灶处向脑实质内扩散。5- 羟色胺、谷氨酸盐、脂肪酸、3K 物质激肽释放酶、激肽原、激肽等，随同血浆渗出至脑实质内，并刺激胞饮作用。其中 5- 羟色胺可增加血脑屏障开放和使脑血管功能失调；谷氨酸盐使细胞膜对钠离子的通透性增加，促使细胞肿胀、坏死；脂肪酸影响细胞的能量代谢，促使细胞肿胀；3K 物质增加血脑屏障开放，影响脑血管调节反应并加剧脑细胞损害，最终将伤及细胞膜游离基因和溶酶体。

血管源性脑水肿多见于脑挫裂伤、脑肿瘤压迫和炎症性疾病等。

（2）细胞毒性脑水肿：细胞毒性脑水肿主要由于脑缺血、缺氧、钠、钾、钙离子泵的能源损耗，泵功能衰竭，细胞内钙、钠、氯化物与水潴留，导致细胞肿胀。水肿主要在灰白质的细胞内，细胞外间隙并不扩大。细胞形态的变化主要为星形细胞肿胀，常见有髓鞘空泡内液体积聚。水肿液不含蛋白，而钠、氯离子含量增高，但其浓度与血浆内的浓度显著不一样。

细胞内的氧化磷酸化过程受抑制，腺苷三磷酸减少，细胞膜上钠、钾离子泵的功能遭到破坏，钠离子的主动迁移功能消失，钠离子大量储积于细胞内，大量氯离子随钠离子进入细胞内，使细胞内的渗透压高于细胞外液。钾离子被排出细胞外以降低细胞内渗透压梯度，于是细胞肿胀。从有机物的游离基因反应学说来解释，即细胞上的类脂质、蛋白分子的动态构型遭到损伤、中毒、代谢障碍等情况时，分解出来的催化剂，可引起游离基因反应，破坏膜的特性，导致电解质和水代谢紊乱，使细胞水肿。用抗氧剂以抑制游离基连锁反应，发现对实验冷冻性脑水肿有效，进一步支持了这一观点。

细胞毒性脑水肿多见于各种中毒如二硝基酚、三乙基锡、6- 氯酚等，Reye 综合征（脑病内脏脂肪变性综合征），严重低温和早期缺血、缺氧等。

（3）渗压性脑水肿：脑脊液和细胞外液渗透压仅稍高于血浆，当低血钠和水中毒等病理性原因使血浆稀释时，血浆内水分由于渗透压的改变大量水分进入细胞内，并以白质内更为明显。细胞外间隙并不扩大,血脑屏障仍保持完整。水肿液渗透压低,钠、钾离子浓度均低,以钾离子浓度减低更显著,钾离子的脱失是由于细胞内糖的无氧酵解增强的结果。脑室内脑脊液形成增加,水分也可进入脑室邻近白质内。

(4)间质性脑水肿:间质性脑水肿主要发生于脑室周围的白质,常与脑积水伴发,故又称脑积水性水肿。其病理特点为室管膜上皮有严重损害,细胞扁平且有过度牵伸,部分区域有撕破。室管膜下层有空泡化,轴突、胶质细胞以及神经元分离、疏散,星形细胞肿胀。电镜观察可见细胞间隙扩张。连接间隙被撕开,室管膜与其下面的基质分离,使部分脑脊液渗出,渗入邻近白质内的结果。水肿的程度由脑室压的高低所决定。脑室周围白质水肿虽然较重,但由于静水压的作用使白质发生萎缩,其蛋白及类脂质含量也降低,故白质体积并不增大反而缩小。

(5)流体静力压性脑水肿:任何因素引起的脑毛细血管的动脉端或静脉端的静力压的增高都将导致压力平衡的紊乱而产生脑水肿。如严重的或快速的动脉压增高或静脉回流受阻,脑毛细血管床的压力也增高,则可导致细胞外脑水肿,或使原有的脑水肿加重。

临床上同一病因常同时或先后发生不同程度的脑水肿,很少一种类型单独出现。要注意以哪种类型的脑水肿为主。

脑水肿可在脑组织遭到损害后立即发生,24小时后最为明显,并由病灶区向脑实质区和邻近区扩展,如有脑软化和脑内出血,周围的水肿可扩展到整个脑叶。水肿持续时间一般在3~4周。

四、病 理 生 理

(一)影响颅内压增高因素

1. 年龄 小儿因颅缝未完全闭合,可以颅缝增宽从而增加颅内容积,故病情进展缓慢。老年人因脑萎缩而使得颅内空间相对增加。

2. 病变扩张速度 体积压力曲线表明颅内压力在一定范围内可代偿,但突破临界值后细小的变化将严重改变颅内压。

3. 病变部位 颅脑中线区、颅后窝占位易发生梗阻性脑积水;颅内大静脉窦附近占位,可压迫静脉窦,早期即可出现症状。

4. 伴发脑水肿程度如脑组织炎症反应有明显脑水肿。

5. 全身系统疾病如尿毒症、肝性脑病、毒血症、高热、肺部感染、电解质紊乱。

(二)颅内压增高的后果

1. 脑血流量降低,脑缺血甚至脑死亡,正常脑血流量为1200ml/min。脑血流量与脑灌注压和脑血管阻力相关。当颅内压升高使脑灌注压降低,当脑灌注压≤40mmHg时,脑血管自主调节功能丧失。脑血流量=平均动脉压-颅内压。当颅内压接近平均动脉压时颅内血流停止,造成严重脑缺血。

2. 脑移位和脑疝

3. 脑水肿 ①细胞毒性脑水肿:水肿在脑细胞膜内,见于脑缺血、缺氧初期;②血管源性脑水肿:液体在细胞外,见于脑损伤、脑肿瘤等初期。

4. 库欣反应 颅内压接近动脉舒张压时,血压升高,脉搏减慢,呼吸紊乱,体温升高。多见于急性颅内高压。

5. 胃肠道功能紊乱及消化道出血系下丘脑自主神经中枢缺血。

6. 神经源性肺水肿系肾上腺素能神经兴奋,血管反应性增加,左心室负荷增加,肺毛细血管压力增加,体液外渗。

五、颅内压增高的分类

颅内压增高是由多种原因引起的。根据起病原因、速度和预后可分为弥漫性和局限性颅内压增高;急性和慢性颅内压增高及良性颅内压增高。各种类型的颅内压增高所表现的基本临床症状是头痛、呕吐、视神经乳头水肿,特称为"颅内压增高的三主征"。但是,由于各种原因和病理过程不一样,所以都有各自的特定症候，就连上述的"三主征"在各型的具体表现也不尽相同。仔细鉴别各型颅内压增高的临床特点，对于病因及预后的判断是非常必要的。

（一）按病因分类

1. 弥漫性颅内压增高　多由于颅腔狭小或脑实质普遍性体积增加所引起。它的特点是颅腔内各部位及各分腔之间不存在明显的压力差，因此在脑室造影、颅脑 CT、MRI 检查上，脑组织及中线结构没有明显移位。临床常见各种原因引起的弥漫性脑膜炎、弥漫性脑水肿、交通性脑积水等造成的颅内压增高都属此类型。这类患者对颅内压增高的耐受性较大，释放出部分脑脊液后，增高的颅内压可明显下降，颅内压增高症状可明显好转，压力解除后神经功能恢复也较快。

2. 局限性颅内压增高　多因颅内某一部位有局限性的扩张病变引起。在病变部位压力首先增高，促使它附近的脑组织受到来自病灶的压力而发生移位，并把压力传向远处，在颅内各分腔之间存在着压力差，这种压力差是导致脑室、脑干及中线结构移位的主要动力。神经外科临床上见到的颅内压增高大多数属于此种类型。常见原因有颅内各种占位性病变、如肿瘤、脓肿、囊肿、肉芽肿等。患者对这种类型颅内压增高的耐受力较低，压力解除后神经功能的恢复较慢且常不完全，这可能与脑移位和脑受压引起的脑血管自动调节功能损害和血脑屏障的局部破坏有关。由于脑局部受压较久，局部的血管长期处于张力消失状态，血管壁肌层失去了正常的舒缩功能，因此，血管腔被动地随颅内压的降低而扩张，血脑屏障破坏，血管壁通透性增加并有渗出，甚至发生脑实质的出现和水肿，所以，压力虽已解除，神经功能在短期内仍不易恢复。

（二）按发生速度分类

1. 急性颅内压增高　常见于急性颅内出血，重型脑挫裂伤、神经系统的急性炎症和中毒等。其特点为早期出现剧烈的头痛、烦躁不安、频繁呕吐、继而出现意识障碍，表现为嗜睡或神志恍惚，逐渐进入昏迷。有时出现频繁的癫痫样发作。抽搐主要是因脑组织缺血、缺氧而刺激大脑皮层的运动中枢所引起的，脑干网状结构受刺激和损害时，则出现间歇性或持续性肢体强直；其他生命体征如体温、脉搏、血压、瞳孔等变化也较明显。急性颅内压增高时，眼底可出现小动脉痉挛，视神经乳头水肿往往不明显，或只有较轻度的静脉扩张淤血，以及视神经乳头边界部分欠清。有部分急性颅内血肿患者，可于短时间内出现眼底视神经乳头水肿、出血等。

2. 慢性颅内压增高　常见于颅内发展缓慢的局限性病变，如肿瘤、肉芽肿、囊肿、脓肿等。其症状和体征表现如下：

（1）头痛：慢性颅内压增高所致头痛的特点是常表现为持续性钝痛，伴有阵发性加剧，常因咳嗽和打喷嚏等用力动作而加重。头痛常是慢性颅内压增高的唯一早期症状，初期多不严重，随着病变的发展逐渐加剧。但应注意与神经血管性头痛或神经官能性头痛相区别，该类头痛为阵发性发作，在缓解期间可完全正常。头痛一般位于双颞侧与前额。颅后窝占位病变时，头痛则常位于枕部；头痛的原因可能是由于颅内高压时，刺激颅内敏感结构，如脑膜、血管和脑神经受到牵拉或挤压所致。

（2）恶心、呕吐：常见于晨起头痛加重时，典型表现为与饮食无关的喷射性呕吐，吐后头痛可略减轻。呕吐前常伴恶心，早期常只有恶心而无呕吐，晚期则在呕吐前不一定有恶心。恶心、呕吐是因高颅压时刺激了迷走神经核团或其神经根所引起的。脑干肿瘤起源于迷走神经核团附近者，呕吐有时是早期唯一的症状，可造成诊断上的困难，有时误诊为"功能性呕吐"而延误治疗时机。

（3）视神经乳头水肿及视力障碍：是颅内压增高的主要客观体征。颅内压增高过程的早期，先出现视网膜静脉回流受阻，静脉淤血，继而出现视神经乳头周围渗出、水肿、出血，甚至隆起。早期视力一般正常；晚期则出现继发性视神经萎缩，视力明显障碍，视野向心性缩小，最后可导致失明。一旦失明，恢复几乎是不可能的。因此，早期及时处理颅内压增高，对于保存视力是很重要的。肿瘤患者，70% 以上有视神经乳头水肿，婴儿几乎完全不发生视神经乳头水肿，幼儿也少见。

（4）其他症状：一侧或双侧展神经麻痹、复视、黑蒙、耳鸣、猝倒、精神迟钝、智力减退、记忆力下降、情绪淡漠或欣快、意识模糊等症状亦不少见。如病变位于功能区还可伴有相应的体征。

（5）颅内压增高的晚期：可出现生命体征的明显改变，如血压升高、心率缓慢、脉搏徐缓、呼吸慢而深等,这些变化是中枢神经系统为改善脑循环的代偿性功能表现。最后导致呼吸、循环功能衰竭而死亡。

3．良性颅内压增高　良性颅内压增高是一组病因和发生机制尚未完全清楚的综合征,具有颅内压增高的症状,脑脊液化验正常,无神经系统的其他阳性体征,预后较好。

第二节　脑积水的分类及影像学改变

脑积水是指脑脊液在脑室系统内过量积聚,引起脑室系统部分或全部扩大,导致颅内压增高,并发生一系列临床症状,常见有头痛、恶心、呕吐、视神经乳头水肿。脑脊液积聚过量为脑脊液的产生和吸收不平衡所致。颅内压系指颅内容物对颅腔壁上的压力,它是由液体静力压和血管张力变动的压力两个因素所组成的,这两种压力调节着颅内压在正常生理情况下的波动,通过生理调节,维持着相对稳定的正常颅内压。正常颅内压是保证中枢神经系统内环境稳定和完成各种生理功能的必要条件。了解颅内压的组成和测定及其脑脊液的生理调节,对诊断和治疗颅内疾病有着极其重要的意义。

一、脑脊液的产生

在中枢神经系统内,脑脊液主要由侧脑室、第三脑室和第四脑室的脉络丛分泌,室管膜细胞也能分泌脑脊液。脑脊液产生的速率为 0.3ml/min,日分泌量在 400～500ml。脑室内的脉络丛组织是产生脑脊液的主要结构。脉络丛主要分布在侧脑室的底部和第三、四脑室的顶部,其结构是一簇毛细血管网,其上覆盖一层室管膜上皮,形似微绒毛。此微绒毛犹如单向开放的膜,只向脑室腔和蛛网膜下腔分泌脑脊液。也有学者认为室管膜和脑实质也有产生脑脊液的作用。

二、脑脊液循环

脑脊液不断由脉络丛产生,又不断回流到血液中,不停地循环。在它循环途径中,任何部位发生阻塞,可引起脑积水。脑脊液的流动具有一定的方向性。两个侧脑室脉络丛最丰富,产生的脑脊液最多,这些脑脊液经室间孔流入第三脑室,再经中脑导水管流入第四脑室。各脑室脉络丛产生的脑脊液都汇至第四脑室并经第四脑室的正中孔和外侧孔流入脑和脊髓的蛛网膜下腔。最后经矢状窦旁的蛛网膜颗粒将脑脊液回渗到上矢状窦,使脑脊液回流至静脉系统。脑脊液的回流(或吸收)主要取决于颅内静脉压和脑脊液的压力差以及血脑屏障间的有效胶体渗透压。脑和脊髓的血管、神经周围间隙和室管膜也参与脑脊液的吸收。

三、脑脊液的吸收

脑脊液的吸收率取决于脑脊液压力的高低,并在相当宽的生理范围内呈相对的线性关系。当脑脊液压力增高时,脑脊液的吸收阻力降低,其原因可能与在低压时不出现的开放通道有关。Weed 提出除了压力因素外,还与吸收部位的半透膜胶体渗透压增高有关,但后来的生理学研究并未证实胶体渗透压增高的存在。有人提出构成静脉窦壁的蛛网膜内皮细胞的胞饮受到压力的影响,但其过程并不取决于代谢的变化,唯一被证实与脑脊液吸收有关的为脑脊液的液压梯度。蛛网膜绒毛能从蛛网膜下腔将脑脊液吸收到大的静脉窦,它具有从蛛网膜下腔突入到静脉窦侧隐窝的细胞丛。蛛网膜绒毛有活瓣状的细微的管道,其直径为 4～12μm。当蛛网膜下腔的压力高于静脉窦的压力时,这些管道就开放。这时,脑脊液(包括其中所含的蛋白质分子甚至小的颗粒如红细胞等)可进入静脉窦血液。当蛛网膜下腔的压力低于静脉窦压力时,管道关闭,液体不能由静脉窦向蛛网膜下腔倒流。脑脊液压力的高低取决于其生成和吸收之间的平衡关系。

四、脑积水的分类及影像学表现

按照脑积水发生机制可大致分为以下几种:

1. 阻塞性脑积水（非交通性脑积水）　由于脑脊液循环或吸收障碍所引起的脑积水,阻塞发生在第四脑室出口以前(包括第四脑室出口)称阻塞性脑积水。阻塞性脑积水好发生在脑脊液循环通路中的任何部位,常在部位在侧脑室与第三脑室交通的孟氏孔、中脑导水管、第四脑室出口等。常见病因有先天性疾病、感染性疾病和肿瘤。

2. 交通性脑积水　由于脑脊液循环或吸收障碍发生的脑积水。阻塞部位发生在第四脑室出口以后。常见病因为蛛网膜下腔出血、颅脑损伤及静脉血栓等。

3. 正常压力性脑积水　正常压力性脑积水又称常压性脑积水,系交通性脑积水的一种特殊类型,多发生于慢性交通性脑积水的基础上,部分完好的脑脊液循环吸收功能代偿,而脑脊液的分泌功能下降从而形成新的平衡,此时脑室系统仍明显扩大,但脑脊液压力正常,故称正常压力性脑积水。常压性脑积水一般无颅内高压症,以痴呆、共济失调、尿失禁为特征。

4. 脑脊液分泌增加发生的脑积水　非常少见,主要见于脑室内肿瘤刺激脉络丛引起脑脊液分泌量增加,如脉络丛乳头状瘤等。

【CT 表现】

典型表现为脑室系统对称性普遍性扩大,脑沟正常或消失。早期首先表现为颞角扩大或呈钝圆形,明显时呈球状,继而额角扩大,外上角变钝,两内侧壁之间夹角变尖锐,额角的尾状核头压迹变平,重者呈球状。进一步加重出现第三脑室及侧脑室体部扩张,最后出现第四脑室扩大。一旦出现第四脑室扩大,则更有利于交通性脑积水的诊断。出现侧脑室旁脑白质内间质性水肿时,表现为不规则低密度区。增强扫描,颅内炎症、肉芽肿、肿瘤可出现强化。阻塞中脑导水管,则无第四脑室扩大,表现为幕上脑室扩大。

【MRI 表现】

阻塞性脑积水 MRI 表现阻塞部位近侧脑室系统明显扩大,阻塞部位远侧脑室变浅;交通性脑积水则表现为脑室系统普遍性扩大,伴脑沟正常或消失。正常情况下,侧脑室前角处室管膜较疏松,可有少量脑脊液漏出,造成轻微的上述部位的 MRI 信号改变,但多不明显。在脑积水时,脑室内压力升高,室管膜受压力的作用其细胞间连接受损,出现小裂隙,水分子通过这一裂隙进入侧脑室周围脑组织。扩大的侧脑室旁脑白质内常可见到间质性水肿。在 MRI 上则较为明显,表现为 T1WI 上呈低或等信号,T2WI 上呈高信号,T2FLAIR 像上呈高信号,显示明显,DWI 上呈等信号。此改变从侧脑室前角开始,随着脑室内压力升高和时间延长,逐渐累及侧脑室体部周围白质以及中线附近额、顶部白质,但一旦脑室内压力平衡或恢复正常,此征象则可减轻或消失。应该注意的是,这种脑室旁脑白质的 CT 和 MRI 改变并非脑积水所特有,在高血压、脑动脉硬化患者、部分脑萎缩患者中均可出现,但在这些情况中所见的室旁白质改变,其机制与脑积水不同,有些学者认为可能与脑室旁组织变性、胶质增生、细胞萎缩后间隙扩大等原因有关。

MRI 平扫和增强扫描可作出脑积水的病因诊断。

【鉴别诊断】

交通性脑积水影像表现为脑室系统普遍增大,脑沟正常或消失,脑池扩大。

阻塞性脑积水影像表现为阻塞近侧脑室扩大,远侧正常或缩小,如室间孔阻塞则侧脑室扩大,中脑导水管阻塞则第三脑室和侧脑室均扩大,四脑室正中和侧孔阻塞则各脑室均扩大。MRI 图像上脑室周围常可见 T1WI 低信号、T2WI 高信号,这是由于脑室内压力高,室管膜细胞间连接受损出现小裂隙,水分子进入脑室周围组织所致。

代偿性脑积水影像表现为脑室对称性扩大,脑沟、脑池增宽,脑回变窄,脑实质体积缩小。

第三节　交通性脑积水

交通性脑积水(communicating hydrocephalus)系指脑脊液通路受阻或吸收障碍在第四脑室出口以后的脑积水。

【病因、病理】

交通性脑积水以产生脑脊液分泌过多和吸收障碍的病变为主。

1. 脑脊液吸收功能障碍　交通性脑积水多属此种情况。常因颅内感染、外伤、蛛网膜下腔出血等，引起蛛网膜粘连，使蛛网膜下腔、蛛网膜颗粒及其他表浅的血管间隙、神经根周围间隙发生闭塞，脑脊液吸收受阻。

2. 蛛网膜颗粒发育不良、脑池发育不良和静脉窦闭塞　先天性脑池发育不全，双侧横窦或乙状窦闭塞、狭窄，导致脑脊液吸收障碍。

3. 脑脊液成分改变或浓缩　如先天性肿瘤等可引起脑脊液中蛋白质含量升高，影响脑脊液吸收。

4. 脑脊液分泌过多　见于脑室内脉络丛乳头状瘤或脉络丛乳头状癌以及少见的脉络丛增生者。

交通性脑积水被认为从脑室直至蛛网膜粒皆无梗阻的患者，其脑脊液产生过多或吸收障碍时均可引起脑积水。认为脑脊液分泌过多引起的脑积水，关于这一原因目前尚有争论，认为脑脊液分泌过多见于脉络丛乳头状瘤的患者，在早期并无脑积水，当发生脑积水时，也多因肿瘤阻塞脑脊液循环通路的结果。有人指出确有一种脑脊液分泌过多性脑积水，可由浆细胞性脑膜炎、毛细血管通透性异常、代谢功能障碍及维生素摄入障碍所引起。

颅内炎症引起粘连，使脑脊液不能沿正常的回流径路而吸收，其粘连部位多发生于脑底池，这是由于炎性渗出物多沉积于颅底所致，以环池、脚间池多见，有的粘连部位有小囊肿形成，并对脑组织造成压迫。蛛网膜下腔出血导致颅底炎性反应和血块机化导致粘连造成脑积水。其结果表现为脑室系统扩大、脑沟变浅或消失，以及脑底池或蛛网膜的粘连阻塞。

【临床表现】

交通性脑积水的临床表现与病变程度、病程长短及发病年龄有关，临床上早期可无症状，晚期出现颅内压增高症状，主要表现为头痛、呕吐、复视、视神经乳头水肿。在少数比较重的患儿出现头颅径线增大、颅缝分离、囟门饱满、头皮静脉扩张。患儿往往烦躁不安，出现惊厥，晚期出现营养不良、发育迟缓、智力减退。少数老年性交通性脑积水表现为缓慢进展的智力障碍及精神症状。

【CT 表现】

脑室系统普遍扩大，伴脑沟正常或消失。早期可仅表现有侧脑室和三脑室扩大，第四脑室扩大通常出现较晚（图 10-3-1）。

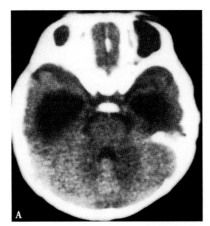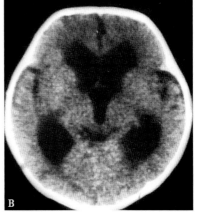

图 10-3-1　交通性脑积水
A、B. CT 平扫第三脑室及双侧脑室对称性扩大

【MRI 表现】

交通性脑积水的 MRI 典型表现为脑室系统普遍扩大（图 10-3-2、3），伴脑沟正常或消失。但交通性脑积水的脑室扩大与脑萎缩及其他原因所致的脑室扩大比较，有一定的特征性。在早期，交通性脑积水可仅表现为颞角扩大和钝圆，其端部的锐角变为钝角，缝隙变宽，颞角扩大明显时呈球状，而颞叶萎

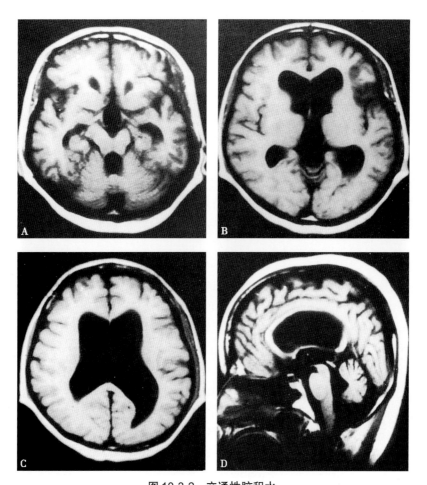

图 10-3-2 交通性脑积水

A、B、C. 轴位 T1WI 脑室系统对称性扩大，脑实质内未见异常信号。D. 矢位 T1WI 导水管明显增粗，第三、四脑室扩大

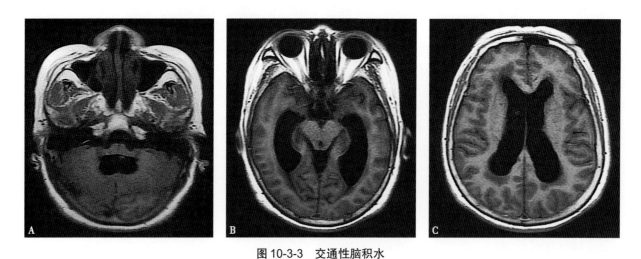

图 10-3-3 交通性脑积水

女，61 岁，大小便失禁 1 个月。A～F. MRI 示第四脑室、第三脑室及双侧侧脑室对称性扩张，其内见长 T1、长 T2 脑脊液信号充填。侧脑室周围间质性水肿呈长 T1、长 T2 信号，但短于脑脊液信号

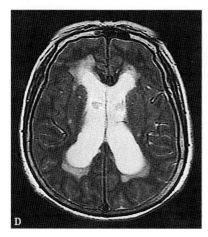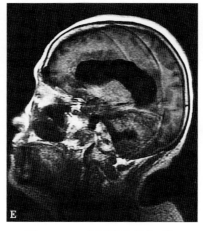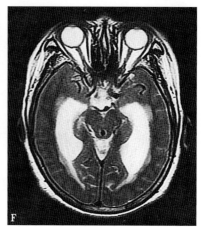

图 10-3-3　交通性脑积水(续)

缩所致的颞角扩大出现相对较晚,且同时伴侧裂池的扩大和皮质萎缩。进一步发展,交通性脑积水出现额角扩大,在水平和冠状位上,其角顶变钝,而两侧额角内壁之间的夹角变尖锐,额角的尾状核头压迹变平,严重时额角扩大可非常明显,呈球状。随着交通性脑积水的进一步加重,出现第三脑室球形扩张和侧脑室体部明显扩张,与脑萎缩相比,脑积水的第三脑室扩大更明显,已失去正常形态;第四脑室扩大出现较晚,但一旦出现,则更利于作出交通性脑积水的诊断。

【鉴别诊断】

1. 脑膜炎　CT 扫描脑膜炎表现为脑底池密度增高,T1WI 表现为脑底池脑脊液信号消失,信号升高,增强扫描可见脑底池脑膜明显强化,以 SAG T1WI 增强扫描显示较佳。

2. 阻塞性脑积水　到晚期,交通性脑积水出现整个脑室系统普遍扩大,而脑沟正常或变窄消失。此时需要与四脑室出口粘连引起的阻塞性脑积水鉴别,后者脑室系统扩张通常较交通性脑积水显著,尤其第四脑室扩大出现早且第四脑室扩大非常显著,侧脑室周围间质性水肿多较明显。

第四节　阻塞性脑积水

阻塞性脑积水(obstructive hydrocephalus)又称非交通性脑积水或脑室内型阻塞性脑积水,是指脑室系统即第四脑室出口以上(包括第四脑室出口)任何部位发生阻塞所造成的脑积水,是脑积水中最常见的一种。

【病因、病理】

1. 先天性疾病如先天性中脑导水管狭窄、Dandy-Walker 综合征、Chiari 畸形、先天性孟氏孔闭锁等。

2. 出血与感染。

3. 肿瘤和其他占位性病变。

阻塞性脑积水的病理特点为阻塞部位以上的脑室系统扩大。由于病因及阻塞部位的不同,脑室扩大可以是单侧或双侧、局部或弥散,其扩大的程度也不尽相同,重者脑室内脑脊液可为正常人的数倍,脑实质变薄,白质脱髓鞘,胶质增生,神经细胞退变,间质水肿并可继发脑萎缩。第三脑室扩大明显时其前方向下膨隆,可压迫视交叉及垂体,致蝶鞍增大、鞍背吸收变薄。脑积水晚期可发生颞叶疝或小脑扁桃体疝。

【临床表现】

阻塞性脑积水的主要症状和体征为颅内压增高所致。先天异常大多在婴幼儿期即出现症状,有的至 10 岁或成年才表现异常。患儿出生后头颅增大速度和周径都超过正常婴儿,囟门隆起扩大,颅缝分离,额颞部头皮静脉怒张,两侧眼球下旋,形成"落日征"。在成人,由于颅缝已闭合,此时主要临床表现为头痛、呕吐、复视、视神经乳头水肿等颅内高压征象；有的以全身惊厥性发作为首发症状，有的表现类似后颅凹肿瘤。

【CT 表现】

阻塞近侧的脑室扩大，阻塞远侧脑室形态正常或缩小。由于阻塞部位和性质不同，脑室扩大可为局限性或弥漫性（图 10-4-1）。

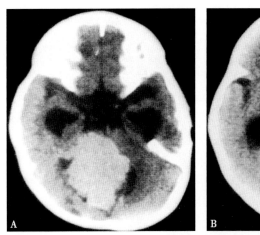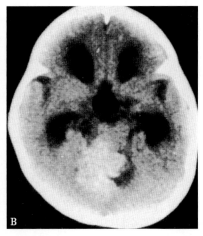

图 10-4-1　阻塞性脑积水

A、B. CT 平扫显示后颅凹中线肿瘤，四脑室受压消失，幕上脑室扩张，三脑室呈球状

【MRI 表现】

阻塞性脑积水 MRI 可根据其阻塞部位以及脑室内相应部位和邻近组织情况来确定阻塞病因。若阻塞发生在第三脑室之前，则可阻塞室间孔，造成侧脑室扩大。如果阻塞单侧室间孔则引起阻塞侧侧脑室扩大，对侧侧脑室正常。如果两侧室间孔同时受阻，则两侧侧脑室同时扩大。主要见于胶样囊肿、囊虫、胶质瘤、脑膜瘤以及邻近部位的肿瘤。大部分室间孔阻塞为逐渐发生的，很严重时才为临床发现。少数情况下，亦可发生急性阻塞，如囊虫的迁移、胶样囊肿位置改变，此时侧脑室可在短期内明显增大。单侧室间孔阻塞所致的单侧侧脑室扩大明显时，可见中线结构向对侧移位。侧脑室三角区肿瘤可导致同侧颞角扩大。中脑导水管的阻塞，造成第三脑室和两侧侧脑室的扩大，多见于先天性疾病、炎症和肿瘤（图 10-4-2）。先天性中脑导水管狭窄可伴有其他脑内畸形，如 Chiari Ⅱ畸形和胼胝体发育不全，这种患者脑脊液通路并未完全阻断，通而不畅，因此在青春期前尽管脑室已扩大，但可不出现症状。中脑导水管的炎症可发生于中脑导水管内或邻近组织病变的基础上，如囊虫导水管内迁移、脑干脑炎所致的导水管邻近脑组织水肿等；在成人，肿瘤是中脑导水管阻塞的最常见原因，主要是脑干肿瘤，特别是胶质瘤，可侵及中脑顶盖，造成导水管阻塞，松果体瘤亦可从后方压迫中脑导水管。导水管口径很细，很小的占位病变即可引起阻塞，这时判断是否为阻塞性脑积水和与炎性粘连、先天性狭窄等鉴别，往往存在困难。矢状面 MRI 为最有效的诊断方法，不但可明确是否为阻塞性脑积水，还可以明确是否为占位病变所致。第四脑室出口的阻塞造成脑室系统弥漫性扩大，同样主要由于先天性疾病、炎症和肿瘤引起。先天性第四脑室出口阻塞可造成第四脑室明显扩大，由于第四脑室在胎儿期就扩大，影响了小脑蚓部的发育，形成 Dandy-Walker 综合征，而炎症和囊虫同样可造成第四脑室扩大，但不伴有小脑蚓部不发育。第四脑室内和邻近的肿瘤病变则是造成第四脑室扩大的主要原因（图 10-4-3、4），在儿童最常见的是髓母细胞瘤和毛细胞型星形细胞瘤，成人小脑肿瘤相对少见，主要有星形细胞瘤、室管膜瘤和转移瘤。血管母细胞瘤生长较缓慢，往往很大时才引起第四脑室出口阻塞，表皮样囊肿可发生于第四脑室内，有时可达相当大，而阻塞却很轻微；桥小脑角的听神经瘤、脑膜瘤有时亦可造成第四脑室扩大。阻塞性脑积水十分严重时，脑室内压力甚高，可以形成脑室疝。

【鉴别诊断】

主要是与重度脑积水的鉴别,重度脑积水有颅内高压的临床表现,其CT特征为脑室系统极度扩张,双侧前角轮廓仍可见,脑实质主要是受压变薄的改变,而不是缺如。

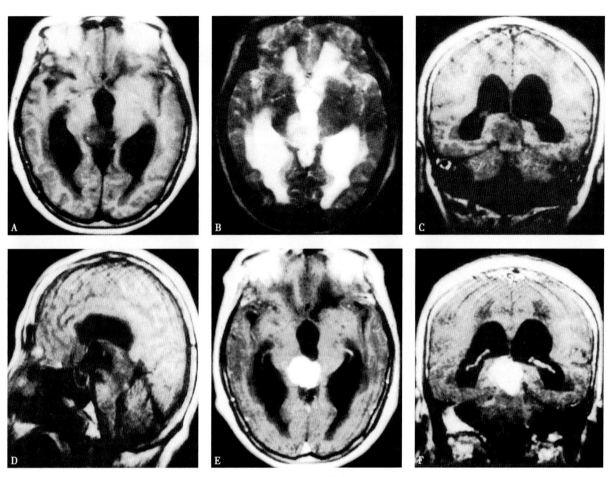

图 10-4-2　阻塞性脑积水

A、B、C、D. 轴位、冠位、矢位 T1WI、T2WI。E、F. 轴位、冠位 T1WI Gd-DTPA 右丘脑区肿瘤压迫三脑室,中线结构左移,三脑室前部及双侧脑室扩大

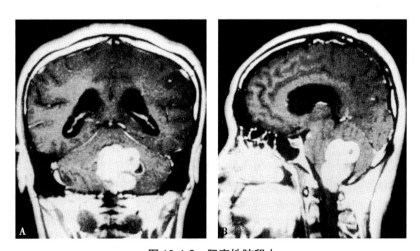

图 10-4-3　阻塞性脑积水

A、B. 冠位、矢位 T1WI 显示小脑中线肿瘤,四脑室受压消失,幕上脑室扩张

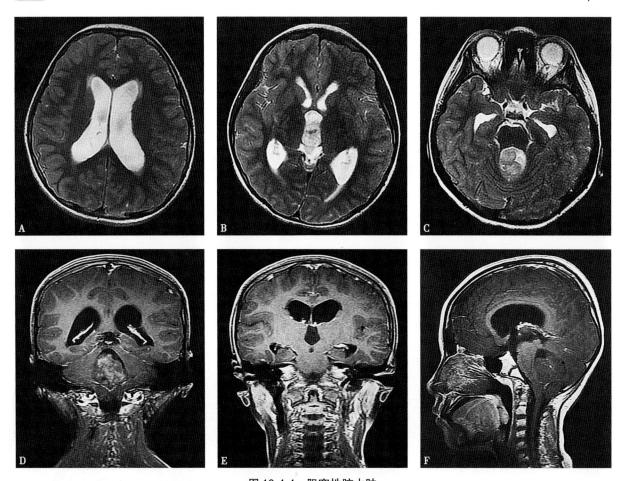

图 10-4-4　阻塞性脑水肿

女,9 岁,发现颅内占位 1 周。第四脑室内见团块状异常信号,平扫呈长 T2 信号,其内信号不均,边界欠清。增强后肿瘤强化不均,第四脑室受压,幕上脑室扩张为阻塞性脑积水

第五节　良性颅内压增高

　　良性颅内压增高是侧卧位测量成年人平均脑脊液压力超过 1.96kPa(相当 200mmH$_2$O)时,称为良性颅内压增高。良性颅内压增高是临床常见的许多疾病共有的一组综合征。良性颅内压增高有两种类型,即弥漫性良性颅内压增高和局部性良性颅内压增高,再通过扩散波及全脑。弥漫性良性颅内压增高通常预后良好,能耐受的压力限度较高,可以通过生理调节而得到缓冲,压力解除后神经功能恢复较快,而局部性良性颅内压增高调节功能较差,可耐受的压力限度较低,压力解除后神经功能恢复较慢。

　　【病因、病理】

　　良性颅内压增高又名"假性脑瘤",系患者仅有良性颅内压增高症状和体征,但无占位性病变存在。病因可能是蛛网膜炎、耳源性脑积水、静脉窦血栓等,但经常查不清。临床表现除慢性良性颅内压增高外,一般无局灶性体征。

　　在疾病情况下,通过生理调节作用以取代颅内压的代偿的能力是有限度的,当颅内病变的发展超过了这一调节的限度时,就可以产生良性颅内压增高。其主要机制有:①生理调节功能丧失;②脑脊液循环障碍;③脑血液循环障碍;④脑水肿。

　　【临床表现】

　　头痛、呕吐、视神经乳头水肿是良性颅内压增高的三大主要征象。

　　1. 头痛　头痛是颅内高压的常见症状,初时较轻,以后加重,并呈持续性、阵发性加剧,清晨时加

重是其特点,头痛与病变部位常不相关,多在前额及双颞,后颅窝占位性病变的头痛可位于后枕部。急性良性颅内压增高者,由于脑室系统产生急性梗阻,所以头痛极为剧烈,肿瘤内出血,可产生突发而剧烈的头痛。

2. 呕吐 呕吐不如头痛常见,但可能成为慢性良性颅内压增高患者的唯一的主诉。其典型表现为喷射性呕吐,与饮食关系不大而与头痛剧烈程度有关。位于后颅窝及第四脑室的病变较易引起呕吐。

3. 视神经乳头水肿 是良性颅内压增高最客观的重要体征,发生率为60%~70%。虽然有典型的眼底所见,但患者多无明显自觉症状,一般只有一过性视力模糊,色觉异常,或有短暂的视力丧失。这些视觉症状只持续数秒,少数可达30秒左右,称为弱视发作。弱视发作常见于慢性颅内压的增高晚期,常与头痛程度平行。如果弱视发作频繁时提示颅内压的增高持续存在,最终导致视力永久性丧失。

4. 其他症状 可有头昏、耳鸣、烦躁不安、嗜睡、癫痫发作、展神经麻痹、复视等症状。颅内高压严重时有生命体征变化,如血压升高、脉搏及呼吸变慢。血压升高是调节机制的代偿作用,以维持脑血液供应,呼吸慢可能是延髓呼吸中枢功能紊乱所致,生命体征变化是良性颅内压增高的危险征兆,要警惕脑疝的发生。

5. 脑疝 急性和慢性良性颅内压增高者均可以引起脑疝。前者发生较快,有时数小时就可出现,后者发生缓慢,甚至不发生。

【CT表现】

CT是首选检查方法。可显示病变部位的密度改变。脑室系统一般弥漫性扩大,同时出现脑沟加深,但两者不成比例,以脑室扩大更明显。而部分病例CT无异常发现。

【MRI表现】

MR检查基本正常,少数有脑室扩大改变,但无中线移位、脑室变形或受压现象。除脑室系统扩大、脑沟加深外,脑实质内有时可见小条状异常信号,T2WI呈细小高信号为其特征,可能系室内压力波动,脑实质内组织变性所致。另外,正常压力性脑积水患者常合并长T1、长T2梗死灶。

【鉴别诊断】

1. 颅内占位性病变 颅内良性肿瘤、血肿、脓肿、囊肿、肉芽肿等,既可占据颅腔内一定的容积,又可阻塞脑脊液的循环通路,影响其循环及吸收。此外,上述病变均可造成继发性脑水肿,导致颅内压增高。头颅CT可明确肿瘤生长的部位与性质。可明确出血量的大小与出血部位。

2. 颅内感染性疾病 各种脑膜炎、脑炎、脑寄生虫病,既可以刺激脉络丛分泌过多的脑脊液,又可以造成脑脊液循环受阻(梗阻性及交通性脑积水)及吸收不良;各种细菌、真菌、病毒、寄生虫的毒素可以损伤脑细胞及脑血管,造成细胞毒性及血管源性脑水肿;炎症、寄生虫性肉芽肿还可起到占位作用,占据颅腔内的一定空间。

3. 颅脑损伤 可造成颅内血肿及水肿,颅脑CT能直接地确定颅内血肿的大小、部位和类型以及能发现脑血管造影所不能诊断的脑室内出血。

4. 脑缺氧 各种原因造成的脑缺氧如窒息、麻醉意外、CO中毒,以及某些全身性疾病如肺性脑病、癫痫持续状态、重度贫血等,均可造成脑缺氧,进一步引起血管源性及细胞毒性脑水肿。

5. 中毒 铅、锡、砷等中毒、某些药物中毒,如四环素、维生素A过量等。自身中毒如尿毒症、肝性脑病等,均可引起脑水肿,促进脉络丛分泌脑脊液,并可损伤脑血管的自动调节作用,而形成高颅压。

第六节 脑组织体积增加——脑水肿

脑水肿是指脑内水分增加、导致脑容积增大的病理现象,是脑组织对各种致病因素的反应,可致颅内高压,损伤脑组织。临床上常见于神经系统疾病,如颅脑外伤、颅内感染(脑炎、脑膜炎等)、脑血管疾病、颅内占位性疾病(如肿瘤)、癫痫发作以及全身性疾病如中毒性痢疾、重型肺炎等

【病因】

1. 颅脑损伤 各类颅脑损伤,直接或间接地造成脑挫裂伤都能引起脑水肿,并发颅内血肿,使局

部脑组织受压，也可引起脑水肿。颅骨凹陷骨折，对脑组织产生压迫，或者骨折片刺入脑组织直接致伤，在受累部位出现脑水肿，爆震伤气浪冲击胸部，或胸部直接受到挤压，使上腔静脉压力急剧升高，压力向颅内传布冲击脑组织，造成脑组织内毛细血管广泛弥漫性点状出血，毛细血管通透性增加，常可发生弥漫性脑水肿，脑的弥漫性轴索损伤，可继发严重弥漫性脑水肿。

2. 颅内占位性病变　肿瘤使周围脑组织受压或阻塞脑静脉回流，静脉压升高、颅内淤血，脑脊液循环及吸收障碍，以及肿瘤生物毒性作用等，使肿瘤周围的脑组织受影响，血 - 脑脊液屏障损害或破坏，血管壁通透性增加，产生局限性脑水肿。脑的原发性恶性肿瘤所并发的脑水肿尤其显著，肺癌、绒癌等的脑转移，无论是单发还是多发的，在病灶的周围都可伴有严重的脑水肿。

3. 颅内炎症　脑炎、脑膜炎、脑室炎、脑脓肿及败血症所致颅内弥漫性炎症，往往继发不同程度的脑水肿，此与致病微生物的毒性及累及的范围有关。

4. 脑血管病变　颈内动脉或脑动脉血栓形成或栓塞，脑脂肪栓塞，使动脉血流减少或中断，使该动脉供血区发生急性脑供血不足与脑梗死，同时继发局限性或广泛性的脑水肿，脑动脉瘤或动静脉畸形破裂出血，蛛网膜下腔出血、脑室内出血同时发生脑血管痉挛，均继发脑水肿。

5. 脑缺氧　癫痫持续状态，胸部创伤、不同原因所致的呼吸困难或窒息、心脏骤停，长时间低血压、休克、高原性缺氧、一氧化碳中毒及其他肺源性脑病，使脑处于缺氧状态伴随脑水肿。

6. 外源性或内源性中毒　如铅中毒或其他原因引起的全身性中毒，常并发弥漫性脑水肿。

7. 脑代谢障碍　各种原因、全身性的或局限性的脑代谢障碍引起脑水肿。

8. 脑的放射性损害　包括电磁损伤作用如微波、红外线、X 射线、γ 射线、β 射线、快中子等。

【病理】

脑水肿常分为血管源性水肿和细胞毒性水肿。脑水肿的大体病理改变主要是充血和水肿。脑膜充血、脑沟、回浅平，切面灰质与白质分界不清，白质明显肿胀，灰质受压，侧脑室体积减小或呈裂隙状。从理论上讲，血管源性脑水肿主要表现为血脑屏障渗透性增加。由于血管内皮紧密连接破坏导致蛋白质、钠盐及水的外渗，体液转移至细胞外，从而使得细胞间液增多，脑组织柔软，剖面湿润，称为"湿脑"。细胞毒性脑水肿主要为钠 - 钾 ATP 泵的损坏，导致细胞内外钠 - 钾动态平衡打乱，从而引起细胞内水分增多，细胞肿胀，细胞外液减少，脑组织韧度增高，剖面无明显液体渗出，称为"干脑"。实际上这两种脑水肿发展到一定程度时，可先后出现混合性脑水肿，也可以其中一种为主。

【临床表现】

脑水肿是颅内疾病和全身性系统疾病引起的继发性病理过程，同时脑水肿常引起或加剧颅内压增高，所以临床表现往往与原发病变的症状重叠，并使其加重。

1. 脑损害症状　局限性脑水肿多发生在局部脑挫裂伤灶或肿瘤等占位病变及血管病的周围。常见的症状为癫痫与瘫痪症状加重，或因水肿范围扩大，波及语言运动中枢引起运动性失语。脑损伤后，如症状逐渐恶化，应多考虑脑水肿所致。弥漫性脑水肿，可因局限性脑水肿未能控制，继续扩展为全脑性，或一开始即为弥漫性脑水肿，例如弥漫性轴索损伤。

2. 颅内压增高症状　表现为头痛、呕吐加重，躁动不安，嗜睡甚至昏迷。眼底检查可见视神经乳头水肿。早期出现生命体征变化，脉搏与呼吸减慢，血压升高的代偿症状，如脑水肿与颅内压增高继续恶化则可导致脑疝。

3. 其他症状　脑水肿影响额叶、颞叶、丘脑前部可以引起精神障碍，严重者神志不清、昏迷。颅内压增高也可引起精神症状。脑水肿累及丘脑下部，可引起丘脑下部损害症状，出现体温增高。

【CT 表现】

CT 扫描是直接提示脑水肿的最可靠诊断方法，CT 图像所显示的征象：在病灶周围或白质区域有不同范围的低密度区（图 10-6-1），呈指样分布。脑室受压、脑沟消失，还可继发脑疝。

【MRI 表现】

水肿区在 MRI T1WI 为低信号，T2WI 和 FLAIR 上为高信号，较之 CT 扫描结果更确切（图 10-6-2）。DWI 图像结合 ADC 图可鉴别血管源性水肿和细胞毒性水肿。血管源性水肿由于细胞外脑组织水分增

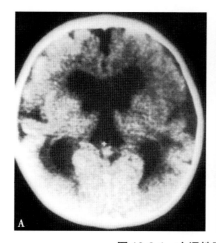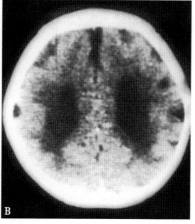

图 10-6-1　交通性脑积水并间质水肿

A、B. CT 平扫第三脑室及双侧脑室对称性扩大，额、颞角及体部脑白质内条片状低密度

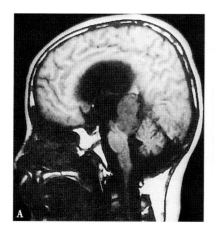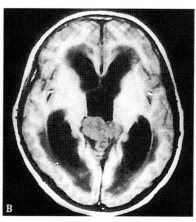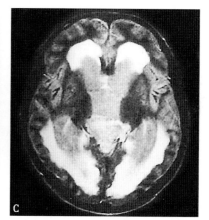

图 10-6-2　生殖细胞瘤并脑积水

A. 矢位、B. 轴位 T1WI、C. 轴位 T2WI 显示松果体区不规则团块占位，三脑室、侧脑室扩张明显、脑池周围示脑水肿信号

加，ADC 值增高，DWI 像信号减低（图 10-6-3～5）；而细胞毒性水肿细胞肿胀，水分子弥散受限，ADC 值减低，DWI 像信号增高。

【鉴别诊断】

1. 血管源性脑水肿在肿瘤、炎症、脑梗死和外伤中常见，因为血脑屏障破坏所致，其水肿发生在脑白质，结构致密的灰质不易受影响（脑白质中水分占 68%，细胞间隙较大，水分容易进入；灰质中占 80%，细胞间隙较小，水分不容易进入）。主要以自由水增加为主，结合水增加为辅。水分易沿着白质纤维扩散，使呈指状分布，但较少累及内囊前肢和视放射等长纤维和胼胝体，从而使水肿不易向对侧扩散。另外，弓状纤维（含水量和灰质基本相同）和脑灰质也不易受累。

2. 间质性脑水肿神经影像学上说为自由水，T1 变长，为低信号；T2WI 和 FLAIR 像呈高信号。因两侧侧脑室前角的外侧处室管膜最薄弱，故此处为最早出现间质性脑水肿的地方。另外，在老年人、部分脑萎缩、高血压、脑动脉硬化的人也可出现，但机制不同，老年人为室管膜脱失加上此处室管膜最薄弱所致；部分脑萎缩、高血压、脑动脉硬化的人是因为脑室旁组织变性、胶质增生、细胞萎缩后间隙扩大等原因所致。

3. 细胞毒性脑水肿是由于缺氧造成钠-钾 ATP 泵失常，导致钙通道开放和钠通道持续开放，自由基的激活，钙、钠与水进入细胞内，使弥散能力的降低，ADC 呈低信号改变。使脑白质和灰质同时受累（目前仅能被 DWI 所显示，常见于超急性脑梗死期、弥漫性轴索损伤）（图 10-6-6）。

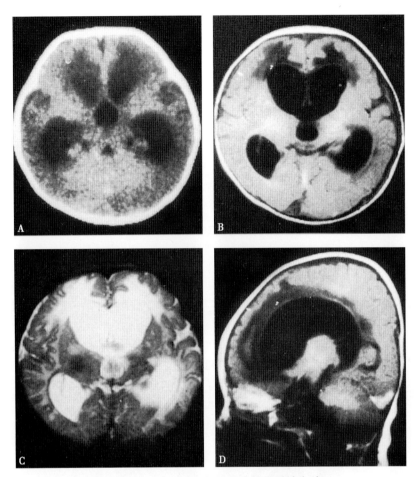

图 10-6-3　急性交通性脑积水并间质性水肿

A. CT 平扫第三脑室、双侧脑室明显扩大，脑室周边片状不规整低密度。B、C. 一周后复查，轴位 T1WI、T2WI 及 D. 矢位 T1WI 脑室明显扩张，脑室周边片状影呈长 T1、长 T2 信号

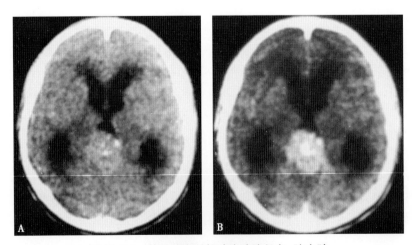

图 10-6-4　第三脑室后部肿瘤致脑积水、脑水肿

A. CT 平扫显示三脑室后部高密度肿块，三脑室示充盈缺损内。B. CT 增强扫描肿块明显强化。双侧脑室扩大其周边不规则低密度

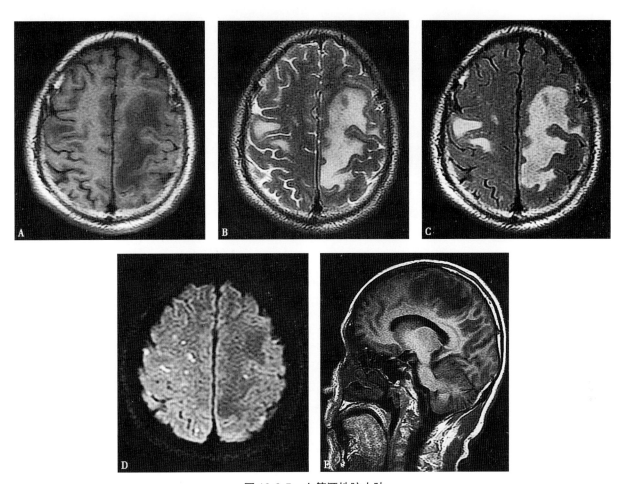

图 10-6-5　血管源性脑水肿

男，74 岁，头晕头痛。A～E. MRI 示双侧额顶枕叶白质多发斑片状长 T1 长 T2 异常信号影，FLAIR 上呈高信号，DWI 上呈低信号，边界欠清

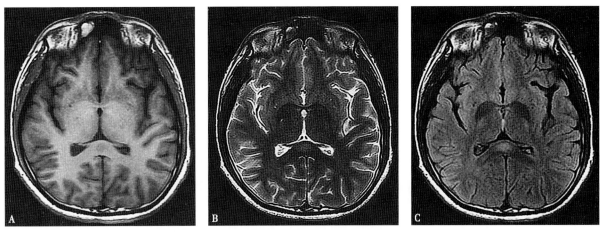

图 10-6-6　细胞毒性脑水肿

男，17 岁，头部外伤 10 天。A～E. MRI 示胼胝体压部类圆形状长 T1 长 T2 信号，在 FLAIR 和 DWI 上呈异常高信号影，边界尚清，为弥漫性轴索损伤

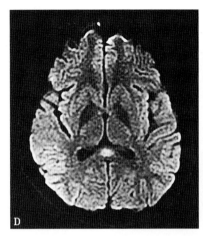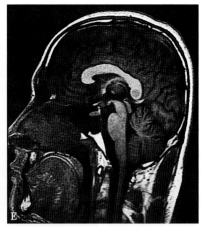

图 10-6-6　细胞毒性脑水肿(续)

4. 低渗性脑水肿主要表现为弥漫性细胞外液的增多,发生弥漫性脑肿胀,呈现为脑室缩小、脑沟变细以致消失,以及脑裂和脑池变小。见于严重的脑外伤或者其他严重脑部疾病,过度输入右旋糖酐和抗利尿激素分泌失常所致低钠血症。

5. 液压性脑水肿为弥漫性变化,表现基本同低渗性脑水肿。常见于开颅手术时的灌注压突破。

6. 充血性脑肿胀各种原因所致的CPP超出正常范围(大于150mmHg),脑血管自动调节功能失调,致脑血管的扩张、充血、容积扩大,充血性脑肿胀。影像表现基本同液压性脑水肿和低渗性脑水肿。正常情况下脑灰质的CBF 2～5倍于脑白质,故灰质易于发生充血水肿。

第七节　颅内压增高的后果

正常人颅内有一定压力,称为颅内压(简称颅压),通常是指在水平卧位、身体松弛的状态下,经腰椎穿刺接上一定内径的管子所测得压力,因而又确切地称之为脑脊液压力。正常成人如超过 1.96kPa(200mmH₂O)即为颅内压增高。

【病因、病理】

1. 颅内占位性病变　颅内肿瘤、血肿、脓肿、囊肿、肉芽肿等既可占据颅腔内一定的容积,又可阻塞脑脊液的循环通路,影响其循环及吸收。此外,上述病变均可造成继发性脑水肿,导致颅内压增高。

2. 颅内感染性疾病　各种脑膜炎、脑炎、脑寄生虫病,既可以刺激脉络丛分泌过多的脑脊液,又可以造成脑脊液循环受阻(梗阻性及交通性脑积水)及吸收不良;各种细菌、真菌、病毒、寄生虫的毒素可以损伤脑细胞及脑血管,造成细胞毒性及血管源性脑水肿;炎症、寄生虫性肉芽肿还可起到占位作用,占据颅腔内的一定空间。

3. 颅脑损伤可造成颅内血肿及水肿。

4. 脑缺氧　各种原因造成的脑缺氧如窒息、麻醉意外、CO中毒以及某些全身性疾病如肺性脑病、癫痫持续状态、重度贫血等,均可造成脑缺氧,进一步引起血管源性及细胞毒性脑水肿。

5. 中毒　①铅、锡、砷等中毒;②某些药物中毒,如四环素、维生素A过量等;③自身中毒如尿毒症、肝性脑病等,均可引起脑水肿,促进脉络丛分泌脑脊液,并可损伤脑血管的自动调节作用,而形成高颅压。

6. 内分泌功能紊乱　年轻女性、肥胖者,尤其是月经紊乱及妊娠时,易于发生良性颅内压增高,可能与雌激素过多、肾上腺皮质激素分泌过少而产生的脑水肿有关。肥胖者可能与部分类固醇溶于脂肪组织中不能发挥作用而造成相对性肾上腺皮质激素过少有关。

【颅内压增高的后果】

1. 脑血流量的降低,脑缺血甚至脑死亡。

2. 脑移位和脑疝。

3. 脑水肿 颅内压增高可直接影响脑的代谢和血流量从而产生脑水肿，使脑的体积增大，进而加重颅内压增高。脑水肿时液体的积聚可在细胞外间隙，也可在细胞内。前者称为血管源性脑水肿，后者称为细胞毒性脑水肿。血管源性脑水肿多见于脑损伤、脑肿瘤等病变的初期，主要是由于毛细血管的通透性增加，导致水分在神经细胞和胶质细胞间隙潴留，促使脑体积增加所致。细胞毒性脑水肿可能是由于某些毒素直接作用于神经细胞而产生代谢功能障碍，使钠离子和水分子潴留在神经元细胞和胶质细胞内所致，但没有血管道透性的改变，常见于脑缺血、脑缺氧的初期。在颅内压增高时，由于上述两种因素可同时或先后存在，但血管源性脑水肿和细胞毒性脑水肿多数为混合存在，或先有血管源性脑水肿以后转化为细胞毒性脑水肿。

4. 库欣反应 当颅内压增高接近动脉舒张压时，血压升高、脉搏减慢、脉压增大，继之出现潮式呼吸，血压下降，脉搏细弱，最终呼吸停止，心脏停搏而导致死亡，这种变化即称为库欣反应。这种危象多见于急性颅内压增高病例，慢性者则不明显。

5. 胃肠功能紊乱及消化道出血 部分颅内压增高的患者可首先出现胃肠道功能的紊乱，出现呕吐、胃及十二指肠出血及溃疡和穿孔等。这与颅内压增高引起的下丘脑自主神经中枢缺血而致功能紊乱有关。亦有人认为颅内压增高时，消化道黏膜血管收缩造成缺血，因而产生广泛的消化道溃疡。

6. 神经源性肺水肿 在急性颅内压增高病例中，发生率高达5%～10%。这是由于下丘脑、延髓受压所致。肾上腺素能神经活性增强，血压反应性增高，左心室负荷过重，左心房及肺静脉压增高，肺毛细血管压力增高，液体外渗，引起肺水肿，患者表现为呼吸急促，痰鸣，并有大量泡沫状血性痰液。

【临床表现】

1. 头痛是颅内高压的常见症状，发生率为80%～90%，初时较轻，以后加重，并呈持续性、阵发性加剧，清晨时加重是其特点，头痛与病变部位常不相关，多在前额及双颞，后颅窝占位性病变的头痛可位于后枕部。急性颅内压增高者，由于脑室系统产生急性梗阻，所以头痛极为剧烈，肿瘤内出血，可产生突发而剧烈的头痛。

2. 呕吐不如头痛常见，但可能成为慢性颅内压增高患者的唯一主诉。其典型表现为喷射性呕吐，与饮食关系不大而与头痛剧烈程度有关。位于后颅窝及第四脑室的病变较易引起呕吐。

3. 视神经乳头水肿是颅内压增高最客观的重要体征，发生率为60%～70%。虽然有典型的眼底所见，但患者多无明显自觉症状，一般只有一过性视力模糊，色觉异常，或有短暂的视力丧失。这些视觉症状只持续数秒，少数可达30秒左右，称为弱视发作。弱视发作常见于慢性颅内压的增高晚期，常与头痛程度平行。如果弱视发作频繁时提示颅内压的增高持续存在，最终导致视力永久性丧失。

4. 其他症状如可有头昏、耳鸣、烦躁不安、嗜睡、癫痫发作、展神经麻痹、复视等症状。颅内高压严重时有生命体征变化：血压升高、脉搏及呼吸变慢，血压升高是调节机制的代偿作用，以维持脑血液供应，呼吸慢可能是延髓呼吸中枢功能紊乱所致，生命体征变化是颅内压增高的危险征兆，要警惕脑疝的发生。

5. 急性和慢性颅内压增高者均可以引起脑疝。前者发生较快，有时数小时就可出现，后者发生缓慢，甚至不发生。

第八节 脑疝解剖学基础

当颅腔内某一分腔有占位性病变时，该分腔的压力比邻近分腔的压力高，脑组织从高压区向低压区移位，导致脑组织、血管及神经等重要结构受压和移位，有时被挤入硬脑膜的间隙或孔道中，从而引起一系列严重临床症状和体征，称为脑疝。颅骨及脑组织之间有三层膜，从外向内分别为硬脑膜、蛛网膜和软脑膜。硬脑膜厚而坚韧，为双层，外层是颅骨内面的骨膜，儿童时期有造骨功能，与一般骨膜相似，在颅顶部骨面附着疏松，特别是在枕部和颞部附着尤为疏松，在颅缝处附着紧密牢靠，而硬脑膜内层较外层厚而坚韧。内层向内反折形成皱襞，伸入到大脑半球间者称为大脑镰，伸入到大小脑之间者称为小脑幕。两层硬脑膜在儿童时期还可以分离，到成人即不容易分开。幕上的脑组织（颞叶的海马回、钩回）通过小脑幕切迹被挤向幕下，称为小脑幕切迹疝或颞叶疝。幕下的小脑扁桃体及延髓经枕骨大孔被挤向椎管内，称为枕骨大孔疝或小脑扁桃体疝。一侧大脑半球的扣带回经镰下孔被挤入对侧分腔，称为大脑镰下疝或扣带回疝（图 10-8-1、2）。

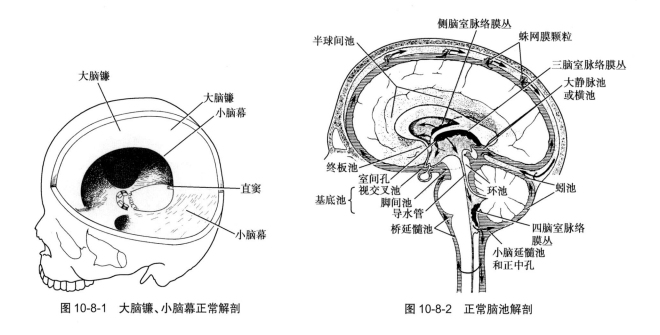

图 10-8-1　大脑镰、小脑幕正常解剖

图 10-8-2　正常脑池解剖

第九节　脑疝的分类及病程分期

当颅腔内某一分腔有占位性病变时，该分腔的压力比邻近分腔的压力高，脑组织从高压区向低压区移位，导致脑组织、血管及神经等重要结构受压和移位，有时被挤入硬脑膜的间隙或孔道中，从而引起一系列严重临床症状和体征，称为脑疝（图 10-9-1～3）。

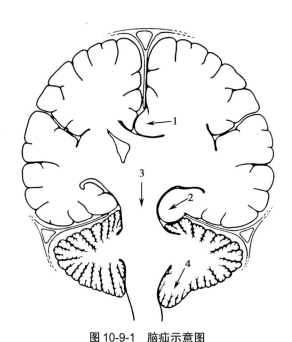

图 10-9-1　脑疝示意图

1. 镰下扣带回疝；2. 沟回疝；3. 幕下疝；4. 小脑扁桃体疝

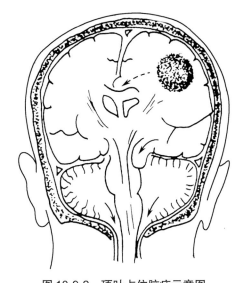

图 10-9-2　顶叶占位脑疝示意图
1. 大脑镰下疝；2. 小脑幕下疝；3. 枕骨大孔疝

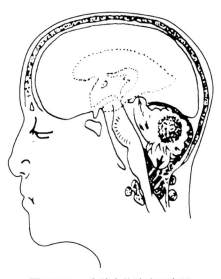

图 10-9-3　小脑占位脑疝示意图
1. 小脑幕上疝；2. 小脑占位；3. 枕骨大孔疝

引起脑疝的常见病变有：①颅脑损伤引起的各种颅内血肿，如急性硬脑膜外血肿、硬脑膜下血肿、脑内血肿等；②各种颅内肿瘤，特别是位于一侧大脑半球的肿瘤和颅后窝肿瘤；③颅内脓肿；④颅内寄生虫病及其他各种慢性肉芽肿。在上述病变的基础上如再附加一些人为的因素，例如做腰椎穿刺释放过多的脑脊液，使颅腔与椎管之间、幕上分腔与幕下分腔之间的压力差增大，可促使脑疝的形成。这种由于医源性因素造成的脑疝，临床医师应予避免。

当发生脑疝时，移位的脑组织在小脑幕切迹或枕骨大孔处挤压脑干，脑干受压移位可致其实质内血管受到牵拉，严重时基底动脉进入脑干的中央支可被拉断而致脑干内部出血，出血常为斑片状，有时出血可沿神经纤维走行方向达内囊水平。由于同侧的大脑脚受到挤压而造成病变对侧偏瘫，同侧动眼神经受到挤压可产生动眼神经麻痹症状。移位的钩回、海马回可将大脑后动脉挤压于小脑幕切迹缘上致枕叶皮层缺血坏死。小脑幕切迹裂孔及枕骨大孔被移位的脑组织堵塞，从而使脑脊液循环通路受阻，则进一步加重了颅内压增高，形成恶性循环，使病情迅速恶化。

【脑疝的分类】

颅内压增高不均匀一致，在损伤较重或发生血肿的部位，压力增高明显，邻近的脑组织受到挤压而移位，形成脑疝，继之引起脑干移位和压迫，危及生命。

颅内有多处部位易发生脑疝，疝入的脑组织不同，病理变化过程也较为复杂，因此脑疝的分类和命名也不统一，目前通用的分类命名有以下几种。

（一）按疝入的部位分类命名

1. 小脑幕裂孔疝（小脑幕切迹疝，天幕疝）　又称颞叶海马钩回疝，表现为邻近小脑幕的颞叶钩回及海马疝入小脑幕孔，多因硬脑膜外血肿引起。临床表现剧烈头痛，频繁呕吐，昏迷，同侧瞳孔散大及对光反应迟钝或消失，对侧肢体瘫痪，以及生命体征改变。晚期血压下降，最后呼吸、心跳停止。

（1）小脑幕切迹上疝。

（2）小脑幕切迹下疝：又分为前位疝或脚间池疝；后位疝又分为环池疝和四叠体疝。

2. 枕骨大孔疝　邻近枕骨大孔的小脑扁桃体部分疝入枕骨大孔。主要的临床表现为剧烈头痛、颈肌痉挛疼痛，生命体征改变，后期表现昏迷，双侧瞳孔散大，呼吸突然停止，继之心跳停止。

3. 大脑镰下疝　又称扣带回疝，指一侧大脑半球的扣带回及邻近额回，经镰下缘被挤入对侧分腔，多见于一侧大脑半球额顶区占位性病变。

4. 蝶骨嵴疝

5. 颅外疝　脑组织通过颅骨缺损疝出至颅外。

（二）按疝内容物分类命名

1．颞叶海马钩回疝

2．小脑扁桃体疝

3．扣带回疝

4．小脑蚓部疝

5．脑膨出

【脑疝的病程分期】

颅内压力的增高依颅内病变的性质、形成快慢及其引起的脑水肿的轻重而分为急性颅内压增高和慢性颅内压增高。急性颅脑损伤的颅内压增高是以急性颅内压增高的形式出现的。颅内压增高的全过程，依其增高程度与颅内代偿情况不同而显示出其阶段性，一般分为以下三个阶段：

1．代偿阶段 在颅内压增高的早期，脑缺氧、脑水肿较轻，这时表现为脉搏缓慢且洪大有力、血压逐渐升高，这是机体内在的主动性代偿作用。当颅内压增高到一定程度，颅内代偿能力也发挥到一定限度，病情就逐渐转化，由颅内压增高的代偿阶段进入脑疝形成的前驱期(初期)，为脑疝即将形成前的一个短暂阶段，其主要表现为突然发生或再度加重的意识障碍、剧烈头痛、烦躁不安、频繁呕吐以及轻度的呼吸深、快，脉搏增快，血压升高，体温上升等。这些症状是由于颅内压增高致使脑缺氧突然加重所引起。

2．脑疝形成阶段 又称脑疝代偿期或中期。当颅内病变继续发展，使颅内压力继续增高，增高到颅内再无余地可以代偿时，脑疝即形成。在此阶段全脑的病变较前驱期又有加剧，但尚能通过一系列的调节机制来继续维持生命。此时所见的症状，一方面是由颅内压增高所致的全脑缺氧和疝出脑部所致的脑干局部损害共同引起，如昏迷加深、肌张力改变、呼吸再加深或减慢，血压再升高而脉搏减慢，体温再升高等；另一方面则为疝出脑部所引起的局限性症状，如小脑幕切迹疝时所见的动眼神经及中脑脚受损害后反映出来的症状等。

3．失代偿阶段 又称脑疝衰竭期、晚期或瘫痪期。由于颅内压严重增高，脑疝继续发展，脑干已受到极为严重的损害，到了无力维持生命的阶段。此期最突出的症状是呼吸及循环功能衰竭，如周期性呼吸、肺水肿、脉搏细速不规则、血压的急速波动并逐步下降、体温下降、双侧瞳孔均散大且固定，四肢肌张力消失，进而呼吸和心跳相继停止而进入临床死亡。至于上述各期的长短，则取决于导致脑疝的原发病变的部位、性质，形成脑疝的因素，脑疝发生的部位以及临床处理等情况。

第十节　大脑镰下疝

【病因、病理】

大脑镰下疝(subfalcial herniation，SH)或扣带回疝指一侧大脑半球的扣带回及邻近额回，经镰下缘被挤入对侧分腔，多见于一侧大脑半球额顶区占位病变。以往通过脑室造影，脑血管造影，显示脑室受压变形，向对侧移位来帮助诊断大脑镰下疝。现今MRI的广泛应用，不仅能明确脑疝的部位，还能对疝内容物，中线移位和脑室受压程度，以及原发灶(如肿瘤、血肿、脓肿等)的部位、大小作出准确判定。

【临床表现】

引起患侧大脑半球内侧面受压部的脑组织软化坏死，出现对侧下肢轻瘫，排尿障碍等症状。

【CT表现】

CT扫描显示同侧额角截断，大脑镰前份不对称，同侧侧脑室消失，透明隔移位。横轴位CT一般不能直接显示扣带回疝到对侧，但可显示第三脑室和侧脑室移位过中线，侧脑室前部后移、后部前移，前后径缩短。冠状位CT可显示扣带回被压迫，通过大脑镰的游离缘疝至对侧，同时伴随胼胝体和同侧侧脑室体部、透明隔及第三脑室向对侧移位。

【MRI表现】

MRI能清晰显示侧脑室、第三脑室等中线结构受压变窄、闭塞和向对侧移位、部分脑实质疝入对侧,冠状位扫描能清晰显示扣带回通过大脑镰的游离缘向对侧移位(图10-10-1~3)。MRI也可明确

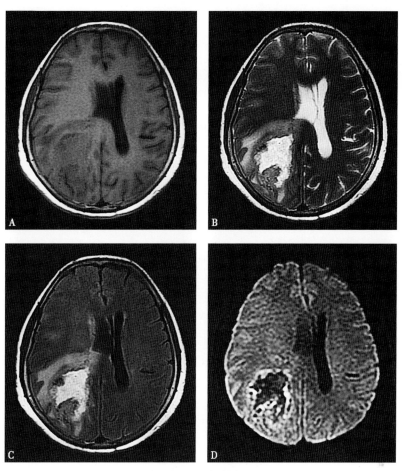

图 10-10-1　大脑镰下疝

女,57岁,发现颅内占位性病变2天。A~D. 右侧顶枕叶见团片状等长T1、短长T2信号影,信号不均,FLAIR及DWI上呈高低混杂信号,右侧扣带回受压疝入左侧

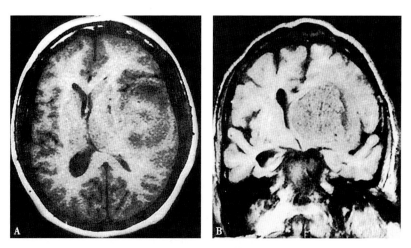

图 10-10-2　大脑镰下疝

A. 轴位T1WI左侧扣带回突向右侧,左侧侧脑室明显受压变形,跨越中线移向右侧,迫使双侧侧脑室右移。B. 冠状位T1WI显示胼胝体及侧脑室向右侧移位,左侧侧脑室明显受压变形

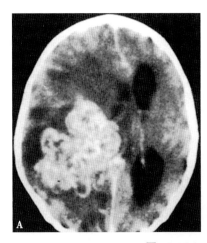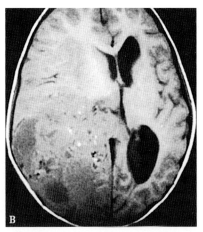

图 10-10-3　大脑镰下疝

A. CT 增强扫描、B. 轴位 T1WI 示右颞叶肿瘤，胼胝体及双侧脑室左移，右侧
扣带回突向左侧

显示由于动脉受压导致扣带回局限性坏死或大脑前动脉供血区的梗死。总之，对脑疝的显示和诊断，MRI 具有明显优势，可以多方向、多角度观察脑疝位置，邻近结构及毗邻关系，引起脑疝的原发灶亦能清晰显示。MRI 是显示脑疝的最佳手段。

【鉴别诊断】

本病可因多种病因引起，需要和颅内血管肿瘤以及脑出血，以及其他的占位性病变鉴别。

1. 颅脑损伤任何原因引起的颅脑损伤而致的脑挫型伤、脑水肿和颅内血肿均可使颅内压增高。

2. 脑血管性疾病主要为出血性脑血管病，高血压脑出血最为常见。

3. 高血压脑病是指血压骤然剧烈升高而引起急性全面性脑功能障碍。

4. 颅内肿瘤可分为原发性颅内肿瘤和由身体其他部位的恶性肿瘤转移至颅内形成的转移瘤。颅内肿瘤引起颅内压增高的共同特点为慢性进行性的典型颅内压增高表现。

5. 脑脓肿常有原发性感染灶，如耳源性、鼻源性或外伤性。

第十一节　小脑幕裂孔疝

【病因、病理】

小脑幕裂孔疝（（transtentorial herniation，TH）是病灶侧的颞叶钩回部分脑组织被挤入小脑幕裂孔内形成，也称颞叶海马钩回疝。小脑幕裂孔疝分以下四型：①颞叶型：常为明显单侧占位效应，脑干向对侧移位，部分颞叶通过天幕疝入幕下。早期病变侧环池增宽，对侧环池变窄或消失，又叫小脑幕孔前疝；②中央型：常为双侧占位效应，脑干向下移位，双侧侧裂池、环池均变窄或消失；③小脑型：又叫小脑幕孔上疝，幕下压力增高，脑干和 / 或小脑上移，小脑上蚓池、四叠体池、环池及枕大池狭窄或消失，松果体上移，侧脑室枕角和颞角变窄；④后疝：海马后回、舌回前部、胼胝体压部和扣带回后部疝入环池和四叠体池内。前、后疝均发生，又叫小脑幕孔全疝。

【临床表现】

1. 颅内压增高的症状表现为剧烈头痛及频繁呕吐，其程度较在脑疝前更形加剧，并有烦躁不安。

2. 意识改变表现为嗜睡、浅昏迷以致昏迷，对外界的刺激反应迟钝或消失。

3. 瞳孔改变两侧瞳孔不等大，初起时患侧瞳孔略缩小，光反应稍迟钝，以后患侧瞳孔逐渐散大，略不规则，直接及间接光反应消失，但对侧瞳孔仍可正常，这是由于患侧动眼神经受到压迫牵拉之故。此外，患侧还可见眼睑下垂、眼球外斜等。如脑疝继续发展，则可出现双侧瞳孔散大，光反应消失，这是脑干内动眼神经核受压致功能失常所引起。

4. 运动障碍大多发生于瞳孔散大侧的对侧，表现为肢体的自主活动减少或消失。脑疝的继续发展使症状波及双侧，引起四肢肌力减退或间歇性地出现头颈后仰，四肢挺直，躯背过伸，呈角弓反张状，称为去大脑强直，是脑干严重受损的特征性表现。

5. 生命体征的紊乱表现为血压、脉搏、呼吸、体温的改变。严重时血压忽高忽低，呼吸忽快忽慢，有时面色潮红、大汗淋漓，有时转为苍白、汗闭，体温可高达 41℃ 以上，也可低至 35℃ 以下而不升，最后呼吸停止，终于血压下降、心脏停搏而死亡。

【CT 表现】

CT 扫描显示四叠体及四叠池受压变形，环池、小脑上池受压变形，导水管变狭、变扁，第四脑室闭塞，第三脑室后部变形。脑干向下移位，海马后回、舌回前部、胼胝体压部和扣带回后部疝入环池和四叠体池内（图 10-11-1）。

【MRI 表现】

单侧颅内压增高时，病变侧脑池及脑沟狭窄或消失，幕上脑组织和脑干通过小脑幕孔，延伸至幕下 4mm，为 TH 最直接的征象；脑干受压向对侧移位，同侧环池增宽，对侧狭窄或消失（图 10-11-2~4）；双侧颅内压增高时，脑干下移，环池狭窄甚至闭塞。轴位示颞叶随患侧移位，或于环池内见到孤立的脑组织异位影。颅内幕上一侧或双侧占位性病变，如巨大血肿、肿瘤、脓肿等，以及继发的弥漫性脑肿胀、脑水肿改变，常以严重病变侧更突出。

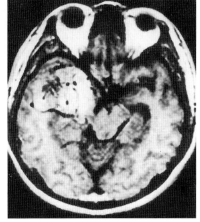

图 10-11-1　蝶骨嵴疝
CT 平扫右侧蝶骨嵴区占位性病变，呈示右侧鞍上池变小，部分填塞，脑干向左侧移位，对侧环池变窄

【鉴别诊断】

1. 颅脑损伤　任何原因引起的颅脑损伤而致的脑挫裂伤、脑水肿和颅内血肿均可使颅内压增高。急性重型颅脑损伤早期即可出现颅内压增高。少数患者可以较迟出现，如慢性硬脑膜下血肿等。颅脑损伤后患者常迅速进入昏迷状态，伴呕吐。脑内血肿可依部位不同而出现偏瘫、失语、抽搐发作等。颅脑 CT 能直接确定颅内血肿的大小、部位和类型，以及能发现脑血管造影所不能诊断的脑室内出血。

2. 脑血管性疾病　主要为出血性脑血管病，高血压脑出血最为常见。一般起病较急，颅内压增高的表现为 1~3 日内发展到高峰。患者常有不同程度的意识障碍。表现为头痛、头晕、呕吐、肢体瘫痪、失语、大小便失禁等。发病时常有显著的血压升高。多数患者脑膜刺激征阳性。脑脊液压力增高并常呈血性。脑 CT 检查可明确出血量的大小与出血部位。

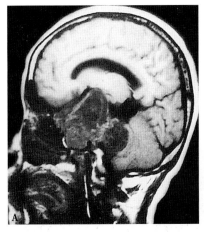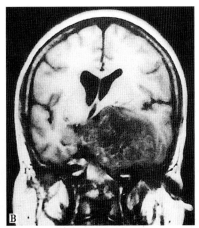

图 10-11-2　脚间池疝
A、B. 矢位、冠位 T1WI Gd-DTPA 显示鞍上占位，肿瘤侧的鞍上池变小，脚间池被疝出的海马钩回脑组织填塞，而肿瘤旁的其他部分脑池则增宽，对侧环池变窄，第三脑室及侧脑室

3. 高血压脑病是指血压骤然剧烈升高而引起急性全面性脑功能障碍。常见于急进型高血压、急进型肾炎或子痫，偶或因嗜铬细胞瘤或服用单胺氧化酶抑制剂同时服用含酪胺的食物、铅中毒、库欣综合征等。

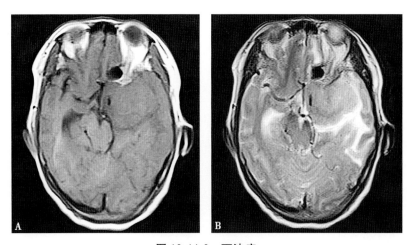

图 10-11-3 环池疝

A、B. 轴位 T1WI、T2WI 显示左侧蝶骨嵴占位，肿瘤侧的鞍上池变小，环池被疝出的海马钩回脑组织填塞，而肿瘤旁的其他部分脑池则增宽，对侧环池变窄

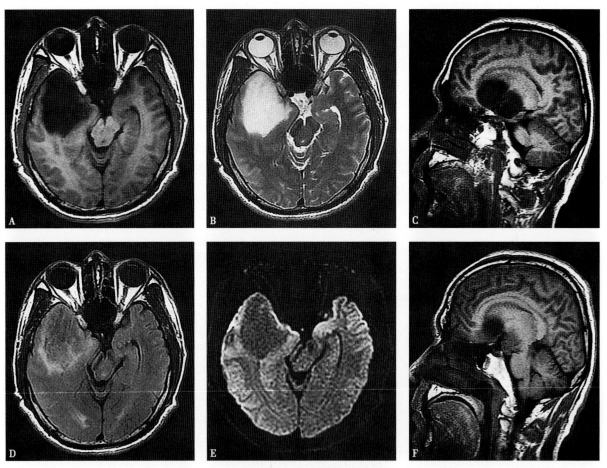

图 10-11-4 海马钩回疝

男，48 岁，发作性意识不清伴肢体抽搐。A～F. MRI 示右侧额颞叶 - 岛叶囊实性异常信号肿块影，肿块呈长 T1、长 T2 信号，FLAIR 像边缘呈环状高信号，其内信号不均，DWI 像信号不高，边界清，周围脑组织及右侧脑室、大脑脚受压变形，双侧环池及部分桥前池受压变窄、消失

4. 颅内肿瘤可分为原发性颅内肿瘤和转移瘤。颅内肿瘤引起颅内压的共同特点为慢性进行性的典型颅内压增高表现。在病程中症状虽可稍有起伏，但总的趋势是逐渐加重。少数慢性颅内压增高原者可突然转为急性发作。根据肿瘤生长的部位可伴随不同的症状，如视力视野的改变，锥体束损害、癫痫发作、失语、感觉障碍、精神症状、脑桥小脑角综合征等。头颅 CT 可明确肿瘤生长的部位与性质。

5. 脑脓肿常有原发性感染灶，脓肿可为耳源性、鼻源性或外伤性。CT 扫描常显示圆形或卵圆形密度减低阴影，静脉注射对比剂后呈壁薄而光滑的环形强化，此外脓肿周围的低密度脑水肿带较显著。

第十二节　枕骨大孔疝

【病因、病理】

枕骨大孔疝（transforminal magna herniation，TMH）又称小脑扁桃体疝是由于后颅窝病变或颅内高压，使小脑扁桃体被挤入枕骨大孔并嵌顿而产生，也叫小脑扁桃体下疝。TMH 常见于先天性 Arnold-Chiari 畸形，亦可由肿瘤、外伤等原因引起。后两者可继发后颅窝高压，除显示占位病变外，还能揭示引起的急性 TMH。

【临床表现】

患者常有剧烈头痛，反复呕吐，生命体征紊乱和颈项强直、疼痛，意识改变出现较晚，没有瞳孔的改变而呼吸骤停发生较早。

【CT 表现】

CT 轴位像显示小脑扁桃体位于齿状突水平，矢状位示小脑扁桃体低于枕骨大孔 5mm（成人）或 7mm（儿童）。

【MRI 表现】

MRI 后颅窝无伪影、软组织对比度强，可直接观察小脑扁桃体（图 10-12-1）及延髓、颈髓的形态、位置及相应关系，并清晰显示小脑、脑干肿瘤，如小脑星形细胞瘤、髓母细胞瘤、血管网状细胞瘤等原发病变及脊髓空洞，以 MRI T1WI 矢状位显示最佳（图 10-12-2、3）。冠状位也能清晰显示肿瘤及并发的 TMH 及颅颈移行区的其他畸形（图 10-12-4）。所以，MRI 诊断后颅窝占位病变及 TMH，较 CT 更具诊断优势。

【鉴别诊断】

需要鉴别的病因有颅内肿瘤、脑外伤、脑血管性疾病及高血压脑病、脑脓肿等。

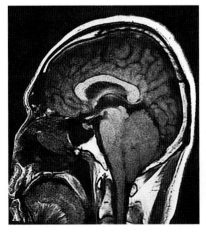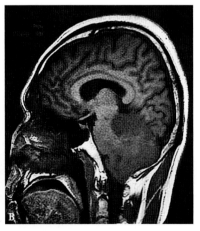

图 10-12-1　小脑扁桃体疝

男，51 岁，走路不稳 1 月余。A、B. 小脑见片状长 T1 异常信号，脑桥及中脑受压，第四脑室受压变窄。小脑扁桃体下端变尖下移，后颅窝结构拥挤

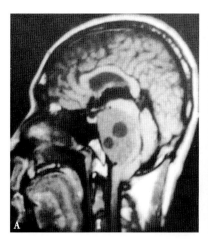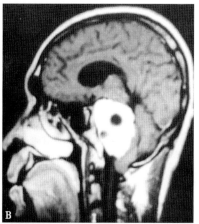

图 10-12-2　枕大孔疝

A. 矢状位 T1WI、B. T1WI Gd-DTPA 显示桥前池肿瘤，小脑扁桃体下疝至枕大孔下方

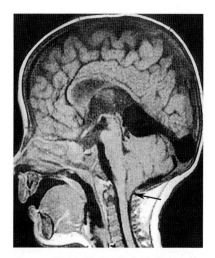

图 10-12-3　枕大孔疝

矢位 T1WI 显示天幕区囊样占位，小脑扁桃体下疝至枕大孔水平下方（↙）

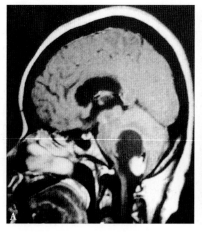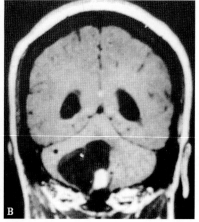

图 10-12-4　枕大孔疝

A、B. 矢位、冠位 T1WI Gd-DTPA 显示右侧小脑半球内囊样占位，枕大池及天幕蛛网膜下腔变窄，小脑扁桃体下疝至枕大孔水平下方

第十三节 切 口 疝

【病因、病理】

手术切口疝为术区脑组织经创口向颅外挤出所致。

去骨瓣减压术后颅骨缺损和硬脑膜开放是切口疝形成的基本条件。多种原因引起的颅内压增高如多发脑挫裂伤、外伤后脑缺血、脑梗死、弥漫性脑水肿、减压术后缺血、再灌注损伤、手术中挫碎脑组织残留、中枢感染、脑积水、术后迟发血肿等是引起切口疝的根本原因。膨出脑组织局部易发生出血、缺血及水肿，同时相邻脑组织向缺损部位持续膨出而加剧切口疝。

手术后颅脑改变包括颅骨缺损及脑组织缺损以及头颅皮瓣、液体积聚、颅内积气等。当颅内压增高时，颅内组织通过颅骨缺损处向颅外疝出形成切口疝。

切口疝包括脑膜膨出和脑膜脑膨出，属显性颅裂，是指颅内部分脑膜、脑脊液、脑和脑室结构单独或合并经颅裂疝出颅外。

【临床表现】

患者常有头痛及局部脑组织膨隆、突起表现。

【CT、MRI 表现】

脑组织经颅骨缺损处向颅外膨出。CT 能明确显示缺损颅板的范围。MRI 能更准确地反映膨出脑组织的结构及疝的内容物（图 10-13-1、2），疝内容物可为含有脑膜、脑脊液的囊性肿物或含有脑实质或脑室结构。MRI 还可显示疝囊和疝囊颈。

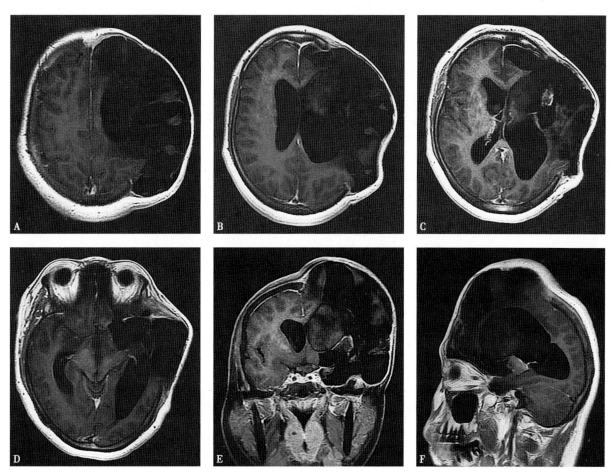

图 10-13-1 切口疝

女，27 岁，胶质瘤术后。A～F. MRI 示左侧额顶颞部颅板部分缺如，局部脑膜、脑组织、液体外膨，脑室系统扩张，左侧侧脑室体部扩张明显

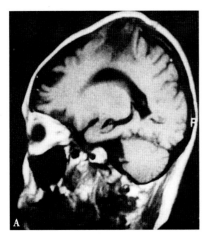
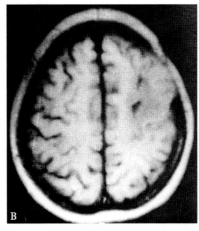
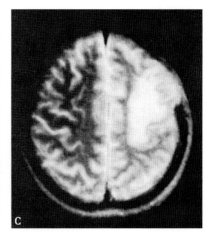

图 10-13-2 切口疝

A、B. 轴位 T1WI、C. 轴位 T2WI 显示左额部颅骨缺损，脑组织经缺损突向颅外

（张文伟 张忻宇 李 滢 刘学军）

参 考 文 献

1. 白人驹. 医学影像诊断学. 第2版. 北京：人民卫生出版社，2005：98-109.

2. 陈星荣，沈天真，段承祥，等. 全身CT和MRI. 上海：上海医科大学出版社，1994.

3. 李联忠. 脑与脊髓CT、MRI诊断学图谱. 第2版. 北京：人民卫生出版社，2011.

4. 李联忠. 颅内压增高症影像诊断. 北京：人民卫生出版社，1996.

5. 吴恩惠. 头部CT诊断学. 第2版. 北京：人民卫生出版社，1995.

6. 鱼博浪. 中枢神经系统CT和MR鉴别诊断. 第2版. 西安：陕西科学技术出版社，2006.

7. Atlas SW. 李坤成. 中枢神经系统磁共振成像. 第3版. 郑州：河南科学技术出版社，2008：279-462.

8. 胡志强，朱广通，黄辉，等. 小脑扁桃体下疝合并脑积水的手术治疗策略. 中华医学杂志，2010，90（47）：3318-3322.

9. 刘智强，林志雄. 脑积水的相关研究进展. 中华神经外科疾病研究杂志，2014，13（1）：86-88.

10. 尚利宏，岳少杰，王铭杰，等. 特发性颅内压增高症20例. 实用儿科临床杂志，2007，22（24）：1871-1872.

11. 赵麟，郑任骏，尹乐康，等. 正常压力型脑积水的影像学研究进展. 中国临床神经科学，2013，21（4）：468-473.

12. Koral K，Blackbum T，Bailey AA，et al. Strengthening the argument for rapid brain MR imaging: estimation of reduction in lifetime attributable risk of developing fatal cancer in children with shunted hydrocephalus by instituting a rapid brain MR imaging protocol in lieu of head CT. AJNR，2012，33（10）：1851-1854.

13. Munch TN，Rostgaard K，Rasmussen ML，et al. Familial aggregation of congenital hydrocephalus in a nationwide cohort. Brain，2012，135（pt8）2409-2415.

第十一章

脑 萎 缩

第一节 概 述

　脑萎缩（brain atrophy）是由于各种病理性或生理性原因所致脑组织体积减少，从而继发脑室系统和蛛网膜下腔的扩大，这种脑组织减少可分别或同时发生于灰质和白质。

　病理性脑萎缩的原因很多，如外伤、感染、血管畸形等，有的至今原因不明。脑萎缩除了生理性老年退行性变外，多为某种疾病的一种表现形式。根据脑萎缩的范围可分为局限性脑萎缩和弥漫性脑萎缩两大类。局限性脑萎缩包括外伤性脑萎缩、感染性脑萎缩、梗死性脑萎缩、小脑萎缩和 Pick 病等。弥漫性脑萎缩包括震颤性麻痹、肝豆状核变性、Alzeimer 病、舞蹈病、药物性脑萎缩和皮质纹状体脊髓变性等。

　MRI 对脑萎缩的诊断有着特别重要的意义，能在活体内直接观察到生理状态下的颅内情况，为定性和定量诊断提供了良好的基础。由于 MRI 分辨率高，对顺磁物质敏感，又无颅骨伪影的影响，显示脑萎缩比 CT 更为优越。脑萎缩主要表现为脑实质的减少，脑室、蛛网膜下腔的扩大，以脑组织丰富区域较为明显，MRI 图像上表现为额角、颞角扩大，侧裂池、额叶脑沟和蛛网膜下腔增宽（图 11-1-1）。由于弥漫性脑萎缩所致脑室扩大是脑室周围组织萎缩后，向四周牵拉脑室的结果，故脑室的形态基本保持正常；局限性脑萎缩则可致相邻近脑室的形态异常（图 11-1-2）。在脑萎缩时胼胝体等组织可同时萎缩，致使在横断面和冠状面图像上，第三脑室扩大不呈球形，其前后壁无明显膨隆，下部的视隐窝和漏斗隐窝仍较尖锐，这些均与脑积水所致脑室扩大不同，以资鉴别。

　随年龄的增加，脑组织和体内其他器官一样，逐渐老化而发生退行性变，机体发生疾病的机会亦增大，中枢神经系统尤为如此。如高血压、脑动脉硬化、脑血栓等均可造成脑组织损害，引起脑组织萎缩

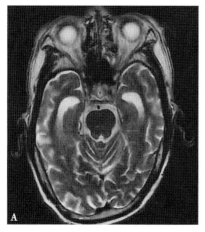
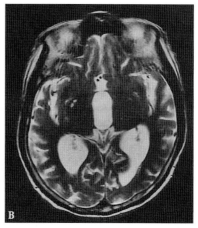

图 11-1-1　脑萎缩

A～D. MRI 示双侧侧脑室、三脑室形态正常、体积增大，脑沟、脑池增宽，侧脑室周围白质区可见片状长 T2 信号，边缘不清

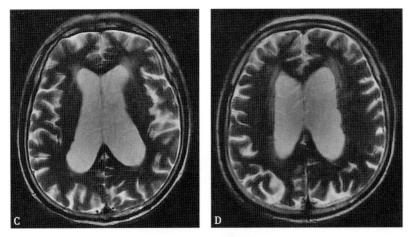

图 11-1-1　脑萎缩（续）

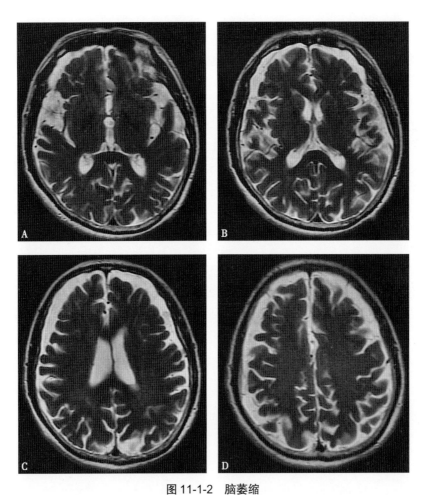

图 11-1-2　脑萎缩

A～D. 双侧额颞部内板下蛛网膜下腔明显增宽，脑沟加深，脑池增大，脑室形态、大小正常

性改变，又是病理性萎缩。一般讲，随年龄的增加，生理性萎缩和病理性萎缩时相互呼应的年龄越大，病理性因素越多，脑萎缩越明显，但两者之间有无明显界限，MRI 上无法区别。不同年龄组正常人脑室面积和颅内面积之比，1976 年 Barron 等曾作过报道（表 11-1-1），可在一定程度上反映生理性脑萎缩的情况。

表 11-1-1　不同年龄组正常人脑室面积与颅内面积之比

年龄（岁）	脑室面积与颅内面积之比（%）
0～9	1.8±0.4
10～19	3.3±0.7
20～29	3.1±0.6
30～39	4.2±0.8
40～49	4.4±0.8
50～59	5.2±0.6
60～69	6.4±0.8
70～79	11.5±1.2
80～89	14.1±1.4

　　老年人在 T2WI 上所见脑白质中多发性高信号灶看法不一，有学者认为脑萎缩时，小血管周围脑组织亦退缩，造成小血管周围间隙扩大有关，故属于生理性改变（图 11-1-3）；另有部分学者则认为与高血压动脉硬化，造成脑局部供血不足有关：一方面为小血管通透性增加，血浆物质渗出，另一方面局部缺血，血管周围组织萎缩，又属于病理性改变（图 11-1-4）。

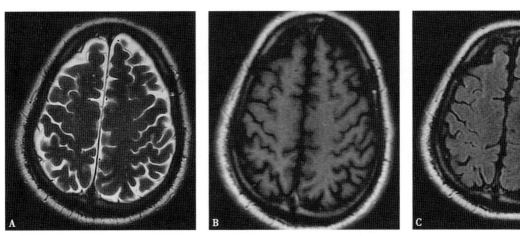
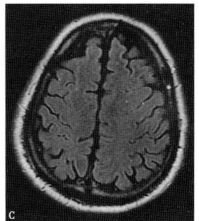

图 11-1-3　血管周围间隙扩大

A～C（A. T2WI，B. T1WI，C. FLAIR）：双侧额叶皮层下可见多发斑点状等 T1 略长 T2 信号灶，FLAIR 无异常信号

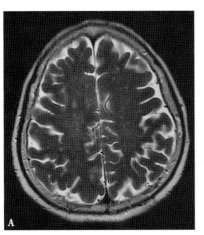
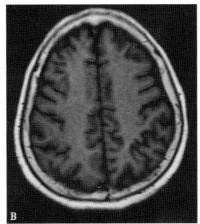
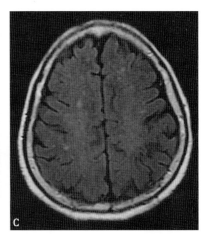

图 11-1-4　双额叶皮质下缺血灶

A～C（A. T2WI，B. T1WI，C. FLAIR）：双侧额叶皮层下可见多发斑点状等 T1 略长 T2 信号灶，FLAIR 呈稍高信号

脑萎缩的测量方法很多,总的有两大类,即线性测量法和容积测量法。线性测量法是对某一选定层面的标志线进行线性测量,如最大颅内径、侧脑室额角间距、第三脑室最大横径、第四脑室最大横径等。容积测量法是通过分别测量颅腔面积和脑室(或脑脊液)的面积,然后计算两者比例来分析脑萎缩的情况。MRI上对脑萎缩的测量方法与数据,可借鉴CT的测量数据,本章所用系沈天真等主编《中枢神经系统计算机体层摄影(CT)和磁共振成像(MRI)》一书中的数据,以供参考(表11-1-2、表11-1-3)。

表 11-1-2 脑 CT 测量方法及正常值

	项目	计算方法	正常值
线性测量法	1. 三室最大横径	mm	3.6±1.2
	2. 两额角间最大径	mm	34.7±69
	3. 侧脑室体部中间最大径	mm	29.7±5.3
	4. 脑沟宽度(OM 线上 9cm 处)	mm	2.5±0.7
	5. 四叠体池最大宽度	mm	4.1±1.5
	6. 颅腔内板最大径	mm	123.1±12.1
	7. Frans 指数(%)	B/F	28.2±5.6
	8. 侧脑室指数(%)	C/F	24±4.5
容积测量法	1. 脑室脑指数	脑室面积 / 颅内腔面积×100%	5.3±1.9
	2. 脑沟、池脑指数	脑沟、池面积 / 颅内腔面积×100%	6.14±2.5
	3. 脑脊液腔脑指数	脑脊液腔面积 / 颅内腔面积×100%	11.43±3.6

表 11-1-3 脑萎缩脑室测量值和指数

脑萎缩的程度	第三脑室宽度(mm)	Hackman(mm)	脑室指数	侧脑室体部指数
轻度	8~10	16~20	1.4~1.6	3.6~4.0
中度	11~14	21~25	1.0~1.3	3.0~3.5
重度	>14	>25	<1.0	<3.0

第二节 局限性脑萎缩

局限性脑实质容积缩小,造成局部脑室、脑池扩大,脑沟增宽者称为局限性脑萎缩(circumscribed cerebral atrophy)。有时局限性脑萎缩可发生于单侧脑半球,形成单侧侧脑室明显扩大,中线结构向萎缩侧。

【病因、病理】

局限性脑萎缩的病因很多,包括外伤性脑萎缩、感染性脑萎缩、梗死性脑萎缩、大脑半球萎缩、小脑萎缩和 Pick 病等。

生理性脑萎缩以脑体积减少,脑实质的容积改变为主;病理性脑萎缩除脑体积减小外,还有神经细胞数量的减少。

【临床表现】

局限性脑萎缩按其发病机制不同,症状各异。根据脑萎缩的部位及程度,临床上可出现头晕、记忆力下降,如发生在颞叶,可诱发癫痫发作,发生在小脑,可出现共济失调等症状。

【MRI 表现】

1. 外伤性脑萎缩 为外伤后的后遗症,一般发生在外伤后 3~6 个月,多发生于脑挫裂伤后血肿自溶吸收或外科手术后,脑体积缩小,以颞叶、额叶多见。MRI 表现为受损区脑实质体积缩小,T1WI 显示稍低或等信号,T2WI 为高信号,邻近脑室和(或)蛛网膜下腔扩大,其扩大程度取决于脑挫裂伤的大小、病灶与脑室的远近有关(图 11-2-1、2)。

2. 感染性脑萎缩　为颅内感染的后遗症,多发生于脑脓肿或脑膜炎后局部脑组织液化坏死,经治疗吸收或手术后形成的局限性脑萎缩,多发发生于额叶、其次为小脑半球。MRI 表现为病变周围的局部脑室扩大及蛛网膜下腔增宽(图 11-2-3、4)。

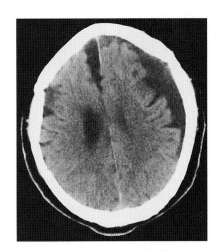

图 11-2-1　外伤性脑萎缩
CT 平扫左颞叶顶部及右侧额叶前部脑体积
缩小,蛛网膜下腔扩大,脑沟增宽

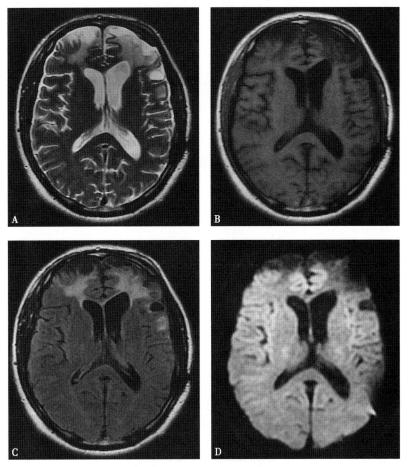

图 11-2-2　外伤性脑萎缩
A～D(A. T2WI, B. T1WI, C. FLAIR, D. DWI):双侧额叶及左侧颞叶可见形态不规则、片状长 T1 长 T2 信号,边缘不清,信号不均匀,FLAIR 呈片状高信号,局部信号减低,DWI 局部信号减低,邻近脑沟增宽,侧脑室额角增大

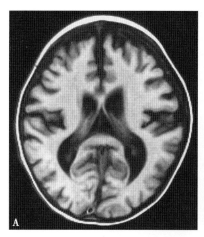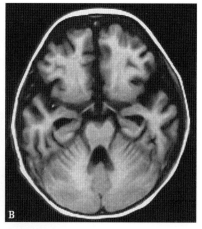

图 11-2-3 感染性脑萎缩

A、B. 轴位 T1WI 右枕叶可见胶质增生,局部脑沟变浅,余全脑脑沟增宽加深脑萎缩

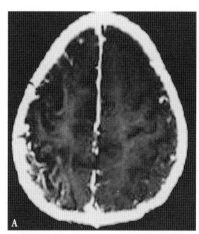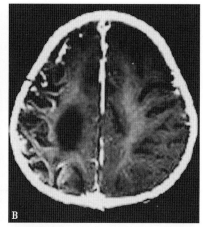

图 11-2-4 脑膜脑炎后脑萎缩

患者脑膜脑炎后 2.5 个月复查。A、B(T1WI 增强):右侧大脑半球脑组织体积缩小,脑沟增宽,局部可见条状强化灶

3. 梗死性脑萎缩 为脑梗死后局部脑组织软化、吸收形成的脑萎缩,一般发生于 3～6 个月。由于脑梗死均发生于脑血管分支上,故梗死性的脑萎缩与脑内大血管的分布是一致的。MRI 上陈旧性脑梗死灶呈长 T1 长 T2 信号,邻近脑室局限性扩大及脑沟增宽(图 11-2-5、6)。

4. 大脑半球萎缩 多为胎儿期或新生儿期一侧大的血管阻塞引起一侧脑梗死,一般在青少年期才被发现;颅颜面血管瘤综合征亦可引起一侧大脑半球萎缩。MRI 表现为一侧大脑半球萎缩,同侧颅腔较小,颅骨增厚,脑沟增宽,对侧侧脑室向患侧移位(图 11-2-7～9)。

5. 小脑萎缩 引起单纯小脑萎缩的病因很多,常见于血管性病变、慢性中毒、变性疾病、药物性中毒等。小脑萎缩分为局部小脑萎缩和广泛性小脑萎缩(图 11-2-10、图 11-2-11)。MRI 表现为局部脑沟、脑池增宽,第四脑室向萎缩侧移位;广泛性小脑萎缩则呈弥漫性脑沟、脑池扩大,第四脑室增大,脑干缩小。正常与萎缩测量值范围见表 11-2-1。

6. Pick 病 又称叶性硬化或叶性萎缩,为病因不明的进行性恶性疾病,1892 年由 Pick 首先报道而命名为 Pick 病,病程 2～5 年,多见于女性。病理组织学具有高度特异性,典型的特征为 Pick 小体和 Pick 细胞。电镜下 Pick 小体由 10nm 细丝、核糖体、囊泡、脂色素及 24nm 小管组成。典型的 Pick 病的病例中,20%～30% 有 Pick 小体,近 60% 有 Pick 细胞。

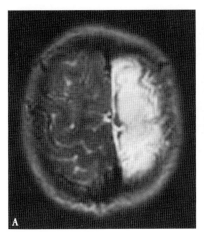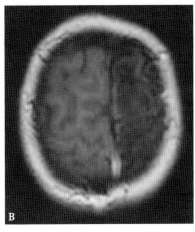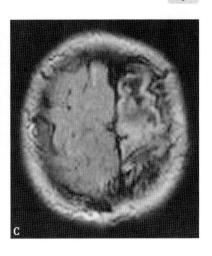

图 11-2-5　梗死性脑萎缩

A（T2WI）、B（T1WI）、C（T2WI-FLAIR）：左侧额顶叶脑沟增宽，脑组织体积缩小，呈长 T1 长 T2 信号，FLAIR 局部呈稍高信号

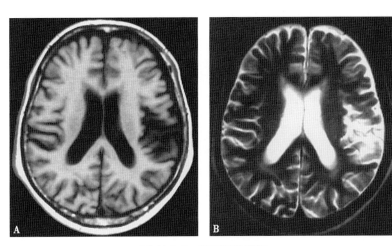

图 11-2-6　梗死性脑萎缩

A、B. 轴位 T1WI、T2WI 顶叶局部脑质体积减小，脑沟增宽加深，蛛网膜下腔扩大

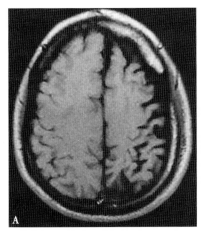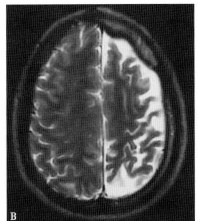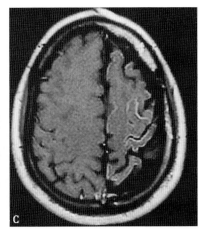

图 11-2-7　颅颜面血管瘤综合征

A（T1WI）、B（T2WI）、C（T1WI 增强）：左侧大脑半球脑组织容量减少，脑沟增宽，增强后脑膜可见线条状强化

　　临床上多隐袭起病,早期以人格变化、判断力下降为其特征,而以人格改变最早出现、最为突出。情感和情绪变化是 Pick 病早期阶段的特征,情感多变、欣快、戏谑或淡漠、抑郁、易激惹。中期则言语障碍表现明显。起始为言语迟钝、用词困难,而后言语减少,仅能用短语、词汇表达,口语刻板、重复(留声机综合征);模仿语言、命令困难,"非流利性失语",最后言语紊乱,渐发展为缄默不语。病程进展至晚期,其记忆力进一步衰退,认知功能严重缺陷。

表 11-2-1　正常与病变幕下脑室脑池脑沟的测量

部位		正常平均值	病变平均值
第四脑室	前后径	0.74 ± 0.35	1.05 ± 0.30
	横径	1.25 ± 0.24	1.93 ± 0.50
桥池		0.53 ± 0.20	0.94 ± 0.19
桥小脑脚池		0.56 ± 0.14	0.86 ± 0.24
环池		0.36 ± 0.14	0.62 ± 0.18
四叠体池		0.61 ± 0.16	0.79 ± 0.12
小脑上池		0.74 ± 0.36	1.09 ± 0.40
小脑	周边低密度带	0.60 ± 0.20	1.05 ± 0.34
	上蚓横径	1.20 ± 0.40	1.25 ± 0.42
脑干	前后径	2.50 ± 0.24	2.15 ± 0.10
	横径	3.24 ± 0.38	2.63 ± 0.23

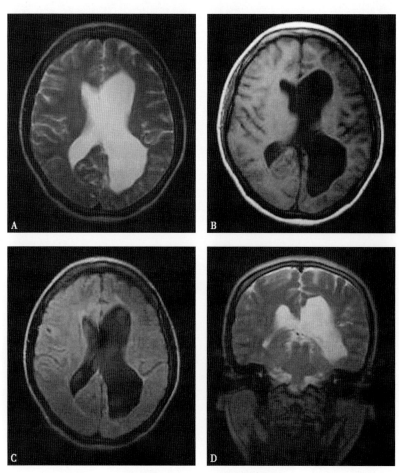

图 11-2-8　一侧大脑半球萎缩

A(T2WI)、B(T1WI)、C(T2WI-FLAIR)、D(冠状位 T2WI):左侧大脑半球脑组织容量减少,脑沟增宽,脑室明显增大

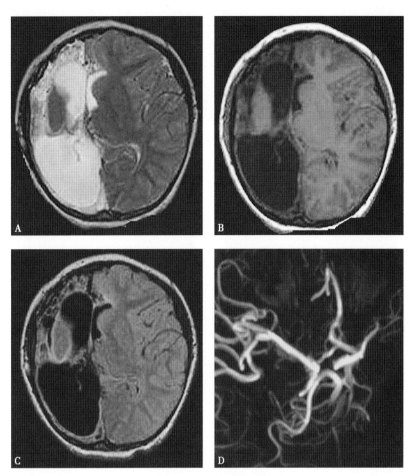

图 11-2-9　一侧大脑半球萎缩

A（T2WI）、B（T1WI）、C（T2WI-FLAIR）：右侧脑室明显增大，右侧大脑明显萎缩，皮髓质菲薄，右额叶见囊变，中线结构右移。D：MRA 见右侧大脑中动脉细小，分支少，且显影淡

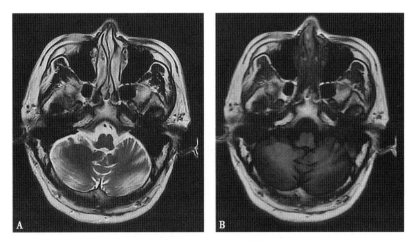

图 11-2-10　小脑萎缩

A、B. MRI 轴位示小脑半球体积缩小，脑组织信号未见异常改变，小脑脑沟明显增宽

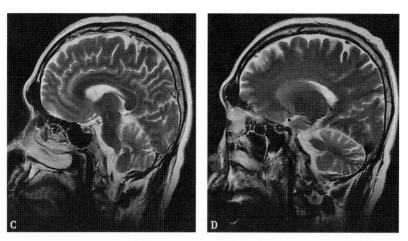

图 11-2-10 小脑萎缩（续）

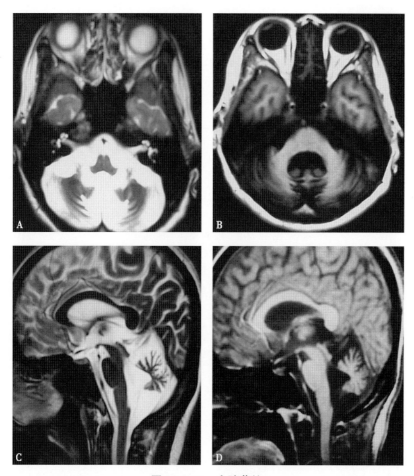

图 11-2-11 小脑萎缩

A～D（A. T2WI，B. T1WI，C. 矢状位 T2WI，D. 矢状位 T1WI）：小脑半球明显
萎缩，脑沟明显增宽

    影像学检查多表现局限性脑萎缩，多发生在额叶及颞叶，为仅以颞或额叶萎缩者各占 1/4，余 2/4 为两叶同时受累，双侧萎缩者占 30%，左侧萎缩者占 50%，选择性颞上回前 1/3 受累，而后 2/3 不受累为特征（图 11-2-12～14）。额颞叶的萎缩，可使双侧额角、颞角呈"球形"扩大、双侧脑室扩大似"剪刀"样改变、三脑室扩大呈"蘑菇状"，且病程越长，脑萎缩、脑室扩大越明显。

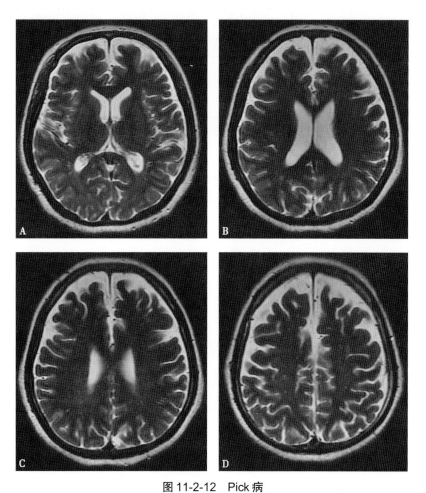

图 11-2-12 Pick 病

A～D（T2WI）：双侧额颞叶脑组织体积缩小，以额叶为著，脑组织信号未见异常，邻近脑沟明显增宽

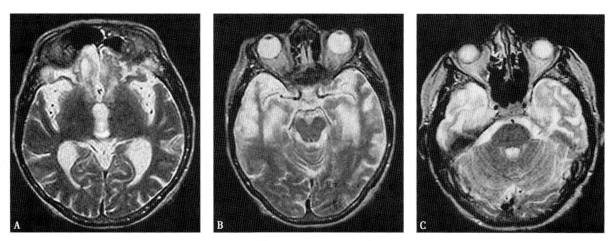

图 11-2-13 Pick 病

A～F（A～C. T2WI，D～F. T1WI）：双侧额颞叶脑组织近似对称性萎缩，脑沟、脑裂、脑池明显增宽，脑室示有明显代偿性扩大

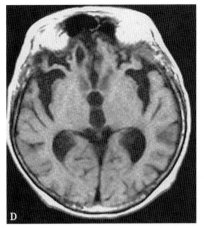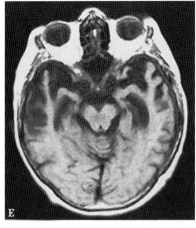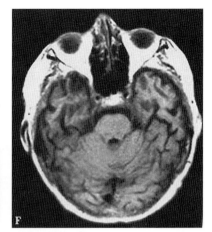

图 11-2-13　Pick病（续）

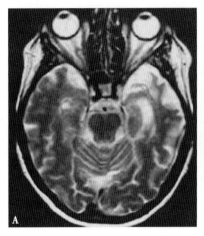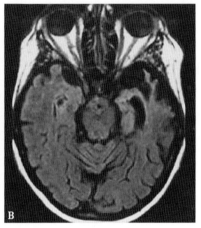

图 11-2-14　Pick病
A. T2WI、B. FLAIR：左侧颞叶明显萎缩，呈"刀片状"改变，同侧颞角扩大

第三节　弥漫性脑萎缩

弥漫性脑实质体积减少，造成脑室和蛛网膜下腔普遍性扩大称为弥漫性脑萎缩（diffuse cerebral atrophy）。弥漫性脑萎缩可同时累及脑灰质和脑白质，亦可最先累及脑白质和脑灰质，随后两者均累及。按照累及灰、白质程度不同，将弥漫性脑萎缩又分为皮质型和髓质型两种。前者以累及灰质为主，表现为脑沟、脑池增宽为主，脑室扩大为次；后者则以累及白质为主，表现为脑室扩大为主，脑沟、脑池增宽为次。

引起弥漫性脑萎缩的病因很多，主要有震颤性麻痹、早老性痴呆、肝豆状核变性、Huntington病、皮质纹状体脊髓变性、药物性/酒精性脑萎缩（图11-3-1）、脑缺氧症等。脑萎缩的病理基础为脑体积减少，而病理性脑萎缩同时存在神经细胞数量的减少，表现为弥漫性脑回变窄、脑沟增宽、脑室系统对称性扩大、皮质变薄，蛛网膜下腔扩大。

一、亨 廷 顿 病

亨廷顿病（Huntington disease，HD）又称亨廷顿舞蹈病或慢性进行性舞蹈病，是一种迟发型常染色体显性遗传病，1872年由George Huntington首次对亨廷顿病进行了全面系统的描述并指出其具有遗传

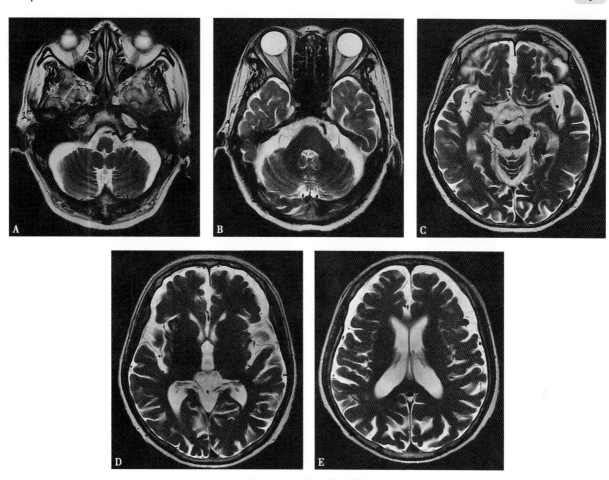

图 11-3-1 弥漫性脑萎缩

A～E（T2WI）：脑实质体积缩小、未见明显异常信号灶，诸脑沟裂增宽，加深，脑回变细

特性，该病遂以他的名字命名。亨廷顿病在世界上许多国家和地区均发生，发病率为 0.05‰～0.08‰，在西欧和北美地区发病率较高（详见第八章第八节）。

【病因、病理】

亨廷顿病发病机制目前仍不清楚，1983 年 Gusella 等将亨廷顿病致病基因定位于 4p16.3；目前研究表明亨廷顿病是由 IT5 基因第一外显子 CAG 重复序列的异常扩增引起。CAG 重复数≤26 时为正常等位基因，不引起疾病；CAG 重复数在 27～35 时为可引起突变的等位基因，个体本身不会患病，但在减数分裂时易发扩展突变，使后代患病；CAG 重复数在 36～39 时为不完全外显的亨廷顿病等位基因，携带者可能发病也可能不发病；CAG 重复数≥40 时为完全外显的亨廷顿病等位基因，携带个体必然会患病。亨廷顿病程发展可能与生活环境或其他因素有关。

亨廷顿病主要的病理改变为大脑某些区域选择性的神经细胞丢失，主要在基底节和大脑皮层，尤以尾状核、豆状核为主，也常累及大脑皮层的额叶和颞叶，尤以额叶第 3、4 层细胞脱失明显。神经细胞脱失亦可累及丘脑腹外侧核、下丘脑、黑质网状结构、橄榄体、薄束核和楔束核、白质和间脑核等部位。

【临床表现】

亨廷顿病绝大多数有家族史，呈常染色体显性遗传，少数可散在发病；可发病于各个年龄段，男女无明显差别，但是以 30～50 岁常见，病情缓慢进展，一般于发病后 15～20 年死亡，起病越早，病情进展越快。临床上以慢性进行性加重舞蹈样动作、进行性痴呆及精神障碍三联征为主要表现，可伴有语言严重障碍，吞咽困难、神志不清，反应迟钝，记忆力减退等症状。由于亨廷顿病与大多数神经退行性疾病的表型都相似并且具有延迟显性的特点，仅依靠临床表现很难作出准确的早期诊断。

【CT 表现】

CT 表现为双侧尾状核头部对称性萎缩，邻近侧脑室前角向外膨隆、扩大，呈"蝴蝶征"，为亨廷顿病较为特征性的表现。亨廷顿病早期脑萎缩可以不明显，随着病情的发展，脑组织出现萎缩，脑沟、脑池扩大、增宽。

【MRI 表现】

MRI 表现为对称性尾状核萎缩，以头部缩小为著，侧脑室前脚尾状核区呈球形向外膨起，呈"蝴蝶征"；有时可伴有双侧壳核对称性缩小（图 11-3-2～4）。随着病情的发展，皮层和皮层下脑组织出现萎缩，则邻近的脑沟、脑池也可有增宽的表现。H_1-MRIS 分析显示基底节区 NAA/Cr 水平明显降低，Cho/Cr 水平明显增高，提示基底节区神经元大量丢失，神经胶质细胞增生，与亨廷顿病的病理改变相一致。

近年来，国外学者越来越关注 MRI 对亨廷顿病患者认知功能障碍的研究。Peinemann 等证实早期亨廷顿病患者的纹状体、岛叶萎缩与患者执行功能受损程度呈显著相关。Kassubek 等的研究显示：丘脑双侧背内侧核和中央内侧 / 腹外侧核的灰质信号下降程度和亨廷顿病的认知损害程度协同变化；纹状体、额叶、丘脑在亨廷顿病的认知功能障碍中起到了重要的作用。

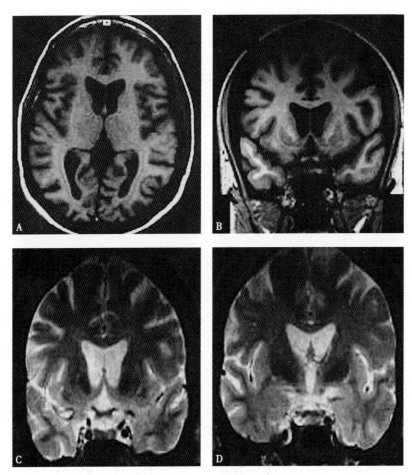

图 11-3-2　Huntington 病

A～D（A. T1WI，B. 冠状 T1WI，C、D. 冠状 T2WI）：双侧尾状核、壳核萎缩体积缩小变小，左侧侧脑室旁可见条状长 T1 长 T2 信号，侧脑室及三脑室体积稍大

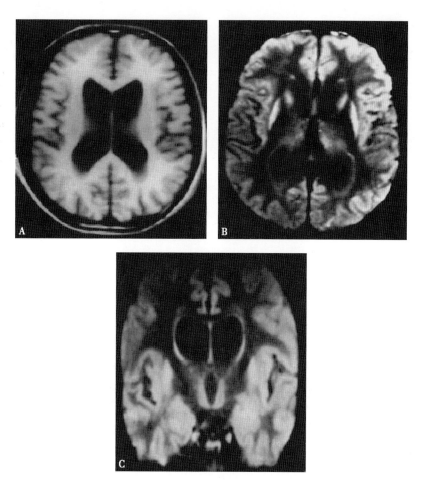

图 11-3-3 Huntington 病

A~C（A. T1WI，B. 轴位 T2WI-Flair，C. 冠状位 T2WI-Flair）：双侧壳核体积对
称性缩小，Flair 像呈高信号，双侧侧脑室明显增大

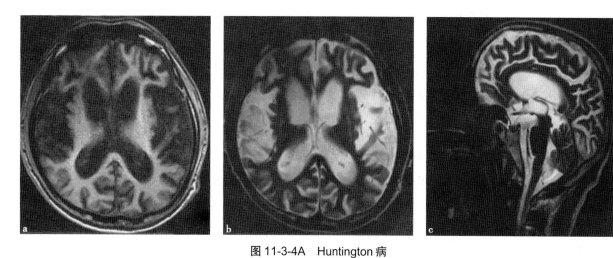

图 11-3-4A Huntington 病

a. T1WI、b. T2WI、c. 矢状位 T2WI：基底节区脑组织体积缩小，双侧壳核可见条状长 T1 长 T2 信号，近似对称，侧脑室
明显增大；双侧额叶、颞叶、枕叶脑组织体积明显缩小，脑沟明显增宽加深

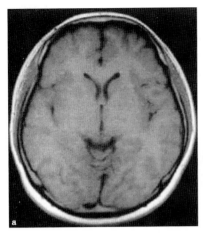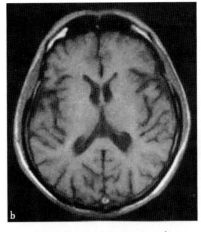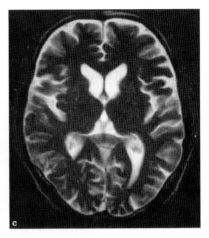

图 11-3-4B　Huntington 病

a、b. 疾病早期，尾状核未见明显萎缩，侧脑室不宽；c. 病变晚期，表现为双侧尾状核明显萎缩，侧脑室前脚明显扩张

二、皮质纹状体脊髓变性

皮质纹状体脊髓变性，又称克罗伊茨费尔特 - 雅各布病（Creutzfeldt-Jakob disease，CJD）、亚急性海绵状脑病，是一类罕见的具有传染性、散发性及致死性的中枢神经系统变性疾病。该病由变异的朊毒体引起，是可传递的、慢性、进展性、致死性中枢神经系统变性疾病，病死率高达 100%，目前尚无特效的治疗方法。

WHO 把皮质纹状体脊髓变性分为 4 型，即散发型、医源型、家族型和新变异型。其中散发型又分为 3 种，分别为：①确定病例：用标准神经免疫学技术诊断或者免疫组化方法。②很可能病例：进行性痴呆，同时有肌阵挛或者小脑症状、锥体 / 锥体外系症状和无动性缄默四种临床症状中的至少 2 种，有典型的脑电图表现和（或）14-3-3 蛋白阳性，常规检查排除其他疾病。③可能病例：进行性痴呆，同时有前述四种临床症状中的 2 种以上，没有脑电图表现，或者非典型脑电图表现，临床死亡，病期 < 2 年。

【病因、病理】

皮质纹状体脊髓变性是一种由朊病毒感染引起的以大脑皮质、基底节、小脑和脊髓神经细胞变性脱失和胶质细胞海绵状增生为主的朊病毒病。

脑组织神经组织病理学特征，脑组织显示广泛的海绵状空泡，神经细胞丧失和明显的胶质细胞增生；神经纤维网（轴突、树突、胶质纤维）出现小空泡；并可观察到四周绕以海绵状条带的密集嗜酸性核心的淀粉样斑块形成。免疫细胞化学和（或）Western 印迹检测证实存在具有蛋白酶抗性的 PrPsc，电子显微镜证实存在羊瘙病相关纤维（SAF）。

【临床表现】

本病好发于 40～70 岁，临床上主要表现为快速进展性痴呆，局灶性神经体征和肌阵挛，依据其临床表现大体可分为 3 个阶段：早期：主要表现为乏力、易疲劳、注意力不集中、记忆减退、易激动等；中期（痴呆 - 痉挛期）：记忆障碍、性格改变、痴呆，可伴失语、失认、失行，多数患者出现肌阵挛，大脑皮质、锥体外系、锥体束及小脑受损的症状交替或相继在此期出现；晚期：可出现尿失禁，无动性缄默或去皮质强直。皮质纹状体脊髓变性患者脑电图的特征性改变是在慢波背景上出现周期性发作波，可表现为尖波、棘波、双相尖波、尖慢或棘慢综合波、慢波或三相波等。

【CT 表现】

皮质纹状体脊髓变性患者 CT 检查无特异性，早期头颅 CT 无异常，中晚期出现不同程度的脑萎缩，以皮质萎缩为主，亦可累及白质。

【MRI 表现】

颅脑 MRI 是早期诊断皮质纹状体脊髓变性的有效方法之一，常规 MRI 检查没有特征性改变，一些特殊序列如 DWI、磁共振波谱（MRS）则对皮质纹状体脊髓变性的早期诊断具有特殊价值，其诊断的敏感性和特异性分别达 91% 和 95%。

皮质纹状体脊髓变性患者 T1WI 可无异常表现；T2WI 可见双侧尾状核、壳核呈对称性、均质的高信号，很少波及苍白球，增强后无明显强化。皮质纹状体脊髓变性后期可出现脑室扩大等脑萎缩的表现。皮质纹状体脊髓变性早期，DWI 即可显示较广泛的异常高信号影，最早出现在大脑皮质，尤其是皮质边缘带，其次出现在纹状体，而后出现在基底节区，基底节区的异常信号影持续时间最长；皮质纹状体脊髓变性的影像学改变与神经病理学的改变相关，DWI 信号的变化与脑部致病性朊病毒沉积的关系最密切，其次为脑组织空泡形成和星型胶质细胞增生（图 11-3-5）。Young 等详细描述了皮质纹状体脊髓变性患者 DWI 特征，认为有以下表现可考虑肯定性诊断：①单侧或双侧纹状体异常高信号，至少一个脑皮质的彩带样高信号。②广泛的大脑皮质彩带样高信号（至少 3 个脑皮质），相应的皮质下白质正常。

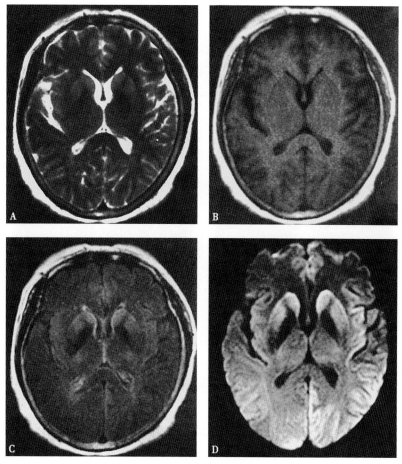

图 11-3-5 皮质纹状体脊髓变性

A～D（A. T2WI，B. T1WI，C. T2WI-Flair，D. DWI）：T1WI 未见明显异常；T2WI 及 DWI 示双侧尾状核、壳核呈对称性的高信号，边缘不清

三、多发梗死性痴呆和皮层下动脉硬化性脑病性痴呆

【病因、病理】

皮层下动脉硬化性脑病是一种血管源性的脑脱髓鞘改变，长期高血压、动脉硬化或脑血流灌注压下降是其主要病因。

脑是人体中对氧依赖最大的器官之一，对缺氧甚为敏感。脑白质动脉为终末动脉，其间吻合支少，而灰质却有较多的侧支循环，另外，灰质接受的血液及血管的调节功能是白质的 3～4 倍，故在血流灌注压下降时，首先殃及深部脑实质。局部缺氧、酸中毒和脑室周围水肿，使白质弥漫性和局限性脱髓鞘、星形细胞变性、小血管周围间隙扩大，并引起脑实质多发腔隙性脑梗死、囊变及液化。

【临床表现】

多见于 50 岁以上患者，常伴有心脑血管动脉粥样硬化。临床上逐渐起病，呈进行性记忆减退，严重者言语不清，精神障碍，可伴有偏瘫、失语、偏盲等。患者动脉血压越高，动脉硬化程度越重，病情越重，发生脑血管意外的机会也越多。

【CT 表现】

两侧大脑白质有斑片状、点状或弥漫性互相融合的低密度区，边缘模糊呈月晕状。病灶 CT 值较正常白质低 5～10Hu，无强化；常两侧对称，也可不对称，以脑室周围明显。早期病灶局限于额叶，以后向侧脑室周围、半卵圆区中心、枕叶成长；病灶长轴与体部一致。由于脑深部灰质团块萎缩、胼胝体继发变薄及弥漫性脱髓鞘致使脑室扩大，脑沟增宽，脑池扩大。

【MRI 表现】

多发梗死性痴呆和皮层下动脉硬化性脑病性痴呆表现为侧脑室前后角、体部周围、放射冠、半卵圆中心的片状等 T1 或稍长 T1、长 T2 异常信号，FLAIR 序列病灶表现为高信号，病灶相对对称，融合病灶长轴与侧脑室体部一致。多数病例在脑室周围、半卵圆中心及基底节等处伴有单发或多发腔隙性脑梗死。此外，尚有不同程度的脑萎缩，以皮质下白质萎缩最为明显，其中以双侧额叶后部最严重，其次为枕叶，表现为脑室系统及脑池增大，脑沟增宽（图 11-3-6）。

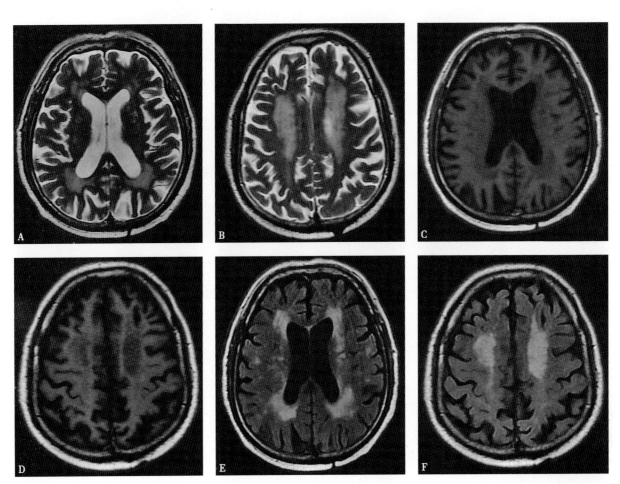

图 11-3-6　皮层下动脉硬化性脑病性痴呆

A～F（A、B. T2WI，C、D. T1WI，E、F. T2WI-FLAIR）双侧侧脑室体旁及半卵圆中心可见多发小片状长 T1 长 T2 信号，边缘不清，FLAIR 呈高信号，所见脑室系统增大，脑沟增宽

四、慢性酒精中毒性脑病

慢性酒精中毒性脑病，又称为脑桥外髓鞘溶解症（extrapontine myelinolysis，EPM），指由于长期大量嗜酒造成机体营养代谢紊乱，并导致中枢神经系统损害的一种疾病，是导致脑萎缩相对常见的原因之一。

【病因、病理】

虽然个体对酒精耐受性差异较大，但一般来说，酒量越大，酒龄越长，脑损害越重，酗酒更易加重脑损害。

酒精是脂溶性物质，对脑组织有较强的亲和力，其代谢产物能与脑组织中丰富的卵磷脂结合，沉着于脑组织，造成对神经细胞的直接毒性作用，影响大脑皮层和有关感觉通路的完整性。乙醛抑制辅酶 A 和 Na^+、K^+-ATP 酶系统，破坏细胞内线粒体功能，使氧化能源衰竭，钠、钾离子平衡失调致细胞中毒性水肿，营养不良使硫胺缺乏使髓磷脂代谢障碍以及酒精易与髓磷脂直接结合沉积等因素，导致髓鞘和轴索水肿、溶解、破坏和软化。长期饮酒又可导致胃肠功能紊乱，直接影响维生素和其他营养物质的吸收，造成营养代谢障碍、脑细胞代谢紊乱，从而导致神经元生物电异常。若 B 族维生素缺乏，影响神经组织髓鞘脂类的合成，可使中枢神经及周围神经发生脱髓鞘和轴索变性。

【临床表现】

酒精中毒性脑病患者的临床表现无特异性，每个个体又有不同的临床表现。一次过量饮酒，产生欣快、多语、易激惹，行为异常、走路不稳，甚至意识丧失等。大多数慢性酒精性脑病患者均出现智能衰退及人格改变，均有恶心、饭量少、肢体乏力、头晕和记忆力减退。部分出现言语不清，震颤，视力下降，甚至幻视、幻听。

【CT 表现】

酒精中毒性脑病患者 CT 检查无特异性表现，早期颅脑 CT 检查可无异常，中晚期出现不同程度的脑萎缩，以广泛性脑皮质萎缩为主，表现为与年龄不符的广泛皮层萎缩，皮质变薄，脑沟、脑回增宽。此外，小脑蚓部萎缩也非常普遍，伴有环池、小脑上池、枕大池扩大。除了脑萎缩的表现之外，慢性酒精中毒性脑病尚可表现为：①胼胝体变性：急性期表现为胼胝体膝部、体部和压部大片对称性的弥漫性肿胀，CT 表现为散在的边界不清的斑片状密度减低影，慢性期胼胝体萎缩（图 11-3-7、8）。②韦尼克脑病：典型的 CT 表现为第三、四脑室旁及丘脑等部位对称性低密度影。③脑桥中央髓鞘溶解症：CT 表现为脑桥中央对称性低密度灶。④脑白质脱髓鞘：表现为皮层下白质及侧脑室周围多发斑片状稍低密度影。

【MRI 表现】

慢性酒精中毒所致的脑萎缩以广泛性脑皮质萎缩为主，表现为与年龄不符的广泛皮层萎缩，皮质变薄，脑沟、脑回增宽。此外，小脑蚓部萎缩也非常普遍，伴有环池、小脑上池、枕大池扩大。除了脑萎缩的表现之外，慢性酒精中毒性脑病尚可表现为：①胼胝体变性：即急性期胼胝体膝部、体部和压部大片对称性的弥漫性肿胀，呈长 T1 长 T2 信号（图 11-3-9），慢性期胼胝体萎缩。② Wernicke 脑病：又称 wernicke-Korsakov 综合征。是由多种原因引起的维生素 B1（硫胺）缺乏所引起的中枢神经系统的代谢性疾病。典型表现为第三、四脑室旁及导水管周围、乳头体、四叠体、丘脑等部位对称性长 T1 长 T2 信号（图 11-3-10）。双侧背侧丘脑内侧核团 100% 受累。③脑桥中央髓鞘溶解症：表现为脑桥中央对称性的片状 T1 长 T2 信号，而皮质脊髓束和周围脑桥组织相对正常。

五、早老性痴呆

早老性痴呆，又称 Alzheimer 病，是最常见的痴呆症之一，占痴呆总人数的 50%～70%。由 Alzheimer 医生于 1960 年首次提出，它是以记忆损害、进行性认知功能障碍为特征的中枢神经系统退行性疾病。

【病因、病理】

本病病因不明，可能与遗传、病菌感染、免疫、铝中毒等因素有关，与老年性痴呆只有年龄上的差异，好发于 50～60 岁。

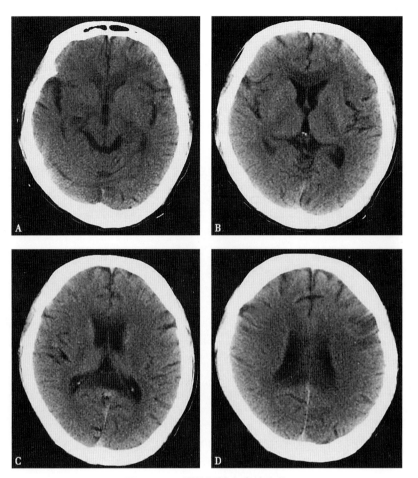

图 11-3-7　慢性酒精中毒性脑病
男,45 岁,饮酒 250ml/d,20 余年。A~D. CT 平扫示胼胝体密度减低,所见脑沟增宽,脑池增大

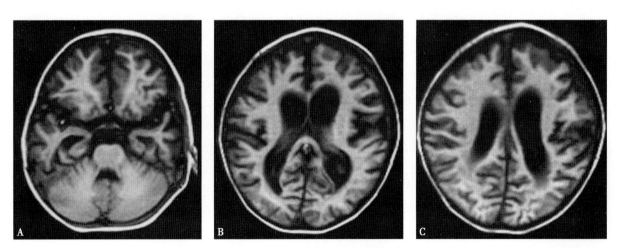

图 11-3-8　酒精中毒性脑萎缩
A、B、C. 轴位 T1WI 双侧大脑、小脑半球均出现体积减小,脑室系统及蛛网膜下腔增宽

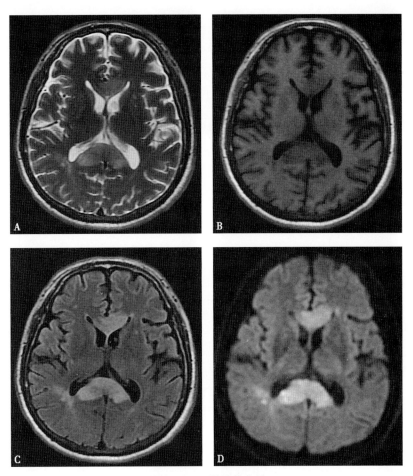

图 11-3-9　胼胝体变性

男，50 岁，饮酒 300ml/d，10 多年。A～D（A. T2WI，B. T1WI，C. T2WI-FLAIR，D. DWI）：胝体对称性的弥漫性肿胀，呈长 T1 长 T2 信号，信号均匀，FLAIR 及 DWI 呈高信号。所见脑沟增宽，脑池增大

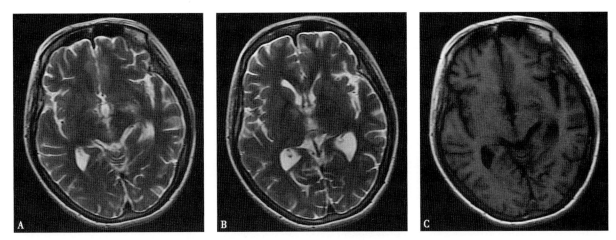

图 11-3-10　Wernicke 脑病

A～E（A、B. T2WI，C、D. T1WI，E. T2WI-FLAIR）：第三脑室旁及导水管周围、乳头体、丘脑可见对称性分布的小片状长 T1 长 T2 信号，边缘不清，FLAIR 呈高信号

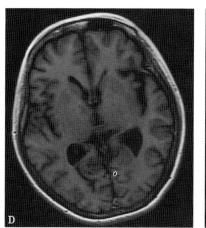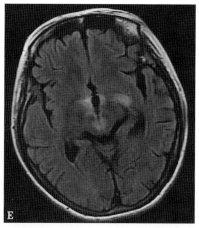

图 11-3-10 Wernicke 脑病（续）

病理上主要表现为神经斑和神经元纤维缠结沉积、脂褐素增加和颗粒空泡变性。神经斑位于大脑皮层神经元间隙内，呈嗜银性，有淀粉样蛋白构成核心，周围环绕着异常降解的轴索及增生的星形胶质细胞、小胶质细胞和巨噬细胞；还可于杏仁核、海马、间脑、脑干、脊髓内、不出现在脑白质内。神经元纤维缠结主要发生在大脑皮层，尤其多见于额叶的小锥体细胞核即海马锥体细胞内，为神经元变性改变。脂褐素增加和颗粒空泡变性，神经元内脂褐素呈增龄性积累。

【临床表现】

早老性痴呆的病程可分为三个阶段：遗忘期、混乱期和痴呆期，但贯穿于各期根本症状是进行性痴呆。

遗忘期主要表现为是记忆减退、交流障碍和非特异的轻度性格变化为特征，有时伴有被害妄想或呈现幻觉状态。混乱期记忆障碍和其他认识障碍进一步加重，甚至对事件、地点的定向能力也不完全，语言的表现和理解也受到损害，此外，情绪激惹、易于焦虑和激动。痴呆期时严重痴呆，丧失主动性，生活不能自理。

【CT 表现】

阿尔茨海默病在 CT 上无特异性表现，早期常无阳性改变，晚期主要表现为弥漫性脑萎缩，脑组织体积缩小，一颞叶萎缩为著，脑室扩大，脑沟增宽。

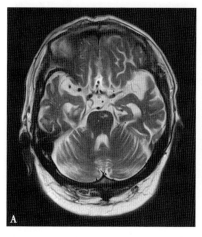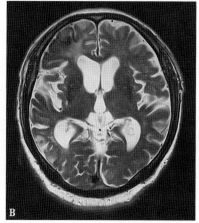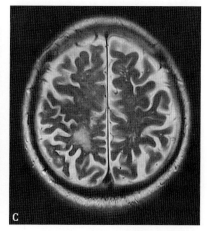

图 11-3-11 早老性痴呆

A~L（A、B、C. T2WI，D、E、F. T2WI-FLAIR，G、H、I. DWI，J、K、L. T1WI，）：脑桥左侧份及双侧侧脑室旁、半卵圆中心见多发斑点状及斑片状等、长 T1 长 T2 异常信号灶，T2-FLAIR 呈高或低信号，DWI 未见明显弥散受限。右侧额叶可见片状长 T1、短长 T2 异常信号灶，边界欠清。脑室系统扩张，脑沟裂加深、增宽，中线结构未见明显移位

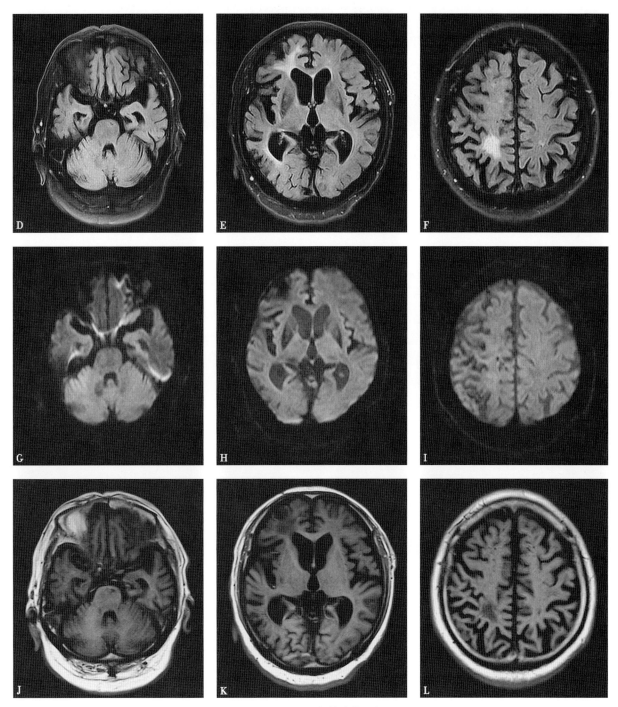

图 11-3-11　早老性痴呆（续）

【MRI 表现】

阿尔茨海默病的早期可表现为颞顶叶皮质、内侧颞叶扣带回后部的轻微萎缩，较有特征性。MRIS 显示 mI/Cr 降低，提示 AD 双侧海马神经元的丢失，与组织病理学研究结果相一致，同时也与 T1WI 上所见海马萎缩征象相符合；mI/Cr 升高，提示星形细胞的增生与活化，这一现象被认为 AD 早期的病理学改变。

晚期 MRI 表现（图 11-3-11）为弥漫性脑萎缩，脑室系统扩大，蛛网膜下腔增宽为主要征象，脑萎缩以颞叶为主，表现为颞叶皮质萎缩，颞角扩大。

六、震颤性麻痹

震颤性麻痹，又称帕金森病（Parkinson 病），由英国医生 James Parkinson 于 1817 年首先描述，是一种常见的发生在中老年人中的，以中脑黑质多巴胺（DA）能神经元退行变性为主要病理特征的锥体外系疾病。

【病因、病理】

帕金森病分为原发性和继发性两种。原发性病因不明，继发性多为脑动脉硬化、颅脑损伤。基底节肿瘤、药物中毒等有关。

帕金森病的病理改变主要在于黑质、苍白球、纹状体（尾状核及壳核）以及蓝斑内色素细胞缺失，多巴胺含量减少以及不同程度神经元被破坏，神经胶质增生，从而产生震颤、强直、运动障碍等一系列临床症状体征。

【临床表现】

临床症状复杂，以静止性震颤、肌强直、运动迟缓及姿态异常等为典型临床表现，亦可表现为动作笨拙、持物不稳、排尿困难、直立性低血压等。

【CT 表现】

CT 检查无特征性改变，对本病诊断的意义不大，通常表现弥漫性脑萎缩和轻度脑室扩大。

【MRI 表现】

常规 MRI 检查主要表现为脑萎缩、黑质致密带萎缩及壳核后外侧部由于铁沉积引起 T2WI 上纹状体区呈低信号（图 11-3-12）。脑萎缩主要表现为锥体外系萎缩引起第三脑室增宽和弥漫性脑皮层萎缩

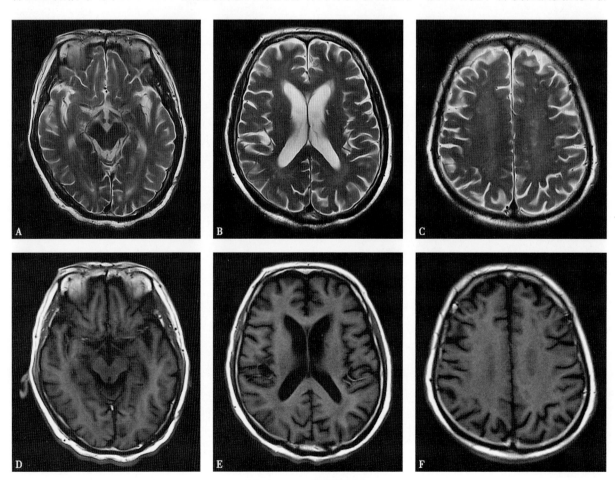

图 11-3-12　震颤性麻痹

A～I（A、B、C. T2WI，D、E、F. T1WI，G、H、I. T2WI-FLAIR）：双额顶叶皮层下、深部白质区及侧脑室周围白质区可见多发斑点状等长 T1 长 T2 异常信号灶，FLAIR 呈高信号。脑室系统扩张，脑沟裂稍增宽加深。红核黑质区分界模糊

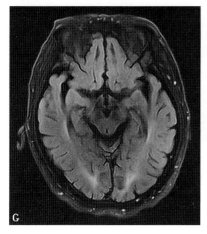
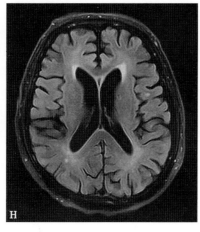
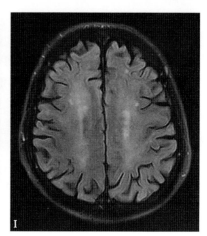

图 11-3-12 震颤性麻痹（续）

所致的脑沟增宽。黑质致密带萎缩主要因黑质细胞变性坏死和铁代谢异常引起的致密带变窄、边缘模糊等表现。SWI 可显示黑质、苍白球、丘脑及皮质等处的铁质沉积。

第四节 橄榄脑桥小脑萎缩

橄榄脑桥小脑萎缩（olivopontocercbellar atrophy，OPCA）以小脑皮质、下橄榄体和脑桥区神经元变性为主要病理改变的进行性神经系统疾病。目前临床分型混乱，尚无一个统一的分类标准。现在临床上较为广泛使用的橄榄体脑桥小脑萎缩疾病分类标准是由 Greenfield 于 1954 年提出的，将橄榄脑桥小脑萎缩分为遗传型及散发型。并认为前者可合并颈髓萎缩，也有作者认为散发性橄榄脑桥小脑萎缩可归入多系统萎缩的范畴，而遗传型橄榄脑桥小脑萎缩不属于多系统萎缩。

【病因、病理】

病因不清，目前主要涉及的有关因素有异常遗传基因，酶代谢异常，慢病毒感染等。Reynolds 等提出丙酮酸脱氢酶缺陷与小脑共济失调有关。也有报道与维生素 E 缺乏有关。

橄榄脑桥小脑萎缩的基础病变为脑桥、下橄榄和小脑萎缩，大脑半球也可有一定程度改变。镜下见延髓、下橄榄核有严重的神经元丢失和显著胶质增生。脑桥腹侧萎缩，神经元和横行纤维均减少。小脑浦肯野细胞、颗粒细胞、中间神经元、爬行纤维、苔藓纤维及平行纤维减少、颗粒层变薄。小脑半球中央白质和小脑中脚纤维脱髓鞘。

【临床表现】

遗传型橄榄脑桥小脑萎缩平均发病年龄早于散发型橄榄脑桥小脑萎缩，主要在 40 岁以前发病，大多数患者的首发症状为双下肢无力及小脑共济失调，几乎所有患者都表现出上肢轮替试验阳性，一半患者的指鼻试验为阳性。眼球运动障碍主要为核上联合运动障碍。扫视运动减慢认为可能是橄榄脑桥小脑萎缩的特征性临床标志。智力减退者中，有 80% 在 40 岁以下，因此提示并非因老龄化所致。腱反射亢进，病理征阳性，双下肢震动觉减退以及排尿障碍均提示脊髓受累之可能。此外锥体外系征提示黑质 - 纹体系受累。

【CT 表现】

CT 可见脑干形态变细，尤以脑桥前后径变窄明显，小脑萎缩，脑室、脑池扩大，主要是第四脑室扩大、桥前池及延髓池增宽明显。脑干、小脑密度常无阳性发现。

【MRI 表现】

脑干形态变细，尤以脑桥前后径变窄明显。小脑体积对称性变小，小脑沟裂增宽加深，半球小叶变细变直，小脑横向增宽，脑回脑沟细而直呈齿梳状。脑室、脑池扩大，由于小脑萎缩及脑干变细，可致相邻脑室及脑池发生变化,主要是第四脑室扩大、桥前池及延髓池增宽(图 11-4-1)。脑半球有轻度萎缩;脑实质无异常信号。

　　轴位 T2WI 脑桥下部典型的"十字交叉"形 T2 高信号,代表正中缝(正常锥体束边界)及桥横纤维的退变(图 11-4-2、3);小脑中脚可呈高信号,可能与小脑中脚纤维脱髓鞘有关。Horimoto 等连续 8 年动态观察了 42 例多系统萎缩患者的临床表现及头颅 MRI 的变化,并把"十字"征的演变过程分为 6 期:0 期为正常;Ⅰ期为脑桥开始出现垂直的高信号影;Ⅱ期为出现清晰的垂直的高信号影;Ⅲ期为继垂直线后开始出现水平高信号影;Ⅳ期为清晰的垂直线和水平线同时出现;Ⅴ期为在上述异常信号基础上脑桥腹侧出现高信号,或腹侧脑桥体积缩小。此 42 例中,橄榄脑桥小脑萎缩 16 例,在发病的 2～3 年内均逐渐出现垂直的高信号影(Ⅰ期);5 年内 71% 的患者出现"十字"征(Ⅳ期);7 年内所有的患者达

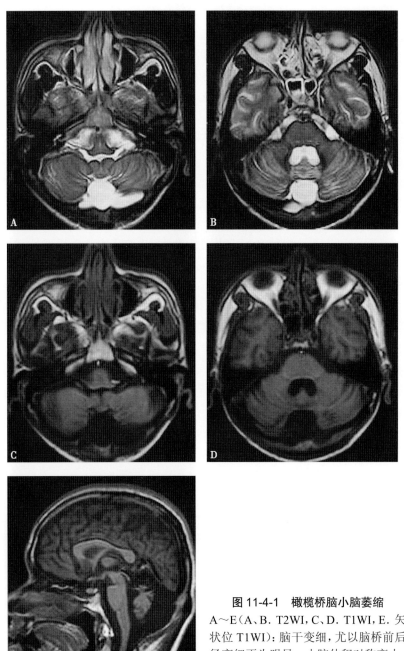

图 11-4-1　橄榄桥脑小脑萎缩
A～E(A、B. T2WI,C、D. T1WI,E. 矢状位 T1WI):脑干变细,尤以脑桥前后径变细更为明显。小脑体积对称变小,小脑沟裂增宽加深。脑池及四脑室扩大,以桥前池增宽最明显

Ⅴ期。而 7 例黑质纹状体变性和 19 例 Shy-Drager 综合征（SND）出现"十字"征的时间较长且发生比例少得多。因此，"纵线"征和"十字"征均为橄榄脑桥小脑萎缩的特征性异常信号，只是疾病不同时期的表现而已。

【鉴别诊断】

由于橄榄脑桥小脑萎缩的 MRI 表现典型，鉴别诊断不难。当橄榄脑桥小脑萎缩合并大脑萎缩时，主要需与普遍性脑萎缩鉴别：普遍性脑萎缩表现大脑半球、脑干、小脑相同程度萎缩，而橄榄脑桥小脑萎缩是橄榄、脑桥、小脑的萎缩，而双侧大脑半球萎缩轻，其幕上与幕下萎缩程度呈不平行表现。

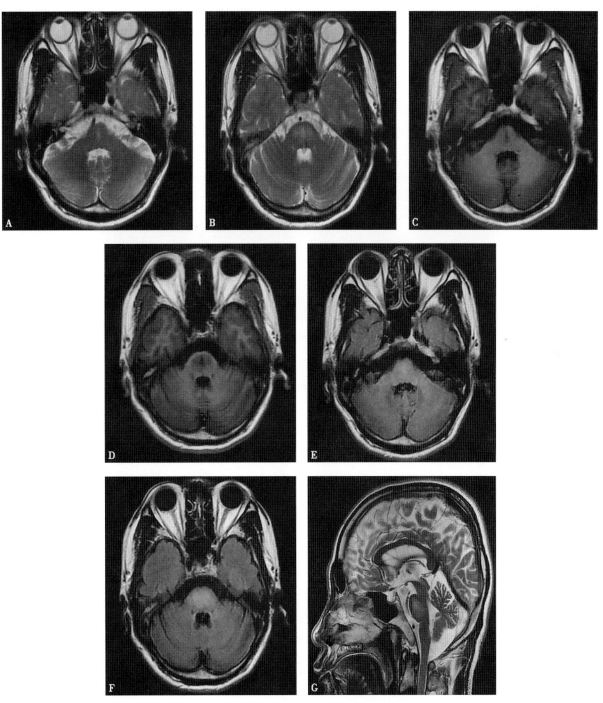

图 11-4-2 橄榄桥脑小脑萎缩

A～G（A、B. T2WI，C、D. T1WI，E、F. T2WI-FLAIR，G. 矢状位 T2WI）：脑桥前后径变小，可见片状长 T1 长 T2 信号，"纵线"征阳性，桥前池增宽，小脑体积变小，小脑沟裂增宽加深

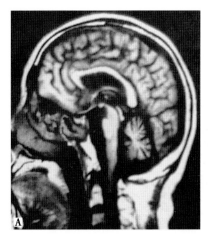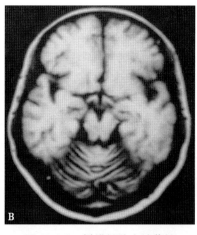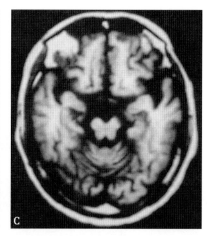

图 11-4-3 橄榄桥脑小脑萎缩
A、B、C. 矢位 T1WI、轴位 T1WI 上显示延髓橄榄、桥脑腹侧和小脑萎缩，桥前池及延髓前池增宽

第五节 肝豆状核变性

肝豆状核变性（hepatolenticulardegeneration，HLD）亦称 Wilson 病（WD），是一种遗传性铜代谢障碍所致的肝硬化和基底节为主的脑部变性疾病，好发于儿童及青年人。

【病因、病理】

肝豆状核变性是遗传性铜代谢障碍疾病，基本代谢缺陷为肝不能正常合成铜蓝蛋白和胆汁排出铜量减少，其基因定位于染色体 13q14.3～21.1，称为 ATP7B 基因。ATP7B 基因编码一种铜转运 P 型 ATP 酶，其突变导致铜与前铜蓝蛋白结合，使转运蛋白铜蓝蛋白减少，大量未经结合的铜进入血液循环，沉积于多个组织器官，引起多系统病变。根据既往文献报道，最常受累的器官为肝脏、脑、角膜；此外，还可累及肾脏、胰腺、皮肤、心脏及血液系统。

【临床表现】

世界范围内，肝豆状核变性发病率为 1/30 000～1/100 000，好发于儿童及青少年，多数患者在 5～35 岁发病。肝豆状核变性的临床表现为多器官损害症状，主要的临床症状及体征为不自主运动、肌张力增高、构音困难、共济失调、痴呆、精神异常等。

裂隙灯检查均可见轻重不一的 K-F 环（即位于角膜缘的棕色色素环，也可呈黄绿色、宝石红或深蓝色），主要是由于铜沉积于角膜后弹力层形成。实验室检查肝功正常或不同程度的异常，血清铜蓝蛋白及尿铜含量升高。

【CT 表现】

CT 上可以表现为基底节、脑干、丘脑等对称性的密度减低，也可发生在脑白质，有时伴有脑沟、脑池增宽，脑室增大。

【MRI 表现】

病变主要位于基底节、丘脑、中脑（包括红核、黑质）、脑桥、小脑齿状核，也可发生在脑白质内，基本为受累部位铜沉积增多直接引起的短 T2 低信号和神经组织继发改变引起的长 T1 和长 T2 信号，以后者改变更为明显、多见（图 11-5-1～6）。继发改变引起的上述易感部位双侧对称、形态相似的长 T1 和长 T2 信号，分别表现为"啄木鸟"、"八字"、"双八字"或"展翅蝴蝶"样改变，其病理基础是铜在脑小血管周围异常沉积引起局部脑组织反应性水肿，神经细胞变性减少，神经纤维脱髓鞘改变，胶质细胞增生，随病程进展，可出现坏死、囊变、腔隙状灶、海绵状空泡变性，上述一系列变化均可造成局部水分增多。此外，肝豆状核变性尚伴有脑沟、脑裂增宽，脑室增大。

【鉴别诊断】

肝豆状核变性的鉴别诊断详见第八章第四节。

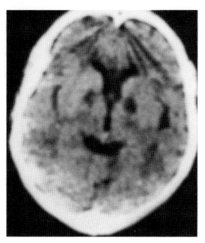

图 11-5-1　肝豆状核变性
CT 平扫显示壳核与苍白球对称性低密度灶，丘脑区也可出现尾状核萎缩，双额角扩大

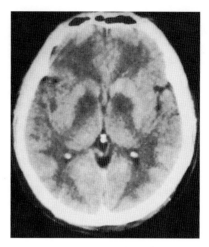

图 11-5-2　肝豆状核变性
CT 平扫显示壳核与苍白球对称性低密度灶，丘脑区也可出现尾状核萎缩

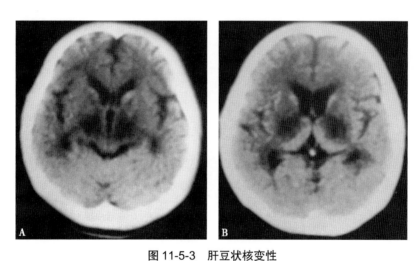

图 11-5-3　肝豆状核变性
A、B. CT 平扫显示壳核与苍白球对称性低密度灶，丘脑区、尾状核萎缩，双额角扩大

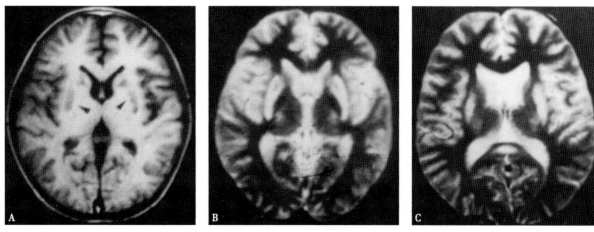

图 11-5-4　肝豆状核变性
A. 轴位 T1WI、B、C. 轴位 T2WI 显示 T1 加权像上显示双侧豆状核、尾状核头显示对称性低信号灶及稍低信号灶（▼），T2 加权像上为高信号灶

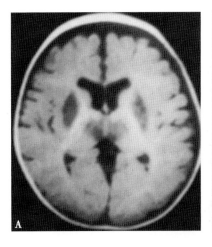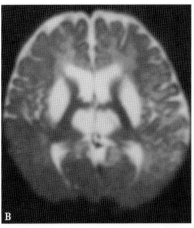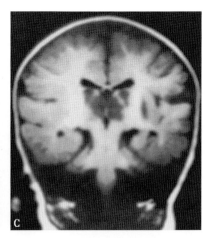

图 11-5-5　肝豆状核变性

A、B. 轴位 T1WI、T2WI、C. 冠位 T1WI 显示在 T1 加权像上显示双侧豆状核、丘脑低信号，在 T2 加权像上为高信号灶

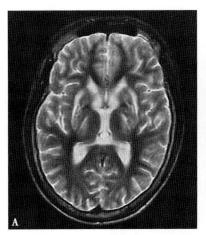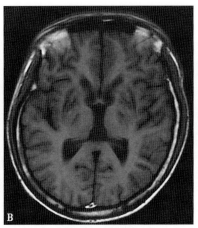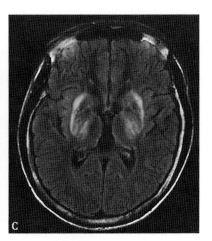

图 11-5-6　肝豆状核变性

A～C（A. T2WI，B. T1WI，C. T2WI-FLAIR）：双侧豆状核可见片状长 T1 长 T2 信号，边缘不清，近似对称性分布，FLAIR 呈高信号

（王其军　刘京运　刘　鹏　刘红光）

参 考 文 献

1. 孔繁之，李保灿. 肝豆状核变性脑部 MRI 与临床相关性探讨. 实用放射学杂志，2000，16（9）：535-555.

2. 陈红群，方旭明，余晖，等. 橄榄桥脑小脑萎缩的临床及影像学分析. 癫痫与神经电生理学杂志，2010，19（4）：226-228.

3. 王广谊，梁长虹，黄飚，等. 慢性酒精中毒性脑病 MR 表现. 放射学实践，2009，24（4）：372-375.

4. 李玉华，张忠阳，殷胜利. 正常成人和阿尔茨海默病的扣带回后部磁共振振波谱研究. 中国医学影像学技术，2006，22：64-66.

5. 赵建华，索爱琴，韩雄. 肝豆状核变性 32 例临床、颅脑 CT 与 MRI 表现分析. 中国实用内科杂志，2005，25（8）：737.

6. 肖海，雷冬梅，张照婧，等. 亨廷顿舞蹈病家系分析. 中国实用神经疾病杂志，2013，16（9）：95-96.

7. 冯一鸣，张东友，汪晶，等. 亨廷顿病的影像学表现. 临床放射学杂志，2008，27（10）：1426-1428.

8. 卢文甫，王鲁宁，贾建军，等. Pick 病的脑 MRI 研究. 中国医学影像技术，2001，17（10）：945-947.

9. 李联忠. 脑与脊髓 CT、MRI 诊断学图谱. 第 2 版. 北京：人民卫生出版社，2011：369-395.

10. Peinemann A，Schuller S，Pohl C，et al. Executive dysfunction inearly stages of Huntingtong disease is associated with striatal and insular atrophy：A neuropsychological and morphometric study. Neural Sci，2005，239：11.

11. Kassubek J, Juengling FD, Ecker D, et al. Thalamic Atrophy in Huntington'S Disease Co-varies with Cognitive Performance: A Morphometric MRI Analysis. Cereb Cortex, 2005, 15: 846.

12. Atlas SW. Magnetic resonance imaging of the brain and spine. 3rd ed. Philadelphia: Lippincott Williams and Wilkins, 2002: 1189.

13. Ha AD, Jankovic J. Exploring the correlates of intermediate CAG repeats in Huntington disease. Postgrad Med, 2011, 123(5): 116-121.

14. Wood NI, Glynn D, Morton AJ. "Brain training" improves cognitive performance and survival in a transgenic mouse model of Huntington's disease. Neurobiol Dis, 2011, 42(3): 427-437.

15. Horimoto Y, Aiha I, Yasuda T, et al. Longitudinal MR study of multiple system atrophy-when do the findings appear, and what is the course? J Neurol, 2002, 249(7): 847-854.

第十二章

脑 膜 病 变

第一节　正常脑膜解剖

　　脑的外面包绕着三层被膜，由外向内依次为硬脑膜、蛛网膜和软脑膜。硬脑膜厚而坚韧，由致密结缔组织构成，血管较少。硬脑膜可分为内外两层：外层为骨膜层，附着于颅骨内板，内层为硬膜层，两层硬膜之间可形成许多硬膜窦。硬膜内层皱折或反折而形成大脑镰和小脑幕，以利于维持大脑半球和后颅窝结构的位置。大脑镰位于中线，为一镰刀状的双层硬膜结构，沿上矢状窦附着于颅骨，分隔左右大脑半球。小脑幕呈尖幕状，沿横窦以宽基底附着于枕骨和岩锥缘并向鞍区延伸，分隔幕上和幕下。蛛网膜为一层较薄的膜，覆于硬膜内面，以大脑凸面部较薄，颅底部较厚。蛛网膜并不伸向脑沟和脑裂中。软脑膜较薄，富有血管，紧密包绕脑组织并深入脑沟、脑裂中（图12-1-1、2）。

　　硬脑膜与颅骨分离时出现硬膜外腔。硬膜下腔（位于硬膜与蛛网膜间）传统上将其描述为一潜在性腔隙，含有少量液体。然而，电镜显示此区域出现腔隙时，在腔隙的两侧均可见到属于硬膜内层的细胞。因此，近年来认为硬膜下腔可能只在病理状态下存在，为硬膜内层形成的裂隙，并非是硬脑膜与蛛网膜的分离。蛛网膜与软脑膜之间的蛛网膜下腔内含有脑脊液，同时含有纤细的结缔组织，以连接蛛网膜和软脑膜。颅底部蛛网膜下腔较大而形成基底池。血管周围间隙一直被认为是蛛网膜下腔的延伸，为连接脑脊液和深部脑结构的通道。但是近来的研究显示血管周围间隙和蛛网膜下腔之间隔有软脑膜，因此认为血管周围间隙包含在软脑膜下间隙内，常常见于双侧基底节区，MRI T2 加权像表现为斑点状高信号。

　　MRI 显示脑膜较 CT 敏感，但是许多因素影响其敏感性，如磁场、序列、扫描参数、对比剂和成像平面等。有研究表明高场强检查由于其信噪比及空间分辨率较高，比低场强更易发现脑膜强化。扫描序

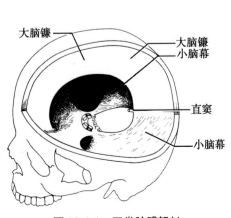

图 12-1-1　正常脑膜解剖

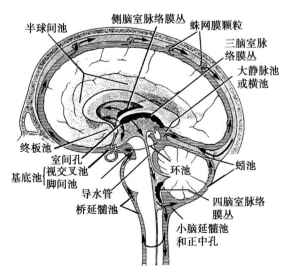

图 12-1-2　脑膜腔隙

列及参数同样影响脑膜的显示,对 SE 和 GRE 序列,重复时间(TR)和激励角为主要因素。在短 TE 序列,TR 越短,激励角越大,成像区所含组织的磁饱和度越大,其信号强度也就越低,增强扫描时强化的脑膜在低信号强度背景的衬托下就越明显。另外,磁化转移技术也可降低背景组织的信号强度,以利于增强脑膜的显示。对比剂的使用对于脑膜的显示非常有帮助,两倍及三倍量的对比剂较常规量有更高的敏感性。成像平面的选择也影响脑膜强化的显示,对于大脑凸面者,冠状位优于横轴位。MRI 平扫,正常脑膜呈节段性低信号,与颅骨内板不易于区分,只是在皱折部才能显示,通常以 PD 加权显示较好,但对于异常脑膜,仍缺乏敏感性。大脑镰及小脑幕由于其特定的位置和形态而可以识别,其中以冠状位显示为佳。横轴位检查,大脑镰显示较好,而小脑幕由于部分容积效应的影响,显示较差。相反,矢状位对小脑幕显示较好,而大脑镰显示欠佳。老年人常可见到上矢状窦壁、小脑幕游离缘及大脑镰内的局灶性钙化。偶尔大脑镰可部分骨化,在 T1 加权和 T2 加权像均呈高信号,无临床意义,不应误为肿瘤或亚急性出血。增强扫描除了大脑镰、小脑幕及硬脑膜窦壁发生强化外,附着于颅骨的硬膜也可出现节段性线状强化。有研究指出在高场强磁共振增强扫描时,若有三个以上连续层面出现硬脑膜强化,则要高度怀疑为异常,尤其是并有硬脑膜增厚,延长及结节样强化时。正常蛛网膜和软脑膜较薄并有血脑屏障,MRI 平扫及增强扫描均难以显示。

第二节　感染和炎性疾病

一、化脓性脑膜炎

化脓性脑膜炎是指软膜和蛛网膜的化脓性感染。

【病因、病理】

化脓性脑膜炎是最常见的一种脑膜炎,引起化脓性脑膜炎常见的病原菌为脑膜炎球菌、肺炎球菌和流感嗜血杆菌,其次为金黄色葡萄球菌、链球菌、大肠埃希菌、铜绿假单胞菌等引起,新生儿最常见的是革兰阴性杆菌。多数情况下,病原由远处感染灶经血行播散到达脑膜,偶尔由邻近病灶直接蔓延而来,如静脉窦、鼻窦或中耳的感染。

化脓性脑膜炎感染早期,脑膜血管充血,继而渗出物覆盖于脑的表面,尤其积聚于脑沟和脑池,致使脑膜增厚,这种改变在大脑半球凸面脑膜表现尤为突出。穿经脑膜的血管浸泡于炎性渗出物中,被感染后可出现血管痉挛、血栓形成,导致动脉性或静脉性脑梗死。皮质梗死累及软脑膜,破坏脑膜对感染的屏障作用,易形成脑炎或脑脓肿。伴有水肿和占位效应的脑实质病灶可为局限性或弥漫性。蛛网膜破坏可以引起硬膜下积液和积脓。蛛网膜颗粒附近的脑膜受累或发生蛛网膜粘连,均可使脑脊液流动受阻,形成脑积水。脑膜发炎后,脑膜及脑表面的血管明显充血,血脑屏障破坏,炎性细胞产生的渗出物充填蛛网膜下腔,造成脑脊液循环障碍。脑脊液流动不畅甚至停滞,有利于细菌或病毒生长、繁殖,从而进一步使脑膜病变加重。在炎症晚期,脑膜增厚,易于出血,严重者并发脑炎。有的脑膜炎因脓性渗出物包绕血管,引起血管炎,造成脑梗死。

【临床表现】

1. 感染症状　高热、寒战或上呼吸道感染表现等。

2. 脑膜刺激征　表现为颈项强直,凯尔尼格征(Kernig sign)和布鲁津斯基征(Brudzinski sign)阳性。但新生儿、老年人或昏迷患者脑膜刺激征常常不明显。

3. 颅内压增高　表现为剧烈头痛、呕吐、意识障碍等。

4. 局灶症状　部分患者可出现局灶性脑神经功能损害的症状,如偏瘫、失语等。

5. 其他症状　部分患者有比较特殊的临床特征,如脑膜炎双球菌所致脑膜炎菌血症时出现的皮疹,主要见于躯干、下肢、黏膜以及结膜,偶见于手掌及足底。

【CT 表现】

CT 平扫大多正常,少数早期可见轻度脑室扩张和蛛网膜下腔扩大,部分可见脑底池和大脑凸面脑沟消失；CT 增强扫描，脑沟、脑池内可有强化。CT 检查的价值和意义，就在于能直观地反映出患儿有化脓性脑膜炎引起的并发症，即能直观地反映出硬膜下积液、积脓和进行性积水，从而对是否需要做进一步治疗提供有价值的资料。

【MRI 表现】

MR 增强扫描不仅可明确化脓性脑膜炎硬脑膜、蛛网膜、软脑膜的不同强化模式，同时还可显示脑实质梗死、水肿、脑炎或脑脓肿、脑积水以及硬膜下积液或脓肿等并发症改变。MRI 在发现病变与明确病变的范围及受累程度方面明显优于 CT 检查，对临床治疗有一定的指导作用。

无并发症的急性脑膜炎非增强 MRI 可表现为正常。蛛网膜下腔扩张系脑膜炎的早期征象，突出表现为半球间裂增宽。硬脑膜增厚于 T1 加权像呈低信号，T2 加权像呈等或高信号。Gd-DTPA 增强扫描，急性化脓性脑膜炎有时显示为弥漫性脑膜强化，典型者位于大脑表面、半球之间和侧裂处，较少单独累及脑底部脑膜。

脑膜的炎性病变根据发生部位不同将其强化方式分为 3 种：①软脑膜 - 蛛网膜下腔强化，表现为脑表面、脑沟内曲线状及条带状强化，硬脑膜未见明确受累（图 12-2-1）；②硬脑膜 - 蛛网膜强化，表现为增厚的硬脑膜、蛛网膜明显强化，呈连续的、厚的弧线状高信号影，不伸入脑沟内（图 12-2-2～4）；③全脑膜强化。

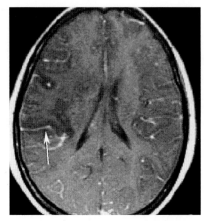

血源性感染主要表现软脑膜 - 蛛网膜下腔型强化模式，而硬脑膜 - 蛛网膜型强化模式与硬膜外炎症直接累及有关。Mathews 等对软脑膜强化与炎性浸润程度的关系进行了研究，结果显示只有炎症发展到一定程度方可出现脑膜强化。化脓性脑膜炎时炎性细胞产生的渗出物充填了蛛网膜下腔，导致脑膜及脑表面呈弥漫性长 T2 高信号，脑皮质肿胀，脑沟变窄，邻近脑组织可发生水肿，表现为脑实质的长 T1、长 T2 改变，原因是由于炎性渗出物可刺激血管，导致血管痉挛或血栓形成，引起动脉性或静脉性梗死。正常软脑膜是防止感染扩散的屏障，脑皮层的梗死引起软脑膜结构的破坏，加速脑炎和脓肿在软脑膜下皮层和邻近脑白质的形成。磁共振 T2 加权像对脑炎和脑水肿非常敏感，表现为边界模糊的高信号区。当脑炎病灶中心出现坏死形成脓肿时，T1 加权像中心呈更低信号，T2 加权像为更高信号时，易于与脑梗死进行鉴别。

图 12-2-1 化脓性脑膜炎
软脑膜 - 蛛网膜下腔强化 MR 增强扫描示双侧脑表面、脑沟内细线状强化影（箭头）

脑膜炎早期即可出现硬膜下渗出或积脓，MRI 增强扫描可对两者进行鉴别。平扫时单纯性积液与脑脊液信号相同，而积脓由于蛋白含量高，在 T1 加权像上信号高于脑脊液，且积脓有时伴有邻近部位脑皮质脑炎，表现为皮质内长 T1、长 T2 信号。MRI 增强扫描显示硬膜下积脓有脑膜强化，而硬膜下

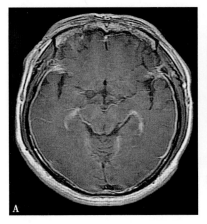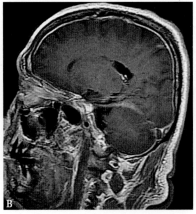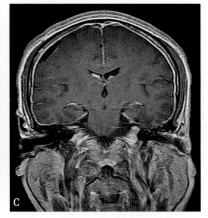

图 12-2-2 化脓性脑膜炎
A、B、C. 颅脑 MR 增强扫描横轴位、矢状位及冠状位示双侧硬脑膜及软脑膜明显强化

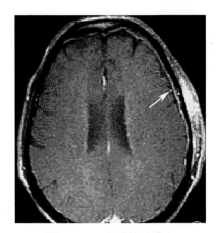

图 12-2-3 化脓性脑膜炎
硬脑膜 - 蛛网膜强化颅脑 MR 增强扫描，
双侧额部及左侧顶部硬脑膜轻度增厚、
强化，左侧颞顶部软组织感染（箭头）

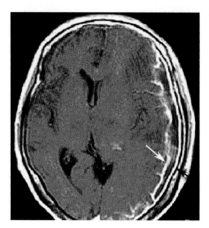

图 12-2-4 化脓性脑膜炎
全脑膜强化颅脑 MR 增强扫描，左侧
硬脑膜、蛛网膜及软脑膜明显强化，可
见硬膜下积脓（箭头）

积液脑膜无强化。急性化脓性脑膜炎 DWI 序列脑脊液内可出现高信号，主要分布于蛛网膜下腔与脑室内。

当渗出物较多时，脑池、脑沟并不因脑肿胀而变窄变小，反而增大增宽，晚期渗出物粘连与脑膜增厚，可引起交通性脑积水。脑积水可以是交通性或阻塞性，儿童较成人常见。矢状位 T1 加权像可显示中线结构的异常，如中脑导水管狭窄或闭塞。T2 加权像可显示阻塞性积水所致脑室周围高信号间质性水肿。

【鉴别诊断】

1. 结核性脑膜炎 除了实验室检查的区别外，在 MRI 表现上有一些不同之处。结核分枝杆菌种植于柔脑膜后，引起广泛慢性炎症，大量浆液纤维蛋白渗出，沉积于脑底部蛛网膜下隙，并沿外侧裂蔓延，同时伴有肉芽组织增生，引起结核性脑膜炎、结核瘤、结核性脑脓肿。MR 增强扫描显示基底池脑膜增厚伴明显强化，除脑膜表现外，还可见脑实质内多个结核结节强化。

2. 病毒性脑膜炎 化脓性脑膜炎与病毒性脑膜炎的临床及影像表现常难以鉴别，主要依靠脑脊液的实验室检查及培养。

3. 脑膜转移瘤 脑膜炎病变较广泛，异常信号范围大，但均沿脑膜分布；而脑膜转移可为广泛性，亦可呈局限性，可顺延脑膜浸润性生长，或以脑膜为根基形成结节或肿块，且脑膜转移瘤可同时合并脑内转移，结合临床病史，可明确诊断。

二、颅内真菌性脑膜炎

【病因、病理】

真菌性脑膜炎病因多见于 HIV 阳性或其他免疫抑制的患者，常见致病菌有曲霉菌、隐球菌和孢子菌。新型隐球菌性脑膜炎（隐脑）的发病率占真菌性脑膜炎的首位。

真菌累及软脑膜时导致弥漫性炎性改变，大量浆液纤维蛋白渗出，因重力原因沉积于颅底蛛网膜下隙，可形成颅底粘连、脑膜增厚，进而机化。

【临床表现】

真菌性脑膜炎多呈慢性或亚急性发病，发病隐匿，早期全身反应不明显，后期出现的颅内高压症状和神经定位体征，缺乏特异性，临床诊断比较困难。

【CT 表现】

CT 平扫可见脑基底池失去正常透明度，密度增高，脑沟、脑回变浅，增强扫描可见基底池及脑凸面软脑膜异常铸型强化，脑膜粘连出现梗阻性脑积水，幕上脑室系统局限性扩大。

【MRI 表现】

真菌性脑膜炎可以表现为：

1．T1 加权、T2 加权像在脑池、脑沟内有等信号出现；

2．Gd-DTPA 增强扫描，脑池、脑沟明显强化，或脑膜有小结节状强化（图 12-2-5）；

3．基底节区出现脑梗死。真菌性脑膜炎虽有典型铸型强化，但影像学上亦难与其他类型脑膜炎鉴别。隐球菌性脑膜炎，脑膜强化相对少见，可能与宿主反应相对较轻有关。

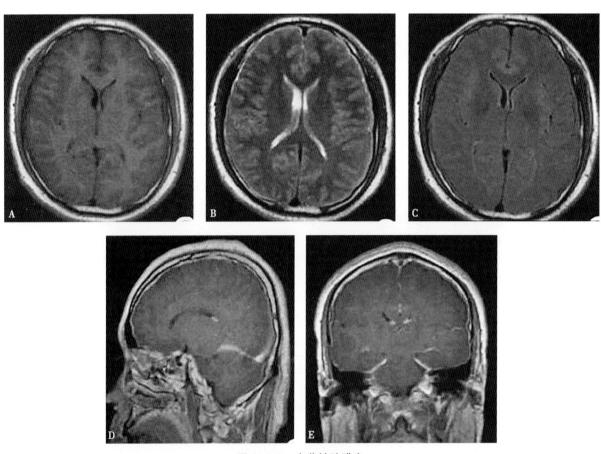

图 12-2-5　真菌性脑膜炎

A、B、C. 横轴位 T1WI 双侧脑膜弥漫性增厚，T2WI 双侧硬脑膜呈稍高信号，脑室受压变小，脑沟变浅。横轴位 FLAIR 双侧硬脑膜呈稍高信号。D、E. 增强扫描双侧硬脑膜呈线状明显强化

伴有真菌性肉芽肿时，MRI 上可见如下特征性表现：

1．在 T1 加权上可见肿块内有低、等及稍高混杂信号；

2．T2 加权上亦有低、等和稍高信号，可能与骨质破坏、肿块内钙化、坏死和软组织肉芽肿以及内部黏液等同时存在相关；

3．增强后结节明显强化（与肉芽肿富有毛细血管相关），边界清楚，局部有脑膜强化。

根据上述 MR 表现特点，可提示真菌性肉芽肿。

隐球菌性脑膜炎与结核性脑膜炎脑积水发生频率和程度亦有不同。结核性脑膜炎的脑积水出现率比较高，程度也较重，且在发病早期即可出现，而此时隐球菌性脑膜炎的 MRI 多为正常，隐球菌性脑膜炎的脑积水程度一般较轻，有养鸽或与鸽粪接触者应怀疑隐球菌性脑膜炎的可能。隐球菌性脑膜炎的确诊有赖于病原学检查，脑脊液涂片墨汁染色镜检出新型隐球菌或其特异性抗原检测阳性，同时参考 MRI 检查所见。

三、颅内病毒性炎症

【病因、病理】

病毒性脑炎是临床常见病,包括疱疹病毒性脑炎(herpes simplex encephalitis,HSE)及非疱疹病毒性脑炎(non-herpes simplex encephalitis,NHSE)两大类型。单纯疱疹性病毒分为口腔毒株(Ⅰ型)和生殖器毒株(Ⅱ型)两种类型。Ⅱ型病毒导致新生儿感染,感染途径为胎盘或母体生殖器。此型病毒有各种致畸形作用。此型病毒性脑炎还可以导致不同的后遗症改变,包括多发囊性脑软化、脑穿通畸形等。Ⅰ型病毒主要感染较大的儿童和成人,引起暴发性坏死性脑炎。

病毒性脑炎引起神经系统的损害包括两类,一类是病毒对神经组织的直接损害,主要病理改变有神经细胞变性、坏死,血管周围及蛛网膜下腔炎性细胞浸润,小胶质细胞增生。后期神经组织发生软化萎缩和瘢痕形成。某些病毒可引起弥漫性病理改变(如乙脑病毒),而有些病毒对特定部位的神经细胞有一定的亲和力,容易侵犯某些特定部位,如单纯疱疹病毒易侵犯颞叶和额叶神经元。病灶主要位于额、顶、颞叶皮层和皮层下以及基底节 - 丘脑区者,符合上述病理改变特点。而另一类损害是体内病毒感染后诱发的神经组织的变态反应性脑的急性脱髓鞘改变,临床上所见到的累及双侧大脑半球白质类似多发性硬化病变的,则很可能符合这种病理特点。

【临床表现】

病毒性脑炎多为急性发病,临床上可出现发热、头痛、意识障碍、精神症状、抽搐、偏瘫及脑膜刺激征等。需要指出的是,10 岁以下儿童主要以发热、惊厥或抽搐、意识障碍、呼吸衰竭和神经系统有异常体征为特征,并常在流行季节出现。除病原学检查可以区分脑炎的病原学类型外,多数病毒性脑炎的临床症状及体征无明显差异,且与其他原因引起的脑炎有雷同之处。

【CT 表现】

早期 CT 可正常,早期常见异常表现为脑内斑片状低密度影,并有轻度占位效应,出血高度提示单纯疱疹病毒性脑炎。增强 CT 表现为边界不清的斑片状和脑回状强化。

【MRI 表现】

磁共振成像对病毒性脑炎的诊断有优越性,T2 加权上尤其敏感,能于症状出现 2 天后发现病灶。病毒性脑炎可累及大脑脑叶、脑干、丘脑、小脑、基底节区、放射冠和胼胝体,以灰质为主,白质可同时受累。病变以侵犯颞叶、边缘系统、额叶、侧脑室周围白质以及基底节 - 丘脑区为主。MRI 表现为上述部位单发或多发斑片状或大片状长 T1、长 T2 信号改变。单纯疱疹病Ⅰ型脑炎可伴有出血,可有占位效应,增强后多数不强化或仅部分线样、斑片状或脑回状强化(图 12-2-6),强化与否可能与病变的严重程度及病程有关。病变可跨越侧裂侵入脑岛,豆状核通常不受侵犯,凸面向外,如刀切样,脑岛与豆状核形成截然的分界是特征性表现。MRI 较 CT 更易显示病变区内的出血灶。如合并病毒性脑膜炎,MRI 可表现为脑膜增厚、脑沟模糊,增强表现为脑膜强化,但脑膜强化的程度和类型似与感染的病原体无关。带状疱疹脑炎可合并血管炎,MRI 表现为基底节区 T1 加权像低信号、T2 加权像高信号梗死灶。病程晚期病变区出现脑萎缩。T1 加权可以清楚地显示相应部位脑体积缩小,脑沟增宽。

【鉴别诊断】

1. 脑梗死　发生于大脑皮层以及基底节、丘脑、脑干的脑炎病变可误诊为脑梗死,后者多有脑卒中危险因素存在,如高龄、脑动脉粥样硬化、原发性高血压、高脂血症及糖尿病等。起病急,呈脑卒中发作表现。大支脑血管的梗死多同时累及皮髓质,呈楔形,符合脑动脉的供血区域;发生在深部结构的病灶多呈腔隙状。而发生在颞叶的病毒性脑炎也要和脑梗死鉴别,单纯依据影像学表现有时难以区别,还要依靠临床和发病情况综合分析。

2. 肾上腺脑白质营养不良　属先天性、遗传性、代谢性疾病,多见于 4～8 岁男性儿童,临床上常有行为异常、智力低下、视觉障碍,常伴有肾上腺功能不全症状。在 MRI 上表现为以顶枕区白质为主的病变,呈蝶翼状对称分布于双侧脑室后角和三角区周围,具有长 T1、长 T2 信号特点,病变常自后向前发展,具有特征性。

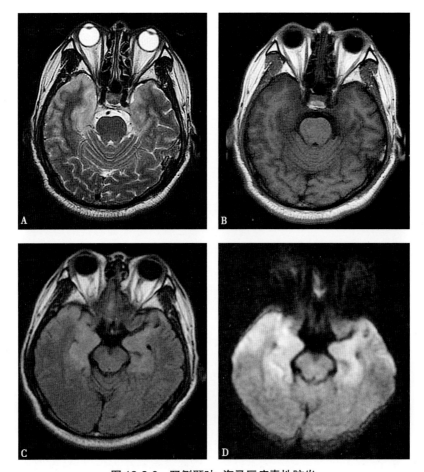

图 12-2-6 双侧颞叶、海马区病毒性脑炎

A、B. 横轴位 T2、T1WI 示双侧颞叶、海马可见片状长 T1、长 T2 信号，边界欠清。C、D. T2 FLAIR 及 DWI 图像为高信号

3. 多发性硬化（multiple sclerosis，MS） 位于侧脑室周围白质的病毒性脑炎需要和该病鉴别。MS 好发于 20～40 岁女性，病灶多发，常有缓解和复发反复出现，而病毒性脑炎多为急性起病。MS 脱髓鞘斑块在轴位上多垂直于侧脑室排列，冠状位呈条形。激素治疗后斑块可缩小。活动期病灶明显强化。此外，其他实验室检查，如视觉诱发电位（visual evoked potential，VEP）和脑脊液检查等，两者结果不同，亦有鉴别意义。

4. 变性或中毒性病变 对称累及双侧基底节 - 丘脑区的病毒性脑炎应与 CO 中毒性脑病、肝豆状核变性以及霉变甘蔗中毒等病变鉴别。CO 和霉甘蔗中毒常有明确的 CO 中毒和误食霉变甘蔗病史。而肝豆状核变性以静止性震颤、齿轮样肌强直、构音障碍、流涎、共济失调以及肝硬化、角膜 K-F 环为主要表现。此外尚有铜代谢的实验室检查异常，与病毒性脑炎的表现有所区别，诊断必须紧密结合临床资料。

四、结核性脑膜炎

【病因、病理】

是发生在中枢神经系统的一种特异性炎症，诱因多因肺、泌尿系、消化道或其他脏器结核病灶的结核分枝杆菌经血运播散感染所致；少数患者也可因脑内结核结节、结核瘤或脊柱结核的干酪样病变破溃，大量结核分枝杆菌进入蛛网膜下腔引起的软脑膜、蛛网膜炎进而累及脑血管，部分可累及脑实质。

结核性脑膜炎的病理过程除了炎症的一般特点外，慢性增殖、颅底渗出物沉积和脑实质内的结节性病灶，具有其特殊性，也是病理上与化脓性炎症赖以区别的特点。结核性脑膜炎属于慢性脑膜炎。

结核分枝杆菌经血行传播至软脑膜及蛛网膜，形成肉芽肿及纤维渗出，多发生于脑底部脑膜。肉芽肿可完全被吸收或发生干酪样坏死而使病灶扩大，干酪样物质穿破脑膜排入蛛网膜下腔，常发生于基底池并向侧裂池延伸。穿越蛛网膜下腔的小动脉由于炎性浸润而发生闭塞性动脉内膜炎，使相应区域的脑组织发生梗死。穿经蛛网膜下腔的神经可由于直接或者间接炎性反应而出现神经麻痹。炎性渗出物中含有成纤维细胞，易于在基底池产生粘连性蛛网膜炎，影响脑脊液的循环，形成梗阻性脑积水。若脉络丛受到结核侵袭，产生较多的脑脊液，可形成交通性脑积水。

【临床表现】

多呈亚急性病程，少数为急性发病。结核性脑膜炎任何年龄均可发病，但以青年人多见，早期表现为低热、头痛、精神不振、全身倦怠无力等全身结核中毒症状；随着病情的进展则可出现颅内压增高征象；如早期未能及时治疗，发病 4～8 周时常出现脑实质损害症状。此外，由于颅底炎性渗出物的刺激、粘连、压迫，可致脑神经损害。老年患者可表现为头痛、呕吐较轻，颅内压增高症状不明显，约半数患者脑脊液改变不典型，但在动脉硬化基础上发生结核性动脉内膜炎而引起脑梗死的较多。

【CT 表现】

平扫 CT 早期可正常，等密度的渗出物使 CSF 间隙消失，以鞍上池、外侧裂尤为明显。增强 CT，上述区域呈明显强化，可见脑池铸型（图 12-2-7）。

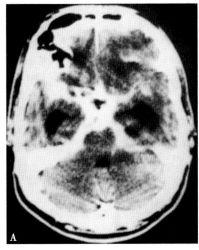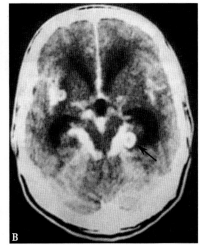

图 12-2-7 结核性脑膜炎、结核瘤、脑积水
A、B. CT 增强扫描示脑基底池明显结节及串珠样强化影

【MRI 表现】

MRI 软组织分辨率高，对脑部结核病变诊断明显优于 CT，能观察到 CT 不能或不易显示的部位，基底池和大脑凸面的脑膜、侧裂池渗出物较少时也可以显示出异常信号。MRI 能真实反映病变的形态、大小及水肿范围，有利于显示结核瘤及结核性脑脓肿的不同组织成分所呈现的不同信号，但对钙化的显示不如 CT。

MRI 平扫可清楚地显示结核性脑膜炎早期的蛛网膜下腔扩张，但无特异性。偶尔可显示鞍上池、四叠体池、外侧裂池脑膜局限性增厚，在 T1 加权上信号增高，为灰白色；T2 加权上呈低于脑脊液信号的高信号。FLAIR 序列显示病变处脑膜信号较 T2 加权像明显增高，但病变处脑膜边界仍不清晰。增强扫描显示基底池或和脑沟内铸型状柔脑膜强化，以基底池脑膜强化最为常见（图 12-2-8～11）。若出现交通性脑积水，T2 加权像可显示脑室周围间质性脑水肿。

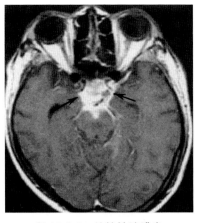

图 12-2-8 结核性脑膜炎
MRI 增强扫描基底池明显强化（黑箭）

结核瘤可发生于脑实质、蛛网膜下腔、硬膜下腔和硬膜外，发生于脑实质者，瘤体常呈圆形，位于大脑和小脑皮髓质交界区和脑室周围；发生于脑外者，瘤体呈长椭圆形或分叶状。结核瘤在 T1 加权像呈脑灰质信号强度，周围有轻度高信号边缘；在 T2 加权像的信号强度不尽相同，一般与脑组织相比呈短 T2 信号。一般认为短 T2 信号是由于巨噬细胞产生顺磁性游离基非均匀性分布于干酪样肉芽肿内所致，

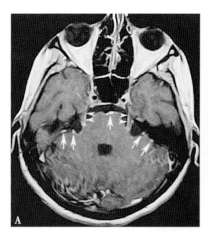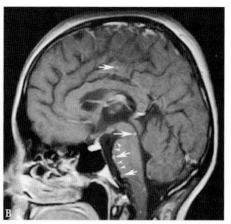

图 12-2-9　结核性脑膜炎
A、B. MRI 增强扫描示颅底脑膜明显强化

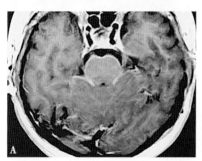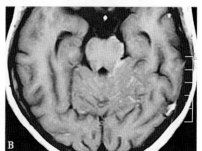

图 12-2-10　结核性脑膜炎
A、B. MRI 增强扫描示颅底脑膜明显强化

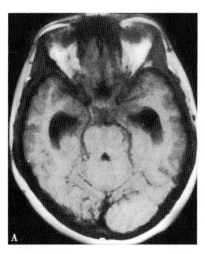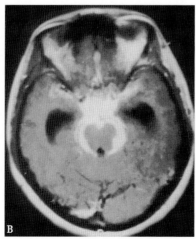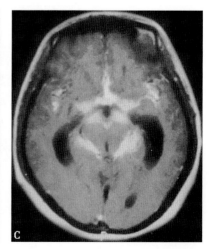

图 12-2-11　结核性脑膜炎、脑积水
A. 轴位 T1WI 显示脑基底池信号增高。B、C. 轴位 T1WI Gd-DTPA 显示脑基底池明显结节及串珠样强化影。幕上脑室扩张

呈长 T2 高信号表现的结核瘤可能是由于肿瘤中心液化坏死所致。与化脓性脑脓肿相比,结核瘤的瘤周水肿较轻。增强扫描,结核瘤呈明显的结节状或环状强化。动脉炎最常累及大脑中动脉,尤其是穿动脉,脑梗死主要发生于基底节区。

五、肥厚性脑膜炎性改变

肥厚性脑膜炎表现为硬脑膜的弥漫性或局灶性纤维增生,常累及大脑镰、小脑幕、鞍旁和海绵窦。

【临床表现】

多表现为头痛、呕吐、癫痫、脑膜刺激征;脑积水,脑脊液压力显著升高,蛋白显著增加,细胞计数显著增加。

【MRI 表现】

肥厚性硬脑膜炎的主要 MRI 特征为:

1. 颅底区、小脑幕及大脑镰等多部位硬脑膜受累,呈条带状或斑块状增厚。

2. 肥厚的硬脑膜 T1 加权上呈等、略低信号,T2WI 呈明显低信号。

3. 增强扫描显著强化(图 12-2-12)。

4. 部分患者在邻近的脑实质存在长 T1、长 T2 信号的病灶。

5. 同侧鼻窦炎或乳突炎有助于此病的病因诊断。

6. 抗生素或激素治疗后复查 MRI 可见病变硬脑膜变薄,范围缩小,强化减轻,邻近脑实质病灶缩小或消失。

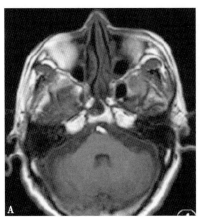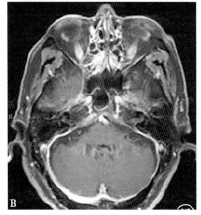

图 12-2-12 肥厚性脑膜炎
A. 常规 T1WI 小脑周围脑膜增厚呈等信号。B. 增强扫描显示双侧小脑表面脑膜弥漫性增厚强化,右中耳乳突区黏膜肥厚

六、颅 内 梅 毒

梅毒是由纤细的、螺旋状、活动力较强的苍白密螺旋体感染引起的全身性疾病。临床上将脑梅毒分成早期(脑膜期)和晚期(脑实质期)。早期脑梅毒发生于第二期梅毒,主要引起脑膜血管的感染,少数情况下可引起急性梅毒性脑膜炎。晚期梅毒可发生于第三期梅毒,病变累及脑实质,患者可出现轻瘫和运动性共济失调。

【病因、病理】

梅毒螺旋体通过湿润黏膜进入人体后,在局部淋巴结内繁殖,通过淋巴管道进入血流至中枢神经系统。

脑膜血管的梅毒感染其病理所见有广泛的脑膜增厚,脑膜和血管周围淋巴细胞浸润。发生于 Heubner 型梅毒的动脉炎侵犯大、中动脉,引起管腔狭窄和扩张。发生于 Nissl-Alzheimer 型梅毒的动脉炎侵犯小血管,引起血管内皮细胞和外膜增生,管腔狭窄。此两种类型的动脉炎均可导致血管闭塞,而以前者较为常见。梅毒瘤较罕见，由脑膜期强烈的局限性炎性反应所致。全身性麻痹的患者病理学改变为梅毒性慢性脑膜脑炎，病变以额叶前部和纹状体为重，可于皮层脑灰质内找到螺旋体。其大体所见有脑膜浑浊，脑皮质萎缩和室管膜炎，显微镜下可见神经变性、胶质增生和散在的小神经胶质。

【临床表现】

通常认为梅毒感染后 3～18 个月侵入中枢神经系统，未经治疗的梅毒 20% 发展为无症状神经梅毒，因其临床症状缺如，诊断完全依赖脑脊液检查。梅毒性脑膜炎贯穿于梅毒感染的全过程，急性脑膜炎以头痛、脑膜刺激征为主要表现；感染后 15～20 年，主要累及脊髓后索和后根，表现为疼痛危象，浅感觉障碍等。麻痹性痴呆发生于梅毒感染后 15～20 年。

【MRI 表现】

脑梅毒最常见的 MRI 征象为弥漫性脑萎缩和脑膜血管梅毒所致的血管炎性小梗死和缺血灶。对于后者，MRI 较 CT 敏感，能显示更多的病灶，表现为 T2 加权像上高信号（图 12-2-13），可以同时累及灰质和白质，或位于基底节区。脑膜血管梅毒还可以出现暂时性脑室扩大。MRI 增强扫描可显示亚急性脑梗死的不规则强化、脑膜炎的局灶性脑膜强化以及位于脑表面的梅毒瘤之结节状或环状强化。有的梅毒瘤可以表现为脑实质内无强化肿块。梅毒性脑梗死需要和药物性血管炎、自身免疫性血管炎所致的脑梗死相鉴别。梅毒性脑膜炎应和其他病原体感染所引起的脑膜炎和血管痉挛导致的蛛网膜下腔出血相鉴别。梅毒瘤呈均匀性强化并伴有邻近的硬膜强化时，其 MRI 表现与脑膜瘤相似，应注意鉴别。

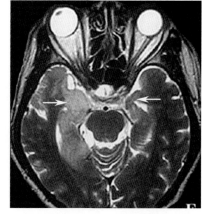

图 12-2-13 脑内梅毒

MRI 横轴位 T2WI 示右侧海马长 T2 信号，左侧海马萎缩（白箭）

七、继发型小脑幕炎性病变

小脑幕炎性病变为急、慢性化脓性中耳乳突炎的并发症，常发生于中耳乳突炎的同侧，也可与脑脓肿、化脓性脑膜炎并存。

临床表现包括中耳乳突炎、脑脓肿、化脓性脑膜炎的症状，颅内压增高等。

【CT 表现】

1．部位在中耳乳突炎同侧（图 10-2-14）

2．天幕边界不清，密度增高。

3．邻近脑组织水肿，脑室变形移位。

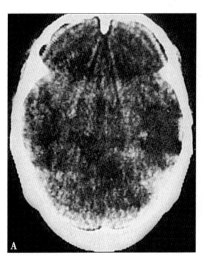
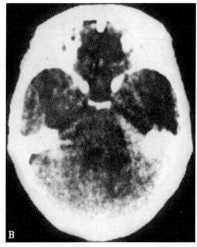
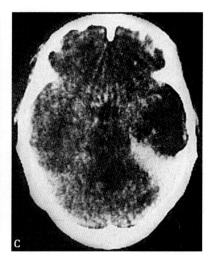

图 12-2-14 右侧天幕炎

A、B. CT 平扫、C. CT 增强扫描显示天幕缘呈稍高密度，以左侧为主，增强呈明显条状强化，左乳突炎

4. 阻塞性脑积水。

5. 增强扫描明显强化（图10-2-15）。

【MRI 表现】

1. 单侧中耳乳突炎表现（图10-2-16）。

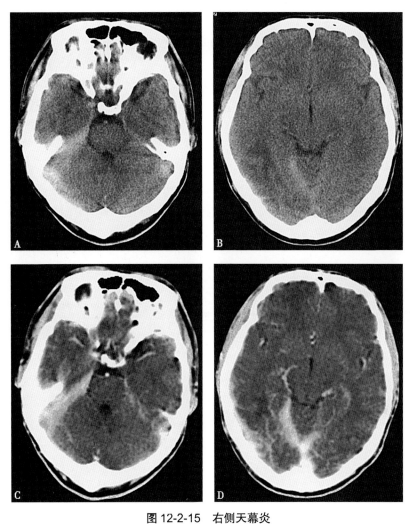

图 12-2-15　右侧天幕炎

A、B、C、D. CT 平扫及增强扫描显示天幕缘呈稍高密度，增强呈明显条状强化改变，以右侧为重

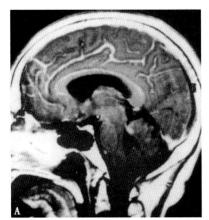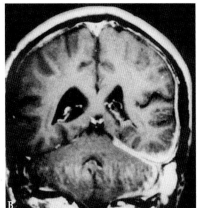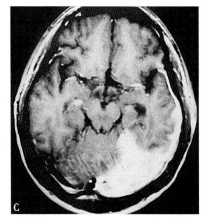

图 12-2-16　左侧化脓性天幕炎

A、B、C. 矢位、冠位、轴位 T1WI Gd-DTPA 示蛛网膜下腔脑膜线状强化，左侧脑膜及天幕缘呈明显强化影，左侧乳突炎

2. 同侧天幕呈长或等 T1、T2 征象。

3. 阻塞性脑积水。

4. Gd-DTPA 增强扫描呈线状强化。

第三节　硬膜外积脓

硬膜外积脓指的是颅骨内板与硬脑膜之间的化脓性感染。

【病因、病理】

颅内硬膜外积脓的病因常为中耳炎、鼻窦炎、额窦炎等感染和颅脑外伤手术后感染所致。

病变早期，硬脑膜充血水肿，纤维素和脓性液体渗出。慢性期，硬膜外积脓逐渐增多，局部有肉芽组织和纤维组织形成，发生粘连而使病变局限于一处。可伴有硬膜下积脓和脑膜炎，板障的感染可以突破颅骨外板，形成帽状腱膜下或骨膜下脓肿。

【临床表现】

颅内硬膜外积脓为不常见疾病，在临床有较高致死率。可有一般感染的症状，如发热、头痛等。积脓部位的颅骨可有骨髓炎的表现。当硬膜外积脓较多，压迫脑组织时，可出现症状性癫痫或其他局灶性神经症状。

【CT 表现】

硬膜外积脓位于硬膜和颅骨之间，呈双凸形，可跨越中线。CT 表现为低密度影，内侧可见增厚的硬膜，增强后明显强化（图 12-3-1、2）。

【MRI 表现】

为一侧或者双侧脑外、颅骨内板下方双凸透镜状异常信号区，一般呈长 T1、长 T2 信号，若相邻颅骨受累，表现为颅骨内板线状低信号中断，板障短 T1 信号缺如。硬膜外积脓有以下几个特点：范围局限，张力高；占位效应较轻；可跨越中线；可导致颅骨改变（图 12-3-3）。积脓内缘可显示低信号的硬脑膜，呈为"硬膜外征"，是鉴别硬膜外积脓和硬膜下积脓的主要依据。增强扫描表现为与积脓塑形一致的边缘性强化，内缘强化明显，较外缘厚（图 12-3-4）。并发硬膜下和硬膜外积脓时，DWI 显示高信号。硬膜外积脓可继发静脉窦血栓。

【鉴别诊断】

1. 颅内硬膜外血肿　硬膜外血肿随着血肿时间不同信号变化较复杂。MR 增强扫描硬膜外血肿无强化。

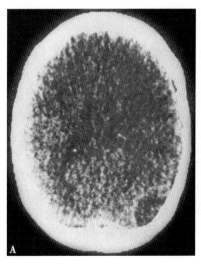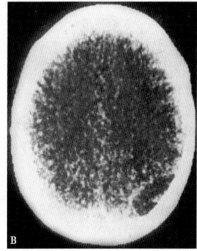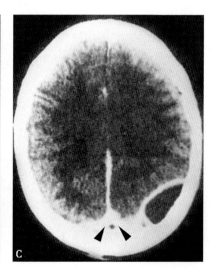

图 12-3-1　硬膜外积脓

A、B、C. CT 平扫显示左顶部梭形等低密度影。增强扫描明显环形强化（黑三角）

2. 颅内硬膜外积液　极罕见,可见于颅脑外伤后硬膜外血肿液化,MR 呈现脑脊液信号。

3. 头皮血肿　患者有外伤史,多伴有头皮裂伤、颅骨骨折及躯体软组织损伤。MR 为高信号。

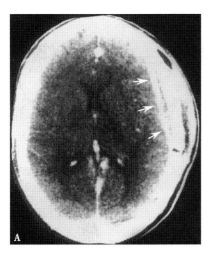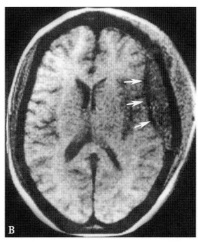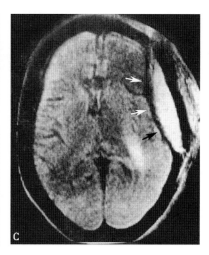

图 12-3-2　硬膜外积脓

A. CT 平扫显示左额不颅板下梭形高密度影。B、C. 轴位 T1WI、T2WI 为长 T1、长 T2 信号,边界清楚,信号均匀,占位效应明显(箭头)

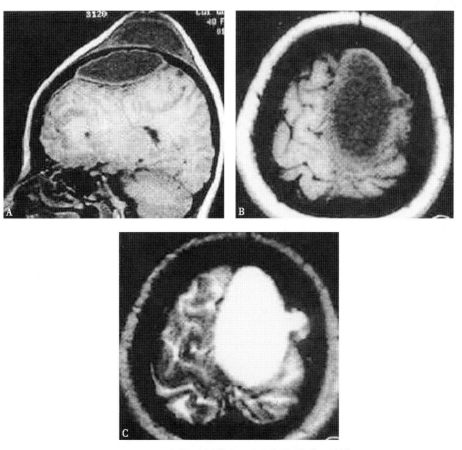

图 12-3-3　左额顶硬膜外及头皮帽状腱膜下脓肿

A. 矢状位 T1WI,左额顶硬膜外及头皮帽状腱膜下脓肿为长 T1 信号,包绕脓肿硬膜为等信号,脓肿处骨板破坏变薄。B. 横轴位 T1WI 示左额顶硬膜外脓肿为长 T1 信号,局部骨板破坏和增生。C. 横轴位 T2WI,脓肿为长 T2 信号

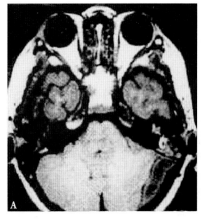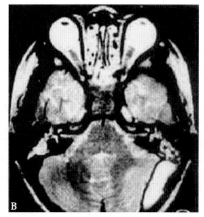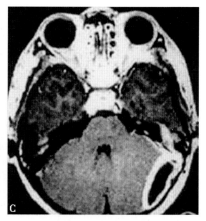

图 12-3-4　左侧后颅窝硬膜外积脓

A、B. MRI 示左枕骨内板下方双凸透镜状异常信号区,呈长 T1、长 T2 信号;C. 增强扫描呈边缘性明显强化,内缘强化尤著,且较外缘厚

第四节　硬膜下积脓

硬膜下腔感染引起脓液积聚于这一潜在腔隙内,称为硬膜下积脓。

【病因、病理】

常继发于颅脑周围化脓性病灶,可以通过无瓣膜的板障静脉向颅内扩散,如中耳炎、乳突炎和鼻窦炎症等,故有"窦源性颅内积脓"之称。另外,颅脑外伤也是其比较常见的原因之一,常继发于开放性颅骨骨折。其他的还有颅脑手术后并发症,或颅内感染(如化脓性脑膜炎)的并发症。亦有一小部分来源于远处化脓灶的血行播散,如肾盂感染。

硬膜下积脓的严重程度及范围差异较大,有的仅有少量纤维素和多形粒细胞,有时可形成多量脓液积聚,硬膜下可见纤维性渗出物附着,脓液沿着大脑表面的沟和裂蔓延。

【临床表现】

患者早期可以发热、呕吐,逐渐发展为嗜睡、昏迷和伴有颈强直的局灶性神经体征。

【CT 表现】

积脓在硬膜和蛛网膜之间,常延及大脑镰旁。CT 平扫呈低密度影;增强扫描,在积脓与脑的交界处呈线状或带状明显强化。

【MRI 表现】

硬膜下积脓常常位于大脑半球凸面,有时可以深入半球间裂,位于半球凸面者 MRI 表现为覆盖于一侧或双侧大脑表面的新月形异常信号区。积脓的信号强度不尽相同,一般呈长 T1、长 T2 信号。积脓有时也可呈双凸透镜状,但是不超过中线,硬膜下积脓占位效应较明显,可引起邻近脑结构、脑室受压,常可导致中线结构向对侧移位。Gd-DTPA 增强扫描,积脓的周边出现铸型状边缘强化(图 12-4-1、2)。硬膜下积脓的内缘模糊,容易导致邻近脑实质的损害。冠状位有利于硬膜下腔内少量、薄层积脓的显示。

【鉴别诊断】

1. 慢性硬膜下血肿　高龄者好发,有或无明确外伤史。MRI 表现为颅骨内板下方新月形、半月形或双透镜形长 T1、长 T2 异常信号影,有占位效应,侧脑室受压向中线移位,皮层表面脑沟受压消失。根据病史、临床表现以及典型的影像学表现,可作出诊断。

2. 硬膜下积液　系头部外伤后侧裂池、脑底池或蛛网膜被撕裂后形成一单向活瓣,使脑脊液进入硬脑膜下腔后不能回流,导致张力性液体积滞,并引起颅内压增高,此可与颅内血肿、脑挫裂伤同时存在。MRI 表现为内板下方新月形脑脊液信号。根据外伤史及典型影像学表现不难鉴别。

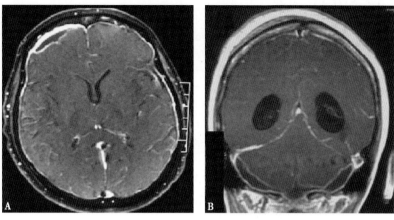

图 12-4-1　右侧额部硬膜下积脓

A、B. MRI 增强扫描，积脓的周边出现铸型状边缘强化

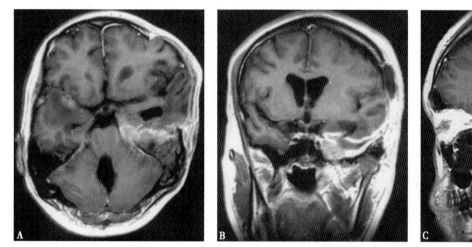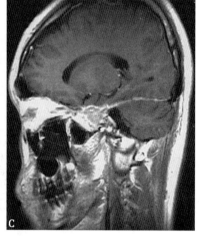

图 12-4-2　左侧颅中窝硬膜下脓肿并天幕炎

A、B、C. 轴位、冠位、矢位 T1WI Gd-DTPA 显示左侧颅中窝脑膜及天幕缘增，明显强化，并硬膜下脓肿形成，左颞叶软化灶伴颅骨改变

第五节　血管外皮细胞瘤

　　血管外皮细胞瘤（hemangiopericytoma，HPC）是一种少见的中枢神经肿瘤。颅内发病率占颅脑肿瘤的 1% 左右。WHO 2007 年将其归类为脑膜间质肿瘤，分级在 Ⅱ～Ⅲ 级（Ⅱ级为非间变型 HPC，Ⅲ级为间变型 HPC）。目前普遍认为，颅内 HPC 起源于毛细血管壁的 Zimmerman 外皮细胞，是紧贴毛细血管的网状纤维膜排列的梭形细胞，即为变异的平滑肌细胞，并非脑膜细胞，并具有明显的多向分化能力。

【病理】

　　肿瘤大体标本为结节或分叶状，质韧或软硬不均，切面呈海绵状，有大小不等的血管腔，可伴有出血，小灶性坏死囊性变，钙化罕见。肿瘤血供异常丰富，瘤体由均匀一致的细长细胞包绕的薄壁血管组成，镜下可见充满梭形、卵圆形细胞，并被无数薄壁分隔，且可见扩大的、相互吻合的瘤血管。其生物学行为主要取决于肿瘤的大小、核分裂象、细胞构成及有无未成熟和多形性细胞。

【临床表现】

临床与脑膜瘤有很多相似征象,极易混淆。但与脑膜瘤相比,血管外皮细胞瘤具有一定的临床特征。与脑膜瘤好发于女性不同,血管外皮细胞瘤略多见于男性,男女比为 1～1.5∶1,病情发展较快,病程较脑膜瘤短。血管外皮细胞瘤术后复发率较高,且可发生远处转移。

【CT 表现】

1. 发病部位 肿瘤好发位置与脑膜瘤一致,多分布于颅底、矢状窦、大脑镰及小脑幕等硬脑膜处,亦可发生于脑室内。

2. 病灶体积多较大、形态不规则,常呈分叶状,边界清晰,可累及邻近骨质,表现为虫蚀样骨质破坏。CT 对显示骨质破坏较为敏感。

3. CT 平扫呈稍高密度,肿瘤内少见钙化,易囊变出血,肿瘤体积较大者其内尚可见低密度的囊变坏死区,病灶周围可见轻度水肿。病灶大都与硬脑膜紧密相连,部分可见硬膜尾征。增强扫描瘤体实质部分多呈明显强化,与邻近动脉强化程度相似。

【MRI 表现】

T1 加权像表现为等或稍低信号的不规则肿块,T2 加权像肿瘤内部可见低、等、高混杂信号,提示为不同时相的出血。肿瘤本身占位效应明显,瘤周水肿较轻。增强扫描绝大部分表现为不均匀明显强

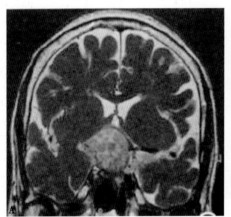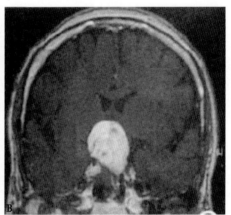

图 12-5-1 鞍区血管外皮细胞瘤
A. T2 加权像肿瘤信号不均。B. 增强后呈不均匀明显强化,切面呈菊团样改变

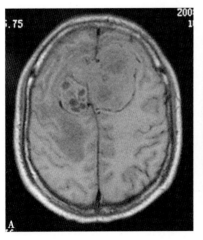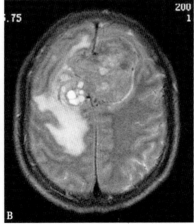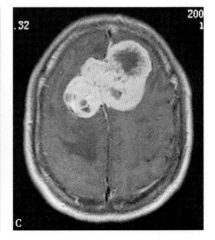

图 12-5-2 大脑镰区血管外皮细胞瘤
A. T1WI 肿瘤呈稍低信号。B. T2WI 病灶为不均匀高信号,内见多发囊变坏死,周围脑组织水肿,肿瘤边界欠清。C. 增强后病灶不均匀明显强化

化，在切面上呈"菊团"样改变（图 12-5-1）；高强化部分趋向于肿瘤外围分布（图 12-5-2），常见血管流空信号（图 12-5-3）；部分可清楚显示血管来自邻近矢状窦和（或）硬脑膜，偶尔可见较粗大的供血动脉自肿瘤边缘进入。肿块侵犯颅骨者，表现为颅骨信号异常，板障高信号消失，局部形成软组织肿块，并可突破颅骨向颅外生长，在颅外形成软组织肿块，此表现与脑膜瘤侵犯颅骨极为相似。在 DWI 序列上，血管外皮细胞瘤可表现为低、等或高信号，但病灶 ADC 值均增高（图 12-5-4）。磁共振波谱成像，肌醇（mI）峰显著增高，具有特征性，氮 - 乙酰天门冬氨酸（NAA）峰明显降低、胆碱（Cho）峰明显升高、Cho/ 肌酸（Cr）增高。

【鉴别诊断】

1. 脑膜瘤　典型脑膜瘤边缘光滑，常与脑膜或颅板广基相连，相应的颅板骨质增生，分叶少见。脑膜瘤钙化较常见，但坏死及囊变少见。硬膜尾征细长。血管外皮细胞瘤一般不合并钙化，而血管流空信号常见。血管外皮细胞瘤增强后均显著强化，脑膜瘤不同病理亚型可表现为高、中度强化，囊性脑膜瘤可无强化。

2. 结节型脑膜转移瘤　形态扁平，与硬膜广基底相连，沿脑膜走行，常有邻近脑膜增厚及强化，常见骨侵蚀，肿块内极少出现增粗、迂曲的血管影，原发癌的存在则支持颅骨转移癌的诊断。

3. 位置表浅的脑内肿瘤　血管外皮细胞瘤易出血坏死的特点与多形性胶质母细胞瘤相似，依据相

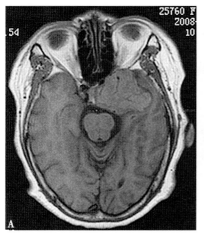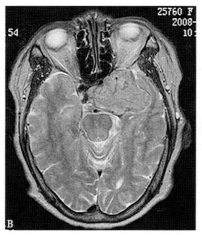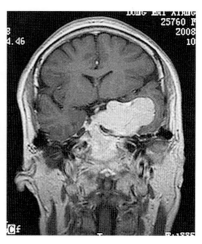

图 12-5-3　左侧颞部血管外皮细胞瘤

A. T1WI，B. T2WI 及 C. 增强扫描　T1WI 肿瘤呈稍低信号，T2WI 病灶信号欠均，病灶呈分叶状，边界清晰，内可见小的流空血管，增强后病灶明显强化

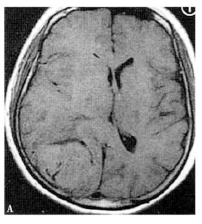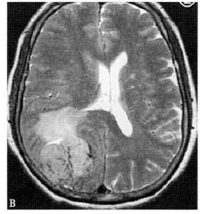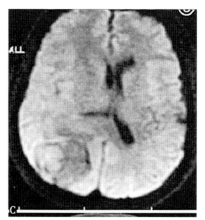

图 12-5-4　右侧枕部血管外皮细胞瘤

A、B、C. 示右顶枕部肿块呈与灰质相同的等 T1、稍长 T2 信号，DWI 呈等低信号，肿块内见血管流空影

邻脑组织受压改变、瘤周环绕蛛网膜下腔间隙、瘤脑界面清晰等脑外肿瘤的特点可资鉴别,其与多形性胶质母细胞瘤的花环状、斑片状、结节样典型强化亦不完全相同。

4.原发性颅骨和硬膜的淋巴瘤 颅骨和硬膜恶性淋巴瘤突出特征是颅骨两侧较大软组织肿块,内无钙化,增强扫描显著强化,而颅骨本身变化轻微。

第六节 脂 肪 瘤

颅内脂肪瘤源于永存原始脑膜的异常分化。

【临床表现】

大多数患者无临床症状,但约55%的患者伴有不同程度的脑发育畸形。

【CT表现】

一般位于中线,最常见于胼胝体周围,多伴有胼胝体发育不良或缺如。脂肪瘤其并非真正的肿瘤,而是脂肪的异常堆积,因此多无明显占位效应,血管可穿行于病灶之中而无受压改变。脂肪瘤病灶表现为低密度,边界清晰。胼胝体脂肪瘤的边缘可有钙化。

【MRI表现】

脂肪瘤在 T1 和 T2 加权像上均为高信号(图 12-6-1、2),因此在 MRI 上不容易被遗漏,运用脂肪抑制成像后,很容易将其与血肿区别,可立即作出定性诊断。

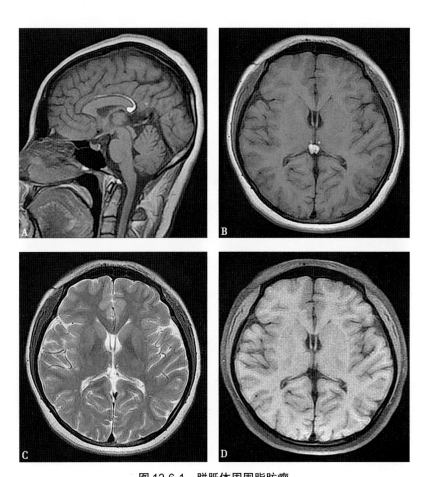

图 12-6-1 胼胝体周围脂肪瘤

A、B、C. 矢状位、横轴位 T1WI 示胼胝体周围可见条形短 T1 信号,T2WI 病灶为高信号。D. 横轴位 T1 压脂像病灶呈低信号

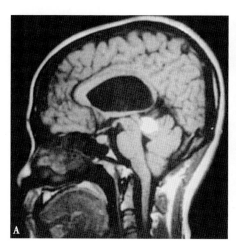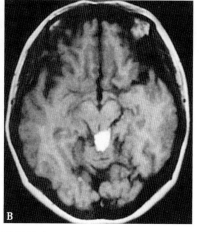

图 12-6-2　四叠体脂肪瘤
A、B. 矢位、轴位 T1WI 显示四叠体区团状高信号,边界清楚,信号均匀

第七节　黑 色 素 瘤

颅内原发性黑色素瘤是一种少见的高度恶性的中枢神经系统肿瘤,约占颅内肿瘤的 0.07%~0.17%。颅内原发黑色素瘤主要有三种类型:Ⅰ弥漫性黑色素瘤;Ⅱ黑色素细胞瘤(良性);Ⅲ原发脑膜恶性黑色素瘤。弥漫性黑色素瘤常见于儿童,而黑色素细胞瘤则较多见于成人。弥漫性黑色素瘤患者中,常常合并有皮肤色素沉着,即神经皮肤黑色素瘤。

颅内原发性黑色素瘤多来源于脑底部、脑干底部、视交叉和大脑各脑叶沟裂等处的软脑膜成黑色素细胞。肿瘤沿脑膜向脑内 / 外蔓延,呈浸润性生长;也可脱落并播散于蛛网膜下腔,在软脊膜上形成多发瘤结节。恶性程度高的肿瘤还可侵蚀颅骨。肿瘤边界常清楚,血供丰富。黑色素瘤出血发生率高达 46%。

【病理】

病理上可以分为脑膜浸润型及肿瘤型两大类,脑膜浸润型表现为肿瘤沿软脑膜蔓延,并向周围组织浸润生长。肿瘤型表现为肿瘤在皮层下白质内呈结节状或球形生长。光镜下细胞大小不等,形态不规则,染色质较粗,核仁明显,胞质丰富,在胞质内及间质中有大量粗大的黑色素颗粒,Masson-Fontana 黑色素染色阳性。

【临床表现】

颅内原发性黑色素瘤的临床表现不具特征性,常表现为颅内压增高、脑膜刺激征、颅内出血、偏瘫、失语、精神障碍、运动共济失调、脑神经损害及癫痫发作等症状。

【CT 表现】

平扫多表现为圆形、类圆形高密度灶,均匀或不均匀性明显强化,常合并瘤内出血、坏死,有占位效应。由于 CT 表现无特征性,多误诊为脑膜瘤或脑出血。

【MRI 表现】

MRI 表现比较复杂,其特点取决于肿瘤中黑色素的含量及是否并发瘤内出血。Isiklar 根据黑色素瘤 MRI 表现,将其分为 4 型:

1. 黑色素型　T1WI 为高信号,T2WI 为低信号(图 12-7-1、2)。

2. 非黑色素型　T1WI 为低信号或等信号,T2WI 为高或等信号。

3. 混合型　上述两型的混合。

4. 出血型　只表现不同时期出血的 MRI 特征。MRI 增强表现为环状或不均匀弥漫强化,但少有结节性强化。等 T1 信号的黑色素瘤,术前影像上很难作出正确诊断,文献报道认为是由于肿瘤内含有不成熟的肿瘤细胞或细胞内黑色素含量低所致。

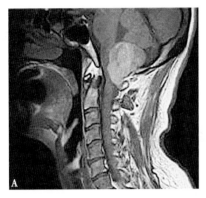
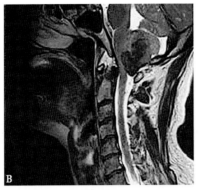
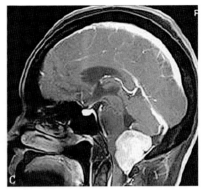

图 12-7-1　枕骨大孔区黑色素瘤

A、B、C. T1 加权像,病灶呈高信号;T2 加权像为低信号;MRI 增强扫描,病灶明显强化

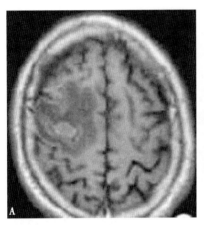
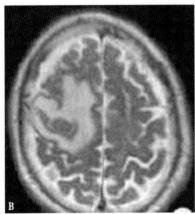
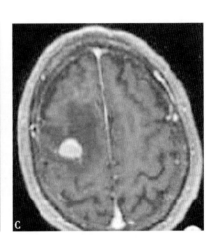

图 12-7-2　右侧额叶黑色素瘤

A、B、C. 示右侧额叶病灶,T1 加权像呈高信号;T2 加权像为低信号,瘤周可见片状水肿;增强后肿瘤呈均匀性明显强化

【鉴别诊断】

1. 脑膜瘤　典型的黑色素性黑色素瘤和瘤内出血的黑色素瘤 MRI 表现 T1 加权高信号,T2 加权低信号,可出现不均匀的强化;脑膜瘤常表现为 T1 加权等信号,与黑色素瘤不同,两者可资鉴别。DSA 检查显示黑色素瘤无明显供血动脉。

2. 胶质瘤卒中　CT 表现为不均匀团块影,其内可有钙化。MRI 示 T1 加权等、高信号,T2 加权高信号,且多位于实质内。

3. 颅内血肿　常有高血压等病史,好发于基底节及脑叶。随时间推移,CT 或 MRI 有特征性动态变化。

4. 海绵状血管瘤　呈爆米花状改变,反复小量出血;陈旧性出血表现为含铁血黄素沉积,亚急性出血在 MRI 上为高信号改变,且水肿相对较轻。

第八节　脑膜转移瘤

脑膜转移瘤有多种形态,可以表现为局部的占位性病变,或表现为脑膜的弥漫性转移。转移至脑膜的最常见的原发肿瘤是乳腺癌,其次是淋巴瘤、前列腺癌和神经母细胞瘤等。在脑膜转移瘤的患者,脑脊液中可以发现癌细胞。

局灶性转移瘤可以通过以下途径累及脑膜:①转移瘤首先通过血液循环转移至颅骨,再通过颅骨累及邻近脑膜,可同时发现脑膜及颅骨的转移瘤。②头颈部的恶性肿瘤通过颅骨的孔裂侵入颅内,累及硬膜及硬膜外腔，这种患者的原发颅外肿瘤常常十分显著。③通过血液循环直接累及脑膜，如某些淋巴瘤和乳腺癌等，原发病变可能并不十分明确。单发的局灶性转移瘤有时很难和脑膜瘤相鉴别。

弥漫性脑膜转移瘤病主要有两个途径：①颅内肿瘤的蛛网膜下腔种植转移，包括生殖细胞瘤、髓母细胞瘤、胶质瘤、室管膜瘤和侵及颅内的头颈部恶性肿瘤等多种颅内肿瘤。②血液循环转移，主要通过脉络丛播散。

【临床表现】

患者通常由于蛛网膜下腔肿瘤细胞的影响，出现脑积水或脑神经病变，引发颅内高压。

【CT表现】

CT平扫所显示的阳性征象不多，主要为交通性脑积水，间质性脑水肿等间接征象，有时CT上可显示脑池、脑沟变模糊，部分可显示蛛网膜下腔和室管膜上的瘤结节，但边界不清。CT增强扫描可见受累的脑底部脑膜和相邻蛛网膜下腔呈弥漫性或结节性强化，小脑幕不规则增厚强化，小血管处更为明显，呈短线状不连续。

【MRI表现】

MRI对转移性脑膜肿瘤较敏感，尤其增强检查可以清楚显示病灶的边界及交通性脑积水、间质性脑肿胀等间接征象。成像范围应包括整个神经轴。MRI平扫可表现为正常，部分病灶平扫能显示。MRI增强扫描血源性转移强化方式表现为软脑膜、蛛网膜和室管膜结节状、被覆状及波浪状异常强化。瘤细胞分布与血供有关，软脑膜因为血供丰富常受累（图12-8-1～3）。直接侵蚀脑膜其强化方式为颅骨内板下连续性线样异常强化，显示较长、增粗或大小不等结节、肿块影（图12-8-4）。肿瘤先侵蚀脑表面，再向下侵蚀软脑膜和硬脑膜，可以出现"脑膜尾征"，但是与良性脑膜瘤的"脑膜尾征"相比较长、粗大，表面毛糙，这有别于脑膜瘤常见的短细鼠尾状的"脑膜尾征"，并且脑膜转移瘤强化程度较良性脑膜瘤的"脑膜尾征"弱。脑膜转移瘤信号及强化特征与原发肿瘤一致。

【鉴别诊断】

1. 肥厚性脑膜炎　继发性肥厚性脑膜炎多见于化脓性脑膜炎，特点是硬脑膜的弥漫性或局灶性纤维增生，常累及大脑镰、小脑幕、鞍旁和海绵窦。MRI可见感染同侧或对侧硬脑膜局限性或弥漫性增厚，呈等T1、长T2信号，增强扫描可见硬脑膜强化。抗生素或激素治疗后复查MRI可见病变硬脑膜变薄，范围缩小，强化幅度减轻。

2. 低颅压综合征　是一组脑脊液压力低于5.88kPa，具有特征性体位性头痛的临床综合征。MRI诊断要点为脑组织肿胀，脑室、脑池变窄或变小，脑表面硬脑膜增厚，增强后呈均匀性弥漫性明显强化，小脑下垂，脑干前移。

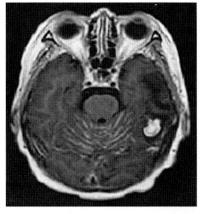

图12-8-1　软脑膜转移瘤并脑内转移瘤

增强MRI显示小脑表面深入脑沟的连续线状脑膜增厚强化。左侧颞叶内见脑内转移瘤强化呈结节状

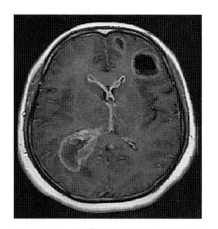

图12-8-2　脑膜转移瘤并脑内转移瘤

MRI增强扫描显示双侧脑室内弥漫连续增厚脑膜强化伴脑室不对称扩大；脑内多发转移瘤呈环形强化

3. 化脓性、真菌性、结核性脑膜炎 脑膜炎的脑膜强化，主要表现为线样增厚，一般不会出现结节，虽然结核分枝杆菌有时可以在颅底形成结核瘤而出现类似结节样强化，但这种结核瘤通常出现在颅底而不会出现在脑膜表面，结合实验室检查及有无发热病史可以鉴别。

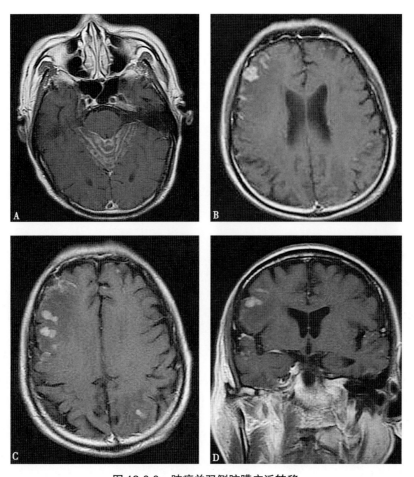

图 12-8-3　肺癌并双侧脑膜广泛转移
A、B、C、D. 颅脑增强 MRI 显示双侧小脑表面深入脑沟的连续线状脑膜增厚强化。双侧大脑脑膜增厚，可见多发结节样强化

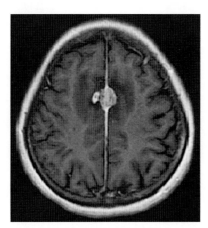

图 12-8-4　硬脑膜转移瘤并脑内转移瘤
增强 MRI 显示大脑镰脑膜转移瘤，增厚脑膜呈结节状。右侧顶叶内见脑内转移瘤强化呈结节状

第九节 手术后脑膜改变

颅内肿瘤术后和脑积水脑室腹腔分流术后患者中，MRI 增强扫描常常可见手术局部脑膜强化或弥漫性脑膜强化，也可以有手术远处的脑膜强化。一般认为，手术后脑膜强化有以下几个原因：早期强化是由于手术造成蛛网膜下腔出血，刺激脑膜产生局限性或弥漫性化学性炎症。远处脑膜的弥漫性强化可能是由于术后脑外积液对脑膜产生机械性压迫使血流减慢所致。术后 2～4 周内的强化主要是脑膜周围血管肉芽组织的广泛增生所致。多数学者认为脑膜均匀强化，边界规整为正常术后反应，而伴有结节状、不规则强化则应考虑术后感染或复发的可能（图 12-9-1～4）。

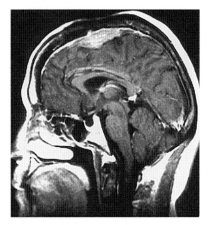

图 12-9-1 手术后脑膜改变
矢位 T1WI Gd-DTPA 增强扫描可见额叶凸面不规则形片团状强化，脑膜增厚

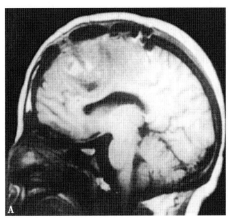 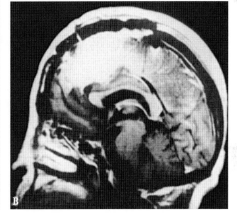

图 12-9-2 手术后脑膜改变
A、B. 矢位 T1WI Gd-DTPA 增强扫描可见额叶凸面结构紊乱，不规则形片团状强化，局部脑膜增厚

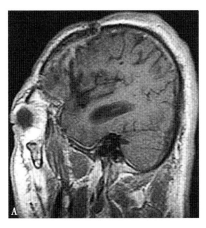 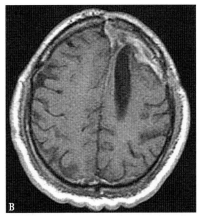 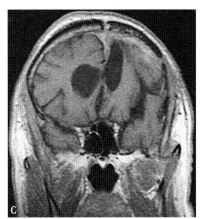

图 12-9-3 手术后脑膜改变
A、B、C. 矢位、轴位、冠位 T1WI Gd-DTPA 增强扫描可见额叶凸面结构紊乱，不规则形片团状强化，局部脑膜增厚

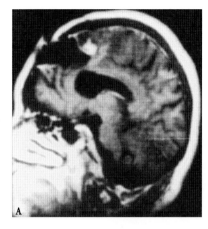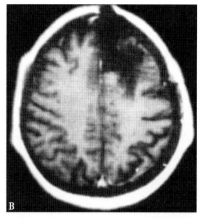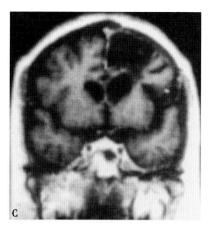

图 12-9-4 手术后脑膜改变、脑质缺如

A、B、C. 矢位、轴位、冠位 T1WI 可见左额叶局部脑质缺如呈低信号，局部脑膜增厚，走行紊乱

（张雪辉 王国华 左云海）

参 考 文 献

1. 邬美惠，王娟，周义成. 颅内真菌感染的影像学表现与鉴别诊断. 临床放射学杂志，2007，26：1084.

2. 李联忠. 脑与脊髓 CT、MRI 诊断学图谱. 第 2 版. 北京：人民卫生出版社，2011：405-440.

3. Tempkin AD，Sobonya RE，Joachim F，et al. Cerebral Aspergillosis: Radiologic and Pathologic Findings. Radio Graphics，2006，26：1239.

4. Dharmasaroja PA，Dharmasaroja P. Serum and cerebrospinal fluid profiles for syphilis in Thai patients with acute ischaemic stroke. Int J STD AIDS 2012，23：340.

5. Otto B，Hermans M，Seifried C，et al. Neurosyphilis: important differential diagnosis of herpes simplex encephalitis. Nervenarzt，2007，78：944.

6. Dozois EJ，Malireddy KK，Bower TC，et al. Management of a retrorectal lipomatous hemangiopericytoma by preoperative vascular embolization and a multidisciplinary surgical team: report of a case. Dis Colon Rectum，2009，52：1017.

7. Park MS，Patel SR，Ludwig JA，et al. Activity of temozolomide and bevacizumab in the treatment of locally advanced，recurrent，and metastatic hemangiopericytoma and malignant solitary fibrous tumor. Cancer，2011，117：4939.

8. Hughes DC，Raghavan A，Mordekar SR，et al. Role of imaging in the diagnosis of acute bacterial meningitis and its complications. Postgrad Med J，2010，86：478.

第十三章

获得性免疫缺陷综合征（AIDS）

获得性免疫缺陷综合征（acquired immunodeficiency syndrome, AIDS），简称艾滋病。它是由艾滋病病毒即人类免疫缺陷病毒（human immunodeficiency virus, HIV）感染所引起的传染病，自从 1981 年世界上报道第一例艾滋病患者以来，艾滋病病毒逐渐由非洲、欧美流传到亚洲，并且近年来亚洲地区国家艾滋病发病率明显上升，东南亚艾滋病的发病率仅次于非洲。至 1992 年，世界卫生组织统计全世界，有 800 万～1000 万的成年人和 100 万的儿童为艾滋病患者，预计 2000 年，世界上将有 4000 万的人群感染艾滋病病毒。艾滋病病毒的主要类型有 HIV-1 和 HIV-2 两种亚型和 HTLV，前两者多见于北美和欧洲，后者多见于非洲。患者感染 HIV 以后，可经过数年才发病。这种病毒主要侵犯淋巴系统，使人丧失免疫功能，导致各种机遇性感染或与免疫有关的恶性肿瘤而死亡。

发生艾滋病的高危人群：①同性恋男性（74%）；②吸毒（16%）；③污染的血制品（3%）。

1. 艾滋病的主要传播方式

（1）性交行为：与艾滋病病毒带原者作性行为或有其他体液交换者，均有被感染的可能。

（2）血液：输血或输血液制品，接触受污染的注射器或其他医疗器材。

（3）母体与胎儿或新生儿感染。

2. 艾滋病的病程表现

（1）无症状期：但检查有异常，辅助 T 细胞减少，至于多少时间转化为艾滋病至今不明。

（2）长期全身淋巴结肿大。

（3）艾滋病相关复合症：消瘦、发热、疲倦、盗汗、腹泻、淋巴结肿大三个月以上及各种机遇性感染，20% 左右的患者可转化为真正的艾滋病。实验室检查 T_4 细胞或淋巴细胞减少，贫血，血小板减少，血沉加快，γ-球蛋白增加。

（4）卡波西肉瘤。

HIV 对神经系统有高度的亲和性，可以直接侵犯中枢神经系统和周围神经系统。10% 艾滋病患者是以神经系统症状为首发症状，40%～80% 患者有艾滋病神经系统病变，最常见的是 HIV 本身引起的艾滋病脑炎和脑弓形体病和新型隐球菌病等机遇性感染。艾滋病的确认主要依靠 HIV 抗体检查和血清学检查，并结合其临床表现。

CT、MRI 等影像学检查对于艾滋病有关的中枢神经系统病变包括脑白质病变、淋巴瘤、脑弓形体病、脑膜和室管膜病变均具有高度敏感性，并且能评价病变对治疗的反应及预后等。

第一节　AIDS 脑白质病

一、艾滋病脑炎

【病因、病理】

艾滋病脑炎不属于机遇性感染，它是艾滋病病毒直接侵犯神经系统引起的损害。目前认为本病为 HIV 感染晚期并发症，发生在炎症免疫抑制者。

艾滋病脑炎主要表现为轴索的萎缩和消失，弥漫性脱髓鞘，胶质细胞增生和多核巨细胞浸润。病灶分布于大脑白质和灰质中，深部灰质（基底核、脑干核团）病变比较严重。HIV脑炎以多核巨细胞形成小胶质结节比较有一定特征性，表现为广泛分布的小胶质结节浸润，即小胶质细胞增生，聚集成小结节。一般多核巨细胞和小胶质细胞结节可视为HIV脑炎的病理诊断依据。

【临床表现】

HIV脑炎主要临床特征为进行性痴呆，表现为智力减退，认知能力、运动及行为方面的功能障碍。亦可有共济失调症状。

【MRI及CT表现】

MRI表现为双侧侧脑室周围脑白质片状长T1、长T2信号，早期脑组织水肿，占位不明显，中晚期可见弥漫性或局灶性脑皮质萎缩，脑沟增宽，脑室扩大，脑总量减少（图13-1-1）。注射造影剂后病灶无明显强化。额叶、基底节和脑干是最常见的侵犯部位，很少侵犯灰质。

CT表现为双侧脑白质对称或不对称片状低密度区，多发生在侧脑室角旁，皮髓质交界区，病灶也可较局限。早期脑组织水肿，无占位效应，增强扫描无强化。中晚期患者呈脑萎缩表现，主要表现为皮质及基底节区灰质萎缩，也可表现为局部病变。

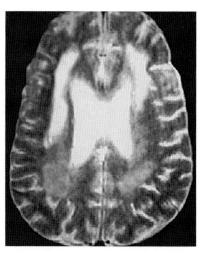

图13-1-1 艾滋病脑炎

弥漫性脑萎缩，双侧侧脑室周围白质内对称性长、稍长T2信号影，边界欠清晰

【鉴别诊断】

本病主要与亚急性海绵状脑病及巨细胞病毒性脑炎相鉴别。

1. 亚急性海绵状脑病 又称克雅病或皮质 - 纹状体 - 脊髓变性，由朊病毒感染所致，临床上以进行性痴呆、共济失调、肌阵挛和特征性周期性脑电图变化为特点，是一种罕见的进行性致死性传染性疾病。MRI多表现为双侧额颞叶及基底节散在片状长T1、长T2信号，无明显占位效应，增强无强化，慢性期主要表现为脑萎缩（图13-1-2）。

2. 巨细胞病毒性脑炎 病理学特点主要累及皮质的小神经胶质结节，MRI表现为脑室周围灶状坏死，呈片状长T1、长T2信号，也可呈脑白质弥漫小斑片状长T1、长T2信号。增强扫描室管膜可有强化，脑实质无强化（图13-1-3）。脑脊液蛋白水平增高，PCR可扩增到巨细胞病毒DNA。

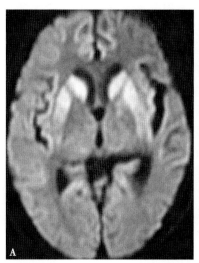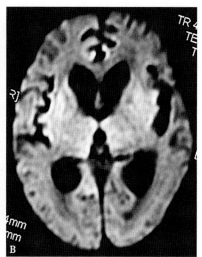

图13-1-2 克雅病

女，60岁，教师。智力进行性下降1个月；查体：四肢肌张力增高，颈亢，双下肢病理征阳性。A. DWI示双侧基底节对称性高信号，大脑半球皮质弥漫性高信号呈"镶嵌状"改变，轻度脑萎缩；B. 2个月后复查DWI复查上述高信号范围扩大，脑萎缩明显加重

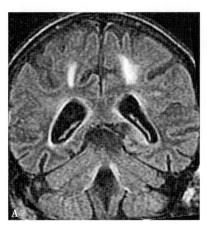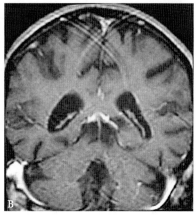

图 13-1-3　巨细胞病毒性室管膜炎

男，30 岁。艾滋病感染患者。A. 冠状位 T2-FLAIR 像显示双侧侧脑室、四脑室周围环绕高信号影，双侧侧脑室周围白质内对称性高信号；B. 冠状位 T1WI 显示薄层线状脑室周围强化高信号提示室管膜炎，脑室周围白质高信号无强化

二、进行性多灶性白质脑病

【病因、病理】

进行性多灶性白质脑病（progressive multifocal leukoencephalopathy，PML）是一种由 JC 病毒（JCV）感染少突胶质细胞引起的致命性中枢神经系统脱髓鞘疾病，通常发生于 AIDS 晚期。PML 以多灶性神经缺陷为主要特征，病情发展迅速，患者多在 4 个月内死亡，平均生存期不到 1 年。

PML 病理表现为少突神经细胞受到 JC 病毒的选择性破坏，引起脑白质局部或广泛的脱髓鞘改变。大脑半球比小脑易于受累，特别是皮质下灰、白质交界处。组织病理学所见在多灶性脱髓鞘区周围有深染的少突胶质细胞，内含嗜酸性无定型的病毒包涵体，并见巨大畸形的星形细胞，大量泡沫状巨噬细胞以及组织坏死。

【临床表现】

失明、偏瘫、失语、意识障碍、运动失调等。早期症状也可为记忆及语言障碍、人格改变等。

【MRI 及 CT 表现】

MRI 是最敏感的检查方法，主要位于顶枕叶皮层下白质，表现为双侧不对称弥漫性脑白质病变，小脑、脑干与脊髓病变比较少见。T1WI 为阴性或显示低信号病灶，T2WI 呈高信号，DWI 病灶周边呈环状高信号，对应 ADC 图呈周围高、中央低信号改变（图 13-1-4）。不典型表现为单侧性，或位于脑室周围、后颅窝、脑干、丘脑和基底节。注射对比剂 Gd-DTPA 后通常无强化，有时轻度占位效应及强化反应，偶尔累及灰质并引起占位效应（图 13-1-5）。晚期出现脑萎缩表现。

本病 CT 平扫显示多发病灶位于脑室系统周围的远处，位于皮层下脑白质，好发于顶枕部，分布不均（图 13-1-6）。病灶呈边界不清的低密度影，增强扫描多不强化，极少数可有强化表现。晚期表现为脑萎缩。

【鉴别诊断】

本病应注意与其他脑白质病鉴别，如艾滋病脑炎，多发性硬化等。

1. 艾滋病脑炎　临床表现为痴呆和全脑功能的丧失，而 PML 表现为局限性脑功能丧失。影像学上，艾滋病脑炎病灶更弥漫、对称，大多位于双侧脑室旁；而 PML 病变表现为不对称、多灶分布，多位于皮质下。

2. 多发性硬化　在中枢神经系统脱髓鞘病变中最常见，病因不明，病程为反复发作与缓解，且进行性加重。MRI 表现病灶多在双侧脑室周围，前、后角周围多发，增强扫描大多均匀强化。

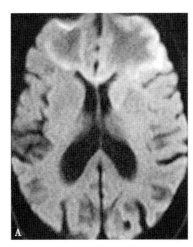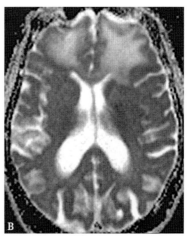

图 13-1-4 艾滋病相关进行性多灶性白质脑病

女，28 岁。A、B. DWI 显示累及双侧额叶的 PML 病灶周边呈环状高信号，对应 ADC 图呈周高中低信号改变

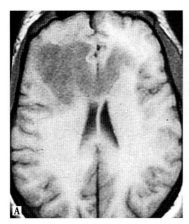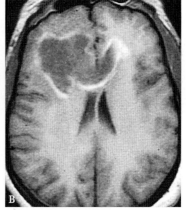

图 13-1-5 艾滋病相关进行性多灶性白质脑病

男，25 岁。艾滋病患者。A. 平扫 T1WI 显示右侧额叶白质低信号区跨越胼胝体累及左侧额叶白质，并有轻度占位效应；B. 增强 T1WI 显示病灶呈边缘性强化，比经典型 PML 更有融合趋势，穿刺活检证实 PML

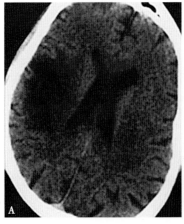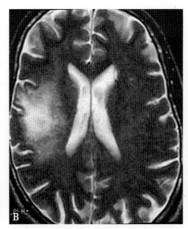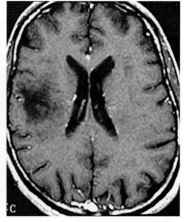

图 13-1-6 艾滋病进行性多灶性脑白质脑病

女，30 岁。A. 轴位 CT 平扫显示右侧白质区局限性低密度影，包括皮质下 U 形纤维；B. T2WI 显示右侧白质局限性高信号，无占位效应；C. 轴位 T1WI 增强图像显示，病灶轻度强化或无强化

第二节 AIDS 痴呆症

【病因、病理】

艾滋病痴呆是一个临床诊断名词,系指单核细胞直接携带艾滋病病毒到脑部,直接侵犯脑细胞,引起慢性器质性脑部病变,以认识、运动和精神行为异常为主的常见并发症,常常与其他脑部机遇性感染相互影响和共存。

【临床表现】

表现为许多智能的障碍。初期为记忆障碍,精神不集中,进一步发展为运动功能障碍或意识障碍。

【MRI 征象】

主要表现为脑萎缩。也有艾滋病脑炎和艾滋病脑病的混合表现。除了脑萎缩以外,常常可见双侧脑白质内弥漫性斑片状异常的 T2WI 高信号(图 13-2-1)。有文献报道局限性的尾状核区萎缩和白质病变常常与艾滋病痴呆有关。也有作者提出脑萎缩和胼胝体压部的异常信号常常与 AIDS 痴呆症有关,尽管在艾滋病痴呆的患者常常伴有严重的脑白质异常,但深部脑白质异常在艾滋病伴有痴呆或不伴有痴呆患者中间无明显差别。1H-MRS 发现 AIDS 痴呆症患者常常有广泛白质内脑代谢变化。

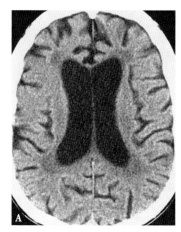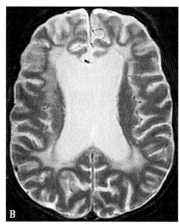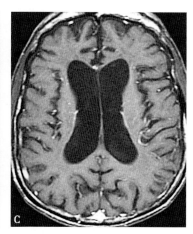

图 13-2-1 艾滋病痴呆症

男,36 岁。A. 平扫 CT 显示脑沟裂加深,脑室扩大,脑室周围白质对称性密度减低;B. T2WI 示脑萎缩表现,脑室周围对称性高信号与 CT 图像低密度区相符;C. T1WI 增强图像显示 T2WI 高信号区无强化

第三节 AIDS 脑弓形体病

【病因、病理】

脑弓形体病是由弓形虫引起的感染,是最常见的艾滋病脑部的机遇性感染。病理上表现为局灶性或弥漫性坏死性脑炎和周围血管炎,血管周围炎细胞浸润和胶质细胞增生,并产生脓肿、肉芽肿或脑膜脑炎。病灶无包膜,主要有三层:内层是凝固性坏死和少许微生物,中层是丰富的毛细血管和炎性细胞,外层是微生物的包囊。周围是明显的血管源性水肿。

【临床表现】

亚急性起病,临床表现无特异性,可由发热、头痛、嗜睡逐步进展到昏迷,脑膜受累时可伴有类似占位病变的一过性颅内高压症状。

【MRI 及 CT 表现】

弓形虫脑炎的病理特征为形成多发脓肿性疾病,最常累及大脑皮髓质交界处和大脑基底核部位,脑干、小脑也可累及,偶尔累及脊髓。典型表现为位于脑实质深部单个或发个环形强化或结节强化的病灶,大小不等,伴有明显外周水肿,有占位效应。T1WI 呈等或略低信号,T2WI 呈混杂信号。其特征性表现为"靶征",即 T2WI 病灶内层及外层为低信号,中层为高信号,外周为水肿高信号(图 13-3-1、2)。

CT 表现多为大脑半球、基底节区低密度区,有时出现环状钙化(图 13-3-3)。增强扫描呈单发或多发环形、螺旋形或结节状异常强化,直径多小于 2cm。

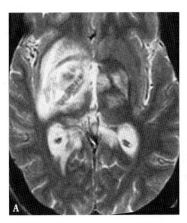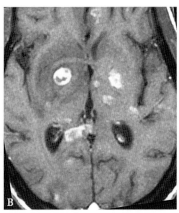

图 13-3-1　AIDS 相关弓形虫脑炎
男,28 岁。HIV 感染患者。A. T2WI 显示右侧基底节区大片状高信号影,中央见一稍低信号结节,左侧基底节亦见类似信号改变;B. 增强 T1WI 显示双侧基底节区多发环状强化结节,大脑皮层下亦见多发强化小结节

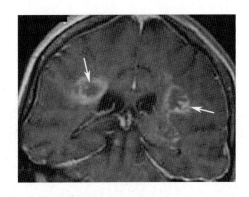

图 13-3-2　艾滋病脑弓形虫病
男,31 岁。表现为头痛和精神状态改变。轴位增强 T1WI 表现为有瘤样结节的环形强化("靶征")。硬脑膜轻度强化可能与近期腰椎穿刺术有关

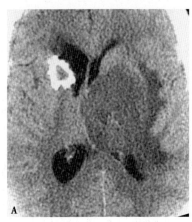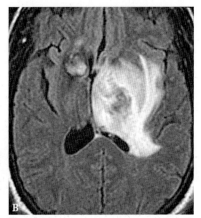

图 13-3-3　弓形虫脑炎
男,37 岁。既往有弓形虫病感染病史,早已停用预防治疗。A. 平扫 CT 显示右侧尾状核头部环状钙化灶为既往弓形虫感染后遗表现,左侧基底节区大片状低密度影为新发病变;B. FLAIR 像显示左侧基底节、丘脑广泛血管源性水肿,中央见一类似低信号灶

【鉴别诊断】

当脑弓形体感染病灶为单个时需与艾滋病淋巴瘤鉴别。淋巴瘤常为单发，常见部位是脑室周围和室管膜下白质，病灶常常紧贴室管膜下。但多发淋巴瘤病灶很难与脑弓形体病鉴别。

本病还应与转移瘤、脑囊虫及脑结核球鉴别。转移瘤多发于皮髓质交界区，可有指压状水肿，多有原发灶，结合病史可鉴别；脑囊虫为多囊状改变，增强扫描呈环形强化，并可见头节；脑结核球早期水肿明显，多有结核病史。

第四节　艾滋病慢性脑膜炎

艾滋病慢性脑膜炎主要包括由 HIV 病毒本身引起的脑膜炎以及由结核分枝杆菌、隐球菌及其他病原体等引起的脑膜炎，最常见的是隐球菌性脑膜炎。

一、无菌性脑膜炎

【病因、病理】

无菌性脑膜炎的基本概念是指除细菌或真菌以外的致病因子所致的脑膜炎症，主要特征是脑膜刺激症状和脑脊液细胞增多。除病毒外，其他病原体感染或某些非感染性疾病也可引起无菌性脑膜炎。艾滋病病毒有嗜神经性，可直接感染中枢神经系统引起无菌性脑膜炎。

【临床表现】

艾滋病无菌性脑膜炎可见于艾滋病各期（除艾滋病晚期外），常累及第Ⅶ对及第Ⅴ、Ⅷ对脑神经。

【MRI及CT表现】

表现为大脑镰及小脑幕带状长 T1、长 T2 信号，增强扫描明显强化（图 13-4-1）。

CT 表现大脑幕及小脑幕多见，呈带状增厚，增强可见线状或条状明显异常强化。慢性期表现为幕上脑室积水扩张。

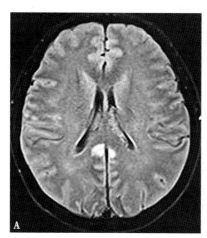
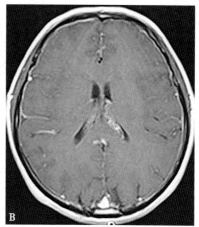

图 13-4-1　AIDS 相关无菌性脑膜炎
男，53 岁。发热、肢体麻木乏力 5 天入院，有冶游史，HIV 检测阳性；后期出现意识模糊、眼球运动受限。A. FLAIR 序列显示扣带回后部小片状稍长 T1 稍长 T2 信号影，大脑皮层信号广泛性增高，皮髓质分界模糊；B. 增强扫描病灶明显强化，硬脑膜线状强化增厚，脑基底池及中脑、桥脑周围脑膜强化

【鉴别诊断】

主要与其他病原体感染或某些非感染性疾病引起的无菌性脑膜炎鉴别。本病影像学表现无特异性，可根据病史进行鉴别。

二、新型隐球菌脑膜炎

【病因、病理】

新型隐球菌是一种条件致病菌，通过呼吸道进入人体，经血液循环侵犯中枢神经系统。常引起脑膜炎，血管周围间隙扩张和局限性脓肿。但艾滋病患者以播散性感染多见。常引起基底节区血管周围间隙扩张，形成假囊肿。

【临床表现】

头痛，发热，脑膜刺激征等，也可有局部神经症状。

【MRI 及 CT 表现】

急性期的弥漫性脑炎主要表现为脑水肿，脑实质内多发斑点状长 T1、长 T2 信号区，增强后呈线状强化（图 13-4-2）。脑膜强化一般出现在大脑底部和表面、小脑背面、环池等处，随病程进展而明显。中晚期多可出现脑积水表现，可见轻至中度对称性脑室扩张，主要因脑膜炎性粘连引起的中脑导水管狭窄，脑脊液循环障碍所致。

CT 表现大脑幕及小脑幕多见，也可见于脑池，中脑水管狭窄，幕上脑室对称性扩张，脑膜结节状或线状强化。

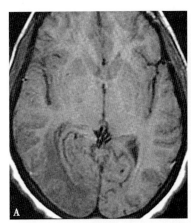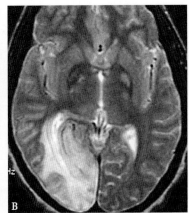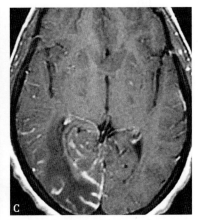

图 13-4-2　艾滋病相关隐球菌脑膜脑炎

女，42 岁。A、B. MRI 平扫显示右枕叶大片状稍长 T1 长 T2 信号影，皮髓质分界模糊，边界不清，延伸至右侧侧脑室后角周围伴占位效应，双侧基底节亦见小片状类似信号改变；C. 增强扫描显示右枕叶软脑膜点状、线状强化，左侧枕叶、左侧基底节亦见点状强化高信号

【鉴别诊断】

本病很难与结核性脑膜炎鉴别，需依靠病原学证据。本病还应与脑部曲霉菌病鉴别。艾滋病相关性脑部曲霉菌病是由曲霉菌引起的一组慢性真菌病，MRI 常显示单发或多发性脑脓肿、脑梗死、出血性脑梗死表现等。

三、曲霉菌性脑膜炎

【病因、病理】

新型隐球菌是一种血管侵袭性真菌，常破坏血管引起出血性梗死。来源于鼻窦和鼻腔的曲霉菌可直接侵犯额叶，引起坏死性脓肿；来源于肺部的病灶可经过血源性感染引起中枢神经系统曲霉菌病。

【临床表现】

头痛，发热，脑膜刺激征等，也可有局部神经症状。头痛逐渐加重，精神异常，躁动，严重者出现不同程度意识障碍和颅内高压症状。

【MRI 表现】

多表现为脑实质内多灶性、多形态性损害，常见的有单发或多发性脑脓肿、脑梗死、脑出血、颅内肉芽肿、脑膜炎、脑炎等，有时可伴局部脑膜外脓肿及硬脑膜强化，同时周围鼻窦、眼眶软组织出现强化影。脓肿表现为长 T1、长 T2 信号，脓肿壁较厚（图 13-4-3）。

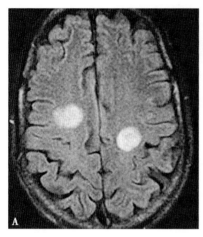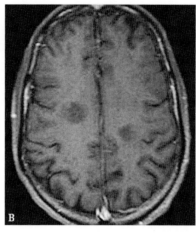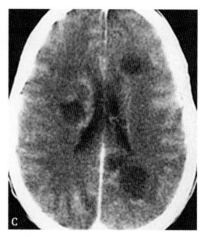

图 13-4-3　艾滋病相关性播散性曲霉菌病
A、B. 男，39 岁。A. 轴位 T2-FLAIR 像显示半卵圆中心两个边界清楚的高信号病灶，周围未见明显水肿；B. 增强 T1WI 显示无强化的低信号区；C. 另一例患者，男，38 岁。增强 CT 图像显示多个低信号区，边缘轻度强化

【鉴别诊断】

本病应与细菌性及寄生虫性脑脓肿、出血性脑梗死、脑出血等鉴别，组织病理学找到病原菌最有确诊意义。

四、结核性脑膜炎

【病因、病理】

HIV 的流行使结核发病率呈上升趋势，艾滋病相关性脑结核可发生率增加，多发生在 HIV 感染早期，发病率为 5%~10%，多发生在 CD4 350~400cell/μl 时，多累及脑膜，也可累及脑实质。由结核分枝杆菌血源性引起脑组织或脑膜的感染，形成结核性脑脓肿、结核球或结核性脑膜炎。常见并发症是由于脑膜炎引起的脑积水和脑缺血。常常在大脑、小脑和脑干引起结核球。结核病典型变现是结核结节与干酪坏死，结核结节由上皮细胞和朗汉斯巨细胞构成，中心可见干酪坏死，周围有成纤维细胞和淋巴细胞。

【临床表现】

主要临床表现为结核症状、颅内高压、局限性脑损害、脑神经损害及小脑损害症状。

【MRI 及 CT 表现】

如果累及脑膜，多发生脑基底池、侧裂池等脑膜渗出增厚，MRI 增强可见明显异常强化；如果累及脑实质，MRI 呈多发类圆形长 T1 长 T2 信号，MRI 增强可见多发类圆形结节或环状强化，周围水肿明显呈指状，可有占位效应（图 13-4-4）。脑基底池闭塞，呈长 T2 信号，以鞍上池最多见，其次为环池及侧裂池，增强扫描见脑基底池脑膜明显增厚强化。亦可见大脑中动脉皮层分布区与基底节区的脑梗死，呈点片状长 T1、长 T2 信号。

CT 表现平扫可无显著表现，增强扫描受累脑膜可明显强化，脑实质可见粟粒状低密度结节，增强扫描明显强化。早期即有脑积水，交通性脑积水居多（图 13-4-5）。

【鉴别诊断】

本病应与新型隐球菌性脑膜脑炎鉴别，后者平扫多无异常发现，增强扫描可见脑膜线状强化，病原学证据可确诊。本病还应与弓形虫脑炎鉴别，后者多发生在脑基底节区和皮髓质区，病灶大小不一、形态不一、多呈螺旋状、环形强化。

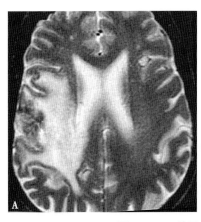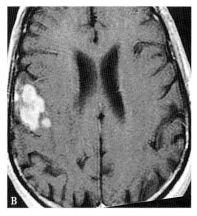

图 13-4-4　艾滋病相关脑结核瘤

男，32 岁。HIV 感染患者以头痛起病。A. T2WI 显示右侧颞顶叶交界区皮层下不规则形低信号灶，伴周围重度水肿环绕，占位效应不明显；B. 增强 T1WI 显示散在多发结节性明显强化灶呈融合趋势

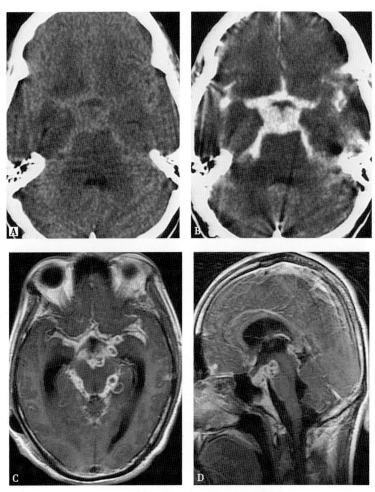

图 13-4-5　艾滋病相关结核性脑膜炎

A、B. 女，30 岁。HIV 感染患者。平扫 CT 显示基底池弥漫性高信号影，增强 CT 显示基底池明显强化；C、D. 另一例患者，脑基底池、鞍上池及蛛网膜下腔弥漫性环状强化结节，软脑膜强化增厚，中脑导水管粘连合并梗阻性脑积水

第五节　艾滋病淋巴瘤

【病因、病理】

艾滋病淋巴瘤是最常见的与艾滋病有关的肿瘤之一，在颅内占位性病变中，淋巴瘤的发生率仅次于弓形虫病，好发于艾滋病晚期。以原发性非霍奇金淋巴瘤多见，继发性少见。前者来源于 B 细胞，病理特征表现为瘤细胞在血管周围呈向心性排列并沿血管周围间隙向外浸润扩展，瘤细胞间可见吞噬细胞呈"满天星"表现。

【临床表现】

多见于中年男性，常以颅内压升高和局部压迫症状为首发或主要表现。在关注脑内淋巴瘤的同时，还应注意有无合并脑外淋巴瘤的可能。

【MRI 及 CT 表现】

原发性淋巴瘤主要表现为单发或多发的脑实质浸润性病变，常位于双侧脑室周围和胼胝体或后颅窝，多紧贴室管膜，T1WI 多呈低或等信号，T2WI 多为稍高信号，增强扫描肿瘤均匀强化，若有坏死则呈不均匀团块状、环状或地图状明显强化，中心坏死区无强化（图 13-5-1）。继发性淋巴瘤大部分位于蛛网膜下腔。

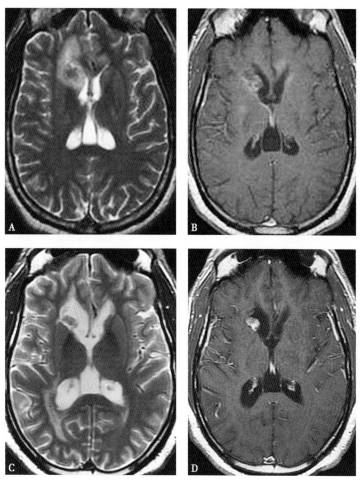

图 13-5-1　艾滋病相关中枢神经系统淋巴瘤

男，31 岁。AIDS 患者，精神不振、嗜睡 1 个月；CSF 检查正常，PCR 发现脑脊液 EB 病毒 DNA 阳性。A、B. T2WI 显示右侧尾状核头部、胼胝体膝部右侧及脑室周围白质肿块样异常信号改变，增强扫描轻度斑片状强化；C、D. 全脑放射治疗后复查显示右侧尾状核头部结节强化明显，脑室形态扩大伴脑室周围白质内对称性 T2WI 高信号，增强扫描无强化

CT 表现平扫多表现为不规则低密度影，周围见中度水肿，占位效应相对较轻。增强扫描肿瘤均匀强化或边缘呈地图样强化，中心无强化。

【鉴别诊断】

本病应与弓形虫脑炎鉴别，后者多发生在脑基底节区和皮髓质区，病灶多发，多呈螺旋状、环形强化。艾滋病淋巴瘤多为单发，位于脑室周围和后颅窝多见。本病应与脑转移瘤鉴别，后者多发生在皮髓质交界区，周围水肿明显。

（李文娟　高　波　王　凯）

参 考 文 献

1. 陈殿森，李宏军，李莉. 艾滋病相关性颅内新型隐球菌感染的MRI诊断. 放射学实践，2011，26（6）：586-589.
2. 陈少琼，全力，张志刚，等. 隐球菌性颅内肿块性病变磁共振成像的特征性表现. 新医学，2010，41（7）：451-454.
3. 高波，吕翠. 神经系统疾病影像诊断流程. 北京：人民卫生出版社，2014：683-694.
4. 黄斌. 原发性脑淋巴瘤的影像学表现与病理学对照研究. 医学影像学杂志，2008，18（11）：1217-1220.
5. 李宏军，齐石. 艾滋病神经系统感染临床与影像学表现. 磁共振成像，2010，1（5）：380-388.
6. 李宏军. AIDS合并脑内、肺内机遇性感染的影像学诊断研究. 实用医学影像杂志，2003，4（6）：323-325.
7. 刘金贵，喻齐志，李由. 艾滋病继发弓形体脑炎的CT及MRI表现. 中国介入影像与治疗学，2010，7（5）：525-528.
8. 刘磊，王佳伟，王德新. JC病毒感染与进行性多灶性白质脑病. 中华神经学杂志，2011，44（3）：209-211.
9. 吕亚萍，黄葵，马雪梅，等. 艾滋病合并弓形体虫脑炎的MRI表现. 实用放射学杂志，2011，27（7）：989-991.
10. 松峰，刘晋新，唐小平，等. 艾滋病相关淋巴瘤的CT表现. 临床放射学杂志，2010，29（3）：381-383.
11. 汪之胜，郭耀平，宋亭，等. 弓形体脑病的MRI表现. 实用放射学杂志，2005，21（6）：582-585.
12. 张卡林，张彤，吴昊，等. 人免疫缺陷病毒相关痴呆症诊断策略. 中华内科杂志，2011，50（10）：889-891.
13. 张可，马大庆，吕富靖，等. 艾滋病合并结核病的诊断与治疗. 中华结核和呼吸杂志，2001，24（11）：682-684.
14. 张玉林，宋凤丽，吴昊，等. 艾滋病相关痴呆症的病理改变和影像学诊断. 中华临床感染病杂志，2012，5（5）：318-320.
15. 张玉林，吴昊，陈德喜. 人类免疫缺陷病毒相关痴呆症. 中华传染病杂志，2011，29（8）：510-512.
16. 赵建民，李稳，史恒瑞，等. 艾滋病患者脑部常见病变的CT表现. 实用放射学杂志，2008，21（7）：267-268.
17. 李联忠. 脑与脊髓CT、MRI诊断学图谱. 第2版. 北京：人民卫生出版社，2011：444-455.
18. Bag AK, Curé JK, Chapman PR, et al. JC virus infection of the brain. AJNR Am J Neuroradiol, 2010, 31（9）：1564-1576.
19. Gutierrez J, Ortiz G. HIV/AIDS patients with HIV vasculopathy and VZV vasculitis: a case series. Clin Neuroradiol, 2011, 21（3）：145-151.
20. Kazuhiro U, Yasuo K. Brain MRI findings in cryptococcal meningoencephalitis. Nippon Med Sch, 2000, 67（4）：226-227.
21. Lin TY, Yeh KM, Lin JC, et al. Cryptococcal disease in patients with or without human immunodeficiency virus: clinical presentation and monitoring of serum cryptococcal antigen titers. Microbrol Immunol Infect, 2009, 42（3）：220-226.
22. Lindl KA, Marks DR, Kolson DL, et al. HIV-associated neurocognitive disorder: pathogenesis and therapeutic opportunities. J Neuroimmune Pharmaco, 2010, 55（3）：294-309.
23. Post MJ, Thurnher MM, Clifford DB, et al. CNS-immune reconstitution inflammatory syndrome in the setting of HIV infection, part 1: overview and discussion of progressive multifocal leukoencephalopathy-immune reconstitution inflammatory syndrome and cryptococcal-immune reconstitution inflammatory syndrome. AJNR Am J Neuroradiol, 2013, 34（7）：1297-1307.

第十四章

天幕区病变

第一节　天幕区正常解剖

　　脑表面覆盖由 3 层结缔组织构成的被膜，由外向内依次为硬脑膜、蛛网膜和软脑膜，它们对脑组织起着保护、支持和营养等多种功能。硬脑膜为厚实而坚韧的结缔组织，分为内外两层，外层即颅骨的内膜，它与颅骨表面的关系各处不一，在颅盖部粘连较松，易于剥离，在颅底部粘连紧密，在颅缝处及颅底部的骨嵴处则粘连更加牢固。内层与蛛网膜相贴，其间的腔隙称硬膜下腔。硬脑膜的两层之间是一层薄网状组织，有血管、神经通过。在不同的部位硬脑膜向内折叠形成突起，呈板状插于脑裂隙内，其中有大脑镰、小脑幕（天幕）、小脑镰和鞍膈。

　　天幕又称小脑幕，是硬脑膜呈板状插入在大脑、小脑之间的脑膜，呈水平位；幕的中央高，两侧低，其上外方为大脑枕叶和颞叶底后部的海马回和海马沟回，幕下为小脑的上面。

　　天幕附着于枕骨横沟与颞骨岩部上缘之间，其横沟部为横窦所在，天幕内侧缘游离，称为小脑幕切迹。可分为前后两部，前部在矢状方向伸向前方与岩骨嵴牢固接连，其游离缘形如索带，可分为内外两股。内股较短，止于后床突，称为岩床内侧韧带，有动眼神经经过其上缘，向前进入海绵窦。外股较长，向前止于前床突，称为岩床外侧韧带，构成海绵窦的外侧壁和顶盖。游离缘的后部呈弓形陡直的向后上方，再稍向前转弯，在中线上与对侧游离缘汇合，此汇合点相当于小脑幕的顶峰，双侧游离缘环抱，形成小脑幕孔，脑干通过其中。小脑幕孔形如瓜子状，前圆后尖，纵径大于横径，纵径平均为 60mm，横径约为 32mm。小脑幕孔的边缘称为小脑幕切迹。小脑幕切迹的高度 60% 平鞍背，40%位于鞍背下（20±10）mm，切迹长平均（58±12）mm，前部宽（30±5）mm，中部宽（31±8）mm，后部宽（26±6）mm。

　　天幕窦为位于两层硬膜之间的静脉窦，每侧天幕都存在两个，即内侧幕窦和外侧幕窦。天幕窦 4 种起源：①起源于小脑上表面和蚓部的桥静脉，主要引流小脑半球和蚓部的血液多由单根桥静脉汇入天幕窦，约占 55.3%；②起源于大脑表面桥静脉，主要引流枕叶和颞叶的血流，为多根桥静脉汇入天幕窦，约占 21.1%；③起源于天幕自身的小静脉血管，约占 13.1%；④起源于脑干面，主要引流中脑外侧面的血液，约占 10.5%。天幕窦常见的汇入部位依次为横窦（51.7%）、窦汇（25.9%）、直窦（17.3%）和岩上窦（5.1%），而横窦的中后部和窦汇是天幕窦汇入的主要部位。天幕窦与很多桥静脉间都存在着广泛的联系，所以阻断天幕窦不会带来明显的副作用；但如果疾病本身的因素已阻断了主要静脉通道，这时天幕窦才起着主要的侧支循环作用。

　　天幕在 CT、MR 的表现取决于不同层面和体位其形态均不相同，增强扫描显示清晰。横轴位基线上 3～5cm 层面上显示，不同层面呈现不同的形态，分别呈八、V、Y 及 U 字形，两肢内侧或包绕的结构为幕下结构。MR 矢状位上的表现为长 T1 短 T2 条状信号。MR 冠状位上的表现为长 T1 短 T2 人字形信号（图 14-1-1、2）。

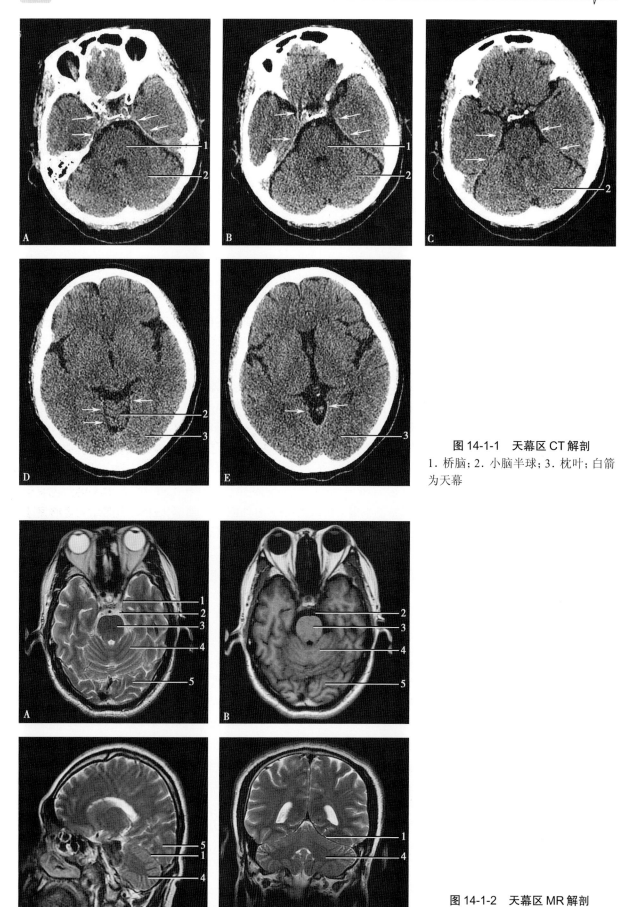

图 14-1-1 天幕区 CT 解剖
1. 桥脑；2. 小脑半球；3. 枕叶；白箭为天幕

图 14-1-2 天幕区 MR 解剖
1. 小脑幕；2. 桥前池；3. 桥脑；4. 小脑半球；5. 枕叶

第二节　天幕区细菌性病变

细菌性病变包括化脓性脑膜炎及化脓性脑脓肿。化脓性脑膜炎是指软脑膜和蛛网膜的化脓性炎症。病原菌多由血行播散至脑膜，偶尔由邻近病灶直接蔓延而至，如静脉窦、鼻窦或中耳的感染。

一、天　幕　炎

天幕炎为急性、慢性化脓性中耳炎的并发症，常发生于中耳乳突炎的同侧，系化脓性脑膜炎发生在天幕区，故又称化脓性脑膜炎。

CT 显示天幕区脑膜增厚较显示颅中窝、颅后窝的脑膜增厚容易，这是因为颅中窝、颅后窝硬脑膜紧贴颅骨内板不易显示，天幕游离易于显示，特别是冠状位 CT 增强扫描更能明确显示增厚的天幕，这是因为冠状扫描面与天幕垂直，不受部分容积效应影响的缘故。MR 扫描不受颅骨的影响，通过各种扫描方位及增强扫描可显示颅中窝、颅后窝及天幕硬脑膜的广泛增厚，明显优于 CT。

【病因、病理】

天幕炎主要为急性、慢性化脓性中耳炎累及同侧小脑幕等脑膜引起。

病理上，主要表现为受累硬脑膜广泛增厚、变色、肉芽组织和纤维组织形成或硬脑膜溃烂。脑膜发炎后脑膜及脑表面的血管明显充血，血脑屏障破坏，炎性细胞产生大量炎性渗出物充填于蛛网膜下腔。发炎的硬脑膜可与局部脑组织粘连，并引起脑组织水肿；脑膜增厚粘连，可引起交通性或梗阻性脑积水。镜检在病变组织中见到淋巴细胞、中性粒细胞及朗格汉斯细胞等。

【临床表现】

天幕炎病程呈慢性、进行性，以频繁复发为特征，突然发病者罕见。一般最常见的临床表现为头痛和多对脑神经损害。头痛多系局灶性或弥漫性硬脑膜炎所致，少数可由伴发的脑水肿或脑积水引起。最常见的脑神经受累是展神经，其次是三叉神经，再次是视神经、动眼神经、滑车神经、面神经；也有学者认为视神经最常受累。其他的临床表现如癫痫、精神症状、共济失调、垂体功能改变等，大多继发于包括大脑、小脑、乳突、垂体等邻近结构的受累。

耳源性天幕炎临床上还可出现以下表现：中耳乳突炎的症状，如，耳内闷胀感或堵塞感，听力减退及耳鸣等；颞骨岩部炎（岩尖炎）的症状，头痛、耳溢液增加；脑神经症状常表现为岩尖综合征（Gradenigo综合征，中耳流脓，同侧展神经麻痹引起的斜视、复视、三叉神经分布区疼痛和面神经麻痹联合出现）；颞枕部疼痛；颅内压增高，系硬脑膜炎症累及同侧颞枕叶和（或）小脑半球并导致该区域脑水肿及脑积水所致；静脉窦闭塞可造成静脉回流障碍，亦可能为导致脑水肿和颅内压增高的原因。

【CT 表现】

平扫，中耳乳突炎和岩尖炎同侧的天幕密度增高，也可为等密度，边界欠清。增强检查，患侧天幕明显强化，异常强化的范围可达幕切迹，甚至对侧幕切迹亦可出现明显强化，此为天幕发炎增厚的直接征象（图 14-2-1）。

冠状位平扫和增强扫描更能清楚地显示增厚的天幕。天幕虽然增厚，但并无明显的局限性肿块影。患侧天幕同侧的小脑半球和（或）颞枕叶出现轻度或明显水肿，致附近脑室受压变形移位，尤其第四脑室受压变形移位最为重要。由于它能阻塞脑脊液循环通路，形成脑积水，从而使颅内压进一步增高。同时，HRCT 还可显示中耳乳突炎及其他并发症。

【MRI 表现】

天幕炎多见于单侧天幕受累，有时亦可见于双侧天幕，常伴有同侧中耳乳突炎、脑脓肿。

MR 平扫显示沿大脑镰、小脑幕、颅底或颅顶内板下硬脑膜局限性或弥漫性增厚，弥漫性肥厚为线条状或结节状，结节状肥厚与硬脑膜反复感染或不同部位感染程度不同有关。T1WI 为低或稍低信号，代表致密纤维组织和炎性细胞反应。T2WI 为明显低信号，代表致密纤维组织。T2WI 低信号的硬膜边缘可出现薄层高信号影。FLAIR 序列和 DWI 均呈低信号。邻近脑水肿呈长 T1、长 T2 异常信号，

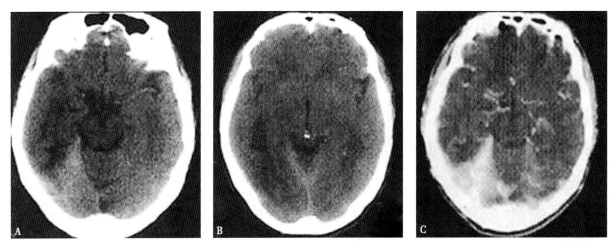

图 14-2-1　天幕炎

A、B. CT 平扫示天幕右侧半密度增高,右侧颞枕叶水肿,有轻度占位表现;C. CT 增强扫描示右侧硬脑膜广泛强化,直达幕切迹

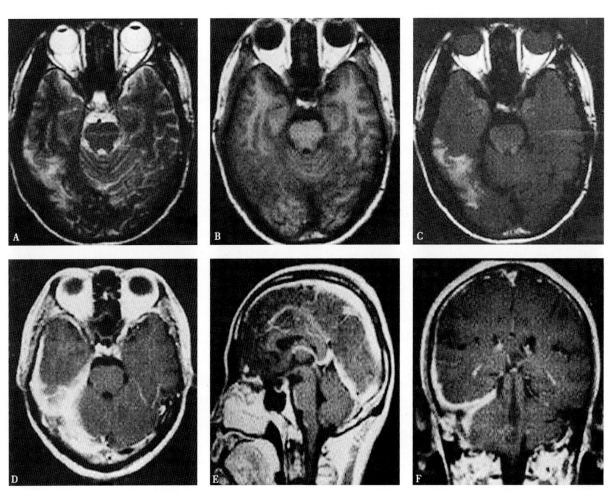

图 14-2-2　天幕炎

A. 横轴位 T2WI 示右侧天幕硬脑膜增厚,呈低信号,直达幕切迹,同侧颞叶见长 T2 水肿;B. T1WI 示右侧天幕硬脑膜呈低信号;C. FLAIR 示右侧幕切迹增厚,呈低信号,右侧颞枕叶水肿,呈高信号。D. T1WI 横轴位增强扫描,天幕、颅后窝和枕部右侧硬脑膜增厚、强化,E. 矢状位增强扫描显示右侧颅中窝、颅后窝和天幕硬脑膜广泛增厚、强化;F. 冠状位增强扫描显示右侧硬脑膜广泛增厚、强化,右侧乳突有强化灶

FLAIR 序列呈高信号，DWI 呈等信号或略高信号（图 14-2-2）。

增强扫描显示肥厚硬脑膜明显强化，近蛛网膜侧的硬脑膜强化更明显，小脑幕、大脑镰部位硬脑膜强化较特殊，呈双轨道强化。患侧中耳腔和乳突出现长 T1、长 T2 异常信号，增强后显著强化。同侧颞枕叶或小脑半球出现脑水肿，侧脑室三角区受压、变形，第四脑室变形、向对侧移位。小脑水肿至第四脑室受压阻塞脑脊液循环，幕上脑室可有轻度至中度脑积水。患侧乳突气房内密度增高。

【鉴别诊断】

1．与天幕区蛛网膜下腔出血鉴别　蛛网膜下腔出血的患者起病突然，头痛剧烈，无中耳炎病史。CT 显示天幕区密度增高，无脑水肿，可有脑积水，短期观察出血区密度逐渐减低。冠状位 MR T2WI 见不到呈短 T2 信号、增厚的天幕。增强扫描天幕无异常强化。上述表现与天幕炎明显不同。

2．与天幕脑膜瘤鉴别　天幕脑膜瘤起于天幕，可向幕上或幕下生长，CT 和 MR 显示天幕区局限性肿块影，无天幕弥漫性增厚，与天幕炎易于鉴别。

3．与脑膜转移癌鉴别　脑膜转移癌患者可有肿瘤病史。增强扫描显示脑膜和室管膜广泛强化，天幕增厚而不规则，有时肿瘤在脑池内形成圆形或弧形结节影。天幕炎多有中耳炎病史，且影像表现与脑膜癌明显不同。

4．与静脉窦血栓形成所致静脉性脑梗死鉴别　天幕炎所致的脑水肿长期存在，病变仅位于天幕炎同侧，并不演化为脑软化灶。静脉性脑梗死患者，MRV 显示横窦和乙状窦内充盈缺损及信号增高，相应区域脑组织出现异常信号，可演变为脑软化灶。

二、天幕区脑脓肿

【病因、病理】

天幕区脑脓肿来源分为两种，耳源性脑脓肿和血源性脑脓肿，国内统计资料显示耳源性脑脓肿约占 48.36%，以慢性中耳炎或乳突炎并发胆脂瘤所致的脑脓肿最多见。

耳源性脑脓肿多由中耳炎和乳突炎侵蚀鼓室壁，破坏鼓室盖、乳突小房顶或岩骨后方，侵蚀各层脑膜，引起化脓性天幕炎，并通过硬脑膜血管或其周围间隙进入脑实质，向上蔓延引起颞叶脑脓肿，向后引起小脑脓肿。脓肿多单发，少数可为多发或多房性。血源性脑脓肿多由颅内或其他部位化脓性感染，细菌经血液循环至天幕及脑实质形成病变。

脑脓肿根据不同的病程及病理改变一般分为 3 个阶段：局限性脑炎期、化脓期、包膜形成期。局限性脑炎期：病变区脑组织充血、水肿、炎性细胞浸润，部分脑组织坏死、液化。化脓期：坏死、液化区融合，形成脓肿。包膜形成期：脓腔周围肉芽组织、纤维结缔组织及神经胶质细胞增生形成包膜，包膜各处厚薄不一，包膜周围的脑组织水肿。

【临床表现】

一般患者发病急，多有原发病灶感染史，出现发热、畏寒、头痛、恶心、呕吐、乏力、嗜睡或躁动、肌肉酸痛及颅内压增高的表现等，查体有颈部抵抗感，克氏征及布氏征阳性，周围血象增高。

局灶性症状主要因脓肿累及不同的脑组织而异，症状出现可早可晚，亦可不明显：颞叶脓肿可表现为对侧肢体全偏瘫、对侧中枢性面瘫、失语症、对侧肢体强直性痉挛等；小脑脓肿可以出现中枢性眼震、同侧肢体肌张力减弱或消失、共济失调等。

【CT 表现】

脑炎期平扫显示小脑内可见边缘模糊的低密度病灶，有占位效应，增强扫描低密度病灶无强化。

化脓期，病变平扫表现为不规则的片状低密度影，边缘模糊，密度均匀或不均匀，增强后轻度强化，呈完整但不规则的浅淡环状强化。

脓壁形成期，平扫脓肿呈圆形或类圆形低密度影，周边可有完整或不完整的等密度或高密度环，环厚 5～6mm，边界多不清晰。如为产气菌感染，脓肿内可见气液平面。脓肿周围有脑水肿，占位效应明显。可有梗阻性脑积水。如为血肿穿刺引流术后形成的脓肿，脓腔内尚有高密度区。增强后，脓肿壁表现为缓慢、持续性的强化，大脓肿可表现为薄的、厚薄均一的环状强化；小脓肿可呈结节状强化；多房脓肿表现为多个相连的强化环；多发脓肿表现为脑内多发的环状或结节状强化灶。

【MRI 表现】

脑脓肿早期 T1WI 表现为小脑内不规则、边界不清的等或稍低信号，T2WI 中心炎症及周围水肿区呈高信号，占位效应明显；增强后，病变呈不规则弥漫强化，晚期脓肿形成时，中心区 T1W 呈低信号，T2WI、FLAIR 呈高信号；周边为环状脓肿壁，T1WI 呈等至中等高信号，T2WI 呈等或相对低信号，增强后可见环状强化（图 14-2-3）。脓肿壁周围脑组织可出现不同程度的水肿，表现为片状长 T1 长 T2 信号。

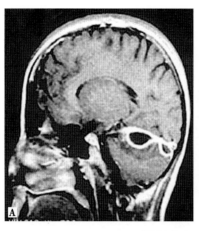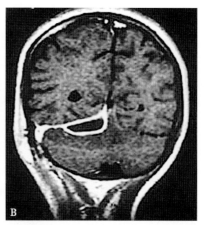

图 14-2-3　天幕区脓肿
A、B（A. 矢状位 T1WI 增强，B. 冠状位 T1WI 增强）：右侧天幕增厚，局部可见椭圆形长 T1 信号，边缘可见环状明显强化

脑炎时 DWI 可显示不同异常信号，其信号高低或扩散加权系数（ADC）与脑炎发病时间或不同阶段的病理改变有关。在急性期 DWI 呈异常高信号，慢性期 DWI 呈低信号而 ADC 值增高。这可能为脑炎急性期病灶区脑实质充血、水肿、血管周围炎症引起脑组织缺血等导致水扩散明显下降所致。在脑脓肿形成期，脓液含有多种炎症细胞、细菌、坏死物质和蛋白分泌物，具有高度黏滞性，限制了水分子的运动，因此在 DWI 图上环内呈高信号，ADC 呈低信号；而脓肿壁为肉芽组织，含水量较少，DWI 呈环形低信。

乙酰天门冬氨酸（NAA）被认为是神经元内标物，存在于神经元内，沿轴索传递，营养神经，其含量下降提示正常神经元被肿瘤侵犯及神经元功能受损。脓液是细菌产生的蛋白酶水解蛋白质所形成，脓肿内不含神经纤维组织，主要成分为缬氨酸、亮氨酸、异亮氨酸，MRS 表现为 NAA 缺失，可见特征性氨酸峰（AA，0.9ppm）峰；此外，由于细菌性脑脓肿脓腔组织缺氧、坏死，MRS 可出现乳酸（Lac，1.33ppm）和（或）脂质（Lip，0.9~1.5ppm）峰。

不典型脑脓肿为不规则形、分叶状或呈多囊状改变；脓肿壁常为厚薄不均，可见向壁外突起的结节或壁环不连续；增强脓肿壁见连续或不连续环形强化，多房性脓肿壁呈多环重叠或分房状强化，脓腔及周围水肿未见强化。脓肿壁的结节强化是由于脓肿壁肉芽组织中有丰富的毛细血管和扩张增生的小血管，增强后可被对比剂充盈而强化形成壁结节。不典型脑脓肿，脓肿壁强化不连续可能与脓肿包膜尚未完全形成有关。当脓肿内脓液增多，腔内压力增高，脓液经脓肿壁薄弱处溢出，可形成多发脓肿或子脓肿。若脑脓肿位置浅表或接近脑室时，可引起邻近脑膜或室管膜发生炎症反应，增强扫描时邻近脑膜或室管膜可见强化（图 14-2-4、5）。

【鉴别诊断】

1. 与脑转移鉴别　脑转移多数位于皮髓质交界处，多发，常表现为类圆形，壁厚且不均，有时可见壁结节，T2WI 呈低信号环征；中心区多呈长 T1、长 T2 信号，DWI 呈低信号；增强后动脉期即可明显强化。

2. 与胶质瘤鉴别　胶质瘤多位于髓质内，多单发，形态多不规则，多为厚壁，有多发壁结节，少见液 - 液平征及病灶内 T1WI 高信号征，中心区 DWI 信号无明显增高；级别较高者多为动脉期明显强化。

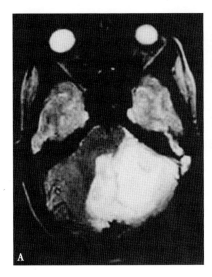
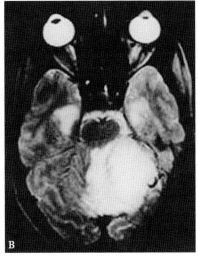
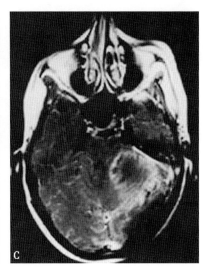

图 14-2-4　左侧小脑脓肿并发天幕炎

A、B（T2WI）：左侧小脑半球可见不规则囊状高信号，周围可见片状水肿信号，占位效应较明显，四脑室、桥脑受压变形，左侧桥小脑角池变小。C（T1WI增强）：可见右侧天幕及小脑内见沟回状强化

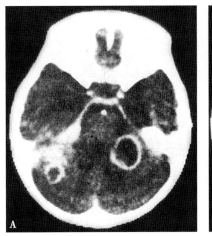
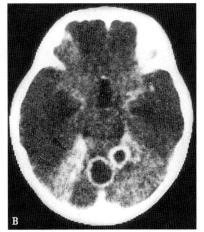

图 14-2-5　后颅凹多发性脑脓肿并天幕炎

A、B. CT 强化显示右侧天幕缘呈片条状明显强化，后颅窝内多发大小不等环形强化影

3．与脑结核鉴别　脑结核患者一般有全身性的结核中毒症状，起病较慢，多继发于其他部位的结核性病变。脑结核瘤的环形强化，其中央部分密度较脑脓肿高，可出现点状钙化或强化，称为靶样征，是结核瘤的特征性表现。结核瘤瘤腔可呈长 T1、长 T2 信号，DWI 上呈高信号、低信号或等信号。有结核性脑脓肿病灶坏死腔均含脂质峰，但不含氨基酸峰。

4．与脑囊虫病鉴别　脑囊虫病为多发大小较一致病灶，部分病灶中可见头节，且一般较少强化、周围水肿带轻或无，环壁较厚者与小脓肿或保守治疗后的脓肿很难鉴别，脑脊液和血清囊虫抗体检测有助于诊断。

第三节　天幕区结核性病变

颅内结核是由体内的原发性结核经血行播散所致，原发灶以肺结核为主，也可由于骨结核、消化系统或泌尿系统的结核播散引起，少部分患者并无颅外结核发现。本病发病部位比较广泛，从大脑、脑干到小脑均有分布，有报道偶尔可发生于硬脑膜、四叠体甚至垂体等部位。

【病因、病理】

结核性天幕炎病理过程缓慢，属于慢性脑膜炎。结核分枝杆菌经血行传播至软脑膜及蛛网膜，形成肉芽肿及纤维渗出，多发于脑底池并向侧裂池延伸。穿越蛛网膜的小动脉因炎性浸润而发生闭塞性动脉内膜炎，使供血区脑组织出现梗死。若基底池产生纤维粘连性蛛网膜炎，影响脑脊液循环，形成梗阻性脑积水。若脉络丛受结核侵蚀产生过多的脑脊液，即在梗阻性脑积水的基础上形成交通性脑积水。

【临床表现】

起病缓慢，开始可有低热、盗汗、精神不振、乏力、纳差等，继而出现剧烈头痛、喷射性呕吐、颈强直等颅内压增高症状和脑膜刺激征。局部神经受累及脑内动脉闭塞者可出现脑神经麻痹和偏瘫等症状。

【CT表现】

脑结核瘤多呈圆形，也可由多个病灶融合成不规则形，以幕上多见，多位于灰质或灰白质交界区，多呈片状、结节状低密度或等密度影，病灶周围均有轻度水肿带，增强扫描表现为结节状或环状强化。

结核性脑脓肿发病率相对较低，脓肿壁为结核性肉芽组织增生，存在供血，而中心干酪性液化、坏死区无供血，增强扫描可见明显环形强化的脓肿壁，厚度均匀，边界光滑，周围有明显脑水肿。

此外，脑底池、侧裂池形态模糊，密度增高；增强后上述脑池内病变明显强化。晚期，脑池内可形成钙化灶。

【MRI表现】

成熟期干酪液化结核瘤，平扫时即可见到厚壁环状结核瘤壁，环内可见长T1、长T2混杂信号影。干酪性结核瘤中心为实性的病灶，T1WI呈低或等信号，T2WI呈等或高信号，增强呈环状或花环状强化，周围脑组织见轻度水肿带。干酪性结核瘤中心为液性的病灶，瘤壁T1WI呈等或略低信号、T2WI呈等或略高信号，瘤体内呈混杂信号，增强呈环状强化，壁欠光滑且厚薄不均匀，周围脑组织无或有轻度水肿带。未成熟期，病灶周围水肿带较广泛，T1WI呈等或略低信号，T2WI呈高信号，增强后呈均匀结节状强化。

结核菌在神经系统不仅可以引起增殖性病变，还引起渗出性病变，渗出物沉积于脑底部蛛网膜下腔及外侧裂池，T1WI见脑底池信号增高，内部结构显示不清；T2WI信号更高，异常信号的形态与脑底池形态基本一致。增强显示脑底池脑膜明显强化，有时呈结节状或串珠状（图14-3-1～3）。

结核性脑脓肿脓腔由干酪样物质坏死液化而成，细胞结构相对较少，因而水分子扩散加快，ADC值升高；有研究报道结核性脑脓肿坏死区扩散受限，ADC值降低，其原因可能与坏死区含大量炎症细胞致细胞黏滞性增高有关。部分病灶DWI信号增高，但ADC值不低，可能与T2透过效应有关。

结核性脑脓肿因为干酪坏死或大量有活力的淋巴细胞浸润以及朗汉斯巨细胞吞噬了大量结核分枝杆菌，导致脂质（Lip，0.9～1.5ppm）峰升高；但是坏死腔不含蛋白水解酶，因而不产生氨基酸峰（AA，0.9ppm）。

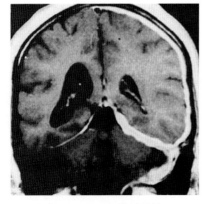

图14-3-1　天幕区结核
冠状位T1WI增强，左侧小脑幕区及左侧大脑半球脑膜明显增厚，明显均匀强化

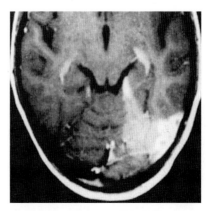

图14-3-2　天幕区结核
横断位T1WI增强，左侧小脑幕区明显增厚，明显均匀强化

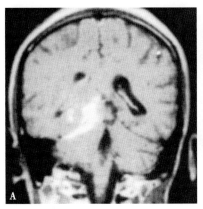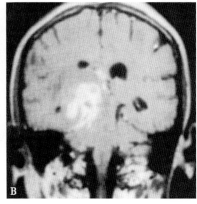

图 14-3-3　结核性天幕炎

A、B. 矢位 T1WI Gd-DTPA 脑底池脑膜明显强化，呈环形改变。天幕缘呈条带状及片状不规则强化影

【鉴别诊断】

天幕区结核瘤需要同脑脓肿、脑转移瘤、脑胶质瘤及脑囊虫鉴别，与后三者的鉴别诊断见"天幕区脑脓肿"一节的鉴别诊断。

与天幕区脑脓肿鉴别：后者起病较急，常有发热、寒战等症状，多有中耳炎等基础病史，DWI 上呈高信号、ADC 图信号减低为特征性的表现。

第四节　天幕区脑囊虫病（脑膜型）

【病因、病理】

脑囊虫病是中枢神经系统最常见的寄生虫感染，我国北方地区最多见。当人食入绦虫卵或绦虫节片后，卵壳被胃酸溶解，幼虫经肠道的血流散布全身，多见于脑、皮下、肌肉和眼部。囊虫通过血管进入脑实质，或是通过脉络丛进入脑室系统；活体囊虫的比重和脑积液相似，在脑室系统呈悬浮状态，可随脑积液的流动方向而移动，通过四脑室正中孔和侧孔进入蛛网膜下腔。

囊尾蚴囊内含透明液体和头节，囊多呈圆形，大小较一致，直径4～5mm。囊虫死后可发生钙化。囊虫病可发生于脑实质、脑室、脑池及脑膜内，因而可分为脑实质型、脑室型、脑膜型及混合型，以脑实质型最多见，可单发或多发。囊虫阻塞脑室通路时，可引起脑积水。

【临床表现】

因囊虫侵入的部位、数量及生物学状态不同，临床表现各异，主要表现为癫痫、发热、脑膜刺激征，或头痛、恶心、呕吐等颅内高压症状及皮下结节。血和脑脊液酶联免疫吸附试验（ELASA）、间接血凝试验（IHA）及囊虫皮试两项以上阳性。

【CT 表现】

因蛛网膜下腔囊虫阻塞或粘连可发生脑积水，CT 上仅显示脑室呈对称性扩大，有的可于外侧裂池等脑池内有囊状低密度病变，并有轻微占位效应，囊壁可稍增强或无增强（图 14-4-1）。脑膜型囊虫病多因蛛网膜炎产生脑积水等改变，难与其他原因引起的脑积水鉴别，常需结合实验室检查才能正确诊断。

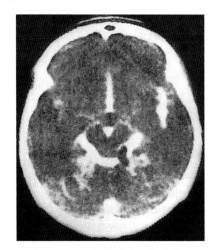

图 14-4-1　脑囊虫病（脑膜型）

CT 强化显示脑基底池及左侧外侧裂池脑膜强化，左侧四叠体池内示不规整囊性低密度灶，边界清楚

【MRI 表现】

天幕区脑膜型脑囊虫完全孤立地存在于蛛网膜下腔，或与邻近的脑组织或软脑膜有一定的联系，

影像学表现与脑实质型脑囊虫相似,典型表现分为以下三期:存活期、退变坏死期、纤维钙化期。典型脑膜型脑囊虫存活期和纤维钙化期的 MR 表现与脑实质型基本一致,退变时期的表现与脑实质型脑囊虫则有所不同。

存活期,病变表现为长 T1、长 T2 信号的小囊肿,信号与脑脊液相近,囊内可见等信号附壁结节,周围无水肿区域,囊壁非常薄,增强后无强化或轻度的环状强化。

退变坏死期不同阶段,MR 表现亦不同。退变坏死早期,T1WI 囊液信号呈高于脑脊液的低信号,T2WI 呈稍低于脑脊液的高信号(图 14-4-2);囊壁厚,呈长 T1、长 T2 信号,头节显示模糊;囊壁周围的脑组织可有不同程度的水肿;增强后囊壁呈环状强化,并可见邻近脑膜强化。退变坏死晚期,囊内容物呈长 T1、短/长 T2 混杂信号,无法区分囊内的结节;囊壁在各个序列都无法区分,增强后可呈环状强化。

纤维钙化期,病灶呈长等 T1 短 T2 信号,周围可以有轻度水肿,增强后可以呈轻度点状、环状强化,或无任何强化。

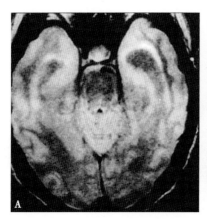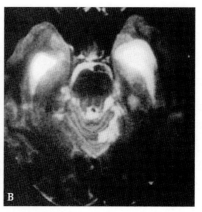

图 14-4-2　天幕区脑囊虫病
A. 质子密度加权,B. T2WI:左侧小脑上池及四叠体池内可见呈簇状的囊状异常信号,质子密度加权像信号稍高于脑脊液信号,T2WI 信号稍低于脑脊液信号,双侧侧脑室颞角增宽,左侧为著

【鉴别诊断】

1. 与脑转移瘤鉴别　脑转移瘤有原发恶性肿瘤病史,病灶常为多发且体积较小,多位于皮质及皮质下区,病灶周围可有不同程度的水肿,增强后可见不规则明显的花环状强化。

2. 与蛛网膜囊肿鉴别　蛛网膜囊肿信号与脑脊液同步,囊壁薄,少有强化,周围脑组织一般没有水肿发生。

3. 与表皮样囊肿鉴别　表皮样囊肿张力性较低,有见缝就钻的生长趋势,DWI 呈高信号,周围脑组织一般没有水肿发生。

4. 与脑脓肿鉴别　脑脓肿起病较急,常有发热、寒战等症状,多有中耳炎等基础病史,呈环形薄壁强化,DWI 上呈高信号、ADC 图信号减低为特征性的表现。

第五节　天幕区硬膜下积液

硬膜下积液又称硬膜下水瘤,占颅脑外伤的 0.5%~1%,临床上与硬膜下血肿不易鉴别。

【病因、病理】

硬膜下积液是外伤引起蛛网膜破裂形成活瓣,使脑脊液进入硬膜下腔不能回流或液体进入硬膜下腔后,蛛网膜裂口处被血块或水肿阻塞而形成。有急性、慢性之分,急性少见,无包膜;慢性形成晚,有完整包膜。

【临床表现】

硬膜下积液一般无明确的临床症状,有时积液量较大时可出现颅压高的症状及脑受压的局部定位体征,如头痛、恶心、呕吐、肢体感觉障碍等。

【CT表现】

硬膜下积液CT表现为一侧或两侧天幕下方线形低密度影,CT值约7HU左右。有时可并发出血而成为硬膜下血肿,密度可升高呈等密度或稍高密度,条带形变为半月形,甚至梭形,硬膜下积液占位效应较轻。

【MRI表现】

硬膜下积液表现为一侧或两侧天幕下方条带状长T1、长T2信号,边缘光滑、清晰,有时可深入后部大脑镰旁(图14-5-1)。

【鉴别诊断】

天幕区硬膜下积液需要与小脑萎缩引起的蛛网膜下腔增宽鉴别,后者天幕区的小脑沟对称性的明显增宽,呈羽毛状,无受压征象;而硬膜下积液可以压迫邻近脑组织,使脑沟变浅。

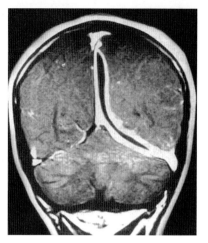

图14-5-1　硬膜下积液
冠位T1WI Gd-DTPA显示大脑镰左旁与左侧天幕形成带状强化高信号影,其中间为条状低信号改变

第六节　天幕区硬膜下血肿

硬膜下血肿是发生在硬脑膜与蛛网膜之间的血肿,是颅脑外伤最常见的颅内出血之一,占颅脑损伤总数的5%~6%,占全部颅内血肿50%~60%。发生在天幕和大脑镰部位的硬膜下出血较大脑凸面硬膜下血肿少见。

【病因、病理】

天幕区硬膜下血肿的患者均有明确的颅脑外伤史,如道路交通事故伤、坠落伤、打击伤等,其中减速运动性损伤较为多见。着力部位主要在枕部或额部。发病机制主要是直接或间接外伤引起的桥静脉与静脉窦连接部撕裂,血液进入下腔所致等。桥静脉相对固定,弹力差,壁薄,外力大时引起大脑半球移位,而矢状窦相对固定,易致桥静脉撕裂,其受力方式可以是加速运动或减速运动的直接作用力,旋转中线部位,旋转力被视为重要因素,也可以是引起大脑镰、小脑幕严重移位的内在推力。

【临床表现】

单纯天幕区血肿一般不会引起明显的临床症状,但是天幕区血肿常合并有脑挫裂伤、蛛网膜下腔出血等而出现相应的临床表现。患者常表现为伤后头晕、恶心、呕吐,有短暂昏迷史,烦躁、意识障碍,颈项强直,下肢肌力减退,锥体束征阳性等。

【CT表现】

小脑幕的急性出血呈以小脑镰为中线片状密度增高影,内侧缘止于小脑幕切迹处,边缘规整、光滑(图14-6-1、2)。近直窦及窦汇区密度较高,血肿贴小脑幕边缘清楚,另一侧相对模糊或整个边缘模糊,但由于小脑幕硬膜下血肿于窦汇下走行较水平,部分容积效应的影响使血肿边界不清,窦汇以上则走行相对垂直而边界较清。

【MRI表现】

天幕区硬膜下血肿表现为天幕明显增厚,边缘光滑、规整。血肿的信号因时间长短的不同而不同,血肿信号的变化与脑内血肿一致。急性期T1WI呈等信号或稍高信号,T2WI呈低信号;亚急性期T1WI呈明显高信号,T2WI呈稍高信号(图14-6-3);慢性期,血肿T1WI、T2WI均呈高信号。

【鉴别诊断】

天幕区硬膜下血肿主要与蛛网膜下腔出血鉴别,由于软脑膜不能深入脑沟,而蛛网膜紧贴脑表面而深入脑沟内,因此蛛网膜下腔出血的脑侧边缘毛糙或呈锯齿状,常伴有邻近脑池、脑裂的积血。

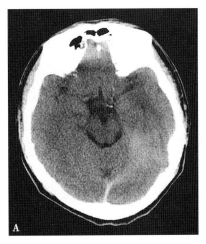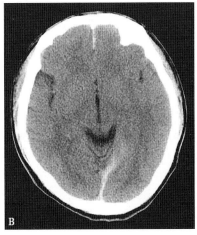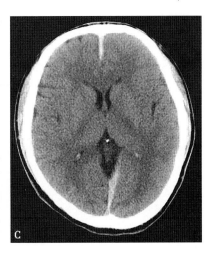

图 14-6-1　天幕区血肿

A～C. 左侧小脑幕增厚、密度增高，所见大脑镰增宽、密度增高

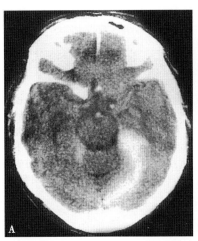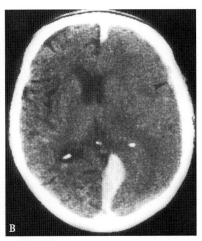

图 14-6-2　硬膜下血肿

A、B. CT 增强扫描左侧天幕呈梭形高密度影，密度均匀，边界清楚

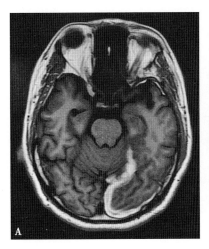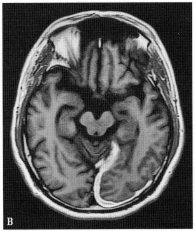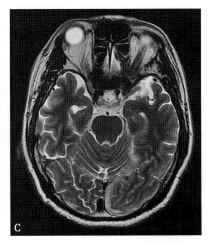

图 14-6-3　天幕区硬膜下血肿

A～H（A、B. T1WI，C、D. T2WI，E、F. T2WI-FLAIR，G. DWI，H. 矢状位 T2WI）：大脑镰旁左侧、小脑幕左侧及枕骨左侧内板下见弧条状短 T1 长 T2 信号灶，最宽约 5mm，边缘清晰，FLAIR 及 DWI 呈高信号

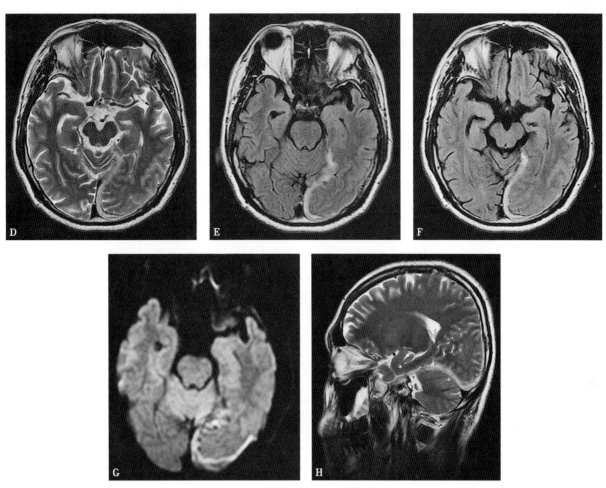

图 14-6-3 天幕区硬膜下血肿(续)

第七节 天幕区蛛网膜囊肿

蛛网膜囊肿是指蛛网膜形成的囊袋状结构,内含有脑脊液,但与蛛网膜下腔和脑室部自由连通。

【病因、病理】

蛛网膜囊肿分为先天性和继发性两种。先天性者为胚胎发育异常,胚胎蛛网膜分裂成两层膜构成完整的囊壁,脑脊液进入两层膜之间形成真性蛛网膜囊肿,与蛛网膜下腔无交通,又称蛛网膜内囊肿。继发性(假性)蛛网膜囊肿多由创伤、炎症等引起的蛛网膜下腔广泛粘连所致。

【临床表现】

蛛网膜囊肿常因检查意外发现,一般无明显的临床症状。

【CT 表现】

蛛网膜囊肿表现为局部脑裂或脑池扩大,内见脑脊液密度的囊性病变,呈膨胀性;局部脑组织受压移位,靠近颅骨的较大囊肿可造成颅骨受压变薄、膨隆(图 14-7-1、2)。增强扫描,病变无强化。

【MRI 表现】

蛛网膜囊肿在 T1WI 呈低信号,T2WI 呈高信号,余脑脊液信号一致。但如为继发于颅内感染后形成的囊肿,其囊液内蛋白质和脂类成分相对较高,在 T1WI、T2WI 上其信号均可高于正常脑脊液信号,蛛网膜囊肿的囊壁薄,不易分辨且不强化(图 14-7-3、4)。囊肿占位效应相对较轻。

【鉴别诊断】

1. 与天幕区脑膜型脑囊虫鉴别 囊虫囊液信号逐渐增高并趋于混杂,囊内可发现变性的头节,环形强化,囊壁厚度均匀,周围脑组织可有水肿。蛛网膜囊肿信号与脑脊液一致,囊壁薄,少有强化,周围脑组织一般没有水肿发生。

2. 与天幕区表皮样囊肿鉴别　表皮样囊肿张力性较低，有见缝就钻的生长趋势，DWI呈高信号，周围脑组织一般没有水肿发生。蛛网膜囊肿信号与脑脊液一致，DWI呈低信号，占位效应较表皮样囊肿明显，可压迫邻近颅骨而出现颅骨变薄。

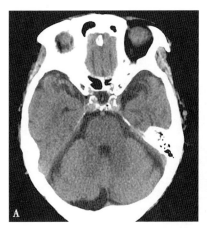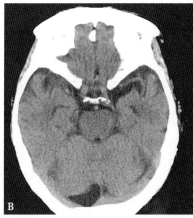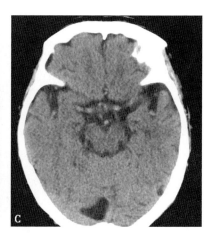

图 14-7-1　天幕区蛛网膜囊肿
A～C. CT平扫示右侧天幕区囊状低密度影，密度均匀，边缘清晰，邻近枕骨内板受压凹陷

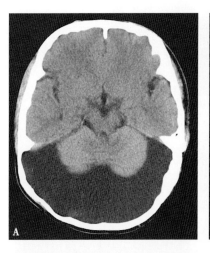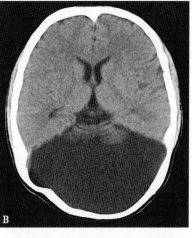

图 14-7-2　天幕区蛛网膜囊肿
A、B. CT平扫示天幕区囊状低密度影，密度均匀，近似于脑脊液，邻近枕骨内板受压凹陷、骨质变薄

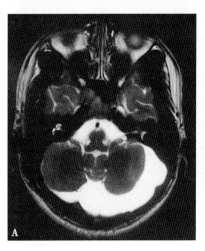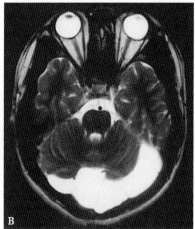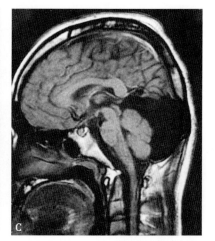

图 14-7-3　天幕区蛛网膜囊肿
A～C. MRI横轴位及矢状位示天幕区囊状长T1、长T2信号影，信号均匀，近似于脑脊液，其内可见条状等T2信号，邻近枕骨内板受压凹陷、骨质变薄

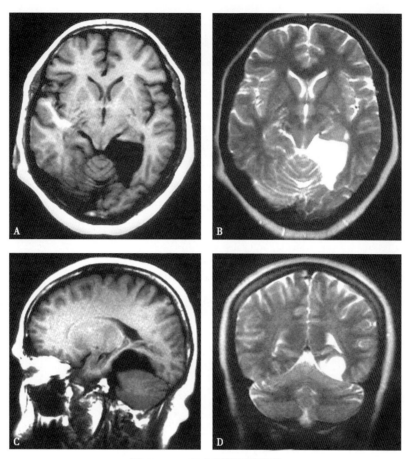

图 14-7-4 天幕区蛛网膜囊肿
A、B. 轴位 T1WI、T2WI 天幕区可见与脑脊液信号相同的明显长 T1、长 T2 信号,边界清楚,信号均匀。C、D. 矢位 T1WI、冠位 T2WI 显示左侧天幕区囊样信号,明显长 T1、长 T2 信号,边界清楚,信号均匀,同脑脊液信号

第八节 天幕区肿瘤

一、天幕区脑膜瘤

【病因、病理】

脑膜瘤是一种生长缓慢的肿瘤,其发病率仅次于星形细胞瘤,约占颅内肿瘤的 15%～20%,好发于中年以上,多见于 40～70 岁,20 岁以下者仅占 3%～4%。男性与女性之比约为 1:2。脑膜瘤为脑实质外肿瘤。起源于蛛网膜内皮细胞或硬膜内的脑膜上皮细胞群,凡有蛛网膜颗粒或蛛网膜绒毛的部位均可发病。幕上较幕下常见,大脑凸面、矢状窦旁、大脑镰旁最多见,其次为蝶骨嵴、鞍结节、颅中窝、嗅沟、桥小脑角、颅后窝及脑室内。脑室内者起源于脉络丛脑膜残余组织。肿瘤单发者居多,偶可多发。脑膜瘤多为良性、实质性肿瘤,质地较硬,有完整包膜,血运丰富,个别有囊变、出血,钙化常见。恶性脑膜瘤较少见。

【临床表现】

脑膜瘤起病缓慢,病程长,可达数年之久。临床表现随肿瘤的位置而异,初期症状及体征不明显,以后逐渐出现颅内压增高症状。大脑凸面脑膜瘤可以出现癫痫,有时可以有急性脑缺血体征。

【CT 表现】

脑膜瘤紧邻并以宽基底与颅骨内板、小脑幕相连,平扫呈卵圆形或分叶状等或稍高密度影,边界清晰,其内常有点状或不规则形钙化(图 14-8-1、2)。周围一般无脑水肿或仅有轻度脑水肿。若压迫脑静脉或静脉窦则脑水肿显著,甚至影响双侧大脑半球,占位效应明显。增强后扫描,病灶呈明显均匀强化,邻近脑膜强化。

【MRI 表现】

典型脑膜瘤紧邻并以宽基底与颅骨内板、小脑幕相连,边界多较清晰;平扫 T1WI 多数呈等信号,少数为低信号;T2WI 表现为等或低信号,部分病变亦可呈高信号。DWI 可呈等信号、低信号或高信号,DWI 为高信号者常提示肿瘤生长活跃或存在恶变的趋势(图 14-8-3、4)。增强后,多数肿瘤明显均匀强化,邻近脑膜强化出现脑膜尾征。

当肿瘤内信号不均,出现区域性异常信号,DWI 呈明显高信号;肿瘤边界不清;邻近骨质广泛性破坏等提示恶性脑膜瘤。

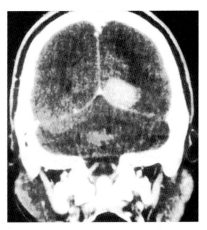

图 14-8-1　天幕切迹脑膜瘤

CT 强化冠位显示左侧天幕缘类圆形明显强化团块影,呈广基底与天幕相贴,边界清楚,密度均匀

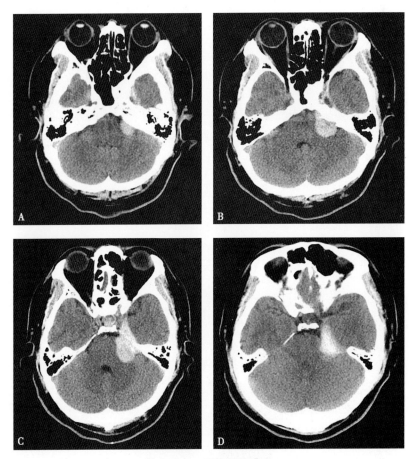

图 14-8-2　天幕下脑膜瘤

A~D. 平扫,左侧桥小脑角区示团状高密度灶,大小约 20mm×22mm,与左侧海绵窦分界不清,密度较均匀,CT 值约 62Hu,桥脑受压变形移位

【鉴别诊断】

天幕区脑膜瘤主要与听神经瘤鉴别,后者可出现前庭蜗神经的症状,肿瘤常呈长 T1、长 T2 信号,信号可均匀或不均,增强后明显强化,但是强化范围常深入内听道,同时内听道管径增大。

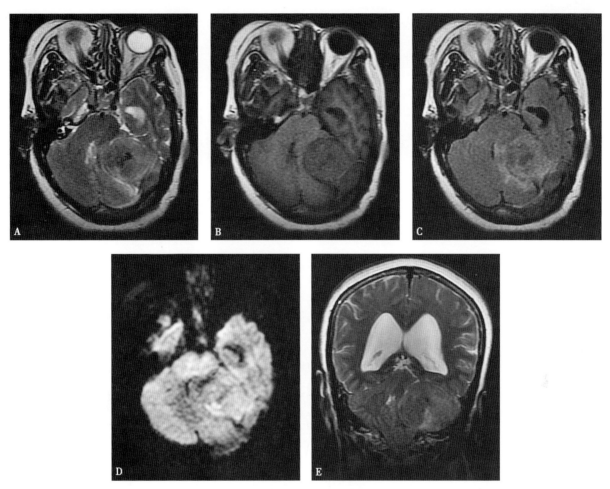

图 14-8-3　天幕下脑膜瘤

A～E（A. T2WI，B. T1WI，C. T2WI-FLAIR，D. DWI，E. 冠状 T2WI）：左侧后颅窝可见团状等及长 T1 等及短 T2 信号灶，边界清晰，周缘可见环条状脑脊液信号灶，左侧小脑半球明显受压，第四脑室及脑干受压变形并右移位，病变最大截面约 54mm×36mm，中央区可见更低信号灶，病变可见宽基底与小脑幕相连，其内信号不均，DWI 呈部分略高信号灶

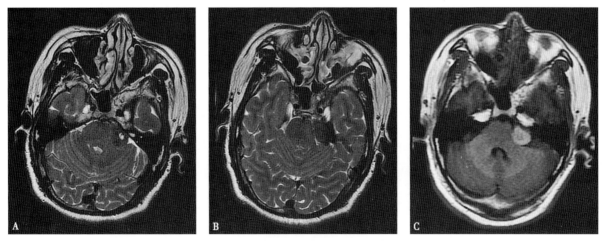

图 14-8-4　天幕下脑膜瘤

A～H（A、B. T2WI，C、D. T1WI，E、F. T2WI-FLAIR，G. DWI，H. 冠状 T2WI）：左桥小脑角区可见团状短等 T1 短等 T2 信号灶，最大截面约 30mm×19mm，边清，可见部分宽基底与小脑幕关系密切，脑干受压变形右移，FLAIR 大部分呈低信号、中心可见斑片状高信号，DWI 呈不均匀低信号

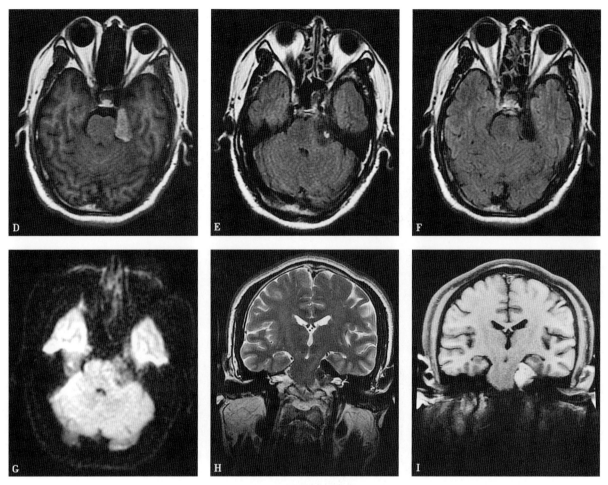

图 14-8-4 天幕下脑膜瘤(续)

二、天幕区脑膜转移瘤

颅内转移瘤占脑肿瘤的 4%~10%，转移瘤在颅内有 4 种形式：脑实质转移灶、颅骨转移灶、硬膜下转移灶和软脑膜转移灶。

软脑膜转移瘤亦称脑膜癌或癌性脑膜炎，可与脑实质肿胀瘤并存，但是也可以单发。CT、MR 平扫一般不能显示软脑膜受侵，必要进行增强扫描。增强后扫描表现为脑沟、回明显强化，并可显示伴随的室管膜及室管膜下强化及小脑幕增厚等(图 14-8-5~7)。

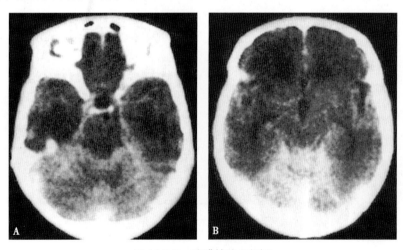

图 14-8-5 脑膜转移(肺癌)
A、B. CT 增强扫描显示天幕弥漫性增厚，天幕明显异常强化

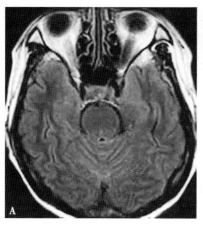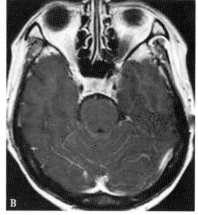

图 14-8-6 天幕区脑膜转移

35 岁, 女性, 乳腺癌病史, 头痛。A. FLAIR 像显示小脑脑沟信号轻度增高。
B. 增强 T1WI 显示不规则线样强化的软脑膜

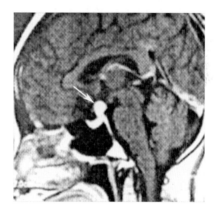

图 14-8-7 生殖细胞瘤脑膜转移

矢状位 T1WI Gd-DTPA 显示灰结节区结节
样强化信号(白箭),并天幕缘结节及条带
样强化

　　硬膜、硬膜下和硬膜外转移,可以是唯一的转移灶,也可伴有颅内、外的其他转移灶。CT、MR 平扫硬膜外、硬膜下转移显示为梭形或新月形的稍高密度或等密度软组织影,而硬膜外转移几乎都伴有邻近颅骨破坏。增强扫描,病灶均有不同程度的强化。

(王其军　相玉香　刘红光　王　强)

参 考 文 献

1. 何晓鹏,陈东,韩福刚,等. 环状强化的脑脓肿、胶质瘤及单发脑转移瘤的 MR 形态特征与病理对照研究. 泸州医学院学报, 2011, 34(3):258-261.

2. 印弘,张艰,高元桂,等. MRS 在脑内占位病变诊断中的应用. 实用放射学杂志, 2007, 23(6):721-723.

3. 麦筱莉,储成凤,秦伟,等. 多体素 1HMRSS 在脑肿瘤强化周围区域中的临床应用. 实用放射学杂志, 2006, 22(5):523-527.

4. 李平,王克江,李峰,等. 1.5TMR 诊断脑结核瘤. 中国医学影像技术, 2004, 20(7):1136-1137.

5. 陈国梅,蔡文翀. CT 及 MR 在不典型脑脓肿诊断中的应用价值. 影像诊断与介入放射学, 2013, 22(3):174-176.

6. 辜虎臣,李茂进,沙俊平,等. 非典型脑脓肿邻近脑膜异常强化的 MR 诊断. 临床放射学杂志, 2007, 26:767-769.

7. 杨家斐,马林,胡淼淼,等. 脑膜型脑囊虫病的磁共振影像学诊断. 中国医学影像技术, 2008, 24(4):504-506.

8. 李联忠. 脑与脊髓 CT、MRI 诊断学图谱. 第 2 版. 北京：人民卫生出版社，2011：487-503.

9. Mishra AM，Gupta RK，Jaggi RS，et al. Role of diffusion weighted imaging of and in vivo proton magnetic resonance spectroscopy in the differential diagnosis of ring enhanceing in tracranial castic mass lesions. J Comput Assist Tomogr，2001，27（4）：540-557.

10. Leuthardt EC，Wippold FJ，Oswood MC，et al. Diffusion-weighted MR imaging in the preoperative assessment of brain abscesses. Surg Neurol，2002，58：395-402.

第十五章

幕上脑内肿瘤

第一节　星形细胞肿瘤

星形细胞肿瘤约占颅内胶质瘤的 75%，而胶质瘤占颅内肿瘤的半数左右，因此，星形细胞肿瘤是颅内最常见的原发脑肿瘤。根据 2007 年 WHO 新肿瘤分类，星形细胞肿瘤分为弥漫性星形细胞瘤、间变性星形细胞瘤、胶质母细胞瘤、毛细胞型星形细胞瘤、多形性黄色瘤型星形细胞瘤和室管膜下巨细胞型星形细胞瘤六大类。其中毛细胞型星形细胞瘤主要发生在小脑。

一、弥漫性星形细胞瘤

【概述】

弥漫性星形细胞瘤为较常见的星形细胞肿瘤，新的 WHO 分类将其归为Ⅱ级。

大体病理为灰色、质地较硬的实质性肿块，可见囊变和坏死，出血较少见。组织学上曾有学者将其分为四种亚型，包括纤维细胞型、原浆细胞型、毛细胞型和肥胖细胞型。有时两种类型可同时存在。免疫组化测定显示 GFAP 阳性，VIM 反应阴性或弱阳性。

弥漫性星形细胞瘤约占颅内肿瘤的 5.6%，发病高峰为 20～40 岁，老年少见。好发部位为额叶、顶叶、颞叶和脑桥等。临床常常以癫痫为首发症状，多数患者有头痛，精神运动性肌无力，可出现呕吐与明显意识障碍。不同部位的肿瘤可产生不同的临床症状：发生于大脑半球者常见症状为精神改变和感觉障碍，还可有对侧肢体瘫痪和同向偏盲；发生于中线者常引起颅内压增高症状；脑干病变主要症状为复视和后组脑神经及锥体束损害的症状。

【CT 表现】

平扫多为较均匀的低密度肿块影，虽然肿块呈浸润性生长，但是边界较清楚，少数病灶部分边界不清。肿瘤周围无水肿或仅有轻微水肿，占位效应较轻（图 15-1-1）。大约 15% 的病灶可见钙化，瘤内出血少见。增强扫描大多数肿瘤无强化，少数轻度强化（图 15-1-2）。

【MRI 表现】

T1WI 肿瘤以低信号为主，少数呈等信号，T2WI 多为均匀高信号，病灶内出血和坏死少见，可见囊变，钙化为 T1WI 和 T2WI 低信号（图 15-1-3）。MRI 显示的病灶范围常大于 CT。病变边界清楚或不清楚，瘤周水肿无或轻微，病变占位效应多较轻（图 15-1-4）。与 CT 相似，增强扫描病变大多无强化，少数轻度强化（图 15-1-5）。病灶较大时，可以沿着脑白质浸润蔓延。

【鉴别诊断】

1. 急性期脑梗死　脑梗死常为急性起病，表现为与脑血管分布区一致的楔形低密度影，边界清楚，增强扫描可见脑回状强化。MR 氢质子波谱显示急性期脑梗死出现明显的 Lac 波，与星形细胞瘤明显不同。

2. 脑脓肿　临床有感染病史及症状。增强扫描可见均匀环状强化影，病灶中心可见坏死区，并且DWI 呈明显高信号，与星形细胞瘤不同。

3. 脑挫伤　临床有外伤史，短期随访复查可见病灶有明显变化。

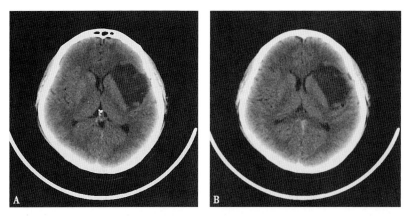

图 15-1-1　左侧额叶星形细胞瘤（WHO Ⅱ级）

A、B. CT 平扫显示左侧额叶低密度灶，边界较清楚，其内密度欠均匀。肿块占位效应轻微

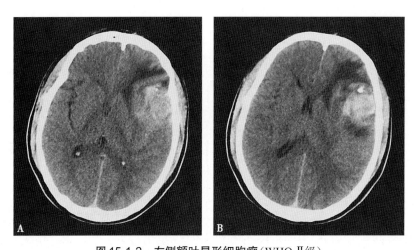

图 15-1-2　左侧额叶星形细胞瘤（WHO Ⅱ级）

A、B. CT 平扫显示左侧额叶肿块，其内可见不均匀高密度影，为肿瘤内出血。周围见水肿，占位效应明显

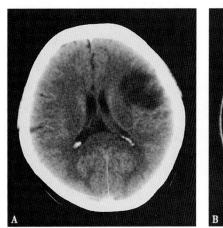
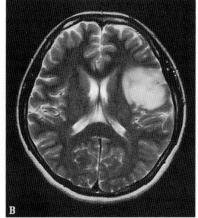
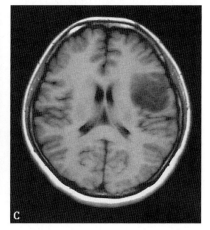

图 15-1-3　左侧额叶星形细胞瘤（WHO Ⅱ级）

A. CT 平扫显示左侧额叶低密度占位病变，边界欠清晰，其内密度尚均匀。B～E. MR 平扫 T2WI 为较均匀的高信号，T1WI 为较均匀的低信号，DWI 呈不均匀稍高信号。F～H. MR 增强扫描病灶无明显强化

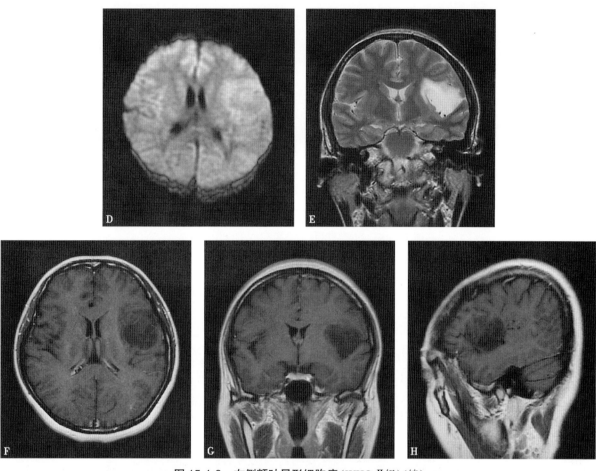

图 15-1-3　左侧额叶星形细胞瘤（WHO Ⅱ级）（续）

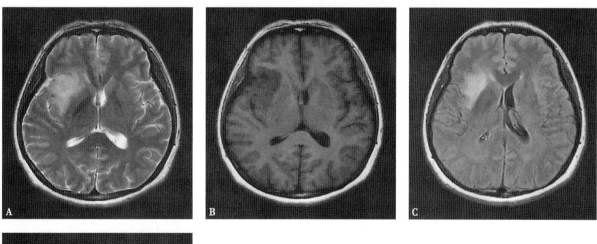

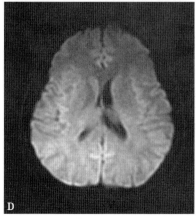

图 15-1-4　右侧额叶星形细胞瘤（WHO Ⅱ级）
A～D. MR 平扫显示右侧额叶长 T1、长 T2 信号肿块,边界欠清晰,FLAIR
T2WI 呈高信号,DWI 呈不均匀稍高信号影

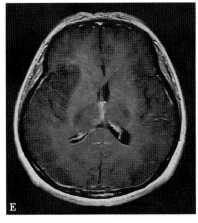
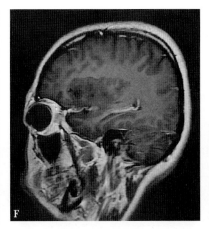
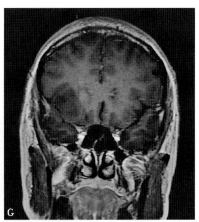

图 15-1-4　右侧额叶星形细胞瘤（WHO Ⅱ级）（续）

E～G. MR 增强扫描肿块无明显强化

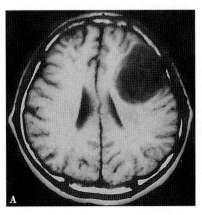
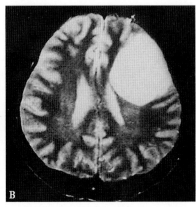
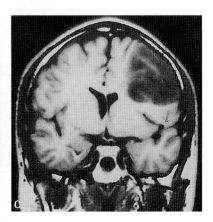

图 15-1-5　额叶星形细胞瘤（WHO Ⅱ级）

A、B、C. 轴位 T1WI、T2WI、冠位 T1WI 显示左额叶圆形长 T1、长 T2 信号，信号均匀，边界清楚，周围水肿不明显。冠位 Gd-DTPA 病灶呈不均匀强化，同侧脑室变形轻度移位

4. 脑转移瘤　典型表现为位于皮质或皮质下区的结节或肿块，周围大片指状水肿，占位效应明显。增强扫描结节或肿块明显强化。

5. 脑膜瘤　脑膜瘤伴有瘤周脑实质水肿时需要与星形细胞瘤鉴别。脑膜瘤增强扫描明显强化，且可见脑膜尾征。

6. 少突胶质细胞瘤　无钙化的少突胶质细胞瘤与星形细胞瘤极其相似，两者鉴别困难。

7. 病毒性脑炎　临床急性发热，脑脊液检查蛋白和细胞数增多。MR T2WI 显示散在或弥漫分布的脑回样高信号，增强扫描多不强化。MR 氢质子波谱显示 Cho 大致正常，Cho/Cr 比值低于 2，与星形细胞瘤鉴别不难。

二、间变性星形细胞瘤

【概述】

间变性星形细胞瘤为一种弥漫浸润性肿瘤，WHO 分类为Ⅲ级。大体病理表现为边界不清的肿块，病灶内常见囊变和出血。组织学包括纤维细胞型、原浆细胞型和肥胖细胞型，大多数为恶性纤维细胞型，也可混杂原浆细胞和肥胖细胞。

间变性星形细胞瘤约占颅内肿瘤的 4%，好发年龄为 35～45 岁，男性多于女性。好发部位为额叶、颞叶的脑白质区，可累及下丘脑和脑桥，小脑罕见。

主要临床症状为头痛、精神症状、肢体无力、呕吐、言语困难、视力改变及嗜睡。神经系统检查可发现偏瘫、视神经乳头水肿、脑神经损害表现、偏盲、偏身感觉缺失。发病呈进行性加重，部分可出现突然恶化。间变性星形细胞瘤可以沿着细胞外间隙、室管膜和脑脊液播散，患者平均生存期为 2 年。

【CT 表现】

平扫为低密度肿块，也可以为高、等、低混杂密度，肿瘤内钙化较少见。肿块边界不清，可见不规则水肿区及占位效应（图 15-1-6）。增强扫描大多数间变性星形细胞瘤呈不均匀环状强化，可见壁结节，少数呈斑片状强化。病变边界较平扫时清楚。

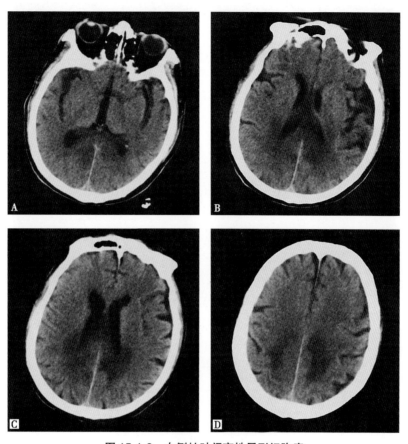

图 15-1-6　右侧枕叶间变性星形细胞瘤

A～D. CT 平扫显示右侧枕叶稍低密度影，边界不清，胼胝体及两侧顶叶白质见大致对称的片状稍低密度影，边界不清

【MRI 表现】

T1WI 病变为边界模糊的类圆形肿块，多为低或低等混杂信号。多数瘤周可见中等程度的水肿，占位效应较明显。肿瘤内的坏死囊变和出血可导致相应的信号改变，囊变坏死为低信号，不同时期的出血信号有所不同，但一般以高信号为多见，因此肿瘤内部的信号可以变得比较混杂。

T2WI 一般为高、等混杂信号，中心坏死区为高信号影，周边为肿瘤的实性成分呈不均匀的等信号环，可见壁结节，瘤周水肿为边界不清的高信号（图 15-1-7）。

增强扫描时，间变性星形细胞瘤多呈不规则环形或花环状强化，边界变得比较清楚，中心坏死囊变区无强化。沿细胞外间隙、室管膜或者脑脊液播散的病灶在增强扫描时可见相应区域的异常强化影（图 15-1-8～10）。

【鉴别诊断】

1. 星形细胞瘤和胶质母细胞瘤　间变性星形细胞瘤介于低恶性的星形细胞瘤和高恶性的胶质母细胞瘤之间，因此有时与上述两者间鉴别困难。星形细胞瘤为低密度病灶，可见钙化，瘤周水肿和占位效应较间变性星形细胞瘤轻微，增强扫描一般无强化。胶质母细胞瘤为边界不清的混杂密度肿块，瘤周水肿和占位效应更明显，增强扫描为明显不均匀环状强化。

2. 脑脓肿　临床多有感染病史。增强扫描病灶多为较均匀的环状强化，MR 检查 DWI 序列中央坏死区呈明显高信号。抗感染治疗有效。

3. 脑转移瘤　典型表现为皮质或皮质下区多发结节或肿块，增强扫描呈环状强化，临床多有原发肿瘤病史。脑转移瘤的 MRS 显示 NAA 和 Cr 完全或部分缺失，瘤周无 Cho 水平增高。

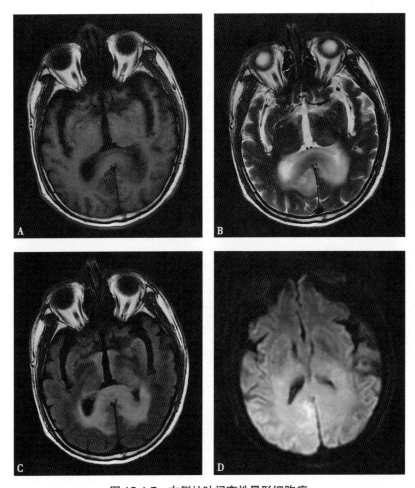

图 15-1-7　右侧枕叶间变性星形细胞瘤

A～D. MR 平扫显示右侧枕叶稍长 T1、稍长 T2 信号影，边界不清。胼胝体及两侧顶叶白质见大片状水肿，两侧大致对称。DWI 显示病变为不均匀高信号

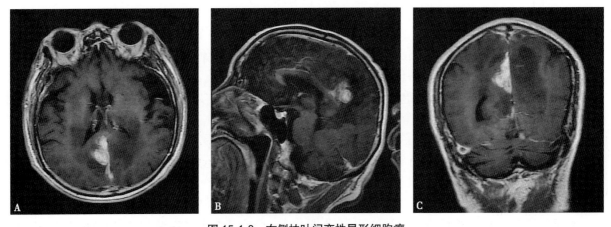

图 15-1-8　右侧枕叶间变性星形细胞瘤

A～C. MR 增强扫描，右侧枕叶病灶不均匀明显强化，周围水肿无强化。病变占位效应明显

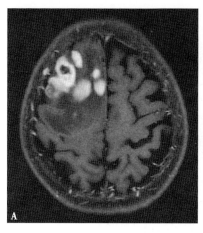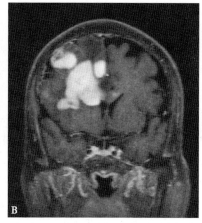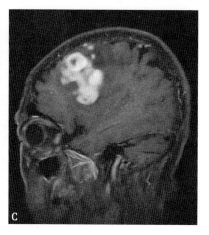

图 15-1-9　右侧额叶间变性星形细胞瘤

A～C. MR 增强扫描右侧额叶明显不规则强化，周围大片状指状水肿，病变占位效应明显

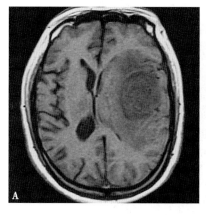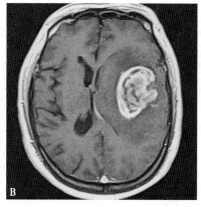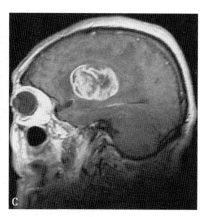

图 15-1-10　左颞叶间变性星形细胞瘤

A. 轴位 T1WI，B、C. 轴位、矢位 T1WI Gd-DTPA 显示左侧颞叶深部团块稍低信号，周围为等信号水肿，侧脑室变形，中线向右移位

4. 脑淋巴瘤　典型表现为深部脑白质内的单发或多发等 / 稍高密度肿块，坏死囊变少见，因此增强扫描呈较明显均匀强化。瘤周水肿相对较轻。

5. 脑膜瘤　为脑外肿瘤，可见脑外病变定位征象，病灶呈密度较均匀的等或稍高密度，增强扫描明显均匀强化，与间变性星形细胞瘤不同。

三、胶质母细胞瘤

【概述】

胶质母细胞瘤又称为多形性胶质母细胞瘤，具有高度恶性的生物学行为，WHO 归为 Ⅳ 级，可以发生时就是胶质母细胞瘤，也可以是从良性的星形细胞瘤、少突胶质细胞瘤和室管膜瘤恶变而来。

大体病理为不规则形的质硬肿块，与邻近组织分界不清。肿瘤多无包膜，血供丰富。常侵犯多个脑叶，少数呈大片状脑炎样表现，亦可通过胼胝体侵犯对侧大脑半球形成蝴蝶样肿块。沿着白质通道播散形成多灶性病变或卫星病灶。镜下以纤维细胞型和肥胖细胞型为多见，原浆细胞型少见，细胞分化差，常见坏死、囊变和出血。胶质肉瘤是混杂有肉瘤成分的胶质母细胞瘤。免疫组化测定细胞内波形蛋白含量增高 VIM（+++）。

临床上，胶质母细胞瘤好发于成人，占脑内肿瘤的 10%～20%，好发年龄为 40～75 岁，男多于女。好发部位为额颞叶深部白质，常常沿着白质蔓延，累及多个脑叶甚至两侧半球，如沿着胼胝体向对侧扩展形成蝴蝶形病变。可伴有脑膜或者室管膜转移。临床症状主要表现为头痛、呕吐、视力下降、偏瘫、偏身感觉障碍、偏盲等神经元损害体征和颅内压增高症状。由于肿瘤恶性程度高,生长迅速,患者的病程通常较短,约70%患者病程不到3个月。

【CT表现】

平扫肿瘤多呈低密度或等密度为主的等低混杂密度肿块,形态不规则,边界模糊不清,通常难以与瘤周水肿分辨。瘤周水肿较重,因此占位效应明显。肿瘤中心常见坏死和囊变,肿瘤实性成分围绕坏死囊变区形成不规则等密度或稍高密度花环状。肿瘤内出血表现为片状或斑点样高密度影,有时整个病灶因为出血而呈较均匀高密度,肿瘤可在短时间内增大,占位效应更为显著。瘤内钙化少见,放射治疗后出现钙化的概率增高。肿瘤沿着白质通道蔓延可形成蝴蝶形,具有一定特征。

增强扫描肿瘤实性部分明显强化,表现为不规则花环状,中心坏死区和囊变及出血无强化。

【MRI表现】

平扫T1WI肿瘤呈不规则的低等混杂信号肿块,坏死囊变为低信号,实性成分为低等信号,边界模糊,与瘤周水肿分界不清。病灶内的亚急性期出血为高信号。T2WI肿瘤实性成分呈不规则环状高信号或高等混杂信号,中心坏死囊变呈更高信号,周围水肿为边界不清的高信号。瘤周水肿多为中重度,占位效应明显(图15-1-11、12)。

增强扫描病变明显强化,多为不规则的环状或环伴附壁结节。(图15-1-13~16)影响肿瘤强化程度的主要因素为:血管生成情况、微血管的通透性和血管外间隙。肿瘤早期强化主要受肿瘤血管生成影响,晚期强化主要与血管的通透性和血管外间隙有关,而血管生成情况可作为星形细胞瘤的恶性程度指标之一。大多数胶质母细胞瘤动态增强扫描强化曲线呈速升型或平台型,说明肿瘤血管密度高,血

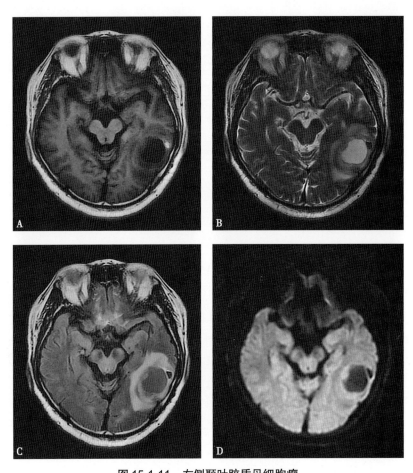

图15-1-11 左侧颞叶胶质母细胞瘤

A~D. MR平扫显示左侧颞叶肿块,边界不清,周围见水肿,可见占位效应。肿块内囊变较明显,边缘区域可见出血

供丰富，早期强化非常明显。MR 氢质子波谱显示 NAA 明显降低，Cho 明显增高，Cho/NAA 比值通常大于等于 6，且瘤周水肿区 Cho 亦升高，提示肿瘤沿着白质通道蔓延。

【鉴别诊断】

1. 间变性星形细胞瘤　间变性星形细胞瘤的瘤周水肿和占位效应没有胶质母细胞瘤明显，坏死囊变较胶质母细胞瘤少，强化程度较胶质母细胞瘤低。但一般而言，两者在影像学上鉴别较困难。近年来有学者应用 ^{18}F-FDG PET/CT 对两者进行鉴别，发现胶质母细胞瘤对 ^{18}F-FDG 的摄取明显高于间变性星形细胞瘤。

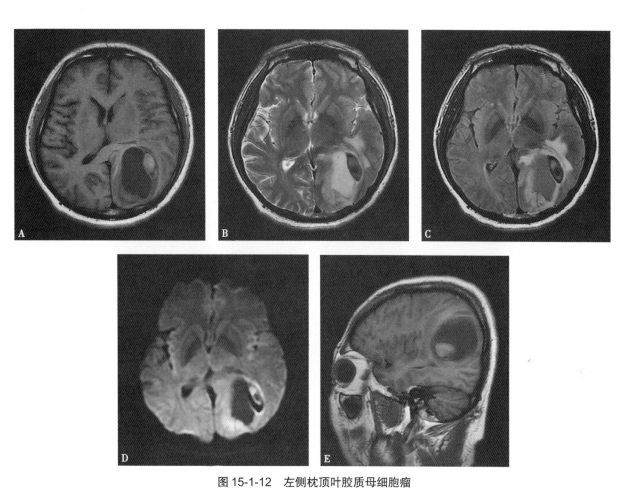

图 15-1-12　左侧枕顶叶胶质母细胞瘤
A～E. MR 平扫显示左侧枕顶叶分叶状肿块影，囊变明显，外侧缘见出血信号。肿瘤周围见大片指状水肿，占位效应明显

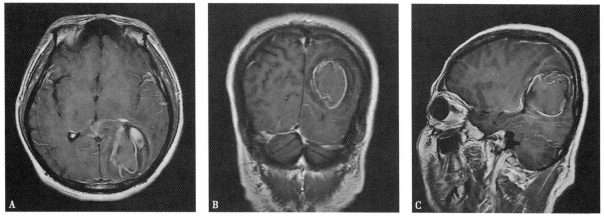

图 15-1-13　左侧枕顶叶胶质母细胞瘤（与 15-1-12 同一病例）
A～C. 颅脑 MR 增强扫描显示左侧枕顶叶肿块呈较明显不均匀强化

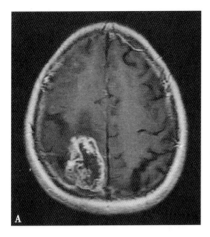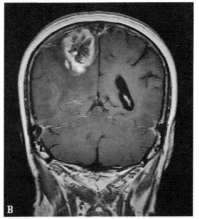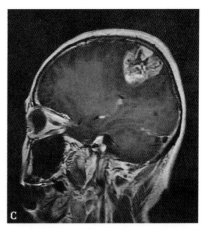

图 15-1-14　右侧顶叶胶质母细胞瘤

A～C. 颅脑 MR 增强扫描右侧顶叶分叶状肿块影,不均匀明显强化,周围大片指状水肿,占位效应明显

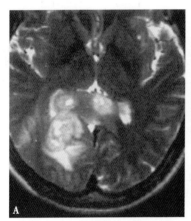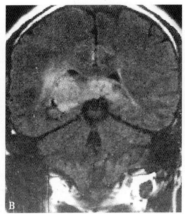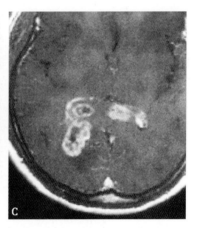

图 15-1-15　枕叶胶质母细胞瘤

A. 轴位 T2WI 沿胼胝体两侧形态不规则团块状病灶,周边呈不规则水肿高信号带。B. FLAIR 像两侧胼胝体均可见结节性稍高信号灶,周边轻度水肿。C. 轴位 T1WI Gd-DTPA 增强示多发病灶呈花环样强化

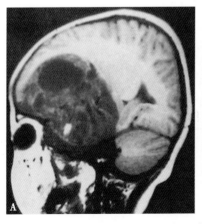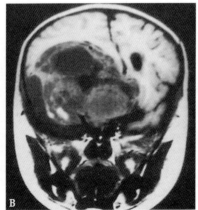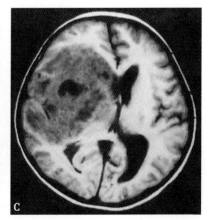

图 15-1-16　额颞叶胶质母细胞瘤(Ⅳ级)

A、B、C、D. 矢位、冠位、轴位 T1WI 显示右额歌叶大片状混杂信号,其内可见数个卵圆形孤状长 T1 低信号坏死区及高信号出血灶,大脑纵裂推向对侧。E、F. 轴位 T2WI 仍显示混杂高信号,边界清楚

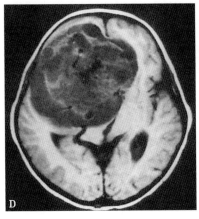
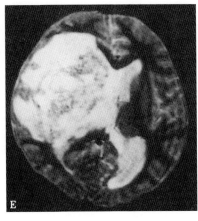
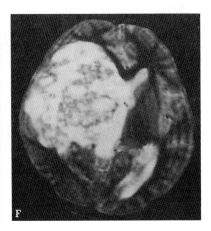

图 15-1-16 额颞叶胶质母细胞瘤（Ⅳ级）（续）

2. 脑淋巴瘤 典型表现为脑白质深部的单发或多发肿块，CT 为等或者高密度，明显均匀强化，周围水肿较轻。MRI 上多为等 T1、等 T2 信号灶。瘤内钙化和出血、坏死囊变少见。

3. 脑脓肿 临床多有感染病史。增强扫描病灶多为较均匀的环状强化，MR 检查 DWI 序列中央坏死区呈明显高信号。抗感染治疗有效。这些都不同于胶质母细胞瘤。

4. 转移瘤 典型表现为皮质或皮质下区多发结节或肿块，增强扫描后环状强化，临床多有原发肿瘤病史。转移瘤的 MRS 显示 NAA 和 Cr 完全或部分缺失，瘤周无 Cho 水平增高。

5. 脑膜瘤 为脑外病变，可见脑外病变定位征象，病灶密度较均匀的等或稍高密度，增强扫描明显均匀强化，与间变性星形细胞瘤不同。

四、毛细胞型星形细胞瘤

【概述】

毛细胞型星形细胞瘤为良性肿瘤，具有包膜，切除后一般不复发，WHO 分类为 Ⅰ 级。肿瘤好发于 20 岁前，以 7～9 岁为高峰，无明显性别差异。

肿瘤的占位效应和梗阻性脑积水可造成巨颅症、头痛、内分泌紊乱、颅内压增高的症状和体征。

【CT 表现】

肿瘤常位于后颅窝，平扫多为边缘清楚的类圆形囊性病变，囊内 CT 值较一般单纯囊肿高，亦高于脑脊液。少数病变可见钙化，瘤周水肿及占位效应轻微（图 15-1-17）。增强扫描病变不强化，若延时扫描可见少量对比剂进入囊内。

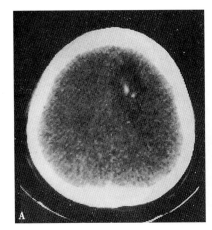
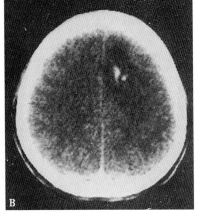

图 15-1-17 顶叶毛细胞型星形细胞瘤（Ⅰ级）

A、B. CT 平扫示左额叶深部低密度病灶，边界不清，其内可见钙化斑点。增强扫描无强化

【MRI 表现】

平扫 T1WI 为类圆形低信号肿块，边界清晰，T2WI 呈高信号。瘤周水肿和占位效应轻微（图 15-1-18、19）。

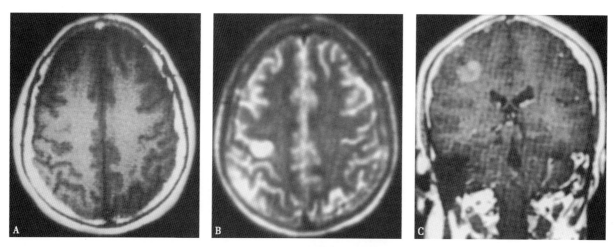

图 15-1-18 顶叶毛细胞型星形细胞瘤（Ⅰ级）
A、B、C. 轴位 T1WI、T2WI 显示右顶叶深部白质内类圆形稍长 T1、长 T2 信号占位，边界清

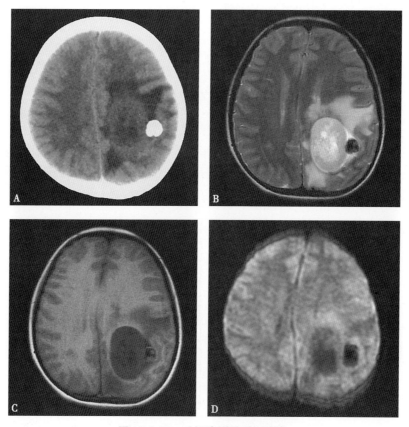

图 15-1-19 毛细胞型星形细胞瘤
A. CT 平扫显示左侧顶叶等低混杂密度肿块，可见斑片状钙化。周围水肿较明显。B～D. MR 平扫显示肿块信号不均匀，水肿和占位效应较明显。钙化在各个序列均为低信号

五、多形性黄色星形细胞瘤

【概述】

多形性黄色星形细胞瘤是中枢神经系统少见肿瘤，WHO 分类为Ⅱ级。肿瘤可发生于任何年龄，但主要发生在 30 岁以前，尤其常见于儿童，男女发病率无差异。

肿瘤起源于软脑膜下的星形细胞，因此肿瘤常位于脑表浅部位，并累及软脑膜。好发部位为颞叶，其次为顶叶、枕叶和额叶。患者临床表现主要为癫痫。

【CT 表现】

平扫大多数肿瘤表现为脑表浅部位的类圆形低密度囊性肿块，边界清楚，可见等密度壁结节，壁结节常紧邻软脑膜。少数肿瘤为实质性不均质肿块，其内可见钙化和出血。瘤周水肿和占位效应较轻。增强扫描多数肿瘤实质成分或壁结节明显强化。

【MRI 表现】

平扫 T1WI 肿瘤多表现为低信号囊性肿块，边界清晰，实性成分或壁结节为等或稍低信号；T2WI 肿瘤囊性部分为高信号，实性成分或壁结节为稍高或等信号。增强扫描可见壁结节或肿瘤实性成分明显强化，囊壁可强化或者不强化，囊壁强化代表囊壁为肿瘤组织，不强化则提示囊壁为反应性增生的胶质细胞构成（图 15-1-20、21）。

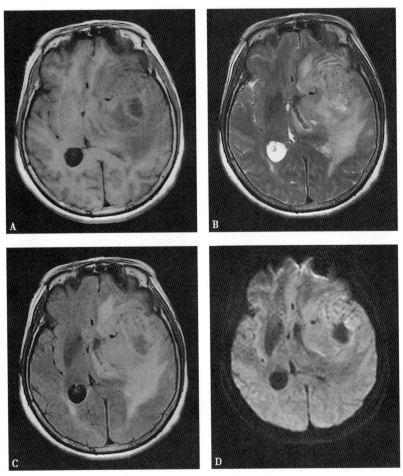

图 15-1-20　多形性黄色星形细胞瘤

A～D. MR 平扫显示左额叶、岛叶、基底节区见不规则团片状混杂信号灶，边界不清，呈不均质长 T1 长 T2 信号，DWI 呈高低混杂信号。左侧脑室受压明显变小，部分闭塞。中线结构明显右移。左侧裂池闭塞

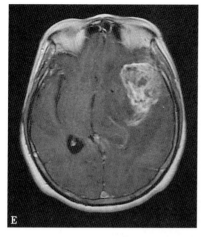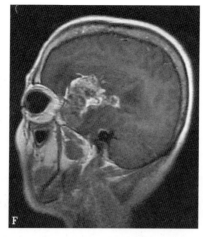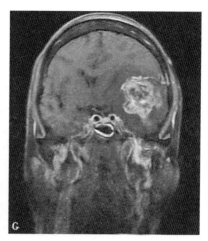

图 15-1-20 多形性黄色星形细胞瘤(续)

E～G. 增强扫描肿块呈不均匀明显强化。周围水肿无强化

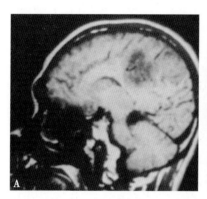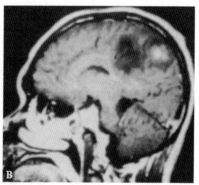

图 15-1-21 多形性黄色星形细胞瘤

A、B. 矢位 T1WI 及 Gd-DTPA 显示顶叶多发片团状异常信号,T1WI 呈中等及
稍低信号,增强扫描等信号者明显不规则强化,低信号区无强化

【鉴别诊断】

1. 节细胞瘤 / 节细胞胶质瘤 节细胞瘤 / 节细胞胶质瘤也表现为囊实性肿块,但其内钙化较多形性黄色星形细胞瘤常见。

2. 室管膜瘤 室管膜瘤钙化较多形性黄色星形细胞瘤常见,增强扫描实性成分强化程度低于多形性黄色星形细胞瘤。

六、室管膜下巨细胞型星形细胞瘤

【概述】

室管膜下巨细胞型星形细胞瘤为一种少见的伴发于结节硬化的良性肿瘤,WHO 将其归为 I 级。据报道结节性硬化患者中 6.1%～18.5% 发生该肿瘤,病理学特征性改变为结节性硬化伴错构瘤。大体病理为边界清楚的分叶状肿块,常见钙化和囊变。镜下可见分化良好的肿胀星形细胞,细胞质嗜酸性,有丝分裂罕见。免疫组化 GFAP 可为阳性。

发病年龄大多 20 岁前,无性别差异,主要症状为继发性梗阻性脑积水、面部皮脂腺瘤、癫痫及生长发育迟缓。好发部位为侧脑室前角及孟氏孔区,肿瘤切除后不复发。

【CT 表现】

平扫为位于孟氏孔区的类圆形的等密度或低等混杂密度结节或肿块,边界比较清楚,可伴有钙化和(或)囊变。肿瘤基底部常常位于尾状核头部,突入侧脑室。增强扫描多数肿瘤明显不均匀强化,少数均匀强化。

【MRI 表现】

平扫 T1WI 为等低混杂信号,T2WI 为等高混杂信号,注射 Gd-DTPA 后多数明显不均匀强化,少数均匀强化。肿瘤具有占位效应,以透明隔受压移位最显著。肿瘤阻塞孟氏孔造成梗阻性脑积水,表现为一侧或双侧脑室扩大(图 15-1-22)。结节性硬化患者还可见相应的表现。室管膜下结节向室管膜下巨细胞星形细胞瘤转化的征象是结节较前增大并在 CT 和 MR 上出现明显强化。

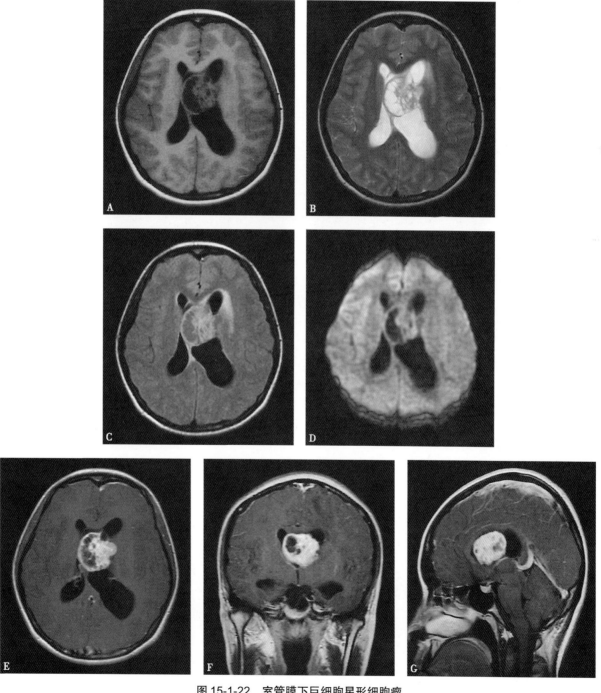

图 15-1-22 室管膜下巨细胞星形细胞瘤

A~D. MR 平扫显示左侧室间孔区类圆形肿块,信号不均。E~G. 增强扫描呈不均匀明显强化。肿块阻塞室间孔造成梗阻性脑积水

【鉴别诊断】

1. 与结节性硬化的结节鉴别　两者的鉴别具有重要的临床意义。通常室管膜下巨细胞型星形细胞瘤体积较大,钙化不完全,增强扫描明显强化。而结节性硬化的结节体积较小,钙化较完全,增强扫描不强化。

2. 室管膜下瘤　好发于成人,常在四脑室附近。CT 平扫呈低密度影,MR 呈长 T1、长 T2 信号,增强扫描无或者轻微强化。

3. 脉络丛乳头状瘤　好发部位在侧脑室三角区,极少数发生在孟氏孔区,呈分叶状肿块,增强扫描明显均匀强化。常伴交通性脑积水。

4. 中枢神经细胞瘤　好发于青壮年,常见于孟氏孔区,钙化和囊变常见,增强扫描多数为不均匀明显强化。

第二节　少突胶质细胞瘤

【概述】

少突胶质细胞瘤是起源于少突胶质细胞的神经上皮性肿瘤。根据 WHO 分类方法将其分为少突胶质细胞瘤(oligodendroglioma, grade Ⅱ)和间变性少突胶质细胞瘤(anaplastic oligodendroglioma, grade Ⅲ)。少突胶质细胞起源的肿瘤约占成人脑胶质瘤的30%,是继多形性胶质母细胞瘤之后第二位的成人脑胶质瘤。

病理上少突胶质细胞瘤没有包膜,肿瘤呈浸润性生长,但与脑实质分界较清楚。肿瘤切面呈鱼肉状,若黏液变则呈凝胶状。肿瘤血供较少,50%～80% 可发生钙化,主要位于血管周围。瘤内常见囊变,出血和坏死较少见。间变性少突胶质细胞瘤则常见出血、坏死和囊变。镜下肿瘤细胞大小形态相似,排列呈蜂窝状,间质较少,间质内散布着分叉状的血管,并可见沿肿瘤血管壁的弯曲条带状钙化,为其特征性表现。肿瘤好发于额叶,累及皮层。

少突胶质细胞瘤多见于成人,年龄为 35～40 岁,男性稍多于女性。肿瘤好发于大脑半球,额叶最常见,其次为顶叶、颞叶和枕叶,部分肿瘤也可跨界侵袭性生长,少数累及脑室。

【CT 表现】

少突胶质细胞瘤呈类圆形肿块,肿瘤大小差异较大,平扫多数呈略低密度,少数呈稍高密度影。其内钙化的发生率较高,典型表现为弯曲的条带状,占据肿瘤的大部分,瘤内囊变和出血很少见(图 15-2-1、2)。占位效应较轻,即使肿瘤位于中线旁,也很少引起或仅引起轻度的中线移位。瘤周水肿较轻或无,为该肿瘤的又一特征性表现。因而,瘤周水肿不能作为少突胶质细胞瘤分级的指标。增强扫描大多无强化,少数可轻度强化。

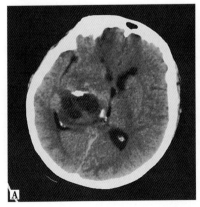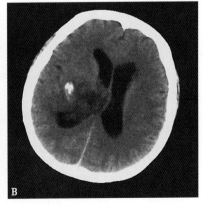

图 15-2-1　右侧基底节区少突胶质细胞瘤

A、B. CT 平扫显示右侧基底节区低密度肿块影,边界尚清晰,其内见斑片状钙化影。中等程度占位效应

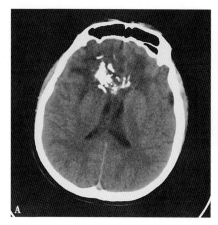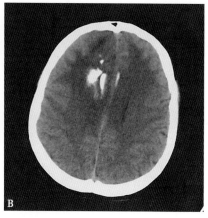

图 15-2-2　额叶少突胶质细胞瘤
A、B. CT 平扫显示两侧额叶等密度肿块影,右侧额叶为主,其内散在弯曲条带状及斑片状钙化影。肿块周围见不规则片状低密度水肿带

间变性少突胶质细胞瘤常呈类圆形等或略低密度肿块,其内钙化不明显,瘤周水肿和占位征象较少突胶质细胞瘤重。增强扫描后多数呈明显强化。

【MRI 表现】

少突胶质细胞瘤多呈类圆形肿块,边界一般较清楚,瘤周水肿无或者轻微,占位效应较轻。平扫 T1WI 其内大多呈低信号,少数呈等信号,或等低混杂信号;T2WI 呈高信号。典型的弯曲条带状或斑片状钙化在 T1WI 和 T2WI 均呈低信号影,MRI 对钙化的敏感性远不如 CT。增强扫描大多无强化,少数轻度强化。

间变性少突胶质细胞瘤呈类圆形或不规则形肿块,边界欠清晰。平扫 T1WI 呈低信号或等信号,T2WI 呈高信号影。与少突胶质细胞瘤相比钙化不明显,瘤周水肿较重。增强扫描肿块多呈较明显不均匀或均匀强化(图 15-2-3、4)。

近年来,一些特殊的 MR 检查技术例如灌注成像(PWI)和波谱成像对脑肿瘤的诊断和分级有很大帮助。研究表明,少突胶质细胞瘤不论分级如何其相对脑血容量(rCBV)均升高。MR 波谱检查显示Ⅲ级肿瘤 Cho/Cr 比值高于Ⅱ级肿瘤,Ⅲ级肿瘤的 NAA/Cr 比值略低于Ⅱ级肿瘤。

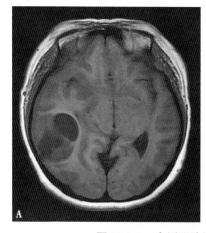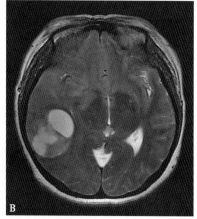

图 15-2-3　右侧颞叶间变性少突胶质细胞瘤
A~D. MR 平扫显示右侧颞叶分叶状肿块,边界尚清晰。肿瘤实性部分呈等 T1、稍长 T2 信号,囊变部分呈长 T1、长 T2 信号。DWI 实性部分呈高信号,囊性部分为低信号。病变周围见水肿,占位效应较明显。E~G. 增强扫描显示不均匀环状强化,实性部分强化较明显

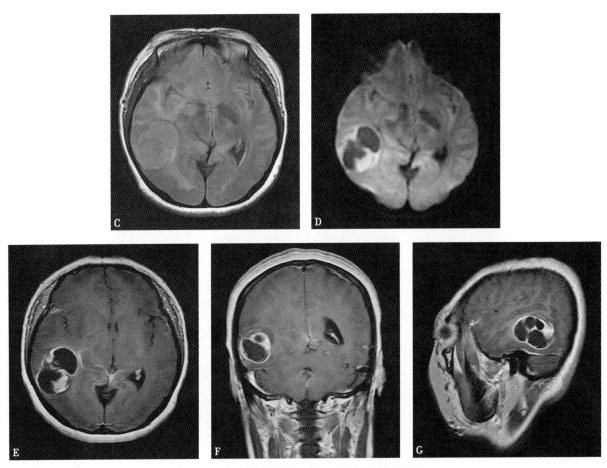

图 15-2-3 右侧颞叶间变性少突胶质细胞瘤（续）

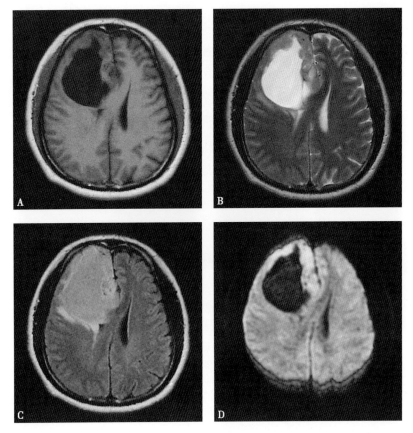

图 15-2-4 右侧额叶间变性少突胶质
细胞瘤

A～D. MR 平扫显示右侧额叶分叶状
肿块，边界较清晰，可见明显囊变，实
性部分呈等 T1、稍长 T2 信号影，DWI
实性部分呈高信号

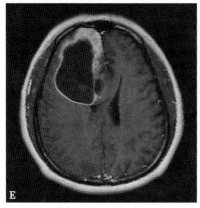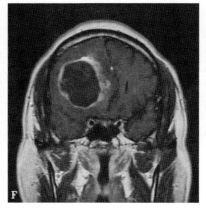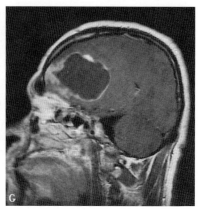

图 15-2-4　右侧额叶间变性少突胶质细胞瘤（续）
E～G. MR 增强扫描显示不均匀环状强化。肿块有占位效应

【鉴别诊断】

1. 星形细胞瘤　星形细胞瘤多发生于大脑深部白质,瘤周不同程度水肿,占位效应较明显,很少钙化,增强扫描一般无强化。少突胶质细胞瘤一般位于大脑的表浅部位,瘤周水肿无或轻微,占位效应不明显,钙化常见,典型的为弯曲条带状。

2. 脑膜瘤　脑膜瘤为脑外肿瘤,可见脑外肿瘤定位征象,增强扫描呈较明显均匀强化为其特点,可与少突胶质细胞瘤区别。

3. 血管瘤　常位于脑表面,CT 平扫为低密度影并可见条状钙化,与少突胶质细胞瘤较难区别。但MRI 检查可见血管瘤内的流空血管影,增强扫描有助于鉴别。

第三节　颅内转移瘤

【概述】

颅内转移瘤是指原发于身体其他部位的肿瘤转移至颅内,其发病率各家报道各不相同,从 3%～37% 不等,但各家均认为幕上转移多见,且大多数为多发病灶。恶性肿瘤患者出现脑转移后其中位生存期仅仅一个月左右,因此提高其检出率并制订相应的合理的治疗方案对延长患者生存期具有十分重要的意义。

脑转移瘤好发于中老年人,70 岁以上很少见。男性稍多于女性。以多发病灶为主,也可以为单发病灶。脑转移瘤通常为血行播散,好发部位为大脑中动脉供血区的皮髓质交界区。原发肿瘤以肺癌最常见,其次为乳腺癌、肾癌、胃肠道肿瘤、甲状腺癌、卵巢癌和前列腺癌。

脑转移瘤的临床表现与肿瘤的占位效应有关,主要为头痛、恶心、呕吐、共济失调和视神经乳头水肿等。有时其表现极似脑卒中,但患者有肿瘤病史应引起重视。极少数表现为痴呆,另有少数患者并无临床症状。

【CT 表现】

平扫表现为等密度、低密度或者稍高密度结节或者肿块,其内密度变化取决于原发肿瘤的病理类型和出血、钙化、坏死及囊变情况。病灶为类圆形或不规则形,多发病灶大小不一。病灶周围常伴有明显的指状水肿,常常较小的病灶即可有较大范围水肿,为转移瘤特点(图 15-3-1～4)。增强扫描可以发现平扫不能发现的转移瘤。

按照 CT 表现,脑转移瘤可以分为以下几种类型:①结节或肿块型:单发或多发的结节或者肿块,位于皮质及皮质下区,等或低密度,边界清楚或不清楚。低密度病变常与周围水肿难以区分。增强扫描病变较明显不均匀强化;②环状型:一种为不规则环状病灶,类似胶质母细胞瘤,增强扫描呈不均匀环状强化。一种表现为较规则的囊状病灶,增强扫描呈薄壁环状强化,有时可见明显强化的壁结节。

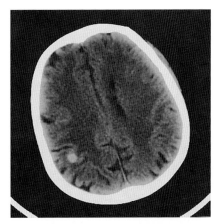

图 15-3-1　肺癌脑转移
CT 平扫显示右侧顶叶皮质下区类圆形稍高密度影,边缘比较清晰

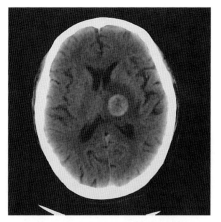

图 15-3-2　黑色素瘤脑转移
CT 平扫显示左侧基底节区类圆形高密度影,边界较清晰,周围见大片状水肿

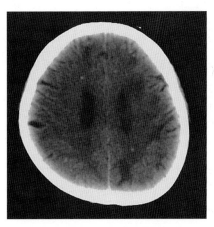

图 15-3-3　肺癌脑转移
CT 平扫显示脑内多发点状稍高密度影,周围见不规则指状水肿。小病灶、大水肿为其特点

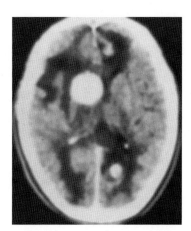

图 15-3-4　肺癌脑多发转移瘤
CT 平扫示左枕、额叶及右基底节区多个大小不一结节状高密度灶,边界清楚伴明显瘤旁不规则大片水肿。右侧脑室变形,中线结构左移

【MRI 表现】

病变呈大小不一的结节或者肿块,位于皮质或皮质下区,周围可见大片指状水肿,具有占位效应。平扫 T1WI 病变呈等或低信号,T2WI 一般为高信号,由于坏死囊变、钙化、出血等可造成信号不均匀(图 15-3-5)。根据原发肿瘤病理类型不同,信号有所变化:如黑色素瘤、胃肠道具有分泌黏蛋白功能的肿瘤脑转移时,T1WI 呈高信号,T2WI 呈低信号。增强扫描病灶呈均匀或不均匀较明显强化,其类型类似 CT 表现(图 15-4-6～8)。超剂量增强 MR 扫描及磁转化对比技术有助于发现脑内更小的病灶。脑膜转移表现为脑膜的结节或肿块,与脑膜呈宽基底相连,可见脑膜尾征(图 15-3-9)。

【鉴别诊断】

1. 高级别胶质瘤　单发的转移瘤有时与高级别胶质瘤在常规影像学表现上极其相似,两者鉴别困难。近年来有学者利用灌注技术和磁共振波谱鉴别单发转移瘤和高级别胶质瘤,可以提供一些线索。恶性胶质瘤和单发转移瘤瘤体实性部分均为高灌注,但是转移瘤周边区域为相对低灌注,而高级别胶质瘤周边区域为相对高或等灌注。磁共振波谱显示转移瘤周边水肿区的 Cho 峰低于高级别胶质瘤的周边区域。

2. 脑脓肿　脑脓肿多呈较均匀环状强化,DWI 坏死区呈高信号,而脑转移瘤坏死区呈低信号。脑脓肿患者临床有感染病史,抗感染治疗有效。

3. 脑梗死　脑梗死有时需与低密度脑转移瘤鉴别。脑梗死占位效应轻微或无,局部皮髓质分界不清,增强扫描无强化或脑回样强化,与转移瘤不同。

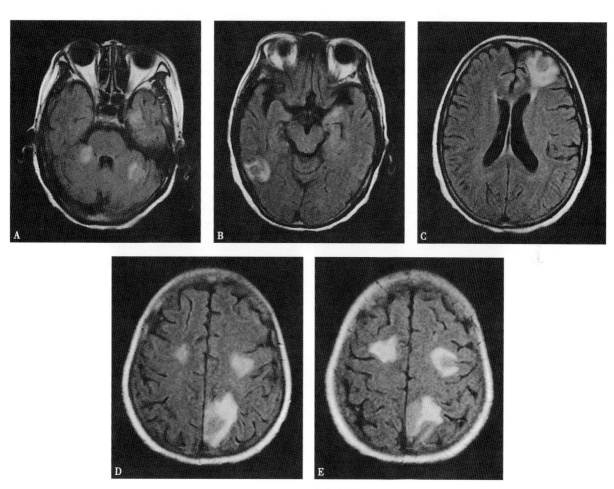

图 15-3-5　肺癌脑转移

A～E. MR 平扫 FLAIR T2WI 序列显示脑内多发结节影,周围伴有明显水肿

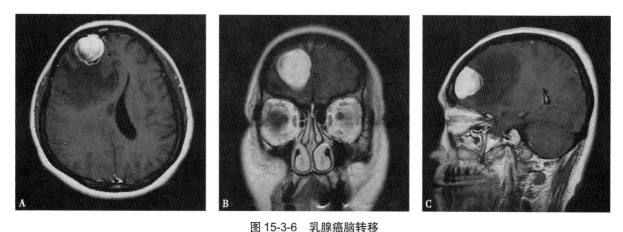

图 15-3-6　乳腺癌脑转移

A～C. MR 增强扫描显示右侧额叶明显强化肿块,边界清晰,周围大片状指状水肿

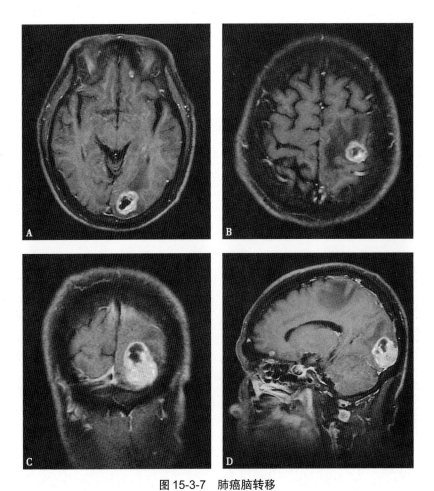

图 15-3-7 肺癌脑转移

A～D. MR 增强扫描显示左侧枕叶及顶叶多发明显不均匀环状强化的肿块，周围见水肿

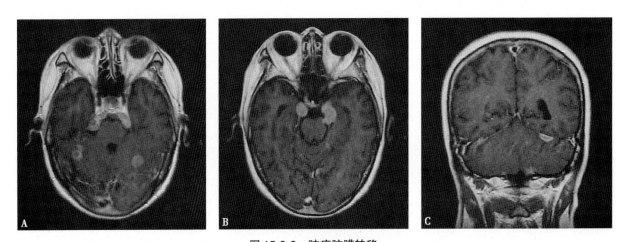

图 15-3-8 肺癌脑膜转移

A～F. MR 增强扫描显示两侧小脑幕多发丘状结节，与脑膜宽基底相连，强化明显，可见脑膜尾征

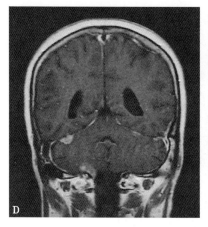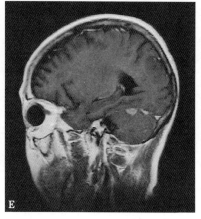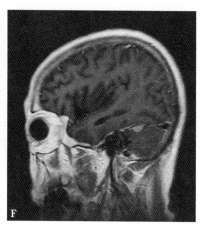

图 15-3-8　肺癌脑膜转移（续）

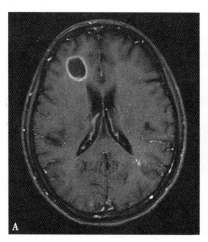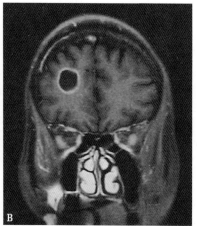

图 15-3-9　乳腺癌脑转移（环状型）
A、B. MR 增强扫描右侧额叶环状强化，边缘较清晰，周围未见明显水肿

第四节　原发性脑淋巴瘤

【概述】

原发性脑淋巴瘤（primary brain lymphoma）是相对少见的颅内肿瘤，占颅内原发肿瘤的 0.8%～1.5%。但近年来由于艾滋病患者以及器官移植术后服用大量的免疫抑制剂患者的增多，原发性脑淋巴瘤的发生率呈逐年上升趋势，有学者报告发病率可达 15%。原发性脑淋巴瘤恶性程度高，若不及时治疗，大多数会在半年或更短时间内死亡，因此早期诊断意义重大。

目前对原发性脑淋巴瘤的发生存在争议，现今大多数学者认为肿瘤细胞来自血管周围的未分化多潜能间叶细胞。病理分型多为 B 细胞型，约占 90% 以上，仅有不到 10% 为 T 细胞型。脑原发淋巴瘤多为非霍奇金淋巴瘤，霍奇金病极为罕见。大体上肿瘤呈灰红色或棕褐色颗粒状，可有小软化灶及出血灶，与周围正常组织分界不清。组织学上肿瘤的生长方式有 2 种，一种是瘤细胞常在血管周围间隙内聚集，呈多层环状向心性排列，即袖套状排列，并向邻近脑实质浸润，常见肿瘤细胞多中心生长；另一种是瘤细胞弥漫性生长，在肿瘤周边区往往能见到正常脑组织的小血管周围明显的袖套状排列瘤细胞，这是诊断本病的特征。

临床表现主要有两类：一类为头痛、颈项强直、脑神经麻痹及脑积水所致的颅高压症状，称为基底部脑膜综合征，脑脊液检查可以查出瘤细胞；第二类为癫痫、神经错乱、痴呆、乏力及共济失调等，称为颅内占位症状，伴有相应的神经体征。免疫系统正常者发病高峰为 50～60 岁，免疫缺陷者好发年龄为 30 岁左右。

【CT 表现】

好发于幕上，以额、颞叶白质和室管膜下区好发。典型部位为中央白质，但是发生率并不高。平扫大多数病灶为类圆形稍高密度结节，单发或多发，少数病灶呈不规则形。病灶内密度可均匀或不均匀。大多数病灶边界尚清晰，弥漫生长者边界模糊不清，周围可见轻至中度水肿和占位效应（图 15-4-1）。不典型表现包括：①多发结节状病灶位于一侧或两侧大脑半球，等或稍高密度。多发片状低密度病灶边界不清，无明显占位效应；②囊实性病灶呈大部分囊变，囊壁呈稍高密度；③脑室壁或沿室管膜下匍匐性生长。

增强扫描大多数病灶均匀强化，少数不规则增强，极少数无强化（图 15-4-2）。

【MRI 表现】

淋巴瘤在 MRI 上与胶质瘤不同，T1WI 呈较均匀等或稍低信号，T2WI 呈较均匀等或稍高信号，DWI 呈高信号影。肿块边界比较清楚，呈类圆形，少数为不规则形，可见轻至中度水肿和占位效应（图 15-4-3）。增强扫描免疫正常者多为均匀的明显强化，免疫缺陷者为不均匀环状强化。弥漫性生长的肿瘤显示 T1WI 低信号和 T2WI 高信号，边界不清，与大脑胶质瘤病难以区别（图 15-4-4）。

^{1}H-MRS 显示高 Lip 峰被认为是淋巴瘤的特征性表现，这一改变在无坏死的胶质瘤很少出现。

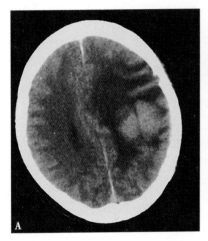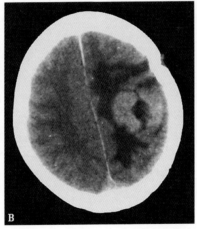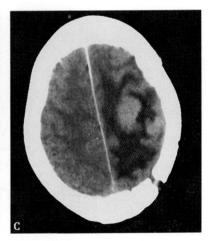

图 15-4-1　左侧额顶叶交界区淋巴瘤

A～C. CT 平扫显示左侧额顶叶交界区稍高密度肿块，形态不规则，边界较清晰。周围见不规则大片状水肿

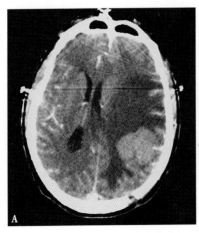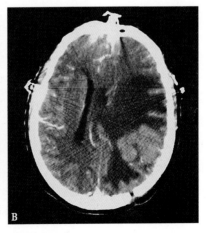

图 15-4-2　左侧顶叶淋巴瘤

A、B. CT 增强扫描显示左侧顶叶不规则肿块，边界较清晰。肿块内呈较明显均匀强化

【鉴别诊断】

1. 胶质瘤　淋巴瘤边界较清晰，坏死囊变少见，CT 平扫呈稍高密度，T1WI 和 T2WI 呈等或稍低信号。弥漫生长的淋巴瘤 T2WI 呈边界不清的高信号。增强扫描淋巴瘤呈较均匀明显强化。胶质瘤坏死形成囊腔，并可见厚薄不等的囊壁，增强扫描呈不均匀环状强化。

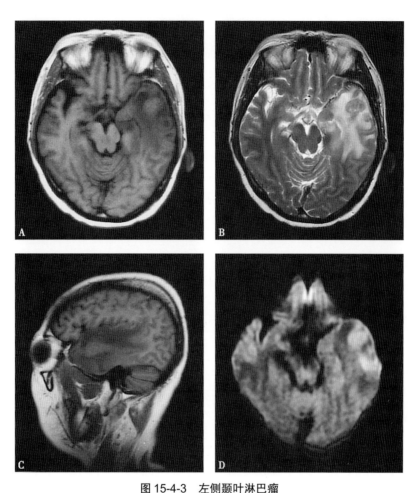

图 15-4-3　左侧颞叶淋巴瘤
A～D. 颅脑 MR 平扫显示左侧颞叶等 T1、等 T2 信号影，边界尚清晰，DWI 呈较均匀的高信号。肿块周围见指状水肿

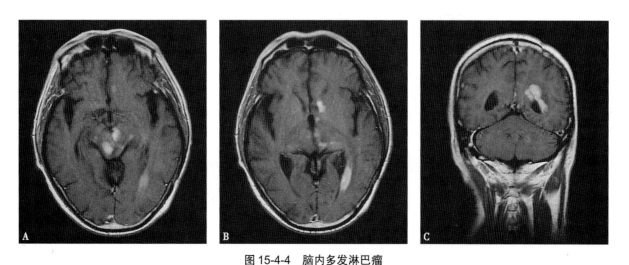

图 15-4-4　脑内多发淋巴瘤
A～F. 颅脑 MR 增强扫描显示脑干、左侧基底节区、左侧脑室三角区、左侧顶叶多发斑片状及片状异常强化影，边界较清晰，部分周围见轻度不规则水肿

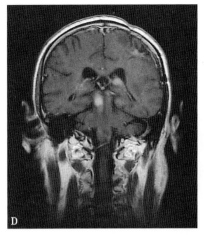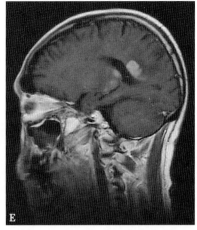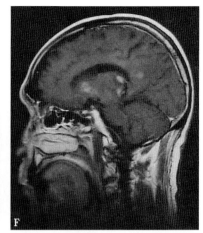

图 15-4-4　脑内多发淋巴瘤(续)

2. 脑转移瘤　转移瘤的水肿和占位效应更明显，典型呈小病灶大水肿，好发于皮质及皮质下区。常可找到原发病灶。

3. 脑膜瘤　脑膜瘤是脑外肿瘤，因此 CT 和 MR 上存在脑外肿瘤的定位征象。增强扫描脑膜瘤明显均匀强化，可见脑膜尾征，为其特点。

4. 感染性病变　脑脓肿增强扫描可见较均匀环状强化，DWI 可见坏死区明显高信号，与淋巴瘤不同。

第五节　脑肿瘤放化疗术后

【概述】

脑肿瘤放化疗后进行常规的 CT 和 MR 检查，其目的是评价治疗效果和为下一步治疗提供更多信息。

放疗可以有效抑制肿瘤细胞的增殖，造成血管内皮细胞受损和血管源性水肿。放疗引起肿瘤的缺血坏死的同时，对正常脑组织也造成损害，可引起放射性脑病，其发生率与放射剂量成正比。放疗后脑损伤可分为早期和晚期，早期损伤发生于放疗后几周到几个月内，晚期损伤发生于治疗后数月至数年。早期损伤为可逆性病变，但晚期损伤常常为不可逆，并呈进行性发展。

主要病理改变为病变脑组织结构消失，部分区域出现液化坏死，部分区域出现充血水肿、脑组织水肿、充血和脱髓鞘，血管周围有细胞浸润、神经胶质增生。

临床表现可分为三个阶段：①早期反应阶段：脑组织接受超耐量照射后产生一过性损害，脑血管通透性增高，导致脑水肿，颅内压增高，患者表现为头痛、呕吐和神志恍惚等；②病情静止阶段：放疗减少或者停止后上述症状好转或消失；③迟发性反应阶段：此阶段病变区脑组织结构消失，出现囊变和胶质增生。少数患者可无临床表现。根据病变范围和部位不同，出现相应的神经系统损害定位征。

【CT 表现】

CT 平扫，病变部位和范围与照射野的部位和范围基本一致。病变表现为低密度影，形态不规则，大小不一，可见占位征象。

术后早期增强扫描可见周边反应性环状强化，边缘光整或不光整。晚期损伤表现为局灶性强化的坏死性肿块或者弥漫性脑白质病变。化疗后引起的广泛性脑白质病变称为坏死性脑白质病，坏死区可强化。

此外尚可见到颅骨切除术后的颅骨缺损、脑软化、出血、头皮皮瓣、颅内积气和切口疝等相应的影像学表现。

【MRI 表现】

放射性脑病平扫表现为 T1WI 低信号，T2WI 高信号，信号不均，病变内见液化坏死信号。增强扫描除囊变外病变区可有强化。肿瘤复发可见结节状或团块状强化,或不规则环状强化,脑水肿区无强化,伴有占位效应(图 15-5-1～3)。

术后感染形成的脑脓肿增强扫描呈较明显均匀环状强化。

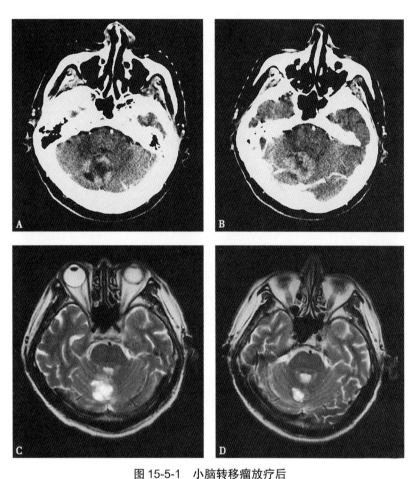

图 15-5-1　小脑转移瘤放疗后
A、B. CT 增强扫描显示放疗后肿块边缘不均匀较明显强化,中心坏死区无强化。
C、D. MR 平扫显示放疗后 3 个月和半年病灶逐渐缩小

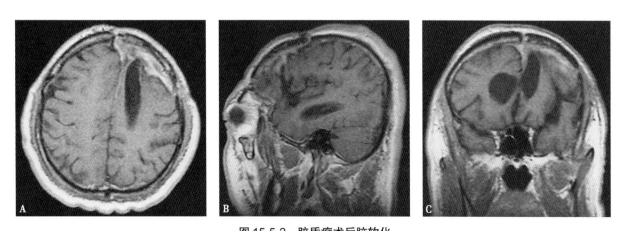

图 15-5-2　胶质瘤术后脑软化
A、B、C. 轴位、矢位、冠位 T1WI Gd-DTPA 显示 T1W 显示左额骨缺如,额叶大片状低密度区,同侧脑室明显扩大,相应脑膜强化

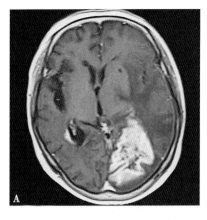
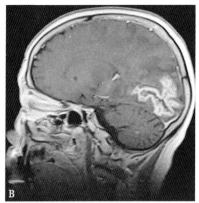
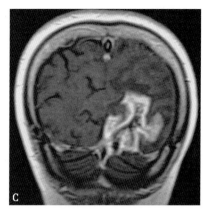

图 15-5-3 放射性脑病

A、B、C. 轴位、矢位、冠位 T1WI Gd-DTPA 显示左侧枕叶呈模糊片状及脑沟样强化,边界清楚,周围水肿不强化,占位效应明显

【鉴别诊断】

1. 放化疗后改变主要应与肿瘤复发鉴别 两者鉴别有一定的困难,但是明确鉴别两者对于后期治疗和预后具有极其重要的意义。放化疗后改变多位于脑白质,增强扫描强化程度低于肿瘤复发。MRI 可提供更多信息。DWI 上肿瘤复发表现为高信号,表观弥散系数 ADC 值明显减低;而放化疗后由于髓鞘及神经轴突的变性、溶解,损伤灶内水分子弥散不受限,DWI 表现为低信号,ADC 图表现为高信号。肿瘤 ADC 值与肿瘤细胞密度呈显著的负线性关系。动态磁敏感对比增强灌注加权反映的是组织或病灶的微血管分布和血流灌注情况,可以提供组织或病变血流动力学方面的信息。恶性肿瘤 CBV 和 CBF 值显著增高,而放疗引起的病变 CBV 降低。研究还发现 CBV 的降低程度与放疗剂量有关,因此利用灌注的差别可以区别复发的肿瘤和放疗损伤并评价放疗疗效。磁共振波谱(MRS)是目前唯一能无创性观察活体组织代谢及生化变化的技术。肿瘤复发灶细胞代谢旺盛,^{1}H-MRS 表现为 Cho 增高,NAA 降低,可能出现 Lac 峰;放射性损伤区 Cho/Cr、Cho/NAA 比值明显低于肿瘤复发,而 NAA/Cr 比值显著高于肿瘤复发。Rabinov 等利用 3.0 T MR 设备研究多体素 MRS 诊断胶质瘤复发,认为 Cho/Cr 比值>1.3 即可诊断胶质瘤复发,<1.3 则考虑为放疗后改变。

2. 与脑梗死鉴别 脑梗死为急性发病,分布范围与脑动脉供血区一致,同时累及白质及灰质,其内密度或信号较均匀,皮髓质分界不清,多无占位表现,增强扫描多呈脑回样强化。放射性坏死主要位于白质,其内密度或信号不均,可见低密度或低信号内有更低密度或液化坏死信号,占位表现较梗死明显,增强扫描可呈不均匀环状强化。

(王国华 方 明 王雁冰 徐学清)

参 考 文 献

1. 于同刚,戴嘉中,冯晓源. 脑膜瘤的 MRI 及 ^{1}H-MRS 特点. 中国临床医学影像杂志,2003,14(6):379.

2. 任建政,陈毓秀,徐杰,等. 胶质母细胞瘤的 MRI 表现. 实用放射学杂志,2012,28(6):843-845.

3. 潘玉萍,庄奇新,李文斌,等. 颅内胶质瘤伴发出血的 CT 和 MRI 诊断. 中国临床医学影像学杂志,2009,20(5):359-361.

4. 赵殿江,朱明旺,杜铁桥,等. 脑节细胞胶质瘤的 MRI 表现和鉴别诊断. 中国医学影像技术,2010,26(9):1667-1669.

5. 王崇韧,徐欣,赵明. 少突胶质细胞瘤的诊疗进展. 中国肿瘤杂志,2006,4(3):160-165.

6. 张皓,沈天真,陈星荣,等. MR 灌注成像在鉴别单发脑转移瘤与高级别胶质瘤中的价值. 中华放射学杂志,2006,40(4):393-496.

7. 吴恩惠,戴建平,张云亭. 中华影像医学中枢神经系统卷. 北京:人民卫生出版社,2004:118-121.

8. 孙梦恬,程敬亮,张勇,等. 胶质母细胞瘤的磁共振动态增强诊断. 放射学实践,2011,26(9):949-952.

9. 王华，段青，梁辉顺，等. 室管膜下巨细胞星形细胞瘤的临床及神经影像学特征. 中国临床医学影像学杂志，2010，21（4）：261-264.

10. 胡晓云，方向明. 脑胶质瘤治疗后复发与残存的影像学研究进展. 国外医学：临床放射性分册，2007，30（4）：235-239.

11. 王国华，孔祥泉，张通，等. 3.0T ^{1}H-MRS 在颅内常见肿瘤中的应用研究. 临床放射学杂志，2009，28（5）：605-610.

12. 李联忠. 脑与脊髓CT、MRI诊断学图谱. 北京：人民卫生出版社，2011：535-540.

13. Louis DN, Ohgaki H, Wiestler OD, et al. WHO Classification of Tumours of the Central Nervous system. Lyon：International Agency for Research on cancer, 2007: 33-49.

14. Ricci PE. Imaging of Adult Brain Tumors. Neuroimaging Clin N Am, 1999, 9: 651-659.

15. Cha S, Tihan T, Crawford F, et al. Differentiation of Low-Grade Oligodendrogliomas from Low-Grade Astrocytomas by Using Quantitative Blood-Volume Measurements Derived from Dynamic Susceptibility Contrast-Enhanced MR Imaging. AJNR, 2005, 26（2）: 266-273.

16. Spampinato MV, Smith JK, Kwock L, et al. Cerebral Blood Volume Measurements and Proton MR Spectroscopy in grading of Oligodendroglial tumors. AJR, 2007, 188（1）: 204-212.

17. Lev MH, Ozsunar Y, Henson JW, et al. Glial Tumor Grading and Outcome Prediction Using Dynamic Spin-Echo MR Susceptibility Mapping Compared with Conventional Contrast-enhanced MR: confounding Effect of Elevated rCBV of Oligodendroglimoas. AJNR, 2004, 25（2）: 214-221.

18. Yokoi K, Kamiya N, Matsuguma H, et al. Detection of Brain Metastasis in Potentially Operable Non-Small cell Lung Cancer: A Comparison of CT and MRI. Chest, 1999, 115: 714-719.

19. Guo AC, Cummings TJ, Dash RC, et al. Lymphomas and High-grade astrocytomas: comparison of Water Diffusibility and Histologic characteristics. Radiology, 2002, 224（1）: 177-183.

20. Slone HW, Blake JJ, Shah R, et al. CT and MRI Findings of Intracranial lymphoma. AJR, 2005, 184（5）: 1679-1685.

21. Raizer JJ, Koutcher JA, Abrey LE, et al. Proton Magnetic Resonance Spectroscopy in Immunocompetent Patient with Primary Central Nervous System Lymphoma. J Neurooncol, 2005, 71（2）: 173-182.

22. Reis RM, Konu-Leble BGD, Lopes JM, et al. Genetic Profile of Gliosarcomas. Am J Pathol, 2000, 156: 425-432.

23. Roberts HC, Roberts TP, Brasch RC, et al. Quantitative measurement of Microvascular Permeability in Human Brain Tumors Achieved Using Dynamic Contrast-enhanced MR Imaging: Correlation with Histologic Grade. AJNR, 2000, 21（5）: 891-889.

24. Cha S, Knopp EA, Johnson G, et al. Intracranial Mass Lesions: Dynamic Contrast-enhanced Susceptibility-weighted Echo-planar Perfusion MR Imaging. Radiology, 2002, 223（1）: 11-29.

25. Mills SJ, Soh C, Oconnor JP, et al. Enhancing fraction in glioma and its relationship to the Tumoral Vascular Microenviroment: A dynamic Contrast-enhanced MR Imaging Study. AJNR, 2010, 31（4）: 726-731.

26. Goh S, But W, Thiele EA. Subependymal giant cell tumors in tuberous sclerosis complex. Neurology, 2004, 63: 1457-1461.

27. Osztie E, Hanzely Z, Afra D. Lateral ventricle gliomas and central neurocytomas in adults diagnosis and perspectivers. Eur J radiol, 2009, 69（1）: 67-73.

28. Bisdas S, Naegele T, Ritz R, et al. Distinguishing recurrent highgrade gliomas from radiation injury: a pilot study using dynamic contrast-enhanced MR imaging. Acad radiol, 2011, 18（5）: 575-583.

29. Xu J L, Shi D P, Dou S W, et al. Distinction between postoperative recurrent glioma and delayed radiation injury using MR perfusion weighted imaging. J Med Imaging radiol Oncol, 2011, 55（6）: 587-594.

30. Rabinov J D, Lee P L, Barker F G, et al. In vivo 3-T MR spectroscopy in the distinction of recurrent glioma versus radiation effects: initial experience. Radiology, 2002, 225（3）: 871-879.

31. Fink J R, Carr R B, Matsusue E, et al. Comparison of 3 tesla proton MR spectroscopy, MR perfusion and MR diffusion for distinguishing glioma recurrence from posttreatment effects. J Magn reson Imaging, 2012, 35（1）: 56-63.

第十六章

幕上脑外肿瘤

第一节　骨　瘤

骨瘤（osteoma）为骨组织肿瘤中最良性者，很少恶性变。患者多为青少年。颅盖骨和上、下颌骨为其好发部位。

【病因、病理】

骨瘤由生骨性纤维组织、成骨细胞及其所产生的新生骨所构成，含有分化良好的成熟骨组织，并有明显的板层结构，骨瘤伴随人体的发育而逐渐生长，当人体发育成熟以后，大部分肿瘤亦停止生长。多发性骨瘤称 Gardner 综合征，同时有肠息肉和软组织病损。

肿瘤骨呈黄白色，骨样硬度，表面凹凸不平，覆以假包膜。显微镜下由纤维组织与新生骨构成，骨细胞肥大，基质染色不匀。成纤维细胞与成骨细胞均无恶性变现象。

【临床表现】

若发生于颅骨内板可能引起颅内压增高和脑压迫症状，如头晕、头痛，甚至癫痫等。当肿瘤发生于颅骨外板时，可造成外貌畸形；若发生于下颌骨、口腔或鼻窦、鼻腔内常引起压迫症状。颅骨区外骨瘤有时可出现恶变。

【CT 表现】

CT 示颅骨表面凸起的骨性结节，基底部与骨皮质外表面相连，邻近软组织可受推移。致密型内部骨结构均匀密实，松质型密度则类似板障或呈磨玻璃样改变（图 16-1-1）。

【MRI 表现】

MRI 示自颅板凸起的结节，在 T1WI、T2WI 上均呈边缘光滑的低信号或无信号影，信号强度与邻近骨皮质一致，周围软组织信号正常；松质型则与颅骨板障信号类似（图 16-1-2）。

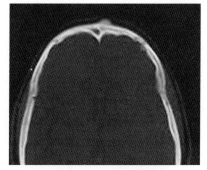

图 16-1-1　额骨骨瘤
左侧额骨外板示丘状骨性突起

【鉴别诊断】

颅骨骨瘤有时需与脑膜瘤、颅骨内板增生症和骨纤维异常增殖症等相鉴别。

1. 脑膜瘤　生长快，呈不整形新骨增生，可出现骨样改变。瘤基底宽，并可有颅板溶骨改变。肿瘤血供增多，致附近血管沟影增宽、增多。眼眶筛部骨瘤有时与嗅沟的脑膜瘤不易区分。

2. 额骨内板增生症　呈波浪形骨增生，患者常有头痛、肥胖、性欲减退。多见于停经后的女性，有时伴发糖尿病或尿崩。

3. 颅骨纤维异常增殖症　病变广泛，基底宽，多处发病，累及板障和颅板，全身其他骨骼亦可发病，且有单侧发病趋向。

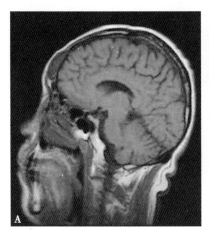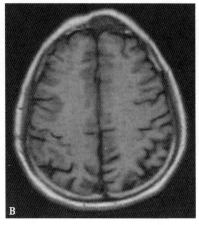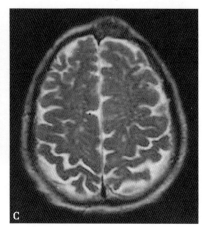

图 16-1-2 额骨骨瘤

A. 颅脑矢状位 T1WI，B. 横轴位 T2WI，C. 横轴位 T2WI：左侧额骨示不规则形长 T1、短 T2 信号影

第二节 脑 膜 瘤

脑膜瘤（meningioma）是起源于脑膜的中胚层肿瘤，是一种常见的颅内原发肿瘤，发病率占颅内肿瘤的 16%～17%，占颅内肿瘤的第二位。常见于成人，女多于男，女：男为 2：1。

【病因、病理】

脑膜瘤为仅次于胶质瘤的第 2 种常见的颅内肿瘤，91%～95% 为良性肿瘤，起病慢，病程长。由于肿瘤来源于蛛网膜内皮细胞，因此常见于富含蛛网膜颗粒与蛛网膜绒毛的地方，以上矢状窦旁、大脑凸面、大脑镰多见，其次为蝶骨嵴、鞍结节、嗅沟、小脑脑桥角及小脑幕等部位。肿瘤多有颈内及颈外动脉双重血供，因此脑膜瘤的血供常较丰富。2007 年 WHO 中枢神经系统肿瘤病理分型将脑膜瘤分为 3 级 15 个亚型，其中 I 级包括脑膜皮细胞型、纤维型、过渡型、砂粒体型、血管瘤型、微囊型、分泌型、富淋巴 - 浆细胞型、化生型；II 级包括非典型、透明细胞型和脊索样；III 级包括横纹肌样、乳头状及间变型，并把 WHO II～III 级以及伴高生长指数的任何亚型定义为恶性。

【临床表现】

良性脑膜瘤生长慢，病程长，其出现早期症状平均约为 2.5 年，长者可达 6 年之久。一般来讲，肿瘤平均年增长体积为 3.6%，因肿瘤的膨胀性生长，患者往往以头痛和癫痫为首发症状。依肿瘤部位不同，患者可以出现突眼，视力、视野、嗅觉或听觉障碍及肢体运动障碍等。老年患者以癫痫为首发症状者多见。恶性脑膜瘤发病年龄较年轻，肿瘤生长较快，临床症状出现早。

【CT 表现】

良性脑膜瘤一般呈圆形或类圆形，边界清晰，密度均匀呈等或偏高密度，瘤内可见钙化。增强后肿瘤明显强化，密度均匀性增高（图 16-2-1～4）。恶性脑膜瘤形态不规则，密度不均，多伴囊变或坏死，局部颅骨可有骨质破坏；增强扫描肿瘤不均匀性强化。半数患者在肿瘤附近有不强化的低密度带，提示瘤周水肿（图 16-2-2、4）。

【MRI 表现】

良性脑膜瘤的 MRI 表现总体上颇具特征，脑膜瘤常表现为脑外占位，一般边缘清楚、锐利，常呈圆形、椭圆形，或不规则形。平扫 T1WI 往往表现为较均一的低信号或等信号；T2WI 呈稍高信号或等信号，这是脑膜瘤的显著信号特征，具有一定的诊断价值。Gd-DTPA 增强扫描后，肿瘤有显著异常对比强化，浓密和均一性强化是脑膜瘤的一个特征。当肿瘤发生囊变、坏死、出血或钙化明显时，增强扫描呈环状或不规则强化。脑膜瘤一般具有 3 个较常见的特点：脑膜尾征、瘤周水肿及肿瘤包膜。脑膜尾征是肿瘤侵犯邻近脑膜的继发反应。脑膜瘤周围常会出现脑组织水肿，系脑膜瘤机械性压迫导致局部

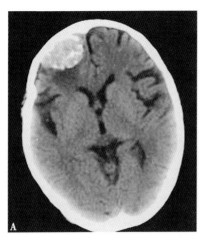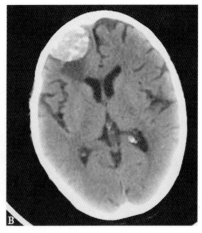

图 16-2-1　右额部脑膜瘤

A、B. CT 示右额部脑膜瘤,内见多发钙化,周围见不规则水肿区

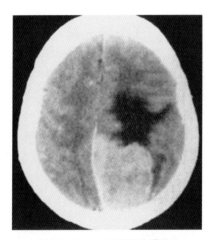

图 16-2-2　左镰旁脑膜瘤

CT 增强扫描显示左侧大脑镰旁类圆形密度,
呈明显均匀一致强化,边界清楚,以广基底
与硬膜相连

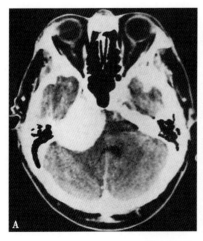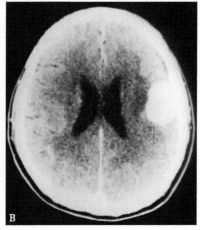

图 16-2-3　多发脑膜瘤

A、B. CT 增强扫描显示右侧桥小脑区、左额顶部脑凸面多发类圆形占位,呈明
显均匀一致强化,边界清楚,呈广基底与硬膜相连

脑组织缺血或静脉回流障碍所致。脑膜瘤周围往往可见一圈低信号环，它介于肿瘤与灶周水肿之间，可由肿瘤周围的小血管、脑脊液、胶质增生带以及受压而萎缩的脑皮质形成，肿瘤包膜是脑外肿瘤的特征性表现（图16-2-5～7）。

恶性脑膜瘤多数形态呈分叶状或不规则状。肿瘤外形不规则被认为是恶性脑膜瘤特征性表现，这和恶性肿瘤生长迅速，各个方向生长不均匀，呈侵袭性生长有关。T1WI肿瘤多呈稍低或等信号，T2WI多呈等及稍高信号，信号多不均匀。恶性脑膜瘤常因生长迅速，瘤体中央缺血导致坏死、囊变，故信号较混杂。Gd-DTPA增强扫描后，肿瘤明显不均匀强化。瘤周水肿与病理分型及分级相关，分级越高水肿发生率越高、程度越重。恶性脑膜瘤向颅外浸润生长可形成颅骨肿块或皮下软组织肿块。

【鉴别诊断】

1. 少突胶质细胞瘤 贴近脑表面的少突胶质细胞瘤表现为有钙化的高密度肿块，但其钙化影多为条簇状，且附近颅板少有增厚侵蚀改变，级别较低的少突胶质细胞瘤不跨大脑镰生长。

2. 垂体瘤 鞍结节及鞍上脑膜瘤易误诊为垂体瘤。垂体瘤常位于鞍内向后下生长，增强扫描强化程度不及脑膜瘤，且蝶鞍有改变。脑膜瘤虽可造成蝶鞍骨质改变，但多不造成蝶鞍明显增大，冠状位及矢状位可更好地显示肿瘤与周围正常结构的关系。

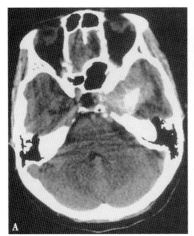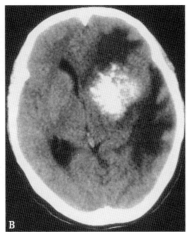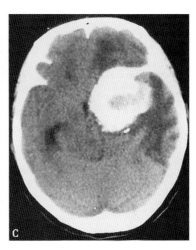

图 16-2-4 中颅窝脑膜瘤

A、B. CT平扫显示左侧中颅窝高密度钙化影，边界较清楚且不规则，周围可见中度水肿。C. CT增强扫描呈明显均匀强化，边界更加清晰

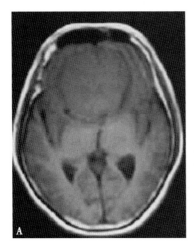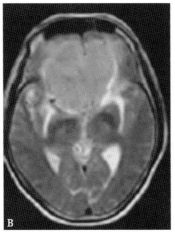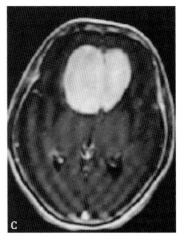

图 16-2-5 前颅底脑膜瘤

A. 颅脑横轴位T1WI，B. 横轴位T2WI，C. 横轴位增强MRI：T1WI为等信号，T2WI为稍高信号，周围可见低信号环，增强后，瘤体呈均匀性明显强化

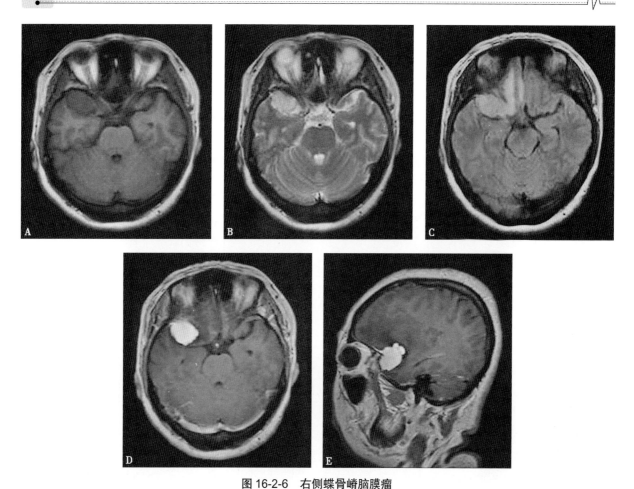

图 16-2-6 右侧蝶骨嵴脑膜瘤

A～C. 右侧蝶骨嵴区示 T1WI 为稍低信号，T2WI 为高信号，周围可见不规则水肿区；D、E. 增强后瘤体呈均匀性明显强化，矢状位可见脑膜尾征

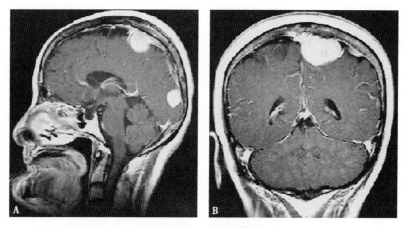

图 16-2-7 多发脑膜瘤

A、B. 矢状位、冠状位 T1WI Gd-DTPA 增强示左顶叶及枕叶多发高信号团块灶，信号尚均匀，边界清楚，病变与硬膜广基底相连，可见明显"硬膜尾征"

第三节 松果体区肿瘤

松果体区病变包括肿瘤性与先天性病变。肿瘤性病变包括起自松果体实质的肿瘤、生殖细胞肿瘤、转移瘤及来自邻近结构的肿瘤（如星形细胞瘤、脑膜瘤）。松果体区肿瘤常发生于儿童，占儿童颅内肿瘤的 3%～8%，占成人颅内肿瘤 1% 以下。生殖细胞肿瘤最常见，占所有松果体肿瘤的 40%，松果体实质肿瘤占 14%～27%。

一、生殖细胞瘤

生殖细胞瘤（germinoma）起源发育过程中原始生殖细胞的残余组织，多见于性腺；可发生于中枢神经系统中线部位（松果体或鞍上区）、纵隔或骶尾区等其他部位。虽然生殖细胞瘤的组织学所见均相同，但是生长于不同部位的肿瘤名称各异。例如：位于睾丸者称精原细胞瘤（seminoma），位于卵巢者称无性细胞瘤（dysgerminoma），而位于中枢神经系统的肿瘤才称为生殖细胞瘤。本病可累及任何年龄段，但是其发病高峰在 12 岁以内，又可分为 6 岁以内和 10～12 岁两个峰值年龄段。生殖细胞瘤以男性多见，男女比例为 3.25∶1，位于鞍上的肿瘤女性占 75%，位于松果体区的肿瘤，则以男性多见，占 67%。

【病因、病理】

生殖细胞瘤通常无钙化、出血、坏死或囊性变，多呈浸润性生长，无包膜，属低度恶性肿瘤，常有不同程度和形式的转移，易向蛛网膜下腔及脑室系统种植、播散。组织学上，肿瘤主要含有两种细胞成分：上皮样细胞和淋巴样细胞。

【临床表现】

突出临床表现是内分泌紊乱，表现为上视障碍和性早熟，同时可伴有下丘脑功能障碍，如尿崩、烦渴、嗜睡及肥胖；其他症状与肿瘤部位有关，松果体区肿瘤可阻塞中脑导水管，造成颅内高压；鞍区肿瘤则首先表现为视力障碍，然后出现头痛、呕吐、多饮多尿及垂体功能低下。

【CT 表现】

CT 平扫显示松果体区生殖细胞瘤实质部分多为高密度，此与生殖细胞瘤细胞密集有关，少部分肿瘤内的低密度区可能与肿瘤生长迅速，发生坏死、囊变或可能因含其他组织成分有关，部分肿瘤可见钙化（图 16-3-1）。CT 增强扫描，肿瘤实性部分强化明显。

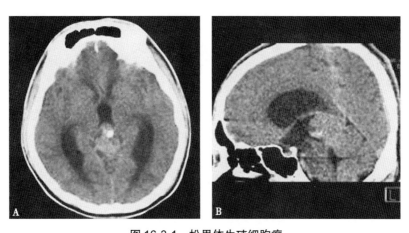

图 16-3-1　松果体生殖细胞瘤

A、B. CT 平扫：松果体区不规则软组织肿块伴钙化灶，第三脑室扩张

【MRI 表现】

松果体区生殖细胞瘤大多为圆形或类圆形，边界较清楚，肿瘤较大时可呈分叶状，边界也可不清楚。T1WI 多为稍低信号，T2WI 稍高信号，无或可见轻度瘤周水肿及占位效应，但常伴有不同程度的侧脑室和第三脑室扩张、积水。肿瘤信号多均匀，坏死、囊变很少见，或伴范围较小的囊变，肿瘤本身也很少钙化，如果发生钙化则多源于松果体，肿瘤可伴有出血。Gd-DTPA 增强扫描肿瘤实性成分明显强化（图 16-3-2～5）。

【鉴别诊断】

1.胶质瘤　来源于胼胝体压部或四叠体板,呈浸润性生长,信号不均匀,周围多有水肿带。

2.畸胎瘤　多数呈囊性,实性者含有三个胚层成分,信号最不均匀,可见特征性 T1WI 和 T2WI 高信号的脂肪组织。

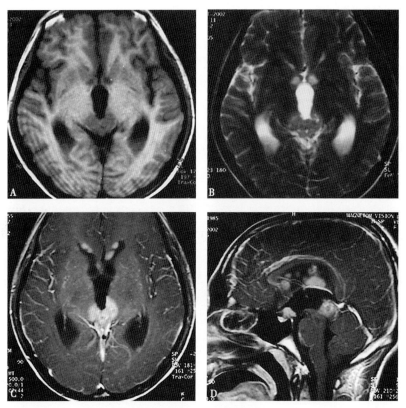

图 16-3-2　松果体生殖细胞瘤

A. T1WI,B. T2WI:松果体区占位病变,呈等 T1、稍短 T2 信号,幕上脑室扩张。
C、D. MRI 增强扫描:松果体区肿块不均匀性明显强化,形态不规则

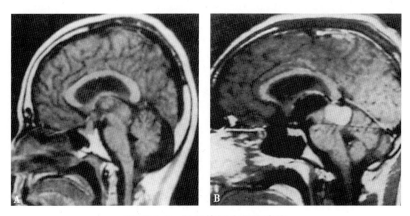

图 16-3-3　松果体区生殖细胞瘤

A. 矢状位 T1WI 显示松果体区类圆形占位病变,呈中等信号。B. 矢状位 T1WI
Gd-DTPA 增强扫描呈明显均匀强化

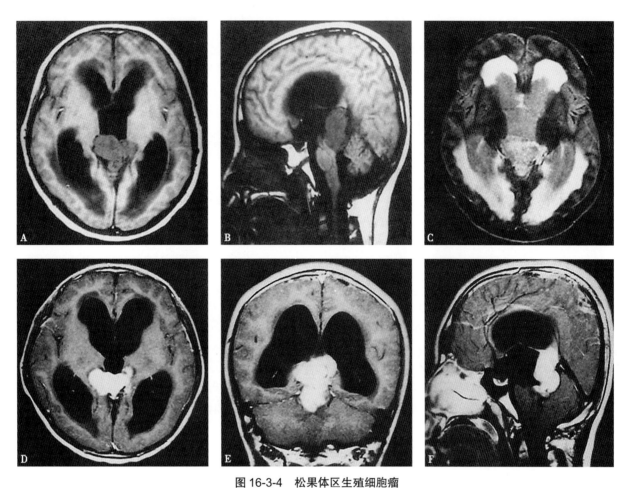

图 16-3-4　松果体区生殖细胞瘤

A、B、C. 横轴位、矢状位 T1WI、横轴位 T2WI 显示松果体区类圆形占位病变，呈中等信号。T2WI 横轴位呈稍高信号，幕上脑积水明显。D、E、F. 横轴位、冠状位、矢状位 T1WI Gd-DTPA 增强扫描显示病变呈明显均匀强化，形态不规则，边界清楚

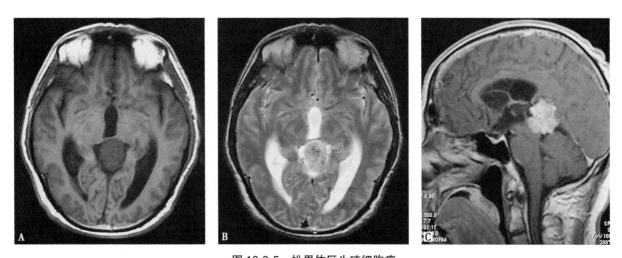

图 16-3-5　松果体区生殖细胞瘤

A、B. 横轴位 T1WI、T2WI 显示松果体区类圆形占位病变，T1WI、T2WI 均呈等信号。C. 矢状位 T1WI Gd-DTPA 增强扫描病变呈明显强化，边界清楚且不规则

二、松果体细胞瘤及松果体母细胞瘤

松果体细胞肿瘤又称为松果体实质细胞肿瘤，是一类罕见的起源于松果体实质细胞的恶性肿瘤，发病率很低，约占颅内肿瘤的 0.1%～0.2%，包括松果体细胞瘤、松果体母细胞瘤、混合性或过渡性松果体细胞肿瘤。松果体细胞瘤多见于成人，年龄分布范围较广。松果体母细胞瘤多见于儿童，女性多于男性。

【病因、病理】

松果体呈圆锥形，外有被膜并深入实质，将其分割成若干小叶，小叶内充满有髓、无髓神经纤维、松果体细胞、神经胶质及丰富的毛细血管。松果体细胞又称主细胞，电镜下该细胞可分为明、暗两种。松果体细胞肿瘤根据细胞来源分为：松果体细胞瘤（pineocytoma，PC）来源于明细胞，松果体母细胞瘤（pineoblastoma，PB）来源于暗细胞。显微镜观察：松果体细胞瘤组织由较大的上皮样明细胞构成，被血管和纤维间隔分成巢岛状似成人松果体组织，胞质常有较长的细胞突伸向血管壁，形成不典型的血管心菊形团。松果体细胞瘤细胞细小丰富，致密成片，血管和纤维间质少，易见核分裂象，胞质极少，细小突起可形成典型的纤维心菊形团。

【临床表现】

松果体细胞瘤及松果体母细胞瘤临床表现主要有：①颅内压增高：由于肿瘤阻挡中脑导水管上口或压迫导水管，导致早期发生梗阻性脑积水及颅内压增高。②邻近脑受压征：典型的为 Parinaud 征（肿瘤压迫四叠体上丘引起上视不能、眼球上下运动障碍、瞳孔散大、光反射消失、瞳孔的调节反射存在），随着肿瘤的增大还可出现听力障碍、躯干性共济失调及丘脑下部损害。③内分泌症状：由于肿瘤细胞分泌褪黑激素，降低垂体前叶促性腺激素的含量和减少其分泌量而引起性征发育迟缓。

【CT 表现】

CT 平扫显示松果体区类圆形或分叶状肿块，呈等或高密度，多伴钙化，肿瘤呈浸润生长。CT 增强扫描，肿瘤实性成分强化明显。三脑室后部扩大成杯口状，侧脑室呈轻、中度扩大（图 16-3-6）。松果体细胞瘤坏死少见，而松果体母细胞瘤则多伴有出血、坏死及囊变。

【MRI 表现】

松果体细胞瘤及松果体母细胞瘤在常规 MRI 平扫上均表现为 T1WI 呈等或稍低信号，T2WI 呈高或稍高信号，没有明显差异和特征性。但在增强扫描时，松果体细胞瘤一般呈明显均匀强化，部分不均匀强化（图 16-3-7）；而松果体母细胞瘤的不均匀强化更明显，更常见，这与肿瘤内的坏死、囊变、出血及钙化有关（图 16-3-8）。

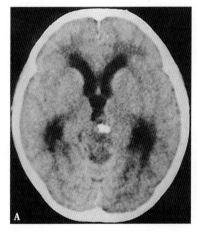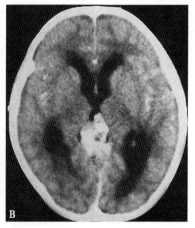

图 16-3-6　松果体细胞瘤

A. CT 平扫位于松果体区等密度病灶，边界欠清，其内可见高密度钙化，第三脑室后部充盈缺损，前部及侧脑室对称性扩大脑积水。B. CT 增强扫描病灶明显强化

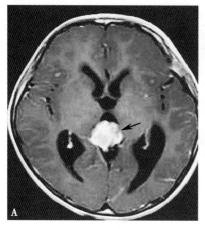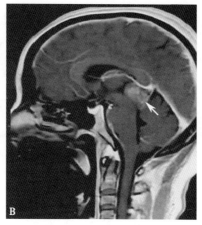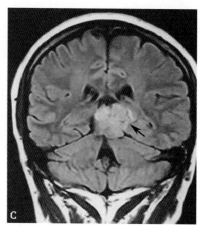

图 16-3-7　松果体细胞瘤

A～C. MRI 增强扫描：松果体区明显强化肿块，形态不规则，强化略欠均匀，幕上脑室扩张（黑、白箭）

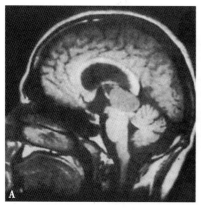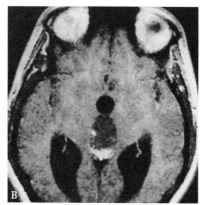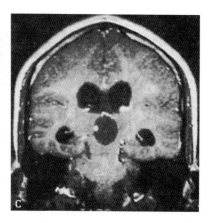

图 16-3-8　松果体母细胞瘤

A. 矢状位 T1WI 显示松果体区等信号灶，边界规整，其内可见低信号区，幕上脑室扩大。B、C. 横轴位、冠状位 T1WI Gd-DTPA 增强扫描显示病灶呈低信号，周边结节状及斑块状强化

【鉴别诊断】

1. 生殖细胞瘤　在松果体区最常见，好发于青少年男性，CT 上呈均匀等高密度伴中心包埋性粗大钙化是其特征。T1WI 呈等低信号，T2WI 呈等高信号，且均匀显著强化，强化程度高于松果体细胞瘤及松果体母细胞瘤，肿瘤边界不清，常浸润邻近组织，并可沿脑脊液种植转移。

2. 畸胎瘤　好发于儿童，影像表现具有特征性，CT 上可见脂肪和钙化。MRI T1WI 和 T2WI 均呈混杂信号，增强扫描不均匀强化或无强化。

3. 胶质瘤　影像学表现随肿瘤分化程度不同而有较大差异。肿瘤分化较好时，呈较均匀的低密度或长 T1、长 T2 信号，可有不同程度强化，有时与松果体肿瘤不易鉴别。但胶质瘤体积相对较大，一般瘤内均有囊变、坏死，在 DWI 上呈等或稍低信号。当肿瘤分化较差时，其密度或信号不均匀，增强扫描亦呈不均匀性强化，瘤内常见多发囊变、坏死和出血。

4. 脑膜瘤　呈等 T1、等 T2 信号，增强扫描肿瘤明显均匀强化，与大脑镰或小脑幕关系密切，有时可见脑膜尾征，其典型影像学表现较具特征性，鉴别诊断不难。

三、鞍上异位生殖细胞瘤

颅内生殖细胞瘤可发生在松果体区、鞍区、基底节区及丘脑等部位，其中约 30% 发生于鞍区。

【病因、病理】

生殖细胞瘤通常无包膜、钙化、出血、坏死或囊性变，属低度恶性肿瘤，多呈浸润性生长，常有不同程度和形式的转移，易向蛛网膜下腔及脑室系统种植、播散。组织学上，肿瘤主要含有两种细胞成分：上皮样细胞和淋巴样细胞。

【临床表现】

根据受累部位不同，鞍区生殖细胞瘤有各种各样的临床表现，肿瘤组织在鞍区生长浸润，还可在脑膜、脑脊液及脑室转移及播散，使脑脊液产生增加，循环受阻，颅内压增高。临床出现头痛、头晕、恶心及呕吐等症状。鞍区生殖细胞瘤侵犯下丘脑影响抗利尿激素的分泌，或肿瘤对垂体柄的浸润影响了抗利尿激素的传导，患者常有尿崩症表现。肿瘤对视束、视神经及鞍区（垂体前叶）的浸润可引起视力下降，视野缺损及垂体前叶功能减退，引起生长发育迟缓或性早熟。

【CT 表现】

CT 平扫显示鞍上区生殖细胞瘤实质部分多为高密度，这与生殖细胞瘤细胞密集有关，少部分肿瘤内的低密度区可能与肿瘤生长迅速，发生坏死、囊变或可能因含其他组织成分有关，部分肿瘤可见钙化。CT 增强扫描，肿瘤实性部分强化明显。

【MRI 表现】

鞍上区生殖细胞瘤大多为圆形或类圆形，边界较清楚，肿瘤较大时可呈分叶状，边界也可不清楚。T1WI 多为稍低信号，T2WI 呈稍高信号，无或有轻度瘤周水肿及占位效应。肿瘤信号多均匀，坏死、囊变很少见，或伴范围较小的囊变，肿瘤本身也很少钙化，肿瘤可伴有出血。Gd-DTPA 增强扫描，肿瘤实性成分明显强化（图 16-3-9、10）。发生于鞍上的生殖细胞瘤有时会累及鞍区，此时会造成蝶鞍扩大，垂体柄显示不清，同时视交叉受压或显示不清，肿瘤同时累及鞍区及鞍上时，还会造成正常垂体显示不

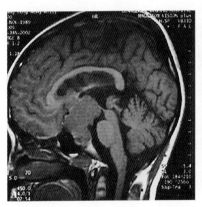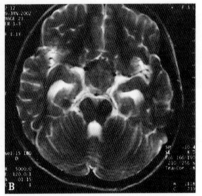

图 16-3-9 鞍上区生殖细胞瘤

A、B. 矢状位、横轴位 MRI 示鞍内及鞍上区不规则占位病变，T1WI 呈等信号，T2WI 呈高信号

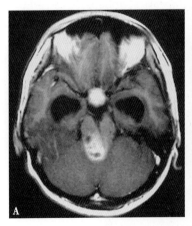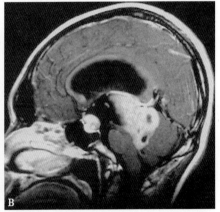

图 16-3-10 鞍上异位生殖细胞瘤

A、B. 横轴位、矢状位 T1WI Gd-DTPA 显示松果体区及鞍区团块状、结节状占位病变，呈不均匀性明显强化，边界清楚

清。典型鞍上区生殖细胞瘤起源于三脑室底和垂体柄，肿瘤易沿第三脑室室管膜下浸润性生长，扩散至透明隔、侧脑室室管膜下和胼胝体膝部。生殖细胞瘤易多中心起源或沿脑脊液种植播散，增强扫描松果体区、脑池及脑沟内见强化的结节灶。

【鉴别诊断】

鞍区生殖细胞瘤须与垂体瘤、颅咽管瘤、脑膜瘤、视神经胶质瘤及动脉瘤鉴别：垂体瘤可见蝶鞍扩大，正常垂体不见；颅咽管瘤囊变钙化明显；脑膜瘤有宽基与颅底相连，且有假包膜和供血瘤床；视神经胶质瘤发生于视神经，沿视神经浸润；动脉瘤可见流空征象和搏动伪影。

第四节　表皮样囊肿和皮样囊肿

一、表皮样囊肿

表皮样囊肿（epidermoid cyst）又名珍珠瘤、胆脂瘤，其发生率约占颅内肿瘤的1%，可分为脑内型及脑外型，脑外型较为常见，多发生于桥小脑角池、鞍上池等处；脑内型相对少见，常见于第四脑室、侧脑室前角和脑实质内。男女发病率无明显差异，发病年龄以20～40岁多见。

【病因、病理】

普遍认同的先天性发病机制是：在胚胎发育3～5周，神经管形成时，来源于神经嵴的外胚层细胞异位残留于神经管内，逐渐发展成为表皮样囊肿。近来有学者认为：病变部位与外胚层细胞异位的时间有关，即异位发生越早越倾向于形成脑实质内病变；反之，则倾向于形成脑实质外病变。

【临床表现】

颅内表皮样囊肿发生于桥小脑角区者占40%～50%。此外，还可见于鞍区、第四脑室、侧脑室及脑实质内等。临床表现主要有耳鸣、听力障碍、三叉神经痛、面瘫、复视、偏瘫、共济失调及眼震等，少数有癫痫和脑积水，个别表现为无菌性脑膜炎。

【CT表现】

1. 典型的颅内表皮样囊肿，呈均匀或不均匀低密度，CT值0～15Hu，边缘清晰，光滑、整齐，呈扁平型，灶周无水肿，增强扫描无强化，见缝就钻为其特征改变（图16-4-1、2）。

2. 团块型多位于硬膜外，呈球形，为混杂密度。

3. 肿瘤也可表现为高低混杂密度或高密度。混杂密度与肿瘤内含角质蛋白和胆固醇的多少有关，前者成分多，CT值升高，胆固醇和脂肪量多，则CT值低。

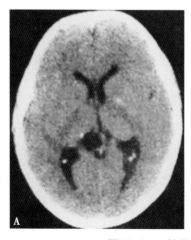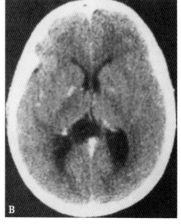

图16-4-1　松果体区表皮样囊肿
A、B. CT平扫及增强扫描显示松果体区偏右侧类圆形脂肪密度灶，边界清楚，密度均匀，周边见点带状钙化，增强扫描无强化

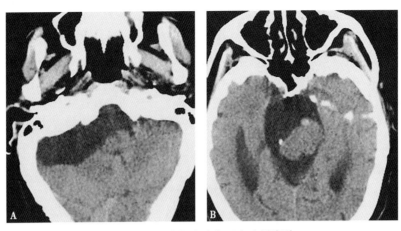

图 16-4-2　右桥小脑角区表皮样囊肿
A、B. CT 平扫：右侧桥小脑角区及桥前池区低密度灶，边界清楚

4. 该肿瘤多不强化，偶见边缘轻度弧形强化，其原因是瘤内部缺乏血管，且其表面有一层包膜，其周围的神经组织内胶质量增多。

【MRI 表现】

表皮样囊肿 MRI 平扫的信号各异，一般 T1WI 呈低信号，T2WI 信号等于或高于脑脊液。当病变内有出血时，T1WI 可呈高信号或混杂信号；T2WI 可呈低信号或混杂信号。DWI 均呈高信号（图 16-4-3）。MRI 增强扫描多不强化，偶见边缘弧形轻度强化。

位于脑外的肿瘤均不同程度向邻近脑池生长，即沿蛛网膜下腔呈"匍行性生长"的特征，故瘤体形态多不规则，位于脑内的颅内表皮样囊肿多为球形或类圆形。

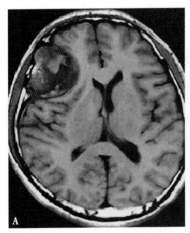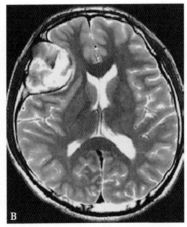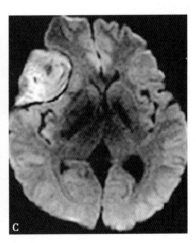

图 16-4-3　右额部表皮样囊肿
A～C. 轴位 MRI 示右额部颅板下混杂信号灶，T1WI 等、低信号混杂，T2WI 等、高信号混杂，DWI 高信号为主

【鉴别诊断】

1. 蛛网膜囊肿　CT 表现为边界清楚的均匀低密度病灶，但其为脑脊液密度，MRI T1WI 上多为略高于脑脊液的低信号，T2WI 则明显高于周围脑组织及脑脊液，病灶内或周边无钙化。

2. 听神经瘤　胆脂瘤多发生于桥小脑角池，需与囊变的听神经瘤鉴别。后者增强后可见非囊变部分和囊壁明显强化，同时听神经可见增粗及明显强化。

3. 脂肪瘤　多表现为更低的密度，CT 值可达 −90Hu。T1WI 呈典型的短 T1 高信号。

4. 皮样囊肿　典型的皮样囊肿 MRI 表现为 T1WI、T2WI 均呈高信号影，且多有较厚的囊壁。

二、皮 样 囊 肿

皮样囊肿（dermoid cyst）是少见的先天性良性肿瘤，起源于异位的胚胎残余细胞，又被称作皮样瘤。颅内皮样囊肿仅占颅内肿瘤的 0.04%～0.7%，好发于中线及中线旁，颅内最常见于后颅窝、前颅窝及鞍区，亦可见于颅缝及脑室内，幕上者较少。

【病因、病理】

颅内皮样囊肿是胚胎残余组织形成的先天性肿瘤，起源于妊娠 3～5 周神经管闭合时，将上皮细胞异位包埋入神经管从而形成的颅内胚胎类肿瘤，内含毛发、皮脂腺等皮肤附属器官，瘤体通过皮脂腺分泌物及上皮细胞脱落产物堆积而缓慢增大。

【临床表现】

颅内皮样囊肿生长缓慢，出现临床症状约需 15 年，大多数病例在 30～40 岁时才被确诊，常见的症状为头痛、癫痫、脑膜炎、神经功能缺损及脑积水症状。囊肿的破溃常引起化学性脑膜炎，可导致脑血管痉挛、脑梗死，甚至死亡。囊肿破溃的常见原因为：自发性、癫痫持续状态、颅脑外伤及医源性损伤等。

【CT 表现】

典型的皮样囊肿表现为鞍旁、前颅窝和后颅窝类圆形或不规则形低密度病灶，边界清楚，周围无水肿（图 16-4-4）。肿瘤内脂质成分较多时表现为负值，内部因含较多浓稠分泌物或有出血时密度可升高（图 16-4-6A、7A、8A），偶有文献报道 CT 上表现为高密度影的皮样囊肿。

【MRI 表现】

典型的 MRI 表现为 T1WI 呈高信号，T2WI 则信号多样，可为低信号，也可以是高信号。依据肿瘤内容物所定，含毛发多者低信号多见，含较多量以三酰甘油和脂肪酸为主的脂质成分时，则表现为高信号，脂肪抑制序列可见高信号消失。DWI 表现为高信号（图 16-4-5～9）。增强扫描病灶无明显强化，部分囊壁可见强化。

【鉴别诊断】

颅内皮样囊肿主要与表皮样囊肿、畸胎瘤、颅咽管瘤和脂肪瘤等鉴别。表皮样囊肿无皮肤附属器，在 MRI 上信号类似于脑脊液，有见孔就钻的特性；畸胎瘤常见于儿童，好发于鞍上区及松果体区，病变含脂肪、软组织、钙化成分，信号混杂，增强后不均匀强化；颅咽管瘤好发于鞍上，易囊变、钙化，增强后实性部分明显强化，囊壁可强化；脂肪瘤多位于胼胝体区等中线部位，与脂肪信号一致，信号均匀，可合并胼胝体发育不良。

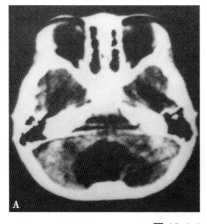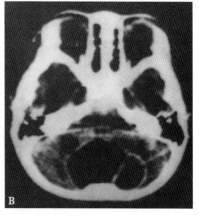

图 16-4-4　皮样囊肿

A. CT 平扫示后颅凹中线区近颅板处示双房囊性低密度病灶，边界欠清楚，第四脑室受压前移，变小，伴幕上脑积水。B. CT 增强扫描病灶囊壁及间隔呈均匀一致强化，囊内无强化

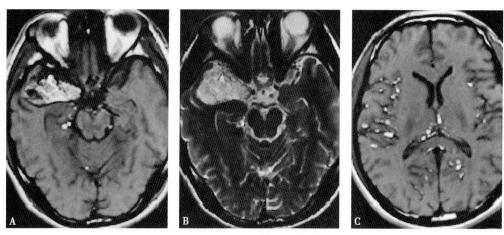

图 16-4-5 右颞极区皮样囊肿

A～C. T1WI 信号混杂，以高信号为主；T2WI 呈高信号；游离的脂滴分布于双侧颞枕部脑沟、双侧脑室及三脑室

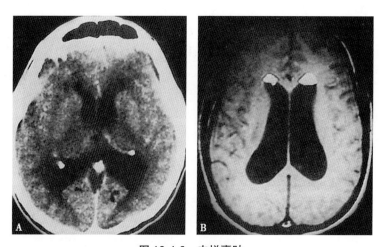

图 16-4-6 皮样囊肿

A. CT 平扫双额角示低密度液平面。B. 横轴位 T1WI 双侧侧脑室额角内多发脂肪 - 脑脊液平面

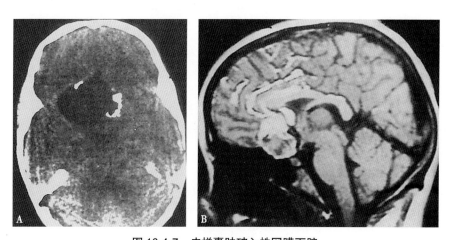

图 16-4-7 皮样囊肿破入蛛网膜下腔

A. CT 平扫显示鞍旁脂肪样低密度肿块，周边散在钙化。B. 矢状位 T1WI 示鞍旁高、等信号囊肿，边界清楚，邻近额、顶叶脑沟高信号

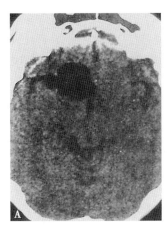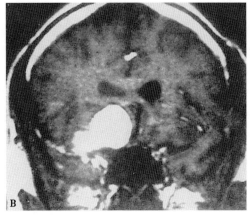

图 16-4-8　皮样囊肿破入蛛网膜下腔
A. CT 平扫显示右额底部低密度肿块，边界清楚，密度均匀，并向外侧裂延伸。
B. 冠状位 T1WI 呈高信号脂肪样肿块，并多发脑脊液播散

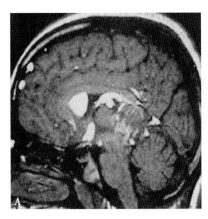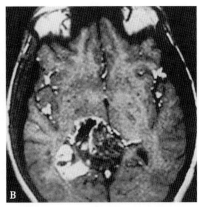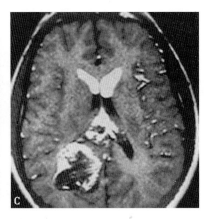

图 16-4-9　皮样囊肿破入蛛网膜下腔
A、B、C. 矢状位、横轴位 T1WI 双侧侧脑室内多发脂肪 - 脑脊液平面，蛛网膜下腔多发散在颗粒状脂肪灶

第五节　颅咽管瘤

　　颅咽管瘤（craniopharyngioma）是颅内鞍区常见肿瘤之一，占颅内肿瘤的 2%～4%。肿瘤可分为囊性和实性。囊性和部分囊性多见，具有特征性表现，而实性较少见，鞍上者多为囊性，鞍内者多为实性。肿瘤好发于 20 岁以下的人群；另一个发病高峰为 50 岁左右。

【病因、病理】

　　发病机制目前尚有争议，主要有两种理论。

　　1. 胚胎起源理论　认为颅咽管瘤起源于最初连接 Rathke 囊与口腔颅咽管的胚胎釉质原基。Rathke 囊残余部分能形成肿瘤的起点，因而颅咽管瘤可发生在 Rathke 囊移行的任何部位，范围从犁骨中线、蝶骨至蝶鞍底部，少见部位如颞侧硬膜外、脑桥向第四脑室生长、桥小脑角区、颅外鼻咽部等可发生异位的颅咽管瘤，被认为是闭塞的 Rathke 囊异常移动所致。

　　2. 组织化生理论　认为颅咽管瘤是腺垂体结节部垂体细胞鳞状上皮化生的结果。Shah 等总结釉质细胞型颅咽管瘤、乳头状细胞型颅咽管瘤、Rathke 囊肿、表皮样囊肿具有重叠的表现，认为是上皮连续体派生的肿瘤及肿瘤样病变。颅咽管瘤可能是残余上皮细胞巢化生改变的结果，此细胞巢来源于口腔囊的外胚层沿原垂体 - 咽囊形成垂体柄的垂体前叶和腺垂体部分。

【临床表现】

　　临床症状与肿瘤生长速度和发病年龄有关。成人患者主要表现为内分泌功能降低，如性功能障碍，

性欲减低,男性阳痿,女性月经失调或停经不孕。下丘脑受压后可出现烦渴、多饮、多尿等。儿童发病者,因压迫下视丘和垂体前叶,以发育障碍为主要临床症状,也可引起视力障碍、视野缺损和恶心等。

【CT 表现】

典型的 CT 表现为鞍上低密度囊性肿块,病变边界清楚,呈圆形、类圆形或分叶状,囊壁为等密度,多见弧形钙化;实性颅咽管瘤呈均匀、略高或等密度肿块,可见点片状钙化。鞍上池部分或完全闭塞,三脑室常不能显示,肿瘤较大时,常凸向侧脑室底部,两侧脑室前角见弧形压迹(图 16-5-1、2)。CT 增强扫描,囊性颅咽管瘤囊壁呈环形强化,囊液区无强化,病灶边界更加清楚、光滑,实性颅咽管瘤呈均匀强化(图 16-5-3)。

【MRI 表现】

由于肿瘤组织成分不同而表现多种多样,MRI 信号混杂:坏死组织表现为长 T1、长 T2 信号,胆固醇结晶及正铁血红蛋白呈短 T1、短 T2 信号,角质蛋白则为等 T1、长 T2 信号,钙化呈低信号。实性肿瘤或肿瘤实性部分含有较多的角质蛋白而呈中等 T1、长 T2

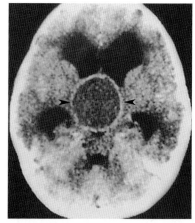

图 16-5-1　颅咽管瘤
CT 平扫显示脚间池层面囊样低密度病灶,边界清楚,密度均匀,周边呈环形钙化(▲),脑室系统明显扩大、积水

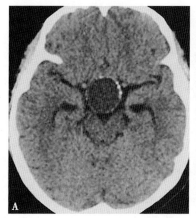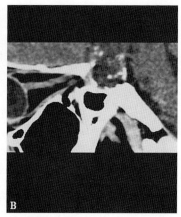

图 16-5-2　颅咽管瘤
A、B. CT 平扫示鞍上类圆形囊实性占位,边缘见壳状钙化

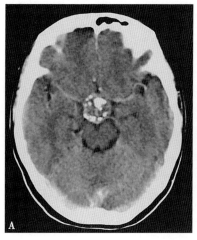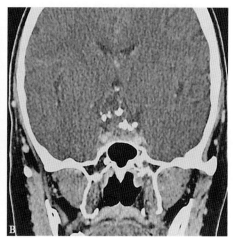

图 16-5-3　颅咽管瘤
A、B. 横轴位、冠状位 CT 增强扫描位于鞍上池内可见类圆形等密度肿块,周边呈环形及结节状钙化,其内示斑块样钙化,脑室、脑池系统未见异常

信号，内无流空血管影。囊性肿瘤或肿瘤囊性部分以长 T1、长 T2 信号最多见，其次为短 T1、长 T2 信号。增强扫描，未钙化的囊壁及实性部分明显强化（图 16-5-4～7）。

　　肿瘤多向上后方生长致鞍上池变形或闭塞、视交叉受压，较大的肿瘤向后达脚间窝压迫脑干，可突入三脑室压迫室间孔导致侧脑室积水。肿瘤累及蝶鞍导致鞍背变薄、鞍底下陷，极少突入蝶窦。

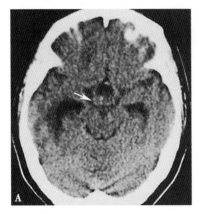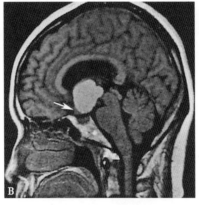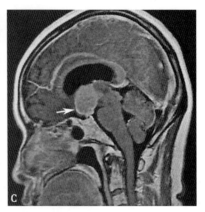

图 16-5-4　颅咽管瘤

A. CT 平扫显示鞍上池层面，肿瘤呈囊样低密度，周边呈结节样钙化。B. 矢状位 T1WI 显示鞍上占位性病变，呈囊样高信号，边界清楚，信号较均，（→）。视交叉、漏斗受压上移，垂体受压变扁。C. 矢状位 T1WI Gd-DTPA 增强扫描轻度强化

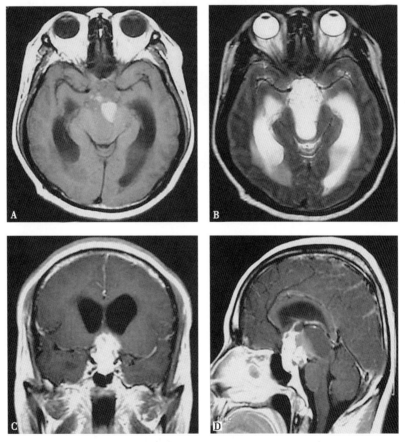

图 16-5-5　颅咽管瘤

A、B. 横轴位 T1WI、T2WI 显示鞍上池占位性病变，T1 为等、高信号，T2 为高信号，脑室系统扩大、积水。C、D. 冠状位、矢状位 T1WI Gd-DTPA 显示病灶实性部分向下突入蝶鞍内，明显强化呈高信号，囊性部分不强化并向上突入第三脑室内

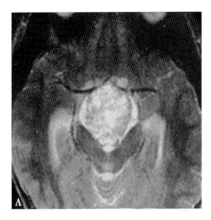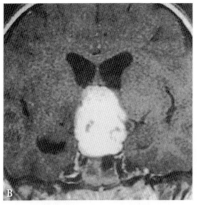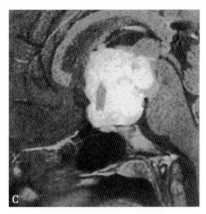

图 16-5-6 颅咽管瘤

A、B、C. 横轴位 T2WI、冠状位、矢状位 T1WI Gd-DTPA 显示鞍上占位性病变,呈囊样高信号,边界清楚,信号较均,增强扫描呈明显强化

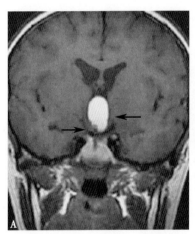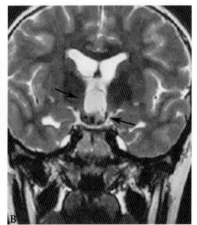

图 16-5-7 颅咽管瘤

A. MRI 冠状位 T1WI 示病灶位于鞍上,呈囊实性,囊性部分呈高信号,实性部分呈稍低信号;B. 冠状位 T2WI 示鞍上病灶囊性部分呈高信号,实性部分呈高低混杂信号

【鉴别诊断】

实性颅咽管瘤应与鞍区动脉瘤、垂体瘤、鞍区脑膜瘤、下丘脑错构瘤等鉴别。

1. 动脉瘤 瘤壁可有钙化,MRI 上动脉瘤显示流空信号,具有特征性。

2. 垂体瘤 钙化少见,多突破鞍膈向上生长,由于鞍膈的阻挡使瘤体产生向心性压迹呈"雪人征"。

3. 脑膜瘤 常位于鞍结节,偏于一侧生长,鞍结节骨质增生对诊断脑膜瘤有很大帮助。因血供丰富,CT 增强扫描肿瘤明显强化且持续时间较长。MRI 示肿瘤内及周围可见流空血管,强化后常可见脑膜尾征和鞍结节骑跨征。

4. 下丘脑错构瘤 是异位的神经组织,增强扫描肿块无强化。

第六节 神经纤维瘤病

神经纤维瘤病(neurofibromatosis, NF)是一种起源于神经上皮组织的常染色体显性遗传病,为神经皮肤综合征的一种,主要累及皮肤、周围神经和中枢神经系统,因常伴特征性皮肤斑痣,故又称为斑痣性错构瘤病。本病分为 I 型神经纤维瘤病和 II 型神经纤维瘤病。

【病因、病理】

神经纤维瘤病是一组常染色体显性遗传性疾病,是由染色体基因突变所造成的,为外胚层的组织发育异常,特征为未分化胚叶成分肿瘤,肿瘤样病灶和色素斑或起源于外胚层组织的血管瘤,主要累及皮肤、周围神经和中枢神经。根据不同的染色体突变,将其分为Ⅰ型(NF-1)和Ⅱ型(NF-2)。Ⅰ型又称为 von Reckling-hausen 病,是由常染色体 17q11.2 缺失所致,Ⅱ型则是由常染色体 22q12.2 缺失所致。

【临床表现】

神经纤维瘤病主要表现为神经系统、皮肤和眼睛的症状,也常累及心肺、肠道和软骨。神经纤维瘤病患中 90% 以上为 NF-1 型患者,多发性神经纤维瘤为其主要临床特征,患者常伴有皮肤牛奶咖啡斑、骨骼、皮肤及软组织异常和出现虹膜粟粒样结节等临床表现。NF-2 型的临床发病率较低,病变主要影响中枢神经系统,常见病症为双侧听神经瘤、脑膜瘤、神经胶质瘤和神经鞘膜瘤等。NF-1 型和 NF-2 型神经纤维瘤病相比较,NF-1 型发病多见于周围神经等处,患者皮肤雀斑增多、多发眶周神经纤维瘤、视神经胶质瘤、虹膜错构瘤等眼部疾病。另外可见基底节区错构瘤、颅盖骨缺如或蝶骨翼发育不全、锥体变形、脊柱侧弯、假关节、长骨弯曲变薄、个别可伴白血病、脊髓空洞症和 Moyamoya 病。NF-2 型患者以单或双侧听神经纤维瘤为主要症状,患者皮肤雀斑少见,年轻型白内障为常见病症。患者可合并椎管内肿瘤且髓外发病多于髓内,髓外多为脊膜瘤,髓内多为星形细胞瘤和室管膜瘤,且患者颅内多合并脑膜瘤和错构瘤等。

【CT 表现】

1. 神经纤维瘤病Ⅰ型

(1)视路胶质瘤:视神经或视路下丘脑胶质瘤是 NF-1 型最常伴发的颅内肿瘤,为 NF-1 型特征性表现之一,可以单侧或双侧受累。大多数为星形细胞瘤,与颅内胶质瘤 CT 表现类同。

(2)眶周多发性神经纤维瘤或弥漫性丛状神经纤维瘤是 NF-1 型的另一个特征性表现,部分伴有蝶骨翼缺如或发育不全,造成眼球突出,CT 显示佳。

(3)基底节及脑白质改变 CT 显示欠佳。

2. 神经纤维瘤病Ⅱ型

(1)听神经瘤:双侧听神经瘤是 NF-2 型神经纤维瘤病的标准,CT 显示双侧桥小脑角区占位病变。

(2)脑膜瘤:在 NF-2 型神经纤维瘤病中,一半以上可合并脑膜瘤,CT 显示沿大脑镰、小脑幕和大脑凸面硬脑膜广泛分布、大小不一的结节影。

【MRI 表现】

1. 神经纤维瘤病Ⅰ型

(1)视路胶质瘤:视神经或视路下丘脑胶质瘤是 NF-1 最常伴发的颅内肿瘤,是 NF-1 型特征性表现之一,可以单侧或双侧受累。大多数为星形细胞瘤,MRI 表现类同于颅内胶质瘤。

(2)眶周多发性神经纤维瘤或弥漫性丛状神经纤维瘤是 NF-1 型的另一个特征性表现,部分伴有蝶骨翼缺如或发育不全,造成眼球突出。

(3)基底节及脑白质改变,考虑是髓鞘的空泡样变性所致,MRI 平扫 T1WI 以等信号为主,少许为低信号,T2WI 为高信号,无占位效应,无水肿,增强后无强化。

2. 神经纤维瘤病Ⅱ型

(1)听神经瘤:双侧听神经瘤是 NF-2 型神经纤维瘤病的标准,MRI 表现同听神经瘤(图 16-6-1)。

(2)脑膜瘤:在 NF-2 型神经纤维瘤病中,一半以上可合并脑膜瘤,MRI 显示沿大脑镰、小脑幕和大脑凸面硬脑膜广泛分布、大小不一的结节影(图 16-6-2、3)。

【鉴别诊断】

神经纤维瘤病包括颅内多种肿瘤,既要与原发胶质瘤、听神经瘤、脑膜瘤等鉴别,又要与这些疾病的鉴别诊断疾病相鉴别,主要需要结合患者的全身表现。

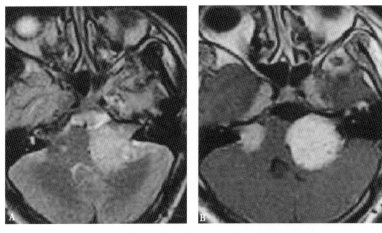

图 16-6-1 神经纤维瘤病（NF-2 型），双侧听神经瘤
A、B. MRI 轴位示双侧脑桥小脑角区大小不等的等、高信号，Gd-DTPA 呈高
信号，边界清楚，第四脑室向右侧移位

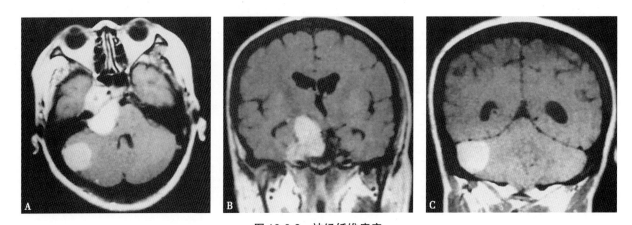

图 16-6-2 神经纤维瘤病
A、B、C. 横轴位、冠状位 T1WI Gd-DTPA 增强扫描显示右侧跨中、后颅窝高信号占位性病灶，其中示低信号改变，同时
右侧小脑半球近凸面示类圆形占位，边界清楚，呈明显均匀强化

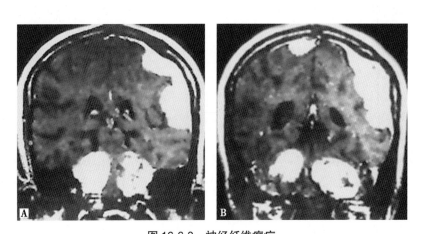

图 16-6-3 神经纤维瘤病
A、B. 冠状位 T1WI Gd-DTPA 显示大脑凸面中线旁及双侧桥小脑角区多发大小不
等占位性病变，病变呈均匀一致明显强化，边界清楚锐利，可见明显"硬膜尾征"

第七节　脑膜转移瘤

脑膜转移瘤（meningeal carcinomatosis，MC）又称为脑膜癌病、癌性脑膜炎，系恶性肿瘤通过血行转移或脑脊液种植播散而累及脑膜或肿瘤直接侵犯脑膜的一种严重病变。近年来，由于肿瘤患者的生存期延长，脑转移发生率增加，而新的化疗药物不能穿过血脑屏障，MC 日益成为肿瘤学中的一个重要晚期并发症。脑膜转移瘤根据病灶的部位不同可分为两型：硬脑膜 - 蛛网膜型和软脑膜 - 蛛网膜型。按病灶形状可将其分为三型：结节型、弥漫型及混合型。

一、软脑膜转移瘤

【病因、病理】

软脑膜 - 蛛网膜转移（leptomeningeal metastases，LM），是一种较少见的转移形式，既往又称为脑膜癌病和癌性脑膜炎，它可由中枢神经系统的原发肿瘤种植播散所致，也可由其他系统的肿瘤经血源性或淋巴源性转移而发生。前者常见于成髓细胞瘤、室管膜瘤、成松果体细胞瘤等；后者多见于肺癌。病变主要表现为软脑膜 - 蛛网膜的肿瘤浸润，成纤维细胞增生，以及血管和神经周围的肿瘤细胞集聚。转移至软脑膜 - 蛛网膜的肿瘤细胞，以弥漫性和结节性两种方式生长。前者表现为肿瘤细胞在软脑膜、蛛网膜表面呈被覆状生长，并沿蛛网膜下腔蔓延；后者表现为肿瘤细胞在软脑膜、蛛网膜表面呈局灶性生长，形成大小不等的结节。病变主要累及脑底部表面及相邻的交叉池、脚间池、桥小脑角池、侧裂以及小脑上沟等部位。两种生长方式可单独发生，也可合并出现，常可伴室管膜受累。

【临床表现】

临床症状常有头痛、呕吐、抽搐、意识模糊、昏迷、肢体活动障碍、视力障碍、听力障碍、失语、眩晕和癫痫等，可伴有脑膜刺激征，脑脊液蛋白含量增高，糖含量降低，细胞学检查发现肿瘤细胞。

【CT 表现】

CT 平扫可显示脑表面或室管膜面小结节灶，直径在 0.5cm 以上，其次是交通性脑积水及间质性脑水肿等间接征象。CT 增强显示软脑膜 - 蛛网膜下腔的较明显弥漫性或结节性强化，好发于脑底部表面和相邻蛛网膜下腔。也可表现为体积较大位于室管膜的弥漫性或结节性强化（图 16-7-1）。

【MRI 表现】

MRI 平扫 T1WI 敏感性不高，T2WI 上脑脊液的高信号又易掩盖病灶。因此诊断主要靠 MRI 增强检查，且显示病灶较 CT 增强扫描更为敏感。其主要表现为：软脑膜 - 蛛网膜下腔的弥漫性或结节性强化，好发于脑底部表面和相邻蛛网膜下腔；室管膜的弥漫性或结节性强化；天幕不规则增厚强化（16-7-2～7）。

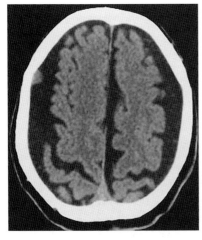

图 16-7-1　蛛网膜转移瘤

右侧蛛网膜下腔肿块，局部可见一不规则结节

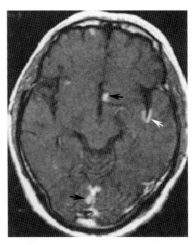

图 16-7-2　软脑膜转移瘤

左侧侧裂池脑膜增厚、强化，大脑前后纵裂均可见强化小结节

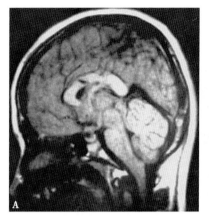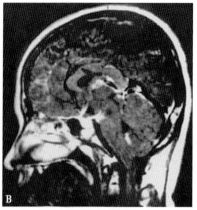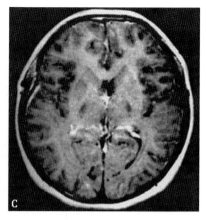

图 16-7-3 软脑膜转移瘤

A. 矢状位 T1WI 未见明显异常信号。B. 矢状位、C. 横轴位 T1WI Gd-DTPA 增强扫描可见部分脑沟、脑回明显条索状强化，室管膜亦示强化

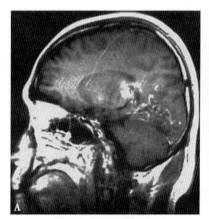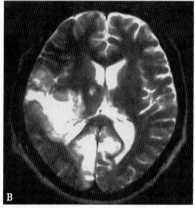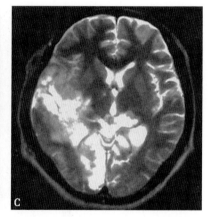

图 16-7-4 软脑膜转移瘤

A、B、C. 矢状位、横轴位 T1WI Gd-DTPA 增强扫描可见右枕叶脑沟、脑回明显强化，侧脑室室管膜亦示强化，局部脑沟扩大，右枕角受压变形

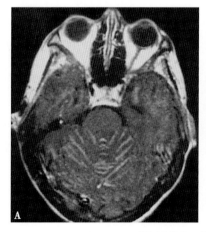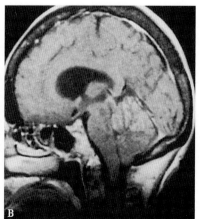

图 16-7-5 软脑膜转移瘤

A、B. 横轴位、矢状位 T1WI Gd-DTPA 增强扫描可见小脑半球凸面脑沟、脑回明显强化

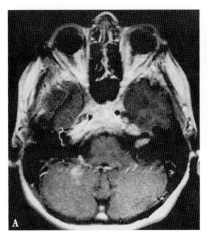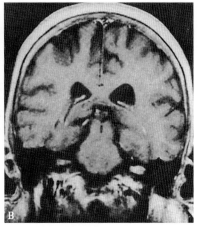

图 16-7-6　肺癌软脑膜转移瘤

A、B. 横轴位、冠状位 T1WI Gd-DTPA 增强扫描示小脑条状强化,内听道颅神经强化,为软脑膜转移所致

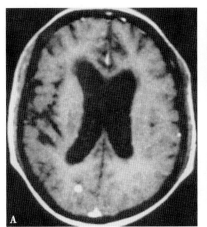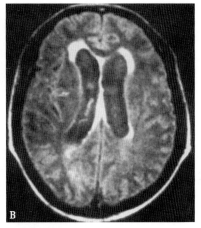

图 16-7-7　肺癌软脑膜转移瘤

A. 横轴位 T1WI Gd-DTPA 增强扫描示脑表面多发结节样软脑膜转移。B. 横轴位 FLAIR 像结节未见显示,侧脑室室管膜明显显示

【鉴别诊断】

结节型软脑膜转移瘤应与脑膜瘤鉴别,两者 MRI 平扫信号特点及增强表现无特异性,但前者脑膜及脑实质一般为多发病灶,后者多发病灶少见。弥漫型的脑膜转移瘤应与脑膜炎性病变鉴别。原发灶的发现是诊断脑膜转移瘤比较可靠的依据。

二、硬膜、硬膜下和硬膜外转移

【病因、病理】

硬脑膜转移以颅外原发肿瘤多见,约占 94.8%,尤其多见于鼻咽癌。这可能是由于颅底肿瘤容易通过颅底通道直接侵犯颅内,而硬脑膜处于脑膜最外层,必然最容易受到侵犯。此外硬脑膜供血动脉为脑膜中动脉,其血流速度相对较慢,肿瘤细胞更容易在此滞留生长。

【临床表现】

临床症状常有头痛、呕吐、抽搐、意识模糊、昏迷、肢体活动障碍、视力障碍、听力障碍、失语、眩晕及癫痫等,可伴有脑膜刺激征,脑脊液蛋白含量增高,糖含量降低,细胞学检查可发现肿瘤细胞。

【CT 表现】

CT 平扫表现为大脑表面、紧贴颅骨内板下方及沿大脑镰、小脑幕走行的结节、肿块或增厚的节段性线状病变，不深入脑沟、脑池，可伴有邻近颅骨破坏。CT 增强扫描，肿瘤呈明显强化。肿瘤较大时可出现较明显的占位效应。

【MRI 表现】

颅骨内板下方的结节状病灶或局限性不规则线状、条带状脑膜增厚，T1WI 呈稍低或等信号，T2WI 呈等或稍高信号。MRI 增强扫描，肿瘤强化明显，部分可见脑膜尾征。颅骨可伴有骨质破坏，肿瘤较大时出现占位效应（16-7-8～10）。

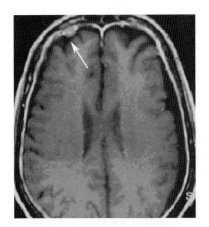

图 16-7-8　硬脑膜转移瘤
右额部硬脑膜见明显强化结节

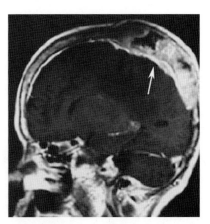

图 16-7-9　硬脑膜转移瘤
顶骨膨胀性破坏，破坏区下方硬脑膜增厚强化更明显

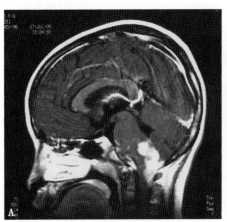
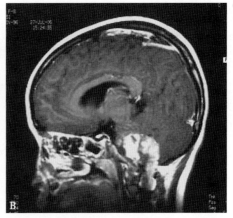

图 16-7-10　星形细胞瘤硬膜下转移
A、B. 矢状位 T1WI Gd-DTPA 增强扫描示后颅凹星形细胞瘤，大脑半球顶枕部硬膜下示条状高信号强化影

【鉴别诊断】

硬脑膜转移瘤表现为肿块者，需与恶性脑膜瘤鉴别。MRI 平扫两者信号特点及增强表现无特异性，但前者脑膜及脑实质一般为多发病灶，且常有坏死，后者多发病灶少见。硬脑膜转移瘤表现为脑膜增厚者，应与脑膜炎性病变鉴别。原发灶的发现是诊断脑膜转移瘤比较可靠的依据。

（左云海　王国华　张雪辉　周　炜）

参 考 文 献

1. 姚斌，李建娟，柳学，等. 颅内原发生殖细胞瘤的临床特点. 中华内科杂志，2005，44（11）：840-843.

2. 陈新，刘振春，张玉忠，等. 颅内表皮样囊肿的 MRI、CT 与病理对照分析. 中国医学影像技术，2007，23（10）：152.

3. 宛四海，张雪林. 颅内多发脑膜瘤的影像诊断. 临床放射学杂志，2007，26（1）：7-9.

4. 黄飚，梁长虹，郑君惠，等. 颅咽管瘤 MRI 和 CT 表现及病理对照. 放射学实践，1999，14（2），80-83.

5. 张淑倩，刘连祥，吴晶，等. 神经纤维瘤病 MR 影像表现. 实用放射学杂志，2003，19（1）：12-16.

6. 李联忠. 脑与脊髓 CT、MRI 诊断学图谱. 第 2 版. 北京：人民卫生出版社，2011：543-584.

7. Gasparetto EL，leite CC，Lueato，et al. Intracranial meningiomas: magnetic resonance imaging horoids in 78 cases. Arq Neuropsychiatr，2007，65（3A）：610-614.

8. Bueeolieo AM，Caldarella A，Taddei A，et al. A typical aplastic，and unusual meningiomas. Morphology and incidence in 300 consecutive cases. Acta Neuropathlolgica，2003，95（2）：63-87.

9. Liang L，korogi Y，Sugahara T，et al. MRI of intracranial germ cell tumors. Neuroradiol，2002，44：382-388.

10. Dempsey DR，Reither RJ，Fendrgch P，et al. Pineal interaction with the central nervous system. Acta Neurochil，1992 6：170.

11. Caldarelli M，Colosimo C，Di Rocco C. Intra-axial dermoid/epidermoid tumors of the brainstem in children. Surg Neurol，2001，56：97.

12. Katavitaki N，Cudlip S，Adams CB，et al. Craniopharyngiomas: a pathological review. Pediat Endocrinol Metab，2006，19（Suppl 1）：295-298.

13. Curless RG，Siatkowskj M，Glaser JS，et al. MRI diagnosis of NF1 in children without Café-au-lait skin lesions. Paediatr Neurol，1998，18：269-271.

14. Bonawitz C，Castillo M，Chin CT，et al. Usefulness of contrast material in MRI of patients with neurofibromatosis type 1. AJNR Am J Neuroradiol，1998，19（3）：541-546.

15. Alwatban J，Tampieri D，Salazer A，et al. MRI of leptomeningeal melanocytosis in a patient with neurofibromatosis. J Comput Assiat tomogr，1991，21：38-40.

第十七章

脑室内肿瘤

第一节 脑室内脑膜瘤

脑膜瘤为颅内常见肿瘤,但脑室内脑膜瘤(intraventricular meningioma)较少见,仅占所有颅内肿瘤的0.7%,但为成人侧脑室内最常见肿瘤,占侧脑室肿瘤的30.3%~54.8%。好发于中年女性,发病高峰年龄在30~60岁之间。

【病因、病理】

脑室内脑膜瘤主要起源于脉络丛组织或间质的蛛网膜成纤维细胞团,是胚胎发育时软脑膜向颅内延伸的部分。软脑膜随着脑血管延伸到脑的深部或参与形成脉络丛,导致部分脑膜瘤发生于脑的深部及脑室内。纤维型和内皮型脑膜瘤中常可同时见到脉络膜和蛛网膜成分,故脑室内脑膜瘤的真正细胞学起源尚待证实。病理表现与其他部位脑膜瘤一致。脑室内脑膜瘤多为良性,有报道称以纤维型最多见。

【临床表现】

脑室脑膜瘤生长缓慢,病程长,可达数年之久,早期无明显症状,肿瘤增大可出现以颅内压增高或脑积水症状,如头痛、恶心、呕吐等症状。颅内高压症的出现常提示瘤体已较大或肿块阻塞了脑脊液通道。生物学行为大多为良性,全切后一般不会复发,恶变罕见。

【CT表现】

与颅内其他部位脑膜瘤类似,肿瘤呈边界清楚类圆形、椭圆形或不规则分叶状,局部侧脑室可扩大。CT平扫表现为密度均质略高或等密度肿块,肿瘤内钙化常见(约50%),呈点状或斑片状高密度影(图17-1-1)。CT增强扫描肿瘤呈显著性均匀强化。

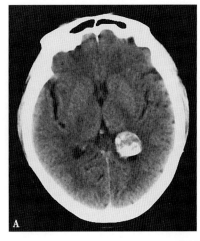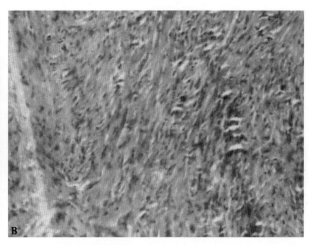

图 17-1-1 左侧侧脑室脑膜瘤

A. CT平扫显示左侧侧脑室三角区、后角内类圆形肿块,边界清晰,密度不均,见斑片状、结节状高密度钙化。B. 病理图片示肿瘤内有大量成纤维细胞

【MRI 表现】

侧脑室三角区脉络丛丰富,四脑室内也有相对丰富的脉络膜组织,所以多数脑室内脑膜瘤发生于这两个部位。

典型病变 T1WI 呈等或稍低信号,T2WI 呈等、稍高或混杂稍高信号,DWI 呈稍高信号(图 17-1-2),有钙化时可表现为低信号。增强扫描肿瘤呈显著性均质强化。侧脑室脑膜瘤可较大,形态不规则,向周围脑实质内生长,少数可因肿瘤发生坏死囊变而致信号不均匀,强化亦不均匀。肿瘤内坏死造成的信号不均匀、边界不清楚,常提示肿瘤的侵袭性生物学行为。部分侧脑室周围脑实质内可见水肿。氢质子波谱与其他部位脑膜瘤表现相同,可见 Cho 波明显增高,缺乏 NAA 波和 Cr 波,可出现 Ala 波(图 17-1-3~5)。

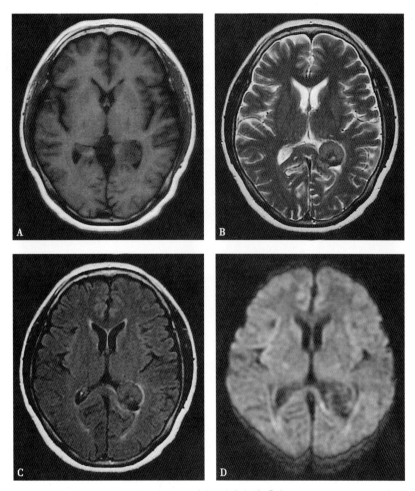

图 17-1-2 左侧侧脑室脑膜瘤

A~D. 与 17-1-1 图为同一患者 MR 检查。左侧侧脑室肿块 T1WI 呈等、稍低信号,T2WI 及 T2 FLAIR 呈等信号,其内钙化各序列均呈低信号

【鉴别诊断】

侧脑室内脑膜瘤主要与脉络丛乳头状瘤、室管膜瘤、星形细胞瘤、转移瘤等鉴别。侧脑室脉络丛乳头状瘤发病年龄小,主要发生于儿童和少年,男性多于女性,病变呈分叶状,表面欠光滑而常呈颗粒状,常因刺激脉络丛过度分泌脑脊液而早期出现脑积水,脑室普遍扩大。室管膜瘤好发于侧脑室,多见囊变、坏死,MRI 扫描信号不均匀,增强扫描不均匀中度强化,常向周围脑实质内侵犯。星形细胞瘤好发于侧脑室前角,边缘呈不规则分叶状,肿瘤内一般见广泛囊变、坏死,部分可见出血,瘤周水肿明显,增强扫描实性部分明显强化,囊变、坏死部分不强化。脑室内转移瘤多发生于成年人,为位于脉络丛的扁平状或结节状种植灶,肺癌和肾癌是常见原发肿瘤。

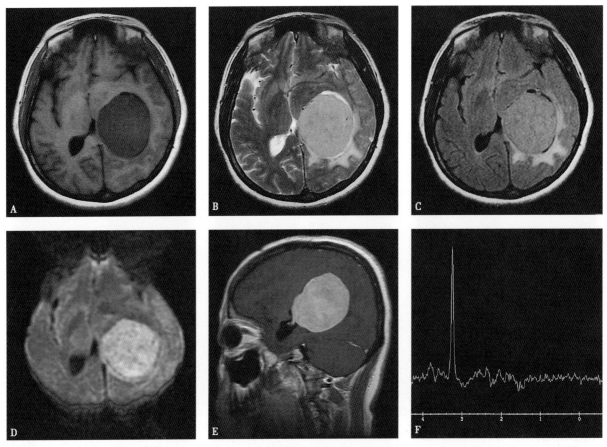

图 17-1-3　左侧侧脑室内纤维型脑膜瘤

A~C. 左侧侧脑室后角内见椭圆形肿块，T1WI 呈均匀低信号，T2WI 及 FLAIR 呈等、稍高信号，周围脑实质内见水肿信号；D. DWI 肿瘤呈高信号；E. 矢状位增强扫描明显均匀强化；F. 氢质子波谱示明显升高的 Cho 波，无明显的 NAA 波和 Cr 波

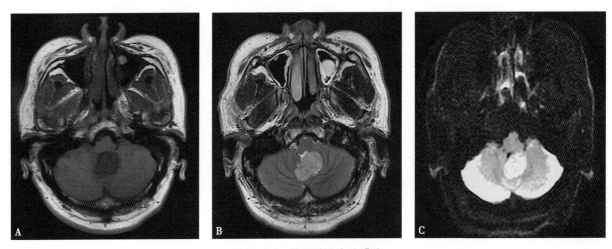

图 17-1-4　第四脑室内脑膜瘤

男，50 岁，第四脑室内脑膜瘤。A~C. 肿瘤 T1WI 呈等、稍低信号，T2WI 呈稍高信号，DWI 信号稍高。D~F. 增强呈明显异常强化，强化信号不均

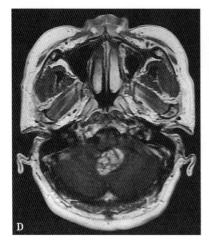
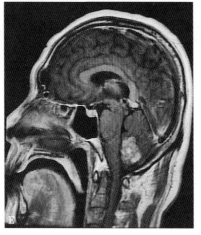
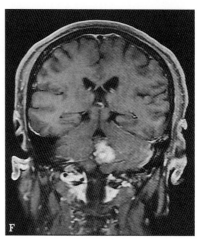

图 17-1-4　第四脑室内脑膜瘤（续）

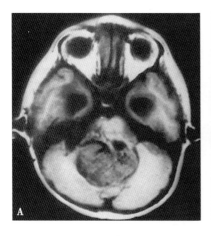
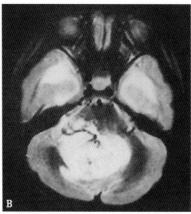
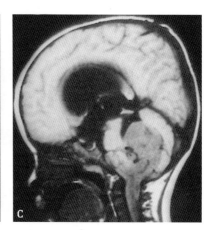

图 17-1-5　第四脑室脑膜瘤

A、B、C. 轴位 T1WI、T2WI、矢位 T1WI 显示第四脑室扩大，其内类圆形占位信号，轴位 T1WI 呈等信号，T2WI 呈高信号，并可见流空血管影，幕上脑室扩张

第二节　脉络丛乳头状瘤

脉络丛乳头状瘤（horoids plexus papilloma）是起源于脑室内壁的原始神经上皮 - 脉络丛上皮的良性肿瘤，具有分泌和吸收双重功能。

【病因、病理】

巨检：肿瘤大体标本呈灰红色，质软，无包膜，但与脑组织分界清楚，肿瘤多呈乳头状、小结节状、绒毛颗粒状。切面粗糙，少见出血、囊变、钙化、坏死。

镜下：肿瘤细胞与正常脉络丛细胞相似。肿瘤由分支乳头状突起构成，表面被覆单层或假复层低柱状上皮，核圆或卵圆形，大小较一致，多位于基底侧，无或少见核分裂，乳头表面及间隙内常见纤维素样渗出物。乳头的轴心由血管和疏松纤维结缔组织构成。

【临床表现】

脉络丛乳头状瘤占脑肿瘤的 0.3%～0.7%，占儿童脑肿瘤的 2%～5%，常发生于侧脑室，绝大多数发生于 5 岁前儿童（50%～86%），尤其是 1 岁前（40%）。男性稍多于女性。好发部位与正常脑室内脉络丛分布成正比，依次为侧脑室三角区（50%）、第四脑室（40%）、桥小脑角池和第三脑室等（10%）。成人发病者肿瘤多位于第四脑室，其他部位如桥小脑角池、三脑室也有发生。罕见于小脑、脑干等脑实质内。肿瘤细胞可脱落，并沿脑脊液循环种植播散。多发病灶占 3%～4%。

　　临床表现缺乏特征性,主要表现为脑积水而致的颅高压和局部的神经系统损害症状。脑积水可能与肿瘤分泌脑脊液功能亢进有关,或因脑脊液内大分子物质含量增多,使其吸收障碍。

【CT 表现】

　　CT 平扫肿瘤呈等或稍高密度,少数可呈稍低密度,少数肿瘤内可有散在钙化或囊变。形状多呈分叶状或椭圆形。增强扫描呈均质显著强化或稍不均质显著强化。

【MRI 表现】

　　MRI T1WI 肿瘤多呈等信号或稍低信号,T2WI 多呈稍高信号或等信号,肿瘤内常见颗粒状混杂信号,边缘常为颗粒状、凹凸不平或分叶状,是脉络丛乳头状瘤的 MR 表现特点,反映了肿瘤的病理特点。肿瘤周围常伴大量脑脊液,肿瘤完全浸泡在脑脊液中。增强扫描呈均质显著强化或稍不均质显著强化,边缘颗粒状、分叶状形态显示更为明显(图 17-2-1～5)。

【鉴别诊断】

　　脑室内脉络丛乳头状瘤需要与脉络丛乳头状癌、脑膜瘤、室管膜瘤、室管膜下瘤鉴别。脉络丛乳头状癌瘤体呈分叶状或菜花状,常位于脑室内或紧贴脑室壁,并累及脑室边缘向脑实质内生长,平扫密度或信号不均匀,常有出血及囊变,增强扫描不均匀强化,有时与脉络丛乳头状瘤难以区别。脑膜瘤与脉络丛乳头状瘤均好发于侧脑室三角区,但脑膜瘤边缘光滑,而后者边缘呈颗粒状而凹凸不平或呈分叶状,且脑膜瘤脑积水少见。室管膜瘤亦多见于儿童,但室管膜瘤与脑室壁间有广基底相连或跨壁生长,而乳头状瘤常悬浮于脑脊液内。室管膜下瘤少见,常靠近室间孔,多位于一侧侧脑室,肿瘤常较大,境界清楚,肿瘤血供较差,血脑屏障完整,增强扫描通常不强化或部分轻微强化。

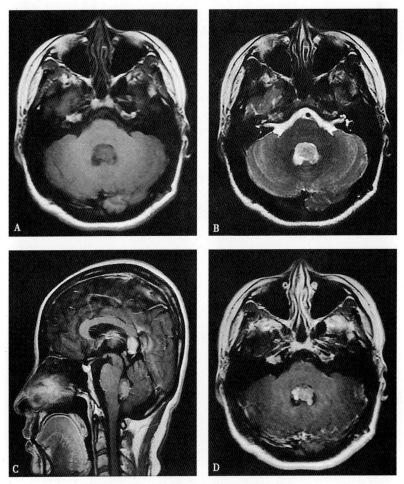

图 17-2-1　第四脑室脉络丛乳头状瘤

女,23 岁,第四脑室内脉络丛乳头状瘤。A、B. T1WI 呈均匀稍低信号,T2WI 呈等、稍高信号。C、D. 矢状位和横轴位增强扫描,肿瘤明显强化,肿瘤表面呈多发结节状突起

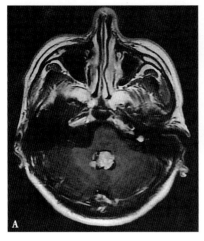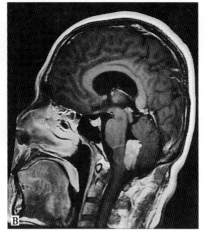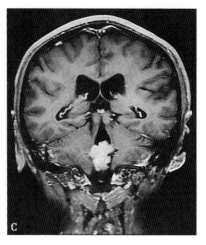

图 17-2-2 第四脑室脉络丛乳头状瘤

男,33岁,第四脑室内脉络丛乳头状瘤。A～C. 肿瘤位于第四脑室内,增强扫描明显均匀强化,肿瘤表面亦见结节状突起

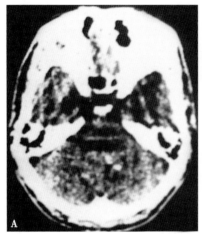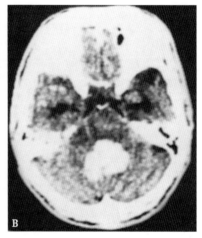

图 17-2-3 第四脑室脉络丛乳头状瘤

A. CT 平扫示第四脑室类圆形占位性病变,边界欠清楚,其内可见点状钙化。

B. CT 增强扫描肿块呈明显均匀强化,边界清楚不规则状改变,幕上脑积水

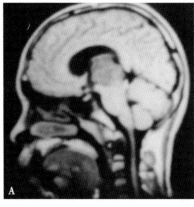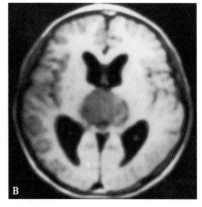

图 17-2-4 第三脑室脉络丛乳头状瘤

A、B. 矢位、轴位 T1WI 显示第三脑室内类圆形等信号占位性病变,信号均匀,边界尚清楚,幕上脑室扩张

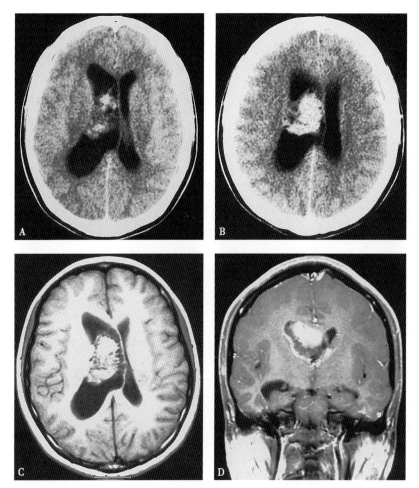

图 17-2-5　侧脑室脉络丛乳头状瘤
A. CT 平扫及增强显示右侧脑室体部不规整的等、高、低混杂密度肿块。B. CT
增强后明显强化,边界清楚。C、D. 轴位、冠位 T1WI Gd-DTPA 增强扫描肿块
明显强化,同侧脑室扩大并向对侧移位

第三节　室 管 膜 瘤

室管膜瘤(ependymoma)是儿童常见的肿瘤,约占儿童中枢神经系统肿瘤的 10% 和所有胶质瘤的
5%。本病的高发年龄是 3 岁左右,幕上室管膜瘤的高发年龄在 5～6 岁。一般起源于脑室系统的室管
膜表面,40% 发生于幕上,以侧脑室三角区最常见,可跨越脑室和脑实质内生长。15% 幕上室管膜瘤位
于第三脑室内。60% 发生于幕下,绝大多数位于第四脑室内,病变起源于第四脑室底,并向第四脑室内
生长或沿侧孔蔓延至桥小脑角。

【病因、病理】

巨检:多为缓慢生长的分叶状肿块,有时呈结节状或绒毛状,形似菜花,与附着处脑组织分界不
清。肿瘤多呈灰红色,较脆软。切面观肿瘤多为实性,可有颗粒状的钙化,常见囊变,囊内为黄色蛋白
液体,部分肿瘤可有出血。

镜下:肿瘤细胞丰富,呈纺锤形,细胞密集排列成乳头状、管腔状,被血管旁无核的假性菊花状排
列的纤维带分隔,偶尔出现小而清楚的菊花状腺样结构。

【临床表现】

临床表现因肿瘤的部位不同而异,常见症状为平衡失调、恶心、呕吐、头痛等,常见体征为共济失调和眼球震颤。发生于侧脑室者，病程较长，肿瘤较小时可无症状，当肿瘤阻塞孟氏孔时造成脑积水，出现颅内压增高的症状。室管膜瘤生长缓慢，一般预后不良，5 年生存率为 15%～70%。

【CT 表现】

CT 平扫肿瘤常不规则，呈混杂密度，实质部分呈等、稍高密度影，囊变部分呈低密度。增强扫描时实质部分强化显著，呈不规则多环样强化。钙化则呈高密度。

【MRI 表现】

肿瘤可沿脑脊液间隙阻力最小的方向"铸型"生长。发生于脑室系统的肿瘤一般不伴有瘤周水肿。侧脑室内室管膜瘤常起源于孟氏孔附近，可伴有单侧或双侧的脑积水。三脑室内室管膜瘤则好发于四脑室偏后部，肿瘤较大时与丘脑分界不清，可引起四叠体池移位、变形，也可压迫阻塞中脑导水管引起阻塞性脑积水。

MR 平扫肿瘤呈分叶状，边界清楚，T1WI 肿瘤实质呈等信号，囊变常见（71%～74%），囊性部分为低信号，T2WI 呈混杂高信号，以高信号为主，信号混杂程度与肿瘤的囊变、钙化及出血相关。增强扫描肿瘤常为不均匀强化，可见环形强化（图 17-3-1、2）。

【鉴别诊断】

发生于侧脑室内室管膜瘤则需与脉络丛乳头状瘤、脑膜瘤等鉴别。侧脑室脉络丛乳头状瘤易引起脑积水，强化更显著。脑室内脑膜瘤常发生于成人，形态规则，强化明显。

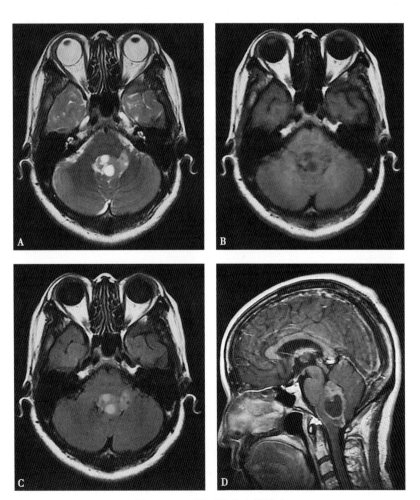

图 17-3-1　第四脑室室管膜瘤

女，51 岁，第四脑室室管膜瘤。A～D. 图像分别为横轴位 T2WI、T1WI、FLAIR 和矢状位增强扫描。肿瘤在 T2WI 和 FLAIR 呈等、高信号，在 T1WI 呈不均匀等、低信号，瘤内见囊变区。增强扫描肿瘤不均匀强化。肿瘤沿第四脑室侧孔、正中孔生长

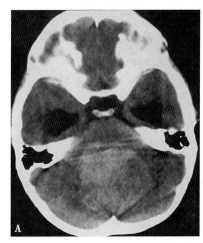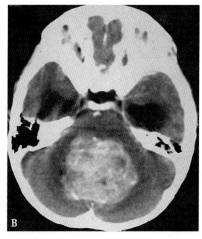

图 17-3-2　第四脑室室管膜瘤

A、B. CT 平扫描显示示穿四脑室内圆形占位，呈中等密度且不均匀，幕上脑室明
显扩大。CT 增强扫描呈不均匀强化，边界清楚，周边低密度不强化

第四节　室管膜下瘤

室管膜下瘤（subependymoma）是少见的高分化良性肿瘤，2007 年 WHO 分类归为 I 级，属于室管膜肿瘤，发病率占颅内肿瘤的 0.2%～0.7%。可发生于脑室的任何部位，主要发生于侧脑室（30%～60%）和第四脑室（50%～60%），其次为第三脑室、导水管区和颈髓或颈胸髓中央管。

【病因、病理】

巨检：肿瘤为实质性肿块，边界清楚；质坚硬，呈白色或灰色，常与透明隔相连或第四脑室底部相连。

镜下：与室管膜瘤不同，室管膜下瘤是由星形细胞和室管膜细胞成分共同构成，瘤细胞核的异型性不明显，核分裂象少见。电镜下观察具有典型的室管膜细胞特征，形成纤毛和微绒毛结构，具有丰富的中间丝。病变边界清晰，有分叶，位于脑室内，起源于脑室的表面下组织。肿瘤多为实性，质地较均匀，较大肿瘤偶可出现小囊性变（23%）、微钙化（17%）或出血，坏死者少见。

【临床表现】

患者以男性多见，男女比例约为 2.3∶1，平均发病年龄为 60 岁，儿童罕见。肿瘤生长缓慢，临床症状一般不明显，即使肿瘤很大充满脑室时，患者也可无明显临床症状，多数病例为偶然发现。

室管膜下瘤为胶质瘤中唯一真正的良性肿瘤，一般不发生间质样变性，也不沿脑脊液播散。位于透明隔、孟氏孔和中脑导水管时，肿瘤可阻塞脑脊液通路而引起脑积水。

【CT 表现】

室管膜下瘤位于脑室内，常见部位为孟氏孔和第四脑室，侧脑室内肿瘤多接近透明隔。平扫为境界清晰的低密度或等密度肿块，部分可见小的低密度囊变区和点状、砂粒样高密度钙化。

【MRI 表现】

MRI T1WI 呈等或稍低信号，T2WI 呈高信号，肿瘤较小时信号均质，较大时可见小的更长 T1 长 T2 囊性信号，FLAIR 序列以高信号为主，DWI 呈低或等信号（图 17-4-1）。增强扫描肿瘤无或轻度强化（图 17-4-2、3），是室管膜下瘤比较特征性的影像学征象。^{1}H-MRS 符合良性肿瘤的特征，胆碱峰升高，N- 乙酰天冬氨酸（NAA）和肌酸（Cr）峰降低，Cho/Cr 比值中等，无特异性。

【鉴别诊断】

发生于脑室内的室管膜下瘤主要与室管膜瘤、中枢神经细胞瘤、室管膜下巨细胞星形细胞瘤和脉络丛乳头状瘤鉴别。室管膜瘤好发于儿童，肿瘤因囊变、出血而密度、信号不均，增强扫描可见较明显不均匀强化。中枢神经细胞瘤附着于透明隔,典型形态为"发泡"样,可见粗大钙化,增强扫描中度到明显强化。室管膜下巨细胞星形细胞瘤位于孟氏孔区,钙化常见,增强扫描呈明显均匀或不均匀强化,合并结节硬化者可见室管膜下多发结节伴钙化,临床有癫痫、皮脂腺瘤和智力低下等典型表现。脉络丛乳头状瘤多发生于小儿,增强扫描明显强化,常伴有脑积水。

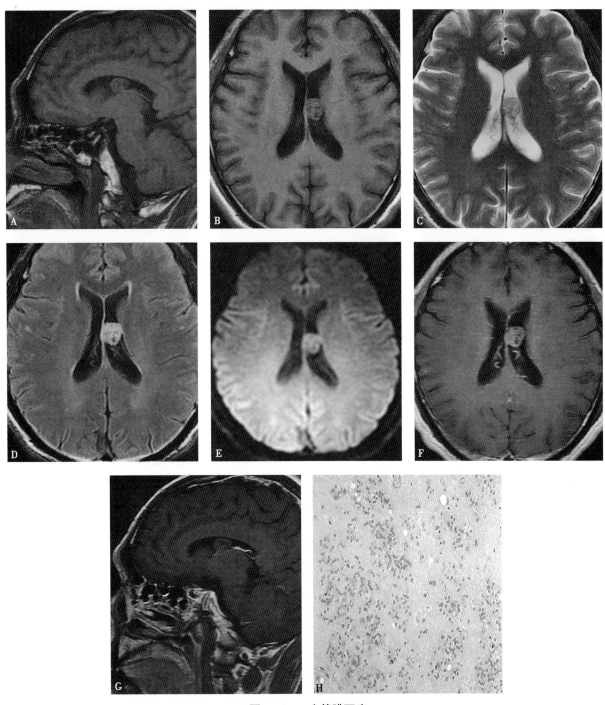

图 17-4-1　室管膜下瘤

男,56 岁。A～H. MR 示左侧侧脑室体部类圆形肿瘤,边界清晰,T1WI 呈等信号,T2WI 及 FLAIR 呈稍高信号,DWI 呈等信号,瘤内见小圆形长 T1 长 T2 囊变信号,增强扫描肿瘤无明显强化

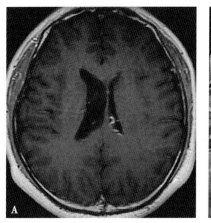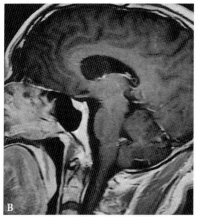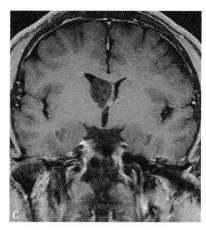

图 17-4-2　室管膜下瘤

男，38 岁。A～C. MR 横轴位、矢状位及冠状位增强扫描示右侧侧脑室内孟氏孔附近椭圆形肿块，无强化，边界清晰，内见多个边界清晰小点状更低信号影，右侧侧脑室扩大

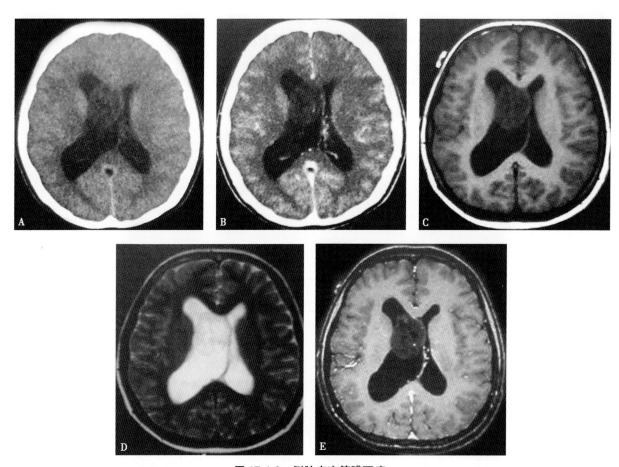

图 17-4-3　侧脑室室管膜下瘤

A、B. CT 平扫及增强显示右侧脑室近室间孔区类圆形等密度性病灶，边界清晰，其内可见小囊状低密度区，透明隔左移，同侧脑室扩大。C、D. 轴位 T1WI、T2WI 病灶呈不均匀等 T1、长 T2 信号，其内可见小囊状长 T1、长 T2 信号。E. 轴位 T1WI Gd-DTPA 增强扫描病灶未见强化

第五节　中枢神经细胞瘤

2007 年世界卫生组织（WHO）中枢神经系统肿瘤中，中枢神经细胞瘤（central neurocytoma）属于神经元和混合性神经元 - 神经胶质肿瘤，WHO Ⅱ级。1982 年 Hassoun 首次报道 2 例。中枢神经细胞瘤起源于由原始终板发育成的透明隔上残存的原始神经上皮细胞。

【病因、病理】

巨检：肿瘤大体呈灰红色或灰白，质韧或软，血运丰富，其内可见囊变、钙化或出血。

镜下：光镜下类似少突胶质细胞瘤，瘤细胞缺乏有丝分裂，无 Homer-Wright 玫瑰花形，无向成熟神经节细胞演变的表现。肿瘤由大小一致的密集的圆形细胞组成，核圆规则，点彩状，无分裂象，偶见核仁，细胞核周有明显的空晕，可见神经纤维小岛。免疫组织化学显示神经元抗原（NeuN）及突触素（Syn）阳性，胶质酸性蛋白（GFAP）及神经纤维细丝蛋白（NF）阴性。电镜下见较多的神经内分泌颗粒及含微观结构的突触。

【临床表现】

中枢神经细胞瘤常发生于青壮年，平均年龄为 30 岁左右，发病少见，占中枢神经肿瘤的 0.25%～5%。好发于侧脑室体前部或附着于透明隔并与孟氏孔关系密切。因多数肿瘤发生在侧脑室内室间孔附近，临床多表现为梗阻性脑积水引起的颅内压增高症状。肿瘤生长缓慢，预后较佳。

【CT 表现】

平扫肿瘤边界清晰，形态不规则，实质呈等或稍低密度，囊变较多见，呈低密度，可见点状、斑点状、条带状钙化，钙化率 40%～50%。增强扫描肿瘤实质呈轻度到中度强化。

【MRI 表现】

中枢神经细胞瘤多邻近或来源透明隔，瘤体以侧脑室前 2/3 为主，可单侧或双侧，较大者可累及三脑室。MRI 易显示中枢神经细胞瘤的范围及影像学特征。肿瘤边界清晰，呈绳索状。肿瘤囊变多见，典型呈多发微囊样或蜂窝状，多位于肿瘤边缘或肿瘤边缘、中心同时发生，较大囊变多位于肿瘤边缘，囊变位置认为是肿瘤的重要特征（图 17-5-1、2）。可见匍行性流空血管影。肿瘤实质与皮层信号相似，呈等 T1 等 T2 信号，或呈稍长 T1 稍长 T2 信号，Flair 呈稍高信号，因肿瘤细胞排列紧密，瘤细胞间隙组织液少，弥散受限，DWI 可呈稍高信号。钙化显示不如 CT 直观。瘤周水肿及累及周围脑实质少见。增强扫描肿瘤实质多呈轻到中度强化。^{1}H-MRS 表现为 N- 乙酰天冬氨酸（NAA）峰明显降低，胆碱峰（Cho）明显升高，Cho/NAA 升高，可同时在 3.55ppm 处出现甘氨酸（Gly）峰。

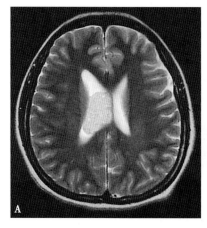
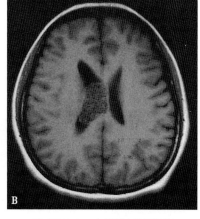
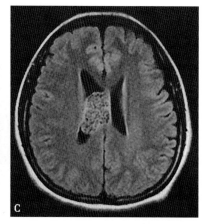

图 17-5-1　中枢神经细胞瘤

女，28 岁。A～C. MR 平扫示肿瘤位于右侧侧脑室内，边界清晰，右侧侧脑室扩大，肿瘤呈长 T1 稍长 T2 信号，FLAIR 呈稍高信号；D. DWI 呈等信号，肿瘤内见多发微囊状长 T1 长 T2 囊性信号；E、F. 横轴位及冠状位增强扫描肿瘤轻度强化

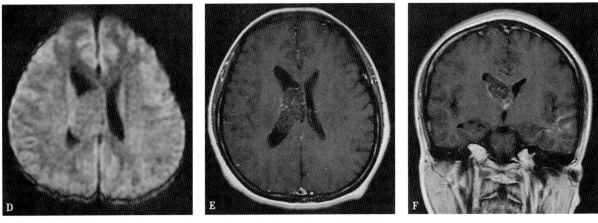

图 17-5-1 中枢神经细胞瘤（续）

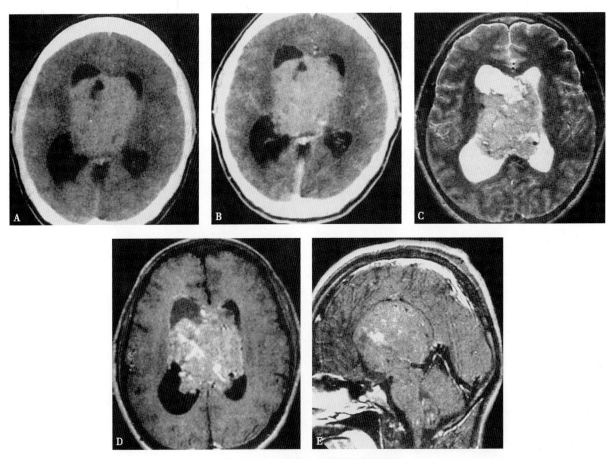

图 17-5-2 室间孔中枢神经细胞瘤

A. CT 平扫位于侧脑室室间孔区内占位性病变，密度欠均匀，边界尚清楚，双侧脑室扩大。B. CT 增强扫描病变明显强化示高密度，其间仍存低密度。C. 轴位 T2WI 病变呈稍高信号且不均匀。D、E. 轴位、矢位 T1WI Gd-DTPA 增强扫描显示病灶多发斑点状强化

【鉴别诊断】

常需与室管膜瘤、室管膜下瘤、室管膜下巨细胞星形细胞瘤、脑膜瘤、脉络丛乳头状瘤等进行鉴别。室管膜瘤好发于儿童侧脑室三角区，常与侧脑室壁广基底相连或跨室壁生长，增强后明显不均匀强化。室管膜下瘤囊变、钙化少见，增强扫描不强化或轻微强化。室管膜下巨细胞星形细胞瘤与中枢神经细胞瘤有相同的发生部位，也起源于透明隔孟氏孔区，但前者发病年龄较轻，多发生于青少年，好发于 20 岁以前，肿瘤坏死囊变少见。脑膜瘤好发于成人的侧脑室三角区，边缘光整，密度或信号均匀，增强扫描明显均匀强化。脉络丛乳头状瘤常见于 5 岁前的幼儿，好发于侧脑室三角区，肿瘤不规则，增强扫描明显强化，常伴随脑积水。

第六节 脑室内星形细胞瘤

一、室管膜下巨细胞星形细胞瘤

室管膜下巨细胞星形细胞瘤（subependymal giant cell astrocytoma，SGCA）是一种伴发于结节性硬化（tuberous sclerosis，TS）少见的中枢神经系统良性肿瘤，占所有 TS 患者的 5%～14.3%。亦有报道其可发生于非 TS 的患者。在 WHO 2007 年中枢神经系统肿瘤组织学类型中，归属于神经上皮肿瘤的星形细胞肿瘤，属于 I 级。

SGCA 的巨细胞具有双向分化潜能，组织学起源上存在争议。有研究分析中枢神经细胞瘤、室管膜下瘤和 SGCA 的免疫组织化学研究认为，这 3 种肿瘤似乎具有相同的起源，均起源于室管膜下的具有双向分化潜能的神经胶质祖细胞，不同的是，中枢神经细胞瘤来源于向神经元分化的祖细胞，室管膜下瘤来源于向星形胶质细胞分化的祖细胞，而 SGCA 则来源于不成熟的神经胶质祖细胞。

【病因、病理】

巨检：边界清楚的分叶状肿块，切面灰白，质中等或较硬，可见钙化、囊变和丰富的血管。

镜下：肿瘤由两种细胞组成，一种是毛细胞样的嗜酸性巨细胞，大小不等，核呈圆形或卵圆形，几乎均为单核，核较大偏心，核膜较厚，核染色质呈细微颗粒状另一种是小胶质细胞，胞质较少，核小圆而深染，散在分布于细胞之间。有丝分裂罕见。免疫组织化学显示 GFAP、S2100、Vim 为阳性，表明此肿瘤细胞既有神经元特点又有星形细胞特点。

结节性硬化患者中，10%～15% 室管膜下结节可以转化为室管膜下巨细胞星形细胞瘤。

【临床表现】

TS 患者是一种先天性、家族性、遗传性疾病，临床以皮脂腺瘤、癫痫和智力低下三联征为体征。SGCA 发病年龄多小于 20 岁，30 岁以上成年人较少见，男女无差异。多表现为继发性梗阻性脑积水引起颅内压增高的症状和体征。有较长的生存期，手术切除后一般不宜复发。

【CT 表现】

CT 平扫肿瘤呈等密度或稍高密度，肿瘤实质密度较均匀。少数肿瘤可见钙化。增强扫描均匀强化。TS 患者，可较 MRI 更易显示侧脑室壁周围小的钙化结节。

【MRI 表现】

MRI 扫描示肿瘤常位于侧脑室孟氏孔附近，圆形或不规则形，边界清楚，通常直径 2～3cm，也可更大。T1WI 为稍低信号，T2WI 呈不均匀高信号，可能是由于肿瘤内钙和铁的沉积（图 17-6-1）。DWI 表现多样；^{1}H-MRS 表现为胆碱（Cho）峰明显升高，N- 乙酰天门冬氨酸（NAA）峰和肌酸（Cr）峰明显降低或消失。增强扫描呈均匀或欠均匀强化。结节性硬化患者，可见侧脑室壁多发室管膜下小结节，可单侧或双侧，诊断特征性最强（图 17-6-2、3）。

【鉴别诊断】

当具有结节性硬化的典型临床表现，再加上肿瘤发病部位特殊，一般可以作出诊断。当个别病例不伴有结节性硬化的其他表现时，主要与同样发生于孟氏孔附近的中枢神经细胞瘤进行鉴别。室管膜下巨细胞瘤较中枢神经细胞瘤发病年龄轻,常见于 20 岁之前,囊变及钙化比率较后者明显低,增强扫描呈显著较均匀强化。

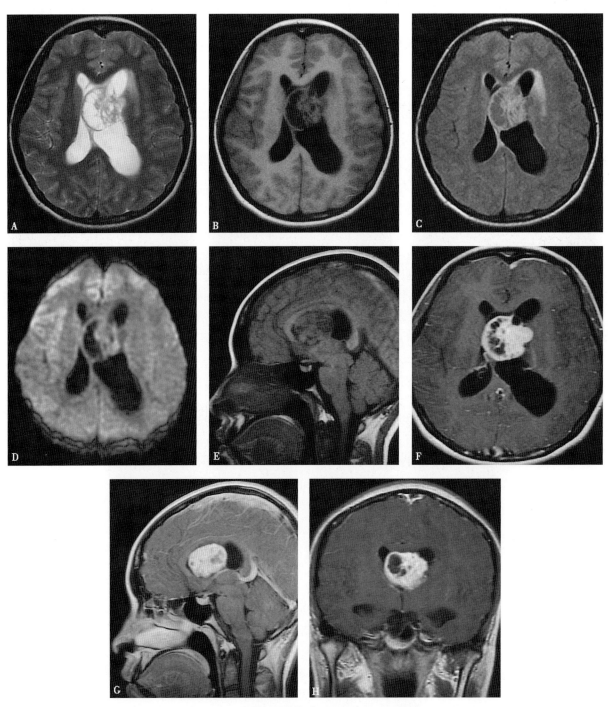

图 17-6-1　脑室内室管膜下巨细胞星形细胞瘤

女,25 岁。MR 扫描示肿瘤位于左侧侧脑室内孟氏孔附近,边界清晰,广基底与透明隔相贴,透明隔受压向右侧移位,双侧侧脑室扩大,左侧扩大显著并圆钝。A~E. 肿瘤实质 T1WI、T2WI 及 DWI 均呈等信号,FLAIR 呈稍高信号;F~H. 增强扫描呈明显强化。肿瘤内见明显囊变信号及分隔影,囊变部分主要位于瘤体周边,增强扫描无强化

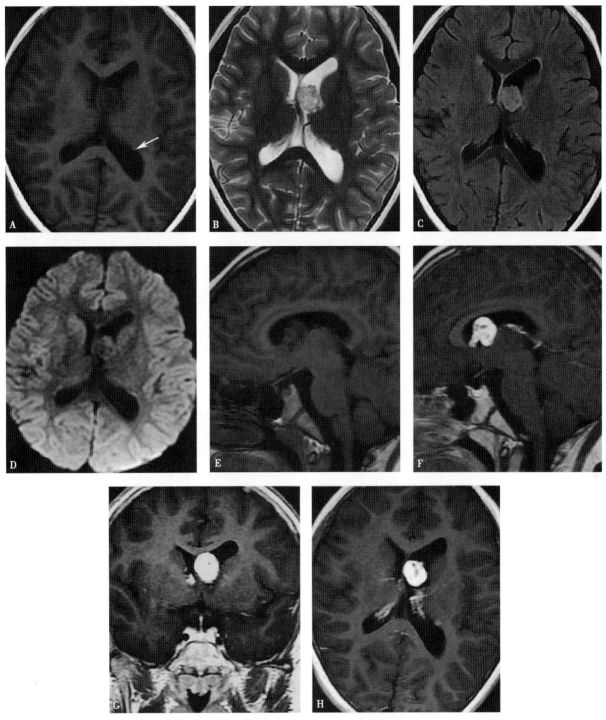

图 17-6-2　结节硬化并室管膜下巨细胞星形细胞瘤

A～H. 图像分别为横轴位 T1WI、T2WI、FLAIR 及 DWI、矢状位 T1WI 平扫和 Gd-DTPA 矢状位、冠状位及横轴位增强扫描。MR 平扫示侧脑室内侧壁室管膜下略短 T1 等 T2 小结节影，FLAIR 及 DWI 呈稍高信号，增强扫描轻度强化（白箭）。左侧侧脑室内孟氏孔区见类圆形等 T1 稍长 T2 肿块，FLAIR 及 DWI 呈等、稍高信号，其内信号不均，见多发小点状囊变区，增强扫描肿瘤实质明显强化

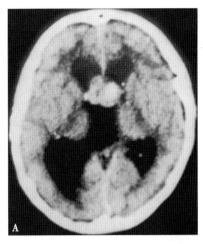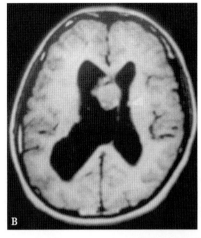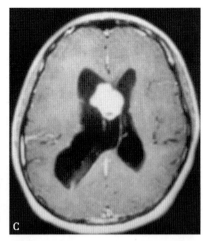

图 17-6-3　室管膜下巨细胞星形细胞瘤并结节性硬化

A. 增强 CT　室间孔区见强化肿块,伴梗阻性脑积水;在侧脑室室管膜下有数个钙化的小结节影。B. 轴位 T1WI 室间孔区肿块呈中等 T1 信号;室管膜下小结节显示清楚,呈短 T1。C. 轴位 T1WI Gd-DTPA 增强扫描室间孔区肿块明显强化,室管膜下小结节无强化

二、脑室内间变性(恶性)星形细胞瘤

脑室内间变性星形细胞瘤(Intraventricular anaplastic astrocytoma)。间变性星形细胞瘤占脑肿瘤的 4%,占全部星形细胞瘤的 35%。多见于 35～40 岁,男性居多。肿瘤好发于额叶、颞叶、额顶及颞顶叶的脑白质区。脑室内间变性星形细胞瘤通常认为是起源于室管膜基质的神经胶质细胞,向脑室内生长,瘤体全部或大部分位于脑室内。

【病因、病理】

巨检及镜下与脑实质内星形细胞瘤一致。

脑室内间变性星形细胞瘤多发生在中年人,男性多于女性,幕下脑室内星形细胞瘤平均发病年龄明显小于幕上脑室,间变性星形细胞瘤发病年龄较良性星形细胞瘤大,恶性者多见于侧脑室。

【临床表现】

临床主要症状为癫痫发作和局部神经元损害症状。肿瘤生长较迅速,预后不良,平均生存期为 2 年。脑室内星形细胞瘤患者多以颅内压增高为首发症状,一方面可阻碍脑脊液循环造成梗阻性脑积水,另一方面也易侵及脉络丛使脑脊液增多。发生于四脑室的病程长于发生于其他脑室者。

【CT 表现】

CT 平扫时,肿瘤呈混杂密度,以低密度或等密度为主。合并出血时,则可见高密度区。少数有钙化。肿瘤边界不清,外形不规则。瘤周有明显水肿。增强扫描肿瘤多呈不均匀明显强化。

【MRI 表现】

脑室内星形细胞瘤在 MRI 上表现为典型的脑室内肿瘤的特点,肿瘤常引起局部脑室扩大,周围有连续或不连续脑脊液带环绕;肿瘤外形与脑室外形大体一致;肿瘤较小时与脑室壁的夹角为锐角;脑室壁呈外凸变形;脑实质很少见广泛性水肿;病灶较大时可侵及邻近脑实质等。间变性星形细胞瘤为恶性肿瘤,MRI 表现,肿瘤囊变或坏死、出血明显,出血多为高信号(图 17-6-4、5)。瘤周水肿多为中度,约占 2/3,无水肿或轻度水肿占 1/3,也可见中度水肿。肿瘤的占位效应明显。增强后多呈不均匀强化,也可呈不均匀环状或花圈状强化,可见壁结节。肿瘤可沿着白质侵犯周围组织及沿室管膜、软脑膜和脑脊液种植。增强后可见这些沿白质或室管膜、软脑膜播散的异常强化区。

脑室内低级别星形细胞瘤恶性肿瘤征象出现的比例明显高于脑实质内同级别星形细胞瘤,可能与脑室内星形细胞瘤多起源于原浆形星形细胞有关。MRS 表现为不同程度的 NAA 降低,Cho 升高,Cho/Cr 和 Cho/NAA 的比值上升,有一定鉴别诊断价值。

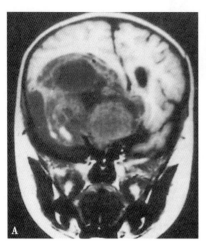
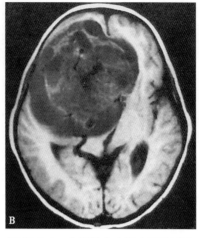
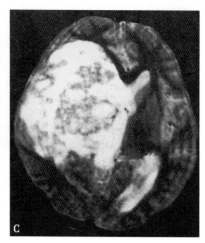

图 17-6-4　右侧脑室内间变型胶质瘤

A、B. 冠位、轴位 T1WI 显示右额角内巨大肿块，呈等、低混杂信号，肿块向外累及额颞叶，向内突入对侧，边界清楚。C. 轴位 T2WI 肿块呈欠均匀的高信号，中线结构向对侧移位

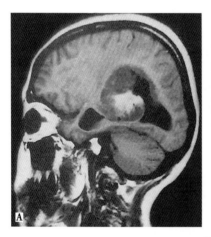
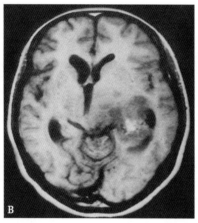
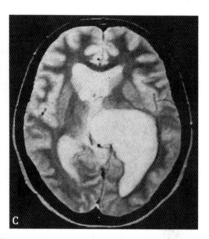

图 17-6-5　左侧脑室三角区间变型胶质瘤

A、B、C. 矢位 T1WI、轴位 T1WI、T2WI 显示左侧脑室三角区显示类圆形占位，边界欠清晰，T1WI 呈等、高混杂信号，病变沿侧脑室壁延伸呈等信号。T2WI 呈高信号，信号尚均匀

【鉴别诊断】

①侧脑室脑膜瘤：好发于成人侧脑室三角区，增强扫描明显均一强化。②室管膜瘤：常见于第四脑室，儿童发病率较高，肿瘤常呈分叶状，可见钙化、囊变。③脉络丛乳头状瘤：好发于 5 岁前幼儿，常位于侧脑室三角区，增强扫描明显强化，常伴随脑积水。④室管膜下瘤：囊变、钙化少见，增强扫描不强化或轻微强化。⑤中枢神经细胞瘤：位于侧脑室透明隔孟氏孔附近，囊变多位于肿瘤边缘或呈微囊样或蜂窝状，有时难以鉴别。⑥室管膜下巨细胞星形细胞瘤：常位于侧脑室孟氏孔附近，伴有结节性硬化时易于鉴别。

三、脑室内毛细胞型星形细胞瘤

毛细胞型星形细胞瘤（pilocytic astrocytoma, PA）为局限性星形细胞瘤，2007 年 WHO 分级为 I 级。占脑肿瘤的 3%～6%，占星形细胞瘤的 5%～10%，约占小儿胶质瘤的 1/3，多为儿童和青少年（10～20 岁）。男女发病均等。好发部位为小脑半球、蚓部、视交叉和下丘脑。幕下也可见于第四脑室。发生于下丘脑可突入第三脑室。

【病因、病理】

巨检：边界清楚，质软、灰色团块。囊变多见并可见壁结节。

镜下：镜下见 PA 由致密区、疏松区排列的双相性结构。含有特征性的 Rosenthal 纤维和嗜酸性小体，间质血管丰富，毛细血管增生，部分毛细血管腔内见细小血栓，管壁透明样变性。免疫组织化学示胶质纤维酸性蛋白（GFAP）、波形蛋白、S-100 蛋白阳性；上皮膜抗原（EMA）及神经元特异烯醇化酶（NSE）阴性。

【临床表现】

临床表现为头痛、呕吐、共济失调、视觉损害及下丘脑功能减退。发生于幕上者可引起癫痫。该类肿瘤一般为局限性、侵袭性和缓慢生长的肿瘤。

【CT 表现】

肿瘤呈均匀一致的低密度，略高于脑脊液（因含蛋白成分较多）。肿瘤边界清楚。囊壁一般厚薄均匀，亦可呈不规则状，可见钙化。瘤周水肿多轻。占位效应明显，常见第四脑室受压、变形、移位并梗阻性脑积水。增强检查，囊壁可呈环状强化，并伴有强化的壁结节，有时仅见壁结节强化。10% 的实性肿瘤呈均匀强化。

【MRI 表现】

肿瘤在 T1WI 上，囊性部分为低信号，信号均匀。实质部分则为均匀或不均匀的等信号。T2WI 为较均匀的高信号影。肿瘤和周围的水肿带不易分辨。增强扫描，肿瘤实质部分和壁结节可有轻到中度强化。发生于脑干者强化不明显。部分毛细胞型星形细胞瘤不强化（图 17-6-6、7）。^{1}H-MRS 表现为胆碱（Cho）峰升高，N- 乙酰天门冬氨酸（NAA）峰降低，乳酸峰升高。

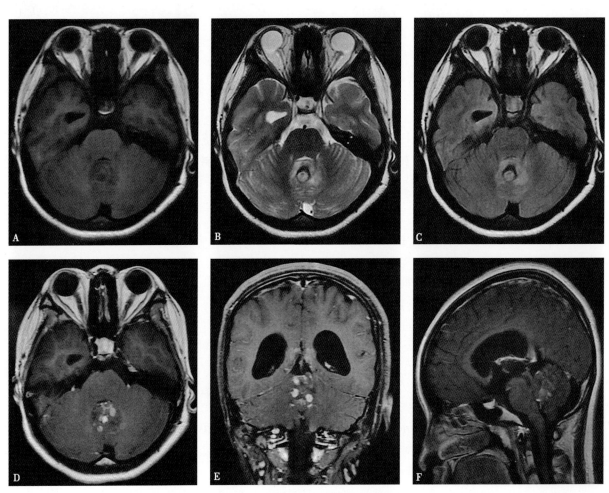

图 17-6-6 第四脑室毛细胞星形细胞瘤

女，12 岁，第四脑室毛细胞星形细胞瘤。A～C. 肿瘤大部呈长 T1 长 T2 信号影，局部见条片状短 T1 短 T2 信号影，病变边界欠清楚。D～F. 增强扫描肿瘤呈明显不均匀强化，其内见散在片状、类圆形短 T1 信号影

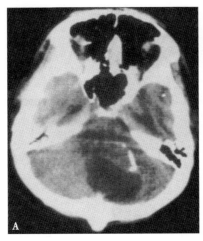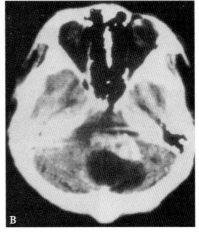

图 17-6-7　第四脑室毛细胞型星形细胞瘤
A、B. CT 平扫及增强扫描示第四脑室扩大呈一混杂密度囊性病灶，囊壁示钙
化，增强扫描壁结节明显强化

【鉴别诊断】

1. 脑室脑膜瘤　好发于成人侧脑室三角区，增强扫描明显均一强化。

2. 室管膜瘤　常见于第四脑室，儿童发病率较高，肿瘤常呈分叶状，铸型性生长，可见钙化、囊变。

3. 脉络丛乳头状瘤　侧脑室三角区儿童常见，增强扫描明显结节状强化，常伴随交通线脑积水。

4. 室管膜下瘤　孟氏孔附近常见。囊变、钙化少见，增强扫描不强化或轻微强化。

第七节　脑室内胶质母细胞瘤

胶质母细胞瘤（glioblastoma）是成人常见的脑内原发性恶性肿瘤，占脑内肿瘤的 12%～20%，占星形细胞瘤的 50% 左右。好发部位大脑为额、颞叶深部白质区，发生于脑室内胶质母细胞瘤以侧脑室常见。好发年龄为 40～65 岁，30 岁以下较少见。男女比例约为 2∶1。由于肿瘤在脑内的蔓延转移，可涉及多叶和双侧大脑半球，及伴脑膜或室管膜转移。

【病因、病理】

巨检：边界不规则灰红色团块，其内坏死常见。多数胶质母细胞瘤有丰富血管形成，可伴有大体出血。

镜下：镜下见多形性星形细胞，伴有明显的坏死及微血管增生。细胞核异型性增生明显，见大量有丝分裂。免疫组织化学示胶质纤维酸性蛋白（GFAP）低表达。

【临床表现】

临床上发病较急，病程短，症状明显。早期即可出现头痛、恶心、呕吐等颅内压增高症状。胶质母细胞瘤的恶性度高，生长迅速，蔓延速度快且呈弥漫性浸润生长。预后很差，术后平均生存期为 8 个月，5 年复发率为 100%。

【CT 表现】

肿瘤呈混杂密度，以低密度为主，混杂斑点状更低密度区（提示肿瘤坏死）。有或无出血，钙化罕见。肿瘤边界不清。常有瘤周水肿。占位效应显著。增强扫描，肿瘤强化较明显且不均匀。

【MRI 表现】

肿瘤在 T1WI 上形态多不规则，少数为圆形或椭圆形。肿瘤边界不清，无包膜或包膜不完整。肿瘤多数信号不均（以低、等混杂信号为主，其次为低、等、高信号），少数为均匀低或等信号。肿瘤内坏死、囊变和出血多见。瘤周水肿多为中、重度，占位征象明显。肿瘤可穿越中线，侵犯胼胝体和对侧大脑半球。肿瘤侵犯两叶或两叶以上，也可形成多发病灶，这是区别于其他星形细胞瘤的鉴别点之一。在 T2WI，肿瘤多为等、高信号，信号不均匀。高信号的瘤周水肿更明显。T2WI 显示肿瘤的侵犯范围和多发病灶的部位较 T1WI 更为敏感。但它对鉴别肿瘤灶和瘤周水肿区无多大帮助。FLAIR 和 DWI 可帮助显示肿瘤的边界。

　　增强后肿瘤多呈不均匀强化，可呈斑片状、不规则花环状和环形伴结节型强化（图 17-7-1）。但影像与病理对照观察发现增强后强化的边缘并非肿瘤真正的边界。在无强化区、水肿区甚至 MRI 显示正常的脑组织内显微镜下均可见成簇或孤立的肿瘤浸润。

　　^{1}H-MRS 表现为 N-乙酰天门冬氨酸（NAA）峰降低，肌醇（MI）降低，胆碱/肌酸（Cho/Cr）比值升高。

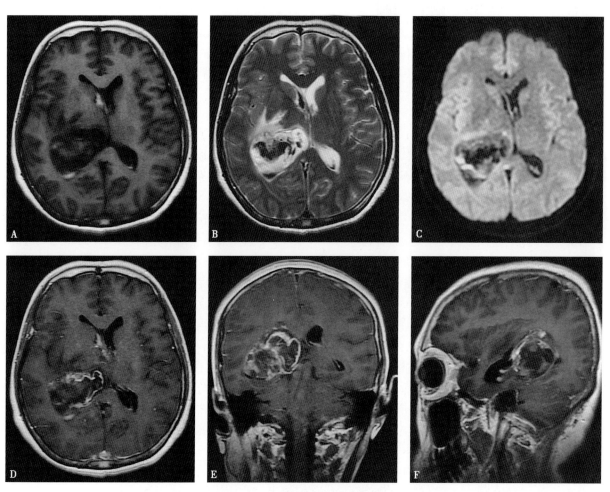

图 17-7-1　侧脑室胶质母细胞瘤

女，52 岁，右侧侧脑室三角区胶质母细胞瘤。A～C. 肿瘤位于右侧侧脑室三角区，T1WI 大部分呈低信号，T2WI 呈高低混杂信号，DWI 信号不均，内见出血信号。肿瘤边界不规则。D～F. 增强后呈不均匀环状强化，其内出血、坏死明显

【鉴别诊断】

1. 侧脑室脑膜瘤　好发于成人侧脑室三角区，增强扫描明显均一强化。

2. 室管膜瘤　常见于第四脑室，儿童发病率较高，肿瘤常呈分叶状，可见钙化、囊变。

3. 脉络丛乳头状瘤　好发于 5 岁前幼儿，常位于侧脑室三角区，增强扫描明显强化，常伴随脑积水。

4. 室管膜下瘤　囊变、钙化少见，增强扫描不强化或轻微强化。

5. 中枢神经细胞瘤　位于侧脑室透明隔孟氏孔附近，囊变多位于肿瘤边缘或呈微囊样或蜂窝状，有时难以鉴别。

第八节　血管母细胞瘤

血管母细胞瘤（hemangioblastoma）又称血管网状细胞瘤，是良性血管性肿瘤。本病好发于后颅窝，多见于中青年。

【病因、病理】

大体：肿瘤起源于幼稚的血管形成组织，60%～70% 为单房性，内含黄色胶样液体，囊壁上有一富含血管的圆形结节，壁结节直径多小于 15mm。少数肿瘤为实质性，血管极丰富。

镜下：壁结节由大的空泡状基质与丰富的貌似血管网组成，囊壁由神经胶质组成。组织学特征有：①瘤细胞吞噬或含有类脂质，胞质呈泡沫状或空泡状；②瘤细胞内含丰富的网状纤维。

【临床表现】

临床上患者常有缓慢进行性颅内压增高，伴一侧小脑功能障碍，如共济失调、眼球震颤等。若为 von Hippel-Lindau 病，则同时伴发其他系统病变，包括视网膜血管瘤、脊髓血管母细胞瘤、嗜铬细胞瘤、胰腺和肾囊肿及肾癌等。

【CT 表现】

血管母细胞瘤常为单发，偶有多发，好发于小脑半球及下蚓部，肿瘤多为囊性，少数为实质性。囊性肿瘤呈类圆形均匀低密度，边缘光滑，常见等密度结节。增强后，壁结节明显强化。实性肿瘤呈等密度或低、等混杂密度，周围多无水肿，但也可有大片水肿。增强后，实性肿瘤均匀或不均匀明显强化。

【MRI 表现】

囊性肿瘤在 T1WI 上呈低信号，在 T2WI 上呈高信号，在 FLAIR 和 DWI 上呈低信号，壁结节在 T1WI 上呈等信号，在 T2WI 和 FLAIR 上呈高信号，在 DWI 上呈等信号。实性肿瘤在 T1WI 上呈等信号，在 T2WI 和 FLAIR 上呈高信号，在 DWI 上呈等信号。在 T2WI 显示肿瘤血管位于病灶中心或一侧，呈迂曲条状流空影。囊性或实性肿瘤呈圆形或类圆形，边界清楚、光滑。增强扫描，囊性肿瘤无强化或仅有囊壁略有强化，壁结节明显强化，实性肿瘤均匀或不均匀明显强化（图 17-8-1～4）。

肿瘤较大时，肿瘤可压迫第四脑室，使之变形、移位、闭塞，引起梗阻性脑积水。

【鉴别诊断】

1. 侧脑室脑膜瘤　好发于成人侧脑室三角区，增强扫描明显均一强化。

2. 室管膜瘤　常见于第四脑室，儿童发病率较高，肿瘤常呈分叶状，可见钙化、囊变。

3. 脉络丛乳头状瘤　好发于 5 岁前幼儿，常位于侧脑室三角区，增强扫描明显强化，常伴随脑积水。

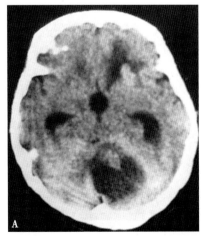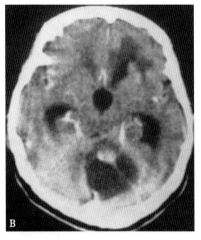

图 17-8-1　第四脑室内血管母细胞瘤

A、B. CT 平扫及增强扫描显示后颅凹中线偏左囊性肿块，边缘欠光滑，囊上方示等密度壁结节，囊周可见增粗血管影。增强扫描壁结节强化

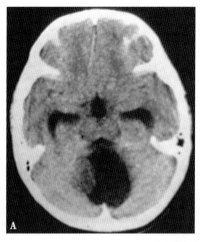
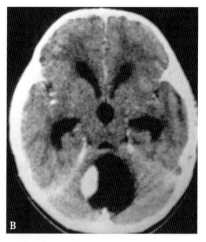

图 17-8-2 第四脑室内血管母细胞瘤

A、B. CT 平扫及增强扫描显示后颅凹中线囊性肿块,边缘光滑,囊右外侧壁可见等密度壁结节影。周围无水肿。注射造影剂后,壁结节呈均匀性明显增强

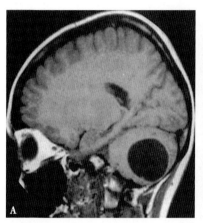
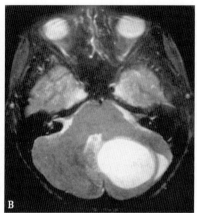
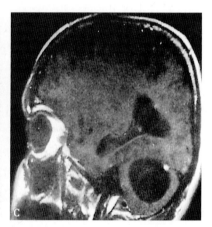

图 17-8-3 小脑血管母细胞瘤累及第四脑室

A、B. 矢位、轴位 T1WI 及轴位 T2WI 显示左小脑示巨大囊性肿块,边界光滑锐利,呈长、长信号,信号均匀,累及第四脑室,引起扩大变形并向右侧推移。轴位 T1WI Gd-DTPA 增强扫描肿块囊壁不强化,仅有附壁结节强化

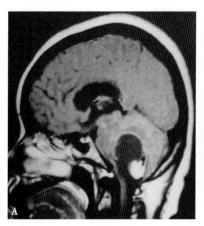
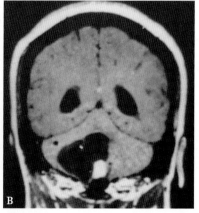

图 17-8-4 小脑血管母细胞瘤累及第四脑室

A、B、C、D. 轴位、矢位、冠位 T1WI Gd-DTPA 增强扫描示右侧小脑半球囊状低信号区,并与第四脑室沟通,第四脑室变形,囊肿左下壁结节明显强化,囊外示粗大流空血管征象,囊肿向下达枕骨大孔水平,幕上脑室扩大脑积水

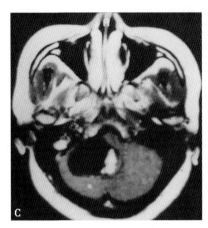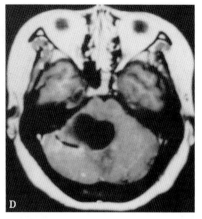

图 17-8-4 小脑血管母细胞瘤累及第四脑室（续）

第九节 髓母细胞瘤

髓母细胞瘤（medulloblastoma）是一种高度恶性、发展迅速的肿瘤。瘤体无包膜，血运丰富，易发生脑脊液通路的种植性转移。术后易复发。肿瘤对放射治疗敏感。

【病理】

巨检：肿瘤界限清楚。因富于细胞和血管肿瘤呈紫红色或灰红色，质地较脆。瘤内钙化、囊变及出血少见。肿瘤与正常小脑组织界限分明，肿瘤可种植于移行通道的任何部位。

镜下：肿瘤细胞很丰富，呈长圆形或胡萝卜形，细胞核多而胞质少，细胞分化不良。有些细胞无特殊排列形式，有些排列成菊花状，表明肿瘤细胞向成神经细胞分化。

【临床表现】

髓母细胞瘤主要累及后颅窝。本病占颅内肿瘤的 1.84%～6.54%，主要发生于小儿，占 75%～85%，发病高峰为 5～15 岁之间，50% 发生于 10 岁以内。其次是青年人，成人及老年人十分少见，占 15%～25%。男多于女。最常见的症状是头痛、呕吐、步态不稳、共济失调及视力减退。体检可见视神经乳头水肿，闭目难立等。病程发展较快，手术后易复发。3 年生存率为 60%～70%。髓母细胞瘤易早期通过脑脊液广泛转移，20%～50% 的病例在手术时发现播散性肿瘤灶。肿瘤可发生弥漫性和结节样转移，也可通过血管周围间隙转移。

【CT 表现】

小儿常发生于小脑蚓部。成人常位于小脑半球，但多少会涉及小脑蚓部。小脑蚓部见圆形或椭圆形略高密度病灶，密度较均匀，边界较清楚。肿瘤内有时可见钙化点及偏心囊变样低密度区。肿瘤周围有低密度水肿带。第四脑室受压、变形或闭塞，第三脑室和双侧侧脑室扩大。增强扫描，病变多呈均匀强化，少数强化不均匀，囊变区无强化，有时在脑室壁及脑池内见到强化的转移性病灶。

【MRI 表现】

肿瘤在 T1WI 上呈低信号，在 T2WI 上呈等或高信号，在 FLAIR 和 DWI 上呈高信号，信号多数均匀，少数不均匀，小囊变区呈长 T1、长 T2 信号。矢状位显示肿瘤与小脑蚓部关系密切。第四脑室受压，甚至闭塞，形成梗阻性脑积水。增强扫描，病变多呈均匀强化，少数强化不均匀。与 CT 相比，MRI 更易显示转移灶。成人的髓母细胞瘤见于小脑半球，信号与蚓部肿瘤相似，增强后明显均一强化，少数可呈环状强化（图 17-9-1、2）。

【鉴别诊断】

1. 室管膜瘤 两者 CT 和 MRI 征象十分相似，但室管膜瘤内部钙化及囊变出现率要高于髓母细胞瘤，且较明显而很少出现瘤周水肿。后者常见水肿。前者强化多呈不均匀性，后者多表现为均匀强化。MRI 矢状位看清晰显示髓母细胞瘤起于小脑蚓部。

2. 小脑星形细胞瘤　多呈低密度灶，或短 T1、长 T2 信号，不均匀，坏死、囊变常见，增强后多呈不均匀强化或环状强化。

3. 脉络丛乳头状瘤　位于第四脑室内。CT 上呈等或略高密度，在 MRI T1WI 及 T2WI 均呈等或高信号。增强扫描，强化均匀且明显，甚至可在无脑室系统阻时，即有脑积水存在。矢状位 MRI 可鉴别它与髓母细胞瘤起源不同。

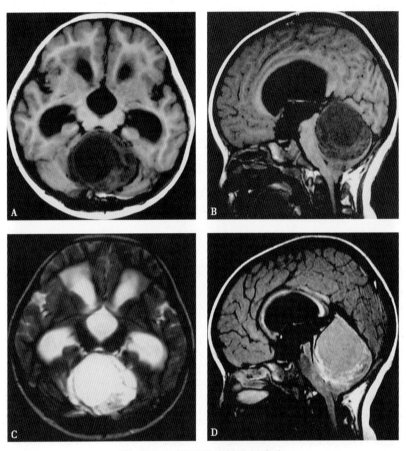

图 17-9-1　第四脑室髓母细胞瘤
A、B、C. 轴位、矢位 T1WI、轴位 T2W 显示小脑蚓部示边界尚清而不规则团块状病灶，呈等 T1、长 T2 表现。D. 轴位 T1WI Gd-DTPA 增强扫描呈部分强化，第四脑室变形，向前、右方移位，桥前池狭窄，第三脑室及侧脑室扩大

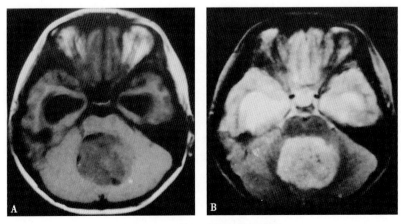

图 17-9-2　第四脑室髓母细胞瘤
A、B. 轴位 T1WI、T2WI 显示小脑吲部示边界尚清且不规则团块状病灶，呈等 T1、长 T2 表现

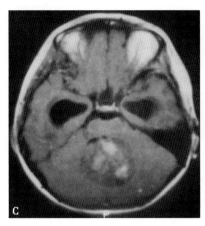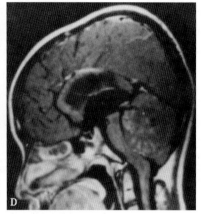

图 17-9-2　第四脑室髓母细胞瘤（续）

C、D. 轴位、矢位 T1WI Gd-DTPA 增强扫描呈部分强化，第四脑室受压变形，向前、右方移位，桥前池狭窄，第三脑室及侧脑室扩大

第十节　囊肿样病变

一、第三脑室胶样囊肿

第三脑室胶样囊肿（colloid cyst of the third ventricle）是一种少见的脑内病变，以前又称为旁突体囊肿、室管膜囊肿、脉络膜囊肿及腺泡性脉络丛腺瘤等。

【病因、病理】

巨检：胶样囊肿表面光滑，边界清楚的球形囊性肿块。大小可从数毫米到 3~4cm。内容物呈黄色或灰白色，为黏液胶冻样物或软骨结构一致的黏稠物。

镜下：囊肿壁薄，外层为胶原纤维构成的包膜，内衬单层或假复层扁平立方和柱状上皮，无明显基底膜。囊肿内凝胶样物质为 PAS 阳性并沉积有组织结构的物质，提示器来源为内上皮层分泌及崩解产物，有时可见坏死的白细胞或胆固醇结晶或两者都有。钙化少见。内含钠、钙、镁及少量硅、铜、铁、磷、铝等。囊肿的超微结构有以下特征：纤毛细胞和带微绒毛的非纤毛细胞，带有分泌腺的杯状细胞、基底细胞及缺乏细胞器官的不定型细胞；特殊的细胞间连接复合体或细胞桥粒在许多细胞类型中被发现，细胞桥粒是上皮细胞特征性的结构，并促进细胞聚集。两种类型的细胞即形态学排列类似内胚层系统的呼吸上皮细胞。由于这些内胚层特征，有人提出胶样囊肿可能与 Rathke 裂囊肿一样是相同病灶不同部位的观点。但组织学的相似性不能保证病因学的共同性。免疫组织化学，囊壁内衬细胞表达细胞角蛋白和上皮膜抗原，散在的 Clara 细胞特异性抗原阳性。有些病例 CEA 和局部 S-100 蛋白阳性。

【临床表现】

胶样囊肿较为少见，占脑肿瘤的 0.5%~1%，占脑室肿瘤的 15%~20%。好发于第三脑室前部邻近孟氏孔区，少数可起源于透明隔穹隆柱之间附着于第三脑室顶部与脉络丛。大多在 30~50 岁出现症状，1%~2% 在 10 岁以前出现症状，男女发病率相当。临床症状主要为头痛（68%~100%），头痛的特点是短暂性，持续数秒钟，初时剧烈疼痛，改变头颅位置后缓解，可伴眩晕、记忆缺失、行为异常和复视，也可突然晕厥和死亡。少数无症状，偶尔尸检或体检时发现。

【CT 表现】

2/3 病灶呈均质高密度（45~75Hu），1/3 为等密度影，极少数囊肿中心呈低密度（图 17-10-1）。CT 扫描呈高密度可能是由于囊肿壁屑状分泌物、含铁血黄素及 CT 上看不到的微小钙化。增强扫描囊肿偶尔有薄边缘强化。

【MRI 表现】

囊肿呈圆形或卵圆形，边缘清晰，位于第三脑室前部孟氏孔附近。MRI 扫描，胶样囊肿信号变化较大,常见表现为 T1WI 呈高信号、T2WI 呈低信号,也可 T1WI、T2WI 均呈高信号,多不均质(图 17-10-1、2)。增强扫描无强化,边缘偶尔强化可能与囊壁内含有血管所致。三脑室以上脑室可伴不同程度的梗阻性脑积水征象(图 17-10-3～6)。

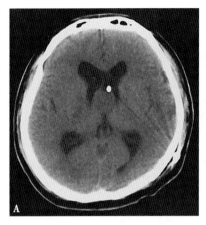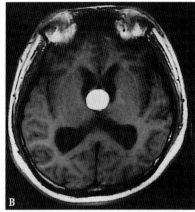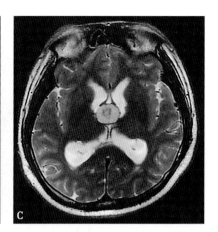

图 17-10-1 孟氏孔附近胶样囊肿

男,33 岁,孟氏孔附近胶样囊肿。A. CT 平扫,囊肿呈类圆形等密度影,边界清楚。B、C. MR 平扫囊肿 T1WI 呈高信号,T2WI 呈稍高信号,信号欠均

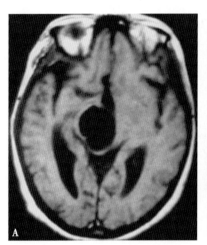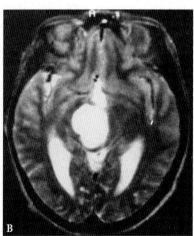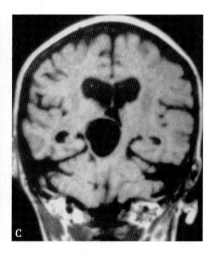

图 17-10-2 第三脑室胶样囊肿

A、B. 轴位 T1WI、T2WI、C. 冠位 T1WI 显示第三脑室右侧壁向外突出囊样信号,呈明显长 T1、长 T2 信号,边界清楚,信号均匀,双侧脑室对称性扩大

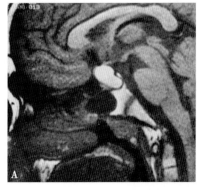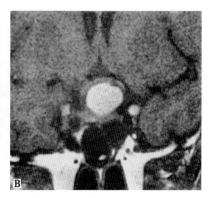

图 17-10-3 Rathke 囊肿

A、B. 轴位、冠位 T1WI 显示鞍内及鞍上囊性肿块,边缘光滑锐利,呈均匀高信号,视神经束抬高

【鉴别诊断】

第三脑室胶样囊肿发病部位特殊，CT及MRI检查较容易诊断，但应与其他长入第三脑室的脑内肿瘤鉴别，如中枢神经细胞瘤、第三脑室室管膜瘤、垂体腺瘤、Willis环附近动脉瘤等。中枢神经细胞瘤多发囊变；室管膜瘤形态不规则，伴有肿瘤内囊变和钙化；垂体腺瘤自蝶鞍内向上生长；Willis环附近动脉瘤MRI可见流空效应；且增强扫描均有不同程度的强化，易于鉴别。

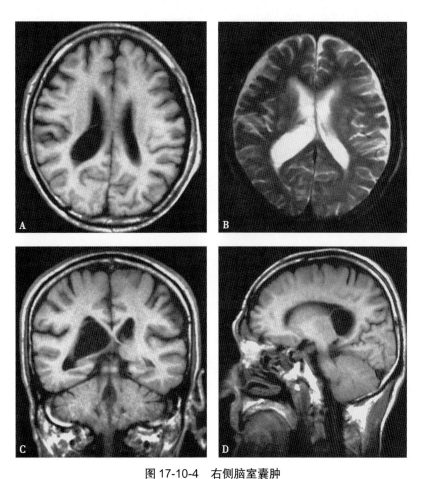

图 17-10-4　右侧脑室囊肿

A、B、C、D. 轴位 T1WI、T2WI、冠位、矢位 T1WI 显示右侧脑室内囊样病变，呈明显低信号，边界清楚，信号均匀，相应脑室扩大，无脑积水征象

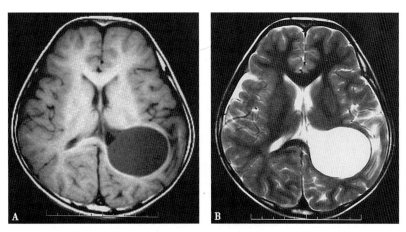

图 17-10-5　左侧脑室囊肿

A、B. 轴位 T1WI、T2WI 显示左侧脑室三角区局部扩大呈囊样病变，明显长 T1、长 T2 信号，边界清楚，信号均匀，中线结构无移位，无脑积水征象

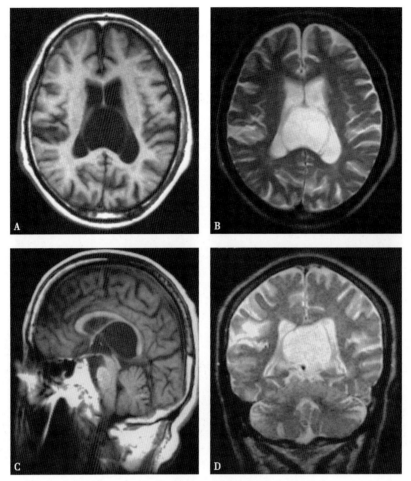

图 17-10-6　透明隔囊肿

A、B. 轴位 T1WI、T2WI 显示第三脑室后上部透明隔区囊性肿块呈长 T1、长 T2 信号，边界清楚，信号均匀。C、D. 矢位 T1WI、冠位 T2WI 囊性肿块呈长 T1、长 T2 信号

二、神经上皮囊肿

神经上皮囊肿（neuroglial or neuroepithelial cysts）为一类囊肿的总称，包括室管膜囊肿、脉络丛囊肿、脉络膜上皮囊肿、蛛网膜下腔 - 室管膜囊肿等。

【病因、病理】

神经上皮囊肿的起源一直存在争议，它们具有原始室管膜或脉络膜的特性，而室管膜及脉络膜组织是由原始神经上皮分化而来，因此统称为神经上皮囊肿。

巨检：呈边界清楚的半透明或灰白色囊性肿块，壁薄。囊内容物多为类似脑脊液的无色、透明液体，也可为淡黄色、乳白色或绿色的液体。

镜下：囊壁为厚薄不一的疏松纤维结缔组织构成，内衬柱状、立方状或扁平上皮细胞。免疫组化可以区分脉络丛囊肿或室管膜囊肿：脉络丛囊肿前白蛋白和细胞角蛋白（CK）呈阳性，GFAP 呈阴性，与脉络丛上皮细胞相似；而室管膜囊肿 GFAP 和 S-100 以及其他细胞标记物呈阳性，与正常室管膜细胞相似。

【临床表现】

多数侧脑室神经上皮囊肿无明显症状，常常为体检或尸检偶然发现，少数出现症状是因为神经上皮囊肿的神经上皮具有分泌功能，且由于囊液高渗透压使周围组织中液体主动转运进入囊肿，使囊肿逐渐增大，影响脑脊液循环可引起相应临床症状。

【CT 表现】

CT 表现无明显特征性,主要表现为单侧侧脑室局限性增大、变形,囊肿呈圆形或卵圆形,周围脉络丛或中线结构受压、移位,脑实质无明显异常。

【MRI 表现】

侧脑室神经上皮囊肿好发于侧脑室三角区,其次为侧脑室后角或体部,很少出现于侧脑室前角。好发于青年,男多于女。

MRI 扫描囊肿呈类圆形,囊液呈长 T1 长 T2 信号,FLAIR 呈低信号,囊壁 T1WI 呈等信号,T2WI 及 FLAIR 呈稍高信号;囊壁菲薄呈线状,内壁光整,无附壁结节,有时囊肿与脑室壁相连而无法观察到完整囊壁(图 17-10-7)。DWI,囊液表现同脑脊液为低信号,ADC 值较高。由于囊肿占位效应,脉络丛或透明隔可受压移位,为本病的重要间接征象(图 17-10-8)。增强扫描囊肿壁及囊液均无强化。

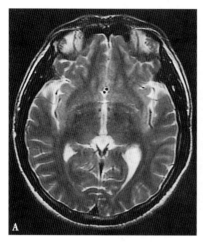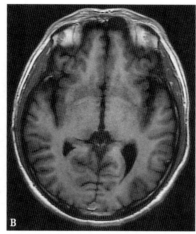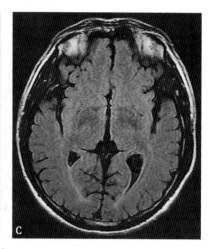

图 17-10-7　侧脑室三角区神经上皮囊肿

男,28 岁,侧脑室三角区神经上皮囊肿。A、B. MR 平扫见左侧侧脑室三角区较对侧扩大,囊肿呈类圆形于 T2WI 呈高信号,T1WI 呈低信号;C. FLAIR 呈低信号,信号与脑脊液信号一致

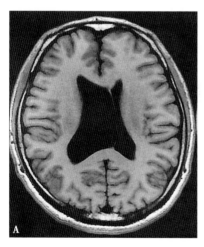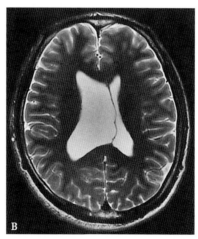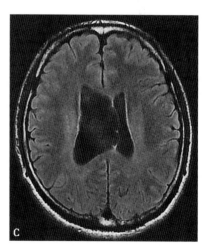

图 17-10-8　侧脑室体部神经上皮囊肿

男,38 岁,右侧脑室体部神经上皮囊肿。A～C. MR 平扫及 FLAIR 示右侧侧脑室体部扩大,占位效应明显,囊肿信号同脑脊液信号

【鉴别诊断】

①脑室内皮样囊肿:好发于第四脑室,密度、信号不同于脑脊液,CT 值为负值,壁可钙化,多数在 T1WI、T2WI 呈高信号。②脑室内表皮样囊肿:常见于第四脑室,密度高于脑脊液,呈均匀长 T1 长 T2 表现,DWI 呈典型高信号。③脑室型脑囊虫病:常有典型病史,症状明显,脑脊液和血清酶联免疫

试验阳性。单发多见,大多数位于第四脑室,一般体积较小,在脑室内多呈游离状态、可随体位或脑脊液搏动而出现滚动,囊内头节的发现有助于诊断。④脑室内包虫病:单囊或多子囊状,壁薄,囊壁可见钙化,子囊密度低于母囊,内囊可破裂、脱落,悬浮于囊液中,形成"活动性内囊膜征";泡状棘球蚴在T2WI上显示为不规则的低信号肿块,中央部为高信号特征性 MRI 表现。⑤脑室内胶样囊肿:好发于第三脑室前部,易引起脑积水,T1WI 呈高信号是其特征性表现。

三、脑室内表皮样囊肿

颅内表皮样囊肿(epidermoid cyst)又称胆脂瘤、珍珠瘤,是起源于外胚层组织的先天性病变。可能是妊娠 3～5 周神经管闭合时,神经与皮肤外胚层不完全分离,神经沟内残留外胚层细胞发展而来。

【病因、病理】

巨检:肿瘤呈圆形或椭圆形,表面光滑或呈分叶状、菜花状。有包膜与脑组织分界清楚。多为囊性,也可为实质性。囊内充满松软、蜡状或片状透明角质物质,外观呈乳白色放光。可包裹血管和包埋脑神经,也可侵犯脑深部。

镜下:由内层层状的鳞状上皮和外层的纤维囊构成,囊内可见角质碎屑、固态胆固醇结晶及其他脂质成分,有的肿瘤还可有钙盐沉着。囊肿通过不断的上皮细胞脱屑转变成角质和胆固醇结晶而逐渐长大。与皮样囊肿相比,肿瘤内不含有其他皮肤附件如毛囊、汗腺、皮脂腺等。少数病灶内可见新旧不一的出血和反应性肉芽组织增生。

【临床表现】

表皮样囊肿少见,占脑肿瘤的 0.2%～1.0%,肿瘤生长缓慢,常于 30～50 岁时偶然发现,男女无差异。表皮样囊肿根据部位可分为硬膜内型(90%)和硬膜外型(10%)。硬膜内型又分为脑内型,常见于第四脑室和侧脑室前角;脑外型常见于小脑脑桥角池、鞍区、中颅窝、纵裂、侧裂池、四叠体池和枕大池,其中小脑脑桥角池最常见。硬膜外型少见,多发生于颅骨板障内。

临床症状与肿瘤所在部位有关,后颅窝者引起走路不稳等小脑症状,严重者可出现颅内压增高症状。鞍区及中颅窝肿瘤可引起视力下降、眼球活动障碍及复视等。该肿瘤生物学行为为良性(WHO 归为 I 级),具有沿脑膜腔隙穿孔习性,有个案报道肿瘤部分切除后可恶变。若囊肿破裂入脑脊液内,可引起肉芽肿性脑膜炎。

【CT 表现】

CT 平扫呈脑脊液样低密度影,当囊内含有较多蛋白时密度高于脑脊液。侧脑室内的表皮样囊肿常位于侧脑室前角,表现为局部前角扩大,与发生于侧脑室后部的神经上皮囊肿以资鉴别。

【MRI 表现】

90% 位于脑外,以桥小脑角池最常见,其次为鞍区、松果体区和脑室。脑室内表皮样囊肿常见于第四脑室,偶见于第三脑室和侧脑室。MRI T1WI 常呈低信号,但略高于脑脊液,病理基础为肿瘤内容物含有大量结晶形式的胆固醇,T1 并不缩短,与脂肪瘤具有的液态脂肪不同。少数表皮样囊肿的内容物含可溶性脂质或泡沫状脂质或点状出血,T1WI 可表现为高信号。T2WI 呈明显高信号,常不均匀,DWI 呈特征性高信号。增强扫描一般无强化,伴有感染时可有强化(图 17-10-9)。

【鉴别诊断】

脑室内表皮样囊肿需与神经上皮囊肿鉴别。侧脑室内神经上皮囊肿常发生于侧脑室后部,呈均匀脑脊液密度和信号。MRI DWI 可较易鉴别两者,表皮样囊肿呈高信号,可不均匀,神经上皮囊肿呈均匀低信号。

四、脑室内皮样囊肿

皮样囊肿(dermoid cyst)是发育过程中皮肤外胚层组织包埋于神经沟内发展而来,囊内常有皮肤的各种成分存在,毛发、毛囊、汗腺及皮脂腺等结构。囊内含有脂肪组织,偶见牙齿及钙化。

脑室内皮样囊肿好发于第四脑室,常发生于蚓部而突入到四脑室内。

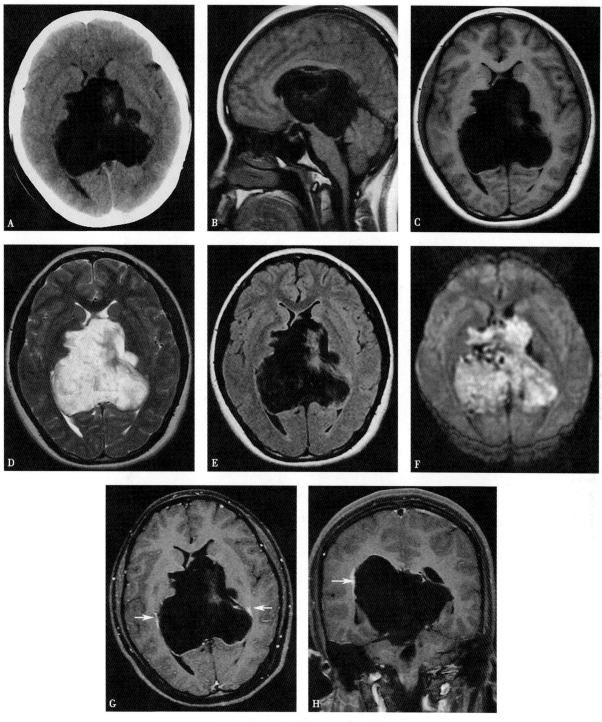

图 17-10-9　脑室内表皮样囊肿

女,19 岁。A. CT 示脑室内大片状低密度灶,边界清晰,主体呈脂肪样低密度影,密度不均,左侧见斑片状不均匀软组织密度影,双侧侧脑室受压变形,邻近脑实质受压。B~E. MR 矢状位 T1WI 显示病变主体位于第三脑室,并向双侧侧脑室、第四脑室内延伸,周围脑实质受压,而脑积水不明显。MR 横轴位扫描 T1WI 呈低信号,T2WI 呈明显高信号,信号不均匀,见不规则斑片状等信号影,对应 CT 软组织密度影,FLAIR 主体呈低信号、等信号。F. DWI 呈特征性明显高信号。G~H. 增强扫描囊壁及瘤内软组织影无强化,边缘高信号(箭头)为受压脉络丛

【病因、病理】

巨检:肿瘤呈圆形或椭圆形边界清楚的分叶状,瘤外层较表皮样囊肿厚,并有乳头突入腔内,囊内含有黏稠油样脂类物质和液态胆固醇。皮样囊肿较表皮样囊肿易破裂。

镜下：囊壁由两层构成，外层由致密纤维组织构成，内层为鳞状上皮，内容物含有胆固醇的脱屑、角质蛋白、皮肤附件及代谢产物，钙化常见。

【临床表现】

皮样囊肿较表皮样囊肿更少见，占脑内肿瘤的 0.04%～0.6%。男性略多于女性，好发年龄为 20～40 岁，椎管内病变为 20～30 岁。好发于中线部位。临床主要症状为癫痫和头痛。随着囊壁上皮脱屑和腺体分泌肿瘤渐大，自发性破裂时，可引起无菌性肉芽肿性脑膜炎。引起血管痉挛性脑梗死，甚至死亡。

【CT 表现】

CT 平扫见脑室扩大，当囊肿内含有较多液性脂肪且均匀分布时，CT 值呈均匀的负值，囊肿内含有多种成分时，CT 平扫呈不均匀低密度。可有环形钙化。

【MRI 表现】

肿瘤呈囊状，边界清晰，瘤周无水肿。MRI 平扫 TWI 呈高或稍高信号，T2WI 呈高信号，信号可不均匀，以 T2WI 信号明显，低信号可能为毛发、钙化或牙齿等成分，可参考 CT 平扫区别，脂肪抑制序列高信号消失。若自发破裂，T1WI 扫描可在蛛网膜下腔内见高信号的脂滴或脑室内脂肪 - 脑脊液平面，有特征性的诊断价值。增强扫描无强化。

【鉴别诊断】

结合 CT 及 MRI 影像表现常可作出正确诊断。有时需与肿瘤内出血鉴别，MR 脂肪抑制序列呈高信号，结合 CT 值呈低密度可予以鉴别。

（马千里　李　滢　张　鹏　张忻宇）

参 考 文 献

1. Atlas SW. 中枢神经系统磁共振成像（上卷）. 第 3 版. 李坤成, 译. 郑州：河南科学技术出版社, 2008：643-650.
2. 石木兰. 肿瘤影像学. 北京：科学出版社, 2003：41-42.
3. 周良辅. 现代神经外科学. 上海：复旦大学出版社, 2001：442.
4. 毕国力, 戴敏方, 龚霞蓉, 等. 中枢神经细胞瘤 MRI 影像诊断. 中国临床医学影像杂志, 2010, 21（9）：642-643.
5. 杜柏林, 吴佐林, 钱曾, 等. 儿童脉络丛乳头状癌的影像诊断. 临床放射学杂志, 2005, 24（7）：634-636.
6. 范帆, 包强, 鱼博浪, 等. 颅内神经上皮囊肿的 CT、MRI 及 DWI 诊断. 中国临床医学影像杂志, 2010, 21（7）：501-503.
7. 洪楠, 王屹, 孙燕萍, 等. 脑室内中枢神经细胞瘤的影像学表现及文献综述. 中国医学影像技术, 2002, 18（2）：195-196.
8. 李青. 中枢神经系统囊性病变的诊断和鉴别诊断. 诊断病理学杂志, 2010, 17（6）：401-404.
9. 吕永革, 罗帝林, 侯瑜, 等. 脑室内脑膜瘤的 MRI 诊断. 中国医学影像学杂志, 2009, 17（3）：190-192.
10. 马秀华, 薛鹏, 吕富荣, 等. MRI 和 ¹H-MRS 诊断中枢神经细胞瘤. 中国医学影像技术, 2013, 29（8）：1272-1275.
11. 潘初, 漆剑频, 夏黎明, 等. 脑室内星形细胞瘤的 MRI 诊断及鉴别诊断. 临床放射学杂志, 2006, 25（7）：606-608.
12. 乔东方, 张智弘, 张炜明. 中枢神经细胞瘤临床病理分析. 中国现代医生, 2009, 47（27）：14-16.
13. 汪立峰, 郭亮. 中枢神经细胞瘤的 MRI 和 DWI 诊断及鉴别诊断. 中国神经肿瘤杂志, 2011, 9（4）：234-237.
14. 王丽宁, 朱明旺, 杜铁桥, 等. 中枢神经细胞瘤囊变特征的影像学分析. 中华临床医师杂志（电子版）, 2013, 7（17）：8058-8060.
15. 王晓东, 郭玉林, 冶秀鹏. 恶性脑膜瘤 MR 诊断. 实用放射学杂志, 2004, 20（5）：407-409.
16. 吴恩惠, 汤育三, 张云亭, 等. 脑室内肿瘤的 CT 诊断. 中华放射学杂志, 1987, 21（6）：325.
17. 吴茂春, 罗世祺. 神经上皮囊肿. 中华神经外科杂志, 2006, 22（8）：515-516.
18. 夏晓, 余准, 吴力源. 侧脑室肿瘤的 CT 和 MRI 诊断. 中华放射学杂志, 1996, 30（1）：41-44.
19. 余国威, 张雪林, 郑伟基, 等. 颅内室管膜下瘤的 CT 及 MRI 影像学表现分析. 临床放射学杂志, 2010, 29（3）：290-294.
20. 于同刚, 戴嘉中, 李克. 脑膜瘤的 MRI 表现与组织病理对照研究. 实用放射学杂志, 2004, 20（3）：199-202.
21. 余准, 沈天真, 黄祥龙, 等. 脑室星形胶质细胞瘤的 CT 和 MRI 诊断. 临床放射学杂志, 1994, 13（2）：71-74.
22. 张晓晖, 晏培松, 张传山, 等. 中枢神经细胞瘤病理特征研究及文献复习. 诊断病理学杂志, 2002, 9（3）：138-141.

23. 周剑, 高培毅. 颅内室管膜下瘤的 MRI 影像学诊断. 中国医学影像技术, 2003, 19（11）: 1447-1449.

24. 周立新, 陆建常. 第三脑室胶样囊肿的 CT 及 MRI 表现. 广州医学, 2006, 28（3）: 338-340.

25. 周万军, 殷好治, 梁福民. 中枢神经细胞瘤一例. 临床放射学杂志, 2002, 21（10）: 811.

26. 左赞江, 韦骏, 王树庆, 等. 侧脑室神经上皮囊肿的 CT、MRI 表现及病理分析. 中国中西医结合影像学杂志, 2012, 10（6）: 532-534.

27. 李联忠. 脑与脊髓 CT、MRI 诊断学图谱. 第 2 版. 北京: 人民卫生出版社, 2011: 589-632.

28. Okazaki H, Scheithauer B. Atlas of neuropathology. New York: Gower Medical, 1988.

29. Russell DS, Rubinstein IJ. Pathology of the nervous system. 5th ed. Baltimore: Williams & Wilkins, 1989.

30. Osborn AT. Diagnostic Euroradioliology. St Louis: Mosby, 1995: 635.

31. Barker FG 2nd, Chang SM, Huhn SL, et al. Age and the risk of anaplasia in MR nonenhancing supratentorial cerebral tumors. Cancer, 1997, 80（5）: 936-941.

32. Bhatoe HS, Singh P, Dutta V. Intraventricular meningiomas: a clinicopathological study and review. Neurosurg Focus, 2006, 20（3）: E9.

33. Boockvar JA, Shafa R, Forman MS, et al. Symptomatic lateral ventricular ependymal cysts: criteria for distinguishing these rare cyst from other symptomatic cysts of the ventricles: case report. Neurosurgery, 2000, 46（5）: 1229-1232.

34. Boyd MC, Steinbok P. Choroid plexus tumors: Problems in diagnosis and management. J Neurosurg, 1987, 66（6）: 800-805.

35. Buxton N, Punt J. Choroid plexus papilloma producing symptoms by secretion of cerebrospinal fluid. Pediatr Neurosurg, 1997, 27（2）: 108-111.

36. Choi JY, Chang KH, Yu IK, et al. Intracranial and spinal ependymomas: review of MR images in 61 patients. Korean J Radiol, 2002, 3（4）: 219-228.

37. Chuang MT, Lin WC, Tsai HY, et al. 3-T proton resonance spectroscopy of central neurocytoma: 3 cases reports and review of the literature. Comput Assist Tomogr, 2005, 29（5）: 683-688.

38. Dohrmann GJ, Farwell JR, Flannery JT. Ependymomas and ependymoblastomas in children. J Neurosury, 1976, 45（3）: 273-283.

39. Ho KL, Garcia JH. Colloid cysts of the third ventricle: ultrasructural features are compatible with endodermal derivation. Acta Neuropathol, 1992, 83（6）: 605-612.

40. Jayasundar R, Shah T, Vaishya S, et al. In vivo and in vitro MR spectroscopic profile of central neurocytomas. J Magn Reson Imaging, 2003, 17（2）: 256-260.

41. KawabataY, Takahashi JA, Arakawa Y, et al. Long-term outcome in patients harboring intracranial ependymoma. J Neurosurg, 2005, 103（1）: 31-37.

42. Kawaguchi T, Kumabe T, Shimizu H, et al. 201TI-SPECT and 1H-MRS study of benign lateral ventricle tumors: differential diagnosis of subependymoma. Neurosurg Rev, 2005, 28（2）: 96-103.

43. Kumar R, Singh V. Subependymal giant cell astrocytoma: a report of five cases. Neurosurg Rev, 2004, 27（4）: 274-280.

44. Lombardi D, Scheithauer BW, Meyer FB, et al. Symptomatic subependymoma: A clinicopathological and flow cytometric study. J Neurosurg, 1991, 75（4）: 583-588.

45. Macdonald RL, Humphreys RP, Rutka JT, et al. Colloid cysts in children. Pediatr Neurosurg, 1994, 20（3）: 169-177.

46. Marrero CL, Dominguez J, Ramos R, et al. Intraventricular meningioma: case report in infancy. Neurocirugia（Astur）, 2005, 16（6）: 523-527.

47. McLendon RE, Provenzale J. Glioneuronal tumors of the central nervous system. Brain Tumor Pathol, 2002, 19（2）: 51-58.

48. Nabbout R, Santos M, Rolland Y, et al. Early diagnosis of subependymal giant cell astrocytoma in children with tuberous sclerosis. J Neurol Neurosurg Psychiatry, 1999, 66（3）: 370-375.

49. Nakao Y, Nonaka S, Yamamoto T, et al. Malignant transformation 20 years after partial removal of intracranial epidermoid cyst—case report. 2010, 50（3）: 236-239.

50. Nishio S, Morioka T, Mihara F, et al. Subependymoma of the lateral ventricles. Neurosurg Rev, 2000, 23（2）: 98-103.

51. Pollack IF, Gerszten PC, Martinez AJ, et al. Intracranial ependymomas of childhood: long-term outcome and prognostic factors. Neurosurgery, 1995, 37(4): 655-667.

52. Ragel BT, Osborn AG, Whang K, et al. Subependymoma: an analysis of clinical and imaging features. Neurosurgery, 2006, 58(5): 881-890.

53. Ramsahye H, He H, Feng X, et al. Central neurocytoma: radiological and clinico-pathological findings in 18 patients and one additional MRS case. J Neuroradiol, 2013, 40(2): 101-111.

54. Ren X, Lin S, Wang Z, et al. Clinical, radiological, and pathological features of 24 atypical intracranial epidermoid cysts. J Neurosurg, 2012, 116(3): 611-621.

55. Rorke LB, Gilles FH, Davis RL, et al. Revision of the World Health Organization classification of brain tumors for childhood brain tumors. Cancer, 1985, 56(7 Suppl): 1869-1886.

56. Rushing EJ, Cooper PB, Quezado M, et al. Subependymoma revisited: clinicopathological evalution of 83 cases. Neurooncol, 2007, 85(3): 297-305.

57. Scheithauer BW. Symptomatic subependymoma. Report of 21 cases with review of the literature. J Neurosurg, 1978, 49(5): 689-696.

58. Schiffer D, Chiò A, Giordana MT, et al. Histologic prognostic factors in ependymoma. Childs Nerv Syst, 1991, 7(4): 177-182.

59. Shuman RM, Alvord EC Jr, Leech RW. The biology of childhood ependymomas. Arch Neurol, 1975, 32(11): 731-739.

60. Spoto GP, Press GA, Hesselink JR, et al. Intracranial ependymoma and subependymoma: MR manifestations. AJNR Am J Neuroradiol, 1990, 11(1): 83-91.

61. Stefansson K. Tuberous scleraosis. Mayo Clin Proc, 1991, 66(8): 868-872.

62. Strenger SW, Huang YP, Sachdev VP. Malignant meningioma within the third ventricle: a case report. Neurosurgery, 1987, 20(3): 465-468.

63. Tlili-Graiess K, Mama N, Arifa N, et al. Diffusion weighted MR imaging and proton MR spectroscopy findings of central neurocytoma with pathological correlation. J Neuroradiol., 2013, 09.004. [Epub ahead of print].

64. Vucković N, Kozić D, Vuleković P, et al. MR and MRS characteristics of intraventricular meningioma. J Neuroimaging, 2010, 20(3): 294-296.

65. Nakase H, Ishida Y, Tada T, et al. Neuroepithelial cyst of the lateral ventrilcle. Clinical features and treatment. Surg Neurol, 1992, 37(2): 94-100.

66. Watanabe Y, Oki S, Migita K, et al. A case of subependymal giant cell astrocytoma not associated with tuberous sclerosis. No Shinkei Geka, 2003, 31(5): 543-548.

67. Xiao A, Xu J, He X, et al. Extraventricular horoids plexus papilloma in the brainstem. J Neurosurg Pediatr, 2013, 12(3): 247-250.

68. Yikilmaz A, Durak AC, Mavili E, et al. The role of diffusion-weighted magnetic resonance imaging in intracranial cystic lesions. Neuroradiol J, 2009, 21(6): 781-790.

69. You H, Kim YI, Im SY, et al. Immunohistochemical study of central neurocytoma, subependymoma, and subependymal giant cell astrocytoma. J Neurooncol, 2005, 74(1): 1-8.

70. Zhang TJ, Yue Q, Lui S, et al. MRI findings of _horoids plexus tumors in the cerebellum. Clin Imaging, 2011, 35(1): 64-67.

第十八章

小脑幕下肿瘤

颅内肿瘤并非少见，国内统计平均每年发生率为 10/10 万人口，其中天幕下肿瘤约占 29.04%。天幕下的常见肿瘤依次为听神经瘤、髓母细胞瘤、星形细胞瘤占天幕下肿瘤 2/3 强，其次为室管膜瘤、脑膜瘤、血管母细胞瘤和表皮样囊肿、皮样囊肿等。

天幕下肿瘤按发生部位又可分为中线区肿瘤、小脑半球肿瘤和小脑表面区肿瘤三大类。

第一节　小脑幕下中线区肿瘤

幕下中线区肿瘤自前向后可依次起源于脑干、四脑室、小脑蚓部及枕大池周围。共同特点是容易早期引起梗阻性脑积水，表现为中脑导水管以及第三脑室和双侧侧脑室对称性扩大，第四脑室扩大和（或）缩小、前移和（或）后移，但一般不伴有左右方向的移位，若肿瘤过大并偏向一侧时，可出现轻度侧移位。幕下中线区肿瘤多见于儿童和青少年，主要有髓母细胞瘤、室管膜瘤、脑干星形细胞瘤及皮样囊肿等。

一、后颅窝髓母细胞瘤

按 2007 年 WHO 中枢神经系统肿瘤分类，髓母细胞瘤（medulloblastoma，MB）与中枢神经系统原始神经外胚层肿瘤、不典型畸胎瘤/横纹肌样瘤归属于胚胎性肿瘤，据 WHO 分级属Ⅳ级恶性肿瘤。

【病因、病理】

2007 年 WHO 中枢神经系统肿瘤分类将髓母细胞瘤分为四类：促结缔组织增生/结节型、伴有广泛结节型、间变型和大细胞型。其中间变型和大细胞型在一定程度上有重叠，重叠率为 10%～20%。

巨检：肿瘤因富含实质细胞和血管呈浅灰色或粉红色，柔软易碎。肿瘤较少发生大片坏死，囊变则更少见。肿瘤较大者可见坏死，出血及钙化少见。肿瘤与正常小脑组织界限分明。肿瘤可种植于移行通道的任何部位。

镜下：典型的 MB 瘤细胞密集排列，呈圆形或椭圆形，胞质少，核深染。促结缔组织增生/结节型含有结节样的网状纤维缺失区域或"苍白岛结构"，主要由胶质纤维网形成框架，其内分布着一些高核浆比、分裂活跃的神经元样细胞，表明该型具有向成熟神经元分化的潜能。伴有广泛结节型的 MB 常见于婴儿，预后较好，其内结节多见，通常为大而不规则形；其中的神经细胞形态单一，成流线型排列。间变型 MB 必须具备广泛的此表型区域。大细胞型 MB 包含成群的单核大细胞，通常包含大面积的间变表型。

【临床表现】

MB 是儿童最常见的恶性脑肿瘤，5～7 岁为发病高峰，占儿童颅内肿瘤的 20%～25%。成人 MB 少见，约占中枢神经系统恶性肿瘤的 2%。最常见的临床表现为头痛、呕吐、头晕和行走不稳。男性略多于女性。手术后易复发。肿瘤对放疗敏感。3 年生存率为 60%～70%。早期即易通过脑脊液广泛转移，20%～50% 的病例在手术时发现播散性肿瘤灶。

597

【CT 表现】

　　典型的髓母细胞瘤一般直径大于 3.5cm，位于后颅窝中线的小脑蚓部。CT 平扫肿瘤呈类圆形或卵圆形均匀一致的略高密度病灶，可有点状钙化及小的低密度坏死、囊变，但发生率低。病灶边界较清楚，周围有低密度水肿带环绕。第四脑室常被推压变形并向前移位，可伴有梗阻性脑积水。增强后扫描，病灶常呈明显均匀一致的强化（图 18-1-1），囊变区无强化。室管膜和蛛网膜下腔有种植性转移时，在脑室壁及脑池内可见强化性病灶。

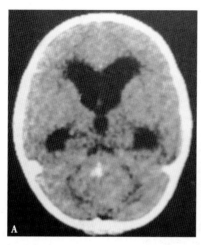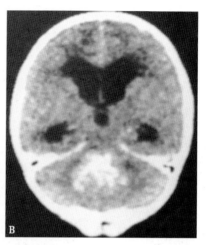

图 18-1-1　髓母细胞瘤

A、B. CT 平扫后颅窝中线肿瘤呈类圆形均匀的略高密度病灶，可有点状钙化，周围有低密度水肿带环绕。增强后扫描，病灶常呈明显的强化，幕上脑室扩张脑积水

【MRI 表现】

　　经典发生部位为第四脑室顶部（上髓帆）或者小脑蚓部，由于生长速度快可迅速突入第四脑室填充生长或压迫第四脑室，造成梗阻性脑积水。肿瘤继而可向各方向继续生长：经正中孔向下长入枕大池，甚至经枕骨大孔突入椎管（图 18-1-2）；经外侧孔突入桥小脑角池；经中脑导水管向上达幕上。起源于小脑半球的 MB 常见于年龄较大的儿童或成人。肿瘤位于后颅窝中线区且肿瘤较大时，定位相对困难。

　　T1WI 呈稍低信号或等信号，T2WI 呈稍高信号，FLAIR 呈等信号或稍高信号，与肿瘤细胞核和细胞质比例大、肿瘤细胞排列密集、间质水分少密切相关，肿瘤信号较均匀，少数可出现囊变或坏死，呈现相应的信号改变。增强扫描肿瘤实质呈中等至显著强化（图 18-1-3）。肿瘤实质 DWI 呈稍高信号，ADC 图呈略低信号，弥散受限的机制同样是由于肿瘤细胞密度高、细胞外间隙小、核浆比高，可借此与其他

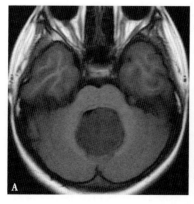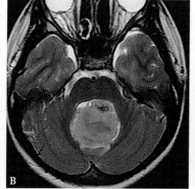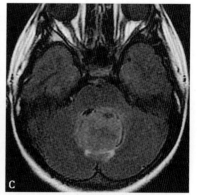

图 18-1-2　第四脑室髓母细胞瘤

女，10 岁，头痛 2 年。A～H. 图像依次为横轴位 T1WI、T2WI、FLAIR、DWI、冠状位 T2WI 及 MRI 增强扫描。第四脑室内见类圆形肿块，第四脑室扩大，冠状位示第四脑室扩大并幕上脑室积水。肿块呈稍长 T1 稍长 T2 信号，FLAIR 呈稍高信号，DWI 呈高信号，代表肿瘤实质排列紧密，肿瘤内信号欠均匀，见小片状稍短 T2 低信号影。肿瘤不均质明显强化

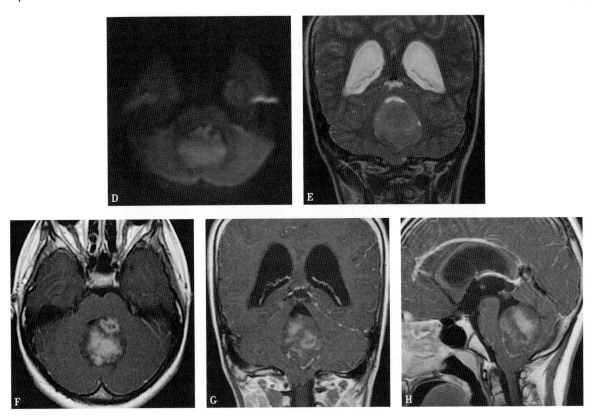

图 18-1-2 第四脑室髓母细胞瘤（续）

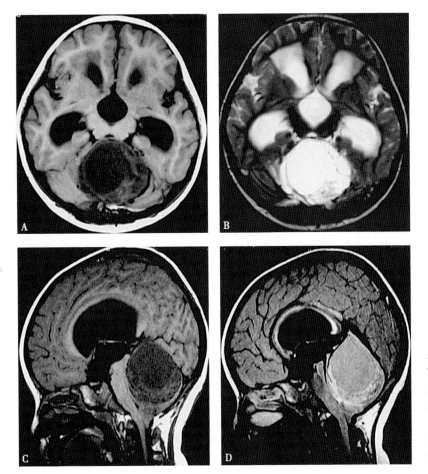

图 18-1-3 髓母细胞瘤

A、B、C. 轴位 T1WI、T2WI、矢位 T1WI 显示小脑上蚓团块状肿块，呈长 T1、长 T2 信号，信号边界清楚，周围可见稍长 T1、稍长 T2 信号。D. 矢位 T1WI Gd-DTPA 增强扫描肿块周边部分强化，第四脑室前推变形、闭塞，幕上脑积水

后颅窝肿瘤鉴别。MRS 显示 Cho 峰明显升高，类似于胶质母细胞瘤，Cho/NAA 比值 > 3。髓母细胞瘤可沿脑脊液播散至幕上脑膜及脑实质，表现为脑膜强化或实质内结节状强化，亦可以发生椎体及远处骨组织转移。

【鉴别诊断】

1. 星形细胞瘤　儿童后颅窝常见肿瘤为毛细胞型星形细胞瘤，WHO 分级为 I 级，好发于小脑半球。肿块囊变发生率高。

2. 室管膜瘤　是第四脑室常见肿瘤，其 MRI 表现常与本病混淆，亦是本病鉴别的难点。多发生于年龄较大儿童。室管膜瘤囊变及钙化多见，信号常不均匀，增强后强化程度不及髓母细胞瘤，CT 检查易于发现肿块有无钙化。

3. 脑膜瘤　发生于小脑半球尤其是侵犯桥小脑角的髓母细胞瘤有时表现类似于脑外肿瘤，需与脑膜瘤鉴别。脑膜瘤是脑外肿瘤，对脑实质是推压改变，增强扫描多具有较典型的"脑膜尾征"，肿瘤实质呈均匀明显强化。因其是脑外肿瘤，不含神经元细胞，因此 MRS 检测不到 NAA 是其重要特征。

4. 脉络丛乳头状瘤　儿童发生于第四脑室少见。肿瘤多成结节状、显著均匀强化。可有交通性脑积水。

5. 血管母细胞瘤　是一种良性血管性肿瘤，好发于中青年，常表现为大囊小结节，增强扫描结节多明显强化。

二、后颅窝室管膜瘤

室管膜瘤（ependymoma）是儿童常见的肿瘤，约占儿童中枢神经系统肿瘤的 10% 和所有胶质瘤的 5%。本病的高发年龄是 3 岁左右。肿瘤一般起源于脑室系统的室管膜表面，1/3 发生于幕上；2/3 发生于幕下，而幕下最常见的发病部位为第四脑室，病变起源于第四脑室底，并易向内侵犯或沿侧隐窝蔓延至桥小脑角。

【病因、病理】

巨检：多为缓慢生长的分叶状肿块，呈结节状或绒毛状，形似菜花，与附着处脑组织分界不清。肿瘤多呈灰红色，较脆软。切面观肿瘤多为实性，可有颗粒状的钙化，常见囊变，囊内为黄色蛋白液体，部分肿瘤可有出血。

镜下：肿瘤细胞丰富，呈纺锤形，细胞密集排列成乳头状、管腔状，被血管旁无核的假性菊花状排列的纤维带分隔，偶尔出现小而清楚的菊花状腺样结构。

【临床表现】

发生于第四脑室底的室管膜瘤较幕上肿瘤病程短，由于梗阻性脑积水，早期可出现颅内压增高，也可造成第四脑室底部脑神经损害，如耳鸣、视力减退、吞咽困难、声音嘶哑等。

【CT 表现】

后颅窝室管膜瘤几乎全部位于第四脑室内，肿瘤可以很小，但多数直径大于 5cm，并常有梗阻性脑积水。CT 平扫，当肿瘤较小时表现为等密度或稍高密度病灶，周围或一侧仍有少量脑脊液腔隙，将肿瘤边缘衬托得更为清楚。当肿瘤较大时，可完全占据第四脑室，甚至可侵及邻近的小脑组织，其周围伴有一定程度的脑水肿。有囊变时肿瘤内可见低密度区，钙化较常见，散在点状钙化有助于诊断。增强后扫描，病灶多呈中、重度强化，但不均匀，强化后肿瘤边界清楚，囊变区及钙化不强化。如果病灶向枕大孔区延伸，说明肿瘤已突出中孔。

【MRI 表现】

室管膜瘤的最常见部位为第四脑室，肿瘤起于第四脑室顶或底，周围或一侧有脑脊液围绕，又称残留脑脊液袋。肿瘤可沿脑脊液间隙阻力最小的方向发展。当肿瘤较大时，可完全充填第四脑室，形成与第四脑室相似的形状。发生于第四脑室内的室管膜瘤，当肿瘤长到相当大时可以经外侧隐窝延伸达桥小脑角池或向下进入小脑延髓池，形如"溶醋状"（图 18-1-4、5）。发生于脑室系统的肿瘤一般不伴有瘤周水肿。

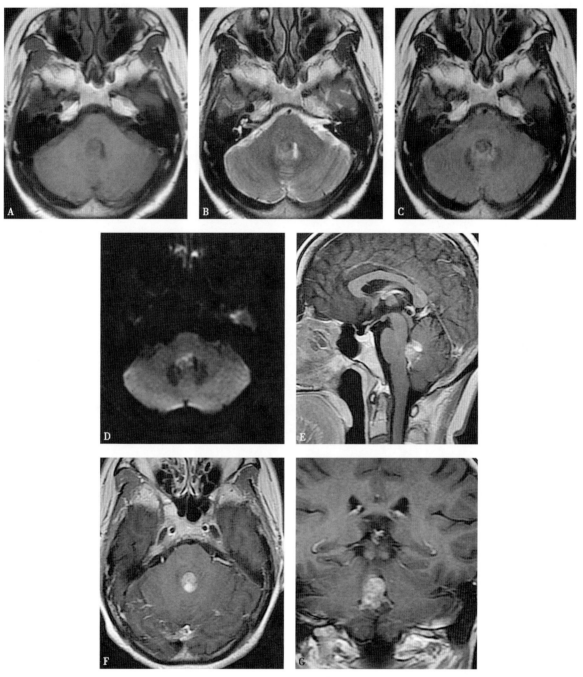

图 18-1-4 室管膜瘤

女,40 岁,头晕半年。A～G. 图像依次为横轴位 T1WI、T2WI、FLAIR、DWI 及矢状位、横轴位及冠状位 Gd-DTPA 增强检查。第四脑室内见结节状长 T1 稍长 T2 信号影,FLAIR 上呈等、稍高信号,DWI 呈不均质高信号,与小脑实质分界不清,增强扫描第四脑室内结节不均质明显强化

与幕上室管膜瘤影像学表现一致。肿瘤呈分叶状,边界清楚,肿瘤实质 T1WI 呈等或低信号,囊变常见,囊性部分为低信号。肿瘤在 T2WI 上呈混杂高信号,以高信号为主,信号混杂程度与肿瘤的囊变、钙化及出血程度相关。DWI 序列多呈低信号。增强扫描肿瘤常为不均匀强化,环形强化常见(图 18-1-6)。

【鉴别诊断】

常需与儿童后颅凹其他肿瘤鉴别,如髓母细胞瘤、小脑星形细胞瘤。①髓母细胞瘤常发生于小脑上蚓部,形态规整,密度均匀,囊变、出血较室管膜瘤比率明显减少,钙化罕见,肿瘤强化明显,沿脑脊液播散较室管膜瘤多见。髓母细胞瘤 DWI 上多呈均匀高信号,相应 ADC 值较低。室管膜瘤 DWI 多为

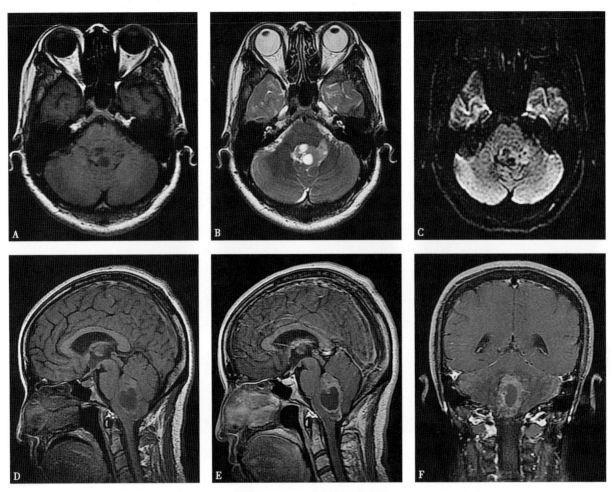

图 18-1-5　第四脑室内室管膜瘤

女，12 岁。A～F. 图像依次为横轴位 T1WI、T2WI、DWI、矢状位 T1WI 及矢状位、冠状位 Gd-DTPA 增强检查。第四脑室内见不规则状囊实性异常信号，实性部分呈长 T1、稍长 T2 信号，DWI 呈高信号，边界欠清，脑干受压向前移位。增强后实性部分中度强化，第四脑室变窄

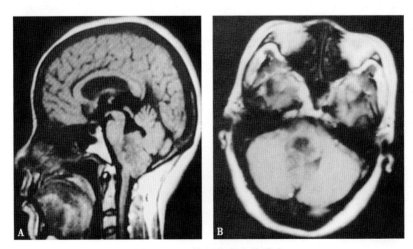

图 18-1-6　第四脑室室管膜瘤

A、B. 矢位、轴位 T1WI 第四脑室底部增宽、扩大，其内不规则等、低信号病灶，向下延伸至枕大孔区

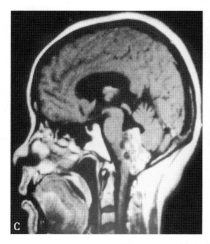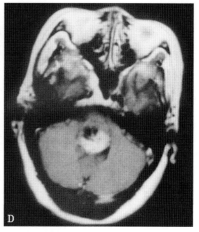

图 18-1-6　第四脑室室管膜瘤（续）

C、D. 矢位、轴位 T1WI Gd-DTPA 增强扫描呈不均匀明显强化。幕上脑室系统
扩张

等或低信号，相应 ADC 值较高。②小脑星形细胞瘤位于小脑实质内，肿瘤较大者突入第四脑室内，则需与室管膜瘤鉴别。

三、脑干星形细胞瘤

随着 MRI 的普及，近 30 年来发现脑干胶质瘤有明显增加。脑干肿瘤约占中枢神经系统肿瘤的 10%，占儿童脑肿瘤的 20%～30%。

【病因、病理】

95% 以上的脑干胶质瘤是星形细胞瘤。

巨检：与大脑星形细胞瘤相同。

镜下：低级别的脑干星形细胞瘤主要表现为较均匀一致的小细胞，纤维样，有枝丫状血管，组织常出现黏液样变性及微囊变，有时有 Rosenthal 纤维，偶有钙化。高级别的脑干星形细胞瘤细胞常密集排列，常有显著出血坏死，血管内皮增生，有时出现异型核瘤巨细胞。

【临床表现】

脑干星形细胞瘤在颅内肿瘤中相对少见，发病年龄有两个高峰：5～10 岁和 40～50 岁。主诉症状发生的时间短，多表现为步态不稳、头痛、肌力减弱、复视、恶心呕吐、口齿歪斜、言语不清等。发生声音嘶哑、饮水呛咳的患者预后极差，多于 1 年内死亡。

脑星形细胞瘤的儿童与成人预后有明显差别，病理级别相同的脑干星形细胞瘤患者，成人预后优于儿童。儿童中位生存时间仅为 10～12 个月，成人为 5.4 年。肿瘤的发生部位与预后有关，脑桥肿瘤发生率最高，且多是高级别星形细胞瘤，预后不良。低级别星形细胞瘤较高级别星形细胞瘤生存期长，与中枢神经系统其他部位的胶质瘤一致。

【CT 表现】

脑干星形细胞瘤常呈浸润性生长，均表现为脑干膨胀，体积增大。CT 平扫常表现为低或等密度病灶，实质性囊变少，亦可呈等、低混杂密度（图 18-1-7）。脑干周围脑池变窄或消失。第四脑室后移并常伴发梗阻性脑积水。增强后扫描，可为不规则区域性或不均匀强化，也可不强化。

【MRI 表现】

根据形态简单地分为局灶性脑干胶质瘤与弥漫性脑干胶质瘤，弥漫性者常见于脑桥，局灶性多位于中脑和延髓。也有分为四型：①弥漫性；②局灶性；③外生性：来源于第四脑室室管膜下的胶质组织，多数向背侧和外侧生长；④颈延髓胶质瘤。弥漫性脑桥胶质瘤常为高度纤维型星形细胞瘤，进展迅速。局灶性脑干胶质瘤常为毛细胞型或纤维型星形细胞瘤或罕见的神经节细胞瘤，为低度恶性肿瘤。

　　弥漫性脑干星形细胞瘤，MRI 典型表现为脑桥或延髓腹侧的弥漫性的膨胀，体积增大，肿瘤边界模糊，T1WI 呈等或低信号，T2WI 为高信号。增强扫描多无强化，囊性变和钙化罕见（图 18-1-8、9）。

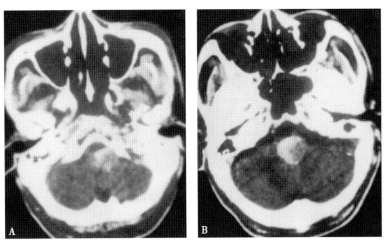

图 18-1-7　脑干星形细胞瘤伴出血
A、B. CT 平扫显示脑桥肿胀后缘略凸，呈不规则形团块密度影，团块右半侧呈高密度系出血所致

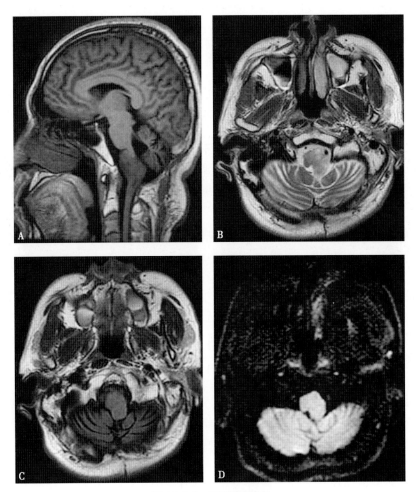

图 18-1-8　延髓胶质瘤
女，37 岁。A～D. 图像依次为矢状位 T1WI、横轴位 T2WI、T2FLAIR 和 DWI。MRI 平扫显示延髓局部膨隆，体积增大，呈长 T1 长 T2 信号，T2FLAIR 呈稍高信号，DWI 序列呈等信号

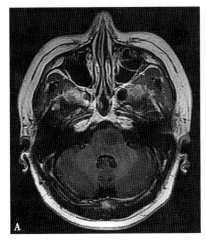
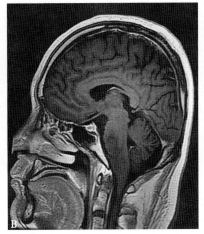
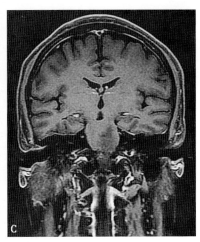

图 18-1-9　脑干低级别胶质瘤

男，32 岁，左外展神经麻痹。A～C. 增强扫描。脑干偏左侧膨隆，桥脑 - 延髓内见团块状长 T1 信号影，边界不清，增强后未见明显强化，桥脑及延髓部分区域增粗

局灶性脑干胶质瘤表现为边界清楚的囊性肿块，多小于 2cm，周围水肿少见，T1WI 呈等或低信号，T2WI 为高信号，增强扫描均质强化。中脑的局灶性肿瘤可以有钙化，但少有强化（图 18-1-10、11）。

延髓肿瘤的特点类似于其他低度恶性胶质瘤，呈长 T1、长 T2 信号，可见囊变，位于背侧外生性的部分中。背侧外生性肿瘤起源于第四脑室底，在 MRI T2WI 通常为高信号，T1WI 为低信号，边界清楚，且有强化。

MRS 表现为脑内肿瘤表现，Cho 峰值升高，NAA 峰值降低，NAA/Cr 较低，Cho/Cr 较高，Cho/NAA 比值升高明显。MRS 可鉴别肿瘤与其他病变，已成为诊断肿瘤的重要工具，应作为常规检查项目。DTI 成像检查可了解脑干内传导束与肿瘤的关系，有助于正确选择手术入路，预测术后神经功能状态。

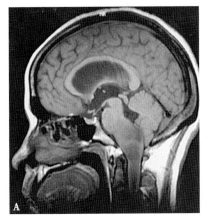
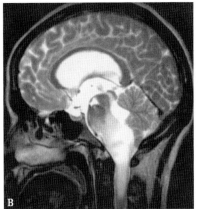
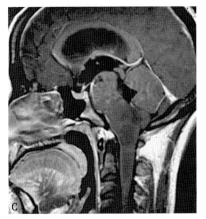

图 18-1-10　脑干星形细胞瘤

A、B. 轴位、矢位 T1WI 显示脑桥肿胀，可见类圆形囊性团块，呈厚壁长 T1 征象，壁周环绕水肿带。C. 冠位 T1WI Gd-DTPA 病灶呈明显厚壁强化，右侧壁示一壁结节，信号尚均匀

【鉴别诊断】

脑干胶质瘤多数可作出正确诊断，MRI 诊断的准确率可达 95.3%，有时需与血管畸形、脑炎、脱髓鞘疾病（多发性硬化）以及放射性坏死进行鉴别。罕见的来自颅外癌肿的转移性肿瘤也可见于脑桥。病变波谱分析可作为良好的鉴别手段。对影像表现不典型的脑干占位性病变，必要时需行病理诊断。

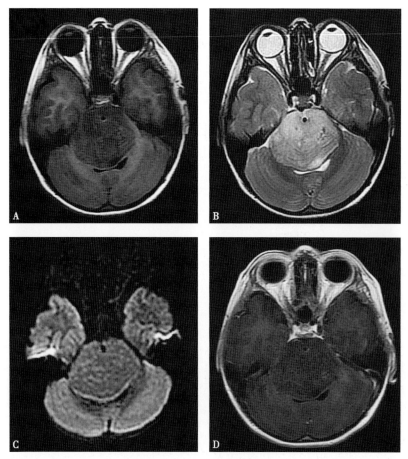

图 18-1-11　脑干低级别胶质瘤
男,7 岁,双下肢活动不灵伴口角歪斜 1 个月。A～D. 图像依次为横轴位 T1WI、T2WI、DWI 和 T1WI 增强扫描。脑干明显肿胀增粗,其内见团状长 T1 长 T2 异常信号,于 DWI 上呈等信号,其内信号欠均匀,第四脑室及小脑受压向后移位,病变包绕基底动脉。增强后病变未见明显强化

四、毛细胞型星形细胞瘤

【病理】

毛细胞型星形细胞瘤为局限性星形细胞瘤,WHO 分级归为 Ⅰ 级。

肿瘤呈灰红色或灰黄色,边界清楚,无包膜,质地较硬。肿瘤常伴囊变,有时囊变部分可大大超过实性瘤体本身,可将实性瘤体推向一侧形成壁结节。

镜下:肿瘤细胞多细长,自细胞一端或两端发出纤维突起,呈毛发丝状。

【临床表现】

毛细胞型星形细胞瘤占脑肿瘤的 3%～6%,占星形细胞肿瘤的 5%～10%,约占小儿胶质瘤的 1/3,多见于儿童和青少年(10～20 岁)。男女发病率均等。好发部位为小脑半球、蚓部、第四脑室、脑桥、四叠体区,视交叉、下丘脑和大脑半球较少(以颞中部和基底节区好发)。

临床表现为头痛、呕吐、共济失调、视觉损害及下丘脑功能减退。发生于幕上者可引起癫痫。该类肿瘤一般为局限性、侵袭性和缓慢生长的肿瘤。5 年生存率为 85%～100%,10 年生存率为 83%,20 年生存率为 70%。肉眼全切肿瘤的生存率几乎可达 100%。

【CT、MRI 表现】

参见本章第二节小脑半球肿瘤。

第二节 小脑半球肿瘤

一、小脑星形细胞瘤

小脑星形细胞瘤主要为毛细胞型星形细胞瘤（pilocytic astrocytoma）。小脑星形细胞瘤 WHO 肿瘤分级为Ⅰ级，少数为Ⅱ级星形细胞瘤和间变性星形细胞瘤。

小脑星形细胞瘤多发于儿童，是儿童常见的后颅窝肿瘤之一，也是最良性的儿童颅内胶质瘤。成人小脑星形细胞瘤发病率低，且发病年龄较轻。小脑星形细胞瘤多发生于小脑半球，其次为蚓部及第四脑室。囊变是小脑星形细胞瘤的一个显著特征。一般血运不太丰富。本肿瘤生长缓慢，病程多较长，临床表现为颅内压增高和小脑损害的症状和体征，通常颅内压增高出现较早，小脑症状则较晚。

【病因、病理】

巨检：肿瘤多呈囊性或囊实性。实性部分呈灰红色或暗红色，多数质地软，血供中等，与脑组织有大致边界或边界欠清，有时质地不均，软或韧。肿瘤与正常脑组织之间有胶质增生带。肿瘤囊性部位囊液呈金黄色，一般囊腔压力高。

镜下：毛细胞型，瘤细胞及胞核均为长梭形，呈编织状或束状交错排列，间质血管丰富扩张明显。Ⅱ级肿瘤细胞散在分布，胞质极少或无，可见细长的多突起细胞，核着色较深，分裂象极少，并见粗细不一的丝样结构，呈束状或网状排列。Ⅲ级纤维型和原浆型，瘤细胞增生活跃，细胞小而密集，数量增多，形态多样。

【临床表现】

绝大多数小脑星形细胞瘤为组织学良性，生长缓慢，病程相对较长，常见临床表现主要为颅内压增高，历时数周或数年的长期头痛和呕吐为本病的特征性表现，多数与梗阻性脑积水有关。主要为步态不稳、眼球震颤、头部倾斜或颈强直或躯干共济失调。患者预后良好，术后 5 年生存率为 90%～100%，恶性罕见。

【CT 表现】

CT 多由于后颅窝颅骨部分容积效应所致伪影而显示欠清。CT 平扫一般呈低密度，当有囊变、出血及钙化时密度不均（图 18-2-1），钙化显示较 MRI 检查更为清晰。

【MRI 表现】

小脑星形细胞瘤好发于小脑半球，其次为小脑蚓部。92% 的星形细胞瘤为囊性或囊实性。根据影像学表现可分为实性瘤体型、瘤在囊内型和囊在瘤内型。实性瘤体型显示肿瘤呈稍长 T1 长 T2 信号，

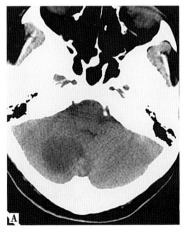
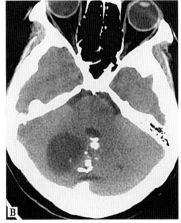
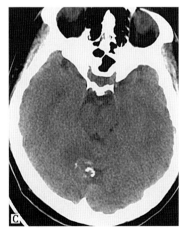

图 18-2-1 毛细胞型星形细胞瘤

女，39 岁。A～C. 颅脑 CT 平扫示右侧小脑半球囊实性肿瘤，囊性为主，内侧见结节状、弧线状、点状高密度钙化灶

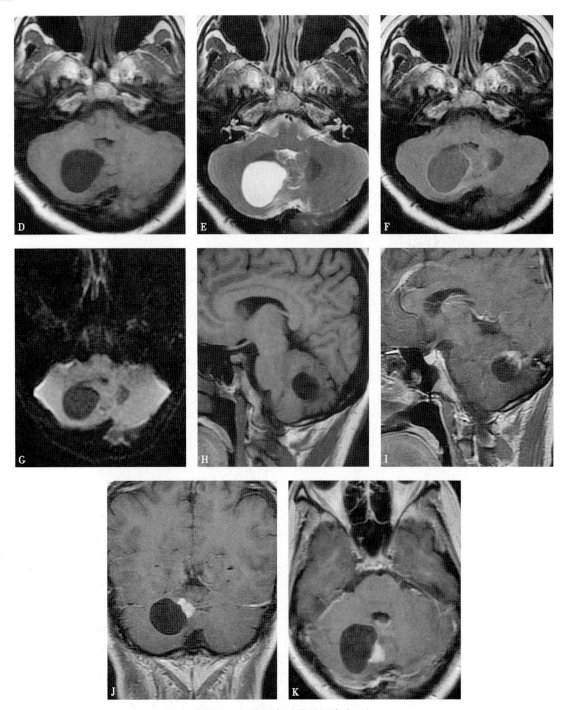

图18-2-1 毛细胞型星形细胞瘤（续）

D～H. 依次为横轴位 T1WI、T2WI、FLAIR、DWI、矢状位 T1WI 平扫。右侧小脑半球见类圆形长 T1 长 T2 脑脊液样信号影，FLAIR 呈略低信号，高于脑脊液信号，DWI 呈低信号。I～K. 为矢状位、冠状位及横轴位 Gd-DTPA 增强扫描，病变近中线侧见斑片状明显强化的肿瘤实质

边界欠清，无或有小的囊变，增强扫描不均匀强化。瘤在囊内型表现为大囊内含有邻壁实性结节，囊腔呈长 T1 长 T2 信号，增强扫描壁结节明显强化，囊壁光滑，可有强化（图18-2-1～4）。囊在瘤体内型表现为肿瘤内巨大囊变，囊壁较厚，囊壁增强明显。

【鉴别诊断】

1. 部分瘤在囊内型星形细胞瘤仅肿瘤壁结节由肿瘤实质组成，增强扫描呈明显强化，而囊壁由反应性增生的胶质构成，增强扫描无强化，需与血管母细胞瘤鉴别。血管母细胞瘤较小时呈实性，随肿瘤

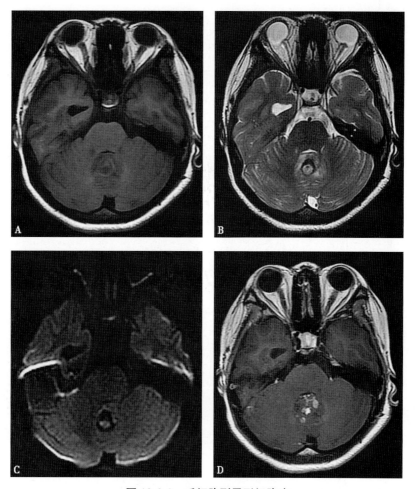

图 18-2-2　毛细胞型星形细胞瘤

女，12 岁，头晕头痛 10 天。A～D. 图像依次为横轴位 T1WI、T2WI、DWI 和 T1WI 增强扫描。小脑蚓部见团片状异常信号影，其内信号欠均匀，病变大部呈长 T1 长 T2 信号影，局部见条片状短 T1 短 T2 信号影，DWI 信号不均，病变边界欠清楚，第四脑室受压变窄。增强扫描明显不均匀强化，其内见散在片状、类圆形短 T1 信号影

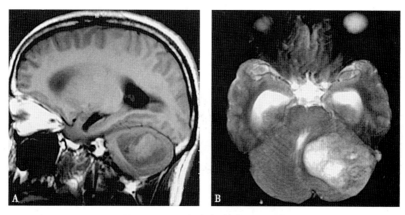

图 18-2-3　小脑半球星形细胞瘤

A、B. 矢位 T1WI、轴位 T2WI 显示左小脑半球不规则等长 T1 及等长 T2 混杂信号，边界不清，第四脑室向右前移位、变形

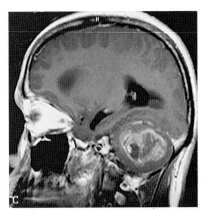
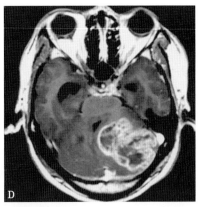

图 18-2-3　小脑半球星形细胞瘤（续）

C、D. 矢位 T1WI、轴位 T2WI Gd-DTPA 增强扫描呈不规则周边强化,强化边缘
厚薄不一

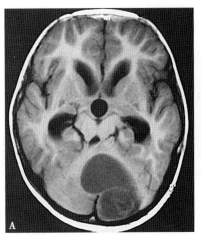
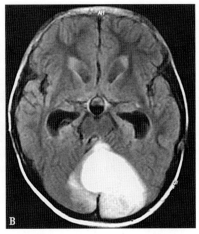
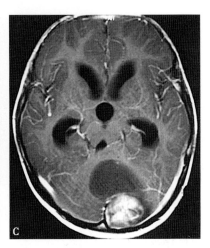

图 18-2-4　小脑蚓部星形细胞瘤

A. 轴位 T1WI 显示小脑上蚓部稍长 T1 及长 T1 信号灶,病灶边界清楚,导水管变形前移,幕上脑室扩大脑积水。B. 轴位 T2WI 水抑制像稍长 T1 呈稍长 T2 信号,长 T1 呈长 T2 信号,病灶周围示水肿带。C. 轴位 T1WI Gd-DTPA 增强扫描显示稍长 T1 及稍长 T2 信号处不强化,长 T1 及长 T2 信号处明显强化

的增大常发生囊变。星形细胞瘤好发于儿童,而血管母细胞瘤常发生于成年人,瘤周常可见到流空的血管影以资鉴别。

2. 完全囊性星形细胞瘤有时应与脑脓肿鉴别,脓肿 DWI 呈明显高信号,增强扫描脓肿壁厚薄均匀,强化明显。

二、后颅窝皮样囊肿

皮样囊肿(dermoid cyst)是发育过程中皮肤外胚层组织包埋于神经沟内发展而来,囊内常有皮肤的各种成分存在,毛发、毛囊、汗腺及皮脂腺等结构。囊内含有脂肪组织,偶见牙齿及钙化。

【病因、病理】

巨检:肿瘤呈圆形或椭圆形边界清楚的分叶状,瘤外层较表皮样囊肿厚,囊内含有黏稠油样脂类物质和液态胆固醇。发生于脊柱和后颅窝者可见皮毛窦。

镜下:囊壁由两层构成,外层由致密纤维组织构成,内层为鳞状上皮,内容物含有胆固醇的脱屑、角质蛋白、皮肤附件及代谢产物,钙化常见。

【临床表现】

皮样囊肿男性略多于女性,好发年龄为 20～40 岁,椎管内病变为 20～30 岁。本病好发于中线部位,常见于后、前颅窝和鞍旁。临床主要症状为癫痫、头痛和呕吐。囊肿破裂后,可引起化学性脑膜炎、血管痉挛、脑梗死,甚至死亡。

【CT 表现】

CT 平扫见脑室扩大,当囊肿内含有较多液性脂肪且均匀分布时,CT 值呈均匀的负值,囊肿内含有多种成分时,CT 平扫呈不均匀低密度。增强扫描多不强化,合并感染时,可有环形强化。

【MRI 表现】

肿瘤呈囊状,多为类圆形或不规则形,边界清晰,瘤周无水肿。T1WI 呈欠均匀的稍低或等、高信号,T2WI 呈高信号,信号可不均匀,低信号可能为毛发、钙化或牙齿等成分,可参考 CT 平扫区别。脂肪抑制序列高信号消失。压迫第四脑室可引起梗阻性脑积水(图 18-2-5)。若肿瘤自发破裂,T1WI 扫描可在蛛网膜下腔内见到高信号的脂滴或脑室内脂肪 - 脑脊液平面,此为特征性表现,有诊断价值。增强扫描无强化,合并感染时,可有环形强化。

【鉴别诊断】

结合 CT 及 MRI 影像表现常可作出正确诊断。本病需与脂肪瘤、表皮样囊肿和肿瘤内出血鉴别。脂肪瘤发生于后颅窝者常位于小脑上蚓部,罕见,密度或信号均匀,呈典型的脂肪密度或短 T1 长 T2 信号,脂肪抑制序列呈均匀低信号。表皮样囊肿较皮样囊肿多见,但其内不含皮肤附件,常位于桥小脑

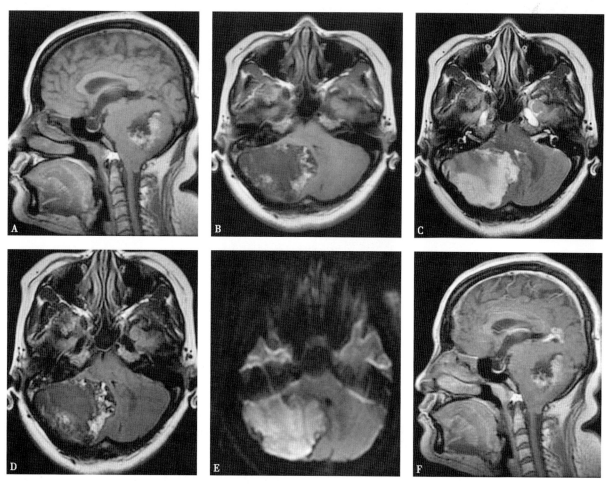

图 18-2-5　后颅窝皮样囊肿

女,32 岁,头晕、头痛半年,加重 7 天。A～H. 图像分别为矢状位 T1WI、横轴位 T1WI、T2WI、FLAIR、DWI 和矢状位、横轴位、冠状位增强扫描。后颅窝右侧见长 T1 长 T2 信号肿块,FLAIR 呈低信号,DWI 呈稍高信号,病变信号不均,见短 T1 长 T2 信号影。增强扫描病变无明显强化,冠状位压脂像示肿块内部分短 T1 信号影信号减低

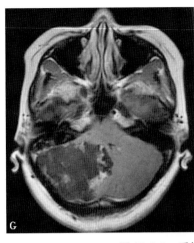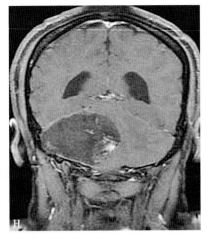

图 18-2-5　后颅窝皮样囊肿（续）

角池或中线部位，铸型性生长，DWI 序列多呈高信号。肿瘤内出血常呈短 T1 长 T2 信号，信号不均匀，MR 脂肪抑制序列呈高信号。

三、后颅窝表皮样囊肿

颅内表皮样囊肿（epidermoid cyst）又称胆脂瘤、珍珠瘤，是起源于外胚层组织的先天性病变。可能是妊娠 3～5 周神经管闭合时，神经与皮肤外胚层不完全分离，神经沟内残留外胚层细胞发展而来。

【病因、病理】

巨检：肿瘤呈圆形或椭圆形，表面光滑或呈分叶状、菜花状。有包膜与脑组织分界清楚。多为囊性，也可为实质性。囊内充满松软、蜡状或片状透明角质物质，外观呈乳白色放光。可包裹血管和包埋脑神经，也可侵犯脑深部。

镜下：囊壁由内层的鳞状上皮和外层的纤维囊构成，囊内可见角质碎屑、固态胆固醇结晶及其他脂质成分，有的囊肿还可有钙盐沉着。囊肿通过不断的上皮细胞脱屑转变成角质和胆固醇结晶而逐渐长大。与皮样囊肿相比，肿瘤内不含有其他皮肤附件如毛囊、汗腺、皮脂腺等。少数病灶内可见新旧不一的出血和反应性肉芽组织增生。

【临床表现】

表皮样囊肿少见，占颅内肿瘤的 0.2%～1.0%。肿瘤生长缓慢，常于 30～50 岁时偶然发现，男女无差异。表皮样囊肿根据部位可分为硬膜内型（占 90%）和硬膜外型（占 10%）。硬膜内型又分为脑内型和脑外型。脑内型常见于第四脑室、侧脑室前角和脑组织内。脑外型可见于小脑脑桥角池、鞍区、中颅窝、纵裂、侧裂、四叠体池、枕大池等。后颅窝表皮样囊肿常见于小脑脑桥角池和枕大池等，小脑脑桥角池最常见。硬膜外型少见，多发生于颅骨板障内。

临床症状与肿瘤所在部位有关，如位于小脑脑桥角池者可累及Ⅶ、Ⅷ、Ⅸ对脑神经，出现面瘫、听力障碍；位于后颅窝者引起走路不稳等小脑症状，严重者可出现颅内压增高症状。鞍区及中颅窝肿瘤可引起视力下降、眼球活动障碍及复视等。该肿瘤生物学行为为良性（WHO 归为 I 级），具有沿脑膜腔隙穿孔习性，有个案报道肿瘤部分切除后可恶变。若囊肿破裂可引起肉芽肿性脑膜炎。

【CT 表现】

CT 平扫呈脑脊液样低密度影，当囊内含有较多蛋白时密度高于脑脊液。少数囊肿可表现为高密度，部分表皮样囊肿可见钙化，且钙化可以显著，呈弧形或壳状钙化。第四脑室内较大的表皮样囊肿可使第四脑室扩大并引起梗阻性脑积水。

【MRI 表现】

肿瘤 90% 位于脑外，以桥小脑角池最常见，其次为鞍区、松果体区和脑室。肿瘤在 T1WI 上常呈低信号，但略高于脑脊液信号，病理基础为肿瘤内容物含有大量结晶形式的胆固醇，T1 并不缩短，与脂肪瘤具有的液态脂肪不同。少数表皮样囊肿的内容物含可溶性脂质或泡沫状脂质或点状出血，T1WI可表现为高信号。极少数肿瘤可呈混杂信号。肿瘤在T2WI上呈明显高信号，常不均匀，DWI呈特征性高信号。增强扫描肿瘤无强化（图18-2-6），少数伴有感染时可有强化。

大多数肿瘤沿着较大的颅底的脑池（如鞍上池、桥小脑角池等）生长（图18-2-7）。肿瘤具有沿着脑腔隙扩展生长的习性，注意肿瘤是否有沿着脑池、脑沟延伸扩展的趋势是诊断本病的重要依据。后颅窝表皮样囊肿压迫小脑半球和第四脑室移位，幕上脑室可扩大。有时可形成枕骨大孔疝。

【鉴别诊断】

发生于桥小脑角区的表皮样囊肿需与囊变的听神经鞘瘤、蛛网膜囊肿鉴别。听神经鞘瘤增强扫描壁及分隔明显强化。表皮样囊肿特征性DWI高信号，是与其他囊性病变鉴别的重要依据。

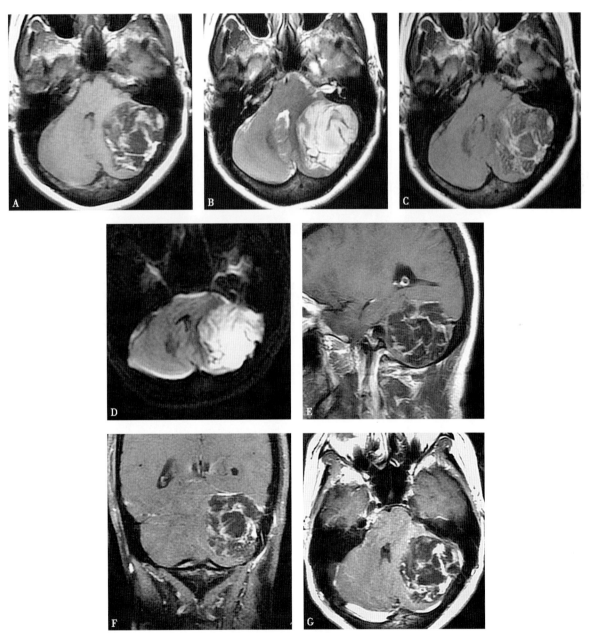

图18-2-6 后颅窝表皮样囊肿

女，36岁，头晕2个月。A～G. 图像分别为横轴位T1WI、T2WI、FLAIR、DWI和矢状位、冠状位及横轴位Gd-DTPA增强检查。后颅窝左侧见团块状长T1长T2信号影，FLAIR呈低信号，DWI呈明显高信号，病变信号不均，见网格状、线状短T1等T2信号影，FLAIR呈高信号影，左侧小脑半球、第四脑室及脑干受压移位。增强扫描病变无明显强化，其内不均质高信号为病变本身短T1信号

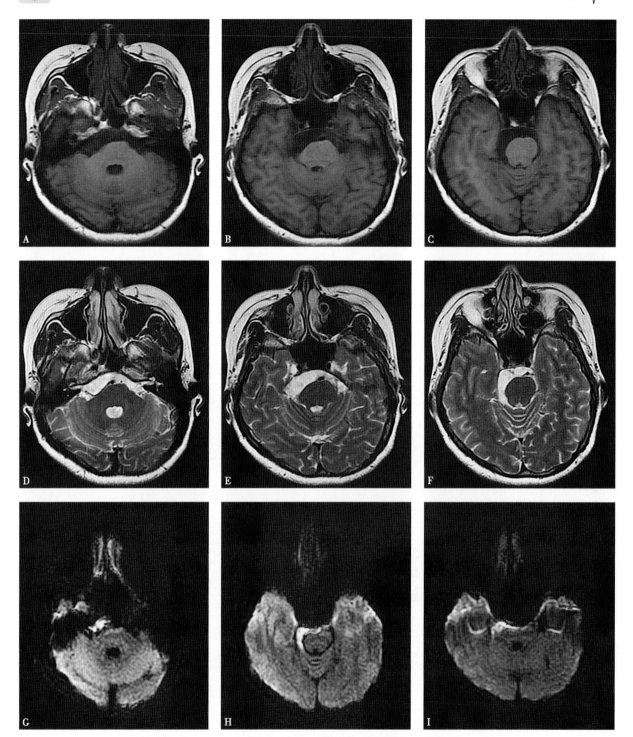

图 18-2-7 桥前池、桥小脑角池、环池表皮样囊肿

女，34 岁，右侧面部疼痛麻痹 3 年。A～F. 横轴位 T1WI、T2WI 显示桥前池 - 右侧桥小脑角池 - 环池内不规则形长 T1 长 T2 异常信号，病变沿脑池延伸，边界显示欠清，桥脑右前部、基底动脉轻度受压。G～I. DWI 上病变呈高信号

四、血管网状细胞瘤

血管网状细胞瘤又称血管母细胞瘤（hemangioblastoma）、毛细血管性血管母细胞瘤，在中枢神经系统肿瘤分类中归于脑膜肿瘤项下的其他脑膜相关性肿瘤，其明确的组织发生未知。组织学上属于良性肿瘤。

【病因、病理】

血管母细胞瘤可能起源于中胚层的胚胎残余组织，为颅内真性血管性肿瘤。

巨检：肿瘤边界清楚，呈紫红色，质较韧。肿瘤内常发生组织变性、液化和血管壁的玻璃样变性，故肿瘤常有囊性变。囊腔可为多个或单个，单个囊腔常较大，瘤体很小，囊壁光滑，囊壁多不含肿瘤成分而是单纯的胶质增生，囊内含有透明黄色液体。

镜下：肿瘤基本结构是以毛细血管网或海绵状血管网构成支架，管腔内充满红细胞。血管壁含有大量网织纤维，血管网之间有很多血管母细胞存在。

【临床表现】

本病好发于中青年，占中枢神经系统肿瘤的 1.1%～2.4%，但占成人后颅窝肿瘤的 8%～12%。好发部位依次为小脑半球、蚓部、延髓及桥小脑角，偶见于幕上大脑半球。肿瘤位于幕下时与其他小脑肿瘤症状相似，可较早出现颅内压增高和小脑病变的症状。

10%～20% 的小脑血管母细胞瘤患者有家族史。少数患者眶内有类似的病变，或胰腺、肾、肺可有多发囊肿及其他肿瘤存在，称为 von Hippel-Lindau 综合征（von Hippel-Lindau Syndrome, VHL）。

【CT 表现】

血管母细胞瘤根据囊腔占肿瘤大小分为大囊小结节型、实质型和单纯囊型。大囊小结节型亦称囊结节型，是最为常见也最具特征性的表现。肿瘤由大囊和附壁结节构成，边界清楚。大囊小结节型 CT 平扫囊性部分呈均匀低密度，接近或高于脑脊液密度，附壁结节呈等密度或稍高密度，增强扫描与 MRI 增强一致，附壁结节明显强化，囊壁不强化。实质肿块型 CT 平扫呈等密度或稍低密度，肿瘤内可有较小的坏死而呈混杂密度，增强扫描明显强化。单纯囊型罕见。

【MRI 表现】

MR 平扫囊性部分呈长 T1 长 T2 信号，T1WI 信号稍高于脑脊液，T2WI 信号类似或稍低于脑脊液，FLAIR 呈低信号。附壁结节常较小，直径 5～10mm，一般为单个，少数多发，常附着于邻近软脑膜侧，T1WI 呈等信号，T2WI 呈稍高信号，FLAIR 呈较高信号。有时附壁结节或肿瘤周围见到流空血管影存在，为较具特征性表现。增强扫描附壁结节明显均匀强化，囊壁与囊液不强化（图 18-2-8），少数肿瘤周围囊壁有胶质增生或有肿瘤组织时可发生强化。肿瘤周围有或无水肿，水肿常较轻。有占位表现。血管母细胞瘤可合并出血，大量出血时充满整个囊腔而类似小脑血肿。

实质型的血管母细胞瘤即肿瘤为完全实质性肿瘤，占 30%～40%，是幕上血管母细胞瘤最常见的类型。实质型血管母细胞瘤实质上是仅有结节而无囊腔，肿瘤为大的结节，由高度丰富的幼稚血管组成。MR 呈长 T1 长 T2 信号，肿瘤内信号混杂，可见流空的血管影，各序列呈低信号。增强扫描呈不均质显著强化（图 18-2-9～11）。

单纯囊型非常少见，也可能是由于附壁结节很小而难以显示，致使整个肿瘤呈现囊性表现。

【鉴别诊断】

典型的大囊小结节型血管母细胞瘤依据 MRI 表现常可作出正确诊断，主要应与囊性毛细胞型星形细胞瘤及囊性转移瘤鉴别。与囊性毛细胞型星形细胞瘤鉴别要点：①毛细胞型星形细胞瘤多发生于儿童，血管母细胞瘤多见于成人；②囊性毛细胞型星形细胞瘤实性部分常较大，且肿瘤实质增强扫描强化程度低于血管母细胞瘤附壁结节；③囊性毛细胞型星形细胞瘤囊壁即为肿瘤实质，增强扫描多有强化，而血管母细胞瘤囊壁非肿瘤实质，增强扫描无强化；④星形细胞瘤的钙化较血管母细胞瘤多见。与囊性转移瘤的鉴别要点：①转移瘤发病年龄较大，多见于 50 岁以上老年人，血管母细胞瘤多见于 30～40 岁的中年人；②转移瘤常多发，且合并幕上转移瘤多见，当有明确原发肿瘤病史时应首先考虑转移瘤；③转移瘤囊壁增强扫描多有强化。

实质肿块型血管母细胞瘤应与恶性星形细胞瘤、转移瘤、结核等进行鉴别。血管母细胞瘤增强扫描明显不均匀强化，强化程度一般大于恶性星形细胞瘤和转移瘤；小脑多发结核肉芽肿增强扫描也可明显均匀强化，一般有肺结核病史，且少见血管流空信号影。

单纯囊型血管母细胞瘤需与小脑单纯性囊肿鉴别。单纯性囊肿囊内液体完全表现为脑脊液信号，信号均匀，而血管母细胞瘤的囊液 CT 扫描密度常略高于脑脊液，MR 扫描 T1WI 亦常稍高于脑脊液信号，瘤周水肿多见于血管母细胞瘤。

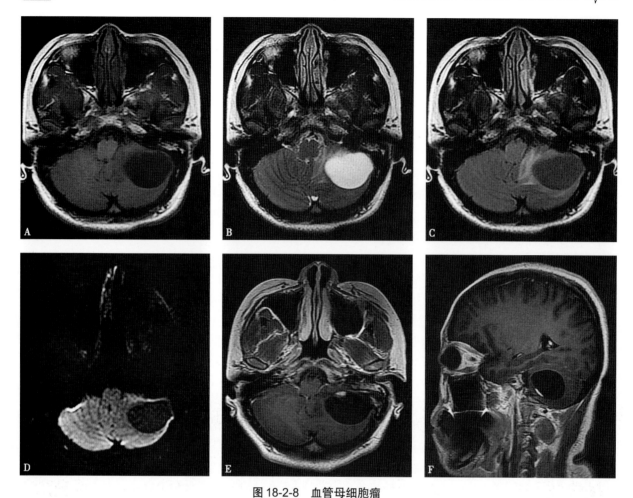

图 18-2-8　血管母细胞瘤

女,30岁。A~F. 图像分别为横轴位 T1WI、T2WI、FLAIR、DWI 及横轴位、矢状位 Gd-DTPA 增强检查。MR 平扫示左侧小脑半球类椭圆形长 T1 长 T2 信号影,FLAIR 呈低信号,但略高于脑脊液信号,DWI 呈明显低信号,病变内侧环绕片状长 T1 长 T2 水肿信号影。周围脑组织受压移位,邻近脑沟变窄,第四脑室受压变形。增强扫描囊腔前部囊壁见明显强化的小结节,囊壁未见强化,病变为典型大囊小结节型

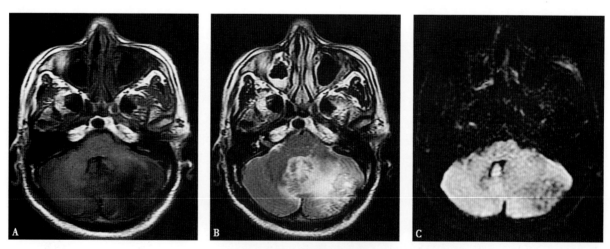

图 18-2-9　血管母细胞瘤

男,63岁。A~F. 图像分别为横轴位 T1WI、T2WI、DWI 及横轴位、冠状位、矢状位 Gd-DTPA 增强检查。左侧小脑半球见类圆形异常信号,呈等长 T1、等长 T2 混杂信号,DWI 上信号不高,边界不清,病灶周围见片状水肿信号影,第四脑室受压变形。增强后病变明显较均匀强化,为实性肿瘤

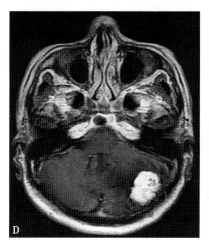
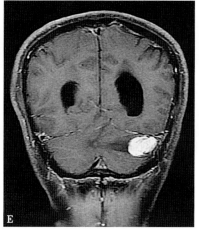
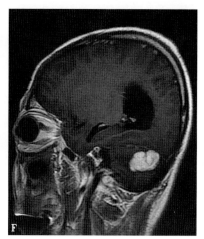

图 18-2-9　血管母细胞瘤（续）

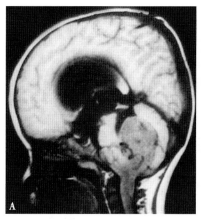
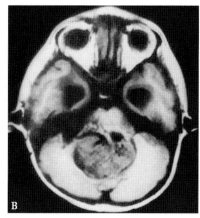
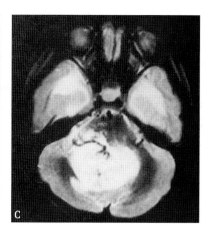

图 18-2-10　血管网状细胞瘤

A、B、C. 矢位、轴位 T1WI、轴位 T2WI 显示小脑下蚓部团块样信号，T1 呈稍低信号，T2 高信号，脑干受侵前移，第四脑室上举，幕上脑室扩大，肿块内可见增粗的流空血管影

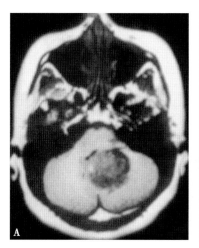
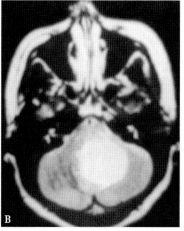
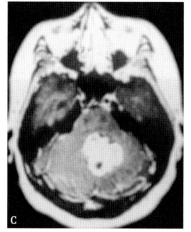

图 18-2-11　血管网状细胞瘤

A、B、C. 轴位 T1WI、T2WI、轴位 T1WI Gd-DTPA 显示小脑下蚓部团块样信号，T1 呈稍低信号，T2 高信号，增强呈明显强化改变，脑干受压，四脑室受压变形

第三节　后颅窝脑膜瘤

后颅窝脑膜瘤与幕上脑膜瘤一致,起源于蛛网膜帽状细胞。

【病因、病理】

60%的脑膜瘤患者有第22号染色体的基因突变,因此其在脑膜瘤的病因学上起重要作用,特别是单一染色体或长臂缺失者在脑膜瘤的发生上更为常见。神经纤维瘤病Ⅱ型也易发生脑膜瘤。脑膜瘤的发生还可能与性激素有关,肿瘤易发生于女性,孕期可增大。放射治疗也可诱发脑膜瘤。

巨检:脑膜瘤多为球形或分叶形,质地坚硬,血供丰富,包膜完整,边界清楚。少数脑膜瘤呈扁平状或盘状,质地较软,呈薄层沿脑表面蔓延,范围较广,常侵入颅骨甚至颅外组织。瘤内可见钙化。

镜检:脑膜瘤内皮型最多见,瘤细胞呈合体型,弥漫分布,或呈漩涡状排列,也可呈同心圆状结构。细胞分化良好,可有钙化砂粒小体形成。纤维型居其次,瘤细胞呈梭形,波浪状或漩涡状排列。有大量网织纤维和胶原纤维,有时可见玻璃样变。其他类型的脑膜瘤比较少见。

【临床表现】

脑膜瘤为颅内最常见的肿瘤之一,同样为幕下最常见的颅内脑外肿瘤。本病多见于40~60岁,20岁以下者罕见。女性多见,男女之比为1:2。幕下好发于桥小脑角区和斜坡,其次为枕骨大孔区、小脑凸面、天幕等。

肿瘤生长缓慢,病程长,初期症状及体征不明显,随着肿瘤生长逐渐出现颅内高压症及局部定位症状和体征。颅内高压症通常提示肿瘤较大阻塞脑脊液通道,主要表现为剧烈头痛、喷射性呕吐等。后颅窝脑膜瘤多有一支或多支脑神经受到刺激或受损的症状和体征。

【CT表现】

脑膜瘤CT表现为等或稍高密度,边界清晰(图18-3-1),CT较MRI更易显示邻近颅骨改变和肿瘤的钙化。

【MRI表现】

MRI表现与幕上脑膜瘤类似。多数脑膜瘤表现为T1WI等或稍低信号,T2WI呈等或稍高信号,肿瘤信号大部均匀,部分信号不均,与肿瘤内钙化有关,钙化于各序列呈低信号,病变边界清晰(图18-3-2),瘤周水肿呈长T1、长T2信号。大部分脑膜瘤与邻近颅骨或天幕广基底相连,与小脑实质常有脑脊液信号影间隔。绝大多数脑膜瘤增强扫描明显均匀强化(图18-3-3~5),邻近可见强化的脑膜尾征,脑膜尾征不是脑膜瘤的独有征象,只要病变侵犯或长期刺激脑膜均可形成脑膜尾征,如脑膜转移瘤、神经源性肿瘤和脑膜炎等。

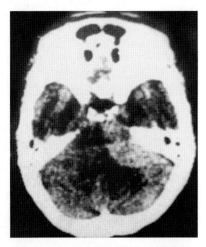

图18-3-1　左侧桥小脑角区脑膜瘤
CT平扫示左侧桥小脑角区半圆形高密度影,密度尚均匀,边界清楚,第四脑室变形推移

不典型脑膜瘤呈不规则圆形或分叶状、锯齿状,T1WI呈等或低信号,T2WI呈高信号,增强扫描呈斑片状不均匀强化,瘤周水肿呈中、重度。

恶性脑膜瘤信号不均,T1WI呈低、等混杂信号,T2WI呈高或高、等混杂信号,增强后呈斑片状或环状强化。肿瘤形态不规则,包膜不完整,呈分叶状、结节状或锯齿状。脑膜尾征与良性者不同,多呈粗短不规则状。肿瘤向颅外浸润生长,局部颅骨破坏,且向颅外发展形成皮下软组织肿块。

MRI常可清晰显示脑膜瘤的边界及累及范围,静脉窦受压时可见流空效应消失。MRI还可清晰地显示脑膜瘤的脑外占位征象,主要是脑膜瘤周围脑脊液信号影及瘤周流空血管影常提示病变为脑外病变,另外有白质塌陷征、肿瘤以广基底与硬脑膜相连、脑膜瘤所致的骨质改变。

【鉴别诊断】

桥小脑角区脑膜瘤常需与听神经鞘瘤进行鉴别。鉴别要点主要包括:①听神经鞘瘤囊变率明显较

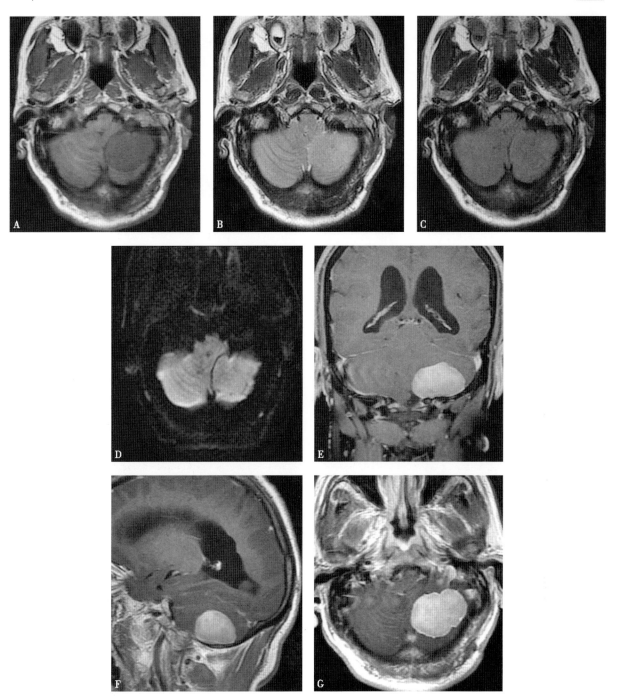

图 18-3-2　后颅窝脑膜瘤 MRI 平扫

男，67 岁，头痛、呕吐 2 周。A～G. 图像分别为横轴位 T1WI、T2WI、FLAIR、DWI 及冠状位、矢状位、横轴位 Gd-DTPA 增强检查。后颅窝左侧见类圆形长 T1 长 T2 信号肿块，FLAIR 及 DWI 呈等信号，病变信号均匀，与左侧小脑半球间见弧线状低信号，说明为小脑外肿瘤。增强扫描后颅窝左侧肿块均质明显强化，边界清楚

脑膜瘤高，增强扫描可见听神经增粗、强化。②听神经鞘瘤以内听道口为中心生长，CT 常见内听道扩大。③听神经鞘瘤钙化罕见，脑膜瘤内可见钙化。④脑膜瘤较神经鞘瘤更易引起邻近颅骨的改变，表现为局部增生硬化或受压变薄甚或颅骨浸润破坏。

　　后颅窝脑膜瘤还需与血管外皮细胞瘤进行鉴别，血管外皮细胞瘤发病率较脑膜瘤明显低，且血管外皮细胞瘤信号较脑膜瘤混杂，瘤内可见血管流空信号影，邻近颅骨可有骨质破坏。后颅窝孤立性纤维瘤罕见，但时有报道，与纤维型脑膜瘤影像表现类似，需依靠病理学进行鉴别。

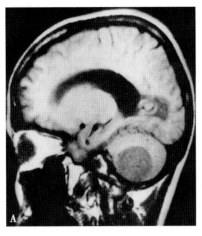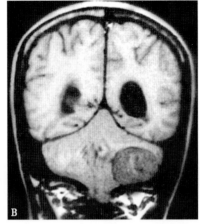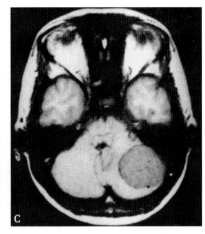

图 18-3-3　左小脑半球脑膜瘤

A、B、C. 矢位、冠位、轴位 T1WI 显示后颅窝左侧类圆形团块信号，呈中等信号改变，边界清楚，信号均匀，肿块基底紧贴小脑表面硬脑膜

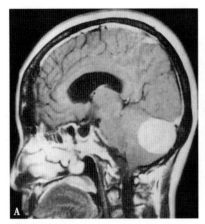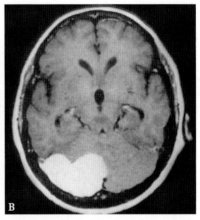

图 18-3-4　右小脑幕下脑膜瘤

A、B. 矢位、轴位 T1WI Gd-DTPA 显示右侧小脑半球基底紧贴小脑幕类圆形肿块，呈明显强化高信号，边界清楚，信号均匀。四脑室受压变形，脑干受压

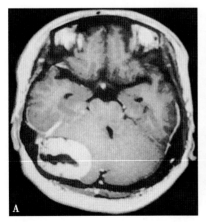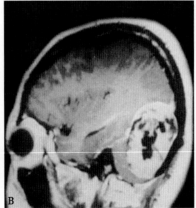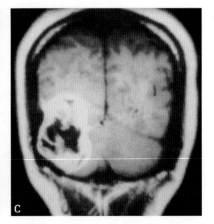

图 18-3-5　右小脑幕下脑膜瘤（恶性）

A、B、C. 轴位、矢位、冠位 T1WI Gd-DTPA 显示右侧天幕下团块样信号，肿块实质部分呈明显强化，中心坏死区不强化，局部小脑幕明显强化，肿瘤向上突破小脑幕侵及枕叶

第四节 后颅窝蛛网膜囊肿

蛛网膜囊肿是脑脊液包裹在蛛网膜所形成的袋状结构而形成的囊肿,是一种蛛网膜-软脑膜之间的良性占位性病变。病因不明,可分为先天性和后天性两种。前者多为蛛网膜发育异常所致,是真正的囊肿,亦称为蛛网膜内囊肿,多发生于儿童。后者多由外伤、感染、蛛网膜下腔出血或手术等引起的蛛网膜下腔广泛粘连所致,脑脊液积蓄在局部的蛛网膜下腔形成囊腔,亦称为蛛网膜下囊肿。

【病因、病理】

巨检:蛛网膜囊肿的囊壁由透明而富有弹性的薄膜构成,囊内充满清凉透明的脑脊液,有时可呈微黄色,与少量出血及液体内富含蛋白质有关。囊肿大小不一,小者对周围脑组织无压迫,大者可推压周围脑组织,引起脑组织发育不全和颅骨变薄、膨隆。

镜下:囊壁为一层血管胶原组织,膜内衬有扁平蛛网膜细胞,不含有神经胶质上皮。

【临床表现】

后颅窝蛛网膜囊肿好发于桥小脑角池和枕大池,临床常无症状而在行颅脑检查时偶然发现。病变较大时可压迫邻近神经和脑组织引起相应症状。

【CT表现】

呈典型的脑脊液样低密度,因囊肿壁难以显示,只能通过对周围组织的占位征象来推测囊肿存在(图18-4-1)。

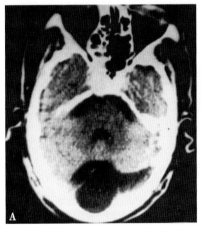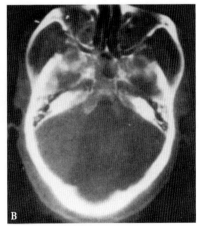

图 18-4-1 蛛网膜囊肿
A、B. CT 平扫示后颅凹低密度囊性改变,呈脑脊液密度,边界清楚锐利。骨窗位示枕骨局部变形、变薄

【MRI表现】

MRI表现典型,表现为长T1长T2信号,FLAIR和DWI呈低信号,信号均匀,边界清晰(图18-4-2、3),囊肿壁较薄而难以显示,邻近颅骨受压变薄,增强扫描无强化。继发于颅内感染后形成的囊肿,其囊液内蛋白质和脂类成分相对较多,在T1WI和T2WI上其信号均可高于正常脑脊液信号(图18-4-4、5)。

【鉴别诊断】

根据典型影像学表现常可作出准确诊断,有时需与发生于桥小脑角区的完全囊变的神经鞘瘤和表皮样囊肿鉴别:①听神经鞘瘤形态可不规则,增强扫描壁有强化,听神经增粗,CT示内听道扩大。②表皮样囊肿发病率较蛛网膜囊肿低,且DWI呈典型的高信号,可资鉴别。

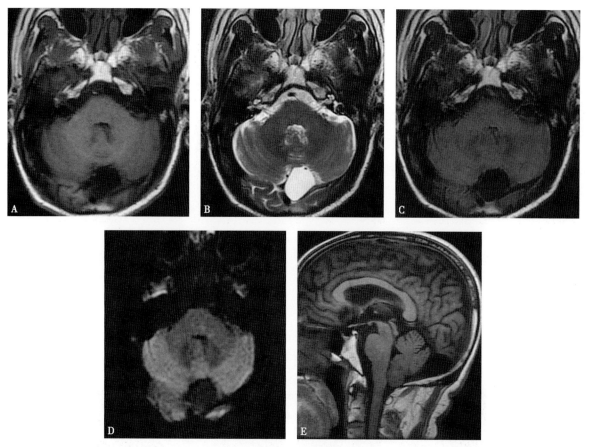

图 18-4-2　枕大池蛛网膜囊肿

A~E. 图像依次为横轴位 T1WI、T2WI、FLAIR、DWI 及矢状位 T1WI 平扫。枕大池见椭圆形长 T1 长 T2 信号影，FLAIR 及 DWI 呈低信号，病变边界清晰，信号均匀，各序列均显示与脑脊液信号一致。矢状位 T1WI 显示小脑实质受压

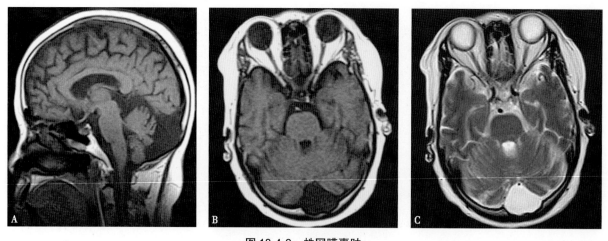

图 18-4-3　蛛网膜囊肿

A、B、C. 矢位 T1WI、轴位 T1WI、T2WI 显示后颅窝长圆形囊样信号，呈明显长 T1、长 T2 信号，同脑脊液信号，边界清楚锐利，枕骨局部压迫变形

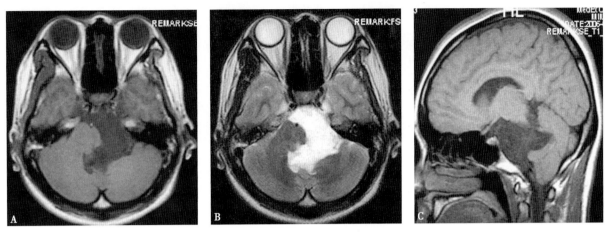

图 18-4-4　桥脑小脑脚蛛网膜囊肿

A、B、C. T1WI 轴位、矢位显示左侧桥脑小脑角区囊样信号，沿脑池形成边界清楚且不规则长 T1、长 T2 信号，信号均匀，同脑脊液信号

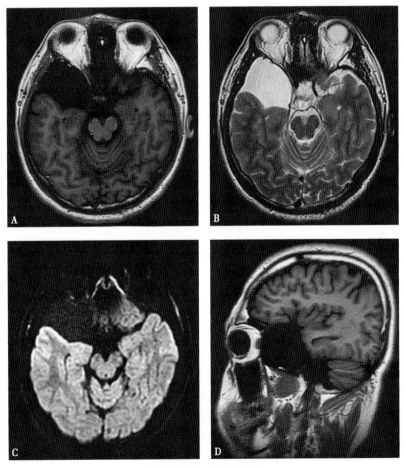

图 18-4-5　蛛网膜囊肿

男，21 岁。A～D. 右侧侧裂池底部颞极前方见囊状长 T1 长 T2 信号，DWI 上呈低信号，邻近颞叶脑实质萎缩，蝶骨大翼受压脂肪信号消失

第五节　后颅窝转移瘤

小脑转移瘤是成人小脑最常见的肿瘤，幕上大脑半球可同时有转移灶存在，但相当部分病例，小脑转移瘤为单发病灶。原发肿瘤以肺癌最多见，其次为乳腺癌、胃肠道肿瘤等。

【病因、病理】

巨检：为边界清楚的结节。肿瘤与正常组织分界清楚，肿瘤中心常见坏死、囊变和出血，少数可见钙化。

镜下：转移瘤的肿瘤基本与原发灶一致，但也有相当一部分的转移瘤细胞分类不清。肿瘤灶边界清楚，多向周围组织浸润，还可见反应性胶质增生和血管受侵等。即使很小的肿瘤结节，周围也常绕以明显的脑水肿，大多为血管源性水肿。脑转移瘤的血供多数较丰富，其血管结构与原发瘤类似。

【临床表现】

小脑转移瘤约占脑转移瘤的 20%，与幕上转移瘤一致，好发于 40 岁以后的中、老年人。临床表现与肿瘤的占位效应有关，主要表现为头痛、呕吐、脑膜刺激、抽搐等。

【CT 表现】

CT 平扫呈等低混杂密度，周围可见不同程度的水肿，增强扫描肿瘤实质不均匀显著强化。

【MRI 表现】

小脑左、右半球及小脑蚓部的发病率大体一致。小脑转移瘤与幕上脑转移瘤的 MRI 表现一致，均多种多样。MR T1WI 呈等、低混杂信号，T2WI 呈混杂高信号，增强扫描肿瘤实质部分呈斑片状或不规则环状显著强化。病变周围常有不同程度水肿信号（图 18-5-1～6）。小脑转移瘤出血、坏死囊变时信号不均，部分转移瘤可坏死严重而呈囊性表现，增强扫描呈环形强化，部分壁可不规则。病变可多发或单发，单发比例亦较高，可达 35%。

【鉴别诊断】

小脑多发转移瘤且合并幕上多发病变时常不难诊断，当仅为幕下病变时需与小脑星形细胞瘤、血管母细胞瘤鉴别，发生于小脑蚓部的转移瘤还需与室管膜瘤、髓母细胞瘤和脑膜瘤进行鉴别。①小脑星形细胞瘤常发生于儿童及青少年，多为囊实性。②血管母细胞瘤可单发或多发，可表现为实性或囊性，实性血管母细胞瘤增强扫描明显均匀强化，囊性血管母细胞瘤可见明显强化结节，囊壁可不强化，瘤周见到流空血管影常提示为血管母细胞瘤。③髓母细胞瘤好发于儿童小脑蚓部，密度或信号常均匀，边界清楚，增强扫描明显强化。④脑膜瘤呈等或高密度，MRI 常呈偏等信号，边界清晰，密度或信号均匀，出血、坏死及囊变少见，增强扫描明显强化，可见脑膜尾征。

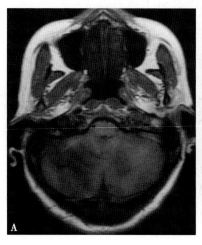
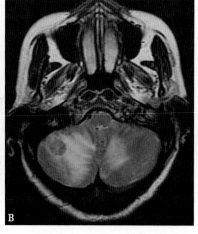

图 18-5-1　多发脑转移瘤

女，40 岁，十二指肠癌术后四年复发。A～H. 图像依次为横轴位 T1WI、T2WI、FLAIR、DWI 及其他层面横轴位 T2WI 平扫。右侧小脑半球见类圆形长 T1 长 T2 结节，FLAIR 呈低信号，DWI 呈环形高信号影，病变周围见斑片状长 T1 长 T2 水肿信号，同时左侧小脑半球、右侧背侧丘脑、右侧额叶分别见转移灶

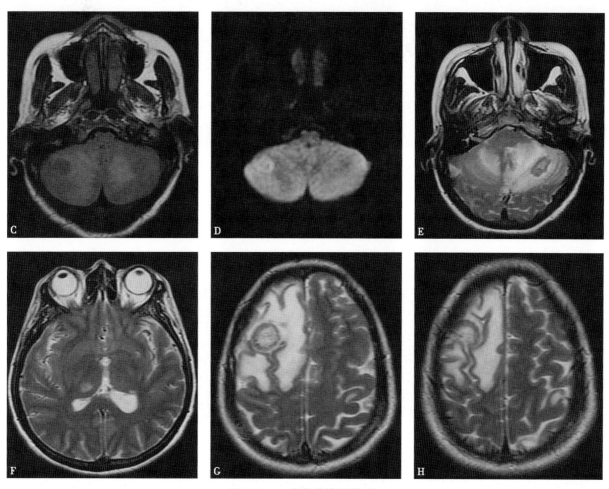

图 18-5-1 多发脑转移瘤（续）

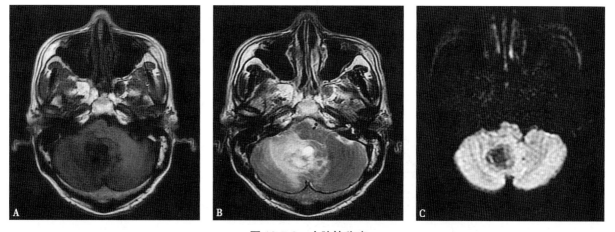

图 18-5-2 小脑转移瘤

男，54 岁，头晕头痛 21 天。A～F. 图像分别为横轴位 T1WI、T2WI、DWI 及横轴位、冠状位、矢状位 Gd-DTPA 增强检查。右侧小脑半球见类圆形长 T1 长 T2 异常信号，DWI 上呈低信号，病灶周围见片状长 T2 水肿信号影，脑桥及第四脑室受压移位，增强扫描呈不规则环形强化

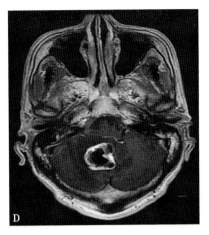
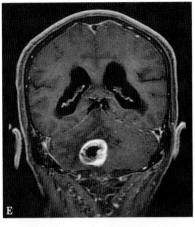
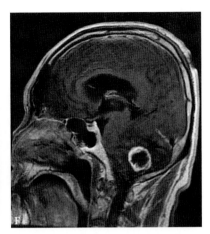

图 18-5-2　小脑转移瘤（续）

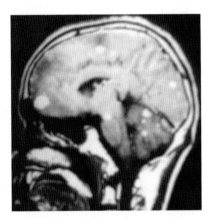

图 18-5-3　大、小脑多发转移瘤

矢位 T1WI Gd-DTPA 增强扫描显示大、小脑内多发大小不等结节样高信号影，呈明显均匀强化

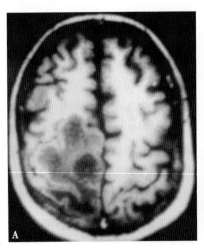
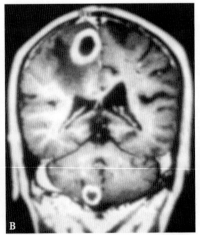
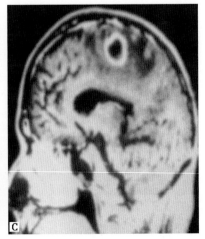

图 18-5-4　大、小脑多发转移瘤

A、B、C. 轴位 T1WI、冠位、矢位 T1WI Gd-DTPA 显示右顶叶、小脑半球多发大小不等结节信号影，平扫为低信号，增强呈明显均匀环形强化，周围水肿明显

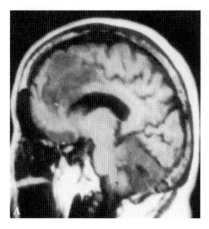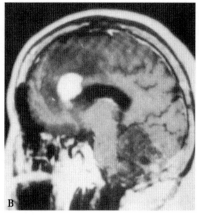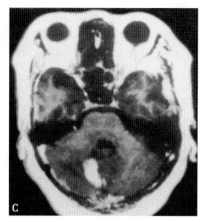

图 18-5-5　大、小脑多发转移瘤

A、B、C. 矢位 T1WI、矢位、轴位 T1WI Gd-DTPA 显示胼胝体许膝部、小脑蚓部多发大小不等结节信号影，平扫为低信号，增强呈明显均匀强化，周围水肿明显

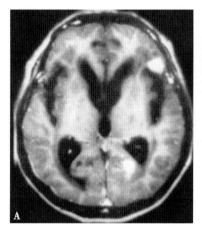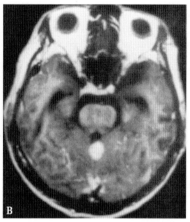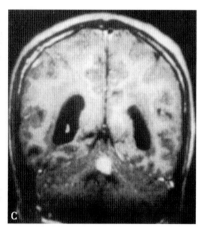

图 18-5-6　大、小脑多发转移瘤

A、B、C. 轴位、冠位 T1WI Gd-DTPA 显示左额叶、枕叶及小脑蚓部多发大小不等结节信号影，呈明显均匀强化，周围水肿不明显

（李晓莉　李　滢　张忻宇　张　鹏）

参 考 文 献

1. 高元桂，蔡幼铨，蔡祖龙. 磁共振成像诊断学. 北京：人民军医出版社，2002：161-164.

2. Atlas SW. 中枢神经系统磁共振成像（上卷）. 第3版. 李坤成，译. 郑州：河南科学技术出版社，2008：643-646.

3. 沈天真，陈星荣. 神经影像学. 上海：上海科学技术出版社，2004：764-766.

4. 鱼博浪. 中枢神经系统 CT 和 MR 鉴别诊断. 第2版. 西安：陕西科学技术出版社，2005.

5. 程凤燕，朱文标，范伟雄，等. 颅内血管母细胞瘤的 MRI 表现. 当代医学，2013，19（18）：22-23.

6. 李大鹏，齐巍，王稳恒，等. 小儿小脑星形细胞瘤 101 例分析. 中国康复理论与实践，2009，15（3）：274-275.

7. 李德志，吴震，郝淑煜，等. 脑干胶质瘤磁共振波谱分析. 中国微侵袭神经外科杂志，2010，15（4）：152-154.

8. 李文华，朱铭，耿道颖，等. 儿童期小脑星形胶质细胞瘤的 MRI 特征. 实用放射学杂志，2002，18（6）：511-513.

9. 刘建雄，曹代荣，邢振，等. ADC 值在后颅窝髓母细胞瘤与室管膜瘤鉴别诊断中的价值研究. 中国 CT 和 MRI 杂志，2011，9（3）：5-7.

10. 刘金来，徐焱，金艳，等. 20 例小脑转移瘤的 MRI 分析. 临床放射学杂志，2009，28（11）：1458-1460.

11. 么喜存，张权. 颅内血管网状细胞瘤的 MRI 诊断与鉴别诊断. 当代医学，2010，16（12）：6-8.

12. 全冠民,袁涛. 小脑蚓部转移瘤合并局部脑膜癌病的影像学特征. 临床放射学杂志,2007,26(7):661-663.

13. 石静,薛潋滟,殷敏智. 儿童髓母细胞瘤的磁共振成像影像表现及病理对照分析. 临床荟萃,2013,28(11):1286-1288.

14. 唐俐,林晓,李昱. 51例髓母细胞瘤临床病理分析. 重庆医学,2013,42(16):1817-1819.

15. 王岸飞,张焱,程敬亮,等. 3.0 T MRI对血管母细胞瘤的诊断. 实用放射学杂志,2011,27(5):802-804.

16. 王军梅,崔云,张力伟,等. 脑干胶质瘤的病理、临床与预后. 中国康复理论与实践,2009,15(11):1071-1073.

17. 王玮,陆洲,魏龙晓,等. 小脑常见肿瘤的生物学特性与MRI鉴别诊断. 第四军医大学学报,2005,26(3):257-260.

18. 吴伟军,吴于淳,张军,等. 扩散加权成像在小儿髓母细胞瘤诊断中的价值. 放射学实践,2011,26(7):774-776.

19. 邬祖良,史继新,抗春华,等. 血管母细胞瘤的临床和病理特点. 中华外科杂志,2003,41(8):614-616.

20. 阴鲁鑫,李德志,张俊廷,等. 儿童与成人脑干星形细胞瘤临床特点及手术疗效比较. 中国微侵袭神经外科杂志,2010,15(4):158-160.

21. 朱建国,杨亚芳,李海歌,等. 儿童髓母细胞瘤的MRI分析及病理对照研究. 医学研究生学报,2011,24(6):590-592.

22. 李联忠. 脑与脊髓CT、MRI诊断学图谱. 第2版. 北京:人民卫生出版社,2011:634-661.

23. Choux M,Lena G,Do L. Brain stem tumors//Choux M,DiRocco C,Hockley A. Pediatric Neurosurgery. New York:Church ill Livingstone,2000:471-491.

24. Fitz CR,Rao KCVG. Primary tumors in children//Lee SH,Rao KCVG. Cranial computed tomography and MR imaging. New York:McGraw-Hill,1987:365-412.

25. Russell DS,Rubinstein IJ. Pathology of the nervous system. 5th ed. Baltimore:Williams & Wilkins,1989.

26. Albright AL,Guthkelch AN,Packer RJ,et al. Prognostic factors in pediatric brain-stem gliomas. J Neurosurg,1986,65(6):751-755.

27. Ang C,Hauerstock D,Guiot MC,et al. Characteristics and outcomes of medulloblastoma in adults. Pediatr Blood Cancer,2008,51(5):603-607.

28. Badhe PB,Chauhan PP,Mehta NK. Brain stem gliomas - a clinicopathological study of 45 cases with p53 immunohistochemistry. Indian J Cancer,2004,41(4):170-174.

29. Chen H,Zeng XW,Wu JS,et al. Solitary fibrous tumor of the central nervous system:a clinicopathologic study of 24 cases. Acta Neurochir(Wien),2012,154(2):237-248.

30. Chou R,Chen A,Lau D. Complete response of brain metastases to irinotecan-based chemotherapy. J Clin Neurosci,2005,12(3):242-245.

31. Donaldson SS,Laninghan F,Fisher PG. Advances toward an understanding of brainstem gliomas. J Clin Oncol,2006,24(8):1266-1272.

32. Edwards MS,Wara WM,Urtasun RC,et al. Hyperfractionated radiation therapy for brain-stem glioma:a phase I-II trial. J Neurosurg,1989,70(5):691-700.

33. Fisher PG,Breiter SN,Carson BS,et al. A clinicopathologic reappraisal of brain stem tumor classification. Identification of pilocystic astrocytoma and fibrillary astrocytoma as distinct entities. Cancer,2000,89(7):1569-1576.

34. Gelabert González M. Posterior fossa hemangioblastomas. Neurologia,2007,22(10):853-859.

35. Guillamo JS,Monjour A,Taillandier L,et al. Brainstem gliomas in adults:prognostic factors and classification. Brain,2001,124(Pt 12):2528-2539.

36. Lach B,Al Shail E,Patay Z. Spontaneous anaplasia in pilocytic astrocytoma of cerebellum. Br J Neurosurg,2003,17(3):250-252.

37. Lamont JM,McManamy CS,Pearson AD,et al. Combined histopathological and molecular cytogenetic stratification of medulloblastoma patients. Clin Cancer Res,2004,10(16):5482-5493.

38. Leonard JR,Cai DX,Rivet DJ,et al. Large cell/anaplastic medulloblastomas and medullomyoblastomas:clinicopathological and genetic features. J Neurosurg,2001,95(1):82-88.

39. Louis DN,Ohgaki H,Wiestler OD,et al. The 2007 WHO classification of tumours of the central nervous system. Acta Neuropathol,2007,114(2):97-109.

40. Mauffrey C. Paediatric brainstem gliomas: Prognostic factors and management. J Clin Neurosci, 2006, 13(4): 431-437.

41. McManamy CS, Pears J, Weston CL, et al. Nodule formation and desmoplasia in medulloblastomas-defining the nodular/desmoplastic variant and its biological behavior. Brain Pathol, 2007, 17(2): 151-164.

42. Nakao Y, Nonaka S, Yamamoto T, et al. Malignant transformation 20 years after partial removal of intracranial epidermoid cyst--case report. Neurol Med Chir(Tokyo), 2010, 50(3): 236-239.

43. Pencalet P, Maixner W, Sainte-Rose C, et al. Benign cerebellar astrocytomas in children. J Neurosurg, 1999, 90(2): 265-273.

44. Ren X, Lin S, Wang Z, et al. Clinical, radiological, and pathological features of 24 atypical intracranial epidermoid cysts. J Neurosurg, 2012, 116(3): 611-621.

45. Rosenthal MA, Ashley DM, Drummond KJ, et al. Brain stem gliomas: patterns of care in victoria from 1998-2000. J Clin Neurosci, 2008, 15(3): 237-240.

46. Rutkowski S, Gerber NU, von Hoff K, et al. Treatment of early childhood medulloblastoma by postoperative chemotherapy and deferred radiotherapy. Neuro Oncol, 2009, 11(2): 201-210.

47. Sarkar C, Pramanik P, Karak AK, et al. Are childhood and adult medulloblastomas different? A comparative study of clinicopathological features, proliferation index and apoptotic index. J Neurooncol, 2002, 59(1): 49-61.

48. Spoto GP, Press GA, Hesselink JR, et al. Intracranial ependymoma and subependymoma: MR manifestations. AJNR, 1990, 11(1): 83-91.

49. Yamashita Y, Kumabe T, Higano S, et al. Minimum apparent diffusion coefficient is significantly correlated with cellularity in medulloblastomas. Neurol Res, 2009, 31(9): 940-946.

50. Yikilmaz A, Durak AC, Mavili E, et al. The role of diffusion-weighted magnetic resonance imaging in intracranial cystic lesions. Neuroradiol J, 2009, 21(6): 781-790.

第十九章

颅底区肿瘤

第一节　颅底区解剖

颅底由额骨眶板、筛骨、筛板、蝶骨大小翼和蝶骨体上分、颞骨鳞部下分、岩骨椎体上后面和枕骨基底部和鳞部等构成。颅底骨分为内、外两面，即颅底骨的上面与下面。颅底骨内（上）面以蝶骨小翼后缘和颞骨岩部上缘为界，可分为三个凹陷，即前颅窝、中颅窝和后颅窝。前颅窝的中央部有筛板、筛孔和鸡冠等结构。中颅窝的中央部有视神经交叉沟、蝶鞍，两侧分别有眶上裂、圆孔和破裂孔、卵圆孔、棘孔和三叉神经半月节等结构。后颅窝的中央部有斜坡和枕骨大孔，两侧分别有内耳门、颈静脉孔、舌下神经孔等结构。但颅底骨外（下）面，这一划分并不明显，并且分区方法和意见也颇不一致。Jones 把颅底外面与颅前、中、后窝相对应的区域分别称为前颅底、中颅底和后颅底（图 19-1-1）。Van 在颅底外面沿眶下裂和岩枕裂各作一延长线，向内交角于鼻咽顶，向外分别指向颧骨和乳突后缘，两线之间的三角形区域称为侧颅底。

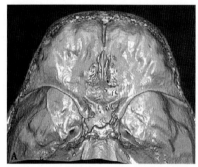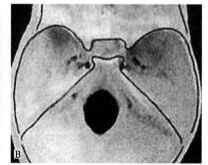

图 19-1-1　前、中、后颅窝解剖图

一、颅底临床解剖标志

鸡冠位于前颅底正中线，两侧为筛板，筛板外侧为筛窦顶。鸡冠前缘基底两侧为额骨内骨板；后缘基底水平线为额骨眶板与蝶骨体的结合部。蝶骨翼突位于蝶窦底部两侧，其内侧板构成两侧鼻腔外侧壁后部的一部分，内侧板内面与筛窦外侧壁大致在一个平面。两侧翼板后缘与犁骨后缘平行，在犁骨与蝶骨结合部下端作一水平线，该水平线为蝶窦底壁的后界。翼突根部为翼管，其外上方 0.5～1.5cm为圆孔，圆孔内有上颌神经通过，圆孔位于眶上裂和眶下裂交汇部；其内上是后筛窦的外侧壁和蝶窦的外侧壁。蝶骨翼突内侧板后缘基底部是破裂孔，破裂孔内有颈内动脉通过；外侧板后缘基底部是卵圆孔，卵圆孔内有下颌神经通过。翼突基底部对应的中颅底是蝶鞍两侧的海绵窦，两侧圆孔的连线相当于海绵窦的前界，同侧圆孔和卵圆孔的连线相当于海绵窦的外侧界。颞骨棘位于颞下颌窝内侧，其前为棘孔，该孔内有脑膜中动脉通过；后内为颈内动脉外口。茎突内侧是颈静脉孔，该孔是颈静脉球部和后组脑神经通过的地方。颈内动脉自颈总动脉分出后向上达颅底颈内动脉外口，外口后邻颈静脉孔（图 19-1-2）。

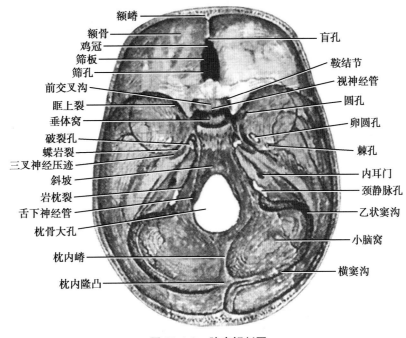

图 19-1-2 脑底解剖图

二、面神经及面神经管大体解剖

面神经与前庭神经、蜗神经共同位于内耳道中,在内耳道底有骨性分隔将它们分开,面神经始终位于前上方。面神经由内耳道前上方进入面神经管向外侧走行,形成迷路段。此段位于外半规管与上半规管壶腹之前,耳蜗底周的后上方。然后在鼓室前上方向后急转,形成膨大的膝状神经节。由神经节向前内分出岩浅大神经。面神经自膝状神经节向后下走行,移行为鼓室段(又称水平段),至锥隆突的后上方向下延续为乳突段(又称垂直段),稍向后外斜行,穿茎乳孔出颅,移行为颅骨外段。面神经的迷路段、膝状神经节、鼓室段和乳突段行于颅骨内。面神经垂直段的倾斜角度变异较大。

三、舌下神经及舌下神经管大体解剖

舌下神经于延髓腹侧锥体与橄榄体之间的沟内出脑,根丝 10～15 条,出脑后绕橄榄向前外侧行走,在蛛网膜下腔内组合成两束,经椎动脉后侧,分别穿蛛网膜和硬脑膜,进入舌下神经管,在管内合并成一束。舌下神经在管内只占据舌下神经的一小部分。舌下神经自舌下神经管出颅后位于迷走神经、副神经及颈内静脉的内侧,颈内动脉的后外侧。舌下神经管位于颈静脉孔的后内下方,枕骨髁的前上方,为一斜向前上外走行的骨管,有内口和外口,内口位于后上内方,与颅内相通。外口开口于前下外,与颅外颈部相通。管内有同名神经及舌下神经静脉丛及脑膜后动脉的分支从舌下神经管支通过。

四、颈内静脉及乙状窦解剖

正常人群多数右侧乙状窦及颈内静脉孔比左侧大,右侧颈静脉球比左侧粗,颈静脉球宽约 15mm,高低不等,有的无明显球形隆起,高度为 0～12mm,不同种族的颈静脉球在矢状面上前后位置无明显差异,中国人和日本人颈静脉球在冠状面上偏向内侧。颈静脉球异常有颈静脉球高位、颈静脉球内移、外移、憩室等,其中以颈静脉球高位较为常见。高位颈静脉球定位标志不一,有鼓环圆窗、耳蜗底圈、内耳道底等,因为标准和测量方法不同,所以高位颈静脉球出现率有 3.5%～81.25% 的不同报道。颈静脉球高于鼓环时因其侵占中耳内耳空间,容易影响中耳内耳功能,表现出病理症状和体征,从临床检查包括耳镜、CT 等方面看,选择鼓环为标志诊断高位。

第二节　颅底脑膜瘤

脑膜瘤为一种附着于硬脑膜的生长缓慢的良性肿瘤,起源于蛛网膜颗粒的帽细胞。脑膜瘤可发生于颅内许多部位。发生于颅底的脑膜瘤常见于嗅沟、鞍结节、中颅窝、小脑脑桥角、后颅窝等处。其诊断及治疗均较困难,因颅底脑膜瘤的脑神经损害多见,手术全切除困难。颅底脑膜瘤的发病部位主要分为:①蝶骨嵴脑膜瘤:起源于蝶骨大、小翼,内始自前床突,外抵翼点,近年主张将蝶骨嵴脑膜瘤分为内侧型和外侧型;②鞍结节脑膜瘤:包括起源于鞍结节、前床突、鞍膈和蝶骨平台的脑膜瘤;③嗅沟脑膜瘤:与前颅凹底筛板及其后方的硬脑膜粘连;④中颅凹脑膜瘤:发生于蝶骨大翼内侧中颅凹底的脑膜瘤;⑤桥小脑角脑膜瘤;⑥斜坡脑膜瘤;⑦小脑幕脑膜瘤:肿瘤基底附着于小脑幕;⑧枕骨大孔脑膜瘤:发生于枕骨大孔四周的硬脑膜;⑨海绵窦脑膜瘤等。

【病因、病理】

脑膜瘤的病因不详,但下列因素可能与其发生有关。染色体22在其发生上起重要作用,特别是单一染色体或长臂缺失者更多见。神经纤维瘤病Ⅱ型也易发生脑膜瘤。脑膜瘤的发生还可能与性激素有关,肿瘤易发生于女性,孕期可增大。放射治疗也可能诱发脑膜瘤。脑膜瘤的病理巨检多为球形或分叶形,质地坚硬,血供丰富,包膜完整,分界清楚。少数脑膜瘤为扁平状或盘状,沿硬脑膜蔓延,并可侵入颅骨甚至颅外组织。瘤内可见钙化。WHO分类中有脑膜瘤(WHO Ⅰ级、良性)、不典型脑膜瘤(WHO Ⅱ级)和间变性脑膜瘤(WHO Ⅲ级)三大类,以及有关变型或亚型。

【临床表现】

脑膜瘤是颅内常见肿瘤,占颅内肿瘤的15%～20%。良性脑膜瘤占各种脑膜瘤的88%～95%。脑膜瘤发病年龄多见于40～60岁,20岁以下者仅占3%～4%,女性多见,男女比例为1:2。肿瘤起病慢,病程长,可达数年之久,初期症状及体征不明显,以后逐渐出现颅内高压症及局部定位症状和体征。颅内高压的出现通常提示瘤体已较大或肿块阻塞了脑脊液通道。主要表现为剧烈头痛、喷射性呕吐、血压升高及眼底视神经乳头水肿。局部定位征象因肿瘤所在部位而异。大脑凸面及镰旁脑膜瘤若其瘤体位置偏前方常无局部定位征象,瘤体位于中部的则表现为痴呆或运动感觉障碍,偏后方的常出现同侧偏盲和明显头痛。蝶骨嵴脑膜瘤表现为一侧视力减退、眼球固定、对侧视神经乳头水肿和非搏动性突眼等。嗅沟脑膜瘤早期即出现嗅觉障碍。后颅窝脑膜瘤多有一支或多支脑神经受到刺激或受损的症状、体征,颅内高压症出现较天幕上的脑膜瘤早而明显。脑室内脑膜瘤早期就可出现严重的颅内高压,而局部定性征象不明显。

【CT表现】

CT平扫脑膜瘤多表现为宽基底靠近颅骨或硬脑膜,可有颅骨的增厚、破坏或变薄等脑外肿瘤征象。多表现为较高密度或略高密度的肿块影,多数病灶密度均匀,边界清楚,少数大的病灶可出现出血、囊变、坏死。有时可见钙化灶。大部分肿瘤有瘤周水肿。由于脑膜瘤的血供丰富,增强扫描肿瘤明显强化,常为均匀一致的强化,边缘多锐利。囊性脑膜瘤表现为低密度肿块影,邻近颅骨有压迫性吸收或增生表现,增强扫描呈环形强化,可见壁结节,实性成分呈明显强化(图19-2-1)。

【MRI表现】

脑膜瘤MRI平扫T1WI多呈等信号,少数为低信号,T2WI可呈高信号、等信号或低信号,在FLAIR上呈高信号,在DWI上可呈等信号或略高信号。肿瘤内部信号不均,表现为颗粒状、斑点状,有时呈轮辐状,这些与肿瘤内血管、钙化、囊变、砂粒体和肿瘤内纤维分隔有关。瘤周水肿带呈长T1、长T2信号。大多数脑膜瘤在T1WI和T2WI图像上的信号强度是不甚均匀的,即在或多或少的断面上信号强度基本均匀的基础上掺杂着形态各异、大小不同和多少不定的低或高信号区。造成信号强度不甚均匀的原因,除肿瘤钙化、出血、囊变和坏死之外,肿瘤血管是一个十分重要的原因。较小的脑膜瘤,信号强度多均匀。增强扫描,肿瘤明显均一强化,约一半以上肿瘤邻近脑膜发生鼠尾状强化,称为"硬膜尾征"或"脑膜尾征"。颅底脑膜瘤按其解剖部位可分为前颅底脑膜瘤、嗅沟脑膜瘤、鞍结节脑膜瘤、蝶骨嵴脑膜瘤、鞍旁海绵窦脑膜瘤、后颅凹脑膜瘤及恶性脑膜瘤等(图19-2-2～9)。

　　MRI除了可以显示肿瘤的直接征象外,还可显示肿瘤周围的改变。鞍旁脑膜瘤可包绕颈内动脉,由于血管内快速流动的血液产生流空效应,在T2WI和T1WI上均为低信号区,与周围的肿瘤组织形成鲜明的对比,因此可以清楚地观察到血管受压、移位、变窄等。当脑膜瘤侵及邻近的静脉窦时,可见该

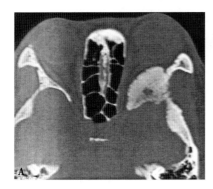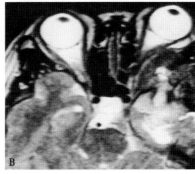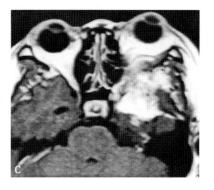

图 19-2-1　左侧蝶骨大翼脑膜瘤
A. CT骨窗显示左侧蝶骨大翼骨质增厚呈团块样密度。B、C. T1WI Gd-DTPA轴位呈明显均匀一致强化,边界清晰锐利

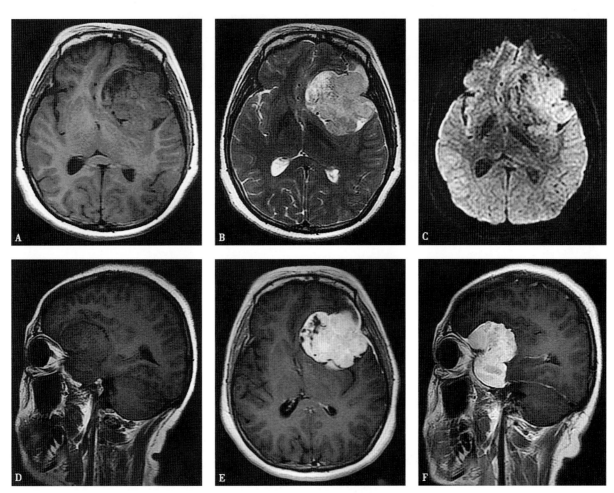

图 19-2-2　蝶骨嵴脑膜瘤
女,44岁,发现颅内占位一周。A、B. 左侧蝶骨嵴后方见宽基底类圆形等T1、稍长T2肿块,内部信号不均匀,周边部分见斑片状长T1、更长T2信号影;C. DWI实体部分呈稍高信号,内部见多发血管流空信号影;D～F. 增强扫描肿瘤边界较清,部分与颅骨呈宽基底相连,实体部分呈明显较均匀强化,局部见多发未强化影及管状轻度强化影,邻近脑膜强化,局部呈脑膜尾征表现,双侧侧脑室受压变窄向右移位,以左侧侧脑室受压明显,左侧大脑镰下疝

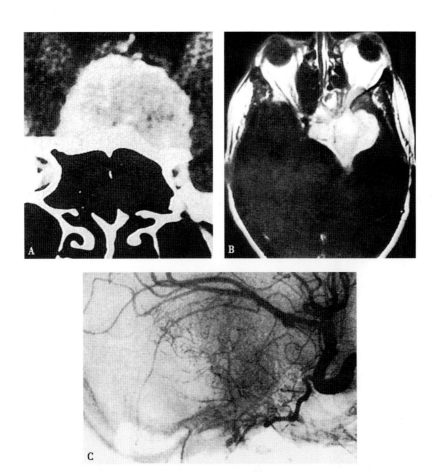

图 19-2-3 蝶骨平台脑膜瘤

A. CT 增强扫描显示蝶骨平台示类圆形病变,呈明显均匀强化,边界清楚。
B. T1WI Gd-DTPA 轴位显示左侧蝶骨平台不规则类圆形占位病变,呈明显均匀一致强化,边界清晰锐利。C. DSA 显示病变区大量异常毛细血管团影,周围可见脑内血管包绕

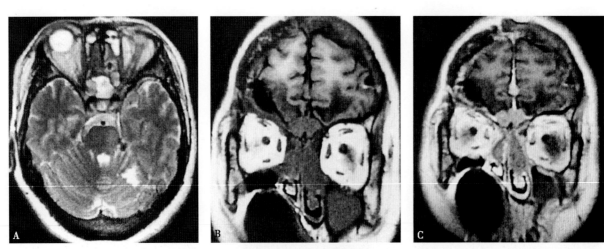

图 19-2-4 嗅沟脑膜瘤

A、B、C. 轴位、冠位 T1WI 显示嗅沟区长圆形占位,病变呈中度信号,边界较清楚,局部血管呈被包绕改变。冠位 T1WI Gd-DTPA 增强扫描轴位显示病变明显均匀一致强化,边界更加清楚,病灶侵入筛窦

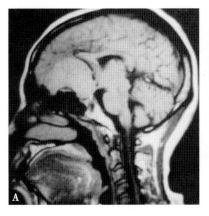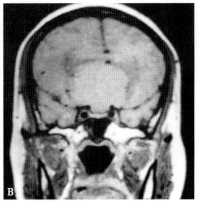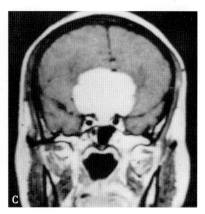

图 19-2-5 鞍结节脑膜瘤

A、B、C. 矢位、冠位 T1WI 显示鞍结节上方巨大占位性病变呈等信号,信号均匀,边界清楚并示增粗的大脑前动脉抬高。冠位 T1WI Gd-DTPA 增强扫描病变均匀显著强化

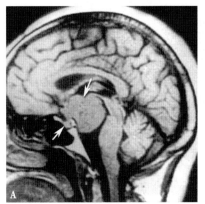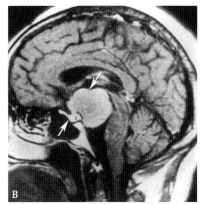

图 19-2-6 鞍区脑膜瘤

A、B. 矢位 T1WI、矢位 T1WI Gd-DTPA 显示鞍上类圆形占位性病变,病变呈中度信号,略有浅分叶改变(箭头)。增强扫描矢位病变呈均匀一致明显强化,脑干受压,局部脑池扩大

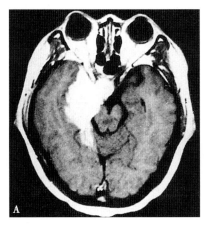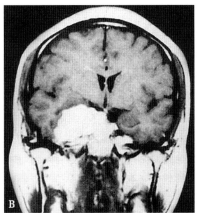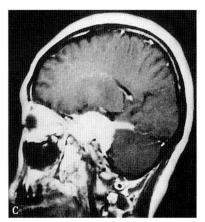

图 19-2-7 鞍旁脑膜瘤

A、B、C. 轴位、冠位、矢位 T1WI Gd-DTPA 增强扫描右侧鞍旁显示不规则类圆形占位性病变,呈均匀显著强化高信号,周边可见环形低信号,脑干略显受压,右侧海绵窦显受侵

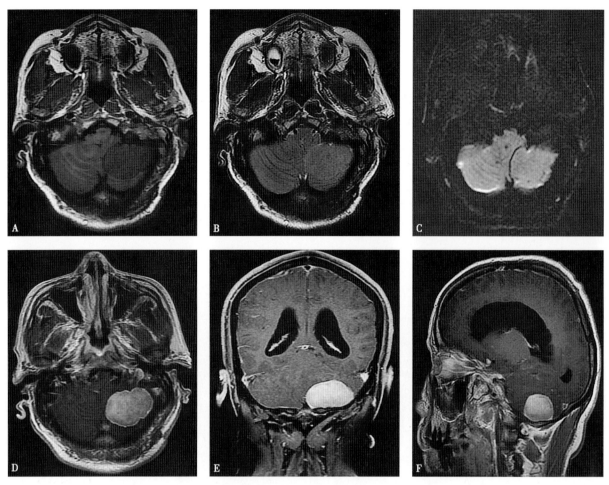

图 19-2-8　后颅窝脑膜瘤

男，57 岁，头痛呕吐 2 周。A、B. 后颅窝左侧见类圆形长 T1 稍长 T2 异常信号；C. DWI 上呈等信号，信号均匀，部分与颅底骨呈宽基底相连；D～F. 增强后肿瘤明显均匀强化，其周围见环形长 T1 长 T2 水肿信号影，肿瘤边界清楚，邻近脑组织受压、移位，第四脑室受压，幕上脑室扩大

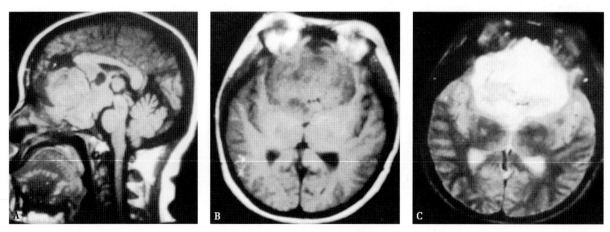

图 19-2-9　前颅窝底恶性脑膜瘤

A、B、C. 矢位 T1WI、轴位 T1WI、T2WI 前颅窝底部显示巨大占位病变，病变边界欠清楚，形态欠规整，略显分叶，呈中等稍高信号，信号不均匀

段静脉窦内血液的流空效应部分或全部消失，其信号增高。有时还可见到与脑膜瘤信号一致的软组织侵入静脉窦内，该软组织与肿瘤相连续。上矢状窦和横窦受侵在冠状位上显示最清楚，海绵窦受侵则在横轴位和冠状位均可清楚显示。MRI 可显示肿瘤对颅骨的侵犯、肿瘤进入颅骨，甚至在颅外形成肿块。

【鉴别诊断】

1. 垂体瘤　鞍结节脑膜瘤应与垂体瘤鉴别。垂体瘤侵犯颅底可伴有轻微骨质破坏、蝶鞍扩大和软组织肿块，而小腺瘤极少出现骨质破坏。垂体瘤主体位于鞍内，正常垂体结构消失。垂体大腺瘤可包绕双侧海绵窦。

2. 颅咽管瘤　颅咽管瘤一般位于鞍上，境界清楚，骨质破坏较少见。多为囊性（有时为多囊性）、囊实性，实性肿瘤少见，囊壁和实性部分钙化常见。累及室间孔，可造成阻塞性脑积水。儿童好发。

3. 颅底骨源性的其他肿瘤　如软骨肉瘤，增强扫描轻度强化，而脑膜瘤多数呈中度和明显强化。软骨肉瘤在 T2WI 压脂和 GRE 序列上可见有软骨成分呈高信号，有利于鉴别。

4. 鼻咽癌　向上侵犯颅底可形成软组织肿块和溶骨性破坏，鼻咽癌的动态增强扫描时间 - 信号强度曲线呈快速强化、快速消退。

5. 斜坡脊索瘤　T2WI 呈明显长 T2 信号，信号不均。增强扫描多为非均匀性强化。动态增强扫描为缓慢持续强化，其时间 - 信号强度曲线分上升期、平台期、消退期。

第三节　蝶鞍内病变

蝶鞍是颅内骨结构的解剖学名称，指的是蝶骨在颅中窝中间部分高起，形如马鞍的骨结构。蝶鞍中央凹陷叫垂体窝，容纳脑垂体。正常情况下，蝶鞍与脑垂体之间紧密相贴，几乎没有空隙（图 19-3-1）。当各种病理因素导致蝶鞍变形（鞍膈缺损）、扩大或脑垂体萎缩变小，使蝶鞍中央凹陷与脑垂体之间的间隙扩大，形成"空泡"样改变，在颅骨 X 线片、脑室造影、CT 或 MRI 检查时可发现明显的密度降低或脑脊液信号，形如"空泡"的影像，称为"蝶鞍空泡"。鞍区（包括鞍上、鞍内、鞍旁）是颅内病变最好发的部位之一，其结构复杂，占位病变种类繁多。

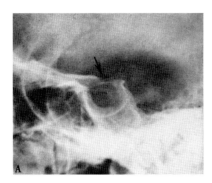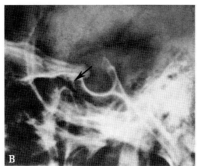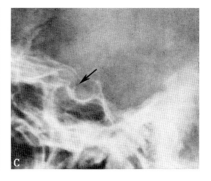

图 19-3-1　正常蝶鞍

一、垂体腺瘤

垂体腺瘤（pituitary adenoma）为腺垂体细胞起源和组成的良性的上皮肿瘤，是第三位的颅内常见肿瘤，位于胶质瘤、脑膜瘤之后，约占所有颅内肿瘤的 10%～15%。最大径小于 10mm 且位于蝶鞍内的肿瘤称作垂体微腺瘤。垂体腺瘤生长缓慢，微腺瘤多于大腺瘤。发病年龄为 25～60 岁，儿童罕见。

【临床表现】

垂体瘤的症状主要包括两个方面，局部占位效应和内分泌功能障碍。局部症状包括视觉障碍、头痛、颅内压增高和各种脑神经损伤表现。有内分泌活性的垂体腺瘤引起血中激素升高和激素稳态的改变，从而出现一些临床病症，如肢端肥大症、巨人症、闭经溢乳综合征、库兴综合征、甲状腺功能亢进等。

垂体瘤的分类方法较多，可依据细胞质的着色性、大小、内分泌活性、组织学特征、分泌激素的类型、超微结构等分类。目前临床较常应用分类主要有两种，一是根据肿瘤的内分泌活性，分为分泌型垂体腺瘤和无功能性垂体腺瘤，分泌型腺瘤根据分泌激素的不同分为泌乳素腺瘤（PRL 瘤，约占垂体腺瘤总数的 50%）、生长激素腺瘤（HGH 瘤，15%～20%）、促肾上腺皮质激素腺瘤（ACTH 瘤，5%～10%）、促甲状腺激素腺瘤（不足 1%）、促性腺激素腺瘤；二是依据肿瘤的大小分为垂体微腺瘤（最大径＜1cm）、大腺瘤（最大径＞1cm）、巨大腺瘤（最大径＞4cm）。

（一）垂体微腺瘤

【CT 表现】

临床上怀疑微腺瘤时，一般直接做冠状位薄层动态增强扫描。

1. 直接征象

（1）增强扫描早期多数微腺瘤表现为垂体内局限性低密度区，边界清楚或不清楚，呈圆形或卵圆形，少数呈不规则形。部分肿瘤显示不清。

（2）延迟扫描，瘤体呈等密度或略高于强化垂体的密度。

2. 间接征象　垂体上缘膨隆，垂体高度超过正常，垂体柄偏移，鞍底局限性下陷，颈内动脉受压外移。

【MRI 表现】

正常成人男性垂体高度约 6mm，女性垂体高度约 7mm，哺育期女性垂体高度可达 10mm。垂体上界凹陷，垂体柄居中或轻微偏移，鞍底无下陷。垂体前叶内信号均匀。

1. T1WI　多数垂体微腺瘤呈低信号，少数呈等或高信号。PRL 瘤边界多较清楚，HGH 和 ACTH 瘤边界多不清楚，呈圆形或卵圆形，也可呈不规则形。间接征象包括垂体高度超过正常、垂体柄移位、鞍底下陷（图 19-3-2）。

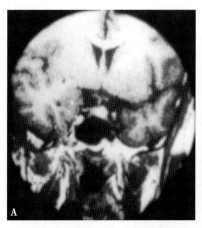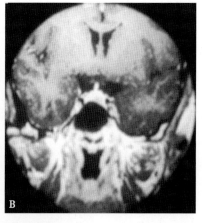

图 19-3-2　垂体微腺瘤

A、B. 冠位 T1WI Gd-DTPA 显示垂体左份膨隆，呈类圆形稍高信号，边界欠清楚，随时间延迟呈界限清楚的低信号影，垂体柄略右偏

2. T2WI　多数垂体微腺瘤呈高或等信号，少数呈低信号。肿瘤伴有出血时，T1WI 和 T2WI 均呈高信号。

3. 动态增强扫描　垂体和垂体微腺瘤的强化并不同步，一般垂体的强化峰早于垂体微腺瘤，即垂体微腺瘤增强早期为相对低信号。增强后期病灶信号可等于或高于正常垂体（图 19-3-3～5）。这主要是由于垂体微腺瘤几乎全为门脉供血，其对比剂峰值的到来要晚于动脉供血的正常垂体组织。但它的持续时间要长于正常垂体。约 1/3 的垂体微腺瘤增强后可为相对高信号，这可能与增强的时相和扫描的时机有所不同有关。

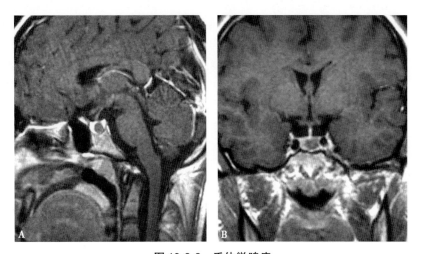

图 19-3-3　垂体微腺瘤

A、B. 矢位、冠位 T1WI Gd-DTPA 显示垂体中央部类圆形低信号，边界清楚，信号略欠均匀，垂体柄居中

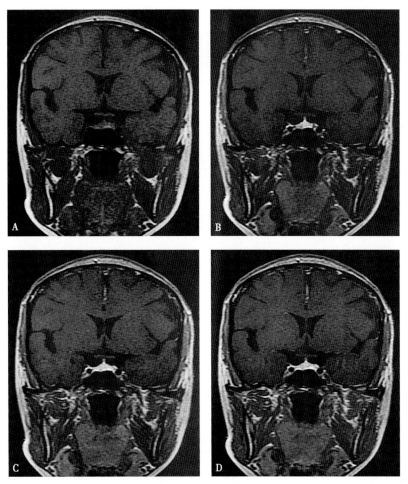

图 19-3-4　垂体微腺瘤

女，43 岁，查体发现泌乳素增高。A~D. 垂体饱满，形态可，动态增强扫描见垂体右侧结节状延迟强化影，鞍底未见明显下陷，垂体柄居中强化，视交叉未见明显受压

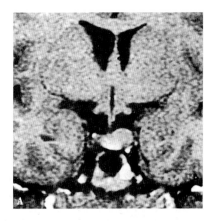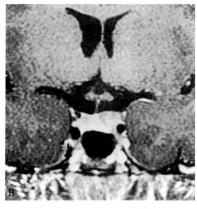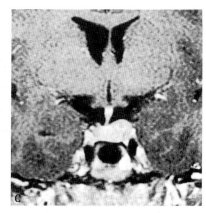

图 19-3-5 垂体微腺瘤

A. 冠位 T1WI 平扫显示垂体左份膨隆呈圆形低信号占位信号均匀；B. 冠位 T1WI Gd-DTPA 增强扫描早期病变呈明显低信号，边界更加清楚，垂体柄右偏；C. 随时间延迟病变呈等信号

（二）垂体大腺瘤

【CT 表现】

垂体瘤起于鞍内垂体，少数仅局限于鞍内，多数向鞍外发展，以鞍上池受累最多见，亦可累及蝶窦及海绵窦。垂体大腺瘤若向上生长、突破鞍膈，则可见鞍上池变形，鞍上池前部乃至大部分闭塞，多数肿瘤呈等密度或略高密度肿块，密度均匀，部分肿瘤中心出现坏死或囊变时，可见低密度影，囊壁较厚，出血及钙化少见。如肿瘤出血则可在肿块内出现高密度影，亚急性期、慢性出血有时可以表现为等密度，出血可出现分层现象，下层为高密度，上层呈低密度。肿块向上生长则蝶鞍扩大，鞍背变薄、倾斜、前床突受侵；肿块向下生长则突入蝶窦内，鞍底受压变薄、下陷、缺损；向两侧生长，可包绕海绵窦。肿瘤多呈圆形、卵圆形，少数呈分叶状，边界清楚。第三脑室受压并上移，有时可有脑积水。增强扫描实性肿瘤呈均匀中度强化，囊性肿瘤呈环状强化，环较厚，囊内无强化，边界显示更加清楚。

【MRI 表现】

肿瘤越大，发生囊变、坏死、出血的机会越多。肿瘤组织破坏了正常垂体结构，正常垂体多已无法辨认。肿瘤充填蝶鞍并向鞍上、鞍旁甚至鞍底生长侵犯。MRI 在显示肿瘤及邻近结构侵犯方面优于CT。垂体腺瘤冠状位检查可见垂体柄向对侧移位，增大侧垂体腺内有信号异常，T1WI 呈等或稍低信号，少数为低、等、高混杂信号；T2WI 呈等信号、略高信号或等、高混杂信号。增强扫描肿瘤明显强化（图 19-3-6～8）或环状强化，边界非常清楚，多数强化不均匀的肿瘤内囊变、坏死、出血显示各自信号特征（图 19-3-9、10）。肿瘤多呈圆形、卵圆形，少数呈分叶状。肿瘤突破鞍膈向上生长时，受鞍膈限制所形成的略对称的切迹称之为"8"字征或"束腰"征，具有特征性，比较容易诊断。肿瘤向鞍上生长，可使鞍上池闭塞，视交叉受压和上移。肿瘤向鞍旁生长，可使颈内动脉海绵窦段推移向外，甚至闭塞海绵窦，包裹颈内动脉。T1WI 和 T2WI 可见流空的颈内动脉周围软组织肿块影。良性垂体瘤也可侵犯、破坏蝶窦、斜坡骨质。

【鉴别诊断】

1. 颅咽管瘤　多发生在幼儿及年轻人，发展缓慢，除视力和视野障碍外，还有发育停止，性器官不发育，肥胖和尿崩等垂体功能减低和丘脑下部受累的临床表现，体积大的肿瘤呈现颅内压增高症状。临床影像学多数病例肿瘤有囊变，钙化。肿瘤多位于鞍上，垂体组织在鞍内底部。

2. 鞍结节脑膜瘤　多发生在中年人，病情进展缓慢，初发症状为进行性视力减退伴有不规矩的视野缺损，头痛，内分泌症状不太明显，临床影像学表现为肿瘤形态规矩，肿瘤位于鞍上，鞍内可见正常垂体组织。

3. 视交叉胶质瘤　多发生在幼儿及年轻人，以头痛，视力减退为主要临床表现，病变多位于鞍上，边界不清，多为混杂信号。

4．垂体脓肿　发热，头痛，视力减退明显，同时可伴有其他脑神经受损，通常病情发展迅速。影像检查表现为鞍内囊性占位性病变，囊内成分于 DWI 序列呈高信号。蝶鞍周边软组织结构强化明显。影像表现多与临床症状不相符。

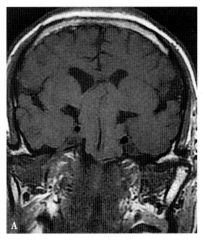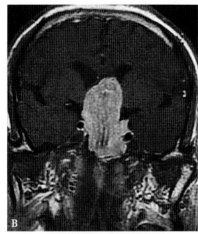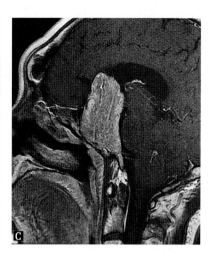

图 19-3-6　垂体大腺瘤

男，50 岁，查体发现鞍区占位 2 月余。A～C．蝶鞍扩大，鞍内及鞍上见不规则等 T1 肿块影，增强扫描呈明显强化，病变包绕左侧颈内动脉。垂体柄、视交叉受压移位、显示不清

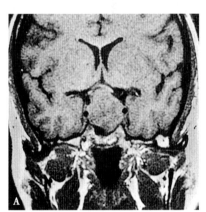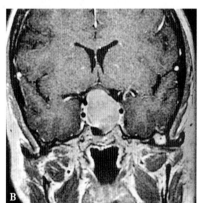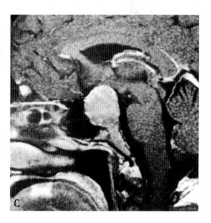

图 19-3-7　垂体大腺瘤

A．冠位 T1WI 显示垂体窝内占位性病变，呈等信号；B、C．冠位、矢位 T1WI Gd-DTPA 增强扫描显示病变呈明显强化，信号较均匀，上方突入鞍上池，视交叉受压上抬，鞍底下压

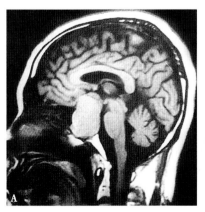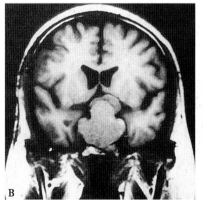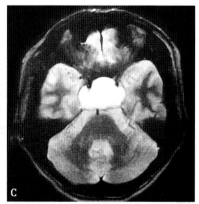

图 19-3-8　垂体大腺瘤

A、B、C．矢位、冠位 T1WI 显示鞍内类圆形团块信号，冠位呈"卡腰征"呈等信号，信号均匀。轴位 T2WI 呈高信号，突入鞍上池

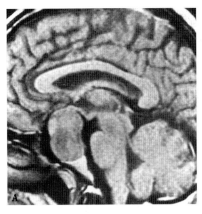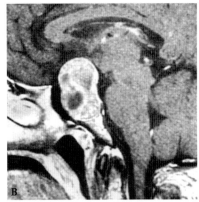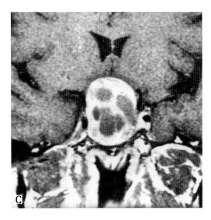

图 19-3-9　垂体腺瘤液化坏死

A、B、C. 矢位 T1WI 显示垂体窝占位信号病变，信号不均。矢位、冠位 T1WI Gd-DTPA 增强扫描显示不均匀强化，其内可见不强化低信号液化坏死区

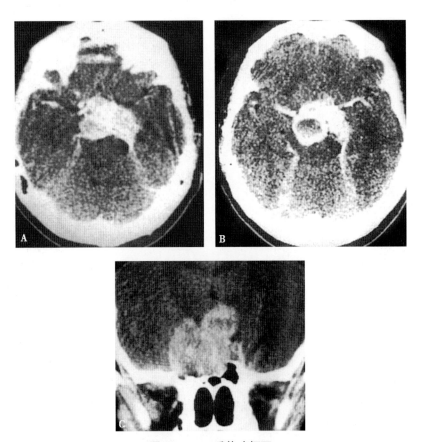

图 19-3-10　垂体瘤坏死

A～C. CT 增强显示垂体窝内占位性病变，呈明显强化，密度不均匀，其内可见
不规则类圆形低密度区坏死区

（三）垂体卒中

【CT、MRI 表现】

垂体卒中患者临床症状突然加重，如突然视力下降，剧烈头痛等。鞍区肿块突然增大，CT 表现为均匀性高密度，发生液化后可出现液平面。T1WI 和 T2WI 可见大片高信号灶，均提示垂体瘤内出血。若 T1WI 呈低信号，T2WI 呈高信号，提示肿瘤内梗死伴水肿（图 19-3-11～13）。

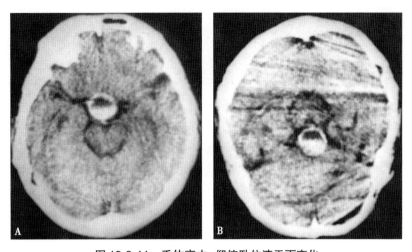

图 19-3-11　垂体卒中：仰俯卧位液平面变化

A、B. CT 垂体仰、俯卧位平扫示鞍内分层密度，仰卧位下方为高密度，上方低密度。俯卧位仍为下层高密度影系液平面改变

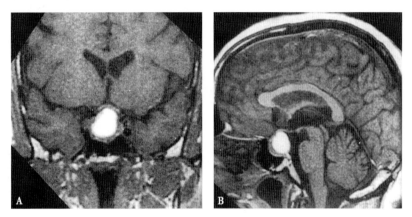

图 19-3-12　垂体卒中

A、B. 冠位、矢位 T1WI 显示鞍内明显团块样高信号影，信号均匀，边界清楚

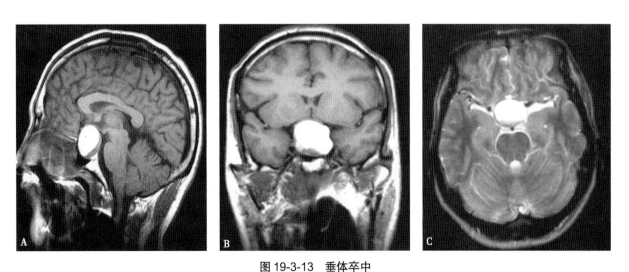

图 19-3-13　垂体卒中

A、B、C. 矢位、冠位 T1WI、轴位 T2WI 均显示鞍内类圆形团块状高信号影，信号较均匀，边界尚清楚，突至鞍上

二、垂体腺癌

【病因、病理】

垂体腺癌（pituitary carcinoma）少见，一般单纯从瘤细胞形态很难区别腺瘤和腺癌。有人认为明显侵犯脑组织或通过脑脊液脑内播散转移，或通过血道颅外转移者，不论其形态如何都是恶性表现；如果核异型性明显，核分裂象显著增多，且向周围组织侵犯或蝶鞍扩大，甚至骨质缺损，可考虑诊断恶性。垂体腺癌可有或无分泌激素功能。有的垂体腺癌可能由侵袭性腺瘤转变而来。

有原发性腺癌和继发性腺癌之分。原发者不到全部垂体肿瘤的 1%，可局部浸润并转移到脑和脊髓，也可远处转移到肝、骨、肺和淋巴结等。颅外转移者有 50% 合并 Cushing 病。原发性垂体腺癌，全部病例有血清 GH 和 ACTH 增高，部分病例有 PRL 增高。转移性垂体腺癌多数伴有尿崩症，原发灶以乳癌居多，其次是肺癌、前列腺癌，转移途径有血流转移、鼻咽腔肿瘤直接侵袭、白血病、淋巴瘤等的浸润，与原发性垂体腺癌的临床特征相吻合，但临床表现和影像学检查没有特异性，确诊依靠病理检查。

【临床表现】

临床表现：①垂体功能低下，视神经受压及邻近组织受压症状，可表现为肢端肥大症，血清中泌乳素及生长激素均可升高，有时亦可生长激素正常而无肢端肥大表现，似无分泌功能腺瘤；②颅内压增高，癫痫，智力减退，嗜睡，记忆力减退，精神错乱等；③脑膜刺激征；④脑神经及脊神经损害症状，脑神经以第Ⅲ、Ⅷ对脑神经最常受累。病理学检查见垂体腺癌细胞分化不佳，间变、核分裂增多。

【CT 表现】

CT 扫描显示蝶鞍扩大，鞍底骨质变薄或破坏。利用增强的冠状、矢状及轴位 CT 可显示肿瘤大小及向蝶鞍上、下与鞍旁侵犯情况。肿瘤生长迅速，形状极不规则，瘤内见不规则坏死灶，可呈多发，多呈偏心性。

【MRI 表现】

垂体不对称性增大，增大垂体上缘局限性上突，垂体高度大于正常值，垂体柄向对侧移位和鞍底下陷。肿瘤呈圆形、椭圆形及不规则形（图 19-3-14、15）。垂体可见异常信号，于 T1WI 上呈低信号，于 T2WI 上呈高信号。经动态增强扫描检出病灶，早期肿瘤呈相对低信号，中期与正常垂体不能分辨，延迟相呈相对高信号，此可有效提高腺癌的检出率。MRI 发现垂体肿瘤生长迅速，肿瘤内坏死、出血常见，肿瘤可侵入硬脑膜和相邻脑组织以及邻近骨骼导致骨质破坏，增强后强化明显，常很不均匀。垂体腺癌发生于鞍内，可以向周围生长，破坏鞍底，侵犯蝶窦、鼻咽后部、筛板等，此时与鼻咽癌或鼻窦肿瘤向后侵犯很难区分。

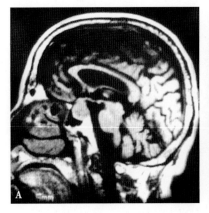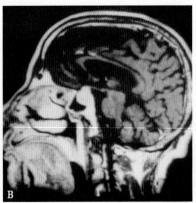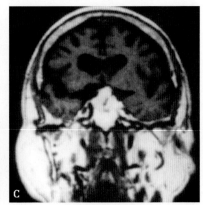

图 19-3-14 垂体腺癌

A. 矢位 T1WI 显示鞍内团块样占位，呈稍低信号。B、C. 矢位、轴位 T1WI Gd-DTPA 增强扫描显示团块明显强化，边界略毛糙，信号欠均

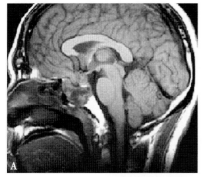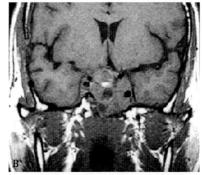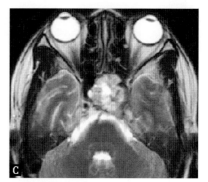

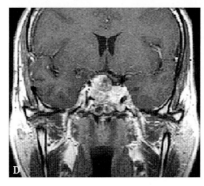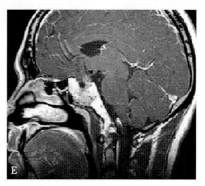

图 19-3-15 垂体腺癌

A、B、C. 矢位、冠位 T1WI、轴位 T2WI 显示鞍内团块样占位，呈低等高混杂信号示肿块内出血及坏死，蝶鞍及鞍底骨质破坏蝶鞍扩大。D、E. 冠位、矢位 T1WI Gd-DTPA 增强扫描肿块呈不规则不均匀强化

【鉴别诊断】

1. 垂体腺瘤　当局限于鞍内生长时鉴别困难。

2. 颅咽管瘤　多发生在幼儿及年轻人，病理变化缓慢，除视力和视野障碍外，还有发育停止，性器官不发育，肥胖和尿崩等垂体功能减低和丘脑下部受累的临床表现，体积大的肿瘤呈现颅内压增高症状。临床影像学多数病例肿瘤有囊变，钙化。肿瘤多位于鞍上，垂体组织在鞍内底部。

3. 鞍结节脑膜瘤　多发生在中年人，病情进展缓慢，初发症状为进行性视力减退伴有不规矩的视野缺损，头痛，内分泌症状不太明显，影像学表现为肿瘤形态规则，肿瘤位于鞍上，垂体组织在鞍内底。

4. 视交叉胶质瘤　多发生在幼儿及年轻人，以头痛，视力减退为主要临床表现，病变多位于鞍上，边界不清，多为混杂信号。

5. 垂体脓肿　重复发生转移热，头痛，视力减退明显，同时可伴有其他脑神经受损表现，通常病情发展迅速。影像检查表现为鞍内囊性占位，囊内成分于 DWI 序列呈高信号。蝶鞍周边软组织结构强化明显。影像表现多与临床症状不相符。

三、蝶鞍内囊肿

【病因、病理】

蝶鞍内囊肿在病理解剖中较易见到。临床报告较少，多经手术发现，尚无统一标准。一般根据显微手术所见及囊壁的组织学检查分为以下四种：①小囊肿：含清亮液体，位于前后叶之间的中间型囊肿，手术显微镜观察，发现囊肿与蛛网膜下腔并不交通。一经引流不再被液体填充，囊壁活检仅为纤维组织；②Rathke's 裂囊肿：囊腔内含有结晶的黄色液体或黏液，囊壁活检由立方形、圆柱形或假层叠圆柱形上皮组织构成；③蛛网膜囊肿：囊腔内含有清亮液体，多与蛛网膜下腔有小孔通，位于垂体的远端或下部，气脑造影时不会充气；④其他囊肿：包括脑囊虫性囊肿、表皮样囊肿。

颅颊裂囊肿又称 Rathke 囊肿或 Rathke cleft cyst。在胚胎发育第 3～4 周时，消化管的颊泡发育成一憩室样结构，称为 Rathke 囊袋，该囊袋内细胞继而向颅侧生长，形成颅咽管。颅咽管末端与来源于神经管的漏斗部相连接，大约于胚胎 11～12 周时，颅咽管消失，随后 Rathke 囊袋的前后壁增生，形成垂体的前部和中部，漏斗部增生形成神经垂体。在垂体前部和中部之间仍有一小腔隙。大多数成人该腔隙逐渐为上皮细胞内折所填塞，但亦有一部分成人该腔隙可一直保持下来。尸体解剖时，13%～22% 的正常垂体可见此间隙，一般无临床意义。但当腔隙内分泌物增多，腔隙明显扩张成为较大的囊肿即称为颅颊裂囊肿。

颅颊裂囊肿占原发性脑肿瘤样病变的 1% 以下。任何年龄均可发病，40～60 岁多见，女：男为 2～3：1。好发部位为鞍内或鞍上。70% 的囊肿位于鞍内，突破鞍膈向鞍上池发展，单纯鞍上及鞍旁者少见。

【临床表现】

蝶鞍内囊肿临床表现大多数与无分泌性垂体腺瘤相同，可有垂体功能低下，向鞍上扩展者可有双眼偏盲和视神经萎缩、下丘脑 - 垂体轴功能紊乱以及脑积水和颅内压增高等表现。有的病例临床症状也可类似分泌性垂体腺瘤，也有的病例甚至没有任何临床表现。

【CT 表现】

病变位于鞍内及鞍上池，呈圆形或卵圆形的均匀低密度囊性病变，边缘光滑锐利。增强扫描无强化。

【MRI 表现】

蝶鞍内囊肿多位于鞍内生长，少数向鞍上延伸，表现为鞍内、鞍外生长。MRI 表现为蝶鞍内圆形或卵圆形长 T1、长 T2 信号。囊肿信号主要与囊内容物有关，囊内黏多糖、蛋白含量高时可致 T1WI 呈高信号。囊肿壁多不强化，少数可发生强化（图 19-3-16、17）。

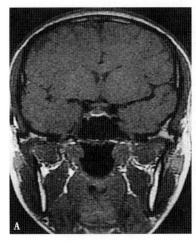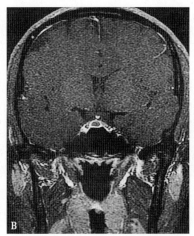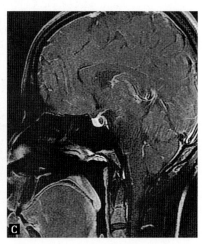

图 19-3-16　蝶鞍内囊肿

女，23 岁，闭经。A～C. 垂体大小、形态可，高度在正常范围内，其后部上缘略显膨隆，垂体后部见类圆形长 T1 信号，其内部增强后未见明显强化，病变边缘呈环形强化，边界清

Rathke 裂囊肿为蝶鞍内囊肿之一，其内可见 Rathke 小体，多呈短 T2 信号。Rathke 裂囊肿在 T1WI 上有 2/3 表现为高信号，1/3 为低信号，与脑脊液相似。囊肿在 T2WI 上 1/2 呈高信号，1/4 呈等信号（图 19-3-18～20），1/4 呈低信号。囊肿呈圆形或椭圆形，少数呈分叶状，边界清楚，无钙化，周围脑组织无水肿。囊肿较大时，可压迫第三脑室引起梗阻性脑积水。典型者增强后囊壁明显强化而囊内容物无强化。有时可见囊肿周围受压的垂体。

【鉴别诊断】

1. 原发性空蝶鞍　中年发病，以视力、视野障碍、头痛为主要表现，有时出现内分泌症状，临床上有时很难与囊肿相鉴别，CT 扫描显示鞍内为空腔。

2. 囊性颅咽管瘤　颅脑 CT 扫描显示为鞍区肿瘤改变，非增强扫描者实质性肿瘤表现为高密度或等密度影像，钙化斑为高密度，囊性者因瘤内含胆固醇而呈低密度像，CT 值为 −40～10Hu，囊壁为等密度。病变边界清楚，呈圆形、卵圆形或分叶状。增强扫描时约 2/3 的病例可有不同程度的强化，CT 值增加 12～14Hu，囊性颅咽管瘤呈环状强化或多环状强化而中心低密度区无强化，少数颅咽管瘤不强化。一般具有钙化、囊腔及强化三项表现的鞍区肿瘤。

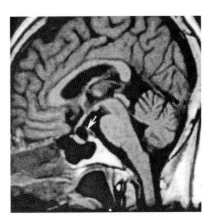

图 19-3-17　蝶鞍内囊肿
矢位 T1WI 显示垂体窝内囊样信号，呈明显低信号，同脑脊液信号改变（↙）

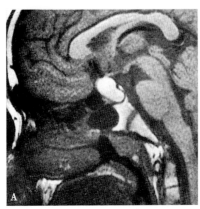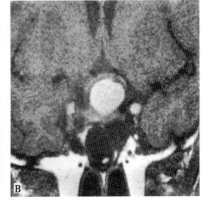

图 19-3-18　Rathke 裂囊肿
A、B. 矢位，冠位 T1WI 显示鞍内囊样占位信号，呈明显高信号，边界清楚，信号均匀

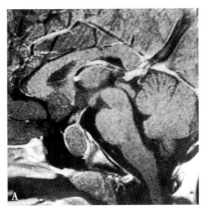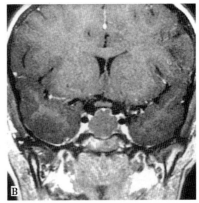

图 19-3-19　Rathke 裂囊肿
A、B. 矢位、冠位 T1WI Gd-DTPA 增强扫描显示显示鞍内囊样占位信号，无明显强化，壁轻度强化，边界清楚，信号均匀

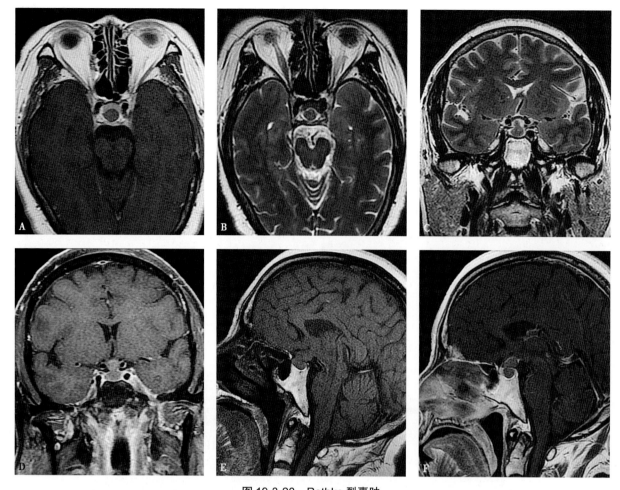

图 19-3-20　Rathke 裂囊肿

女，60 岁，头晕半年。A～F. 蝶鞍扩大，鞍内及鞍上见哑铃状长 T1、等 T2 信号影，信号不均匀，与平扫相比强化不明显。鞍底未见明显下陷。垂体柄显示不清，视交叉及双侧海绵窦受压

四、垂体窝脓肿

【病因、病理】

垂体脓肿（pituitary abscess，PA）罕见，是一种极少见的鞍内感染性疾病，仅占鞍区占位性病变的 0.3%～0.5%。目前多认为垂体脓肿的病因有三类：①原发性：血源性感染可因败血症引起，或因颅内或垂体窝附近炎性病变扩散引起，如脑膜炎、蝶窦炎、鼻窦炎或脑脊液鼻漏等；②继发性：常见于垂体腺瘤、Rathke 囊肿或颅咽管瘤，也可继发于鞍区手术后，有人垂体脓肿的形成与瘤内的血液循环紊乱、区域性瘤组织坏死和局部免疫功能低下有密切关系；③原因不明：患者无明确的发热史，亦无鞍区的其他病变。这可能与症状不典型有关，亦可能是由于至今未明的其他原因引起。

【临床表现】

垂体脓肿较特征性的临床表现为病灶小，多局限于鞍内，但早期即出现垂体功能低下、尿崩、头痛等临床表现。或以明显头痛为首发症状，有鼻窦炎病史，可能与炎症因子对周围结构的炎性刺激有关。据文献报导，由于病灶早期即可导致垂体前叶组织及垂体柄受侵，30%～50% 的垂体脓肿患者有垂体功能低下及中枢性尿崩。手术解除脓肿压迫后其内分泌障碍一般可恢复。

【CT 表现】

CT 扫描可见鞍区低或等密度肿块，少数为高密度，囊内高密度可能与出血和蛋白含量有关。增强扫描可见环状强化。

【MRI表现】

MRI扫描典型的影像学特征为T1WI呈低信号，T2WI呈高信号，增强后病灶呈薄壁环形强化（图19-3-21～23），但T1WI亦可呈等信号或高信号，与囊液成分有关。DWI序列囊内呈高信号。

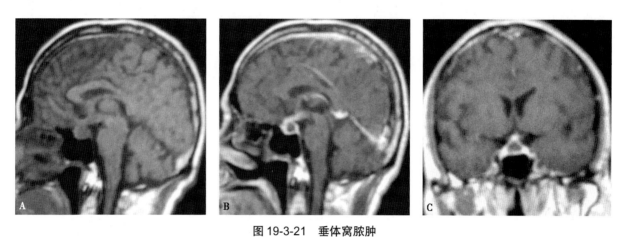

图19-3-21　垂体窝脓肿

A、B、C. 矢位T1WI显示鞍内小圆形低信号占位。矢位、冠位T1WI Gd-DTPA增强呈环形强化，边缘略毛糙

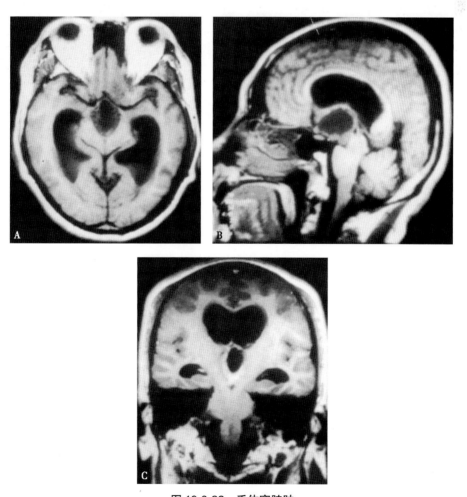

图19-3-22　垂体窝脓肿

A. 轴位T1WI示垂体窝内类圆形囊样占位，呈低信号。B、C. 矢位、冠位T1WI Gd-DTPA
增强扫描呈环形强化，壁欠规整

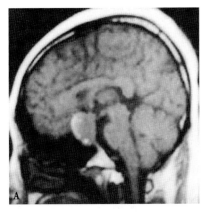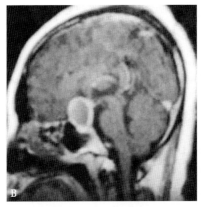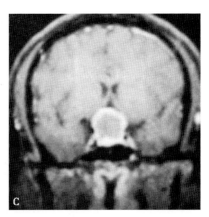

图 19-3-23　垂体窝脓肿

A. 矢位 T1WI 显示垂体窝内类圆形囊样占位,呈等信号。B、C. 矢位、冠位 T1WI Gd-DTPA 增强扫描呈环形强化,壁欠规整

第四节　三叉神经瘤

【病因、病理】

三叉神经瘤起源于三叉神经半月节,居颅中窝的硬膜外,生长缓慢,可向海绵窦及眶上裂扩展。也可起源于三叉神经根,居颅后窝的硬膜内,可侵犯周围脑神经,约 25% 的三叉神经瘤可位于颞骨岩部尖端,跨越颅中窝、颅后窝的硬膜内外。三叉神经瘤发病率占颅内脑肿瘤的 0.2%～0.45%,占脑神经鞘瘤的 5%～6%,但在神经鞘瘤发生率中仅次于听神经瘤。本病多见于青壮年,男多于女(2∶1)。三叉神经为混合神经,包括运行神经和感觉神经。三叉神经运动核位于脑桥中部,其发出纤维组成三叉神经运动根,穿出小脑中脚,加入下颌神经,经卵圆孔出颅,支配咀嚼肌、腭帆张肌、鼓膜张肌等。三叉神经感觉核为一长核柱,位于中脑,经脑桥下续于第二颈髓后角,发出纤维经脑桥和中脑交界处出脑,在颞骨岩部尖端三叉神经压迹处,扩展成扁半月形的三叉神经半月节,再发出眼神经,上颌神经和下颌神经三分支,分别经眶上裂、圆孔、卵圆孔出颅,支配额顶部、上颌部、下颌部皮肤及相应区域的黏膜等。因此,生于不同部位的肿瘤,将会产生不同的症状。

【临床表现】

首发症状均为三叉神经刺激或破坏症状,表现为三叉神经分布区疼痛、麻木等,其中三叉神经痛常不典型,持续时间长。肿瘤增大后,相继出现其他脑神经或颅高压症状。三叉神经分布区域内出现短暂的、剧烈的、闪电样反复发作的疼痛,多数存在扳机点,相应区域皮肤粗糙、皮肤着色,或有感觉减退。由肿瘤等占位性病变引起的三叉神经痛常有明显的神经系统阳性体征。

【CT 表现】

CT 表现颅中、后窝交界处卵圆形或哑铃形肿物,呈等密度或低密度。瘤体周围一般无脑水肿。瘤体小者可无占位效应,颅中窝内较大者可压迫鞍上池、颞叶;颅后窝较大者可压迫第四脑室、脑干。骑跨颅中窝、颅后窝者呈哑铃状三叉神经瘤为特征性表现(图 19-4-1)。肿瘤有强化,较小的实性者呈均一强化,囊性变者呈环状强化。颞骨岩部尖端破坏。

【MRI 表现】

由于三叉神经走行上的解剖特点,其肿瘤沿神经纤维向前生长,表现为骑跨中、后颅窝的实性或囊实性肿块(图 19-4-2～4),这是三叉神经瘤特征性的表现。T1WI 表现为等或低信号,T2WI 表现为高信号。肿瘤较大时,尤其是神经鞘瘤,会有囊变出现,T1WI 为低信号,T2WI 为更高信号。增强扫描,肿瘤明显强化,囊变者呈环状强化。三叉神经鞘瘤的 MRI 信号改变并无特征性,但肿瘤破坏岩尖骨质,使其信号改变对诊断有很大帮助。三叉神经走行于颞叶和鞍旁之间,向内可侵犯海绵窦和 Meckle 腔,导致第Ⅲ、Ⅳ、Ⅵ对脑神经的损害,引起相应的症状。向外推移颞叶,向后使脑干向后移位,矢状位上表现为脑干驼背样改变。

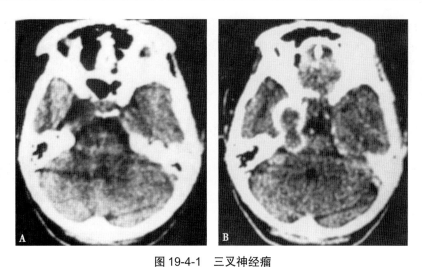

图 19-4-1 三叉神经瘤
A. CT 平扫显示左岩尖骨质破坏, 跨中、后颅窝呈低密度灶。B. 增强扫描明显
环形强化呈哑呤状, 边界清楚

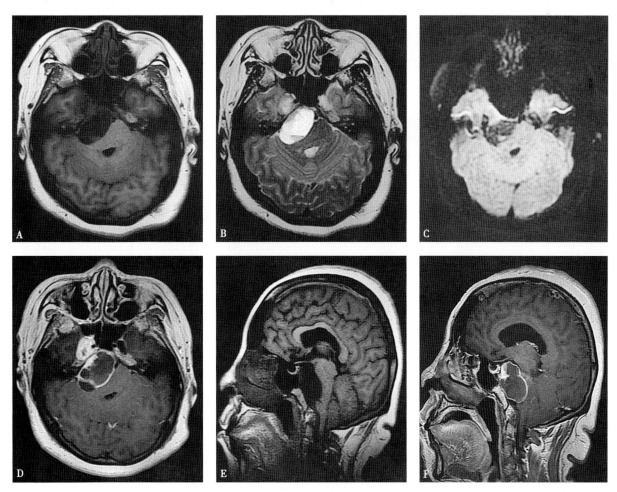

图 19-4-2 三叉神经瘤
女, 43 岁, 头痛 1 年。A~F. 右侧桥小脑角池 -Meckel 腔见一较大囊实性肿块影, 囊性部分较大, 呈长 T1、长 T2 信号。病变呈分叶状, 周围见薄层实性囊壁。实性部分位于病灶周围且与右侧三叉神经关系密切, 实性部分及囊壁增强扫描呈明显强化, 病变向上达桥脑上缘, 向下达枕骨大孔上缘, 相邻桥脑、延髓受压移位, 第四脑室受压变形

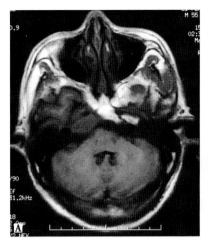
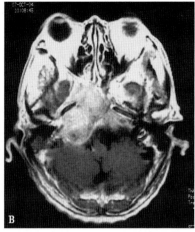
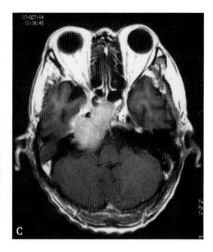

图 19-4-3 三叉神经瘤

A、B. 轴位 T1WI、T2WI 显示右侧跨中、后颅窝占位病灶,边界较清楚,右侧鞍背破坏。C. 轴位 T1WI、T2WI 增强扫描呈明显不均匀强化,同时累及右侧海绵窦受侵

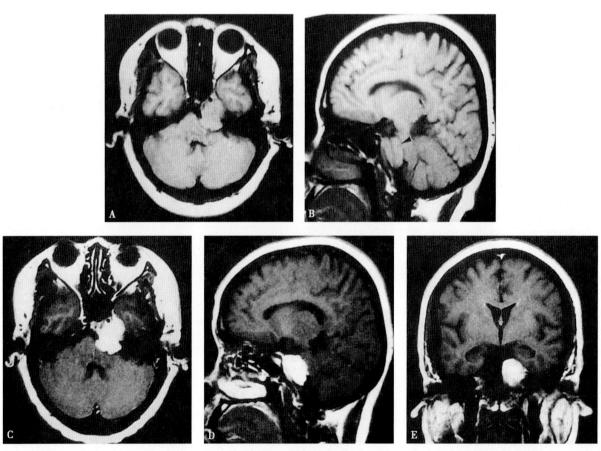

图 19-4-4 三叉神经瘤

A、B. 轴位、矢位 T1WI 左侧桥小脑角区椭圆形等信号占位性病变(▼),边界清楚,信号均匀。C、D、E. 轴位、矢位、冠位 T1WI Gd-DTPA 增强扫描显示病灶明显强化,脑干略向右移

【鉴别诊断】

1. 听神经瘤　听神经瘤源于听神经前庭支神经鞘细胞,肿瘤一般以内听道为中心生长,患侧的第Ⅶ、Ⅷ神经较对侧增粗。

2. 脑膜瘤　脑膜瘤原发于蛛网膜内皮细胞,凡属颅内富于蛛网膜颗粒与蛛网膜绒毛之处皆是脑膜瘤的好发部位。脑膜瘤紧贴硬脑膜生长,可跨中后颅窝生长,宽基底与岩锥硬脑膜相连。在 T1WI 上呈等信号或略低信号,T2WI 呈高信号,但信号不及三叉神经瘤高。增强后多呈均匀一致的强化,可出现"脑膜尾征"。

3.胆脂瘤 胆脂瘤亦称表皮样囊肿,是起源于异位胚胎残余组织的先天性良性肿瘤。CPA 区是胆脂瘤的好发部位,胆脂瘤特征性的表现是"见缝就钻",向周围匍行生长,多沿脑沟、脑池塑形发展,周围脑实质常受压明显,但其周围脑室质内常无水肿,绝大多数胆脂瘤在 T1WI、FlAIR 上呈低信号,T2WI 上呈比听神经瘤更高的高信号,信号强度较均匀,DWI 呈高信号为其信号特征。增强扫描肿瘤无强化。

第五节 面神经瘤

【病因、病理】

面神经瘤少见,面神经瘤起源于面神经的施万细胞,自 1930 年 Hmid 首次报道后,命名为面神经鞘膜瘤,简称面神经瘤。面神经瘤生长缓慢,可沿面神经干向不同方向蔓延,多为向阻力小的方向呈块状膨胀生长,常侵犯鼓室腔、乳突腔或致颅中窝底骨质破坏,面神经功能因肿瘤生长缓慢,早期偶有面神经痉挛,晚期出现渐进性周围型面瘫,亦有无面瘫者。

【临床表现】

原发于面神经中央部鞘膜,血管少,生长慢,体积小而硬,破坏神经管较迟,影响面神经功能较早,渐渐发生面瘫。原发于边缘部神经鞘膜,则血管多生长快、体积大而软,破坏神经管早,影响面神经功能较迟,可发生面瘫或无面瘫。早期对听力无影响,依肿瘤影响听神经的程度不同可致传音性聋、感音性聋或混合聋,传音与感音性聋之比为 3:1。尚有患侧泪腺、汗腺分泌减退及同侧舌前 1/3 味觉减退或消失。若侵犯鼓索神经远端,则味觉、听觉无影响。个别患者有耳鸣。

【CT 表现】

CT 表现为受累面神经管节段性扩大和局部破坏及软组织肿块,CT 能清晰显示面神经管解剖,能对面神经管的长度,管径,前膝部及后膝部角度精确测量。

【MRI 表现】

面神经瘤瘤体能直接为 MRI 所反映,一般为耳蜗前外方有结节样异常信号,T1WI 为等信号,T2WI 高或等信号(图 19-5-1、2),T2WI 信号的差异可能与肿瘤不同的病理类型水分含量不等有关;增强后瘤体有明显的强化,可为多发节段性强化,反映出面神经瘤跨节段分布的特点。

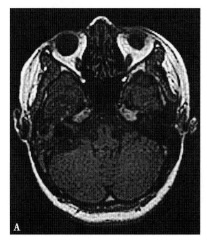 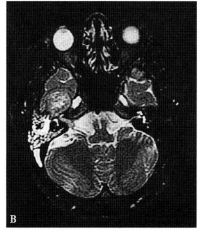 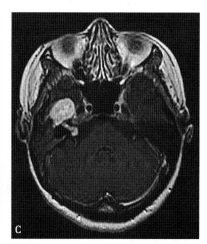

图 19-5-1 面神经瘤

女,47 岁,右耳听力下降伴面瘫 4 年。A、B. 右侧岩锥前方中颅窝底见类圆形长 T1 长 T2 异常信号,信号不均匀;C~F. 病灶强化较明显,内部散在类圆形未强化区,边界较清,局部颞叶脑实质受压。病变有一长蒂与内听道相连,并在内听道外口处呈结节状膨大(均明显强化),右侧内听道扩大

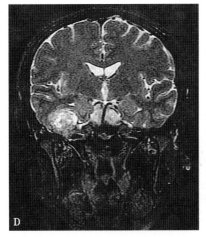
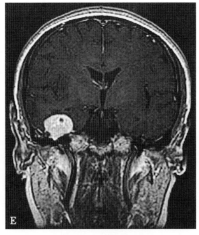
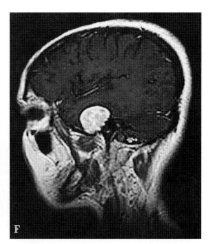

图 19-5-1 面神经瘤(续)

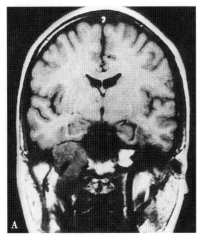
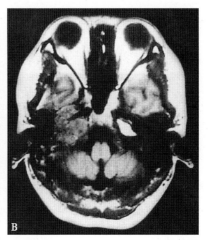

图 19-5-2 面神经瘤
A、B. 冠位、轴位 T1WI 右侧中后颅窝底岩骨尖端区示一异常肿块,呈等信号影,其内可见颈内动脉穿行,肿块边界清且不光整,岩骨尖端脂肪信号消失

【鉴别诊断】

面神经瘤的鉴别诊断据发病部位不同而有所不同。内听道和桥小脑角区的面神经瘤极易与听神经瘤混淆,因为这里的面神经瘤可无面瘫症状,却常有听力下降(听神经受压)。当 CPA 肿瘤直径小于 2cm 时,如果它偏于内听道长轴前上方则高度提示为面神经瘤。面神经瘤局限于膝状窝,在 CT 上表现为骨壁膨胀性改变,这与原发性胆脂瘤、骨血管瘤以及胆固醇肉芽肿类似。原发性胆脂瘤不强化;典型骨血管瘤边缘呈虫蚀状;胆固醇肉芽肿在 MRI 上有特征性的短 T1、长 T2 信号。颅外段面神经瘤和颈静脉球瘤均可表现为茎突后肿块,后者也可导致面瘫。首先在 CT 上确定病变中心是否在颈静脉球窝,颈静脉球窝骨棘有无破坏;其次在 MRI 上观察有无明显的流空血管。另外颈静脉球瘤强化更为明显。面神经鞘瘤与面神经纤维瘤在影像上难以区别,但是面神经纤维瘤多发生在婴幼儿和儿童。

第六节 听神经瘤

【病因、病理】

听神经瘤是桥小脑角区肿瘤中最常见的一种,听神经瘤为耳神经外科最常见的良性肿瘤,起源于第Ⅷ脑神经,又称前庭神经鞘膜瘤,有时影像学表现与三叉神经瘤、脑膜瘤、胆脂瘤等相似,易误诊。

【临床表现】

临床表现主要包括耳鸣、听力障碍、眩晕、面神经麻痹以及脑干症状。由于肿瘤在内听道内压迫听神经的耳蜗支和前庭支，早期多表现为缓慢发生的耳鸣、听力减退、眩晕以及步态不稳感等耳蜗与前庭功能障碍的症状。症状出现频率和严重程度因人而异，轻者可因反复发作的眩晕或持续存在的步态不稳而影响正常生活。

【CT 表现】

CT 显示肿瘤位于岩骨后缘，以内听道为中心，内耳道漏斗状扩大（图 19-6-1、2）。肿瘤多为类圆形。平扫呈等密度，也可为低密度、高密度和混合密度，易发生囊性改变。半数肿瘤四周有水肿，但较轻。桥小脑角池闭塞，而相邻脑池扩大。肿瘤增大可压迫脑干、小脑及第四脑室，形成阻塞性脑积水。增强扫描肿瘤有明显强化，未强化区为囊性坏死。听神经瘤常引起内听道的扩大，当早期未引起内听道扩大时，CT 平扫难以发现，可行 CT 脑池造影发现（图 19-6-3）。

【MRI 表现】

MRI 肿瘤位于桥小脑角区，多呈不均匀长 T1、长 T2 信号。多有囊变，囊变区在 T1WI 上显示为明显低信号，在 T2WI 则显示为高信号。行增强检查，肿瘤实性部分明显增强（图 19-6-4、5），囊变、出血、

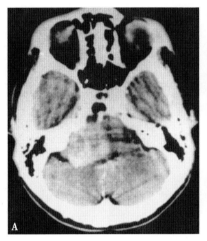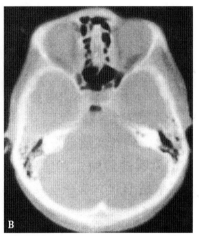

图 19-6-1 听神经瘤
A. CT 平扫示右侧桥小脑角类圆形稍高密度灶，边界清楚，脑干及第四脑室受压。
B. 骨像：右侧内听道口呈喇叭口样扩大

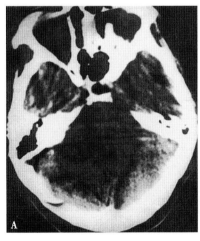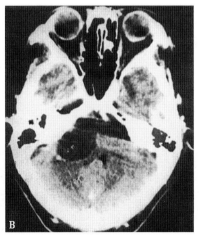

图 19-6-2 听神经瘤
A. CT 平扫右侧桥小脑角区一半圆形低密度灶。B. 增强扫描病灶无强化，边界清晰，第四脑室轻度移位

坏死部分无强化（图 19-6-6～8）。当听神经瘤较大时可出现明显的脑外占位征象，微小听神经瘤 T1WI
仅表现为双侧听神经不对称，T2WI 信号略高于正常听神经，增强扫描可清晰显示，表现为听神经束增
粗且明显强化。

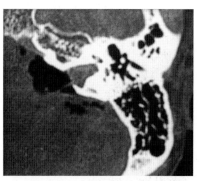

图 19-6-3 气体 CT 脑池造影
CT 平扫骨像显示左侧内听道扩大，骨质显破坏

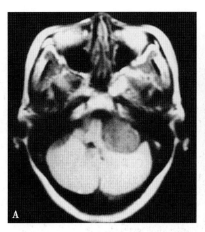
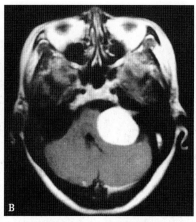
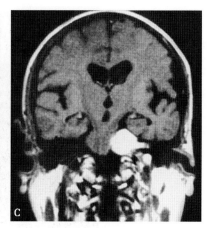

图 19-6-4 听神经瘤
A. 轴位 T1WI、轴位、冠位 T1WI Gd-DTPA 增强扫描示左桥小脑角区密度均匀、边界清晰的等信号区，第四脑室向对侧
移位。B、C. 轴位、冠位 T1WI Gd-DTPA 增强扫描呈高信号，其内信号强度欠均匀。冠状增强扫描呈明显均一强化，听
神经增粗，中脑推移

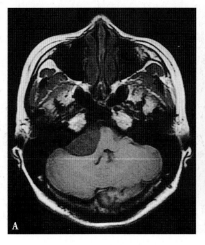
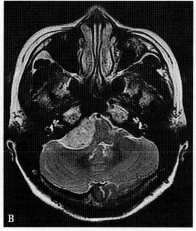
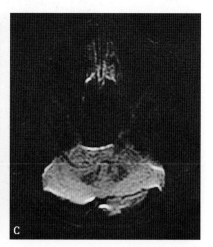

图 19-6-5 听神经瘤
女，41 岁，左侧面部麻木 1 年。A～C. 右侧桥小脑角区见不规则等长 T1 等长 T2 信号肿块，边界清楚，内部信号较均匀；
D～F. 增强后呈均匀强化，肿块以右侧内听道为中心，同侧听神经增粗。周围脑结构受压、变形

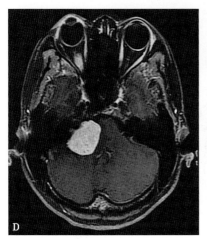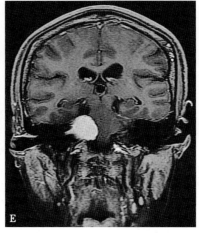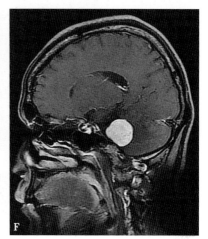

图 19-6-5　听神经瘤（续）

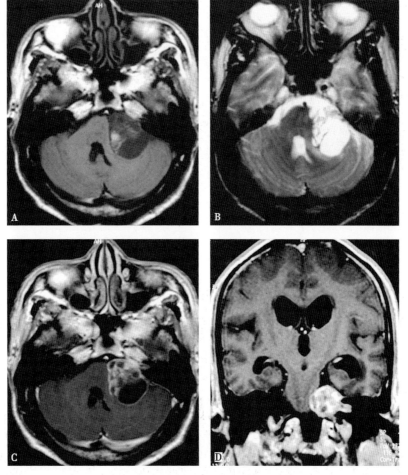

图 19-6-6　听神经瘤坏死

A、B．轴位 T1WI、T2WI 示左侧桥小脑角区见一等 T1、长 T2 信号灶，边界清晰，同侧桥前池增宽，第四脑室变形向对侧推移。C、D．轴位、冠位 T1WI Gd-DTPA 增强扫描呈混杂信号，边界清楚，幕上脑室扩大脑积水

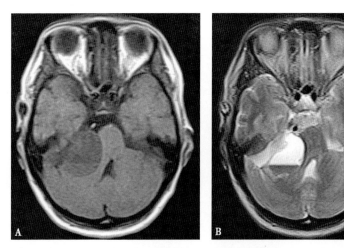

图 19-6-7 听神经瘤出血囊变

A、B. 轴位 T1WI、T2WI 示右侧桥小脑角区占位性信号，病变呈囊样改变及液平面，上层呈明显的长 T1、长 T2 信号改变，下层为中等信号，同侧桥前池增宽，第四脑室变形向对侧推移

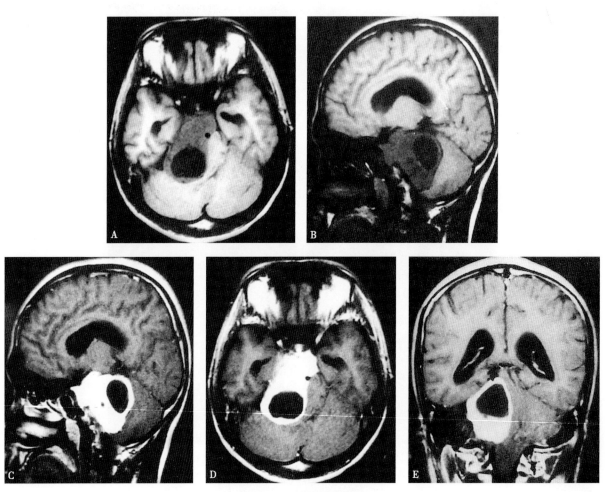

图 19-6-8 听神经瘤囊变

A、B. 轴位、矢位 T1WI 显示右侧桥小脑角区不规则形占位信号，部分呈明显圆形囊样信号。C、D、E. 矢位、轴位、冠位 T1WI Gd-DTPA 增强扫描实质部分呈明显较均匀强化，囊样部分无强化，幕上脑室扩大脑积水

【鉴别诊断】

桥小脑角区常见的肿瘤有蛛网膜囊肿、胆脂瘤、胶质瘤、听神经瘤及三叉神经瘤、脑膜瘤等。神经源性肿瘤易于囊变,可表现为小部分囊变、大部分囊变和完全囊变3种。

1. 脑膜瘤　在T1WI上呈等信号或略低信号,T2WI呈等或略高信号。但信号不及听神经瘤高,在T1WI和T2WI上可见一薄环状脑脊液样信号环绕,肿瘤增强后多呈均匀一致的强化,可出现"脑膜尾征"。肿瘤内有钙化,内听道无扩大等征象可区分。此外,脑膜瘤往往有一较宽的底部,内听道不在此底部中心。

2. 蛛网膜囊肿　虽对周围结构有压迫,但信号与脑脊液相似,增强后无异常强化。

3. 胆脂瘤　匍行生长,对邻近结构无推压现象,DWI呈高信号且无异常对比强化。

4. 囊性血管母细胞瘤　增强后可见到有一强化壁结节突出于囊腔内,周围有明显流空血管影,有助于诊断。

5. 三叉神经瘤　三叉神经根的肿瘤MRI信号特点与听神经瘤相似,但常位于桥小脑角上部,中心位置偏前,突入麦氏腔,可造成其扩大。其特征性表现为哑铃状及颞骨岩尖部在T1WI中呈现的高信号消失,于岩尖跨中后颅窝,沿三叉神经径路生长,不累及内听道。

第七节　舌下神经瘤

【病因、病理】

发生于舌下神经的施万细胞瘤罕见。在脑神经鞘瘤中受累的神经绝大部分是感觉性神经或混合神经的感觉支,而来源于运动性脑神经的神经鞘瘤多与神经纤维瘤病有关,来源于运动性脑神经的单个神经鞘瘤则极为罕见。舌下神经鞘瘤即为起源于运动性脑神经的神经鞘瘤之一,同侧的舌麻痹和舌萎缩是最常见的临床表现。

【临床表现】

长期患侧舌肌麻痹和萎缩,伸舌时偏向患侧,病程从5个月到10年,其原因可能是舌肌为交叉性肌纤维,偏侧麻痹时很少有功能障碍。可伴同侧温、痛觉消失,双侧实体觉、震颤觉减退,若伴有对侧锥体束征和交感神经麻痹时,考虑有双侧肿瘤之可能。除舌下神经麻痹外还有同侧舌咽神经,迷走神经、副神经受损,向上发展时三叉神经、面神经、听神经受损。

【CT表现】

CT可显示舌下神经管扩大及枕髁破坏,CT检查可见骨性改变和肿瘤。

【MRI表现】

MRI检查可多平面显示舌下神经管内外肿瘤及周围结构,还可发现舌肌萎缩,脂肪变性征象。囊性肿瘤T1WI上呈低及等、低混杂信号,T2WI上呈高及等、高混杂信号;实性肿瘤T1WI上呈低、等或稍低信号,T2WI上呈高、等或稍高信号。

【鉴别诊断】

需与枕骨大孔及颈静脉孔区肿瘤相鉴别。

1. 颈静脉球瘤　具有副神经节瘤特征性影像学表现,T1W1为等信号,T2W1为中到高信号,增强后均匀强化,脑血管造影可显示丰富血供。

2. 腮腺外涎腺肿瘤　可根据颈动脉的移位方式鉴别,前者将颈动脉推向前方,后者相反。

3. 颈动脉体瘤　T1W1为等信号,T2W1为中到高信号,增强后均匀强化,可见颈内外动脉分叉处增宽改变。

第八节　颅内脊索瘤

【病因、病理】

脊索瘤是一种较为少见的肿瘤,呈缓慢的侵袭性生长,可以发生在颅底斜坡、鞍区,也可发生在脊椎骶尾部。在人类胚胎发育的第四周时即出现脊索结构,随着胚胎的发育,脊索逐渐退化,但位于颅底蝶枕部及脊椎骶尾部的部分脊索组织不完全退化而残留下来,以往认为该肿瘤来源于胚胎残余。有作者认为这种残留的组织在一定条件的作用下,如刺激和创伤或激素水平增高,如人绒毛膜促性腺激素等因素的影响可能发生肿瘤性增殖而形成脊索瘤。

【临床表现】

患者的临床症状复杂,主要表现为头痛及视力障碍。持续的钝性头痛与肿瘤对颅底骨质长时间的浸润破坏有关。其他的症状如吞咽困难、饮水呛咳、言语不清、构音不良、视物模糊、行走不稳、面神经瘫痪、耳聋等均与瘤组织对邻近脑神经的损伤有关。

【CT表现】

CT表现以斜坡为中心的略高密度灶,形态不规则,边界不清,其内可见散在钙化灶及囊性变,常伴邻近骨质破坏。脊索瘤多数不均匀强化,一般无瘤周水肿或有轻度脑水肿。CT显示骨质结构较为敏感,在肿瘤对骨质的侵袭破坏、软组织的骨化、钙化方面显示清晰(图19-8-1、2)。

【MRI表现】

典型的颅内脊索瘤MRI表现为以斜坡或岩骨尖为中心的圆形或不规则形软组织肿块。在T1WI上肿瘤通常低于脑组织的信号强度,信号不均匀(图19-8-3);在T2WI上,肿瘤呈高信号。肿瘤内大多有出血灶和囊性变,肿瘤内可伴有散在的钙化,在T1WI上,囊变和钙化均低于肿瘤信号,出血则为高

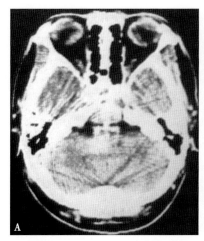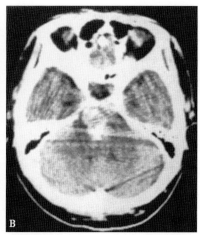

图 19-8-1 颅内脊索瘤

A、B. CT 增强扫描斜坡区示一不规则高密度肿块影,边界欠清内有多发钙化,相邻骨质破坏

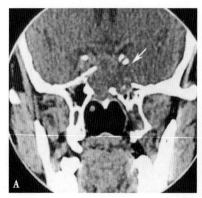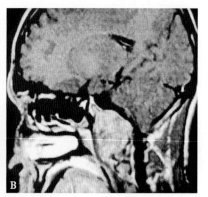

图 19-8-2 斜坡脊索瘤

A. CT 平扫冠位鞍上及鞍后区等密度肿块(↙),其间点状高密度,左侧蝶骨明显破坏。B. 矢状 T1WI Gd-DTPA 增强扫描显示斜坡呈高密度骨质破坏,呈膨胀骨改变

信号；在 T2WI 上，出血和囊性变均为高信号，钙化为低信号。囊样变、出血和钙化是造成肿瘤信号不均匀的原因。肿瘤信号不均匀，表现为特征性的"盐和胡椒征"（图 19-8-4、5）。增强扫描时，脊索瘤血供不丰富，肿瘤多呈缓慢、逐渐持续强化。

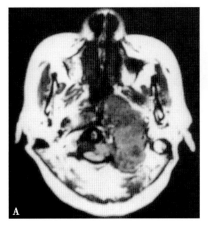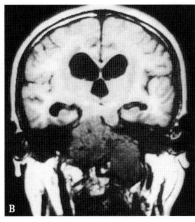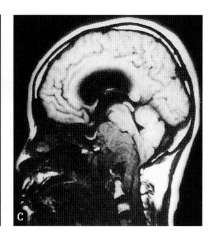

图 19-8-3　颅内脊索瘤

A、B、C. 轴位、冠位、矢位 T1WI 显示左侧鞍旁不规则性肿块，呈等信号，其间示不规则低信号，肿块沿左侧斜坡经枕大孔至颅外，幕上脑室扩大

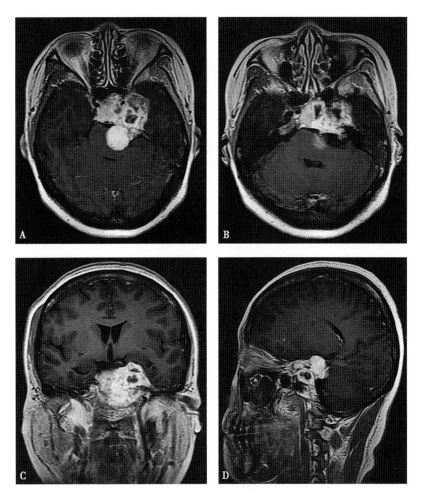

图 19-8-4　斜坡脊索瘤

女，36 岁。A～D. MRI 增强扫描。斜坡左侧部 - 鞍内及鞍上、环池左侧部见不规则分叶状短 T1 信号影，其内信号欠均匀，见斑片状长 T1 信号影，强化欠均匀，病变边界欠清，与左侧海绵窦分界不清，垂体正常结构消失，病变邻近大脑脚左侧部、脑桥及左侧颞叶受压改变

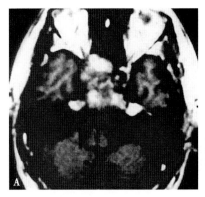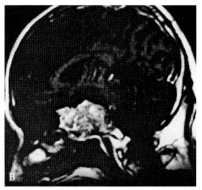

图 19-8-5 鞍区脊索瘤

A. 轴位、矢位 T1WI Gd-DTPA 鞍区及斜坡高信号肿块，呈中等不均匀强化信号，蝶鞍显示不清，相邻骨质破坏

【鉴别诊断】

1. 鞍区的脊索瘤需与颅咽管瘤相鉴别，后者多不引起广泛的颅底骨质的破坏，颅咽管瘤 CT 上可见囊壁有弧线状或蛋壳样钙化，通常不引起邻近骨质破坏。

2. 垂体腺瘤 在影像学上一般表现为蝶鞍受累扩大，鞍底变深骨质吸收，脑神经损害多局限于视神经；而脊索瘤多表现为以展神经障碍为主的多组脑神经受损症状，影像学上多见颅底骨质溶骨性破坏和瘤内斑点状或片状破骨或钙化灶。

3. 若鼻咽部颅底的脊索瘤向前下长入咽腔，其临床症状和影像学表现与向颅底转移的鼻咽癌相似，除软组织肿块外均可广泛破坏局部颅底骨质，鉴别诊断主要依靠鼻咽部的穿刺活检。

4. 如脊索瘤向后颅窝生长，特别是突向侧后方时，应与桥小脑角的听神经瘤相鉴别。听神经瘤在颅骨平片和 CT 上主要表现为内听道的扩大和岩骨嵴的吸收，MRI 常有助于鉴别诊断。

5. 脊索瘤应与脑膜瘤相鉴别。同部位脑膜瘤可引起局部骨质受压变薄或骨质增生，而少有溶骨性变化。DSA 常见脑膜供血动脉增粗，有明显的肿瘤染色。

（张文伟 张忻宇 李 滢 张 鹏）

参 考 文 献

1. 白人驹. 医学影像诊断学. 第 2 版. 北京：人民卫生出版社，2005：98-109.

2. 陈星荣，沈天真，段承祥，等. 全身 CT 和 MRI. 上海：上海医科大学出版社，1994.

3. 李联忠，戴建平，赵斌. 颅脑 MRI 诊断与鉴别诊断. 北京：人民卫生出版社，2000.

4. 吴恩惠. 头部 CT 诊断学. 第 2 版. 北京：人民卫生出版社，1995.

5. Atlas SW. 中枢神经系统磁共振成像. 第 3 版. 李坤成，译. 郑州：河南科学技术出版社，2008：279-462.

6. 鱼博浪. 中枢神经系统 CT 和 MR 鉴别诊断. 第 2 版. 西安：陕西科学技术出版社，2006.

7. 丁洪彬，张波，王秀平，等. 颅底脊索瘤的 CT 和 MRI 影像诊断与鉴别诊断. 实用放射学杂志，2007，23（11）：1449-1451.

8. 董其龙，赵耀，钱根年，等. 蝶鞍内囊肿的 X 线、CT、MRI 诊断. 中国医学影像学杂志，2006，14（1）：66-68.

9. 付玉才. 听神经瘤的 CT 诊断. 中国民康医学，2012，24（18）：2289-2290.

10. 康艳美. 垂体瘤影像表现及鉴别诊断. 中外医疗，2012，15（2）：172.

11. 李莹，雷益，徐坚民，等. 儿童和青春期垂体瘤的 MRI 诊断和鉴别. 放射学实践，2006，21（4）：330-332.

12. 马俊锋. 脑膜瘤的 MRI 表现（附 14 例报告）. 当代医学，2014，20（10）：101-102.

13. 祖朝辉，王颖，阚志生，等. 垂体瘤 MRI 影像学特征与视功能障碍. 中华神经外科杂志，2009，25（8）：734-737.

14. 李联忠. 脑与脊髓 CT、MRI 诊断学图谱. 第 2 版. 北京：人民卫生出版社，2011：668-728.

15. Galt JR，Halkar RK，Evan CO，et al. In vivo assay of folate receptors in nonfunctional pituitary adenomas with 99m Tc-Folate SPECT/CT. J Nucl Med，2010，51（11）：1716-1723.

16. Lang FF, Macdonald OK, Fuller GN, et al. Primary extradural meningiomas: a report on nine cases and review of the literature from the era of computerized tomography scanning. J Neurosurg, 2000, 93(6): 940-950.

17. Soto-Ares G, Cortet-Rudelli C, Assaker R, et al. MRI protocol technique in the optimal therapeutic strategy of non-functioning pituitary adenomas. Eur J Endocrinol, 2002, 146(2): 179-186.

第二十章

颅 骨 病 变

第一节 颅骨发育畸形

一、狭 颅 症

狭颅症为颅缝早期闭合所致的先天性头颅畸形。颅缝早闭多发生于胎儿期或婴儿早期，病因不明，可能为颅缝膜性组织异位骨化中心生长的结果。颅缝早闭导致颅缝平面的发育障碍，而其他方向则代偿性过度发育，故形成各种头颅畸形。临床主要表现为不同类型的头颅畸形，如尖头、舟状头、短头、偏头和小头畸形，若代偿不能适应脑组织的发育，则引起智力障碍和慢性颅压增高，出现头痛、呕吐、视力障碍等症状。狭颅症可合并四肢畸形、垂体功能不全等。

【影像学表现】

颅缝早闭、头颅畸形、颅压增高为本病的基本表现。颅缝早期闭合导致了头颅畸形和继发性颅骨变薄与脑回压迹增多。出生时受累的颅缝明显狭窄，颅缝边缘有象牙样密度骨或骨桥，几周内骨嵴将颅缝闭合。不同的颅缝早闭可引起各种头颅畸形（图20-1-1）。

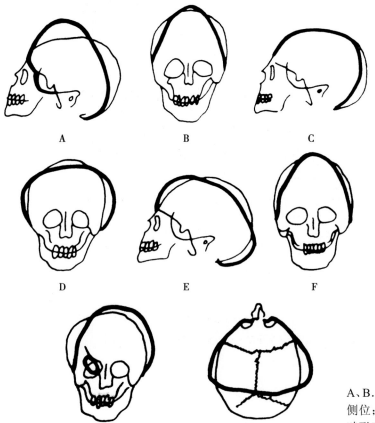

图20-1-1 狭颅症的几种类型
A、B. 尖头畸形正侧位；C、D. 短头畸形正侧位；E、F. 舟状头畸形正侧位；G. 偏头畸形正位；H. 三角头畸形顶位

1. 尖头畸形　又称塔状头畸形，为冠状缝和矢状缝早期闭合，可分为3型：①单纯畸形：头颅垂直径增加，前后径变短，额顶部垂直上升头颅呈塔状，前颅窝变短（图20-1-2、3）；②颅面骨发育不全（Crouzon综合征）冠状缝及人字缝早期闭合，颅骨前后径短，横径增宽，致使两眼分离和向外斜视，鼻根塌陷；③尖头并指畸形（Apert综合征）头颅畸形同前两型，伴发并指（趾）畸形。

2. 长头畸形　又称舟状头，为矢状缝、顶颞缝和蝶枕缝早期闭合，头颅横径生长受限，前后径生长显著，头长而窄呈舟状。颅底下陷，枕部下陷（图20-1-4）。

3. 短头畸形　冠状缝早期闭合或伴人字缝早闭，头颅前后径变短，垂直径和横径增加，颅后窝加深。

4. 斜头（偏头）畸形　一侧颞顶缝早闭，两侧颅骨发育不对称。应与颅骨半侧萎缩鉴别，后者继发于一侧脑发育延迟，患侧颅骨增厚，岩部位置较高，乳突气化良好与偏头畸形不同。

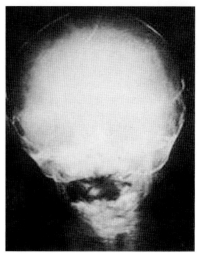

图20-1-2　狭颅症　尖头畸形

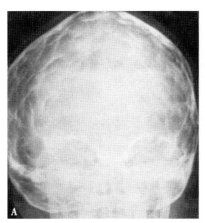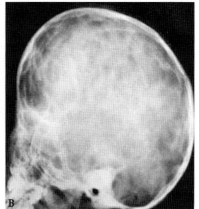

图20-1-3　狭颅症　尖头畸形

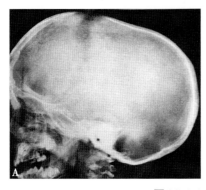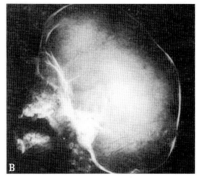

图20-1-4　舟头畸形

5. 小头畸形　有颅缝均早期闭合，头颅狭小，脑发育障碍，颅内压升高和脑回压迹显著。小头畸形亦可继发于脑实质的发育异常，常有头颅偏斜、颅骨增厚，少有颅缝早闭，与颅缝早闭所致之小头畸形不同。

二、颅底凹陷症

本病多因寰枢椎、枕骨先天发育异常导致颅底向上凹陷及齿状突上移，常见有环椎枕化、寰枢椎伴脱位等。亦可见于畸形性骨炎、甲状旁腺功能亢进、老年性骨质疏松致颅底软化的后天性疾病。临床上主要为脊髓、延髓和小脑受压，可引起听神经受累、眼球震颤和共济失调。

【影像学表现】

颅颈交界处骨骼畸形主要有枕骨大孔变小、枕骨斜坡和颞骨岩部向上移位、后颅窝变浅、环椎枕化、寰枢关节半脱位等（图 20-1-5），影像诊断须依据测量进行判断，常用方法如下：

1. 腭枕线　硬腭后缘和枕大孔后唇间的连线，若齿状突超过此线 3mm 以上，即有诊断意义。

2. 麦格雷戈线　硬腭后缘上面到枕骨鳞部最低点作一连线，齿状突在此线上方大于 6mm 有诊断意义。

3. 二腹肌沟线　颅骨正位片两侧乳突内面和颅底交界点的连线，若齿状突顶至此线的距离不足 2mm 即有意义。

4. 麦克雷线　即枕大孔前后缘的连线，齿状突顶超出此线即属异常。

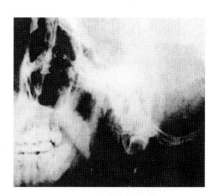
图 20-1-5　颅底凹陷症
齿状突超过腭枕线 3mm 以上

三、颅骨陷窝症

本病发病原因不明，可能为胎儿期颅盖骨骨化异常所致，出生时即发现，一般生后 4～5 个月后消失。病理上颅骨陷窝处为内板和板障的局限性缺损，颅骨外板薄如"羊皮纸"，若外板有骨质缺损，硬膜与颅骨外软组织接触，称为颅骨窗。临床检查颅骨外形正常，颅骨变软，常伴有脑膜脑膨出。

【影像学表现】

颅骨陷窝的诊断主要依靠影像学检查。颅骨弥漫性分布类圆形密度减低区，边缘清楚锐利，周围伴有硬化，大小自数毫米至 4～5cm 不等，分布无规律，以顶、额部明显。切线位陷窝区仅为一菲薄的外板，多伴有脑膜脑膨出（图 20-1-6）。

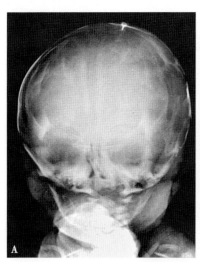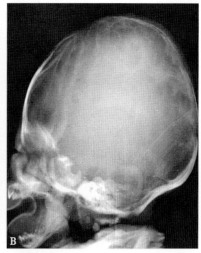
图 20-1-6　颅骨陷窝症
A、B. 头颅正侧位示颅骨弥漫性分布类圆形密度减低区

四、脑膜或脑膜脑膨出

本病为脑膜或脑组织通过颅骨缺损处向外疝出，多发生于鼻根至枕骨中线的任何部位，常见于枕部，少数可通过前颅窝突入鼻根或鼻腔，又称为颅鼻裂。患儿出生后即可发现肿物，哭闹时增大，压迫时可缩小，肿物基底部可触及颅骨缺损边缘。伴有脑组织膨出时可有癫痫或肢体麻木。

【影像学表现】

中线部位的类圆形颅骨缺损，大小不一，边缘光滑，周围可见膨出的软组织影（图 20-1-7、8）。颅鼻裂骨缺损较小时可显示不清，较大时筛板和上部眶板缺如，鼻根部结构空虚，眶内缘向内凹陷。CT、MRI 颅骨缺损显示清晰，软组织肿物含有脑脊液、脑组织，且与颅内相连。此外常合并蛛网膜囊肿、导水管狭窄等其他畸形（详见第二章第一节）。

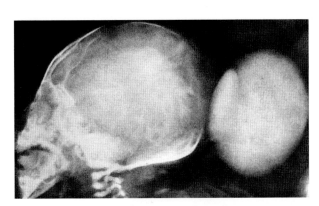

图 20-1-7 颅裂、脑膜脑膨出
枕骨后方见巨大软组织肿块

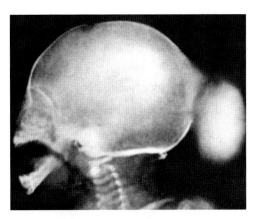

图 20-1-8 颅裂、脑膜脑膨出
枕骨骨质缺损，后方膨出软组织影

第二节 颅骨发育障碍

一、颅骨干骺发育异常

颅骨干骺发育异常为干骺发育异常合并骨性狮面，常染色体显性遗传多于隐性遗传。颅骨由于过度生长引起前额突出，呈骨性狮面状。儿童期可有面神经麻痹、耳聋、智力低下。

【影像学表现】

颅骨对称性骨质增生，下颌骨常膨胀变形，伴有长骨干骺端发育异常。

二、颅骨骨干发育不良

颅骨骨干发育不良又称为 Halliday 病，为常染色体隐性遗传，以骨质增生硬化累及颅面骨引起骨性狮面为特征。本病在婴儿期发病，身材及智力发育迟缓。头围增大，面部进行性不对称，骨质增生导致视神经与听神经孔道狭窄，继发视力与听力障碍。

【影像学表现】

颅面骨两侧不对称，颅骨骨质增生硬化，鼻窦气化不良。

【鉴别诊断】

进行性骨干发育不全以四肢管状骨改变为主，颅骨改变较轻，临床上无智力障碍。

三、皮肤骨膜肥厚症

皮肤骨膜肥厚症又名原发性肥厚性骨关节病、特发性家族性普遍性骨赘病、Touraine-Solente-Gole 综合征。发病可能与遗传有关，半数患者有家族史。主要病理改变为骨膜下新骨增生，皮肤、筋膜、肌肉和结缔组织同时累及。本病可分为三型：①完全型：皮肤和骨膜同时受累；②不完全型：皮肤改变轻微，骨骼改变明显；③顿挫型：仅有皮肤增厚，骨骼改变较轻。以上分型也可能为本病的不同发展阶段。本病多在儿童期发病，男多于女。手足粗大，杵状指（趾），颜面部皮肤增厚粗糙，皱褶加深呈脑回状，尤以额部明显，形如"狮面"，智力正常。

【影像学表现】

颅骨弥漫性增生硬化,内外板增厚,板障变窄消失。颅底骨硬化导致血管神经孔道狭窄。

【鉴别诊断】

畸形性骨炎　颅骨内外板增厚,弥漫性增生硬化,板障消失。临床上多老年男性发病,尚伴有长骨及骨盆等骨的特征性表现。

四、蜡 流 骨

蜡流骨又称肢骨纹状增生症、蜡泪样骨病、蜡油骨病,病因不明。病理上骨内膜和骨外膜同时增生,呈纵形条纹状排列,多沿长骨一侧分布,宛如流注的蜡油而得名,是少数以 X 线表现命名的骨病。组织学检查为成熟的骨组织和软骨组织。临床上颅骨发病局部可有钝疼,触诊高低不平。

【影像学表现】

本病具有特征性表现,宛如溶化流注的蜡油。常见病变由肩胛骨延伸至指骨,自骨盆延伸至趾骨,可跨越关节但不累及关节,少数可发病于颅骨。一侧颅骨不规则高度致密硬化呈象牙质样,可自颞顶骨延伸至颅底。内外板显示不清,板障消失,骨纹理消失(图 20-2-1)。

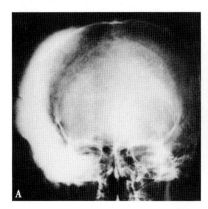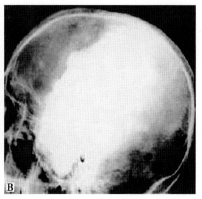

图 20-2-1　蜡流骨

A、B. 头颅正侧位示右侧颞顶骨象牙质样致密硬化,延伸至颅底骨

【鉴别诊断】

石骨症:颅骨弥漫性高度致密,内外板、板障分界不清,与本病局限性、偏侧性发病不同。

五、颅骨软骨发育不全

软骨发育不全为全身对称性软骨发育障碍,系常染色体显性遗传,为最常见的短肢型侏儒。病理上长骨干骺端骨骺软骨不能产生足够的柱形软骨细胞,导致软骨内成骨障碍,影响骨的长轴生长。骨膜成骨不受影响,骨的横径生长正常,故管状骨粗短,躯干骨影响较少。

出生后为短肢侏儒,头大面小(图 20-2-2),前额突出,鼻梁塌陷。四肢对称性短小,近端(肱骨及股骨)较远端明显,双手下垂时指尖仅达髋部,手指粗短等长,伸直呈"三叉戟"状。躯干相对正常,腰突臀翘。智力和性发育正常(图 20-2-3)。

【影像学表现】

颅骨表现为颅底变短,前额及后枕部突出致穹隆增大(图 20-2-4),颅骨结构正常,内外板及板障分界清楚。

【鉴别诊断】

1. 软骨发育低下　颅骨改变较少,主要依靠四肢骨呈比例变短,无三叉戟手,智力障碍与本病鉴别。

2. 软骨外胚层发育不良　颅骨一般无明显异常改变,以多指畸形及胸廓发育异常为特征,与本病不同。

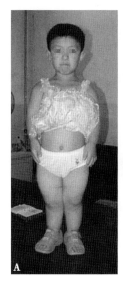
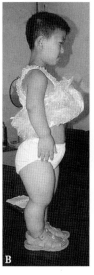
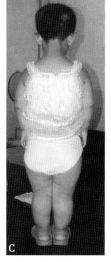
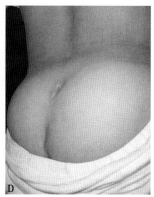

图 20-2-2　软骨发育不全

12 岁女童，身高 90 厘米。四肢短小，双手下垂指尖仅达髋部，臀部后翘

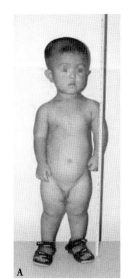
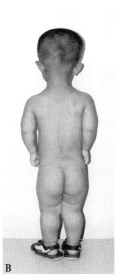
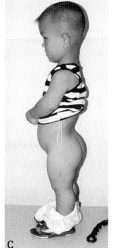
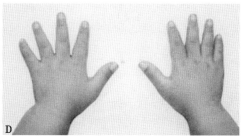

图 20-2-3　软骨发育不全

7 岁男童，身高 70 厘米。四肢对称性短小，挺腹翘臀，"三叉戟"手

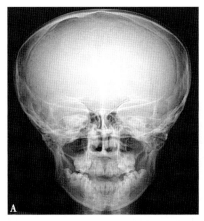
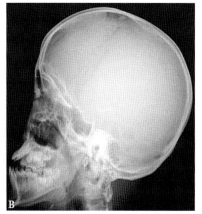

图 20-2-4　软骨发育不全

A、B. 头颅正侧位片显示短颅底

六、致命性侏儒

致命性侏儒又称致死性软骨发育异常，为严重的肢小畸形。组织学上软骨内成骨结构紊乱，缺乏排列规律的软骨细胞和肥大软骨细胞。临床上通常为死胎或生后不久即死亡，短肢侏儒，胸廓狭窄，肺发育不良，腹部膨隆。颅面部不成比例，前额突出，鼻梁低平，超声可作出宫内诊断。

【影像学表现】

短颅底，前额突出。肋骨短小致胸廓狭窄。椎体中部明显变窄致椎体呈"H"形，椎间隙增宽，故脊柱高度基本正常。髂骨小呈方形。四肢长管骨短小弯曲，干骺端杯口状变形，手足短管骨粗而短。

【鉴别诊断】

软骨发育不全 颅底变短，前额及后枕部突出致穹隆增大，无椎体变扁，胸廓狭窄轻，不影响生命。

七、石 骨 症

石骨症又名大理石骨，是一种少见的泛发性骨质硬化性疾病。病因不明，可能与遗传或自体免疫骨代谢紊乱有关。病理上破骨细胞缺乏，骨吸收活动减弱，骨样组织不能被正常骨组织替代而蓄积，骨质硬化，髓腔变窄。临床一般分为两型：轻型为常染色体显性遗传，发病晚，症状轻，轻伤后易发生骨折，可有贫血与牙齿发育不良。重型为常染色体隐性遗传，发育迟缓，身材矮小，贫血，肝、脾、淋巴结肿大，智力减退。

【影像学表现】

全身所有骨骼一致性高度致密，颅底骨致密增厚（图 20-2-5），乳突及鼻窦发育差，颅盖骨较少受累（图 20-2-6）。特征性表现为夹心椎、髂骨翼年轮样改变、骨中骨、长骨干骺端塑形不良。

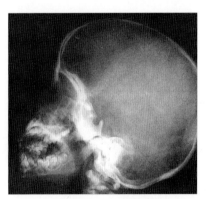

图 20-2-5 石骨症
颅底骨致密硬化，颅盖骨密度正常

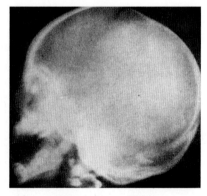

图 20-2-6 石骨症
颅底骨致密硬化，乳突及鼻窦发育差，
颅盖骨密度正常

【鉴别诊断】

本病应与致密性骨发育不全、骨硬化症、金属中毒性骨病、血液病鉴别。

八、致密性骨发育不全

致密性骨发育不全以全身性骨致密硬化和骨脆性增加为特征，为常染色体隐性遗传。病理上骨小梁表面有大量成骨细胞，缺少破骨细胞。患者身材矮小，头颅增大，形态特殊，前额和枕部膨隆，颜面狭小，下颌角消失。鼻梁塌陷，牙列不整。指（趾）末端呈杵状。轻微外伤可引起骨折（图 20-2-7）。

【影像学表现】

典型表现为全身骨密度增高和骨发育不全。颅底骨致密增厚，密度增高。囟门宽大，颅缝常不闭合，枕骨可向后裂开 1～2cm，颅似颅骨向后崩裂（图 20-2-8）。下颌骨发育不良致颜面部狭小，下颌骨

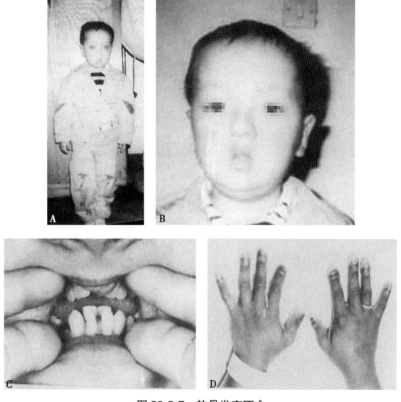

图 20-2-7　软骨发育不全

8 岁男童，身材矮小，眼裂增宽，牙列不整，杵状指

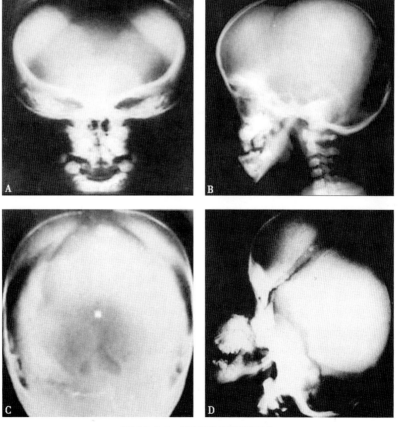

图 20-2-8　致密性骨发育不全

A～D. 囟门、颅缝未闭，颅底致密硬化，下颌角消失

缩小变直,下颌角直消失,此为本病的特征性表现之一(图 20-2-9、10)。鼻骨塌陷,牙列不整。指(趾)末端呈杵状。轻微外伤可引起骨折。

【鉴别诊断】

石骨症:全身骨密度增高,长骨干骺端横行硬化带、骨中骨、髂骨年轮样改变特征,无下颌骨发育不良与本病不同。

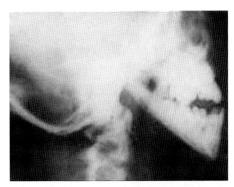

图 20-2-9　致密性骨发育不全
下颌骨体积小,下颌角消失,牙列不整

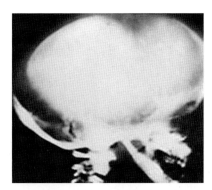

图 20-2-10　致密性骨发育不全
颅底骨致密,下颌骨小呈直线状,下颌角消失

九、颅锁骨发育不全

颅锁骨发育不全又名骨 - 牙形成障碍,为全身性骨发育障碍,主要累及膜内化骨的骨骼,如颅盖骨和锁骨,属常染色体显性遗传,半数以上有家族史。患者多因牙齿和肩部异常就诊,身材较矮小,双肩陡峭下垂,肩关节活动范围大,双肩可在前胸并拢,漏斗胸(图 20-2-11)。头大面小,前额突出,牙齿萌出缓慢,牙列不整。智力正常(图 20-2-12)。

【影像学表现】

头颅增大,颅缝增宽,常伴较多的缝间骨,囟门扩大或持续开放(图 20-2-13)。鼻窦和乳突气化不良,恒齿出现延迟,齿根细而短。锁骨部分或完全缺如,部分缺如多双侧对称,以外侧段多见。肩胛骨小,位置升高。

【鉴别诊断】

致密性骨发育不全,全身骨密度增高,下颌骨发育不良为特征性表现,无锁骨缺如与本病不同。

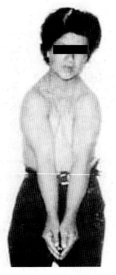

图 20-2-11　颅锁骨发育不全
双肩关节活动度大,可在前胸并拢

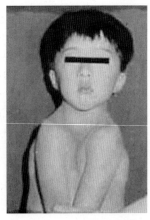

图 20-2-12　颅锁骨发育不全
双肩下垂,可在前胸合并,胸廓狭小

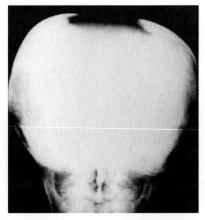

图 20-2-13　颅锁骨发育不全
双侧锁骨缺如,囟门扩大未闭

第三节　颅骨损伤

一、颅缝分离

颅缝分离是一种特殊类型的颅骨骨折，多发生于儿童，常见于后枕部着地的头部外伤。颅缝分离好发于人字缝，可单独发生或与骨折并发。颅缝处颅骨重叠或移位，成人颅缝宽度超过 1.5mm 或两侧相差 1mm 以上，儿童颅缝超过 2mm 均可诊断颅缝分离。

二、颅骨骨折

脑颅部骨质致密，只有剧烈的暴力才可造成损伤。大多数损伤为头颅动态状态撞击于固定物体上，其次是运动物体撞击于头部。常合并头皮软组织和颅内组织损伤。

（一）颅盖骨骨折

颅盖骨骨折以顶骨及颞骨骨折多见，损伤多为猛烈的直接暴力所致，可以是开放性或闭合性。多见于小儿及青少年，男性多于女性。头部外伤后，局部疼痛、肿胀、淤血或出血，并可伴有畸形和脑损伤症状。若合并脑水肿、出血和血肿，可造成颅内压升高，出现头痛、呕吐、昏迷等症状，严重者可迅速危及生命。

【影像学表现】

颅盖骨骨折可以为线形骨折、凹陷骨折、粉碎性骨折、穿入骨折等类型，其中以线形骨折最为常见。

1. 线形骨折　可以同时发生于颅骨内、外板，也可单独发生于内板或外板。X 线表现为线样或条状低密度区，宽窄不一，中间稍宽，两端变细，大多为直线状，也可为分叉状或星芒状，边缘清晰锐利，若内、外板骨折线不重合，可见两条并行的透光影。骨折线可跨越颅缝、血管沟或静脉窦。

2. 凹陷骨折　骨折颅骨全层向颅内凹陷，也可单纯内板凹陷。骨折线显示为环状、星芒状或不规则形，骨片可与颅板完全分离凹入颅内，或中央向颅内凹陷，周围与颅板分离。小儿颅骨较成人薄，质地软易变形，凹陷性骨折仅见颅板如乒乓球样凹陷，无明显骨折线显示。凹陷深度是指导手术的重要依据，通常婴幼儿无神经症状或陷入不足 1cm 者不需手术复位。粉碎骨折的致伤暴力较大，骨碎片有分离、移位，常有凹陷，甚至嵌入颅内损伤脑组织。CT 扫描除准确显示骨质中断、分离和移位情况外，还可同时显示颅内的血肿、脑挫裂伤、软组织损伤等情况（图 20-3-1、2）。

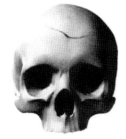 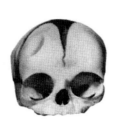 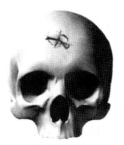 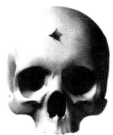 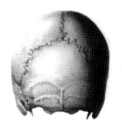

线样骨折　　　　凹陷骨折　　　　粉碎性骨折　　　　穿入骨折　　　　颅缝分离

图 20-3-1　颅骨骨折的各种类型

颅骨骨折的修复在儿童和成人差异较大。通常婴幼儿愈合较快，数月后骨折线即可消失。儿童骨折线多在 1 年内愈合。若合并硬膜撕裂或脑膨出，脑脊液通过骨折缺损渗入皮下，骨折线逐渐增宽，呈长条形、卵圆形或不规则形，称为生长性骨折。成人颅骨骨折修复较慢，可持续数年。若骨折合并骨膜损伤，则愈合时间更长。

颅骨骨折可合并硬膜下血肿、硬膜外血肿、硬膜下积液、颅内血肿，CT、MRI 可明确诊断。

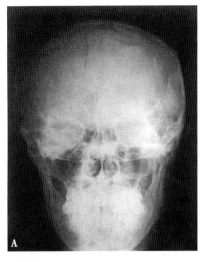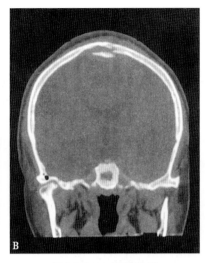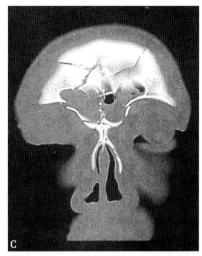

图 20-3-2 颅骨骨折

A. 线样骨折（X 线平片）；B. 凹陷骨折（冠状位 MPR）；C. 粉碎性骨折（冠状位 MPR）

（二）颅底骨折

颅底骨折主要根据临床症状诊断，以颅中窝骨折最多见，多由颅盖骨骨折延伸至颅底，少数可由间接暴力引起。骨折邻近皮下常见瘀斑，如颅前窝骨折引起的眶周"熊猫眼"改变，颞骨岩部骨折时出现乳突部皮下瘀斑（Battle 征）。颅前窝骨折时常合并鼻出血，颅中窝骨折引起脑脊液鼻漏或耳漏。骨折线经过脑神经孔常引起相应的神经症状。

【影像学表现】

颅底骨折多为线形，也可为粉碎性骨折或骨缝分离。X 线平片很难显示，CT 扫描骨折线表现为线样或条状低密度影，边缘光滑、锐利。间接征象主要包括鼻窦或乳突积液、鼻咽腔顶软组织肿胀、颅内积气等。当骨折累及鼻窦或乳突时，血液或脑脊液可进入窦腔或气房，显示为密度增高，有时可见气液平面。颅中窝骨折时可引起鼻咽腔顶部软组织肿胀。当鼻窦或乳突骨折合并脑膜及脑组织破裂时，可见颅内积气。积气因骨折部位不同而形态迥异。硬膜外积气多因蝶窦骨折引起，气体少呈条状，多局限于鞍背后方，脑膜完整。硬膜下积气多见于蝶、筛窦骨折伴硬膜撕裂，气体位于硬膜下腔。量较多可移动，并可见液平面。蛛网膜下积气多为含气窦腔骨折合并硬膜和蛛网膜撕裂。气体影散在分布，不移动，亦无液平面。

第四节 颅骨良性骨肿瘤

一、颅骨骨瘤

骨瘤系发生于膜内化骨的良性成骨性肿瘤，多见于颅面骨，少数发生于四肢骨，偶见发生于软组织的骨外骨瘤。病理上骨瘤仅含骨组织，根据所含骨组织结构的不同可分为致密型、疏松型和混合型。致密型由成熟的板层骨和密集骨小梁构成，质地坚硬如骨皮质。疏松型也由成熟的板层骨和密集骨小梁组成，小梁间填充纤维组织、脂肪组织、造血组织。混合型兼有前两型的组织结构。骨瘤多于青春期前发病，小的骨瘤无症状，较大骨瘤根据发病部位不同可出现相应的症状。位于颅骨表面者局部隆起硬性肿块，向颅内生长可引起头晕、头痛。发生于鼻窦可有头痛，发生于眼眶可致眼球突出。

【影像学表现】

颅骨骨瘤好发于额骨、筛骨，一般为单发，少数可多发（图 20-4-1）。多发生于颅骨外板（图 20-4-2），以致密型多见，表现为半球形、乳头状或扁平状突起，高度致密，边缘光滑（图 20-4-3），基底部与颅板宽基底相连，一般不累及板障。体积较大者可板障及内板同时受累。起于板障的骨瘤内外板分离。

松质型骨瘤体积较大,密度类似于板障,其内可见斑点状致密影。混合型骨瘤外缘致密,中心为松质骨密度。

发生于窦腔的骨瘤基底部与窦壁相连(图20-4-4、5)。

CT扫描骨瘤表现为颅板外丘状、半圆形高密度影(图20-4-6),致密型为皮质样密度,松质型呈板障样结构(图20-4-7),边缘光滑,与颅板紧密相连。局部皮肤或软组织隆起。发生于颅底的骨瘤多为混合型(图20-4-8)。MRI致密型骨瘤T1WI、T2WI均表现为低信号,边缘光滑,宽基底与颅板相连。松质型骨瘤T1WI、T2WI呈不均匀性低信号,中心夹杂斑点状等信号(图20-4-9)。

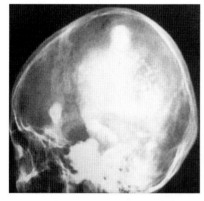

图20-4-1　颅骨多发性骨瘤
颅骨侧位片额颞顶骨多发致密型骨瘤

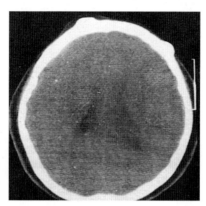

图20-4-2　额骨多发骨瘤
额骨外板多发性骨瘤

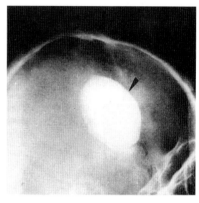

图20-4-3　致密型骨瘤
颅骨侧位片颞顶骨巨大致密骨瘤(▼)

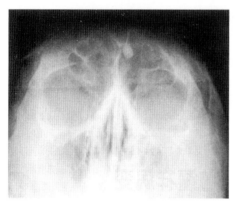

图20-4-4　左额窦骨瘤
骨瘤基底部与窦壁相连

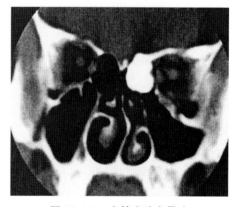

图20-4-5　左筛窦致密骨瘤
左筛窦骨瘤高度致密

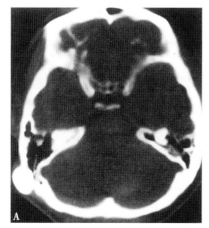
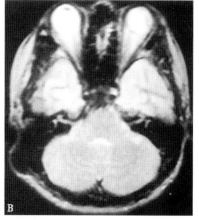

图20-4-6　右枕骨骨瘤
A、B. CT示右枕骨半圆形致密骨瘤,MRI呈骨皮质样低信号

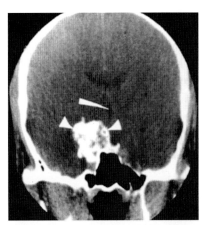

图 20-4-7 前颅窝底松质型骨瘤
冠状位 CT 前颅窝底骨瘤形态不规则,密度不均(▼)

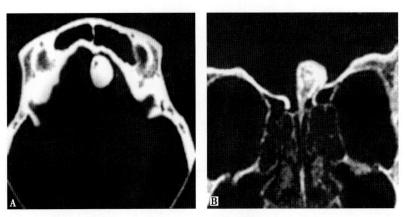

图 20-4-8 前颅底骨瘤
A、B. 横轴位、冠状位 CT 前颅窝底类圆形混合型骨瘤

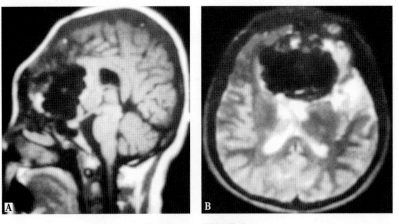

图 20-4-9 额部骨瘤
A、B. 矢状位 T1WI、横轴位 T2WI 显示致密型骨瘤均为低信号

【鉴别诊断】

1. 脑膜瘤　颅骨不规则骨质破坏,伴有骨质增生,并可出现骨针样改变。肿瘤附近颅板血管沟影增多、增宽。CT 和 MRI 可直接显示颅内脑膜瘤。

2. 骨纤维异常增殖症　颅面骨病变常多发,范围较骨瘤广泛,呈囊状膨胀性改变,全身其他骨骼也可同时发病。

3. 颅骨骨膜下血肿钙化 蛋壳样钙化或广泛骨化,自颅骨呈半球状向外突出,与骨瘤范围局限表现不同。

4. 枕骨粗隆 枕外粗隆如外突较著应与骨瘤鉴别,枕骨粗隆具有一定的形状和特定的解剖部位,不难鉴别。

二、颅骨骨软骨瘤

骨软骨瘤为成软骨类肿瘤,是最常见的良性骨肿瘤。有单发和多发之分,多发性骨软骨瘤具有遗传性,又称遗传性多发性骨软骨瘤。本病仅发生于软骨内化骨的骨骼,好发于长骨干骺端,少数可发生于扁骨,颅骨发病见于颅底的蝶骨、筛骨和枕骨。脉络丛及硬脑膜偶可发生。病理上骨软骨瘤由骨性基底、软骨帽和纤维包膜三部分构成,骨性基底内为松质骨,外为薄层皮质骨,均与颅底骨相连续。颅底骨软骨瘤常呈半球状,透明软骨帽位于骨性基底顶部,随年龄增长可逐渐退化。人体停止生长后,软骨帽可完全骨化,但尚有部分具有较强生长潜力的残余细胞,在某些情况下(如手术刺激)可发生恶变。

本病好发于10～30岁,男女发病相仿。颅底肿瘤早期一般无症状,肿瘤体积增大时可压迫神经引起头痛、头晕等症状。

【影像学表现】

颅底部骨质破坏,局部呈菜花状高密度隆起,累及蝶鞍、蝶骨小翼、岩骨尖、前颅窝底和眼眶,密度不均,中心为松质骨,内有软骨残留所形成的圆形低密度透光区及斑点状钙化,基底部与颅底骨紧密相连(图20-4-10)。约1%的骨软骨瘤可恶变为软骨肉瘤或成骨肉瘤,恶变后可形成软组织肿块(图20-4-11)。

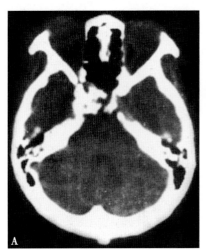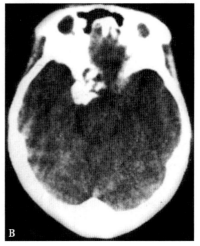

图20-4-10 鞍旁骨软骨瘤

A、B. CT横轴位显示蝶鞍右侧不规则形高密度影伴有钙化

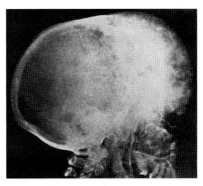

图20-4-11 颅骨骨软骨瘤恶变为骨肉瘤

额颞骨广泛的骨质硬化伴骨质破坏

CT 可清楚显示颅底菜花状高密度病灶,密度不均,伴有钙化(图 20-4-12)。发生恶变时颅底骨骨质破坏,周围形成软组织肿块(图 20-4-13)。MRI 骨软骨瘤 T1WI 和 T2WI 均为低信号,中心部 T1WI 为高信号,T2WI 为中等信号,与正常松质骨信号相同,未钙化软骨组织 T1WI 为类肌肉样低信号,T2WI 为与关节软骨大致相同的高信号。若有大量钙化,则 T2WI 表现为斑点状或结节状低信号。Gd-DTPA 增强扫描病灶多无强化。

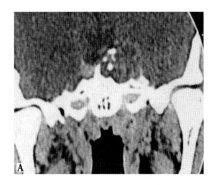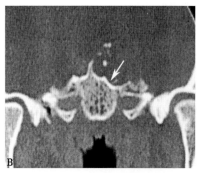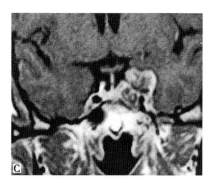

图 20-4-12　鞍旁骨软骨瘤
A、B. CT 冠状位蝶鞍左侧骨质破坏,软组织肿块内有斑点状钙化。C. MRI 冠状位 T1WI 鞍旁病变为混杂信号

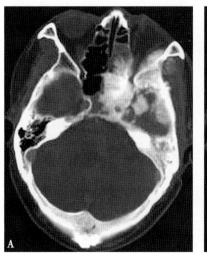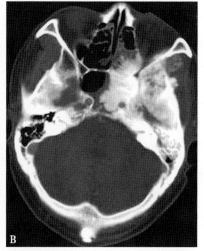

图 20-4-13　颅底骨软骨瘤恶变为软骨肉瘤
A、B. CT 横轴位显示左侧中颅窝底不均匀性密度增高,伴有不规则溶骨性破坏

【鉴别诊断】
1. 脑膜瘤　颅底骨少见,骨质破坏常伴有骨质增生,相应部位颅内有典型表现。
2. 骨纤维异常增殖症　可发生于颅骨及颅底骨,病变区骨质膨胀性改变,呈毛玻璃样密度。

三、软骨黏液样纤维瘤

软骨黏液样纤维瘤发生于幼稚的黏液样间胚叶细胞,具有分化为软骨和产生胶原纤维的特征。本病多发生于长骨,扁骨发病可见于髂骨、肋骨和颅骨。症状轻微,局部可变形或触及肿块。
【影像学表现】
颅骨多房状或不规则骨质破坏,明显膨胀,向外扩张为主,边缘硬化,可累及颅底骨(图 20-4-14)。
【鉴别诊断】
颅骨发病极少,缺乏特征性改变,与其他肿瘤鉴别困难。

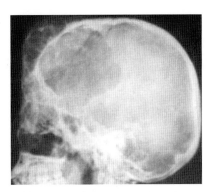

图 20-4-14　颅面骨软骨黏液样纤维瘤

额骨多房状骨质破坏,向外膨胀生长,边缘硬化

四、颅骨骨化性纤维瘤

骨化性纤维瘤亦称纤维骨瘤,由纤维组织和骨组织构成,肿瘤以纤维组织为主,称为骨化性纤维瘤,以骨组织为主称为纤维骨瘤。病理上肿瘤发生于髓腔具有向骨质及纤维组织双向发展的特点。临床上多累及颌骨及颅骨,局部形成肿块,发生于颅面骨者可有面部畸形。

【影像学表现】

颅骨类圆形或不规则骨质破坏,单房或多房,有膨胀性改变,边缘硬化(图 20-4-15)。病变以骨组织为主则密度较高,以纤维组织为主为磨玻璃样密度,伴有骨化或钙化(图 20-4-16)。CT 表现为类圆形骨质缺损,轻度膨胀,其内有不均匀性高密度影,以骨组织为主的病变多位于颅底,骨质增厚硬化,伴有类圆形透光区(图 20-4-17)。

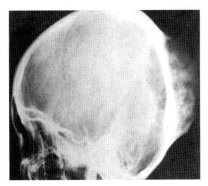

图 20-4-15　颅骨化性纤维瘤

枕顶骨骨质破坏区内伴有钙化及骨化影

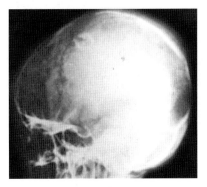

图 20-4-16　颅骨化性纤维瘤

病变以骨组织为主密度较高

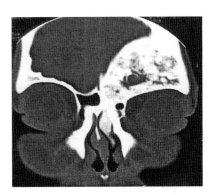

图 20-4-17　前颅底骨化性纤维瘤

CT 冠状位显示颅底骨质增厚硬化,其内散在透亮区

【鉴别诊断】

非骨化性纤维瘤：好发于长骨骨干，极少发生于颅骨。

五、颅骨血管瘤

骨血管瘤属血管组织类骨肿瘤。病理上骨血管瘤无包膜，为瘤样增生的血管组织掺杂于骨小梁之间，不易单独分离。肿瘤大小不一，瘤组织内常因出血形成血凝块或囊腔。可分为海绵型血管瘤和毛细血管瘤，海绵型血管瘤由大量薄壁血管及血窦构成，常发生于颅骨和脊椎。毛细血管型为极度增生扩张的毛细血管构成，以扁骨及长骨干骺端多见。

临床上颅骨血管瘤占全部血管瘤的10%，以中老年人居多，可发生于颅骨的各个部位，尤以额骨最多见，其次为顶骨、枕骨和眼眶。病变进展缓慢，多表现为无痛性硬性肿块，表面皮肤正常。

【影像学表现】

颅骨血管瘤多为海绵型，毛细血管瘤少见。病变起自板障，呈类圆形或蜂窝状低密度区，边界光滑锐利，也可呈锯齿状边缘，周围伴有硬化。内外板膨胀变薄，以外板明显，明显膨胀者外板可部分缺失。肿瘤中心可见放射状排列的骨小梁及高密度斑点，切线位骨小梁起自板障，呈骨针状垂直于颅板，突破外板后向外延伸，可形成软组织肿块，边界清楚（图20-4-18）。

CT显示病变起于板障，呈类圆形膨胀性骨质破坏，内为软组织密度，伴有斑点状高密度影，边缘清楚，周围伴有硬化（图20-4-19）。增强后明显强化，CT值可达100Hu以上，并有粗大扭曲的颅内血管进入瘤区。MRI病变呈圆形、卵圆形，边界较清楚。T1WI呈高信号或低信号，T2WI呈等或高信号，并随回波时间延长而逐渐增高，可伴有栅栏状、放射针状或粗点状低信号。增强扫描病灶明显强化，内含无强化的低信号斑点或条状影。

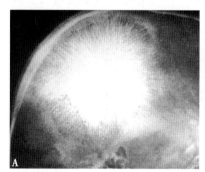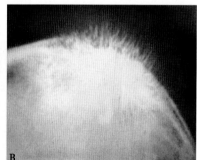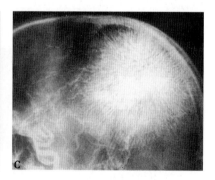

图20-4-18 颅骨血管瘤

A～C. 顶骨肿瘤粗大的放射状骨针，切线位骨针状垂直于颅板，血管造影示粗大扭曲的血管进入瘤区

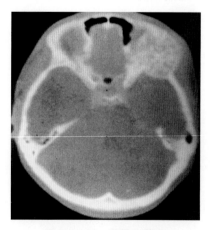

图20-4-19 颅骨血管瘤

CT横轴位左侧额、颞、颧骨交界处膨胀性骨
质破坏，其内骨针呈放射状排列

【鉴别诊断】

1. 脑膜瘤　骨质破坏起于内板，内板破坏重于板障及外板，呈压迫性骨质吸收破坏，CT、MRI 表现典型。

2. 肉瘤　病程短，肿块生长迅速，疼痛明显。溶骨性骨质破坏，伴有瘤骨，骨针排列不规整，软组织形成肿块。

3. 脂瘤病　多见于 5 岁以下小儿，有突眼、尿崩、颅骨多发性骨质缺损，骨质破坏常相互融合呈地图样改变。

六、颅骨脂肪瘤

骨脂肪瘤为骨内脂肪组织类良性肿瘤，占原发骨肿瘤的 0.13%～0.16%，良性骨肿瘤的 0.23%～0.36%。因伴有其他不同的间叶成分而分别称为纤维脂肪瘤、肌脂肪瘤、血管脂肪瘤等。脂肪瘤也可通过组织化生而成骨，称为骨化性脂肪瘤。肿瘤具有包膜，由分叶状脂肪组织构成，其内可伴有坏死、囊变、钙化，肿瘤内夹杂少量纤维间隔和发育不全的骨小梁。

临床上好发于中年人，男女发病无明显差异。病程较长，可数年至十余年，多见于胫骨、腓骨、股骨、跟骨和桡骨，颅骨罕见。无明显症状或仅有局部肿胀不适。

【影像学表现】

颅骨单囊或多囊状低密度区，大小不等，有轻度膨胀，密度均匀，其内可见纤细的条状间隔，边缘清楚。CT 扫描肿瘤区为脂肪密度，CT 值 -30～-100Hu，中心常伴有纤细密度增高影，也可有斑点状钙化，肿瘤周围有薄层高密度硬化，内外板膨胀变薄。增强后肿瘤无明显强化。MRI 肿瘤区信号与正常髓腔或脂肪组织信号相同，T1WI 为高信号，T2WI 信号强度略低，其内可见条状长 T1、短 T2 间隔信号，伴有钙化显示为斑片状及不规则形长 T1、短 T2 信号区。脂肪抑制 T2WI 或 STIR 像上病变区呈明显低信号，液化坏死区为高信号，钙化区为类皮质样低信号。

【鉴别诊断】

骨血管瘤：单囊或多囊状膨胀性骨质缺损，肿瘤中心见放射状排列的骨小梁及高密度斑点，无脂肪组织显示。

七、颅骨神经纤维瘤

骨神经纤维瘤又称骨单发性神经纤维瘤。病理上肿瘤分为两型：①以纤维成分为主，纤维细长，排列成漩涡状，其间可见细长的细胞核。②以细胞成分为主，多为形态细长的梭形或星形细胞，胞质淡，也可为大小不一的梭形深染细胞，基质内血管较少。

本病临床上较少见，占原发骨肿瘤的 0.19%～0.6%，良性骨肿瘤的 0.42%～1.1%。各年龄组均可发病，其中以 21～35 岁的青壮年最多见。多发生于脊椎、股骨、胫骨、颅骨、肱骨和骨盆，颅骨发病局部有隐痛和轻度压痛，少数可扪及骨性隆起。

【影像学表现】

X 线表现为颅骨大小不等的类圆形透光区，其内有条状高密度影，边界清楚，周围伴有薄层硬化（图 20-4-20），内外板可消失，局部可形成软组织肿块。一般软组织肿块显著，而骨破坏较轻。CT 表现为颅骨囊状膨胀性骨质破坏，边缘光整。增强后多无明显强化。

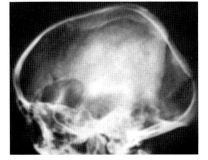

图 20-4-20　神经纤维瘤病骨缺损
颅骨多发性骨质缺损，边缘清楚硬化

【鉴别诊断】

脊索瘤：好发于颅底和骶骨下部，膨胀性骨破坏区内多有钙化和骨化，与本病不同。

八、脊　索　瘤

脊索瘤发生于残余的脊索组织，是一种生长缓慢，较少发生转移的低度恶性肿瘤。在胚胎发生过程中，脊索发育成颅底和脊柱，因此脊索瘤发生于这一中轴上的任何一处。以往认为本病起源于椎间盘内残余的脊索组织，近期研究证明来自残留在骨内的迷走脊索组织。脊索在终端特别弯曲，常分支和移位于椎体中，故骶尾部发病最多。病理上肿瘤大小不一，多有包膜，切面呈分叶状，中间有纤维间隔，质地较软者，黏液变性较多，趋于良性；质地较硬且有钙化者，恶性度较高。

临床上发病占原发骨肿瘤的 2.4%，占恶性骨肿瘤的 1.5%。脊索瘤可发生于任何年龄，发生于骶尾部者多见于 50～60 岁，发生于颅底者一般多在 30～60 岁。男性多于女性，约为 2:1。颅底发病占 35%、脊椎占 10%、骶尾占 55%，极少数偶发于颌骨、肩胛骨及桡骨。部分患者有外伤史。肿瘤生长缓慢，早期症状轻微，疼痛是本病的唯一症状。发生于颅底者可压迫脑神经、脑垂体、脑桥等而引起相应的症状，晚期可出现颅内压增高表现。脊索瘤可经淋巴、血行转移至淋巴结、肝、肺、腹膜、肌肉和皮肤。

【影像学表现】

起病于头颅斜坡者 X 线表现为不规则溶骨性破坏，向四周膨胀性生长，可破坏蝶骨大翼、筛窦和枕骨，也可侵及蝶鞍或岩锥尖部，常伴有不规则硬化和斑片状钙化，病变区内因骨性间隔存在而呈分房状，边界较清。约 1/3 的肿瘤向下生长而出现边缘光滑的软组织肿块。CT 显示颅底骨大片状或溶冰状骨质破坏，边缘有硬化。软组织肿块边界清楚，密度均匀，可有斑点状钙化。增强后肿瘤不均匀明显强化。MRI 可清楚地显示肿瘤边界和囊性改变，T1WI 肿瘤信号不匀，多为低、等混合信号，伴出血时可出现高信号。T2WI 肿瘤多为高信号，其内有不规则斑片状或条纹状低信号，为肿瘤钙化、肿瘤内血管流空或残留骨所致。增强后肿瘤不均匀性强化。

【鉴别诊断】

1. 体瘤　蝶鞍扩大，鞍背向后倾斜，斜坡无骨质破坏，无软组织肿块。
2. 咽管瘤　鞍上肿瘤表现，斜坡无骨质破坏，无软组织肿块。
3. 移瘤　颅底转移瘤为溶骨性破坏，无钙化及条状密度增高影，边缘模糊。

九、颅骨巨细胞瘤

骨巨细胞瘤又称破骨细胞瘤，有良、恶性之分。肿瘤多有完整的包膜，内部可为实性或囊性，实性部分呈红色和褐色，质如肌肉。囊性部分为单一囊腔或多房性空腔，腔内充满黄色液体。恶性巨细胞瘤为灰白色肉样组织。单核细胞、巨细胞和由其聚合而成的多核巨细胞为肿瘤的主要细胞成分。根据单核瘤细胞和多核巨细胞的形态学特点可分为三级：I 级属良性；II 级组织活跃，可为恶性或良性；III 级为恶性。不论良性还是恶性，在病变进展过程中均可恶变为骨肉瘤和纤维肉瘤，发生肺及淋巴结转移。

临床上好发于 20～40 岁成年人，10 岁以下罕见，男女发病相仿。颅骨好发于颞骨及蝶骨，偶见于顶骨及额骨。良性者病程缓慢，症状轻微，多为局部麻木、间歇性隐痛，可扪及逐渐增大的肿块，质地坚硬或柔软，表面光滑。恶性巨细胞瘤病程短，生长较快，疼痛剧烈。晚期全身症状明显，贫血、消瘦，并出现恶病质。

【影像学表现】

颅骨巨细胞瘤表现为不规则或多囊状骨质破坏，其内见粗大骨嵴和分隔，内外板膨胀分离。也可表现为单囊状膨胀性骨质缺损，内密度均匀，边缘有硬化（图 20-4-21）。CT 显示病灶内为软组织密度，值 20～50Hu，可有致密清晰的高密度间隔，发生出血、坏死可形成液液平面，液面下部较上部密度高，并随体位而改变。少数有薄层高密度硬化缘和局限性软组织肿块（图 20-4-22）。增强后肿瘤组织明显强化。MRI T1WI 肿瘤多呈不均匀低信号或中等信号，T2WI 常为低、等、高混杂信号，边界清楚，少数边缘有低信号环围绕，相当于 CT 的高密度硬化缘。肿瘤内亚急性出血 T1WI 和 T2WI 均为高信号，陈旧性出血因含铁血黄素沉积可伴有明显短 T2 信号，出血或坏死形成的囊腔则呈长 T1、长 T2 信号，并可出现液液平面，其下部 T2WI 信号较低。肿瘤穿破颅骨外板形成软组织肿块，增强后瘤体不均匀强化。

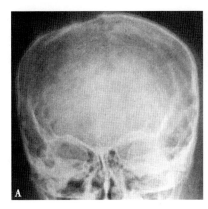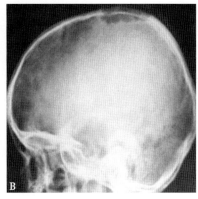

图 20-4-21　顶骨巨细胞瘤
A、B. 顶骨囊状膨胀性骨质破坏，内见条状分割，边缘有硬化

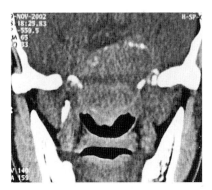

图 20-4-22　中颅窝底巨细胞瘤
CT 冠状位显示颅底骨质破坏，软组织肿块环绕
薄层高密度钙化

【鉴别诊断】

1. 脊索瘤　发生于颅底斜坡，不发生于颅板骨。
2. 骨肉瘤　不规则溶骨性破坏，伴明显软组织肿块，一般不出现膨胀性改变。

十、颅骨胆脂瘤

颅骨胆脂瘤亦称上皮样囊肿，是起自外胚层的先天性肿瘤，起源于残余异位的上皮细胞，在胚胎 3～4 周时，由包埋于神经管内的原始上皮细胞发展而成。病理上胆脂瘤有薄层纤维包膜，内含黄白色豆腐渣样黏稠物，由角化鳞状上皮细胞和胆固醇结晶构成，不含其他皮肤附件如毛囊和汗腺等，其中还可见钙化、出血和肉芽组织等。肿瘤发生于颅盖部的板障内，可逐步累及内、外板，累及的程度多相仿。少部分颅内胆脂瘤可累及颅骨。临床上为缓慢生长的无痛性肿块，扣之可有乒乓球感，肿瘤破裂时，可见豆腐渣样内容物流出。

【影像学表现】

颅骨胆脂瘤多发生于额、顶骨，起源于板障，可向内板或外板方向生长或同时向内、外生长。X线表现为单发圆形、椭圆形透光区，也可呈分叶状或波浪状轮廓（图 20-4-23），局部板障破坏。如向颅内生长，板障和内板均破坏，局部骨质变薄，附近脑组织受压。如向外生长，板障和外板破坏，肿瘤向颅骨外膨胀，切线位局部有骨檐翘起，边界清楚锐利（图 20-4-24）。肿瘤增大时板障可增宽，内、外板膨胀变薄，有时内、外板可完全消失或仅残留少许薄层骨片。如发生于岩骨，特别是中耳附近，可呈圆形

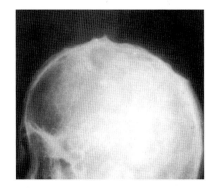

图 20-4-23　颅骨胆脂瘤
顶骨多发类圆形骨质破坏，边缘呈波浪状

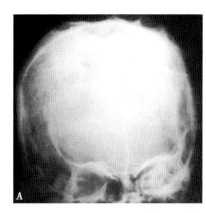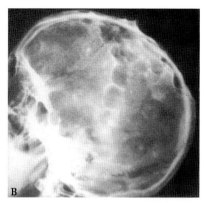

图 20-4-24　颅骨胆脂瘤
A、B. 额颞顶骨多囊状骨质破坏,边缘硬化,切线位局部有骨檐翘起

穿凿形骨质缺损,边缘硬化。位于鞍内者,可使蝶鞍扩大。CT 显示胆脂瘤起源于板障,向内或外板膨胀性生长,局部板障破坏。如向内生长,板障和内板均破坏,局部骨质变薄。如向外生长,板障和外板破坏,肿瘤膨向颅骨外。MRI 可清楚地显示颅骨内板、外板的破坏和肿瘤向颅内外生长的情况,肿瘤局部板障高信号区消失,表明板障破坏,T1WI 肿瘤表现为低信号,这是因为囊内丰富的胆固醇以结晶形式存在,分子较大,因此 T1 时间并不缩短,与脂肪瘤的液态脂肪不同。T2WI 肿瘤呈低、高混杂信号,高信号与出血有关。

【鉴别诊断】

耳炎引起的假性胆脂瘤:有中耳炎病史,病变多位于乳突窦部,与胆脂瘤起源于板障破坏颅板不同。

十一、脑　膜　瘤

脑膜瘤是常见的颅内肿瘤,多为良性,恶性较少见。脑膜瘤为脑外肿瘤,起源于蛛网膜内皮细胞或硬膜内的脑膜上皮细胞,凡有蛛网膜粒或蛛网膜绒毛的部位均可发病。大脑凸面、矢状窦旁、大脑镰旁多见,其次为蝶骨嵴、鞍结节、中颅窝、嗅沟、桥小脑角、后颅窝及脑室内。脑膜瘤常破坏相邻的颅骨,侵入颅外软组织者并不少见。病理上脑膜瘤多为实质性肿瘤,有完整包膜,血供较丰富,常伴有钙化,少数可有出血、坏死和囊变。肿瘤侵犯邻近骨质,可引起骨质增生和骨破坏。

临床上脑膜瘤多单发,偶可多发,多见于 40～70 岁,肿瘤生长缓慢,病程较长,症状和体征不明显。较大肿瘤出现颅内压增高或局部神经功能受损的症状。发生在矢状窦旁、大脑镰旁和大脑凸面脑膜瘤,可有头痛、精神障碍、癫痫。嗅沟脑膜瘤可出现嗅觉障碍。蝶骨嵴脑膜瘤出现单侧视力障碍、眼球固定等。鞍结节脑膜瘤常有双颞侧偏盲。中颅窝脑膜瘤常引起海绵窦神经功能障碍。桥小脑角脑膜瘤可有听力下降。

【影像学表现】

脑膜瘤极易引起颅骨的改变,X 线表现为局限性骨质增生和破坏,可同时累及内板、外板和板障,致颅板增生增厚。颅骨内板增厚常呈宽基底丘状隆起,多见于颅顶部脑膜瘤。颅骨外板增生呈层状或针状向外放射,结节状增生类似于骨瘤。蝶骨嵴脑膜瘤常有骨质弥漫性致密硬化,骨质增生的程度与肿瘤的大小及其与硬膜附着范围无一定关系。中颅窝和前颅窝脑膜瘤侵犯颅板可导致颅底骨破坏及增生,但颅顶骨板全层破坏极为少见。脑膜瘤钙化的发生率为 3%～18%,钙化呈不规则点片状或团块状,边缘清楚,少数脑膜瘤瘤体大部发生钙化。

脑膜瘤可引起脑膜中动脉沟增宽、增深和扭曲,异常血管沟可延伸至颅骨增生或破坏区。颅骨穿支动脉孔可扩大呈小圆形透光区,为供血的小动脉穿过颅板所致。板障静脉影增多,板障内出现许多扭曲和粗细不均的透光区相互交错。颅内的生理性钙斑由于肿瘤推移而发生移位,为颅内占位性病变的共性表现,可提示病变的大体方位。

CT 显示脑膜瘤以广基底与颅骨内板、硬脑膜相连，其内常有点状、星状或不规则钙化或肿瘤全部钙化（图 20-4-25）。脑膜瘤附着处的颅骨骨质增生、硬化，轻者颅骨内板增厚、毛糙，重者内、外板和板障分界不清。肿瘤除可造成颅骨增生外，还可发生骨质破坏，常见内板破坏，少数颅骨全层破坏，并可侵及颅外形成头皮软组织肿块。MRI 能清楚地显示脑膜瘤所致的颅骨改变，脑膜瘤侵及颅骨后可显示内板信号增厚或颅板全层增厚，颅板和板障结构分界不清，全部为低信号或信号不均匀。X 线所显示的颅骨外板放射状骨针，增强后外板区域可有明显强化的瘤组织（图 20-4-26）。

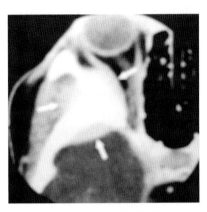

图 20-4-25 蝶骨嵴脑膜瘤
CT 增强扫描显示右侧蝶骨嵴区不规则形病变，呈明显均匀强化，病变突入眼眶，外直肌受压移向内侧，局部骨质明显增生变厚（箭头）

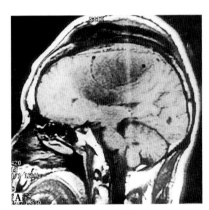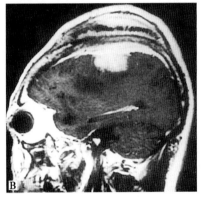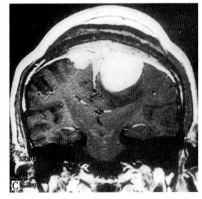

图 20-4-26 左矢状窦旁脑膜瘤破坏颅骨
A～C. 矢状位 T1 加权像，左矢状窦旁脑膜瘤破坏颅骨，形成软组织肿块。增强后矢状位、冠状位显示颅板增厚，外板区放射状强化

第五节 颅骨恶性骨肿瘤

一、骨 肉 瘤

骨肉瘤亦称成骨肉瘤或骨生肉瘤，是最常见的骨原发恶性肿瘤，恶性程度高，发展快，早期发生肺转移。骨肉瘤发病率占全部恶性骨肿瘤的首位（44.6%），占原发骨肿瘤的 15.5%，好发于长骨干骺端，极少数发生于颅骨。病理上骨肉瘤主要为瘤性成骨细胞、瘤性骨样组织和肿瘤骨所构成，部分尚可见瘤性软骨组织和纤维肉瘤样结构。肿瘤根据瘤骨多少分为成骨型、溶骨型和混合型，也可依照肿瘤性骨样组织、肿瘤性软骨组织、肉瘤样纤维组织和血腔的有无及多少而分为五型：①骨母细胞型：以异型骨母细胞为主，瘤骨丰富。②软骨母细胞型：软骨肉瘤样组织为主，病理诊断必须发现直接形成瘤骨

的梭形肿瘤成骨细胞,以与软骨肉瘤相区分。③成纤维细胞型:肿瘤大部分组织呈纤维肉瘤样结构。④混合型:以上三型主要成分较为等量地混杂在一起。⑤毛细血管扩张型:肿瘤由多个大的血腔和少量实质成分构成,后者位于血腔间隔内,十分少见。

临床上好发于15~25岁男性,30岁以下长管骨多见,50岁以上多为扁骨受累,扁骨和不规则骨中以髂骨最多,其次为骶骨、胸骨、肋骨、脊椎和颅骨。颅骨骨肉瘤主要症状为疼痛和肿胀,以疼痛最为常见,初为间歇性隐痛,随后间歇时间变短并逐渐变为持续性剧痛,以夜间为甚。侵犯周围软组织时可出现肿块,局部皮温可增高。

【影像学表现】

原发于颅骨的骨肉瘤少见,X线表现为不规则溶骨性骨质破坏,亦可呈虫噬状或斑片状骨质缺损,边缘模糊,局部形成软组织肿块,破坏区和软组织肿块内可见点片状、放射状瘤骨,典型者可见放射状骨针。CT显示骨破坏区无膨胀,周围无硬化边缘,软组织肿块密度不均。增强后多不均匀性强化,中心坏死区无强化。MRI能更清楚地显示肿瘤组织在颅骨板障及软组织内的浸润范围,冠状和矢状位T1WI易于显示肿瘤与神经、血管等周围正常结构的关系。骨肉瘤T1WI呈不均匀低信号或低、等、高混杂信号,T2WI呈不均匀高信号或混杂信号,边缘清楚。肿瘤骨为斑片状长T1、短T2信号,伴有出血为类圆形或斑片状短T1、等长T2信号(图20-5-1)。液化坏死区为不规则形长T1、长T2信号。增强扫描肿瘤明显不均匀强化,与周围组织分界清楚,瘤骨、出血区和坏死区无明显强化。

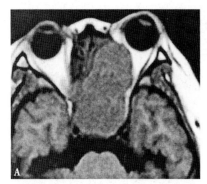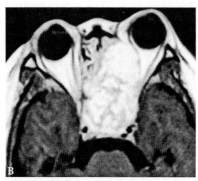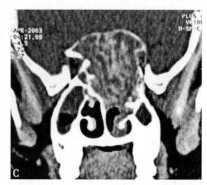

图20-5-1　颅底骨肉瘤

A、B. MRI显示颅底软组织肿块,T1WI呈均匀的等信号,T2WI呈不均匀高信号,边缘清楚。C. CT冠状位显示颅底骨质破坏伴不均质软组织肿块

【鉴别诊断】

1. 转移瘤　骨质破坏与软组织肿块与骨肉瘤鉴别困难,但不形成瘤骨,临床上常可发现原发灶,发病年龄较大。

2. 骨肉瘤　骨破坏有时与骨肉瘤相似,但瘤组织内有大量斑块状高密度钙化,与骨肉瘤不同。

3. 骨髓炎　起病急骤,伴高热和白细胞增高。骨质破坏边缘模糊,周围伴有骨质增生。破坏区内可见条片状高密度死骨,边界清楚,与瘤骨不同。

二、软骨肉瘤

软骨肉瘤是一种常见的恶性骨肿瘤,发病仅次于骨肉瘤。根据肿瘤的发生部位,分为中央型和周围型,根据肿瘤起源又可分为原发性和继发性。中央型以原发性居多,继发性较少,多为内生软骨瘤恶变。周围型则原发性较少,继发性较多,常继发于骨软骨瘤。病理上软骨肉瘤呈分叶状肿物,主要由肿瘤性软骨细胞与细胞间软骨基质构成,常见出血、坏死及软骨基质钙化,并见以软骨内化骨方式产生新骨。

临床上软骨肉瘤的发病率仅次于骨肉瘤,男多于女,原发性多见于30岁以下,继发性多在40岁以上。中央型好发于四肢长管状骨,周围型好发于骨盆、肩胛骨等,发生于颅骨少见。早期可无任何症状,以后出现疼痛,压迫脑神经后可出现相应的症状。

【影像学表现】

颅底骨不规则溶骨型骨质破坏区,伴有模糊的硬化边缘,肿瘤区内散在斑块状致密钙化影。CT表现为颅底高、低混杂密度破坏区,其中瘤骨和软骨钙化呈高密度,坏死、囊变区为低密度,肿瘤钙化呈点状、环状,也可为密集成堆的絮状及大块状致密影,其中环状钙化具有定性诊断价值(图20-5-2)。增强后肿瘤不均匀强化。MRI肿瘤轮廓多呈分叶状,T1WI呈等或低信号,恶性程度高者其信号强度较低。T2WI因含透明软骨而呈均匀一致的高信号,高度恶性肿瘤信号强度不一致。瘤软骨钙化T1WI、T2WI均呈低信号,未钙化的软骨基质呈很强的长T2信号(图20-5-3)。增强扫描后可有环状或不均匀性增强。

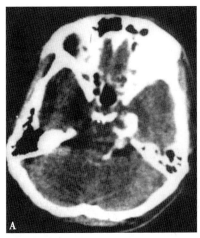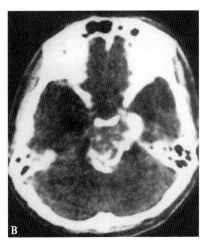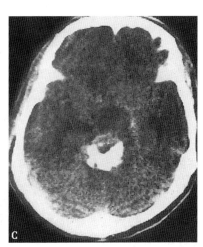

图20-5-2 颅底软骨肉瘤

A~C. CT平扫示颅底混杂密度肿块,伴有高密度瘤骨和软骨钙化

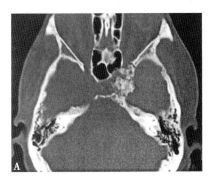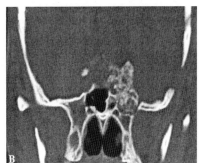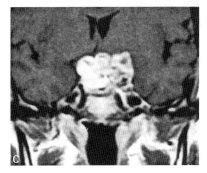

图20-5-3 鞍旁软骨肉瘤

A、B. CT显示鞍旁不规则高密度肿块伴骨质破坏;C. MRI增强后肿块明显强化

【鉴别诊断】

肉瘤:须与伴大量钙化、骨化的软骨肉瘤鉴别,骨肉瘤可形成瘤骨,典型者可见放射状骨针。

三、尤因肉瘤

尤因肉瘤又称尤文氏瘤,1921年由Ewing首先描述并命名。目前认为本病是一种以小圆细胞为主要结构、不伴有骨样组织形成、血管丰富的恶性肿瘤。近年来研究认为尤因肉瘤是一种起源于神经外胚层的肿瘤,确切病因不明。病理上肿瘤组织富含细胞和血管,质地柔软,常被纤维组织分隔成不规则结节状,切面呈灰白或灰红色。瘤内常有出血、坏死及囊变。肿瘤易向周围浸润扩散,侵入骨膜下可形成骨膜反应及软组织肿块。

临床上发病约占骨恶性肿瘤的 4%，全身骨骼均可发生，以四肢长骨较多见，扁骨中多见于髂骨和肋骨，颅骨少见。好发年龄为 10～25 岁，青少年好发于长骨骨干，20 岁以上则以扁骨多见，男性多于女性。全身症状似骨感染，表现为发热、白细胞增多等。局部疼痛出现较早，开始为间歇性，随病程进展逐渐加重，晚期为持续性剧痛。局部可出现肿块，有时早于骨骼改变。尤因肉瘤早期即可发生骨骼、肺和其他脏器转移，其中以骨骼转移最多见。肿瘤对放射线极为敏感，局部照射后，骨破坏可见修复，症状可明显改善。

【影像学表现】

颅骨尤因肉瘤 X 线表现为形态不规则的溶骨性破坏，出血坏死时密度不均，邻近骨质伴有硬化，少数可出现颅板粗糙增厚。CT 显示肿瘤破坏为溶骨性，骨硬化同时出现，环绕软组织肿块。增强后有不同程度强化（图 20-5-4）。MRI 尤因肉瘤缺乏特征性表现，骨破坏的显示早于平片和 CT，主要表现为不均匀长 T1、长 T2 信号，STIR 序列为不均匀的高信号，颅板信号不规则中断。瘤内坏死和囊变表现为水样信号特征，常见短 T1 出血信号。病变周围软组织肿块呈长 T1、长 T2 信号。增强后肿瘤不均匀明显强化。

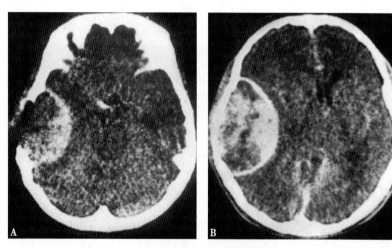

图 20-5-4 右颞骨尤因肉瘤
A、B. CT 平扫及增强扫描示右颞骨溶骨性破坏，软组织肿块突入颅内，环状强化

【鉴别诊断】

骨髓炎：两者早期表现相似，但骨髓炎常有弥漫性软组织肿胀，常有死骨形成。

四、颅骨转移性骨肿瘤

（一）颅骨骨髓瘤

多发性骨髓瘤起源于骨髓的网织细胞，分化好的瘤细胞与浆细胞相似，故又称浆细胞瘤。肿瘤好发于红骨髓丰富的颅骨、脊椎、肋骨和骨盆，长骨中好发于股骨和肱骨近端，累及短骨较少。少数骨髓瘤可原发于硬脑膜、垂体、甲状腺、胸腺、纵隔等骨外软组织内，又称髓外骨髓瘤或软组织骨髓瘤。晚期可有广泛转移，但很少发生肺转移。病理上骨髓瘤起于红骨髓，在骨髓腔内浸润性生长，破坏骨皮质后侵入软组织。临床上局部有疼痛，可伴有软组织肿块。实验室检查：高血钙、高蛋白血症和凝溶蛋白尿同时出现，具有重要的诊断意义。骨髓穿刺浆细胞数量增多。

【影像学表现】

本病好发于颅骨、肋骨、脊柱和骨盆骨，颅骨多见于额骨、顶骨和枕骨。X 线表现为多发大小不等的穿凿样骨质破坏，边缘清楚（图 20-5-5、6）。早期病变仅限于板障，晚期病变增大增多，侵及内外板，突破颅板后形成软组织肿块（图 20-5-7）。

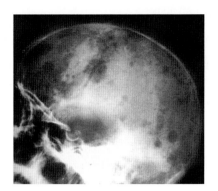

图 20-5-5　多发性骨髓瘤
颅骨散在大小不等的圆形骨质破坏

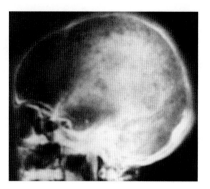

图 20-5-6　多发性骨髓瘤
颅骨弥漫性散在溶骨性破坏，周围骨密度增高

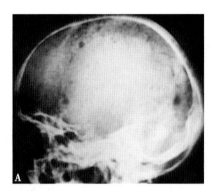
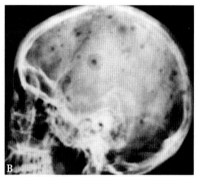

图 20-5-7　多发性骨髓瘤
A、B. 颅骨侧位示弥漫性类圆形破坏，边缘清楚，部分有双边征象

　　CT 表现为板障内多发小圆形骨质破坏，内外板可同时受累，边缘锐利，周围伴有薄层硬化，可有轻度膨胀。MRI 可显示 CT 检查阴性的板障病灶，指导针吸穿刺或手术活检以进行早期病理诊断。肿瘤组织 T1WI 为低信号，T2WI 为高信号（图 20-5-8），有别于骨髓纤维化及镰状细胞贫血的短 T2 表现。

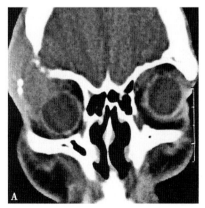
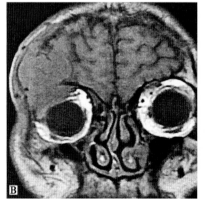
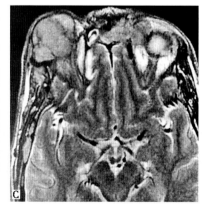

图 20-5-8　额骨多发骨髓瘤侵及颅底
A. CT 冠状位显示额骨溶骨性骨质破坏，累及眼眶。B、C. MRI 冠状位 T1WI 为等低信号，横轴位 T2WI 为等高信号

【鉴别诊断】
　　转移瘤：转移瘤骨质破坏边缘模糊，很少硬化，病灶间骨密度正常，常有原发肿瘤，病变范围不及骨髓瘤病变弥漫。

（二）骨恶性淋巴瘤

骨恶性淋巴瘤临床上少见，分为原发性和继发性两类，原发性起源于骨髓淋巴组织，继发性为骨外恶性淋巴瘤发生骨转移或直接侵犯骨骼。病理上将恶性淋巴瘤分为霍奇金病（Hodgkin's disease，HD）与非霍奇金病（non-Hodgkin's disease，NHL）两大类。骨原发性霍奇金病罕见，骨病变多继发于骨外淋巴瘤的侵犯转移。临床上好发于 30 岁左右的成年人，男多于女。主要表现为颈部、腋窝及腹股沟无痛性淋巴结肿大，质地坚硬或因出血坏死而变软。常伴有发热、消瘦、肝脾肿大。侵及骨骼时可有局部肿胀疼痛。原发于骨的非霍奇金病较霍奇金病多见，临床上多见于 40～60 岁，男多于女。主要表现为局部疼痛，肿胀，肢体功能障碍。继发性非霍奇金病常有发热、乏力、食欲减退和肝脾及淋巴结肿大。实验室检查：外围血白细胞、淋巴细胞增高。

【影像学表现】

本病好发于脊柱、肋骨、胸骨和骨盆，颅骨少见，为多骨多发性病灶。早期表现为骨质疏松，伴斑点状骨质破坏，随病变进展破坏呈穿凿样改变。晚期骨破坏相互融合成大片状骨质缺损，软组织肿块内无瘤骨或钙化。CT 无特征性表现，骨质破坏有膨胀，周围形成软组织肿块，增强扫描均匀性强化（图 20-5-9）。MRI 病变区多呈长 T1、略长 T2 信号，STIR 序列脂肪信号被抑制，瘤灶呈高信号。增强后骨病灶和周围软组织肿块不均匀性强化。

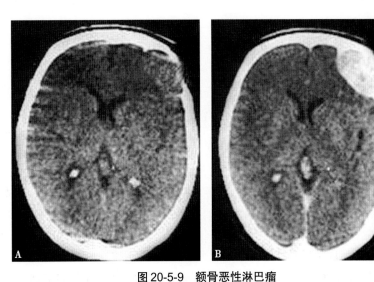

图 20-5-9　额骨恶性淋巴瘤

A、B. CT 横轴位平扫及增强扫描显示左额骨溶骨性破坏，软组织肿块明显强化

【鉴别诊断】

多发性骨髓瘤：弥漫多发性穿凿样骨质破坏，尿中 Bence-Jones 蛋白阳性。

（三）骨转移瘤

骨转移瘤是骨外恶性肿瘤转移至骨引起的继发性恶性肿瘤，临床较多见，发生率高于原发性骨肿瘤，仅次于肺和肝转移瘤，居第三位。患者多为中老年人，男女发生率因原发肿瘤的类型而异，如前列腺癌仅见于男性而乳腺癌主要见于女性，但总体以男性为多。转移途径主要是血行转移，少数可直接由邻近的原发灶蔓延发病，如鼻咽癌侵犯颅底，口底癌侵犯下颌骨。骨转移瘤的肉眼所见无显著的特异性，瘤组织切面多呈灰白色，常伴有出血、坏死。镜下骨转移瘤的形态结构一般与其原发瘤相同。

临床上任何恶性肿瘤都可发生骨转移，常发生骨转移的肿瘤为亲骨性肿瘤，如前列腺癌、肾癌、甲状腺癌、乳癌、肺癌和鼻咽癌。很少转移至骨的为厌骨性肿瘤，如皮肤、消化道和子宫的恶性肿瘤。全身任何骨骼都可发生转移瘤，但以骨盆、脊柱、颅骨和肋骨最多见。骨转移瘤的主要症状是疼痛，多为持续性，夜间加重。有时可出现肿块和压迫症状。实验室检查：成骨性转移瘤碱性磷酸酶增高、血清钙磷正常或偏低；溶骨性转移瘤血清钙磷增高；前列腺癌转移酸性磷酸酶增高。

【影像学表现】

颅骨转移瘤X线上以溶骨型和混合型常见，骨质破坏形态不规则，呈斑片状或融冰状，破坏区逐渐融合扩大，形成大片溶骨性骨质破坏区，边缘较清楚，周围无硬化。也可为多发类圆形骨质破坏，局部常伴有软组织肿块（图20-5-10）。颅骨成骨型转移较少见，多系生长较缓慢的肿瘤引起，转移瘤的成骨不是肿瘤细胞成骨，而是肿瘤引起的宿主骨反应性成骨或是肿瘤间质通过化生而成骨。常见的原发肿瘤大多是前列腺癌，少数为乳癌、鼻咽癌、肺癌和膀胱癌。成骨型转移在颅骨表现为多发棉团状或结节状高密度灶，密度均匀，边缘模糊。混合型转移瘤兼有溶骨型和成骨型转移的骨质改变。MRI对含脂肪的板障组织中的肿瘤组织及其周围水肿非常敏感，因此能检出X线片、CT甚至核素骨显像不易发现的转移灶，发现尚未引起明显骨质破坏的骨转移瘤，明确转移瘤的数目、大小、分布和邻近组织是否受累，为临床提供可靠的信息。溶骨型骨转移瘤在T1WI上呈等或低信号；在T2WI上呈程度不同的高信号，脂肪抑制序列可以清楚显示。增强后可呈中等或明显强化。成骨型骨转移瘤表现为类圆形长T1、短T2异常信号区。

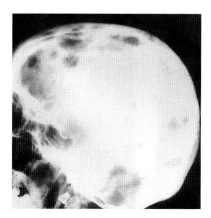

图20-5-10　乳腺癌颅骨多发转移
颅骨弥漫性类圆形穿凿样骨质破坏，边缘清楚

【鉴别诊断】

多发性骨髓瘤：穿凿样膨胀性骨质破坏，大小较一致，常伴有明显的骨质疏松。实验室检查血清球蛋白增高，尿中可出现凝溶蛋白。骨髓穿刺涂片可找到骨髓瘤细胞。

（四）白血病

白血病是造血器官中幼稚白血病异常增生为特征的血液系统恶性肿瘤。本病可发生于任何年龄，青少年好发。白细胞引起的骨骼损害范围较广，可累及全身骨骼。儿童急性淋巴性白血病出现较早，慢性白细胞发生骨骼改变也以淋巴型显著。病理上首先发生于造血组织，病变进展迅速，常超出造血系统，累及全身各个系统。临床上白血病侵及骨骼系统引起骨关节疼痛，全身症状有无力、消瘦、贫血、出血、肝脾及淋巴结肿大。绿色瘤为表现特殊的白细胞，因肿瘤间质内有均匀的绿色色素附着得名，颅骨肿块为特征性表现。实验室检查：白细胞显著增高达10万～30万，红细胞减少。骨髓象显示增生明显，以粒细胞增生为主。

【影像学表现】

好发于颅面骨，尤其眼眶附近，呈囊状膨胀性骨质缺损或溶骨性破坏，密度不均，边缘清楚，局部可形成软组织肿块。CT显示骨破坏区相应的脑组织受压，增强扫描肿块明显强化（图20-5-11）。MRI破坏区呈等T1、等T2信号，信号较均匀，增强扫描明显强化（图20-5-12）。

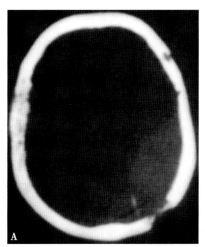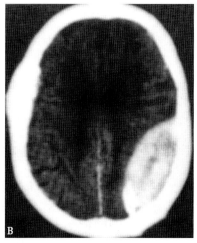

图20-5-11　白血病骨破坏
A、B. CT平扫及增强扫描示颅骨多发溶骨性破坏，软组织肿块明显强化

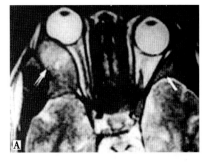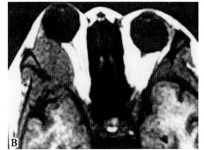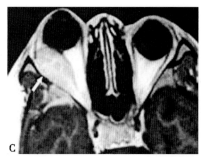

图 20-5-12 白血病浸润伴右眼眶绿色瘤

A～C. MRI 横轴位 T1WI、T2WI 及增强扫描示右眼眶外侧壁等 T1、等 T2 异常信号，明显强化

第六节 颅骨肿瘤样病变

一、颅骨骨囊肿

骨囊肿大多认为与外伤有关，可能由于骨髓腔出血，局部骨质吸收液化形成囊肿。骨囊肿好发于长骨，少数发生于颅骨。临床症状轻微，仅有隐痛和不适，触诊局部隆起。

【影像学表现】

颅骨骨囊肿以单囊为主，以板障为中心向周围膨胀性生长，局部颅板变薄，边缘光滑伴有硬化（图 20-6-1）。多囊性病变囊内可见纤细的条状骨嵴。CT 表现为颅骨囊状膨胀性改变，骨皮质变薄，局部脑组织可受压。

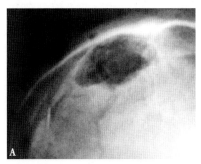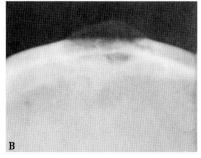

图 20-6-1 顶骨骨囊肿

A、B. 顶骨类圆形骨质破坏，边缘硬化，切线位外板膨隆变薄

【鉴别诊断】

1. 酸性肉芽肿 颅骨病变可单发或多发，呈类圆形骨质缺损，边缘硬化明显。临床上发病年龄较小，嗜酸性细胞增多。

2. 血管瘤 类圆形骨质破坏，外板常穿破，伴有放射状骨针。

二、颅骨皮样囊肿

皮样囊肿是一种少见的先天性异位性肿瘤。胚胎发育 3～5 周，神经沟闭合成神经管时误将部分皮肤组织卷入，可逐渐形成皮样囊肿。皮样囊肿好发枕骨，常累及小脑蚓部和第四脑室。病理检查皮样囊肿为外胚层组织构成，有较厚的囊壁，内容物为黄白色液体、皮肤组织、毛发和脂溢物。囊壁可有窦道与皮肤相通。临床上好发于青壮年，枕部多见，多呈现缓慢增大的硬软不一的肿块。窦道形成则有豆渣样物流出。

【影像学表现】

皮样囊肿常发生于后颅窝中线区，如不累及颅骨，无明显颅骨表现。如肿瘤起源于颅骨，表现为起于板障的局限性骨质破坏（图 20-6-2），密度混杂，可有脂肪密度和钙化影，边缘多光整，内外板膨胀变薄，并向颅内外生长（图 20-6-3）。少数因并发感染，破坏区边缘可不规则。

CT 显示病变位于后颅窝脑外，呈圆形或卵圆形低密度病变，CT 值 -15～+10Hu。高密度皮样囊肿罕见，乃囊内蛋白含量高所致。囊肿边界清楚，囊壁较厚，可伴有钙化（图 20-6-4）。增强后囊壁无强化或有环状强化，如反复感染则可有囊壁与窦道强化。MRI 由于肿瘤内含有异位上皮和真皮组织，引起T1 弛豫时间缩短，故 T1WI 呈高信号，T2WI 亦呈高信号（图 20-6-5）。有的囊内有钙化，表现为极低信号强度。枕骨皮样囊肿致枕骨缺损，看不到高信号的板障影，肿瘤可同时向颅内、颅外生长（图 20-6-6）。

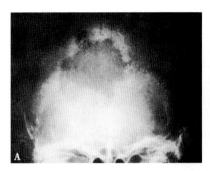 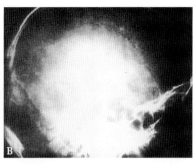

图 20-6-2 颅骨皮样囊肿

A、B. 颅骨顶枕交界中线区不规则形骨质缺损

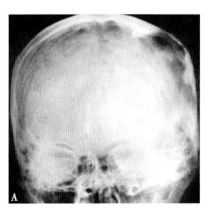 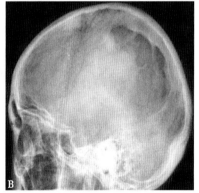

图 20-6-3 颅骨皮样囊肿

A、B. 颞顶骨大片状骨质缺损，边缘清楚硬化

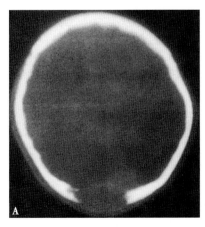 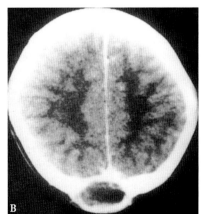 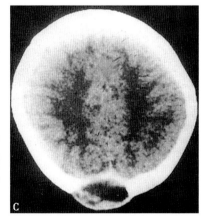

图 20-6-4 颅骨皮样囊肿

A. CT 显示顶骨中线骨质缺损，局部形成囊性肿块。B、C. MRI 囊肿向颅内外膨隆，增强后呈环状强化

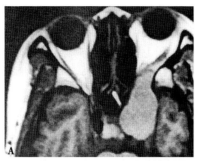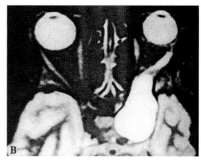

图 20-6-5　鞍旁皮样囊肿

A、B. MRI 轴位示左侧鞍旁椭圆形等 T1、长 T2 异常信号，边缘清楚

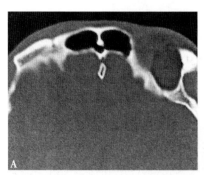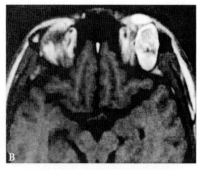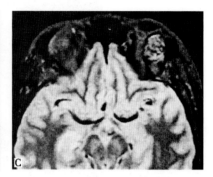

图 20-6-6　额骨皮样囊肿

A. CT 显示左额骨骨质破坏；B、C. MRI 呈椭圆形混杂信号

【鉴别诊断】

1. 骨性骨纤维异常增殖症　颅骨破坏区呈毛玻璃样密度，内可见斑点状高密度影，与囊肿高度透光度不同。

2. 酸性肉芽肿　骨质缺损周围伴有硬化，有自愈倾向。

三、畸形性骨炎

畸形性骨炎亦称佩吉特病，是一种慢性进行性骨病，病因不明，偶可恶变为骨肉瘤或纤维肉瘤。本病可单骨或多骨受累，病骨先由纤维组织和分化较差的骨组织所代替，随后发生骨质增生和硬化。骨皮质层状增厚，髓腔增宽或变窄，骨外形略增粗，骨干发生弯曲畸形。由于新生骨不沿正常应力线排列，故常并发骨折。发生于颅骨时，内外板均显著增厚，板障可以完全闭塞，内外板界限消失。

临床上好发于 40 岁以上男性，可有家族发病倾向。骨盆受累最多见，其次为股骨、胫骨、上段椎体、颅骨、肱骨、锁骨、尺骨、桡骨，手足骨较少见。本病起病隐袭，进展缓慢，病程较长。常见症状为头颅增大、腰背痛、跛行和肢体畸形。疼痛剧烈并出现软组织肿块时常提示恶变。实验室检查碱性磷酸酶常显著升高。

【影像学表现】

畸形性骨炎好发于额、枕骨，并局限于颅外板，病变常跨越颅缝而累及双侧（图 20-6-7）。随病程进展，破骨活动继发形成大量分化不良的骨组织和纤维组织，颅骨板障内出现斑片状或棉团状高密度硬化区，内外板不规则增厚，板障与内外板界限及颅缝消失，颅骨增厚可达正常数倍。颅底增厚，颅底诸孔变小（图 20-6-8）。若发生恶变，破坏区内出现软组织样密度区和软组织肿块，其内可有

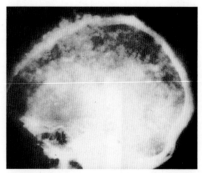

图 20-6-7　畸形性骨炎

颅板增厚，密度增高，内外板及板障分界不清。弥漫性散在棉球状致密影

边缘模糊的斑片状骨质样高密度影。CT 显示颅板明显增厚，板障结构消失，密度不均匀性增高，颅底骨常常受累，也可累及眼眶（图 20-6-9）。MRI 板障 T1WI 和 T2WI 均呈低信号。颅内外板增厚，边缘不规则。颅底可因骨质软化而变平，齿状突升高并突入枕骨大孔，形成颅底凹陷，引起脑干受压和脑积水，垂体窝变小且不规则。

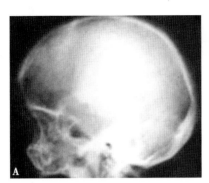
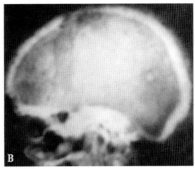

图 20-6-8 畸形性骨炎
A、B. 颅骨不均匀性密度增高，颅板增厚，板障消失

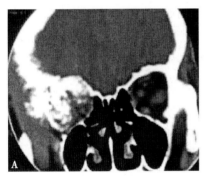
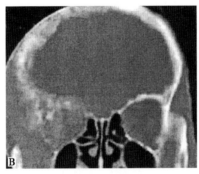
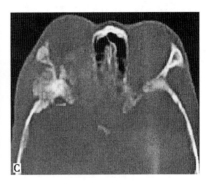

图 20-6-9 畸形性骨炎
A~C. CT 显示颅板明显增厚，板障结构消失，累及颅底及眼眶

【鉴别诊断】

1. 转移瘤　缺乏颅板增厚，板障消失，畸形等典型表现，不难鉴别。

2. 纤维异常增殖症　病变范围局限，极少累及全部颅骨，颅骨内外板变薄，血碱性磷酸酶增高不明显。

四、骨纤维异常增殖症

骨纤维异常增殖症为正常骨组织被增生的纤维组织所替代的一种疾患，病因不明，可能系原始间叶组织发育异常、骨骼内纤维组织异常增生所致。病理上病灶组织坚实，主要为纤维结缔组织和新生的骨组织。临床上本病大多发生于儿童和青年，男多于女。病程数年到数十年不等，成年后发展缓慢，逐渐停止。症状不明显，常因其他原因做影像学检查被偶然发现。局部可有疼痛，表浅部位可扪及硬块或高起。头面部病变常有不对称性畸形，可有鼻塞、眼球突出、听力下降。

【影像学表现】

本病有明显的单侧发病倾向，可单骨多发或多骨多发，以躯干骨发病最高，其次为下肢，上肢骨少。躯干好发于肋骨，髂骨、坐骨和耻骨，颜面骨以蝶骨最常见，其次为上颌骨、颧骨、额骨和下颌骨。

X 线上分为四种类型：①膨胀性改变：膨胀性单囊或多囊状透光区，囊内密度不均，伴有点条状高密度骨嵴影，边缘硬化；②玻璃样改变：病变区呈磨玻璃样密度增高，骨小梁消失并夹杂粗大的条纹和点状钙化（图 20-6-10）；③瓜络样改变：骨膨胀变形，骨小梁粗大如丝瓜络状；④蚀样改变：溶骨性破坏，边缘锐利，酷似转移瘤表现。

　　颅面骨病变可累及一骨或多骨，表现为颅板增厚，板障增宽（图 20-6-11），正常骨结构消失被磨玻璃样或致密硬化区代替，内外板变薄，外板膨胀变形，内板很少向颅内膨隆。颅底骨囊状膨胀性改变和磨玻璃样改变常并存，单一表现很少（图 20-6-12）。颅顶骨病变多广泛，膨胀轻微且以外板为主。颅面骨和颅底骨病变骨体膨大可非常显著，占据上颌窦、筛窦、蝶窦和眶腔大部或全部。视神经管、眶上裂、眶下裂、圆孔、卵圆孔、翼腭窝等骨性腔隙变窄。严重者呈骨性狮面（图 20-6-13）。

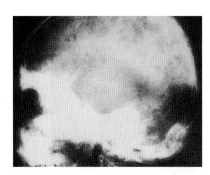

图 20-6-10　多发性骨纤维异常增殖症
颅底骨及面骨增厚致密，副鼻窦及乳突气房消失，颅盖骨弥漫性囊状改变与骨硬化交错

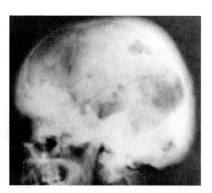

图 20-6-12　多发性骨纤维异常增殖症
颅板增厚，板障增宽，骨质硬化，累及颅底

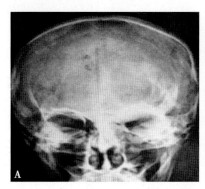

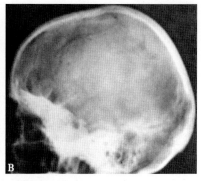

图 20-6-11　多发性骨纤维异常增殖症
A、B. 颅骨囊状膨胀性骨质破坏，磨玻璃样密度增高

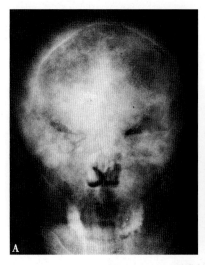

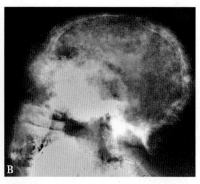

图 20-6-13　多发性骨纤维异常增殖症
颅底致密硬化，颅骨弥漫性增厚，板障增宽，囊状膨胀性改变和磨玻璃样改变并存，呈骨性狮面

CT 显示颅骨外板和板障增厚，致密硬化性改变为多，囊状破坏较少（图 20-6-14），内板改变较轻，相应的颅内脑组织正常。颅底骨受累增厚致密，硬化和囊状破坏并存，我们有一例发生于斜坡，局部膨大变形，硬化和囊状破坏并存，表现典型（图 20-6-15）。

MRI 颅骨膨胀变形，内信号混杂，出血及残存骨髓组织为高信号，纤维组织为等、低信号，发生囊变液化时为液体信号。MRI 对骨纤维异常增殖症病理成分的显示较 X 线平片和 CT 更敏感。因以纤维和磨玻璃样骨组织为主，病变大部 T1WI 和 T2WI 均呈与肌肉相似或更低信号（图 20-6-16）。病灶内出血灶 T1WI 呈高信号。坏死液化、囊变及黏液变区 T1WI 呈低信号，T2WI 呈高信号。CT 所示的病灶周

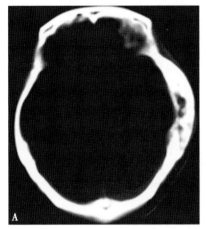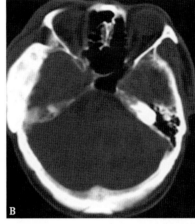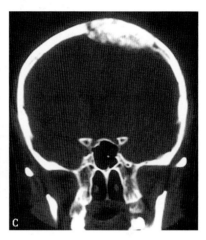

图 20-6-14　多发性骨纤维异常增殖症
A、B、C. CT 轴位、冠状位平扫示双颞骨、顶骨颅板增厚，致密硬化，板障消失

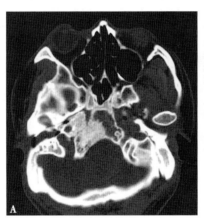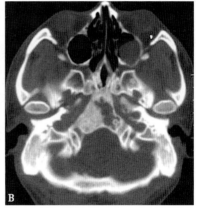

图 20-6-15　颅底骨纤维异常增殖症
A、B. CT 轴位平扫示斜坡膨大变形，毛玻璃样密度和囊状破坏并存

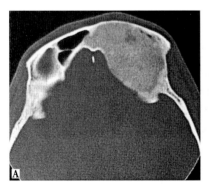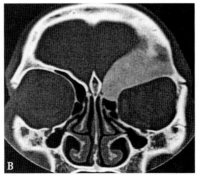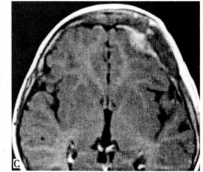

图 20-6-16　颅底骨纤维异常增殖症
A、B. CT 前颅窝底增厚，磨玻璃样密度增高，累及眶上壁。C. MRI 显示局部骨板膨大，信号混杂

边高密度硬化缘 T1WI 和 T2WI 均呈类皮质样低信号。

少数病例可恶变为骨肉瘤、软骨肉瘤、纤维肉瘤和巨细胞肉瘤。通常为单一骨骼发生,原病灶处发生溶骨性破坏,伴有成骨性改变多考虑骨肉瘤,伴有软骨钙化考虑软骨肉瘤,纤维肉瘤形成较大的软组织肿块,原骨结构破坏消失(图 20-6-17)。

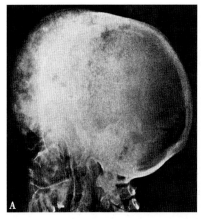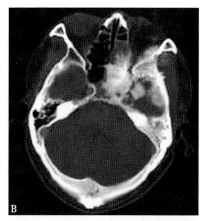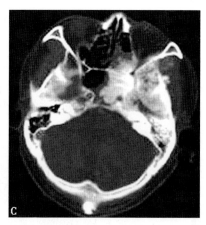

图 20-6-17 多发性骨纤维异常增殖症恶变
A. 颅骨侧位示骨纤维异常增殖症恶变为骨肉瘤;B、C. CT 轴位示骨纤维异常增殖症恶变为软骨肉瘤

【鉴别诊断】

1. 畸形性骨炎 多见于中老年人,颅骨病变几乎累及全部颅骨,颅骨外板绒毛状增厚,虫蚀样破坏,碱性磷酸酶显著增高。

2. 脑膜瘤 颅板破坏以内板为主,很少累及外板,CT 可发现颅内病变。

第七节 组织细胞增生症 X

一、骨嗜酸性肉芽肿

骨嗜酸性肉芽肿又称骨嗜伊红细胞肉芽肿、网状内皮细胞肉芽肿。1940 年首先由 Jaffe 报道,当时被认为是一种病因不明的特殊性炎症。病理上主要为网状内皮细胞增生,为组织细胞增生症 X 中的最轻型。部分病例不经任何治疗可以自愈,少数可转化为黄脂瘤病。

临床上好发于儿童及青年,男多于女。病变可单发或多发,全身症状较少,主要有局部疼痛、压痛、肿胀和软组织肿块,严重者可发生病理骨折。颅骨病变表现为局部囊性肿块,并可扪及骨质缺损。实验室检查:嗜酸性细胞可增多,血沉增快。

【影像学表现】

骨嗜酸性肉芽肿好发于颅骨,其次为股骨、肋骨、肱骨、髂骨。颅骨病变以额骨多见,其次为顶骨和枕骨(图 20-7-1),病灶多呈类圆形穿凿样骨质缺损,边缘锐利,周围伴有薄层硬化(图 20-7-2)。骨破坏可超越颅缝,多个病灶相互融合。酷似黄脂瘤病的"地图样"表现。颅骨内外板破坏不对称时出现双边征象(图 20-7-3)。CT 显示骨质缺损有轻度膨胀,内板和外板变薄,也可完全消失,边缘锐利,与周围正常骨分界清楚。MRI 表现不一,破坏区在 T1WI 上呈中等信号,T2WI 上呈高信号,信号可均匀或不均匀。随访中如病灶在 T2WI 信号下降,表示溶骨性病变开始愈合。脂肪抑制像上病灶可见低信号边缘,代表早期的修复性骨形成。

【鉴别诊断】

1. 骨结核 骨质破坏区内常见砂粒状死骨,病变较少膨胀。

2. 颅骨骨髓炎 骨破坏少有膨胀,周围增生硬化明显,结合临床鉴别不难。

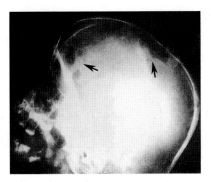

图 20-7-1 颅骨嗜酸性肉芽肿
8 岁男童,额、顶骨多发性骨质破坏,
大小不一,边缘清楚

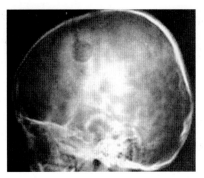

图 20-7-2 颅骨嗜酸性肉芽肿
额骨类圆形骨质缺损,边缘锐利,周围
伴有薄层硬化

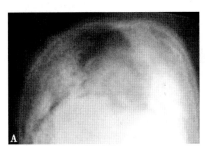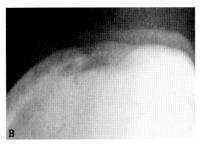

图 20-7-3 颅骨嗜酸性肉芽肿
A、B. 颅骨不规则骨质破坏,内外板破坏不对称呈双边征象

二、黄 脂 瘤 病

黄脂瘤病又称韩-薛-柯病,为网状内皮细胞增生症中的良性型,主要病理改变为病变组织中有大量脂肪和类脂质,可形成肉芽组织样改变。镜下主要为泡沫细胞和嗜酸性细胞。

临床上好发于 5 岁以下儿童,年长者罕见,男女之比为 3∶1。临床上表现有三大特征,即眼突、尿崩及颅骨缺损,三者并非全部出现。眼突可单侧或双侧发生,颅顶可扪及囊性软组织肿块。病变累及垂体灰白结节或视丘下部可出现尿崩。全身症状有发热、贫血、肝脾肿大和咳嗽等。

【影像学表现】

黄脂瘤病主要累及骨骼系统和肺脏,颅骨为最好发部位,其次为躯干骨和近躯干的四肢骨。颅骨病变以额顶骨居首位,颞骨、枕骨次之,还可累及颅底、蝶鞍和颌骨。常多块颅骨同时受累,骨质破坏起始于板障,早期呈边缘模糊的小片状骨质破坏,逐渐累及内外板,呈不规则穿凿状骨质缺损,边缘清楚锐利,周围无增生硬化。若内外板破坏程度不相一致,可出现"双边"征象(图 20-7-4)。破坏区内可见残留的密度增高影,形成"纽扣"样死骨(图 20-7-5)。多个病灶相互融合可成巨大不规则形骨质缺损,颇似"地图样"外观,为本病的特征性表现(图 20-7-6)。骨破坏累及蝶鞍、蝶骨小翼及岩锥,可发生尿崩,但骨破坏与尿崩症并无直接关系,发生尿崩者蝶鞍可无异常改变。眼突可单侧或双侧发生,为眼眶内类脂质聚集所致。眼突与眶骨破坏并非呈平行关系,眼突者眶骨不一定有骨质破坏,而破坏累及眶骨者可无眼突。眶骨破坏多发于眼眶外上缘,呈不规则溶骨性改变,边缘清楚。颞骨破坏多累及岩部,并延伸至乳突。下颌骨破坏多发生于齿槽周围,呈单房或多房状骨质缺损,边缘清楚,局部牙齿松动、歪斜以至呈"悬空"状。未换齿的小儿过早出现多个牙齿松动脱落应疑为本病。本病骨质破坏此起彼伏,不经治疗部分可自行修复,修复期病灶逐渐缩小,边缘清楚,周围出现新生骨,直至病灶完全修复。

【鉴别诊断】

1. 嗜酸性肉芽肿 发病年龄较大,临床无尿崩及突眼。

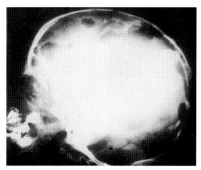

图 20-7-4　黄脂瘤病

5岁女童,右眼突出,头部多处肿块。额顶骨多发穿凿样骨破坏,边缘锐利硬化,可见"纽扣"样死骨

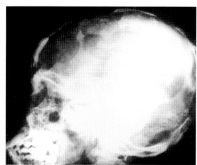

图 20-7-5　黄脂瘤病

男,16岁,多饮、多尿、双眼突出一年。颅骨广泛巨大的穿凿样骨质破坏,相互融合呈"地图样外观"

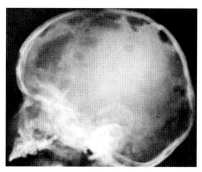

图 20-7-6　黄脂瘤病

颅骨广泛巨大的穿凿样骨质破坏,有"双边"征象

2. 勒-雪病　发生于2岁以下小儿,临床有出血性丘疹,肝、脾及淋巴结肿大。全身骨骼广泛性溶骨性破坏。

三、勒-雪病

勒-雪病为网状内皮细胞增生症中的恶性型,发病年龄早,病程短,预后差,多于数月后死亡。病理上全身骨骼受累,造血组织丰富部位明显脱钙,骨质疏松,骨髓腔几乎全部被网状组织及其衍生物所替代。镜检大量幼稚组织细胞增生而无类脂质沉积,故又被称为"非类脂性组织细胞增生症"。

本病属组织细胞病X的急性或亚急性型,临床上几乎均发生于1岁之内的小儿,3岁以上者罕见,男女发病无差异。起病急骤,进展迅速,全身症状有发热、咳嗽、贫血及腹泻,肝脾明显肿大,全身淋巴结亦肿大。几乎所有病例均出现全身紫癜性皮疹,为本病诊断的重要依据。实验室检查:贫血血象,白细胞和血小板减少。骨髓涂片可见网状内皮细胞增生。皮疹和淋巴结活检可见异常网状细胞。

【影像学表现】

病变好发于红骨髓丰富的骨骼,以颅骨最易受累,其次为骨盆、脊柱、短骨和不规则骨。X线表现与黄脂瘤病和嗜酸性肉芽肿相似,病变范围广泛,常弥漫性累及全身所有骨骼。破坏程度严重,常同时出现多发性溶骨性骨质破坏,形态不规则,边缘模糊,周围无硬化(图20-7-7、8)。晚期几乎累及全部骨骼,宛如象牙镂空雕刻样改变,此为本病的特征性表现。

【鉴别诊断】

1. 转移瘤　系中老年病变,常有原发病灶,结合临床不难区分。

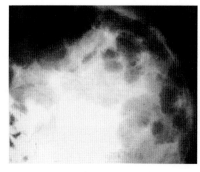

图 20-7-7　勒-雪病

颅骨多发性骨质破坏,形态不规则,边缘模糊

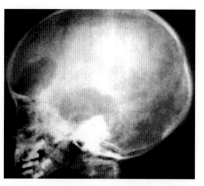

图 20-7-8　勒-雪病

3岁男童,发热、全身有血疹、肝脾肿大。颅骨呈弥漫性溶骨性破坏,大小不等,边缘不清

2. 骨髓瘤　系中老年病变,结合临床不难区分。

3. 白血病　很少出现全身骨广泛的镂空性破坏。实验室检查有特征性表现。

第八节　颅骨炎性病变

一、颅骨骨髓炎

颅骨骨髓炎常由鼻窦、乳突的感染引起,或继发于头颅外伤,血行性感染较少见。颅骨骨髓炎好发于额骨、顶骨和颞骨,起源于板障,并沿板障扩展,逐渐发生化脓性坏死。病变进一步发展可并发硬膜外脓肿,甚至脑脓肿。颅骨外板破坏后常形成骨膜下脓肿。儿童期颅缝未愈合,因颅缝内无血管,感染常被颅缝所限制,成人则可跨越颅缝而累及邻近颅骨。

【影像学表现】

颅骨骨髓炎早期仅表现为局部骨质稀疏,2～3周后出现斑点状骨质破坏,破坏区逐渐扩大相互融合成大片骨质破坏区(图20-8-1)。感染可沿板障静脉向四周扩展,成人病变因不受颅缝限制,可发生广泛的骨质破坏,形成不规则形骨质缺损,周围环绕硬化边缘(图20-8-2)。颅骨及其附着的头皮软组织具有丰富的血液供应,因此,颅骨骨髓炎很少形成死骨,即使出现死骨也很细小。

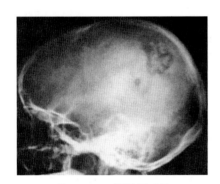

图20-8-1　颅骨骨髓炎
颅骨侧位片颞顶骨斑点状骨质破坏,沿板障静脉向四周扩展

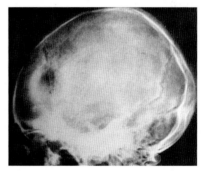

图20-8-2　颅骨骨髓炎
颅骨侧位片额骨类圆形骨质破坏,周围环绕硬化边缘

【鉴别诊断】

1. 颅骨骨髓炎　是少见部位骨髓炎,临床症状较重,进展快。骨质硬化多于破坏,死骨形成较多。在儿童骨质破坏一般不跨越颅缝。

2. 嗜酸性肉芽肿　骨质破坏呈多发或地图样改变,边界清楚,周围轻度硬化。病变有自愈性。

3. 颅骨血管瘤　呈类圆形或不规则形骨质破坏,外板破坏较内板严重,边缘整齐硬化。切线位有时可见放射状骨针。

二、颅骨结核

颅骨结核较少见,多见于青少年,亦见于成人。病变起始于板障,通常内板破坏大于外板,可分为局限型与弥漫型。局限型以肉芽增生为主,常累及颅骨全层,表现为穿凿样骨质破坏,弥漫型以干酪性变为主,有时可见死骨。严重者病变可侵犯脑膜甚至脑实质。帽状腱膜下可积脓,软组织可形成肉芽组织或发生干酪样坏死。

临床主要症状为局部肿胀,质地柔软,无波动,伴疼痛和压痛。累及硬脑膜可引起剧烈头痛。脑膜脑炎时可有癫痫或半侧肢体轻瘫。血沉增快,结核抗体明显增高。

【影像学表现】

颅骨结核好发于额骨和顶骨,其次为枕骨和颞骨,颅底骨少见。病变多位于颅缝附近,常跨越颅缝侵及邻骨。病变同时侵犯颅骨内、外板及板障,边缘锐利。局限型表现为圆形或卵圆形的骨质缺损或破坏,直径 1～4cm 不等,病灶边界清晰锐利,有时可有硬化边缘。病灶内可见"纽扣样"死骨(图 20-8-3)。弥漫型表现为骨质破坏呈匍匐状向四周浸润蔓延,范围广泛而不规则,边缘模糊,与正常骨组织无明显界限,可形成软组织脓肿和窦道,局部头皮隆起。严重者侵犯脑膜和脑实质,寒性脓肿可位于颅骨单侧或双侧。CT 平扫颅内病灶呈低密度,增强扫描脓肿壁明显强化。MRI 表现为板障内长 T1、混杂 T2 异常信号,侵犯内外板,内板破坏较重,无清楚边界。邻近板障水肿 Fs T2WI 呈高信号。严重者颅内脑组织呈长 T1、长 T2 异常信号。寒性脓肿较大者可呈分叶状。增强扫描脓肿壁明显强化,壁较厚,厚度较均匀。颅内脑膜或脑实质内肉芽组织明显不均一强化。

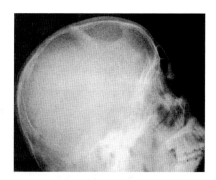

图 20-8-3　颅骨结核
颅骨侧位片示额顶骨类圆形骨质破坏,
边缘清楚,周围骨质轻度硬化

【鉴别诊断】

1. 颅骨骨髓炎　是少见部位骨髓炎,临床症状较重,进展快。骨质硬化多于破坏,死骨形成较多。在儿童骨质破坏一般不跨越颅缝。

2. 嗜酸性肉芽肿　骨质破坏呈多发或地图样改变,边界清楚,周围轻度硬化。病变有自愈性。

3. 颅骨血管瘤　呈类圆形或不规则形骨质破坏,外板破坏较内板严重,边缘整齐硬化。切线位有时可见放射状骨针。

三、骨 梅 毒

(一)先天性骨梅毒

骨梅毒分为先天性和后天性两类,先天性骨梅毒系梅毒螺旋体由母体通过胎盘经血行达胎儿循环,感染胎儿骨骼。梅毒螺旋体侵入干骺端和骨干内,梅毒性肉芽组织取代了正常骨组织,引起骨质增生和骨质破坏。弥漫性或局限性骨膜炎引起的骨皮质增厚,可伴有树胶肿。树胶肿为梅毒性坏死和梅毒性肉芽组织,其中心为干酪样坏死,周围有淋巴细胞及上皮样细胞浸润和朗格汉斯细胞。临床上根据症状出现的早晚,又分为早发型与晚发型两类,早发型先天性骨梅毒自出生后至 4 岁内出现症状。晚发型先天性骨梅毒发生于 5～15 岁之间,是侵入胎儿骨骼内潜在的病灶再活动所致。梅毒皮疹散布于全身,以手掌和脚掌处明显,呈暗红色,常伴有脱皮脱屑。梅毒性鼻炎鼻黏膜肿胀、流涕、鼻塞。常见马鞍鼻、军刀腿、神经性耳聋,此外尚可有肝脾肿大、间质性肺炎等。快速血浆反应素试验(PRP)及梅毒螺旋体血凝试验(TPHA)呈阳性。

【影像学表现】

先天性骨梅毒的突出特点是多骨受累,侵犯颅骨时以额骨和顶骨多见,其他颅骨少见。骨质破坏同时累及内板及外板,密度不均,边缘清楚,周围伴有增生硬化。较大的骨质破坏区内可形成死骨。晚发型骨梅毒 X 线与 CT 表现与早发型骨梅毒相似,但病变范围多明显缩小,病变程度减轻,仅显示为广泛慢性骨膜炎改变。

【鉴别诊断】

1. 颅骨骨髓炎　全身中毒症状明显,颅骨破坏边缘模糊,周围骨质增生明显。很少全身多骨同时发病。

2. 佝偻病　属代谢或内分泌性骨病,典型病例头颅呈方形,骨质无破坏、增生。长骨干骺端呈杯口状改变为特征性表现。实验室检查血钙、磷浓度降低。

(二)后天性骨梅毒

后天性骨梅毒系梅毒螺旋体接触感染后经血流进入骨膜深层血管,引起血管周围炎并扩散至骨膜下、骨皮质哈弗管和骨髓,引起骨髓感染、皮质破坏及骨膜增生,亦可潜伏数十年后发作成为晚发后天性骨梅毒。后天性骨梅毒在临床上分为三期,自发生下疳至出现第二期早发梅毒疹称为第一期,此阶段不出现骨关节改变。自第二期梅毒疹至感染后四年内称为第二期梅毒,四年后则进入第三期。主要症状为局部刺痛,压痛明显,休息时加重,血清梅毒反应阳性。

【影像学表现】

主要表现为梅毒性骨膜炎,主要累及长骨骨干,颅骨较少累及,骨质破坏呈大片状或类圆形缺损区,周围伴有增生硬化,内外板同时受累,边缘清楚,少数可形成死骨(图20-8-4)。

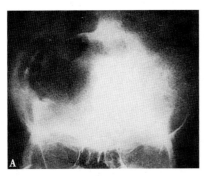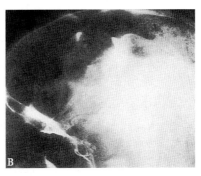

图20-8-4　后天性骨关节梅毒(颅骨正侧位)

A、B. 右侧额、顶骨大片骨质破坏,边缘锐利,呈分叶状,其内可见点状致密死骨影。颞顶骨骨质硬化

四、麻　风

麻风是由麻风分枝杆菌引起的一种全身性慢性传染病,属严重传染病之一,主要累及皮肤、骨关节系统、周围神经及网状内皮系统,晚期可累及内脏器官,并可导致肢体残疾。麻风感染主要通过接触传染,如乳汁、精液,也可通过脐带、胎盘传染。病理上麻风病变侵犯神经组织后,神经纤维发生纤维化、髓鞘变性。周围神经受累后骨骼发生营养障碍,传导神经受累可引起感觉丧失,反复发生感染和外伤,骨质吸收破坏。麻风侵犯营养动脉,导致动脉内膜炎,动脉壁增厚,血管腔狭窄,影响骨的局部血液供应,造成骨的缺血坏死。麻风肉芽肿侵犯骨组织后,发生麻风性骨炎和骨膜炎。

临床上麻风分为结核样型、瘤型、未定类和界限类四个类型,以结核样型、瘤型常见,未定类为非特异性炎症,界限类具备两型改变。典型表现为皮肤红色斑块或斑疹,面部皮肤损害呈对称的蝙蝠状。随病变发展,皮肤变厚,晚期面部呈弥漫性浸润和结节,形成特征性的“狮面”。各型麻风均可侵犯骨与关节,病程越长,骨骼改变越明显,晚期麻风几乎均累及骨关节系统。神经营养障碍导致感觉丧失,易反复受伤,肢体挛缩变形,反复感染可发生骨髓炎和病理骨折。

【影像学表现】

病变多发生于手足短管状骨,一般开始于指(趾)骨远端,逐渐向近端发展。麻风瘤性黏膜病变可致上颌骨、齿槽骨、鼻骨、鼻嵴吸收破坏,早期局部骨质疏松,继而形成溶骨性破坏缺损,边缘模糊,晚期病变边缘趋于清楚,逐渐缩小消失,较大病灶边缘硬化。单纯颅骨病变少见。反复感染和损伤可发生骨髓炎和软组织肿胀,表现为广泛的骨质破坏,死骨形成。

第九节　其他颅骨骨病

一、肢端肥大症

肢端肥大症(acromegaly)为青春期后发病,此时骨骺已愈合,骨的纵向生长停止,横向生长继续,故仅增加骨的体积,以颅面骨的突出部分和四肢末端明显,形成肢端肥大。临床上一般始自20～30

岁,早期表现为面部增长,面貌粗陋,下颌宽大前突,头皮及脸皮粗厚,额部多皱褶。耳、鼻、下唇及舌肥大,言语模糊,音调低沉。手背、足背宽厚,手指及足趾粗短。男性性欲旺盛,睾丸胀大;女性经少或经闭,乳房较发达,泌乳期可延长至停止哺乳后数年之久。此外还可见心脏增大,血压增高,动脉硬化,肝脏增大,甲状腺呈弥漫性或结节性增大,基础代谢率可增高。当发展至衰退期时患者精神萎靡,皮肤、毛发及肌肉均发生衰变。如有腺瘤可产生腺垂体本身及四周组织受压症状。

【影像学表现】

头颅增大,内外板增厚,板障变窄逐渐消失,枕骨粗隆明显增大呈钩状。下颌、眶上裂及颧弓突出(图20-9-1),蝶鞍大小与垂体功能亢进的病因有关,单纯垂体功能亢进,蝶鞍大小可无改变。如系垂体肿瘤,蝶鞍向周围膨胀性扩大,鞍底受压变薄,常见双边征象,鞍背变薄向后移位,前床突上翘。鼻窦过度发育,尤以额窦明显,膨胀扩大前突(图20-9-2)。眼眶眉嵴突出,下颌骨肥厚增大,升支伸长,体部前突,齿间隙增宽。乳突蜂窝气化明显,可延伸至颧骨。CT、MRI检查常可发现垂体瘤表现。

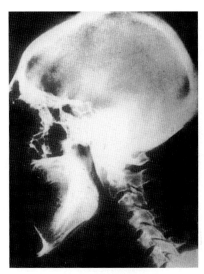

图20-9-1 肢端肥大症

头颅增大,颅板增厚,下颌骨伸长,下颌角变钝,额窦扩大

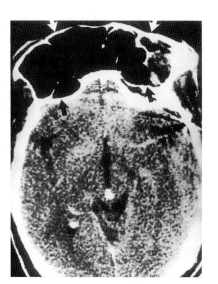

图20-9-2 肢端肥大症

CT显示前额突出,额窦明显扩大(箭头)

二、甲状腺旁腺功能亢进

甲状旁腺功能亢进简称甲旁亢,是由于甲状旁腺分泌过多的甲状旁腺素,引起钙、磷代谢失常的内分泌疾病。甲状旁腺功能亢进分为原发性和继发性两种,原发性甲旁亢最为常见,占80%~90%,以主细胞腺瘤为主,其次为弥漫性甲状旁腺增生,功能性腺癌最少。库勒(Culler)1964年曾报道一组家族性甲旁亢,可能为多腺体综合征的一种表现,患者同时在垂体、肾上腺、甲状腺及胰腺发生腺癌。继发性甲状旁腺功能亢进是由于肾脏或某些代谢性疾病引起血钙过低或血磷过高,刺激甲状旁腺而引起的甲旁亢,多见于慢性肾疾病、佝偻病、骨质软化症、肾小管性酸中毒以及范可尼综合征。引起甲状旁腺功能亢进的腺瘤多为主细胞腺瘤,其大小与骨病和高血钙的严重程度有关,大者常引起骨病和严重的高血钙。病理上甲旁亢时破骨细胞活动增强,有骨吸收及类骨组织钙化不足,随着骨吸收的发生,髓腔及松质骨间隙内血管组织及纤维组织增生,肉芽组织及纤维组织代替了正常的骨组织。除了广泛的骨吸收外,尚可出现局限性骨破坏区,其中有大量破骨细胞和纤维组织。继发的黏液性变和出血可引起液化而形成囊腔,其内含有棕色液体称之为棕色瘤或破骨细胞瘤。骨膜下或软骨下发生骨吸收,多见于指骨、长骨及齿槽硬板,为本病的特征性改变。大量的钙、磷自肾脏排出,磷酸钙常沉积于肾盂内形成结石。若沉积于肾小管可引起变性而损害肾功能。

临床上甲状旁腺功能亢进可发生于婴儿至 70 岁以上老人，但以 30～50 岁多见，女性为男性的 2～3 倍。全身性骨与关节疼痛和压痛，并可发生多发性病理骨折。晚期可致肾衰竭及尿毒症。临床上可归纳为四种类型：①同时有骨质和泌尿系的改变；②有骨质改变而无泌尿系改变；③有泌尿系改变而无骨质改变；④无骨质及泌尿改变。

实验室检查：血清钙升高、尿钙增高、血清磷减低、伴发骨病变时，血清碱性磷酸酶升高。

【影像学表现】

甲旁亢患者中仅 1/3 发生骨骼改变，1/3 只表现一般性骨质疏松，而另 1/3 则无骨骼改变。骨质疏松以脊椎、扁骨、掌指骨及肋骨表现较明显，特征性 X 线表现为泛发性纤维性囊性骨炎。颅骨表现为内外板边缘模糊，密度减低呈磨玻璃状，伴有斑片状稀疏区（图 20-9-3），颅板血管压迹边缘不清。颅骨可因脱钙而变软，后颅凹变浅。颅骨硬化斑常表现为 1～2cm 大小的圆形骨硬化，或板障均匀性的密度增高（图 20-9-4）。下颌骨有时可呈单房或多房皂泡样改变，临床上又称棕色瘤。齿槽骨硬板吸收也是骨膜下骨吸收的一种表现，即齿周白线消失。

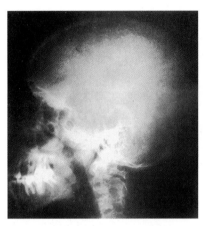 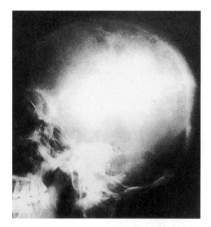

图 20-9-3　甲状腺旁腺功能亢进
颅骨骨质疏松，内外板边缘模糊，顶骨区局限性密度增高

图 20-9-4　甲状腺旁腺功能亢进
颅骨骨质疏松，内外板密度减低呈磨玻璃状，伴有颗粒状的稀疏区

原发性甲旁亢多由甲状旁腺瘤引起，CT 和 MRI 检查可发现甲状旁腺腺瘤，MRI 检出率略高。腺瘤位于甲状腺后下方，颈动脉与食管之间，呈圆形结节状，肿瘤包膜可以发生弧形钙化。注射造影剂后明显强化。甲状旁腺可异位于纵隔内，多包埋于胸腺内或位于气管旁，故腺瘤可发生于异位纵隔中的腺体内。

【鉴别诊断】

1. 骨纤维异常增殖症　未受累的颅骨可完全正常，弥漫性病变以密度增高为主，无骨质稀疏密度减低。

2. 畸形性骨炎　颅骨进行性增大、增厚，常伴有棉团状骨质增生。血清钙、磷及尿钙、磷均在正常范围，碱性磷酸酶可明显升高。

3. 多发性骨髓瘤　多老年发病，颅骨弥漫性虫噬样骨质破坏，边界较清楚，常有融合，与甲旁亢不同。血钙增高，但血磷大多正常，尿中可有本 - 周蛋白。

（王　凯　冯　磊　李联忠）

参 考 文 献

1. 曹来宾. 实用骨关节影像诊断学. 济南：山东科学技术出版社，2001.

2. 傅松滨主译. SMITH 人类先天性畸形图谱：分类、判定标准与遗传咨询. 第 6 版. 北京：人民卫生出版社，2007.

3. 王汉林，梁秋瑾. 小儿骨与关节畸形诊断治疗学. 北京：人民军医出版社，2003.

4. 许瑞江，陈诗强，卢世伟. MadeLung 畸形的诊断与治疗. 临床小儿外科杂志，2003，2：92-94.

5. 刘鸿圣，叶滨宾，郭启勇. MRI 在婴幼儿先天性髋关节脱位中的应用. 中华放射学杂志，2004，38：1210-1214.

6. 李勇刚，张景峰，王仁法，等. 狭颅症的影像学诊断. 放射学实践，2006，21：767-769.

7. 汪敬群，徐文坚，刘吉华，等. 枕大孔前后缘深度 MRI 测量在颅底凹陷症诊断中的价值. 中华放射学杂志，2005，39：187-191.

8. 巩若箴，周存升，吕京光，等. 原发性颅底凹陷症的 CT 表现及径线测量. 中华放射学杂志，1997，31：634-635.

9. Hubbard AM. Imaging of pediatric hip disorders. Radiol Clin North Am，2001，39：721-732.

10. Johnson ND，Wood BP，Jackman KV. Complex infantile and congenital hip dislocation：assessment with MR imaging. Radiology，1988，168：151-156.

11. Conway WF，Totty WG，McEnery KW. CT and MR imaging of the hip. Radiology，1996，198：297-307.

12. Schlesinger AE，Hernandez RJ. Diseases of the musculoskeletal system in children：imaging with CT，sonography，and MR. Am J Roentgenol，1992，158：729-741.

13. Thomsen M，Abel R. Imaging in scoliosis from the orthopaedie surgeon's point of view. Eur J Radiol，2006，58：41-47.

14. Disler DG，Alexander AA，Mankin HJ，et al. Multicentric fibromatosis with metaphyseal dysplasia. Radiology，1993，187：489-492.

15. Hukki J，Saarinen P，Kangasniemi M. Single suture craniosynostosis：diagnosis and imaging. Front Oral Biol，2008，12：79-90.

16. Kotrikova B，Krempien R，Freier K，et al. Diagnostic imaging in the management of craniosynostoses. Eur Radiol，2007，17：1968-1978.

17. Fernbach SK. Craniosynostosis 1998：concepts and controversies. Pediatr Radiol，1998，28：722-728.

18. Kew J，Ahuia AT，Metreweli C. Ultrasonographic and computed tomographic findings in Madelung disease in two Chinese patients. Chin Med J（Engl），1998，111：959-960.

19. Cook PA，Yu JS，Wiand W，et al. Madelung deformity in skeletally immature patients：morphologic assessment using radiography，CT，and MRI. J Comput Assist Tomogr.

20. Lachman RS，Krakow D，Cohn DH，et al. MED，COMP，muhilayered and NEIN：an overview of multiple epiphyseal dysplasia. Pediatr Radio1，2005，35：116-123.

21. Leicher-Duber A，Schumacher R，Spranger J. Stippled epiphyses in fetal alcohol syndrome. Pediatr Radio1，1990，20：369-370.

22. Mason DE，Sanders JO，MacKenzie WG，et al. Spinal deformity in chondrodysplasia punctata. Spine，2002，27：1995-2002.

23. Bieganski T，Kozlowski K. Brachytelephalangic chondrodysplasia punctata. Australas Radio1，1998，42：244-245.

24. Al Kaissi A，Ghachem MB，Nessib N，et al. Distinctive new form of spondyloepimetaphyseal dysplasia with severe metaphyseal changes similar to Jansen metaphyseal chondrodysplasia. Australas Radiol，2005，49：57-62.

25. Spranger JW. Metaphyseal chondrodysplasia. Postgrad Med J，1977，53：480-487.

26. Campbell JB，Kozlowski K，Lejman T，et al. Jansen type of spondylometaphyseal dysplasia. Skeletal Radio1，2000，29：239-242.

27. Savarirayan R，Cormier-Daire V，Lachman RS，et al. Schmid type metaphyseal chondrodysplasia：a spondylometaphyseal dysplasia identieal to the "Japanese" type. Pediatr Radiol，2000，30：460-463.

28. Glass RB，Tim CJ. Radiologic changes in infancy in McKusiek cartilage hair hypoplasia. Am J Med Genet，1999，86：312-315.

29. Berrocal T，Simón MJ，al—Assir I，et al. Shwachman-Di—amond syndrome：clinical，radiological and sonographic findings. Pediatr Radiol，1995，25：356-359.

30. 曹庆选，徐文坚. 体质性骨病影像诊断图谱. 北京：人民卫生出版社，2012.

第二十一章
多模态显像在脑疾病中的应用

第一节　基本概念与原理

随着现代科学技术的进步,医学影像技术迅速发展,如超声、多层螺旋 CT、磁共振成像技术、核素显像以及分子成像等。每种技术都有其优势和缺陷,如何最大限度地发挥现代成像技术的优势、克服其缺陷,于是提出多模态成像和图像融合技术。

一、基 本 概 念

多模态分子显像技术融合了多种显像技术,可以更详细地了解疾病发展过程,较单一的影像技术具有更大优越性(如 PET/CT、SPET/CT 同机融合已广泛应用于临床)。由于这种检查方法综合了多种信息,可在疾病的自然状态下,基于解剖形态基础,使体内疾病不同分子靶标和(或)生物学行为的动态改变、疾病生物学特征的不同侧面可视化。有助于适宜患者的选择、精确定位、信息准确、疗效观察、进展预测,从而提高疾病的分子靶向治疗疗效。

正电子发射型计算机断层(positron emission computed tomography,PET)是利用引入机体的 ^{18}F、^{11}C、^{13}N、^{15}O 等正电子核素标记或合成的显像剂,这类正电子核素在衰变过程中发生湮没辐射,产生 γ 光子;通过晶体探测器探测到 γ 光子,从而获得机体正电子核素的断层分布图,以显示病变的位置、形态、大小、代谢和功能而达到诊断目的的医学影像技术(图 21-1-1AB)。

正电子核素在衰变过程中发射正电子,正电子与原子核周围的轨道电子(负电子)结合,发生湮没辐射,产生两个能量相等(511keV)、方向相反(互为 180°)的 γ 光子。^{18}F、^{11}C、^{13}N、^{15}O 等正电子核素都是人体正常组织结构中的固有元素,可作为示踪剂标记或合成机体物质代谢的底物,参与机体的物质和能量代谢。如 ^{18}F 标记的脱氧葡萄糖参与能量代谢、^{11}C 标记的胆碱参与细胞膜合成、^{18}F 标记的胸腺嘧啶参与 DNA 的合成等。因此,PET 成像是在分子水平上显示机体和病变组织中细胞的代谢、功能、

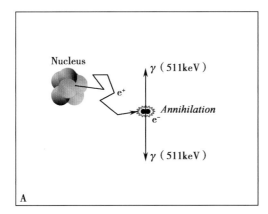
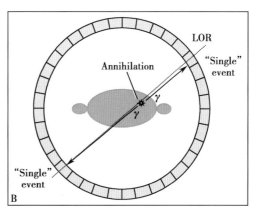

图 21-1-1　A. 正电子核素在衰变过程中发射正电子,正电子与原子核周围的轨道电子(负电子)结合,发生湮没辐射,产生两个能量相等(511keV)、方向相反(互为 180°)的 γ 光子。B. 通过晶体探测器探测到 γ 光子

增殖、分布等状况,为临床提供分子(细胞)水平上的诊断信息。目前,PET 成像是分子成像技术中最重要的部分。

　　PET/CT 是将 PET 和 CT 设备组合为一体的多模态影像设备,实现 PET 图像和 CT 图像的同机融合(图 21-1-2)。PET 功能影像与 CT 解剖影像融合为同一张图像,优势互补,既可准确地对病灶进行定位,又可定性,使 PET/CT 的诊断效能明显高于单独 PET 或单独 CT。另外,X 线 CT 扫描数据用于 PET 图像的衰减校正,大大缩短了 PET 检查时间。

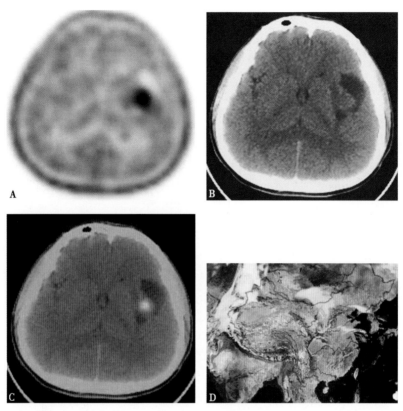

图 21-1-2　A 为 PET 图像,B 为 CT 图像,C 为 PET 与 CT 图像的同机融合图像。PET/CT 融合图像与气象学中的卫星云图类似(D)

　　目前,PET/MRI 一体机已经在临床应用,部分解决了 PET 探测器与 MRI 磁场之间相互干扰的矛盾,这是真正意义上的 PET/MRI(图 21-1-3)。MRI 较 CT 具有更好的软组织密度分辨率和空间分辨率,对颅脑神经、脊髓、子宫、前列腺、乳腺和肝脏等器官组织的病变检出明显优于 CT;同时,MRI 还可进行功能成像,如弥散成像、灌注成像、波普分析(MRS)等。因此,PET/MRI 可弥补 PET/CT 的不足之处,为临床提供更多的解剖和功能代谢诊断信息。

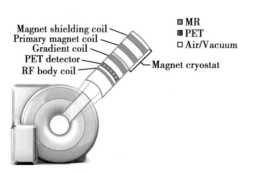

图 21-1-3　PET/MRI 一体机已经在临床应用,部分解决了 PET 探测器与 MRI 磁场之间相互干扰的矛盾

二、正电子核素标记的显像剂

肿瘤组织内糖、蛋白质、核酸等物质的代谢和肿瘤组织酶活性发生改变且均较正常组织高,虽其代谢特点与正常组织相比并无本质的差别,但在一定程度上反映了瘤细胞分化不成熟和生长旺盛。肿瘤代谢显像是指由正电子核素标记的代谢底物或药物,注射到生物体内,参与机体的糖、蛋白质、核酸、磷脂等物质的代谢,通过符合探测技术(探测 γ 光子),反映器官或病变组织的代谢变化、准确测定放射性药物的浓度,进而重建生成最后的诊断图像,主要用于肿瘤诊断和部分功能性疾病的诊断。

正电子核素显像剂是由正电子核素标记的、用于机体组织或器官、病变组织显像的一类代谢底物或药物。正电子核素显像剂的基本性能(生物学性质、理化性质)必须稳定不变;正电子核素需具有适当的半衰期,半衰期过短或过长均不适用于核素显像;具有可探测性或可进行定量分析,即可停留在被检组织中而不被代谢。这是作为显像剂的基本条件。临床上常用于脑肿瘤和脑功能性疾病诊断与研究的正电子显像剂如下。

1. 葡萄糖代谢显像　葡萄糖代谢显像(glucose metabolism imaging)是利用恶性肿瘤细胞能量代谢旺盛、葡萄糖摄取量增高这一代谢特点,标记葡萄糖而进行的显像。所用的显像剂为 ^{18}F- 氟代脱氧葡萄糖(^{18}F-2-fluro-D-deoxy-glucose,^{18}F-FDG),是目前临床和研究应用最广泛、最成熟的肿瘤代谢显像剂,被誉为“世纪分子”。肿瘤细胞对 ^{18}F-FDG 的高摄取能够反映线粒体磷酸化活性、乏氧程度以及葡萄糖转运蛋白水平等方面的变化(图 21-1-4)。根据肿瘤组织对 ^{18}F-FDG 的浓聚程度、半定量分析和病灶的形态、血供特点,可对肿瘤进行诊断和鉴别诊断。

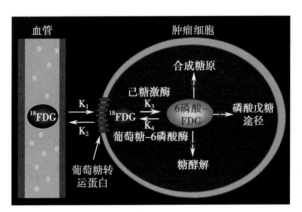

图 21-1-4　恶性肿瘤细胞能量代谢旺盛、葡萄糖摄取量增高。
肿瘤组织对 ^{18}F-FDG 摄取机制的模式图

影响 ^{18}F-FDG 摄取的因素较多,机制复杂或不明。^{18}F-FDG 摄取水平的高低与肿瘤细胞的数量和代谢活性(糖酵解有无或强弱)密切相关。^{18}F-FDG 高摄取肿瘤有腺癌、鳞癌、淋巴瘤和黑色素瘤等;^{18}F-FDG 低或无摄取病灶:黏液腺癌、透明细胞癌、高分化肝细胞肝癌、前列腺癌、肺泡癌、高级别脑胶质瘤等。化疗和(或)放疗后肿瘤细胞摄取 ^{18}F-FDG 能力减低或消失,表现为低代谢或无代谢。

凡是获取能量的主要模式是无氧糖酵解的组织、器官和病变都可摄取 ^{18}F-FDG,表现为高代谢。如红细胞、神经元细胞体(大脑皮质)、心肌细胞、骨骼肌细胞(运动状态)、脂肪细胞(寒冷刺激)摄取 ^{18}F-FDG,表现为这些细胞所在的组织、器官呈高摄取,如心肌、大脑皮质、肌肉和颈部脂肪部位的放射性浓聚(图 21-1-5)。

感染、肉芽肿等炎性病变、良性肿瘤(腺瘤)和增生性病变等也可摄取 ^{18}F-FDG,表现为放射性异常浓聚,给良恶性病灶鉴别带来了极大困难,一定程度上影响 ^{18}F-FDG PET/CT 的应用。这类病灶摄取 ^{18}F-FDG 的机制复杂、研究结论未定。

由于生理性摄取和部分非恶性肿瘤的摄取,易造成假阳性。另外,肾透明细胞癌、前列腺癌、黏液腺癌、细支气管肺泡癌等低或无摄取病灶,易出现假阴性。因此,要克服 PET/CT 的缺点必须做两方

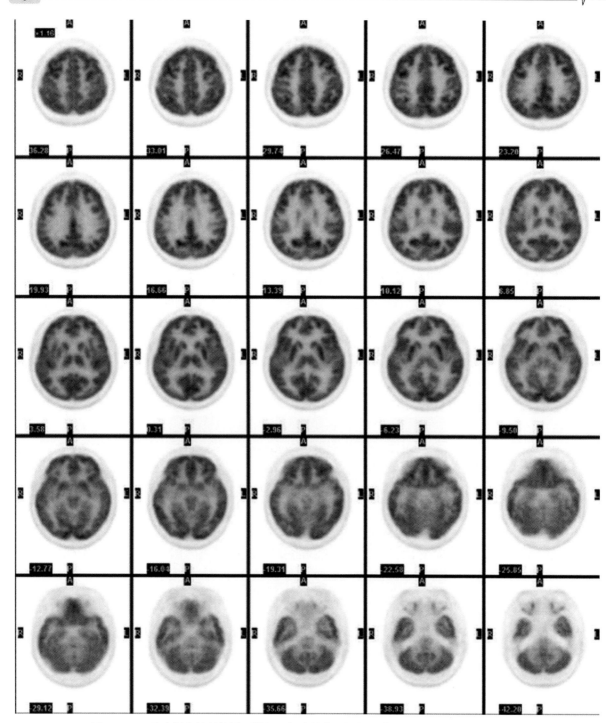

图 21-1-5　脑皮层和神经核团区神经元细胞体生理性摄取 ^{18}F-FDG，表现为放射性浓聚

面的工作。一方面 ^{18}F-FDG PET/CT 诊断是综合影像诊断，要结合 CT、MR 和超声等显示的病灶形态特征，切勿仅根据 PET 上代谢表现做诊断；另外，两类（种）以上正电子显像剂联合 PET/CT 显像或特异性显像剂研发与应用，可部分解决 ^{18}F-FDG PET/CT 的假阳性、假阴性问题，这是 PET/CT 的发展方向。

　　2. 氨基酸代谢显像　肿瘤代谢的另一特点是肿瘤细胞氨基酸代谢增加，主要是因为肿瘤脉管系统氨基酸转运体的表达上调，氨基酸转运到肿瘤细胞内的速度加快；同时，肿瘤细胞增殖加快，蛋白质合成加快、氨基酸利用增加。^{11}C 标记的蛋氨酸（^{11}C-methionine，^{11}C-MET）就是最常用的肿瘤氨基酸代谢显像剂，在临床上是除 ^{18}F-FDG 之外应用较多的 PET 显像剂，在美国已收入第 27 版药典内。

碳是构成生物分子的主要元素之一，^{11}C 的半衰期约为 20.3 分钟，它可以取代内源性或外源性有机分子中任意位置上的 C 原子，而不引起该分子的生物化学性质改变。^{11}C-MET 合成简单、放化产率高，是反映氨基酸转运速度加快的显像剂。^{11}C-MET 正常可被唾液腺、泪腺、骨髓、心肌、肝脏、胰腺和肠道摄取。与 ^{18}F-FDG 不同，脑灰质的神经元细胞体不摄取 ^{11}C-MET，因而脑本底较低，^{11}C-MET PET/CT 多应用于颅脑肿瘤的鉴别诊断（图 21-1-6ABC）。

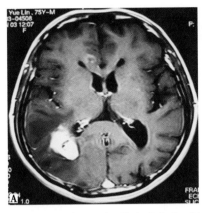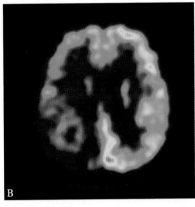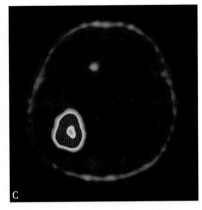

图 21-1-6　女，45 岁，肺癌手术后 3 年。A 为 MRI 图像右颞叶、额叶 2 个病灶；B 为 ^{18}F-FDG PET 图像颞叶病灶低代谢、额叶病灶无代谢；C 为 ^{11}C-MET PET 图像脑灰质的神经元细胞体不摄取 ^{11}C-MET，因而脑本底较低，额叶、颞叶 2 个病灶清晰显示

其主要的临床应用如下：①发现肿瘤病灶、肿瘤内的间变坏死区、近脑皮层区的低度恶性肿瘤，确定肿瘤浸润边缘与范围。^{11}C-MET 在鉴别低级别胶质瘤与非肿瘤损伤方面有高敏感性，72%～76% 的低级别胶质瘤和 95%～100% 的高级别胶质瘤可出现 ^{11}C-MET 摄取升高。②术前分级：胶质瘤对 ^{11}C-MET 的摄取程度与肿瘤组织的微血管密度紧密相关，^{11}C-MET 可较好的区分高级别与低级别胶质瘤。③预后评估：^{11}C-MET PET 在胶质瘤的预后评估上有着重要作用。④鉴别肿瘤复发与放射性坏死：^{11}C-MET 可鉴别胶质瘤，特别是低级别胶质瘤复发与放射性坏死，且其准确率显著高于 ^{18}F-FDG。⑤预测低级别胶质瘤的恶性转归：^{11}C-MET PET 在恶性胶质瘤进展时可出现摄取率增高，且其增高与肿瘤内血管内皮生长因子表达有关。⑥评价脑肿瘤放疗疗效。

尽管 ^{11}C-MET 在诊断胶质瘤方面有明显的优势，但其对胶质瘤的诊断仍有一定局限性。良性的脉络丛乳头状瘤、脑内急性缺血灶及炎性病灶等也可出现 ^{11}C-MET 摄取增高。^{11}C-MET 的另外不足之处是肉芽肿性疾病也可摄取，因而在脑肿瘤以外的体部肿瘤显像中并不优于 ^{18}F-FDG；另外，蛋氨酸存在非蛋白质代谢过程，可产生一定量的非蛋白质代谢物，导致无法计算蛋白质合成率。此外，^{11}C 的半衰期很短，不便于长途运输，使得此类显像只能在有回旋加速器的大型医院完成，这在很大程度上限制了 ^{11}C-MET PET/CT 的发展。

3. 磷脂代谢显像　正电子核素 ^{11}C 标记的胆碱（^{11}C-choline）是磷脂代谢显像的主要显像剂。胆碱是正常血液的组成部分，能穿透细胞膜，经磷酸化等反应合成磷脂酰胆碱，磷脂酰胆碱是细胞膜上的一个重要磷脂成分。肿瘤细胞分裂、增生极为旺盛，肿瘤组织内的细胞膜生物合成也同样活跃，所以增生扩散活跃的肿瘤组织内含有大量的磷脂成分，特别是磷脂酰胆碱。胆碱在肿瘤组织内的代谢方式决定了 ^{11}C-胆碱可成为肿瘤磷脂代谢显像剂。

^{11}C-胆碱的体内生物学分布研究表明，静脉注射 5 分钟肾脏的放射性最高、心血池放射性消失，5 分钟后肝脏开始显影并逐渐加深、肾脏的放射性逐渐减低。注射后 20 分钟 ^{11}C-胆碱在各器官内的放射性分布从高到低依次如下：肾、肝、胰、脾、肺、心肌、肌肉、脑、血等。由于大多数器官在注射后 1～5 分钟内摄取达到最高，其后逐渐降低或处于相对稳定状态。所以，目前认为注射 ^{11}C-胆碱 5 分钟左右即可进行 PET 显像。

脑灰质、白质的 ^{11}C-胆碱摄取率较低、且血清中清除快，可获得清晰的 PET 图像，^{11}C-胆碱在脑胶

质瘤方面的应用与 ^{11}C-MET 类似,放疗前后行 ^{11}C- 胆碱 PET/CT 可提高胶质瘤特别是Ⅱ、Ⅲ级胶质瘤靶区勾画的准确性。^{11}C- 胆碱不经泌尿系排泄,是良好的泌尿系肿瘤 PET 显像剂,目前的研究多集中在前列腺癌诊断、分期上。慢性炎性病灶对 ^{11}C- 胆碱的摄取明显低于 ^{18}F-FDG,有利于孤立肺结节的鉴别

但是,^{11}C- 胆碱仍是一种非特异性肿瘤显像剂,对胶质瘤检查可能产生假阳性或假阴性,例如:结核性脑膜炎会出现 ^{11}C- 胆碱阳性显像,某些低级别胶质瘤会出现 ^{11}C- 胆碱阴性显像。此外,^{11}C- 胆碱在脉络丛、静脉窦和垂体中的摄取较高,限制了其在诊断这些区域肿瘤方面的应用。

4. 乏氧代谢显像　乏氧是指组织的氧浓度介于正常与无氧之间,且功能异常,尚无明显形态学变化。乏氧是许多重大疾病的主要特征之一,它广泛存在于肿瘤、脑和心肌等重大疾病中。肿瘤乏氧会使肿瘤组织对放疗和化疗不敏感,从而提高了肿瘤对放疗和化疗的抵抗性。同时,乏氧使肿瘤内血管内皮生长因子(VEGF)过度表达而使肿瘤自身的侵袭性增加。因此,确定组织乏氧程度就显得极其重要,它对肿瘤的早期诊断、治疗方案的确定及疗效评价具有重要意义。

理想的乏氧组织显像剂应为:①制备工艺简单;②能迅速浓集于靶组织;③在乏氧组织中有一定的滞留时间,以提供可靠的正常组织与乏氧组织的对照信息;④靶 / 本底比值尽可能大,一般要求大于3:1;⑤血浆中清除速度快;⑥在患者所能承受的辐射剂量内显像质量高,注射与显像时间间隔短。目前,临床上常用的乏氧组织显像剂可分为硝基咪唑类和非硝基咪唑类。硝基咪唑类乏氧组织显像剂主要包括:①放射性卤素标记的硝基咪唑化合物,如 ^{18}F-MISO(^{18}F- 氟米索硝唑);②放射性金属核素标记的硝基咪唑化合物,如 ^{99m}Tc 标记的 BRU59-21。非硝基咪唑类乏氧组织显像剂主要有 ^{99m}Tc-HL91。

研究表明 ^{18}F-MISO 在静脉注射后 30 分钟于肿瘤组织内达最大浓集并持续 2 小时,其 2~4 小时的肿瘤 / 肌肉比值为 2.0。^{18}F-MISO 在乏氧肿瘤组织内的浓度明显高于有氧肿瘤组织。^{18}F-MISO 所示乏氧区域比例越小,对治疗的早期反应越好,近远期疗效也越佳。^{18}F-MISO 在肿瘤组织内的高摄取提示乏氧与放射抗拒,对乏氧区域给予机体能耐受的高剂量照射能取得更好的疗效。肿瘤组织的乏氧部位与比例是动态变化的,故应在每次乏氧显像后及时调整治疗方案,这较精确放疗意义更大。

HL91 是近年来研制出的一种非硝基咪唑类乏氧组织显像剂,其化学名为 4、9- 二氮 -2、3、10、10- 四甲基十二烷 -2、11- 二酮肟,药理试验和动物试验表明其对肿瘤乏氧组织具有良好的亲和力,在肿瘤的低氧区分布明显高于非低氧区,对肿瘤乏氧组织的显像效果明显优于硝基咪唑类乏氧显像剂,且不具有细胞毒性。^{99m}Tc-HL91 能浓聚在恶性肿瘤组织中,且随时间的延长,肿瘤摄取 ^{99m}Tc-HL91 增加,清除率低于正常组织,从而使 ^{99m}Tc-HL91 在肿瘤中滞留一段时间,提高肿瘤的检出率。^{99m}Tc-HL91 乏氧显像时正常组织及良性病灶无明显的放射性浓聚。但 HL91 在肝、肠、胃中摄取显著升高,限制了其在腹部的应用。

第二节　PET/CT 脑肿瘤显像

【概述】

目前脑肿瘤术前诊断和分级最常用的首选检查手段是 CT、MRI,其对 80% 以上的颅内肿瘤可作出定性诊断。MRI 对颅内肿瘤比 CT 敏感,检出时间早,显示的病变范围准确。MRI 能直接多平面成像,从而确切地显示病变的形状、边界、起源和结构改变,有助于肿瘤定性。肿瘤组织 MR 信号对良性和恶性肿瘤的鉴别有一定帮助,但一般不能根据信号表现作出组织学的诊断;在评价肿瘤生物学信息方面价值有限。

脑肿瘤的预后与肿瘤分级有明显相关性,肿瘤的级别也指导肿瘤治疗方案的设计。准确判断肿瘤的级别,对指导、判断预后有重要的临床意义。PET/CT + MRI 或 PET/MR 将 PET 与 CT 或 MRI 图像同机融合,既能反映肿瘤代谢、功能等生物学行为,又能准确勾画肿瘤边界和形态,达到了功能和解剖影像学的统一互补,对脑肿瘤的诊断与治疗能提供更多信息。尤其是随着正电子显像剂的发展,PET/CT 或 PET/MR 等分子影像显像在神经 - 肿瘤领域应用越来越广泛,可以帮助神经 - 肿瘤学家对肿瘤生物学行为及治疗相关的现象有更进一步的认识和指导。

一、脑胶质瘤

脑胶质瘤是由于大脑和脊髓胶质细胞癌变所产生的、最常见的原发性颅脑肿瘤。脑胶质瘤根据其肿瘤细胞形态学与正常脑胶质细胞的相似程度分为4类：星形细胞瘤、少突胶质细胞瘤、室管膜瘤以及成髓细胞瘤。

世界卫生组织将胶质瘤分为4级，Ⅰ级为良性，Ⅱ级为低度恶性，Ⅲ级、Ⅳ级为高度恶性。低级别胶质瘤（WHO Ⅰ～Ⅱ级），为分化良好的胶质瘤，虽然这类肿瘤在生物学上并不属于良性肿瘤，但是患者的预后相对较好。高级别胶质瘤（WHO Ⅲ～Ⅳ级），为低分化胶质瘤，这类肿瘤为恶性肿瘤，患者预后较差。其中，传统细胞病理学所谓的间变胶质瘤与WHO的Ⅲ级相对应；胶质母细胞瘤与WHO的Ⅳ级相对应。

脑胶质瘤是血管生成依赖性肿瘤，MRI平扫难以确定肿瘤边界；MRI主要依据增强后病灶强化程度来判断肿瘤的良恶性程度和边界，这实际上只反映了肿瘤对血脑屏障破坏程度，而不能准确反映肿瘤组织的生物学行为，容易造成分级失误。另外，胶质瘤强化范围也不一定是真实的浸润范围。胶质瘤的处理和预后高度依赖于组织学分级。因PET/CT显像可以全面评估肿瘤的代谢功能状态，所以在脑胶质瘤术前恶性程度分级、肿瘤范围确定、肿瘤增殖活性和异质性方面有很大的优势。目前，用于诊断胶质瘤的PET显像剂主要有：^{18}F-FDG、^{11}C-MET以及^{18}F或^{11}C标记的胆碱等。

（一）葡萄糖代谢

大多数恶性肿瘤细胞对葡萄糖消耗明显增加，导致对FDG摄取上升。^{18}F-FDG PET/CT显像被推荐用于胶质瘤的诊断是由于高级别胶质瘤糖代谢增加，糖酵解率与恶性肿瘤之间呈正相关。然而，脑皮层和神经核团的神经元细胞体生理性葡萄糖摄取的增加降低了^{18}F-FDG PET/CT的诊断准确性、敏感性和特异性。大部分低级别胶质瘤为轻度摄取，与脑白质相近，明显低于灰质，因此^{18}F-FDG PET/CT在低级别胶质瘤中应用价值有限。在一些高级别胶质瘤，FDG摄取与大脑皮质相近或低于大脑皮层。另外，部分良性病变如炎症等有时也可能会浓聚^{18}F-FDG，从而出现假阴性或假阳性。因此，^{18}F-FDG PET/CT对脑胶质瘤的诊断价值受限，有时甚至不如单独增强MRI（图21-2-1）。

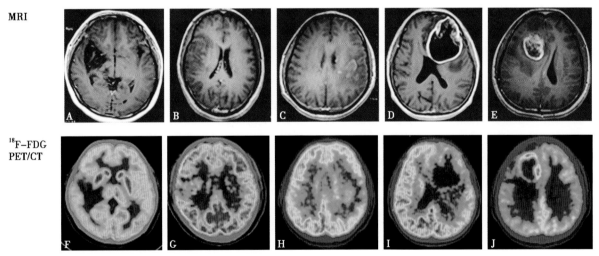

图21-2-1　胶质瘤Ⅰ-Ⅳ级MR及F-FDG PET显像。低级别胶质瘤：图A/F Ⅰ级，图B/G Ⅱ级。高级别胶质瘤：图C/H Ⅲ级，图D/I和E/J Ⅳ级（北京协和医院核医学科供图）

研究发现，脑胶质瘤摄取^{18}F-FDG与血脑屏障破坏程度无关，与血管内皮生长因子表达密切相关，而后者是决定脑胶质瘤病理分级的重要因素，其表达程度与脑胶质瘤的恶性程度密切相关。因此，脑胶质瘤组织对^{18}F-FDG摄取程度可以较好的反映肿瘤组织分化程。在实际工作中，^{18}F-FDG PET/CT显像更多的适用于脑胶质瘤确诊后，对其进行分级。

Pirotte 等选取 66 例幕上高分级胶质瘤患者在术前行 PET/CT 及 MRI 检查，发现 PET 图像计算的肿瘤体积大于 MRI，并依照 PET 显示的肿瘤边界进行肿瘤完全切除，可观察到患者的生存期延长，而依照 MRI 检出的病灶边界完全切除肿瘤则未见生存期延长。由此可见 PET/CT 在显示胶质瘤边界、范围方面的优越性，这对确定胶质瘤放疗靶区有重要意义。

^{18}F-FDG PET/CT 显像在脑胶质瘤的诊断、分级、预后评价及复发监测等方面均有一定价值。但是，由于存在以下原因，使得该检查在脑胶质瘤中应用有一定局限性：①正常大脑皮质对 ^{18}F-FDG 呈高摄取，在高代谢背景下，很难准确勾画出肿瘤组织的浸润范围。② ^{18}F-FDG 是一种非特异性显像剂，不仅恶性肿瘤高摄取 ^{18}F-FDG，一些良性病变如炎症等也可出现高摄取。另外，在恶性肿瘤组织中，约 24% 的 ^{18}F-FDG 摄取来自巨噬细胞和其他炎性细胞，因此，在恶性脑肿瘤复发和放射性脑坏死方面，^{18}F-FDG PET/CT 显像的诊断特异度和敏感度都较低。③由于低级别脑胶质瘤与正常脑白质对 ^{18}F-FDG 摄取程度相近，导致 ^{18}F-FDG PET/CT 显像对低级别脑胶质瘤的检出率偏低。

（二）氨基酸显像

早在 1982 年，放射性核素标记的氨基酸就被研制，认为可作为 PET 显像剂应用于脑肿瘤显像；随后一系列放射性核素标记的氨基酸，如 ^{11}C-MET（蛋氨酸）、氨基酸类似物 ^{18}F-TYR（酪氨酸）、^{18}F-FET、^{18}F-FMT 和 ^{18}F-FDOPA 等被应用于研究和临床。

^{11}C-MET 是目前脑肿瘤 PET 显像应用最多的氨基酸类显像剂。肿瘤组织的摄取主要反映了氨基酸转运活性增加，并间接反映了蛋白质的合成增加。^{11}C-MET 易穿透血脑屏障进入脑组织，健康成人大脑内的神经元多为分化末端细胞，没有明显的蛋白质合成代谢。因此，正常脑组织对 ^{11}C-MET 呈低代谢；但在脑胶质瘤组织中，瘤细胞异常增殖，生长迅速，蛋白质和 RNA 的合成加速，对氨基酸的需求增加，因此 ^{11}C-MET 呈高代谢。^{11}C-MET 在脑肿瘤中的应用越来越引起人们的重视。其主要的临床应用有：确定肿瘤病灶；划定肿瘤的浸润范围；术前分级及预后评估；指导肿瘤穿刺部位；鉴别诊断复发与放射性坏死；监测治疗反应；预测低级别胶质瘤的恶性转归；发现 MRI 增强扫描 T1W1 无强化表现的高级别胶质瘤（图 21-2-2）；指导治疗计划的制订。

1. 在脑胶质瘤术前诊断中的价值 ^{11}C-MET PET 显像与 ^{18}F-FDG PET 显像相比存在一定的优势。Chung 等对 45 例 ^{18}F-FDG PET 显像为等或低代谢的颅内病变患者行 ^{11}C-MET PET 显像，45 例患者中包括 24 例脑胶质瘤、11 例其他恶性肿瘤和 10 例良性病变，结果显示 24 例脑胶质瘤中有 22 例呈高 ^{11}C-MET 摄取，诊断敏感性为 92%；10 例良性病变均表现为等或低摄取，诊断特异性为 100%。Hatakeyama 等对 41 例新确诊的胶质瘤患者行 ^{11}C-MET PET/CT 显像后发现有 36 例患者表现为高 ^{11}C-MET 摄取，诊断敏感度为 87.8%，同时恶性胶质瘤 100% 被检出。Yamamoto 等选取 15 例胶质瘤患者（其中 WHO Ⅱ级 5 例、Ⅲ级 3 例、Ⅳ级 7 例）分别行 ^{18}F-FDG 及 ^{11}C-MET PET 显像. 发现所有患者的 ^{11}C-MET 摄取均增高，诊断敏感度为 100%，而 ^{18}F-FDG 的诊断敏感度仅为 40%。Braun 等研究发现，^{11}C-MET PET 显像对脑胶质瘤诊断的阳性预测值很高，但阴性预测值较低。换言之，如果 ^{11}C-MET PET/CT 显像阳性则提示胶质瘤的可能性很大，但显像阴性却不能排除胶质瘤可能。

与 ^{18}F-FDG 相比，^{11}C-MET PET/CT 具有两大优势：肿瘤的间变坏死区对 ^{11}C-MET 摄取较 ^{18}F-FDG 明显下降；^{11}C-MET 的脑本底低，与肿瘤对比明显。因此 ^{11}C-MET 对脑胶质瘤的检出率高。

2. 在脑胶质瘤术前分级中的应用 脑胶质瘤的恶性程度决定其在临床表现、治疗方法及预后方面的不同。低级别胶质瘤（WHO Ⅰ～Ⅱ级）治疗以手术为主，要求尽量全部切除肿瘤组织，术后辅以放疗预防肿瘤复发，预后一般较好。高级别胶质瘤（WHO Ⅲ～Ⅳ级）呈浸润性生长，累及范围广，有时病灶不能被全部切除，而只能行姑息性手术，切除部分病灶以缓解颅内高压症状，术后行放疗，一般预后较差。因此，在术前对脑胶质瘤进行准确分级对指导治疗和判断预后十分重要。2003 年 Kracht 等研究发现，脑胶质瘤对 ^{11}C-MET 的摄取程度与肿瘤组织的微血管密度紧密相关，而后者是脑胶质瘤病理分级的重要指标（图 21-2-3）。因此，^{11}C-MET PET/CT 显像可以用于胶质瘤的分级诊断。随后，Torii 等对 67 例脑胶质瘤患者行 ^{11}C-MET 显像，以 T/N（脑肿瘤组织最大 SUV 与对侧镜像位置正常脑组织 SUV 的比值）=1.0 为阈值，鉴别低级别与高级别胶质瘤，符合率高达 85.7%。然而其他研究也表明，虽然该检查

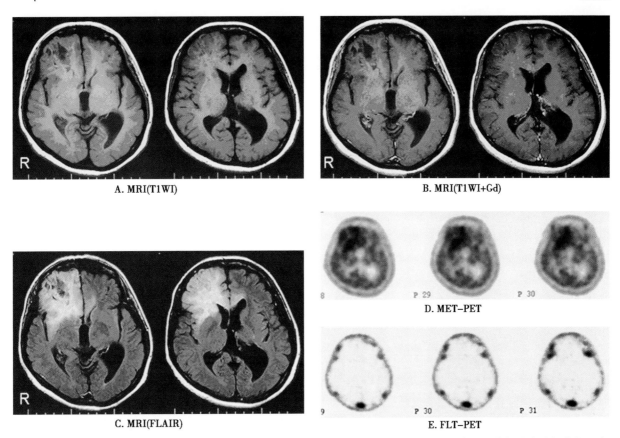

A. MRI(T1WI)

B. MRI(T1WI+Gd)

C. MRI(FLAIR)

D. MET-PET

E. FLT-PET

图 21-2-2　女，42 岁，胶质瘤Ⅱ级。T1WI 右前额叶混杂信号灶（A），无强化（B），Flair 图像示右前额叶大片状高低混杂信号（C）。MET-PET 示肿瘤部位明显 MET 摄取（SUVmax＝4.37，T/N ratio＝2.54）。肿瘤部位 FLT 无明显摄取

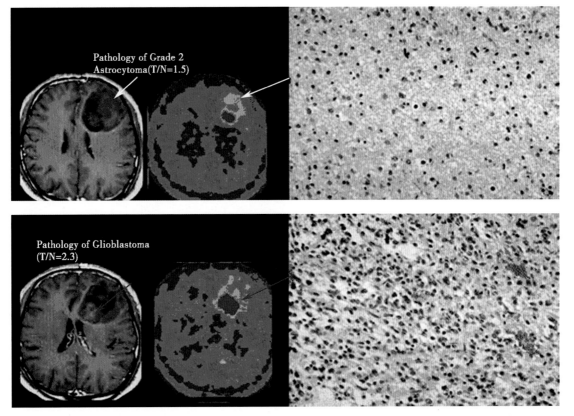

Pathology of Grade 2
Astrocytoma(T/N=1.5)

Pathology of Glioblastoma
(T/N=2.3)

图 21-2-3　男，42 岁。增强 MR T1WI 示左额叶病变深部轻度局灶性强化。MET-PET 与 MR 融合图像显示 MET 摄取增加的区域明显超过 MR 局灶性强化的范围

能较好的区分高级别与低级别胶质瘤,但在某些相邻病理级别胶质瘤区分上仍存在较大困难。Nariai 等选取 194 例患者行 ^{11}C-MET 显像,应用 T/N 值这一半定量指标对图像进行分析,发现在低级别与高级别胶质瘤组之间存在显著差异,但在 I 级与 II 级之间及 III 级与 IV 级之间却未发现统计学差异。另外,^{11}C-MET 主要反映血脑屏障内皮细胞和肿瘤细胞氨基酸的转运活性高低,从而间接反映了蛋白质合成能力情况,恶性肿瘤的蛋白质合成能力明显强于正常组织,因此在判断脑部非肿瘤性病变及低级别胶质瘤方面准确性明显高于 MRI。

3. 在预后评估中的作用 近年来研究表明,肿瘤组织对 ^{11}C-MET 摄取程度不同其预后也不同。因此,有学者认为脑胶质瘤对 ^{11}C-MET 的摄取程度可以作为预后评估的独立因素。Kim 等对 47 例未经治疗的脑胶质瘤患者行 MRI、^{18}F-FDG 和 ^{11}C-MET PET 检查,间隔不超过 2 周,单变量分析发现胶质瘤的病理分级、患者年龄、一般情况和对 ^{11}C-MET 的摄取程度与预后明显相关;多变量分析发现病理分级、一般情况和对 ^{11}C-MET 的摄取程度与预后明显相关。此外,研究还发现 ^{11}C-MET 的摄取程度与反映肿瘤增殖的指标 Ki67 呈正相关。Nariai 等研究结果也表明 ^{11}C-MET 显像脑胶质瘤 T/N 比值越高,患者生存时间越短。Smits 等回顾分析了 129 例 WHO II 级幕上胶质瘤患者,按照欧洲治疗组织的标准,其中 103 例为低危患者,26 例为高危患者;显像结果表明,对于高危患者,^{11}C-MET 摄取高的患者预后明显比低摄取者差;对低危组患者的研究结果与之类似。

4. 在鉴别脑胶质瘤复发及放射性坏死中的应用 脑胶质瘤复发与放射性坏死的临床症状相似,均表现为恶心、呕吐、癫痫发作、局部神经功能损害、记忆力减退等,难以依靠临床症状加以鉴别。脑肿瘤复发和放射性坏死都伴有血脑屏障破坏,常规影像学上均表现为逐渐增大的强化病灶,中心为坏死、囊变区,病变周围伴程度不等的水肿。常规 MR 平扫及增强可以对多数病变作出明确诊断,但需要多次复查对比,并且在某些时期还是容易与肿瘤复发相混淆。吴开福等报道了 6 例胶质瘤术后经 MR/CT 检查诊断为复发患者,后经病理证实均为放射性脑病。

^{11}C-MET PET 显像反映的是胶质瘤细胞蛋白质合成状况。脑胶质瘤在治疗后出现水肿、脑纤维化及脑胶质增生等改变,由于这些改变均呈低代谢,而残存或复发的脑胶质瘤组织呈高代谢,因此对判断肿瘤不会产生影响。因此,^{11}C-MET 对鉴别诊断复发与放射性坏死有一定的应用价值。Braga 等对 29 例 MRI 检查怀疑为复发的患者行 ^{11}C-MET PET 显像,研究发现其对肿瘤复发的诊断敏感性、特异度和符合率分别为 92%、55% 和 74%。随后,更多的研究认为,多种示踪剂的联合应用(如 ^{11}C-MET 与 ^{18}F-FDG 联合应用)能提供更多的肿瘤生物学信息,更利于鉴别脑肿瘤复发与放射性坏死。

^{11}C-MET PET/CT 在脑胶质瘤的术前诊断、治疗方式选择、疗效监测和预后判断等方面具有重要临床应用价值。但是 ^{11}C 半衰期很短,约 20 分钟,使得该显像剂在临床应用受限,从而限制了 ^{11}C-MET 显像在临床的推广和普及。近来,^{18}F 标记的氨基酸代谢类显像剂(如 ^{18}氟代酪氨酸)开始应用于研究和临床。该类显像剂与 ^{11}C-MET 具有相似的理化性质,目前的研究结果较理想。多种显像剂的联合应用比单一显像剂显像更有助于脑胶质瘤的术前分期、术后复发监测及预后评估等。

(三)胆碱代谢

^{11}C-胆碱参与细胞膜磷脂的合成,肿瘤细胞的细胞膜生物合成活跃,胆碱磷酸化后就停留在肿瘤细胞内,不再参与进一步的代谢,因而 ^{11}C-胆碱可用于肿瘤示踪。^{11}C-胆碱的正常生理分布于肝、脾、肾脏皮质和唾液腺,除脉络丛、静脉窦和垂体外,正常脑组织不摄取,因此可以清楚的显示脑肿瘤的边界,肿瘤和正常组织的对比度高;但是对于邻近脉络丛、静脉窦和垂体等处的胶质瘤,肿瘤边界的划定不准确。Hara 等分析了 20 例颅内肿瘤患者的图像,其中包括 6 例脑胶质瘤、3 例转移瘤和 5 例其他肿瘤。研究结果表明,肿瘤对 ^{11}C-胆碱的摄取较高,浓聚的范围与 CT、MRI 所示病变大小基本一致;肿瘤对 ^{11}C-胆碱的摄取与其病理类型有关,分化程度较高的肿瘤摄取程度较低。Ohtani 等比较了 ^{11}C-胆碱 PET 和 MRI 增强扫描在诊断脑胶质瘤中的价值,研究表明 ^{11}C-胆碱可以区分较高分化与较低分化胶质瘤。

脑胆碱显像本底低,病变显示清楚,但是存在一定比例的假阳性和假阴性。北京协和医院程欣等应用 ^{18}F-乙基胆碱(^{18}F-ECH)研究了 38 例脑占位患者,发现某些良性病变在胆碱中可以表现为高代谢,表现为假阳性,而某些类型的脑肿瘤在胆碱中未见异常代谢增高,表现为假阴性。该研究认为造成假阳性的原因主要有 3 类:第一类是肉芽肿性炎性病变,临床以结核性肉芽肿和结节病多见;第二类是血管性病变,如脑梗死后坏死和血管畸形后变性坏死;第三类是脱髓鞘改变,如多发性硬化症。但是,目前关于 ^{18}F-ECH 能否鉴别脱髓鞘病变和脑胶质瘤尚有争议。Kwee 等研究认为胆碱的 PET 显像可以准确区分脱髓鞘病变和胶质瘤,其认为脱髓鞘病变在胆碱中没有摄取。研究中涉及假阴性病例有胚胎发育不良性神经上皮瘤、星形细胞瘤Ⅱ级和少突胶质瘤。

二、颅内原发恶性淋巴瘤

颅内原发恶性淋巴瘤(intracranial primary malignant lymphoma,IPML)也称网状细胞肉瘤、小胶质细胞肉瘤,占脑肿瘤的 0.8%～1.2%。儿童至成年人均可发生。确切病因未明。绝大部分为 B 细胞源性非霍奇金淋巴瘤。可发生于颅内任何部位,一般表现为脑实质型、脑膜型和脑室壁弥漫浸润型。肿瘤以原始网状细胞及许多不同类型的小神经胶质细胞为特征,肿瘤有多发倾向,并以血管周围间隙为中心向周围浸润形成肿块。由于瘤细胞在血管周围广泛浸润,血管内腔变窄、闭塞并侵及血管造成血脑屏障严重破坏。肿瘤也可单发,但以多中心生长为特征。

IPML 在 ^{18}F-FDG 显像中一般呈高代谢,代谢程度明显高于正常脑皮质,周围伴不同程度的低代谢水肿区(图 21-2-4)。PET/CT 在 IPML 诊断及鉴别诊断方面较传统影像手段,特别是 MRI 无明显优势。目前,国内外对于 PET/CT 在 IPML 方面的应用缺乏系统、大样本的研究,仅有少量散在病例报道。

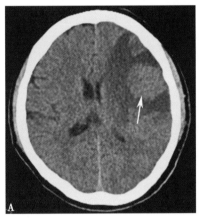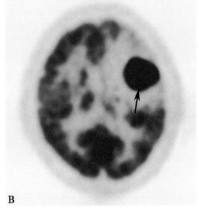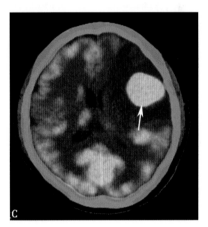

图 21-2-4 男,69 岁,言语不清 5 天。A. CT 示左侧额叶等密度肿块伴大片水肿和占位效应;B、C. ^{18}F-FDG PET 左额叶肿块放射性异常浓聚,$SUV_{max}=19.0$。手术病理弥漫性大 B 细胞淋巴瘤(青岛大学医学院第二附属医院分子影像科供图)

单发淋巴瘤应与脑膜瘤、成髓细胞瘤、成胶质细胞瘤相鉴别。脑膜瘤为脑外肿瘤,以广基底与颅骨相连,可造成骨质增生或破坏,常规影像可予以鉴别,^{18}F-FDG PET 显像脑膜瘤无代谢或低代谢。成髓细胞瘤发生于小脑蚓部的特征性部位,并可有室管膜下转移。成胶质细胞瘤有明显强化,但密度不均匀,边界不清,有明显水肿,不易鉴别。多发 IPML 不易与转移瘤鉴别。

三、脑 转 移 瘤

目前的研究认为,^{18}F-FDG PET 在诊断脑转移瘤方面效果不理想。程楠等研究报告了 32 例 ^{18}F-FDG PET/CT 和 MRI 诊断脑转移瘤,共确诊 63 个转移病灶。^{18}F-FDG PET/CT 检查诊断脑转移瘤 29 例,共发现病灶 48 个,诊断准确率 76.2%;MRI 诊断脑转移瘤 30 例,共发现病灶数 59 个,诊断准确率 93.7%。既往有研究发现单纯应用 ^{18}F-FDG PET 来确定脑转移瘤的数目时,仅能探测到 61% 的病灶。这是因为若瘤结节较小、受部分容积效应及周围正常脑组织对 ^{18}F-FDG 生理性高摄取,使得病灶无明显异常 ^{18}F-FDG 摄取或即使有异常摄取但与皮层摄取无对比,造成 PET 显像阴性,此为单纯 PET 诊断脑转移瘤的局限性。MRI 因具有良好的密度分辨率以及多方位、多参数成像的优势,对于脑转移瘤有较高的诊断价值,当临床怀疑脑转移瘤时,仍以 MRI 检查为首选(图 21-2-5AB)。不过,PET/CT 为全身显像,可以明确体部有无原发灶,为脑部病变的定性提供佐证。

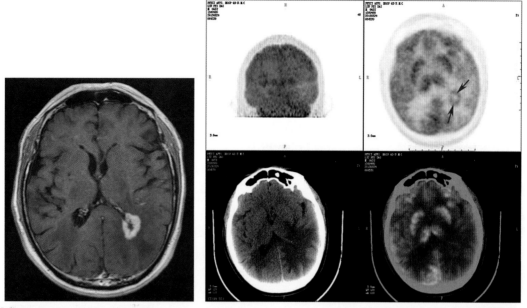

图 21-2-5AB　男,65 岁。肺癌手术后 4 年,头痛、头晕 1 个月。增强 MR T1WI 示左侧颞枕区环形强化结节,周围大片水肿区;^{18}F-FDG PET 结节呈环状放射性异常浓聚,浓聚程度高于脑白质、低于脑灰质区

四、垂 体 肿 瘤

垂体疾病虽不多见,但因为垂体分泌的激素在人体生长、代谢和生殖方面发挥重要的作用,因此对人体的危害较大。这些疾病可以由肿瘤、感染、外伤、先天性等引起。常见的包括垂体腺瘤、垂体囊肿、淋巴瘤、感染、转移瘤等。MRI 是目前使用最为广泛的诊断垂体疾病的影像技术,但 MRI 主要是显示垂体疾病的形态学特征。应用核医学技术研究垂体已经有近 20 年历史。核医学手段主要利用特殊的显像剂和显像设备反映垂体疾病血流、受体和生化代谢变化,甚至反映基因水平的变化。近年来随着 PET 技术出现,尤其是 PET/CT 的发展,以及一些新型的显像剂如:^{18}F-FDG、^{13}N-NH3、^{11}C-raclopride、^{68}Ga-DOTATATE 等的研制,使得核医学手段诊断垂体疾病有了较快的发展。

垂体前叶至少可以分泌七种激素,功能涉及生长发育、行为、生殖、泌乳和皮肤色素等。垂体释放这些激素是下丘脑释放的神经递质和激素与垂体前叶细胞膜上相应受体结合后引起的一系列细胞核内变化的结果。除此之外,垂体还表达多种受体,目前研究较多的集中在多巴胺受体、生长抑素受体以及叶酸受体等,而这些激素往往是临床药物治疗作用的靶点。完整而且数量众多的受体状态有利于针对性的药物靶向治疗。因此,通过体外显像直观地了解治疗前垂体受体状态,会对疗效评估产生重要影响。

(一)垂体良性肿瘤的核素显像

1. 氨基酸代谢显像　　肿瘤细胞中存在旺盛的蛋白质代谢,蛋白质代谢中两个主要步骤是氨基酸摄取和蛋白质合成。细胞恶变后,氨基酸转运率的增加可能比蛋白质合成增加更多。^{11}C- 甲基 -L- 蛋氨酸(^{11}C-methyl-L-methio,^{11}C-methionine,^{11}C-MET)是临床上应用最广泛的氨基酸代谢显像剂。其被注射入体内后,转化为 S- 腺苷蛋氨酸,参与体内多种氨基酸的合成。早在 1991 年 Bergström M 等研究使用 ^{11}C-MET PET 显像研究了 400 余例垂体腺瘤患者,发现 ^{11}C-MET 显像可以在垂体肿瘤组织显像而纤维组织、坏死组织和出血、囊肿都不显影,而且在注入体内 20 分钟后血本底已清除干净,在脑内有较好的肿瘤组织与周围脑组织的对比度,因此作者认为不仅可以诊断垂体疾病,还可以鉴别垂体疾病。由

于垂体肿瘤术后和放疗后组织形态学改变很大，MRI有时很难探测复发肿瘤。Tang等行 ^{11}C-MET PET 显像对垂体肿瘤的复发情况进行了研究。33例术后和放疗后的患者（24有功能的腺瘤、9例无功能的腺瘤）中有30例患者 ^{11}C-MET PET 可以探测到异常的高代谢组织，其中的14例MRI难以辨认残存肿瘤还是瘢痕组织。另外16例 ^{11}C-MET PET 和MRI都可以探测到异常组织。1例患者两种检测手段均未见探测到。另两例患者MRI可以探测到， ^{11}C-MET PET 未探测到，这两例患者均进行了药物治疗。总而言之，作者认为在探测肿瘤残存还是复发， ^{11}C-MET PET 是一种敏感的技术，是MRI有益的补充。Aki等研究 ^{11}C-MET PET 动态显像对脑肿瘤的鉴别诊断，作者研究了144例患者，分别在静脉注射后三个时期显像即5～15分钟，15～25分钟，25～35分钟显像，选取垂体、脉络丛、放射冠等生理结构和脑肿瘤，发现垂体的摄取程度随时间逐渐降低。而不同类型脑内肿瘤呈不同的时相变化。这个研究的意义在于动态的研究 ^{11}C-MET PET 的变化可能有助于鉴别不同类型的垂体肿瘤，但不同类型肿瘤可能有相同的时相变化，而且作者也没有包括临床常见的鞍上肿瘤。

2. 葡萄糖代谢显像　研究垂体疾病的葡萄糖代谢远较对氨基酸代谢的研究多。多数的垂体腺瘤均是良性肿瘤，理论上对 ^{18}F-FDG 的摄取不应该增高，但研究却发现各种类型的垂体腺瘤都能高摄取 ^{18}F-FDG，其中的原因有待进一步研究。Hyun等研究了13 145例 ^{18}F-FDG PET/CT 检测中偶发的107例垂体腺瘤，发现垂体腺瘤及腺癌的SUV最大值和SUV平均值都高于正常垂体的摄取，以SUV最大值为4.1作为ROC曲线的最佳诊断临界点，诊断垂体腺瘤及腺癌的敏感性、特异性和准确性分别为96.6%，88.1%和91.5%。Campeau等报道了一例52岁女性患者，发生眼睑部位的黏膜相关性非霍奇金淋巴瘤，手术切除肿块后行 ^{18}F-FDGPET 显像，发现垂体摄取FDG明显增高，MRI证实鞍内约 1.8cm×1.5cm 的肿块，手术切除后的免疫组化证实为无功能腺瘤。Maffei等报道一例48岁女性甲状腺乳头状癌术后PET/CT随访中发现无功能腺瘤有FDG的摄取和 ^{111}In 标记的奥曲肽的摄取。这两个病例说明无功能的垂体腺瘤可摄取FDG。Weng等报道一位64岁女性肺癌患者， ^{18}F-FDG PET/CT 显像发现两侧肾上腺均有放射性摄取外，还有垂体的FDG摄取，SUVmax达到3.9，结合血清激素水平，作者认为肺癌出现双侧肾上腺转移，引起肾上腺皮质功能减低，继发垂体增生。可见增生的垂体也可以高摄取FDG。Komori等则发现ACTH腺瘤摄取FDG也明显增高。北京协和医院程欣等比较了两种PET显像剂 ^{18}F-FDG 和 ^{18}F-FET 诊断垂体腺瘤的效能，发现对于分泌激素和无分泌功能的垂体腺瘤，两种显像剂均可显示病灶。不同激素分泌型和无分泌功能垂体腺瘤的瘤体大小、激素水平与 ^{18}F-FDG 或 ^{18}F-FET 显像标准摄取值（SUV）间无明显相关。

3. 生长抑素受体显像　生长抑素（somatostatin, SS）是一种广泛分布于人体的负性激素。它通过与特定细胞膜上的生长抑素受体（Somatostatin receptor, SSTR）结合发挥抑制肿瘤细胞增殖等的作用。SSTR目前发现有6种亚型即SSTR1、SSTR2A、SSTR2B、SSTR3、SSTR4、SSTR5。奥曲肽是一种人工合成的天然生长抑素的八肽类似物，它保留了与生长抑素相同的药理作用，但作用时间持久。它能抑制生长激素以及胃肠胰等多种多肽和血清素的病理性分泌。Krenning等最早观察到 ^{123}I 标记的奥曲肽能够与细胞膜表面的生长抑素受体结合，为体外观察生长抑素受体表达打开了一扇门。 ^{111}In 标记的生长抑素受体显像是最早应用于临床的显像手段。Acosta-Gómez等研究了35例垂体肿瘤，其中14例确诊垂体肿瘤，15例为垂体肿瘤复发。14例确诊垂体肿瘤的患者中有10例 ^{111}In 标记的奥曲肽 SPECT 显像为阳性。15例确诊复发的患者中有13例是阳性。作者认为使用 ^{111}In 标记的奥曲肽联合其他形态学影像技术对垂体肿瘤的诊断和随访有重要价值，并能够区别手术后瘢痕组织和复发的肿瘤组织。

最近， ^{68}Ga 标记的生长抑素类似物肽 ^{68}Ga-DOTATOC、 ^{68}Ga-DOTANOC 和 ^{68}Ga-DOTA-TATE 发展相当迅速，相比SPECT显像剂图像的空间分辨率有明显改善。这三种显像剂虽然都能和SSTR2结合，但是 ^{68}Ga-DOTANOC 也对SSTR3和SSTR5有较好的亲和力。 ^{68}Ga-DOTATOC 对SSTR5也有一定亲和力。 ^{68}Ga-DOTATATE 则主要对SSTR2有较高的亲和力。目前，朱朝晖等研究了 ^{68}Ga-DOTATATE 联合 ^{18}F-FDG PET/CT 显像在探测复发垂体腺瘤和残留垂体中的价值。实验共选取35例复发垂体腺瘤，均经实验室检查证实存在活性肿瘤和鞍区MRI疑诊有复发无功能腺瘤。其中25例为分泌型腺瘤，10例为无功能腺瘤。所有患者1周内行 ^{68}Ga-DOTATATE PET/CT 和 ^{18}F-FDG PET/CT 显像，同时行常规垂体MRI。

肿瘤组织经术后病理证实，残存垂体经手术记录和典型 MRI 强化特征证实。结果显示，FDG 联合 DOTATATE 能辨认出 34 例腺瘤（34/35）和 33 例残存垂体（33/35），而单独 MRI 仅可以辨认出 20 例腺瘤（20/35）和 20 例残存垂体（20/35），可能也是受术后鞍区结构重建的影响所致（图 21-2-6，图 21-2-7）。研究还发现 ^{68}Ga-DOTATATE 在垂体组织中摄取高于垂体腺瘤和瘢痕组织，但是单纯的 ^{68}Ga-DOTATATE 显像尚难以辨认垂体组织、腺瘤和瘢痕组织。研究中 25 例复发肿瘤对 ^{68}Ga-DOTATATE 呈中等到明显摄取，虽然整体低于 ^{18}F-FDG 的摄取，但仍会有部分肿瘤摄取两种示踪剂程度重叠，导致鉴别困难。因此，多数情况仍然需要联合 ^{68}Ga-DOTATATE 和 ^{18}F-FDG 显像鉴别之。应用中，[68]Ga-DTOATATE 主要用于辨认垂体，而 ^{18}F-FDG 显像主要用于辨认复发的肿瘤。由于核素 [68]Ga 标记奥曲肽成本较高，一定程度上限制了它的发展。国内外学者正在尝试用新的技术由 [18]F 取代 [68]Ga 标记奥曲肽，比如氟铝技术标记奥曲肽的研究正在不断的尝试中。

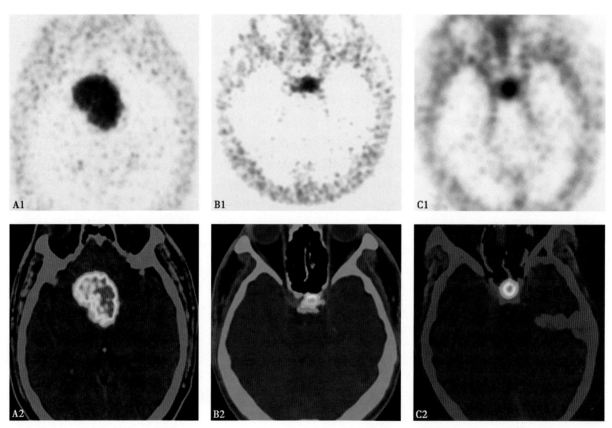

图 21-2-6　不同类型腺瘤摄取 DOTATATE 的情况。A1、A2. DOTATATE PET 显像鞍区巨大摄取增高灶；B1、B2. DOTATATE PET 显像鞍区左侧摄取增高灶；C1、C2. DOTATATE PET 显像鞍区正中略偏左侧摄取增高灶（北京协和医院核医学科供图）

4. 叶酸受体显像　叶酸是一种真核细胞单碳代谢和核苷合成所必需的小分子维生素。叶酸受体广泛分布在正常组织及肿瘤组织中，多数肿瘤细胞叶酸受体的数量和活性远远超过正常细胞。叶酸受体分 α 和 β 两个亚型。不同的叶酸受体异构体有组织特异性，并与细胞分化程度有关。叶酸受体 α 在卵巢、肾、子宫、脑、头颈和间皮肿瘤细胞的表达明显上升，叶酸受体 β 主要分布于血液系统的恶性细胞。Evans 等发现叶酸受体 α 在非功能垂体肿瘤有高表达，而在功能性腺瘤中没有表达，并且揭示了叶酸受体 α 促进细胞增殖，可能是通过 Notch 信号通路实现。Galt 等研究 56 例无功能腺瘤患者，术前行 [99]Tc^m 标记的叶酸 SPECT/CT 显像，以病理组织的 west blot 分析作为标准，发现平面显像的定性解释敏感性为 81%，特异性 72%。定量解释的敏感性和特异性分别是 94% 和 61%。研究结论是 SPECT/CT 叶酸显像是一种准确的体内了解叶酸分布规律的显像方法，能够提供定量识别叶酸受体阳性的肿瘤。

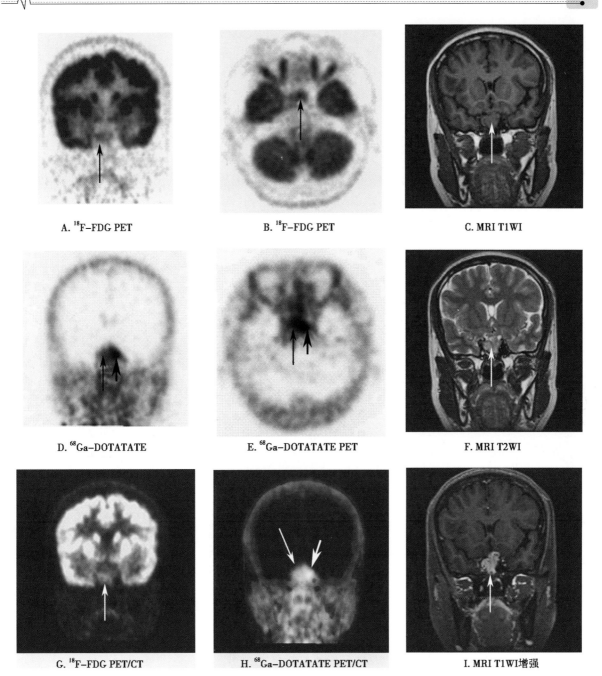

A. ¹⁸F–FDG PET

B. ¹⁸F–FDG PET

C. MRI T1WI

D. ⁶⁸Ga–DOTATATE

E. ⁶⁸Ga–DOTATATE PET

F. MRI T2WI

G. ¹⁸F–FDG PET/CT

H. ⁶⁸Ga–DOTATATE PET/CT

I. MRI T1WI增强

图 21-2-7　DOTATATE 联合 FDG 探测垂体组织和复发肿瘤。肿瘤组织（长箭头）表现为 ¹⁸F-FDG 摄取明显增高，⁶⁸Ga-DOTATATE 摄取轻度到中度增高。残留垂体表现为摄取 ⁶⁸Ga-DOTATATE 明显增高，而摄取 ¹⁸F-FDG 较低。MR 平扫及增强 T1WI 和 T2WI 难以区分垂体组织和复发肿瘤（北京协和医院核医学科供图）

　　5. 多巴胺 D2 受体显像　研究证实多巴胺 D2 受体在 PRL、GH、ACTH、TSH 以及无功能腺瘤上均有表达。绝大多数的 PRL 腺瘤和部分的 GH、TSH、ACTH 腺瘤对其配体多巴胺及其类似物有较高的亲和力。¹¹C 标记的多巴胺受体 D2 拮抗剂 N- 雷氯必利（N-raclopride）和 N- 甲螺哌隆（N-methylspiperone）是较早也是应用最广的 PET 显像剂。1983 年 Wagner 等首次报道使用 ¹¹C 标记的 N-methylspiperone 体内能与多巴胺受体结合，开启了活体研究多巴胺受体的新纪元。随后 Muhr 和 Bergström 等多个研究者使用 ¹¹C-N-raclopride 和 ¹¹C-N-methylspiperone 人体内定量测量了 PRL 腺瘤和 GH 分泌型的垂体腺瘤 D2 受体的情况。对于恶性 PRL 腺瘤发生颅内多发转移时，PET 显像不仅能够清楚看到原发肿瘤还能看到转移瘤。另一种用于研究多巴胺 D2 受体的 PET 显像剂是 ¹⁸F-FESP（fluoroethylspiperone）。有时仅依靠形态学手段很难鉴别无功能腺瘤与其他鞍内或鞍旁无功能肿瘤。Lucignani 等使用 ¹⁸F-FESP PET

显像研究了 16 例确诊为垂体肿瘤等待手术治疗的患者，发现无功能垂体腺瘤摄取至少是和颅咽管瘤和脑膜瘤摄取程度的 2～3 倍，从而为鉴别鞍区或鞍旁的肿瘤找到了一种新的方法。

（二）垂体恶性肿瘤的监测

垂体原发的恶性肿瘤并不常见，以腺癌和淋巴瘤为主。垂体转移癌则更为罕见，发病率约占鞍区肿瘤的 1%，以乳腺癌、肺癌、胃肠道癌和前列腺癌及恶性黑色素瘤的垂体转移为主。相比其他影像手段，PET 检查由于是全身显像，更有利于发现垂体转移癌原发灶。Ersoy 等报道一例乳腺癌垂体转移，使用 ^{18}F-FDG PET 检查确诊。同理，若垂体的原发瘤发生全身转移，通过 PET 检查也很容易探测到。Ilkhchoui 等报道了一例 31 岁女性患者出现肢端肥大和垂体肿瘤，行经鼻蝶窦肿物切除术和放疗后复发有局部侵犯，确诊为垂体腺癌，多次治疗后 IGF-1 水平仍高，全身显像 PET 诊断发现多发骨转移。垂体的原发性淋巴瘤通过 PET 显像不仅有助于诊断，还有助于疗效评价和分期。

总之，核医学诊断技术不仅可以从微观的生化、生理水平反映垂体疾病发生的本质，对一些特殊的垂体疾病也有重要价值。MRI 以其优越的软组织分辨率，在垂体疾病的诊断中仍然占有重要的地位，随着高场强 MRI 的广泛应用以及术中 MRI 的出现，对垂体疾病治疗将能真正实现实时的观察，无疑能够降低垂体疾病较高的复发率。

【小结】

随着核医学技术不断更新，新的融合仪器 PET/MRI 的出现，将整合 MRI 优势和 PET 反映代谢水平，甚至基因水平的优势，为脑肿瘤的诊治、预后评价、随访等方面提供重要的指导。多种显像剂的出现，将可能更特异、更个性化反映疾病本质，必将使神经系统核医学的诊断水平深入到一个新的层次。

第三节　癫痫灶定位诊断

【概述】

癫痫是一组大脑神经元异常放电所引起的，以短暂中枢神经功能失常为特征的慢性脑部疾病，表现为突然发作，自动终止，反复出现的运动、感觉、神经和意识方面的障碍。一般认为，如果使用了两种抗癫痫药物并且达到最佳剂量后仍不能控制其发作，那么依靠药物能控制其发作的可能性小于 5%，对药物不能控制的，即顽固性癫痫患者，如果病灶定位明确，可通过手术取得较好的疗效。因此术前精确定位及术中精确的致痫灶切除，可有效消除致痫灶的异常放电，以达到减少发作甚至无发作的目的，又可以尽量减少对正常脑组织的损伤，提高生活质量。

患者手术治疗前，神经影像学检查在准确定位癫痫及定侧致痫灶方面变得尤为重要。目前常用的检查方法是高磁场 MRI，不仅能够提供优质的软组织对比图像，且多维成像，减少线束硬化伪影，在显示致痫的脑结构异常方面具有更高的灵敏性和准确性。然而，20%～30% 的有手术机会的癫痫患者 MRI 检查显示脑结构正常，这部分患者即使给予手术治疗，癫痫不再发作的可能性也较小。尽管现代磁共振技术发展越来越快，高磁场、新型硬件、特殊采集技术及后处理技术的发展，但 MRI 图像并不能显示组织学检查才能发现的一些镜下结构异常。除此之外，MRI 显示的脑结构异常可能并不完全反映癫痫发作区的真正范围及功能异常状态，特别是脑皮层发育不良的癫痫患者。因此，对于 MRI 检查阴性的这部分癫痫患者，常需要进行有创性的颅内脑皮层 EEG 检查，以定位癫痫发作区，但手术后仍有部分正常脑组织受到损伤。

早在 20 世纪人们就发现单光子发射断层显像（SPECT）、正电子发射断层显像（PET/CT）等在定位致痫灶方面具有重要的临床价值，但多数研究表明 PET 不能作为定位癫痫灶的首选检查方法，仅仅具有诊断的协同作用，可提供额外信息以提高整体的诊断准确度，对手术取得理想疗效具有重要意义。本章内容主要讲述 PET 脑显像在癫痫，特别是常规检查 MRI 显示阴性的病灶性癫痫患者中的临床应用。

一、PET 脑显像在 MRI 显示阴性的病灶性癫痫中的研究

多种 PET 示踪剂已经被证实应用于癫痫患者癫痫发作区的定位诊断具有潜在的前景。^{18}F- 氟代脱氧葡萄糖（FDG）是目前癫痫患者中应用最广泛的示踪剂，它反映了局部大脑皮层的葡萄糖代谢率。另外，多种以神经递质系统为标记物的示踪剂也被应用于癫痫，如早期标记的 $GABA_A$、$5-HT_{1A}$ 受体。

在讨论这些示踪剂的诊断价值前，先介绍一些基本的方法学要点。①不论应用何种示踪剂，通常在癫痫发作间期进行 PET 数据采集。尽管发作期的 PET 检查也是可行的，其局限性，与放射性配体动力学及图像采集有关，但其潜在价值可将此局限性忽略。在发作间期进行 PET 检查时也要考虑到癫痫发作的可能性，避免出现定侧错误。② PET 的异常表现需要结合形态学图像，特别是 MRI 表现正常的患者。将 PET/MRI 图像相互配准更容易将低代谢区域和局灶性脑萎缩或脑沟增宽造成的影响鉴别开，能够发现细微的 MRI 异常。不管是 MRI 正常或异常的局灶性脑发育不良的癫痫患者，PET/MRI 的配准使得局灶性代谢异常的检出率提高了 35%～40%。③判读 PET 图像最早依赖于标准视觉分析，但是统计分析，如像素统计参数图（statistical parametric mapping，SPM）软件，提高了 PET 诊断的灵敏性和特异性，特别是 MRI 显示阴性的癫痫患者。但是，SPM 分析法的各种方法学缺陷也应考虑在内，包括多种伪像、对照组受检者患有其他疾病、患者与对照组年龄的差异，都会影响结果的可靠性。

1. ^{18}F- 氟代脱氧葡萄糖（fluorodeoxyglucose，^{18}F-FDG）代谢显像　部分性发作的癫痫患者，在发作期，致痫灶局部表现为葡萄糖代谢增高及脑血流量增加，其原因可能是局部脑电活动增加，神经元耗能增高，从而葡萄糖摄取增多。发作后，脑血流的高灌注状态回到基线，但葡萄糖高代谢的状态在癫痫发作后仍会保持 24～28 小时，这可能因为细胞膜静电位延长和细胞膜内外化学物质恢复平衡需要时间，也是耗能过程，局部表现为高代谢；发作间期，致痫灶则表现为葡萄糖代谢及脑血流量均降低，这可能与局部皮质萎缩和神经细胞减少、突触活性降低有关。因此，脑组织摄取 FDG 的量与神经元功能密切相关（图 21-3-1）。FDG PET 显像对葡萄糖低代谢的检出率虽然较高，但对其结果的解释需慎重，对致痫灶的定位应根据不同的代谢类型并紧密结合脑电图及其他检查结果和临床资料分别加以判断。

颞叶癫痫患者发作间期 FDG PET 显像，显示有 60%～90% 的患者表现为颞叶葡萄糖代谢减低。但是，PET 显示的脑血流量及代谢异常的范围往往比真正的结构异常区域要广泛，不同程度地大于致痫灶，提示癫痫患者功能受累的脑组织范围往往较大，这可能与癫痫传播区域突触抑制或邻近神经元的传入神经阻滞有关。因此，可能会出现癫痫灶定位错误，有报道表明误诊率甚至高达 50%，所以应用 SPM 等统计学定量分析法评价局部脑代谢可以减少定位错误的发生（图 21-3-2）。总之，相对于致痫灶的定位诊断，FDG PET 显像更适用于致痫灶的定侧诊断。在一组 61 例 MRI 显示阴性的颞叶或颞叶外癫痫患者的研究中，以颅内 EEG 作为金标准定位癫痫发作区域，FDG PET 的灵敏度、特异性分别为 39.5%、53.3%。另一组 51 例癫痫患者，以手术切除后达到 Engel 1 级预后作为参考限定癫痫发作区域，FDG PET 的灵敏度、特异性提高到 59%、79%。但多数研究中表明对于颞叶外癫痫患者，FDG PET 图像与癫痫发作区域的符合率更低，预测癫痫缓解的灵敏度低于 40%。然而，以下两种情况下，FDG PET 诊断准确率较高，需要个别加以考虑：①内侧颞叶癫痫患者，MRI 检查未发现海马硬化；② MRI 显示阴性的泰勒型局灶性脑皮层发育不良（Taylor-type focal cortical dysplasia，FCD）。在脑畸形的部位，FDG PET 清楚地显示局部代谢减低。如果低代谢区域局限于单个脑回，通常提示该部位为潜在致痫的 FCD。

在一组 30 例 MRI 显示阴性的颞叶癫痫患者的研究中，FDG PET 诊断符合率达 87%。其中 17 例 FDG PET 显示局部代谢减低的患者行颞叶手术治疗，经过平均 38 个月的随访，有 15 例（88%）患者癫痫未再发作。该研究表明 FDG PET 预测手术效果与 MRI 显示海马硬化的对照组相似。另一组 46 例 MRI 显示脑结构正常的颞叶癫痫患者，FDG PET 显示单侧颞叶代谢减低，术后 5 年无癫痫发作的患者达 75%，而 147 例 MRI 显示内侧颞叶硬化的患者无癫痫发作的也不过 78%。

总体来说，可将 MRI 显示阴性的癫痫患者分为两组：①患有颞叶癫痫或 MRI 隐蔽性泰勒型 FCD 的患者，其 FDG PET 表现出与良好手术结果相关的高灵敏性和特异性；②患有其他类型 MRI 阴性且耐

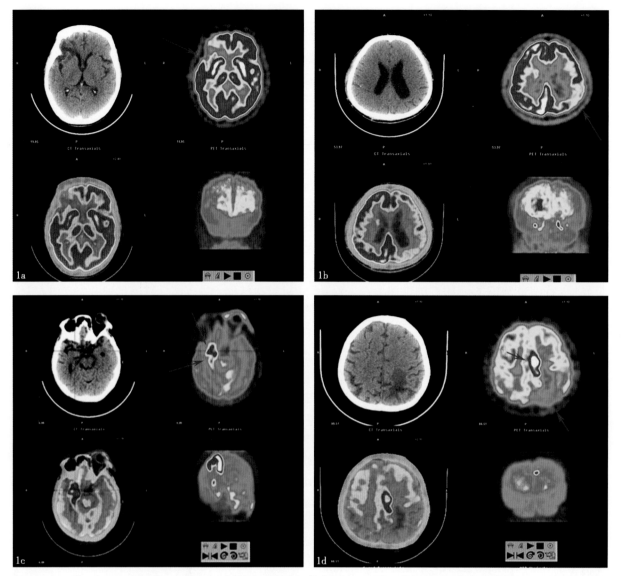

图 21-3-1　^{18}F-FDG PET 显像。1a 图示右侧额叶局灶性代谢减低区；1b 图示左侧顶叶局灶性代谢减低区；1c 图示右侧颞叶高代谢灶；1d 图示左侧顶叶高代谢灶和低代谢区共存

药的部分性癫痫患者，其 FDG PET 表现和手术均被证实效果欠佳。这就引发了一个问题：正常或未清楚定位的 FDG PET（即边界不清楚的多病灶或多叶区代谢减退）是否意味着手术预后极为糟糕，而非 PET 的限制。

2. 神经递质受体的放射性配体显像

（1）GABA$_A$ 受体显像：γ- 氨基丁酸（γ-Aminobutyric acid，GABA$_A$）作为大脑内主要的抑制性神经递质，作用于超过 40% 的突触。研究发现在致痫灶的脑皮层，GABA 能抑制中间神经元减少。氟马西尼（Flumazenia，FMZ）是苯二氮䓬类（benzodiazepine，BDZ）选择性拮抗剂，结合到 GABA$_A$ 中心的 BDZ 类受体结合位点上。因此 ^{11}C-FMZ PET 可提供 GABA$_A$ 受体结合的体内标记。在致痫灶部位，^{11}C-FMZ 的结合可减少 30%。

一项关于海马硬化的放射性自显影及组织病理学研究表明 ^{11}C-FMZ 结合的减少是由于神经元数目的减少及每个神经元中心 BDZ 类受体密度的降低。体内海马的 ^{11}C-FMZ PET 图像定量分析与海马硬化患者的体外 ^{3}H-FMZ 放射性自显影研究的结果具有比较好的相关性。一项由 100 名部分性癫痫患者组成的研究，均进行了包括 ^{18}F-FDG 和 ^{11}C-FMZ 的术前评估，后者表明 94% 的患者为颞叶癫痫。81% 的患者 ^{11}C-FMZ 的异常表现与 MRI 显示的脑结构异常是一致的。^{11}C-FMZ 结合的异常区域通常

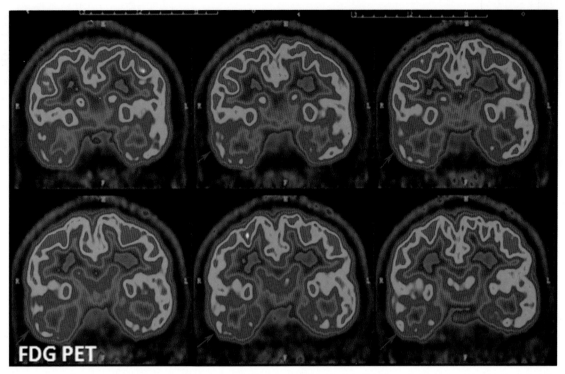

图 21-3-2　^{18}F-FDG PET 显像。视觉分析可明确发现右侧颞叶代谢率明显低于左侧颞叶。通过计算不对称指数，颞叶外侧皮层平均不对称指数约 22.3%，海马平均不对称指数约 7.7，提示癫痫灶位于右侧颞叶

比 ^{18}F-FDG PET 显示的低代谢区范围要小一些，但比 MRI 检测的异常区域范围要大，这表明神经元损失的区域要比代谢减低的区域更为局限。另一项研究以颅外和颅内 EEG 记录为参照，研究 ^{11}C-FMZ 和 ^{18}F-FDG PET 检测致痫灶的价值，发现前者具有更高的灵敏度和准确性。Hammers 等对 18 位 MRI 阴性的顽固性颞叶癫痫患者行 ^{11}C-FMZ PET 显像，16 位患者显示颞叶 ^{11}C-FMZ 结合异常，其中 7 例与临床表现和 EEG 结果一致。3 例患者随后行前颞叶切除，临床症状得到很大缓解。神经病理学发现 ^{11}C-FMZ PET 显示的某些异常可能是由于脑结构的微畸形，这种微畸形通常情况下即使是分辨率最好的 MRI 也很难检测出。然而，另一些研究并不同意上述观点。有人提出将 ^{11}C-FMZ PET 应用于探测细微的 MRI 隐蔽性脑皮层微畸形，特别是脑室周围脑白质的易位神经元。需要指出的是大多数关于 ^{11}C-FMZ PET 在 MRI 阴性的癫痫患者中的研究是在 10 多年前完成的，MRI 技术不如现在先进，一些细微的 MRI 异常会被漏诊。一项最近的研究应用 ^{18}F 标记 FMZ 代替了 ^{11}C 标记的 FMZ，报告结果显示 42% 的患者 ^{18}F-FMZ 显像异常，而 ^{18}F-FDG PET 则为 58.8%。

（2）5-HT$_{1A}$ 受体显像：目前有 3 种不同的 5-HT$_{1A}$ 受体拮抗剂应用于癫痫：^{11}C-WAY 100635，^{18}F-FCWAY 和 ^{18}F-MPPF。任何一种配体的 PET 研究均显示出与边缘系统（海马、杏仁核、海马旁回）及边缘旁系统（颞极、岛叶、扣带前、后回）的高度结合。在内侧颞叶癫痫的患者，这三种示踪剂对致痫的内侧颞叶结构改变均始终表现为结合减低，这与结合减少的程度及颅内 EEG 所检测的致痫灶是一致的。

一组人数不多且 MRI 检查阴性的颞叶癫痫患者，均行 5-HT$_{1A}$ 受体 PET 显像。该研究评价 ^{18}F-MPPF 在颞叶癫痫患者中的临床价值，10 位患者 MRI 检查均显示脑结构正常，其中 9 例为内侧颞叶癫痫发作区，1 例为新皮层颞叶致痫灶。在这 9 例内侧颞叶癫痫发作区的患者中，有 7 例表现为致痫的边缘结构 ^{18}F-MPPF 代谢减低，包括 1 例 ^{18}F-FDG PET 显示正常。不对称指数图体素分析可以提高 ^{18}F-MPPF 诊断的特异性。

^{11}C-WAY 100635 和 ^{18}F-FCWAY 均报道了相似的数据。12 例 MRI 检查阴性的颞叶癫痫患者均接受 ^{18}F-FCWAY PET 检查，9 例显示异常（75%），与颅内 EEG 数据或手术效果是相符合的，灵敏度比 ^{18}F-FDG PET 略高。另一组 MRI 检查阴性的 6 例癫痫患者，以 ^{11}C-WAY 100635 为示踪剂，所有患

者均表现为同侧内侧颞叶示踪剂结合减低,从而显示出 ^{11}C-WAY 100635 的潜在价值,其中 4 例患者 ^{18}F-FDG PET 检查未见显著异常。

总体来说,目前的研究均表明 5-HT$_{1A}$ 受体 PET 显像在鉴别和确定颞叶癫痫发作区方面表现出较高的价值,特别是当其他检查模式,包括 ^{18}F-FDG PET 在内的诊断不明确的时候。对于颞叶外癫痫,5-HT$_{1A}$ 受体 PET 显像是否具有价值仍然需要进一步研究。

(3)其他显像剂:在一些其他应用于癫痫的 PET 示踪剂中,α-^{11}C- 甲基色氨酸(^{11}C-alpha-methyl-tryptophan,AMT)与结节性硬化有特异的关联性,致痫结节选择性的摄取 AMT 增加。但是,在一系列研究中发现仅有大约半数的患者会有这一改变,甚至是更低的比例。某些研究也表明在 MRI 检查阴性的癫痫患者,推测癫痫发作区显示出不对称或 AMT 摄取增加,甚至包括一些 ^{18}F-FDG PET 未能定位的患者。

二、PET 与多模态检查模式在癫痫诊断中的价值比较

目前,癫痫常用的定位手段有 MRI、EEG、脑磁图(magnetoencephalography,MEG)、PET/CT 等,但各种方法都有一定的局限性。如头颅 MRI 对无脑组织解剖形态改变的颞叶性癫痫患者定位致痫灶价值有限,皮层电极 EEG 定位致痫灶准确率虽高,但属于有创检查。因此,如何术前无创性定位致痫灶以及对各种检查方法进行最优化选择成为癫痫外科备受关注的问题。

Vincent Lai 等总结了癫痫的神经影像技术,包括了 PET、SPECT、MR 容积术、张量扩散磁共振造影以及 MR 功能成像。文章总结如下:①高场强磁共振成像是高分辨率结构成像的基础。②放射性核素功能显像(PET/SPECT)可提供额外资料以增加准确度,它与颞叶癫痫的一致性也非常高。③磁共振光谱分析能稳定显示癫痫源头代谢物的变化,是一种有用的辅助方法。④磁共振容积成像在颞叶癫痫方面有相当高的灵敏性和特异性,但至今在颞叶外癫痫的诊断并未达成一致性意见。⑤结合纤维追踪技术张量扩散磁共振造影可以视化神经通路,如与语言和视觉皮层联系的路径,有助于加强术前评估。⑥利用血氧水平依赖性活化技术的磁共振功能成像主要用作脑功能区皮层高感成像的术前准备。⑦造影剂和动脉自旋标记技术在磁共振灌注成像方面与癫痫在临床定侧方面高度相关。

总之,结构成像对于癫痫发作的定位及定侧很重要。如果未能确定癫痫发生的源头或临床及结构资料没有协同性,放射性核素功能成像或先进的磁共振影像技术都可以提供有用的资料。

(一)PET 与 EEG

EEG 分为无创性的颅外头皮 EEG 及颅内脑皮层 EEG。头皮 EEG 可以发现癫痫患者脑电活动异常,是癫痫术前定性、定位诊断传统、常用的检查手段。张萍等对 149 例癫痫患者进行脑磁图与视频 EEG 对比研究发现,视频 EEG 对致痫灶定位准确率仅为 38.9%。刘耀等对 152 例患者的研究表明长程或视频 EEG 定位准确率为 43.42%,与之前学者的研究结果相近,定位准确率较低。其原因可能为头皮、颅骨或肌电干扰、脑电波幅衰减、同步活动的神经元数量及失真等诸多因素的影响,使确定脑区范围往往较广泛,定位准确率不高。该研究显示 PET/CT 脑显像定位致痫灶的准确率为 80.92%,较国外报道的略高,比长程或视频 EEG 准确率明显增高。

颅内脑皮层电极 EEG 定位致痫灶的准确率可达 83%～89%,要高于包括 PET 在内的其他影像学检查,目前认为是致痫灶定位诊断的"金标准",所以大部分研究癫痫患者术前定位诊断的资料都以颅内脑皮层 EEG 为参考标准。需要注意的是该检查是一种有创性检查,有严格的适应证,应了解其采样范围有限,仅能记录小范围内的 EEG 信息,无法记录全脑的神经电活动,有时可能遗漏电极覆盖范围以外的痫样放电,造成错误定位或定位不准确。因此使用时必须全面权衡利弊得失,以期达到既能获得明确定位诊断,又避免给患者带来过多的伤害和增加经济负担。

(二)PET 与 MRI

本文概述中已经提到过 MRI 在病灶性癫痫患者中的应用价值,在此不作赘述。任何一种检查模式都有其局限性,K.K. Lee 所在的加利福尼亚大学自 2004 年即开始将 FDG PET 和 MRI 影像进行配准,通过软件技术实现图像的融合,提高了癫痫患者术前评估的灵敏度,已经作为癫痫患者术前评估的常

规检查项目。一项临床研究表明 FDG PET/MRI 融合图像的应用,术后 86% 的难治性癫痫患者取得理想的手术效果。K.K. Lee 提出对于内侧颞叶硬化、局限性皮层发育不良、致痫肿瘤及结节性硬化症等常见潜在病因引起的难治性癫痫术前评估,FDG PET/MRI 成像配准是非常有价值的(图 21-3-3)。需要注意的是 FDG PET 有时存在癫痫活动的定位错误。发作间期,FDG 代谢减低;发作期,可能表现为高代谢。更进一步说,解释发作期的 FDG PET 表现通常是困难的,因为它表现形式复杂,代谢增高或代谢减低都可以存在。因此,头皮 EEG 持续监测患者,鉴别是否在 FDG 注射时发生癫痫活动。这与刘耀等的研究结果一致,152 例患者中部分病例 PET/CT 不能准确定位致痫灶,具体分析如下:① 3 例 PET/CT 表现为局限或散在高代谢灶,高代谢灶并非致痫灶,询问患者扫描前有痫样放电的体验,扫描过程中无临床发作,故其 PET/CT 显像可能为亚临床发作表现,存在发作期和发作间期的混合状况,使致痫灶可以表现为高代谢、低代谢或者正常代谢,因此不能仅靠高代谢来确定致痫灶。② 3 例显著低代谢出现在致痫灶对侧,究其原因,可能由于发作间期发作后效应、亚临床发作及发作期注射药物过迟等因素引起局部葡萄糖代谢水平失实所致,或者由于致痫灶与脑组织其他相关部位的功能相关联,导致癫痫发作间期存在交叉失联络现象所致。

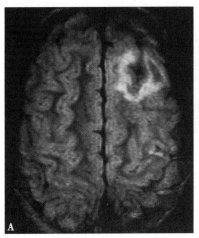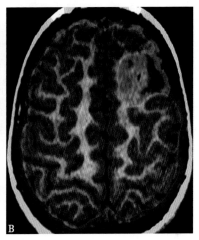

图 21-3-3 患儿,女,5 岁,局限性脑皮层发育不良。A. MR 检查示左侧额叶白质区 T2 加权像显示高信号,提示局限性脑皮层发育不良;B. 应用 ^{18}F-FDG PET/MRI 配准融合技术,相应部位表现为代谢减低。外科切除后病理结果为局限性脑皮层发育不良Ⅱ型

因此 PET 不能仅靠代谢减低或增高来独立定位致痫灶,FDG PET/MRI 图像配准的应用通过提供更好的形态及功能信息,且为非侵入性,改善了致痫灶的鉴别诊断,有助于手术计划的制订,并使术后癫痫得到很好的控制。总之,目前的研究结果还是推荐使用 FDG PET/MRI 图像配准对药物难治性癫痫患者进行术前评估,特别是 MRI 检查显示脑结构正常的患者。

（三）PET 与 SPECT

1. 发作间期 PET 与 SPECT FDG PET 脑显像反映了脑组织的葡萄糖代谢,间接反映神经元的功能,而 SPECT 显示了局部脑血流量的变化。尽管 PET 具有更高的空间分辨率和较低的本底活性,但在发作期,PET 的时间分辨率低限制其评估癫痫的价值。这是由于 FDG 示踪剂的摄取周期(30～40 分钟)明显长于癫痫发作的平均持续时间(1～2 分钟),随之产生发作间期、发作期及发作后等一系列相位图像,这使得 PET 检查仅能在发作间期进行。FDG 是葡萄糖的类似物,主动转运至代谢活性高的细胞内,在己糖激酶的作用下磷酸化,被暂时阻滞在细胞内,这是一个可逆的过程。相比 SPECT 示踪剂的结合,FDG 的摄取持续而缓慢。因此,PET 通常是在癫痫的发作间期进行采集的。Spencer 以前的一篇 Meta 分析指出发作间期 PET 的灵敏性要高于发作间期的 SPECT。对于这一结果的可能解释是血流

灌注与代谢的不匹配,局部脑葡萄糖代谢率减低的程度要高于局部脑血流减少的程度。早期一些研究应用 ^{15}O-H$_2$O 和 FDG PET 及应用发作间期的 ^{99m}Tc-HMPAO SPECT 与 FDG PET 的放射性比值,也证实了这种不匹配现象。

2. 发作间期 PET 与发作期 SPECT　研究表明发作期的 SPECT 和发作间期的 PET 具有相似的灵敏性。对于颞叶外癫痫患者,下面举例说明发作间期 FDG PET 的应用的局限性。该病例是一位 42 岁的女性顽固性癫痫患者,每天有 1～2 次短暂发作,推断致痫灶来源于额叶,但视频脑电图监测未清楚定位。患者接受 ^{18}F-FDG 脑 PET 检查,没有异常发现。发作间期 ^{99m}Tc-HMPAO 脑 SPECT 扫描显示额叶示踪剂分布略减低,与其余脑皮质差别不显著。而发作期的脑 SPECT 扫描显示在右侧额叶有明显的血流灌注增加。发作期 SPECT 血流灌注增加,而相对应的部位发作间期的 ^{18}F-FDG PET 代谢减低并不显著,所以不能仅依靠 PET 来定位。该病例表明在额叶癫痫患者发作间期的 ^{18}F-FDG PET 显示相对非特异性的轻度代谢减低,在此种情况下,发作期的 ^{99m}Tc-HMPAO 脑 SPECT 扫描可提高诊断的准确性(图 21-3-4ABC)。

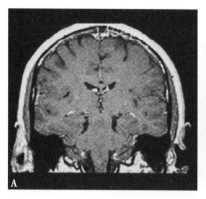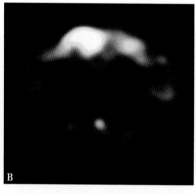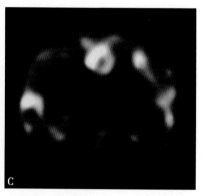

图 21-3-4　患者,女,42 岁,顽固性癫痫,每天 1～2 次短暂发作,推断致痫灶来源于额叶,视频脑电图监测未清楚定位。A. MRI 显示正常;B. 发作期 ^{99m}Tc-HMPAO 脑 SPECT 扫描显示右侧额叶血流灌注增加;C. 相对应的部位发作间期的 ^{18}F-FDG PET 代谢轻度减低

3. ^{18}F-FDG PET 与 ^{13}N-NH$_3$•H$_2$O PET 脑灌注显像　脑血流灌注显像目前最常用的是 SPECT 血流灌注显像,癫痫灶通常表现为发作间期血流灌注减低,但有时表现为全脑血流灌注未见异常、复杂多发脑区血流灌注减低、癫痫灶对侧或双侧血流灌注减低。诸多不确定因素使得单独发作间期血流灌注显像定位价值受到争议。陆东燕等选择 ^{13}N-NH$_3$•H$_2$O PET 脑灌注显像,灵敏度、分辨率要高于 SPECT,显影清晰,具有良好的信噪比。^{13}N-NH$_3$•H$_2$O 为脂溶性,可经自由扩散的方式通过血脑屏障进入脑组织,首次通过摄取率接近 100%,洗脱很慢,半衰期为 60～70 分钟,提供脑组织微血管分布和血流灌注信息,因脑血流灌注变化灵敏,可以反应癫痫灶较短时间内的状态,较代谢显像提供更多的信息帮助定位。该研究 17 例颞叶内侧癫痫患者 ^{13}N-NH$_3$•H$_2$O PET 显像,ROI 法准确定侧 9 例(52.9%)。另外该研究还对血流及代谢显像结果进行比较,发作间期 ^{13}N-NH$_3$•H$_2$O PET 显像定侧准确性(52.9%)要低于 ^{18}F-FDG PET 显像(70.6%),但两种显像剂定侧性能具有中度一致性,说明癫痫灶的局部脑血流改变与局部葡萄糖代谢率改变一致,血流灌注显像对于颞叶癫痫灶的定位能力是有效的。

近年有研究报道癫痫灶脑血流和葡萄糖代谢并不总是紧密相关,有时存在明显不一致现象。Lee 等研究了颞叶癫痫发作间期血流、葡萄糖代谢不匹配现象,发现血流、代谢异常部位基本一致,但低灌注的范围明显小于低代谢范围,癫痫灶的低代谢不仅对应低灌注也可表现为灌注正常或高灌注。陆东燕等研究的 17 例患者中 5 例表现为癫痫灶低代谢、高灌注。这种低代谢、高灌注表现可能对癫痫灶有更高的特异性,为定位提供帮助。推测造成这种血流、代谢不匹配的原因可能有:①发作间期癫痫灶的棘波发放(亚临床发作)常可以导致血流、代谢增加,因脑对 ^{18}F-FDG 的摄取需 40 分钟左右才能平衡,^{18}F-FDG PET 显像代表了癫痫灶一个相对较长时间的状态,而 ^{13}N-NH$_3$•H$_2$O PET 显像反映的是一个较短时间内的状态，癫痫灶亚临床发作的高灌注表现较高代谢更多见。②癫痫发作后常可以持续数十分钟至数小时血流高灌注状态，被称为"发作后效应"。而这种发作间期血流高灌注常使癫痫灶低代谢变为代谢正常。但"发作后效应"高代谢表现也有过报道。因代谢、血流不匹配现象，代谢、血流灌注显像优势互补，联合两种显像方法综合分析的定位准确性（47.1%）较单独 ^{18}F-FDG（29.4%）或 ^{13}N-NH$_3$·H$_2$O（23.5%）PET 显像高，说明联合代谢、血流灌注显像更有助于癫痫灶定位。

总之，发作间期 ^{18}F-FDG PET 显像对颞叶内侧癫痫定侧有较高的准确性。^{13}N-NH$_3$·H$_2$O PET 脑血流灌注显像定侧颞叶癫痫灶的能力与 ^{18}F-FDG 代谢显像具有中度一致性，初步肯定了 ^{13}N-NH$_3$·H$_2$O PET 定位癫痫灶的临床应用价值。当联合两种显像剂显像时，优势互补，定位准确性明显提高，且癫痫灶低代谢、高灌注表现使诊断特异性增加，更有助于颞叶癫痫灶准确定位。通过分析同一癫痫灶的血流及代谢变化，为临床评估癫痫灶提供了更有价值的影像学特征。

（四）PET 与 MEG

脑磁图（magnetoencephalography，MEG）是测定神经元兴奋时产生电流所伴随的磁场变化后再确定电流位置，因此能在数毫米的误差内准确定出容积电流的位置和深浅。另外，它不受脑组织和颅骨等阻抗的影响，因此大多数学者均采用多道 MEG 结合 EEG 检查对脑内癫痫灶进行定位。在癫痫发作间期，EEG 不易判断出致痫灶，而 MEG 采用多导帽状电极先测定出并记录和颅骨垂直的脑磁场，然后用计算机根据时相差求得等位磁力线，再定出容积电流的位置。当癫痫病理波（如棘波）出现时，EEG 和 MEG 即可分别测得电流和磁场极性翻转的相应变化。因此，定位比较精确。

联合应用 PET 和 MEG 定位诊断致痫灶的研究并不多，但 PET 和 MEG 数据联合应用可带来潜在的诊断价值。Knowlton 等对 51 例 MRI 显示阴性的癫痫患者联合应用 MEG 和 ^{18}F-FDG PET，研究其定位价值，所有患者均接受手术治疗且术后癫痫得到缓解。MEG 和 ^{18}F-FDG PET 均定位异常的患者所占的比例并不高，灵敏度仅有 25%，但联合应用两种技术诊断的特异性达 95%，明显高于 MEG 或 ^{18}F-FDG PET 单独应用的特异性。另外，当再联合应用颅内 EEG 数据，^{18}F-FDG PET-MEG 联合定位诊断的准确度可达 100%。另一项关于 22 例 MRI 阴性儿童癫痫患者的研究也得出相似的结论。当 MEG 和 ^{18}F-FDG PET 表示的异常均与皮层切除术的结果一致时，患者术后达到 Engel Ⅰ级预后的特异性达 100%。

尽管 PET 和 MEG 联合应用的结果非常好，但需要指出的是 PET 和 MEG 联合应用对于定位致痫灶、最终手术决策及手术疗效的确切影响仍需要大样本进行验证（如颞叶癫痫和颞叶外癫痫）。另外，目前关于 PET 和 MEG 联合应用的研究，PET 的示踪剂仅仅局限于 ^{18}F-FDG。本章之前简述的其他 PET 示踪剂在某些特定情况下，比 ^{18}F-FDG PET 具有更高的灵敏性及特异性。因此，研究 MEG 与 PET 其他示踪剂结合使用也将具有重要的临床意义。

总之，目前的研究表明 PET 和 MEG 联合应用对于癫痫发作区的定位价值要优于颅内脑皮层 EEG，但仍需要进一步临床广泛应用来确定。

三、儿童性癫痫

大部分儿童癫痫患者药物治疗效果较好，然而，10%～30% 的患儿尽管给予多种抗癫痫药物，仍难以控制癫痫发作。这部分癫痫患儿如果癫痫发源于一个局限性区域，手术治疗可取得较好的疗效。常规应用 MRI 术前评估定位癫痫发作区，而 MRI 显示阴性的患儿，可应用 FDG PET 提供必需的定位信息。儿童癫痫 FDG PET 图像特点通常情况下表现为发作间期代谢减低，而 PET 显像在顽固性癫痫患儿中显示弥漫性或半球性葡萄糖代谢减低是不常见的。Varun Shandal 等通过对 17 例 FDG PET 检查表现为大脑半球弥漫性低代谢的顽固性癫痫患儿的研究，随访最长达 11 年 4 个月，发现这部分患儿长远预后较差，且患有遗传性、神经变性性疾病；作者推测这部分弥漫性脑皮层代谢减低的癫痫患儿可能有潜在性的神经遗传性、代谢或变性障碍，该研究发现了 3 种基因异常，包括线粒体基因组 4-MB 缺失、MECP2 重叠及 Lafora 病。

【总结】

解剖结构成像和功能成像对于癫痫发作的定位诊断都很重要。通常情况下以 MRI 等解剖结构成像及临床资料为首选，若仍未确定癫痫发作的病灶，即 MRI 检查显示脑结构正常时，PET 等放射性核素功能成像可起协同作用，提供有价值的信息。多种影像模式相结合可以极大地提高致痫灶定位诊断的准确性，预示着手术治疗将取得良好的效果。因此，需要临床医师合理应用每一种影像模式，以发挥其最大的临床价值。

第四节　阿尔茨海默病

【概述】

阿尔茨海默病（Alzheimer's disease，AD）是发生于老年和老年前期、以进行性认知功能障碍和行为损害为特征的中枢神经系统退行性病变。临床上表现为记忆障碍、失语、失用、视空间能力损害、抽象思维和计算力损害、人格和行为改变等。AD 是老年期最常见的痴呆类型，占老年期痴呆的 50%～70%。在美国，AD 是第六位的致死病因，而在大于 65 岁老年人中 AD 是仅次于心脏病、恶性肿瘤、脑卒中的第四位死因。我国已进入老龄化社会，AD 给家庭和社会带来难以估计的损害。

AD 的病因尚不明确，普遍认为是一种多因素疾病，可能与遗传、脑血管病、炎症、饮食习惯、糖尿病、雌激素等多种因素有关。AD 虽不是衰老的产物，但和衰老密切相关。研究证实，多数 AD 存在遗传因素，可能与载脂蛋白 E4（ApoE4）和早老基因有关。AD 神经病理特征包括由 tau 蛋白异常磷酸化组成的神经元内神经纤维缠结（neurofibrillary tangles，NFTs）和由淀粉样多肽（amyloid-peptide，A）沉积组成的神经元外的老年斑（Senile plaques，SPs），进而引起神经元的损害、减少，导致脑功能受损。AD 的诊断主要依据临床表现、各种神经心理测验及排除其他可引起痴呆的疾病，确诊则有赖于脑活检或尸检的病理诊断。目前没有任何能改变 AD 病情的药物，早期诊断、能否准确鉴别诊断及有效的治疗方法成为提高 AD 生存率的重要途径。

目前，各种神经影像技术尚不能对 AD 作出定性诊断，而是为临床提供"像与不像"AD 的支持证据。MRI 具有较高的软组织分辨率，容积 MRI 可以灵敏地发现 AD 相关脑区的萎缩，如内嗅皮层、海马等，并可以排除引起痴呆症状的其他占位性、血管性病变，是辅助诊断 AD 或排除诊断的常规影像技术。Jack 等提出 AD 动态生物学标记模型：首先是淀粉样变性生物学标记物阳性，然后是 FDG PET 皮层代谢减低，最后出现脑萎缩。所以 MRI 所反映的脑萎缩对于早期诊断或特异性诊断 AD 作用有限。PET 脑显像可以在出现 AD 症状前、或形态影像学发现脑萎缩前探测到脑功能异常、淀粉样蛋白沉积等，对 AD 具有独特优势。

一、^{18}F-FDG PET 脑功能显像

AD 属神经退行性病变，存在神经元变性丢失及突触功能障碍，引起神经元能量需求减低，从而导致脑葡萄糖代谢率减低。AD 脑葡萄糖代谢率减低具有一定规律性，主要位于颞顶联合区、后扣带回，晚期可累及额叶，而初级运动区、视皮层较少严重累及，皮层下结构、小脑则相对正常（图 21-4-1）。由于具有较高的可重复性，双侧颞顶叶、后扣带回代谢减低被广泛认为 AD 的可靠代谢特征。较大的多中心研究通过将 395 名 AD 患者与 110 名正常对照者进行比较，发现 AD 主要表现为后扣带回、颞顶叶和前额叶相关皮层代谢减低，FDG PET 能够诊断轻 - 中度 AD，灵敏性和特异性可达 93%，对非常轻微的 AD（MMSE≥4）诊断的灵敏性达 84%、特异性达 93%。2004 年的一项荟萃分析显示 FDG PET 用于 AD 与正常对照组鉴别诊断的灵敏性为 61%～100%，特异性为 54%～100%，综合的灵敏性、特异性均为 86%。早期 AD 或临床前期，在神经心理学测试尚未出现认知障碍之前，FDG PET 即可探测到颞顶叶、后扣带回、前额叶局部脑葡萄糖代谢率减低，其中后扣带回较早出现代谢减低，与其他脑区相比，代谢减低程度更明显。PET 探测到的脑代谢减低程度与痴呆的严重程度有较好的相关性。

　　[18]F-FDG PET 脑显像也可用于预测哪些正常老年人可能发展成轻度认知功能障碍（MCI），哪些 MCI 会发展成 AD。预测正常老年人发展成 MCI 的最灵敏的标志是颞叶内侧代谢减低。预测 MCI 转化为 AD 最早、最灵敏的标志是后扣带回代谢减低（图 21-4-2）。正常老年人或 MCI 患者如果 FDG PET 脑显像出现后扣带回、双侧颞顶叶、内侧颞叶代谢减低，则转化为 AD 的可能性较大。1993 年 Strittmatter 等

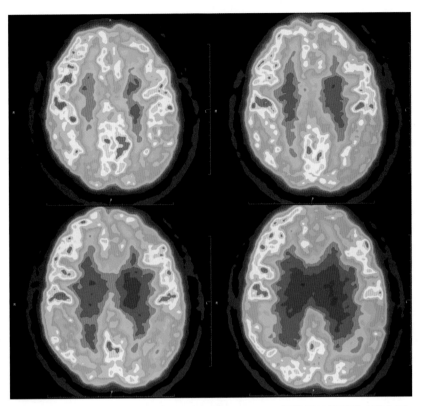

图 21-4-1　女，73 岁，老年性痴呆 9 年。[18]F-FDG PET 显像示双侧颞顶叶联合区、左侧前、内侧额叶、后扣带回代谢率减低，符合 AD 典型代谢表现

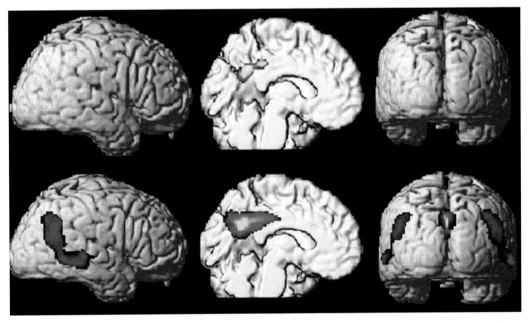

图 21-4-2　应用像素统计参数图对同一患者与正常老年对照组分析，上排图像示 MCI 阶段，后扣带回呈 ^{18}F-FDG 低代谢（红黄颜色）。下排图像为 3.5 年后由 MCI 转化为 AD 分析图像，示双侧颞顶叶、后扣带回代谢减低（红黄区域）

发现位于 19 号染色体上编码载脂蛋白 E 的 ε4 等位基因（ApoE4）是 AD 的危险因素。ApoE4 因为在 Aβ42 沉积中的作用及其与 Tau 蛋白的结合特性，被认为是 AD 的发病机制之一。携带 ApoE4 的正常老年人或 MCI 患者常表现为与 AD 一致的脑葡萄糖代谢率减低，提示转化为 AD 的可能性增加，而 ^{18}F-FDG PET 阴性者则较少转化为 AD。除了后扣带回、颞顶叶代谢减低可作为预测指标外，有报道认为前扣带回和下额叶皮层代谢率减低是预测 ApoE4 携带者向 AD 转化最好的指标，准确性可达 94%。

由于临床表现的重叠及神经心理测试的不精准性，依靠临床表现及神经心理测试往往难以准确诊断各种神经变性痴呆综合征，以至于不能有效治疗或采取有害的治疗措施，如对额颞叶痴呆患者应用胆碱酯酶抑制剂、对 DLB 患者采用抗多巴胺能药物等。临床实践中，临床表现及神经心理测试怀疑痴呆患者，在 MRI 检查除外引起痴呆的少见原因如脑肿瘤、血管性病变、慢性脑炎、正常颅压性脑积水等外，利用 AD 的 FDG 代谢特征可以对各种痴呆进行鉴别诊断。通常需要与 AD 鉴别诊断的痴呆类型包括：额颞叶痴呆（FTD）、血管性痴呆（VD）、路易小体痴呆（DLB）。

VD 是一组由脑血管疾病导致的智能及认知功能障碍综合征，是痴呆的常见类型之一。MRI 可以发现提示 VD 的影像表现，如较大的皮层梗死、重要脑区的小梗死灶、微出血灶及广泛的白质病变如脑白质缺血等；对 VD 的诊断通常需要结合临床表现、脑卒中病史、神经心理测试及结构影像学，通常不需要功能成像。在 VD 与 AD 不易鉴别时，脑功能显像可以提供有效鉴别信息。VD 的 ^{18}F-FDG PET 特征性表现为：①大脑皮层多发、散在的局灶性代谢减低灶，多位于脑分水岭区域；②可累及皮层下结构、初级感觉运动皮层及小脑，可伴有交叉性小脑失联络现象，而 AD 常不累及皮层下结构。

额颞叶痴呆（FTD）与 AD 临床症状均可表现为进行性遗忘、语言障碍及精神行为异常。病理诊断为 FTD 的患者，生前极易误诊为 AD，而 10%～40% 的患者生前诊断为 FTD，尸检证实为 AD。FTD 常累及额、颞叶，形态影像学特别是容积 MRI 多可发现额、颞叶的萎缩，而 ^{18}F-FDG PET 显像可更容易地探测到额叶、前和（或）内侧颞叶及皮层下结构代谢减低，而初级视皮层及初级感觉运动皮层则相对正常。不对称性及后扣带回不易受累有助于 FTD 与 AD 的鉴别诊断。FTD 有两种不同类型，一种是颞叶类型，特征是语义记忆缺陷较严重；另一种是额叶类型，特征是注意和执行能力缺陷更严重。这样的分型在 ^{18}F-FDG PET 图像上表现为颞叶或额叶代谢减低更严重。

路易体痴呆（DLB）是一组在临床和病理表现上重叠于帕金森病与阿尔茨海默病之间以波动性认知功能障碍、执行功能障碍、视幻觉等表现为特点，以路易小体为病理特征的神经变性疾病。DLB 与 PD 均存在多巴胺能神经元丢失及由于 α 突触核蛋白的异常聚集而形成的路易小体。DLB ^{18}F-FDG PET 显像多表现为与 AD 相似的颞顶联合区弥漫性代谢减低，而感觉和运动区相对正常，与 AD 不同的是，DLB 多有枕叶皮层代谢减低，包括初级视皮层，而中、后扣带回保持正常，形成扣带回岛征（图 21-4-3）。应用枕叶 FDG 代谢减低，特别是初级视皮层代谢减低这一诊断标准来鉴别诊断 DLB 与 AD，灵敏性可达 90%，特异性可达 71%～80%。另外，由于 DLB 存在黑质 - 纹状体多巴胺能损害，所以 ^{18}F-FDOPA 等多巴胺能显像有助于 DLB 与 AD 的鉴别诊断。

^{18}F-FDG PET 脑显像对 AD 的诊断及与其他痴呆症的鉴别诊断要点总结为表 21-4-1。可以肯定的是，[18]F-FDG PET 脑功能显像能够提高临床诊断及鉴别诊断的准确性，其单独的诊断效能在一定程度上也高于临床诊断。

表 21-4-1　[18]F-FDG PET 对 AD 与其他痴呆症的鉴别诊断要点

痴呆症	^{18}F-FDG PET 表现
阿尔茨海默病（AD）	双侧颞顶联合区及后扣带回代谢减低
额颞叶痴呆（FTD）	前部脑区为主的代谢减低（前额叶、前 / 内侧颞叶）
路易体痴呆（DLB）	除双侧颞顶叶代谢减低外，枕叶特别是初级视皮层代谢减低
血管性痴呆（VD）	多发、散在皮层局灶性代谢减低，皮层下结构代谢减低，小脑交叉失联络现象

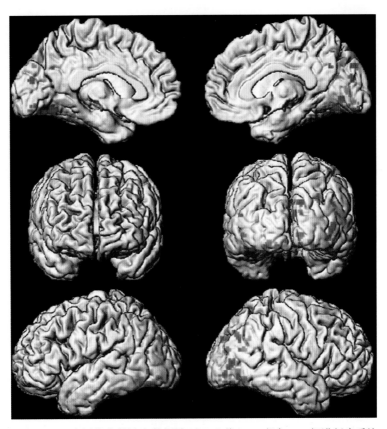

图 21-4-3　应用像素统计参数图法（SPM）将 DLB 组与 AD 组进行多重比较（p<0.05，PWE 校正），示 DLB 组与 AD 组主要不同表现为枕叶、颞顶叶后部呈 ^{18}F-FDG 低代谢（红色示低代谢区域）

二、淀粉样蛋白成像

　　AD 的确切发病机制尚不明确，目前存在多种学说，其中影响最广泛的一种是淀粉样蛋白级联假说。该假说认为 Aβ 在脑内沉积是 AD 病理改变的中心环节，可引发 tau 蛋白异常磷酸化、神经纤维缠结、炎性反应、胆碱能神经元损害等一系列病理过程，这些病理过程又进一步促进 Aβ 生成增多及异常沉积，从而形成一种级联式放大反应。应用淀粉样蛋白 PET 显像可在活体检测脑内淀粉样蛋白纤维斑块的沉积，直接显示 AD 的病理变化，以前只能靠活检或尸检获得，提高了 AD 诊断的特异性和对发病机制的研究。

　　常用的 β 淀粉样蛋白 PET 显像剂包括 ^{11}C- 匹斯堡复合物（^{11}C-PIB）、^{18}F-Flutemetamol、^{18}F-Florbetaben、^{18}F-Florbetapir 等，其中 ^{18}F-Florbetapir 淀粉样蛋白显像已被美国 FDA 批准用于评价认知功能障碍。这些放射性配体可特异的与脑内 Aβ 结合，且具有较高的亲和力，目前已被看作 AD 的病理生理标记物。AD 前期，在临床症状出现前几年 Aβ 即呈现阳性，并在症状出现时达到一个平台，而后随病情进展增加缓慢。通过这些特异性配体显像，可早期、特异性诊断 AD 及预测轻度认知功能障碍（MCI）向 AD转化。

　　^{11}C-PIB 对探测脑内淀粉样蛋白沉积有较高的灵敏性，超过 90% 的 AD 表现为大脑皮层 ^{11}C-PIB 摄取增加，且较少发生假阴性（图 21-4-4）。正常老年人大脑皮层对淀粉样蛋白显像剂摄取很低，但仍有 10%～30% 正常老年人呈假阳性，降低了阳性结果的特异性及阳性预测值。由于较少有假阴性表现，所以阴性结果更有价值，可基本除外 AD 所致认知功能障碍。对 MCI 患者进行淀粉样蛋白显像，阳性结果提示进展为 AD 的可能性较大，阴性结果则进展为 AD 的可能性极小，可基本排除 AD 诊断，准确性达 90%。AD 中的淀粉样蛋白沉积的量及放射性摄取水平具有较大变异性，并且与临床严重程度不相关，所以淀粉样蛋白显像不能用于病情进展的评价。^{18}F-FDG PET 脑功能成像可以弥补这一缺陷。

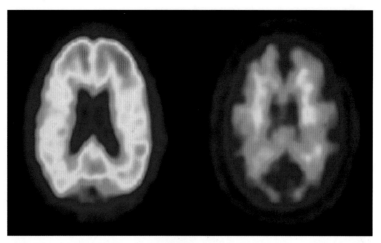

图 21-4-4　左图 AD 患者 ¹¹C-PIB 图像，示皮层放射性增加；右图正常老年人 ¹¹C-PIB 图像，示皮层无明显放射性摄取

另外一种新的淀粉样蛋白显像剂 ¹⁸F-FDDNP，不仅能与淀粉样蛋白斑块结合，还可与神经纤维缠结中的 tau 蛋白结合，与后者的亲和力更大。¹⁸F-FDDNP 显像能够揭示 AD 两大病理特征。一项初始研究中，¹⁸F-FDDNP 鉴别 AD 与正常对照组的准确性达 100%，鉴别 MCI 与正常对照组的准确性达 95%。

淀粉样蛋白显像除可用于 AD 与正常老年人鉴别诊断外，也对 AD 与非淀粉样变性痴呆如 FTD、PD 痴呆等的鉴别有较大价值。FTD 在临床上常难以与 AD 鉴别，¹⁸F-FDG PET 脑功能显像可提供重要鉴别信息，但对部分病例的鉴别仍存在困难。由于 FTD、PDD 等非淀粉样变性痴呆脑内无淀粉样蛋白纤维斑块沉积，所以大脑皮层放射性摄取较低，与 AD 的摄取有明显差别。DLB 患者脑内常存在类似 AD 的淀粉样蛋白沉积，所以淀粉样蛋白显像常呈阳性，应用淀粉样蛋白显像难以鉴别 AD 与 DLB。多巴胺能显像可以有效鉴别两者，主要是因为 AD 存在多巴胺能通路受损，而 DLB 无此病理改变。

三、多模态显像

美国国家衰老研究所（National Institute of Aging，NIA）和阿尔茨海默病学会（Alzheimer's Association，AA）2011 年正式发表新的 AD 临床诊断和研究诊断标准（NIA-AA 标准）。新标准的一个重要特点是将生物标记纳入到 AD 的诊断标准中，其中包括容积 MRI、PET 等神经影像学技术。新标准中 AD 主要的生物学标记见表 21-4-2。合理的利用各种神经影像学技术以及进行联合显像有助于 AD 早期诊断及提高诊断准确性。

表 21-4-2　AD 诊断的主要生物标记

生物标记	类型	生物标记	类型
1. 淀粉样蛋白沉积标记物		2. 神经退行性变及神经元损害	
脑脊液 Aβ42 测量	脑脊液测量	脑脊液 tau 蛋白测量	脑脊液测量
PET 淀粉样蛋白显像	神经影像学	容积 MRI	神经影像学
		¹⁸F-FDG PET	神经影像学

在 AD 诊疗流程中，可以应用淀粉样蛋白显像检测脑内 Aβ 斑块的沉积、¹⁸F-FDG 脑功能显像揭示突触功能受损及早期神经变性、容积 MRI 检测特定解剖区域萎缩，用于 AD 早期诊断及预测 MCI 向 AD 转化。根据 AD 病情发展，在不同阶段选择一种或联合数种生物标记进行辅助诊断，如在无症状阶段，可应用淀粉样蛋白显像早期检测 Aβ 斑块的沉积，此时淀粉样蛋白显像多已呈阳性。在轻度症状阶段，可首先进行容积 MRI 检查，能够灵敏发现内侧颞叶特别是海马的萎缩，以及外侧和内侧顶叶、后扣带回以及外侧颞叶皮层变薄 / 灰质丢失，如不能诊断 AD，则应进一步选择 ¹⁸FDG PET 脑功能显像，可

显示 AD 的特征性代谢变化如后扣带回、楔前叶、颞顶联合区的代谢减低；淀粉样蛋白显像对于 AD 与非淀粉样变性疾病的鉴别起到重要作用，如为阴性结果，可基本除外向 AD 转化可能。

在临床实践中，当患者出现认知功能障碍及行为改变时，首先进行临床、实验室及神经心理测试，然后进行容积 MRI 检查，如存在疑问，则选择 ^{18}F-FDG 脑功能显像，鉴别诊断困难时，淀粉样蛋白显像可提供重要信息。

【总结】

神经影像学包括 MRI、PET 等最新技术，特别是功能显像的快速发展，为神经退行性病变的早期诊断、鉴别诊断、病情及预后评价、疾病的病理生理研究提供了重要的、客观的信息。PET 显像通过应用不同显像剂，可从病理（淀粉样蛋白沉积、tau 蛋白异常磷酸化）、生化（神经递质及受体异常）、功能（突触功能受损等）不同角度揭示 AD 的病理生理特征，为早期诊断，特别是临床前期的诊断提供了客观的诊断依据，使之有潜力成为 AD 诊断、治疗方法突破的关键技术之一。

第五节　帕 金 森 病

【概述】

帕金森病（Parkinson's disease，PD）是仅次于阿尔茨海默病（AD）的与年龄相关的神经变性疾病。其发病率随着年龄的增长而增加，多发生于 50～60 岁以上老年人。临床症状以静止性震颤、运动迟缓、肌张力增高和姿势平衡障碍为主要特征。产生这些运动障碍症状的病理生理基础包括：黑质多巴胺能神经元由于一些目前尚未查明的原因而变性、缺失，伴胶质增生及神经元内出现 Lewy 小体，引起多巴胺（DA）合成能力减退，致使黑质纹状体通路中的 DA 含量减低，而纹状体内乙酰胆碱能神经元仍维持正常数量，这样由于 DA 含量的减低，使纹状体失去抑制作用，乙酰胆碱的兴奋作用相对增强，从而引起上述症状。这是发生帕金森病的病理基础，也是应用左旋多巴治疗该病的理论基础。

帕金森病的诊断主要依靠临床表现、体征，但只有当纹状体多巴胺丢失约 70%～80% 后才开始出现 PD 运动紊乱症状，因此在出现临床症状前有一个相对较长的静止期（亚临床期）。这就带来两个需要临床解决的问题：帕金森病的早期诊断及病情严重程度的判断。如果能够在临床症状出现前即亚临床期诊断帕金森病，及早进行神经保护等干预措施，患者的预后和生活质量会得到较大改善。早期帕金森病临床症状不典型，与非典型帕金森综合征如进行性核上性麻痹（PSP）、多系统萎缩（MSA）、皮质基底节变性（CBD）、路易体痴呆（DLB）等在临床症状、神经病理上具有很大的重叠性。临床早期漏诊、误诊率较高。因此如何能够早期诊断及有效鉴别成为临床以及神经影像学的研究目标。

常规影像学如 CT、MRI 基于解剖学的改变来检测疾病，对于 PD 的诊断价值不大，特别是早期诊断，另外对于监测病情发展也无优势。PET 脑功能显像可以通过不同的示踪剂反映脑部葡萄糖代谢、血流、受体、转运蛋白等生理、生化过程，甚至可以深入到分子层面显像，可以研究活体人脑化学神经递质的传递过程，使得把神经递质作用的化学过程与解剖结构、以及人们的精神、行为功能联系在一起。由于功能、代谢改变往往早于形态学改变，大脑局部病变首先是生理、生化改变，继而是代谢、血流改变，最后才是结构变化，因此 PET 脑显像对于疾病的早期诊断、发现亚临床病变等有较大潜力和优势。

一、PET 多巴胺能显像

神经化学研究已证实：DA 是由黑质细胞产生的一种纹状体抑制性神经递质，细胞内左旋酪氨酸经酪氨酸羟化酶催化生成左旋多巴，再经多巴脱羧酶作用生成 DA，DA 生成后经黑质 - 纹状体通路运输至黑质纹状体束末梢的囊泡内，并经 DA 能神经末梢的突触处释放入突触间隙，通过作用于突触后的多巴胺能 D1、D2 样受体起抑制性生理作用。突触间隙的 DA 经突触前膜的 DA 转运蛋白（DAT）再摄取，所以 DAT 能有效调控突触间隙 DA 浓度。根据上述神经生化过程，可以确定 PET 脑功能显像的几个常用的多巴胺能显像靶点：①突触前多巴胺能显像，包括反映芳香氨基酸脱羧酶活性的显像；反映突触前膜多巴胺转运蛋白功能的显像；反映多巴胺能神经末梢囊泡单胺转运体功能的显像；②突触后多巴胺能显像，主要是反映突触后膜 D1、D2 样受体活性的显像（图 21-5-1）。

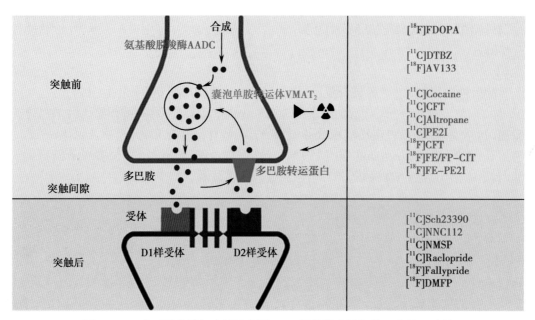

图 21-5-1　多巴胺能神经突触示意图、PET 显像靶点及相关正电子示踪剂

1. ¹⁸F-FDOPA 显像　　^{18}F-FDOPA 为放射性核素 ^{18}F 标记的左旋多巴，L-DOPA 是多巴胺的直接前体，经中性的氨基酸转运蛋白系统进入脑内，在芳香氨基酸脱羧酶（AADC）作用下转化成多巴胺，并储存在多巴胺能神经末梢的囊泡内，当神经细胞兴奋时释放入突触间隙。所以 ^{18}F-FDOPA PET 脑显像可以反映多巴脱羧酶的活性以及突触前多巴胺能神经元末梢囊泡的功能。^{18}F-FDOPA PET 脑显像在临床上主要应用于 PD 及其他黑质纹状体变性疾病。

帕金森病 ^{18}F-FDOPA PET 脑显像典型表现为纹状体 ^{18}F-FDOPA 摄取减少，对于早期偏侧 PD，症状肢体对侧后壳核减少最显著，随着病变进展至双侧时，腹侧、前侧壳核及背侧尾状核 ^{18}F-FDOPA 摄取减少，发展至疾病晚期，尾状核头也摄取减低。上述表现与尸检的神经病理检查相符合，即 PD 患者多巴胺是不对称、不均匀减低的，腹外侧黑质在病理上是多巴胺神经元变性、减少最严重的区域，而后壳核主要接受来自该区域的神经投射，这与临床表现一致，大多数 PD 起病时左右不对称，表现为一侧肢体起病，随着病情进展，逐渐波及另一侧。而正常人群双侧纹状体对 ^{18}F-FDOPA 的摄取是对称的，并且壳核与尾状核的摄取水平相当，即壳核 / 尾状核约等于 1。Dhawan 等 2002 年对 21 例 PD 患者和 11 例健康对照者进行 ^{18}F-FDOPA PET 显像，表明 PD 患者病变侧纹状体 ^{18}F-FDOPA 摄取显著减低，计算摄取常数（Ki）以及纹状体 / 枕部比值（SOR），发现 PD 组与健康对照组中有显著统计学差异，并与疾病的进展程度呈线性相关，^{18}F-FDOPA PET 能够有效诊断 PD，同时也发现患者纹状体 ^{18}F-FDOPA 摄取减少 50% 时才出现明显的临床症状。另外，国外多项研究已证实纹状体 ^{18}F-FDOPA 摄取减少程度与疾病运动功能障碍相关，壳核比尾状核相关性更显著。壳核 ^{18}F-FDOPA 摄取的减少仅与运动迟缓、肌张力增高有较好的相关性，而与静止震颤无相关性，这可能提示静止震颤的发生机制并不单一由多巴胺能系统缺陷引起，非多巴胺能或非黑质纹状体通路可能发挥作用。所以，^{18}F-FDOPA PET 脑显像可以用于早期 PD 诊断及有效评价疾病进展程度。

PD 发病早期，^{18}F-FDOPA PET 脑功能显像有可能会低估疾病的进展程度，因为多巴胺能神经末梢的芳香氨基酸脱羧酶（AADC）会有一定程度的上调作为代偿。许多国外学者发现在早期 PD 患者中背外侧前额叶皮层、前扣带回、苍白球内侧部、中脑导水管周围灰质 ^{18}F-FDOPA 摄取增高，早期 PD 纹状体外 ^{18}F-FDOPA 摄取增高可能反映了 AADC 代偿性上调。

与原发性 PD 有共同的运动障碍症状，且易误诊为早期 PD 的疾病包括：特发性震颤、血管性帕金森叠加症、药物诱发帕金森叠加症、阿尔茨海默病、PSP、MSA、CBD、DLB 等，其中临床实践中最易引起误诊的疾病为 MSA、PSP。由于特发性震颤、血管性帕金森综合征、药物诱发帕金森综合征、阿尔茨海默病并不导致黑质纹状体变性及纹状体多巴胺减少，所以 ^{18}F-FDOPA 显像双侧纹状体基本显影正常，双侧基本对称，如果出现纹状体摄取减低，则可以有效排除这几种疾病，出现双侧纹状体不对称减低，后壳核为著，则诊断原发性 PD 的可能性较大。PSP、MSA、CBD 等与原发性 PD 的鉴别较困难。由于原发性 PD 病理区域主要位于腹外侧黑质，进而引起腹外侧黑质投射部位后壳核的多巴胺能神经投射减少，而 PSP、MSA、CBD 等虽然也存在黑质纹状体的变性，但其黑质神经元变性、丢失是广泛的，并早期累及尾状核，这样病理上对尾状核累及程度的不同可以通过 ^{18}F-FDOPA PET 显像反映出来，达到鉴别诊断的目的（图 21-5-2）。文献报道应用 ^{18}F-FDOPA 进行原发性 PD 与 PSP、MSA、CBD 等帕金森叠加症鉴别诊断的准确性达 70%，但对于不同帕金森叠加症间的鉴别诊断尚存在困难。

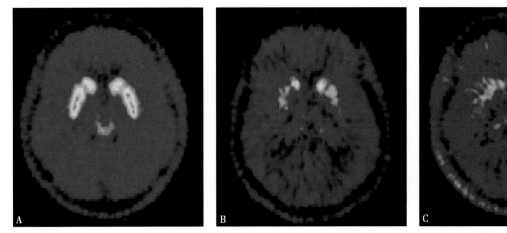

图 21-5-2　正常人、原发性 PD、PSP ^{18}F-FDOPA 图像

A. 正常图像，双侧纹状体放射性摄取基本对称；B. IPD 图像，壳核特别是后部壳核放射性摄取减低，尾状核相对正常；C. PSP 图像，双侧尾状核、壳核弥漫性放射性摄取减低

2. 多巴胺转运体显像　多巴胺转运体显像用于反映多巴胺能神经末梢的完整性和功能，包括多巴胺转运蛋白（DAT）显像和囊泡单胺转运体（VMAT2）显像。

多巴胺转运蛋白位于黑质纹状体多巴胺神经元轴突末梢突触前膜上，是多巴胺的重摄取位点，对于调节释放入突触间隙的多巴胺浓度起主要作用。用于 DAT 显像的 PET 显像剂主要包括 ^{11}C-nomifensine、^{11}C-methylphenidate、^{11}C 或 ^{18}F-CFT、^{18}F-FP-CIT、^{11}C-RTI-32 等。早期偏侧帕金森病 DAT 显像表现为双侧壳核放射性不对称性摄取减少，以症状肢体对侧后壳核为著，而双侧尾状核头、腹侧纹状体功能相对保留，这与 ^{18}F-FDOPA 显像基本一致。Rinne 等应用 ^{18}F-CFT DAT 显像显示早期 PD 患者双侧尾状核、前壳核和后壳核 DAT 分别降至对照组的 76.0%、43.0% 和 21.0%；症状肢体对侧 DAT 降至对照组的 67.0%、34.0% 和 10.0%；肢体症状同侧基底节降至对照组的 78.0%、47.0% 和 30.0%。国内多数研究有相似报道。在 PD 早期，纹状体多巴胺减少，为保持突触间隙内多巴胺浓度，DAT 存在下调机制，所以 DAT 显像可能过高估计多巴胺减少程度，但这种补偿机制与多巴胺减少方向一致，所以 DAT 显像较 ^{18}F-FDOPA 及突触后受体显像更直接、更灵敏。并且通常认为 DAT 显像不受或较少受到临床药物的影响。总的来说，对于早期 PD，DAT PET 显像与 ^{18}F-FDOPA 基本相似，但不同的是，DAT 在正常人中随年龄下降，其对早期 PD 与正常人的鉴别诊断灵敏性达 90%。对于临床症状不典型而疑似 PD 患者，如果 DAT 显像基本正常，则可以排除 PD 可能，但不能除外特发性震颤、血管性帕金森叠加症、药物诱发帕金森叠加症等不累及黑质纹状体多巴胺神经元的一类疾病。壳核的 DAT 摄取水平与运动迟缓、肌张力增高的严重程度呈负相关，但与震颤无相关性。DAT PET 显像可以反映 PD 病情进展程度。

根据早期 PD 与 MSA、PSP、CBD 病理上累及黑质纹状体的区域不同，DAT PET 显像有助于其鉴别诊断。早期 PD 主要表现为双侧壳核不对称性摄取减低，以症状肢体对侧后壳核为著，前部壳核及尾状核相对正常或减低程度较轻，而 MSA、PSP、CBD 壳核累及广泛、均匀，且常在早期即累及尾状核。但 DAT 显像对于早期 PD 与上述帕金森叠加症的鉴别诊断也存在重叠，Pirker 等应用 ^{123}I-β-CIT SPECT 对 48 例 PD、8 例 PSP、4 例 CBD、18 例 MSA 进行研究，发现与正常组比较，PD、CBD 存在双侧纹状体摄取减低的不对称性特点，PD、PSP、MSA 壳核 / 尾状核比率低于正常组，而 CBD 无此特点。

囊泡单胺转运体 2（VMAT2）主要在脑内表达，其作用主要是将多巴胺神经元细胞质内的单胺摄取进入分泌囊泡内。VMAT2 的密度与黑质多巴胺神经细胞的完整性呈线性相关。^{11}C-dihydrotetrabenazine（DTBZ）作为 VMAT2 正电子显像剂，可以准确反映黑质纹状体多巴胺能神经末梢的密度。目前，^{11}C-DTBZ 只在少数中心应用、研究，缺乏纵向研究数据，对 PD 的临床研究尚处于起始阶段。Lee 等应用 ^{11}C-DTBZ、^{18}F-FDOPA、^{11}C-methylphenidate 进行 PD 显像研究，发现 ^{18}F-FDOPA 在 PD 患者纹状体中的摄取常数 Ki 相对低于 ^{11}C-DTBZ，而 ^{11}C-DTBZ 的摄取程度则相对低于 ^{11}C-methylphenidate，这与 PD 患者中存在 AADC 上调、DAT 下调有关。作者提出 ^{11}C-DTBZ 可以更准确地反映多巴胺能神经末梢密度。

3. 突触后膜受体显像　脑内多巴胺受体分为 D1、D2、D3、D4、D5 五种亚型，其中 D1、D5 受体因结构同源性统称为 D1 样受体，D2、D3、D4 统称为 D2 样受体。位于纹状体的主要为 D1、D2 受体亚型。D1 受体 PET 显像剂有 ^{11}C-SCH23390、^{11}C-NNC756 等，D2 受体显像剂有螺环哌啶酮（Spiperone）类衍生物、苯甲酰胺（Benzamide）类衍生物、Pride 类和麦角乙脲类衍生物，主要包括 ^{11}C-Raclopride、3-N-^{11}C- 甲基螺环哌啶酮（^{11}C-MSP）、3-N-^{18}F- 氟乙基螺环哌啶酮（^{18}F-FESP）。目前临床上研究最多的 D1 受体显像剂为 ^{11}C-SCH23390、D2 受体显像剂为 ^{11}C-Raclopride。

与 PD 最相关的是 D2 受体，黑质纹状体多巴胺的减少，引起 D2 受体功能的改变。Cropley 等应用 D1 受体显像剂 ^{11}C-NNC 112 及 ^{18}F-FDOPA 进行研究，发现 PD 与正常对照组 D1 受体密度无明显差异。一些研究报道早期 PD 病变侧纹状体 D2 密度与正常对照组无明显区别，而多数研究认为早期 PD 病变侧纹状体 D2 受体放射性摄取明显增高（10%～20%），原因为多巴胺能减少，而导致 D2 受体超敏。Rinne 等报道早期 PD Raclopride 的结合力在肢体症状对侧壳核较对侧升高 33%，双侧壳核的差异与双侧肢体症状差异一致，而尾状核相对正常。Sawle 等结合 ^{18}F-FDOPA 与 ^{11}C-Raclopride 对未经 L-FDOPA 治疗的 PD 研究发现，临床症状对侧壳核 ^{18}F-FDOPA 摄取最低，而 ^{11}C-Raclopride 摄取最高，即 D2 受体上调效应与 ^{18}F-FDOPA 摄取呈负相关，说明 PD 患者突触前多巴胺能神经末梢的减少导致 D2 受体相应变化，这与尸检病理分析相一致。D2 上调可以持续很长时间，Antonini 对 9 例 PD 患者治疗初期、用药 3～4 个月、3～5 年进行 ^{11}C-Raclopride 显像，发现治疗初期壳核放射性摄取明显增高，药物治疗 3～4 个月后无明显下降，3～5 年病情进展，壳核及尾状核放射性摄取下降，但壳核摄取仍在正常范围内。有学者报道当早期病情稳定 PD 患者静脉给予 3mg/kg L-DOPA 后，^{11}C-Raclopride 在后壳核结合减低 10%，而晚期病情波动病例则下降 23%。经过左旋多巴替代治疗后，由于补充了多巴胺神经递质含量，D2 受体下调，可降至正常或降低。未经治疗患者，随着病情进展，多巴胺水平长期降低，致使多巴胺受体超敏作用逐渐减弱，逐渐降至正常，乃至减低，壳核 ^{11}C-Raclopride 的下降与疾病的严重程度相关。晚期 PD，尤其有运动波动合并症时，一致的看法是 D2 受体下调。D2 受体显像对于早期 PD 诊断及病情判断有独特价值。

尸检病理证实 PSP、MSA 与 IPD 相比存在明显的 D2 受体丢失，代表了 γ- 氨基丁酸能中间刺状神经元的丢失，所以 D2 受体显像可以用于 IPD 与 MSA、PSP 的鉴别诊断。早期 IPD D2 受体变化不大或轻度上调，与 PSP、MSA D2 受体明显降低存在明显不同，在治疗过或病史较长的 IPD 中，由于 D2 受体上调可保持较长时间，D2 受体可正常或轻度减低，所以对于 D2 受体显像可有效鉴别 IPD 与 MSA、PSP，但对 MSA 与 PSP 之间的鉴别诊断则无能为力。

二、PET 葡萄糖代谢显像

大脑主要以葡萄糖供给能量，神经变性疾病存在神经元的变性、丢失及神经递质不足，会引起不同脑区代谢减低或代偿性增高，脑 ^{18}F-FDG PET 代谢显像较早应用于 PD，随着计算机及数据处理技术的发展,其在早期 PD 诊断、病情进展评价、鉴别诊断及疗效评价中的价值已得到肯定。

在早期临床研究中,PD FDG PET 表现结果并不完全一致,有报道 PD 患者壳核葡萄糖代谢相对增高,并推测可能与纹状体多巴胺缺陷导致的复杂反馈机制有关,有报道 PD 患者尾状核与壳核不对称性代谢减低,双侧颞顶叶代谢减低,也有报道总结 PD 代谢特征为:① FDG 代谢具有不对称性,以豆状核代谢的不对称性为主;②丘脑、豆状核、尾状核、运动相关皮层代谢减低;③豆状核代谢随病情进展逐渐增高,而丘脑、运动皮层代谢减低。这些报道结果的不一致限制了脑 PET 代谢显像在 PD 中的临床应用,另一方面也反映了 PD 所累及神经环路的复杂性。

近些年 FDG PET 脑功能网络化分析成为神经变性疾病如 PD 的一种革新性方法,应用空间协方差分析方法可以对特定症状、特定疾病相关的脑代谢改变进行分析,并获得脑功能网络化的代谢特征。帕金森病的运动功能异常不仅是因为基底节功能障碍,还包括累及皮层 - 纹状体 - 苍白球 - 丘脑皮质(CSPTC)神经环路的广泛功能异常,应用空间协方差分析可以获得 PD 运动相关代谢模式(PDRP)和PD 认知相关代谢模式(PDCP),定量反映不同神经环路的网络化代谢异常,极大提高 FDG 脑功能代谢显像在 PD 临床中的应用价值。

帕金森病相关的运动代谢模式(PDRP)以苍白球 - 丘脑、脑桥代谢增高,前运动区、辅助运动区(SMA)及顶叶相关脑区代谢减低为特征。PDRP 反映了 PD 患者神经运动环路总的功能异常,而不是特定疾病症状的生物标记,获得的脑功能网络化代谢模式可以用于个体患者的 PD 诊断及鉴别诊断。帕金森病常伴有认知障碍,包括轻度认知障碍和 PD 痴呆,尤其见于 15 年病史以上患者,在早期 PD,常伴有各种细微的认知改变,主要是执行功能,然后是视觉空间和工作记忆缺陷。帕金森病相关的认知代谢模式(PDCP)与 PDRP 不同,以内侧额叶、顶叶相关皮层代谢减低,小脑蚓部、齿状核相对代谢增高为特征(图 21-5-3)。PDRP 与评价病情严重程度的指标如 UPDRS(统一帕金森评定量表)运动评分、症状持续时间等相关,且较临床评分更客观、重复性好,无评分者间的偏差。Huang 等对 15 名病

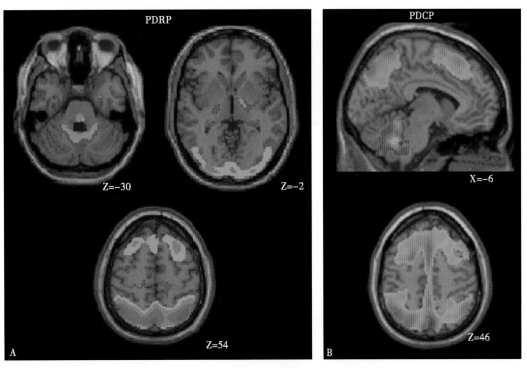

图 21-5-3 帕金森病相关空间协方差代谢模式

A. 对 ¹⁸F-FDG 代谢显像进行网络化分析获得的帕金森病相关运动代谢模式(PDRP),表现为苍白球 - 丘脑、脑桥小脑区代谢相对增高(红色区域),前运动区及后部顶叶代谢相对减低(蓝色区域);B. 帕金森病相关认知代谢模式(PDCP)表现为小脑蚓部、齿状核区域相对代谢增高(红色区域),前额叶、辅助运动区、顶上小叶区域相对代谢减低(蓝色区域)

史小于 2 年的早期 PD 进行 ^{18}F-FDG 代谢显像及 ^{18}F-FP-β-CIT 多巴胺转运体显像,在初始、24 个月、48 个月三个时间点显像进行纵向研究,发现 PDRP 表现程度在初始扫描时较正常对照组增高,并随病情进展程度增加。PDCP 也随病情进展表现程度增高。另外 PDRP 与纹状体 DAT 摄取、UPDRS 运动功能评分相关,PDCP 则不存在相关性。PDRP 可以作为 PD 运动障碍严重程度的一个灵敏的生物标记。

　　MSA、PSP 是不典型帕金森综合征中最常见的 2 个类型,应用 FDG PET 脑功能显像及协方差分析方法,可以确定 MSA、PSP 的脑功能网络化代谢模式,并用于 PD 鉴别诊断。MSA 相关模式(MSARP)以壳核和小脑代谢减低为特征(图 21-5-4)。PSP 相关模式(PSPRP)以上部脑干、前额叶内侧皮质代谢减低为特征,常伴内侧丘脑、尾状核、前扣带回、额上回代谢减低,这两种代谢模式是特异性的、稳定的(图 21-5-5)。Eckert 等 2005 年应用 FDG PET 脑功能显像鉴别 PD、MSA、PSP、CBD,应用基于体素水平的统计参数图分析代谢图像,得出每种帕金森综合征与正常对照组比较的脑区异常代谢图,作为特异性诊断模板。将每个个体病例的脑区代谢异常图与诊断模板比较,作出诊断,一名无 PET 运动障碍疾病诊断经验的医师应用此方法进行诊断,最终与临床诊断符合率为 92.4%,证实这种基于模板的诊断方法在 PD 与不典型帕金森综合征的鉴别诊断是有效的。

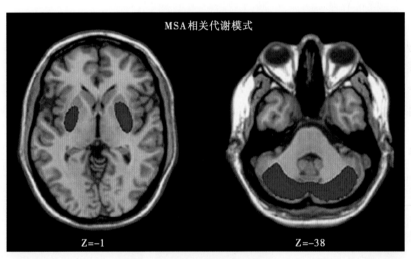

图 21-5-4　MSA 相关代谢模式(MSARP)表现为壳核(Z=-1 层面)、小脑代谢减低(Z=-38 层面)

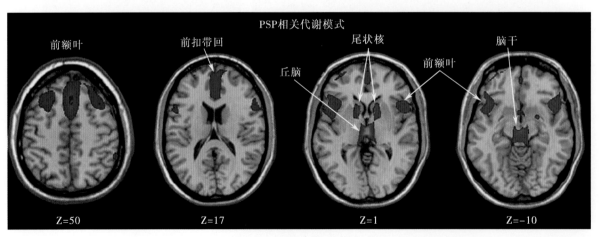

图 21-5-5　PSP 相关代谢模式(PSPRP)表现为前额叶内侧皮层、脑干代谢减低,同样可见前扣带回、腹外侧前额叶、内侧丘脑、尾状核代谢减低

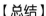

【总结】

PET 脑功能显像可以通过不同的示踪剂反映酶、转运体、受体功能及葡萄糖代谢改变，在分子水平揭示帕金森病的神经病理机制，用于 PD 的诊断、鉴别诊断、病情评估、疗效评价等，获得较好的临床应用效果。对一些新的治疗方式如基因治疗，可以预见 PET 脑功能显像将发挥重要作用。

第六节　药物乱用成瘾性脑病与 PET

药物成瘾是一种慢性、经常复发性脑部疾病，患者因经常摄入成瘾性药物而产生的一种依赖状态，撤去药物后可引起戒断症状。联合国预测全世界有超过 5000 万人经常吸食海洛因、可卡因和（或）其他成瘾性药物。这些成瘾药物都能很快侵入吸食 / 摄入者的大脑，比如海洛因可借由皮下注射的途径直接进入人的血液并快速到达大脑，其他被吸食或被嗅入的毒品也能突破黏膜进入大脑；酒精分子结构相对简单，在到达胃之前就提前一步通过消化道黏膜进入血液和大脑。这些药物进入大脑后与其特异性受体结合，会激活奖赏回路，即多巴胺（dopamine，DA）系统。

加拿大麦克吉尔（McGill）大学的两位心理学家 Olds 和 Milner 最早发现了大脑的"奖赏中枢"。他们在用电极刺激使小鼠建立行为条件反射的实验中，本想把电极植入脑干网状区，却因脑部坐标测定仪的计算出了差错，误将电极插入了中脑隔区，这一错误使小鼠疯狂按压操纵杆，以便对自己施加刺激。更让实验者惊讶的是，小鼠对这种奖赏性的自我刺激似乎永不满足。随后，研究人员通过各种实验，证明了"奖赏行为"的真实存在。最后，研究人员得出结论，大脑中存在与奖赏刺激相关的脑区，这就是所谓的奖赏系统，也被称之为"大脑的欣快中枢"。奖赏系统主要结构包括：腹侧被盖区（ventral tegmental area，VTA）、伏隔核的多巴胺神经元。

在药物成瘾研究方面，脑 PET 显像是最有价值的神经显像方法，PET 是最早用于成瘾药物的分布、代谢及滥用剂量监测的研究方法。关于药物成瘾研究最常用的正电子核素有 ^{18}F 和 ^{11}C。^{18}F-FDOPA 是成功标记的一种神经递质，可直接显示 DA 的储量、分布和代谢活动，有助于对涉及 DA 系统脑功能疾患的诊断。^{11}C 标记技术无需改变药物的分子结构，多用于药物作用机制和成瘾性的研究。例如，用 ^{11}C 标记的可卡因、尼古丁、甲基苯丙胺来研究这些药物在脑内的摄取、分布和清除情况，并观察与药物滥用相关的神经生理、病理行为改变的生物学特征。雷氯必利（raclopride）是苯甲酰胺类抗精神病药，对中枢神经系统 DAD$_2$ 受体具有高度的选择性和亲和力，^{11}C-raclopride 是研究 D$_2$ 受体分布的理想显像剂，被广泛应用于各项药物滥用研究。

正常情况下，由 VTA 到伏隔核的 DA 神经元投射及 DA 的释放是低水平的，是维持正常人的情绪状态和生理反应所必需的；使用成瘾性药物时，VTA 到伏隔核的 DA 神经元信息传递和 DA 释放成千上万倍增加。2002 年，Bassareo 等发现，药物成瘾通过直接触发大脑的奖赏回路或间接调节其他神经递质，如谷氨酸盐、γ 氨基丁酸（GABA）、阿片、乙酰胆碱、大麻素及 5- 羟色胺等，提高 DA 活性，导致成瘾性。

DA 转运体（DAT）位于 DA 能神经元末梢突触前膜，其作用是重摄取突触间隙的 DA 进入突触前膜，是终止 DA 生理效应的主要方式。某些药物，比如可卡因和哌甲酯（MPH）可以通过阻断 DAT 来增加 DA 水平。1997 年 Volkow 等通过大脑 PET 研究发现，可卡因中毒可以阻断 DAT，并引起 DA 水平的增加。内源性阿片肽及阿片受体的发现掀起了阿片类药物依赖和戒断研究的热潮。1997 年 Wang 等提出了阿片类药物，比如海洛因、奥施康定及维柯丁通过刺激 μ- 阿片受体间接增加 DA 水平。应用 ^{11}C- 卡芬太尼及 ^{11}C- 二丙诺啡作为示踪剂，可以进行 μ- 阿片受体 PET 显像，研究发现在早期可卡因、酒精或阿片类药物成瘾戒断过程中 μ- 阿片受体数目增加。1998 年 Gessa 等发现大麻通过活化 cannabinoid 1（CB1）受体间接增加了 DA 水平。2000 年 McGehee 和 Mansvelder 发现尼古丁通过激活 α$_4$β$_2$ 烟碱乙酰胆碱受体间接增加了 DA 水平。2009 年 Volkow 等发现有镇静作用的药物，比如苯二氮䓬类、巴比妥类药物以及酒精，通过其在 GABA/ 苯二氮䓬受体复合物的作用间接增加了 DA 水平。

长期使用成瘾性药物后，身体可以产生耐受性，即反复、长期使用成瘾性药物后，吸毒者的欣快感和兴奋感消失或下降，这是因为 VTA 到伏隔核的 DA 神经元长期接受成瘾性药物刺激后，它的反应性和敏感性下降，不能继续大量地释放 DA，很多吸毒者最终只能体验到戒断症状而感受不到欣快感。这与脑 PET 研究结果一致。Volkow 等应用 ^{11}C-raclopride 对慢性可卡因滥用者脑 PET 研究发现，其纹状体 DAD$_2$ 受体下调，DA 释放水平有所降低（图 21-6-1）。上述 DA 功能的降低会导致眶额皮层（参与特征属性，其被破坏可导致强迫性行为）、扣带回（参与抑制性控制，其被破坏可导致冲动）以及背侧前额叶皮层（参与执行功能，其被破坏可导致主观行为调节损坏）局部兴奋性降低。Martinez 等通过 ^{11}C-raclopride PET 对滥用安非他明患者的显像研究发现，在纹状体不同功能亚区（边缘区、关联区及感觉运动区）DA 水平明显降低。多项研究发现，在酗酒者腹侧纹状体 DA 水平也有降低。比如，2005 年 Heinz 等通过 ^{18}F-FDOPA 显像发现，酒精及可卡因成瘾者纹状体 DA 水平的降低。对酒精及可卡因成瘾者戒断过程的研究发现，纹状体 D$_{2/3}$ 受体水平减低，特别是在腹侧纹状体。

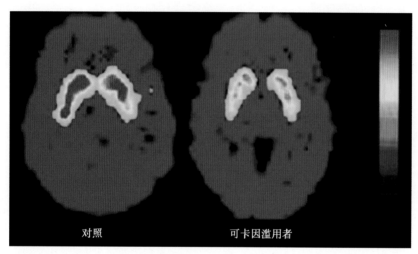

图 21-6-1　慢性可卡因滥用者脑 ^{11}C-Raclopride PET 研究发现，其纹状体多巴胺 D$_2$ 受体下调

药物成瘾患者除了脑内 DA 系统改变外其大脑葡萄糖利用率也有所改变。1990 年 Volkow 等 ^{18}F-FDG-PET 研究发现可卡因成瘾者及酗酒者大脑葡萄糖代谢降低。

PET 在功能性脑成像方面有巨大的优势，多种多样的 PET 显像剂及其不同的显像原理使 PET 脑显像对药物成瘾性的评价更丰富，应用更广泛。

第七节　脑功能与 PET/CT

【概述】

PET 显像作为当今较为成熟的功能影像技术，已被广泛应用于脑功能成像研究领域。PET 显像的最大优势在于可以从分子水平上显示活体器官的代谢和功能活动。通过多种正电子示踪剂，检测不同脑区葡萄糖代谢率、血流状态、氧代谢、神经受体分布等方面的变化，从而反映脑部的功能状态。

1976 年 Kuhl 等首次将 ^{18}F-FDG 应用于 SPECT 进行脑的糖代谢显像，1979 年 Reivich 等应用最早的商业化 PET 进行脑的 ^{18}F-FDG 显像，并测量了局部脑的糖代谢率。对 2 位志愿者的研究发现，正常人小脑灰质糖代谢率约 5.79mg/（100g·min），视觉皮层灰质糖代谢率约 10.27mg/（100g·min），胼胝体脑白质约 3.64mg/（100g·min），枕叶白质约 4.22mg/（100g·min），大脑灰质、白质及全脑代谢率约 8.05、3.80 及 5.90mg/（100g·min）。1981 年 Baron 等将 ^{15}O 应用于 PET 显像，并对局部脑血流（rCBF）及氧摄取分数（OEF）进行测定，首次发现了幕上梗死引起的交叉性小脑失联络现象。2010 年，Vaishnavi 等利

用 ^{18}F-FDG 和 ^{15}O 在正常人脑静息状态下对葡萄糖及氧气的利用进行定量显像，研究发现双侧前额叶皮层、顶叶、后扣带回、楔前叶、直回、颞回、尾状核等区域有氧糖酵解水平较高，小脑和双侧颞下回有氧糖酵解水平较低（图 21-7-1）。有氧糖酵解与氧化磷酸化相比，产生三磷酸腺苷效率较低，但是更适用于快速转化能量的需求。研究发现，有氧糖酵解水平的高低与非神经细胞的百分比有关，比如星形胶质细胞可以通过有氧糖酵解进行谷氨酸循环。

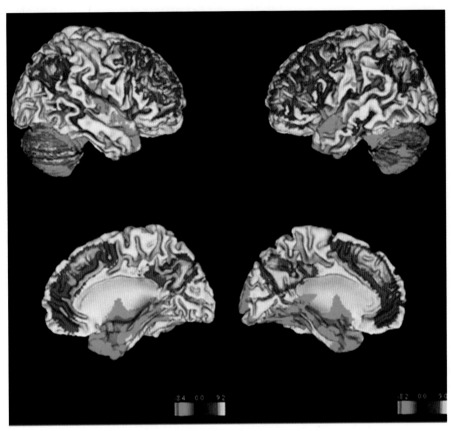

图 21-7-1　静息状态人脑有氧糖酵解分布。双侧前额叶皮层、顶叶、后扣带回、楔前叶、直回、颞回、尾状核等区域有氧糖酵解水平较高，小脑和双侧颞下回有氧糖酵解水平较低

（一）记忆研究

1995 年，Arndt 等通过 Friston 法及 Worsley 法对一组 ^{15}O-H$_2$O PET 大脑图像进行分析，发现额叶、顶叶、扣带回及小脑在长期记忆中脑血流较高。同年，Andreasen 等对 33 位健康志愿者通过 ^{15}O-H$_2$O PET 对长期记忆及短期记忆进行影像研究，长期记忆组受试者在 PET 检查 1 周前学习 18 个单词，短期记忆组受试者在显像前 1 分钟学习另一组 18 个单词，显像后发现两组的右侧额叶大部分区域、双侧顶叶、左侧小脑放射性浓聚，另外短期记忆组的左侧额叶部分区域放射性浓聚。1996 年，Kapur 等分配给 12 位健康受试者 2 项不同的任务：阅读和词组编码，并同时进行 ^{15}O-H$_2$O PET 扫描。词组编码组与阅读组相比记忆效果更好（记忆率 39% vs. 8%；$P < 0.001$），前者左侧额叶前部皮质、扣带回前部、左侧颞叶内侧放射性浓聚更高。

（二）睡眠研究

2000 年，Maquet P 等进行 ^{15}O-H$_2$O PET 研究发现，在慢波睡眠时背侧脑桥、中脑、小脑、丘脑、基底节区、额叶皮层、前扣带皮质、楔前叶和颞叶等脑区活跃程度减低。在快速动眼睡眠时，脑桥被盖、丘脑核、边缘区（杏仁复合体、海马、前扣带回皮层）以及后皮层（颞枕区）等脑区明显活跃，而前额叶皮质背侧、顶叶皮质以及后扣带皮质和楔前叶等脑区活跃程度较低。

（三）嗅觉中枢

PET/CT 是研究人类嗅觉与脑功能联系的重要方法。2013 年，李光武等对 6 名健康志愿者在静息状态下和吸嗅芳香精油状态下分别进行 ^{18}F-FDG PET 扫描显像，比对前后图像，结果显示吸入嗅芳香精油后，额叶、眶额叶皮质、内侧颞叶、边缘系统扣带回等区域糖代谢明显增高。

（四）视觉及运动

1994 年，Houle 等进行 ^{15}O-H$_2$O PET 研究发现，视觉及运动中枢的刺激可以使双侧枕叶皮质及对侧运动皮层放射性浓聚增高。1997 年，Liotti 等应用 ^{15}O-H$_2$O PET 对视觉中枢进行功能性显像，发现氙气的吸入可以导致视觉皮层 rCBF 轻度减低。

（五）网络成瘾

冯惠茹等研究了网络成瘾青少年脑 ^{18}F-FDG PET 代谢图像的特点，结果发现成瘾组与对照组观看游戏时，成瘾组部分脑区较对照组代谢减低，主要集中于双侧顶叶、双侧额叶，而部分脑区较对照组代谢增高，代谢增高的脑区集中于左尾状叶、胼胝体。研究提示网络成瘾青少年存在特异性脑区代谢的异常，以额叶的代谢减低尤为重要，大脑冲动控制能力的下降是导致网络成瘾的可能原因。有研究表明多巴胺能神经传递与学习、行为的强化及注意力有关。^{11}C-raclopride 是一种选择性的 D$_2$ 受体显像剂，与多巴胺 D$_2$ 受体结合可以评价内源性多巴胺的水平。国外多位学者通过 ^{11}C-raclopride PET 对正常受试者研究发现，在玩视频游戏时人脑纹状体会释放内源性多巴胺。

（六）疑病症

疑病症是一种以担心或相信患有严重躯体疾病的观念为主的神经症。国内报道疑病症的发病率为 1.02%～2.59%，国外报道约 4.2% 的初级保健门诊患者为疑病症，但病因和发病机制未明。华逢春等对疑病症进行脑部 ^{18}F-FDG PET 研究发现与对照组比较，疑病症组右角回及顶下小叶、右岛叶、右额中央前回和中央旁小叶、右顶叶楔前回、右额中回和额下回、左后扣带回、左顶叶楔前回、左额中央前回、双侧丘脑及中脑、豆状核葡萄糖代谢增高；而右颞上回、右额叶直回、右额上回、左额叶直回葡萄糖代谢明显减低。

（七）针刺穴位

王淑侠等应用 ^{18}F-FDG PET 脑功能成像技术，以健康志愿者为研究对象，观察针刺外关穴时小脑葡萄糖代谢变化，研究发现外关穴（位于腕背横纹上 2 寸，尺骨与桡骨之间）针刺组与空白对照组比较，小脑葡萄糖代谢增加的脑区有左侧小脑扁桃体、左侧小脑后叶、左侧小脑前叶及右侧小脑后叶山坡。

随着计算机技术与现代物理的发展，脑功能成像技术取得了长足的进步。PET 显像使用生理示踪剂，能够准确地比较异常情况下机体的功能指标与正常生理状态下的差异，在脑功能研究中具有独特的优势。

第八节 脑外伤与 PET/CT

【概述】

创伤性脑损伤（traumatic brain injury，TBI），也称为脑损伤或头部损伤，是由外伤引起的脑组织损害。美国脑损伤协会（the Brain Injury Association of America，BIAA）对 TBI 定义如下：TBI 是由外力导致的大脑功能的改变或其他脑病理性变化。TBI 已成为日益严重的全球性公共卫生问题，根据美国疾病控制和预防中心（the Centers for Disease Control and Prevention，CDC）调查，在美国每年大约有 170 万新发病例，每年 TBI 约占所有创伤导致死亡的 1/3，所有报道过的 TBI 约 75% 是轻微脑损伤（mTBI）。Diaz-Arrastia 等对 TBI 进行分期，认为 1 天内为损伤急性期，1 天～1 周为亚急性期，1 周～6 个月为急性后期，6 个月以后为慢性期。

传统上医生都依赖 CT 和 MRI 来确定颅内出血、脑损伤和颅骨骨折。然而，mTBI 患者解剖或生理方面变化不明显，应用 MRI 或 CT 检查难以发现，而且，一部分患者，比如颅内存在金属碎片的患者，并不适合进行 MRI 检查。很多 mTBI 患者在受伤后会出现头痛、头晕、乏力、抑郁、焦虑、睡眠障碍、畏光、健忘及不能集中注意力等症状，以上症状均不能通过 CT 或 MRI 评价。正电子发射断层扫描（PET）显像可以在纳克水平显示体内小分子变化情况，与毫克或微克水平的 MRI 或 CT 相比要灵敏得多，可以在 TBI 后提供脑代谢变化的重要信息。

（一）临床 mTBI 研究

1989 年 Humayun 等最早对 mTBI 患者进行 ^{18}F-FDG PET 脑显像研究，该项研究针对 3 例车祸后出现慢性症状的患者进行了全脑 PET 显像及局部葡萄糖代谢率评价，首次发现在外伤后急性后期至慢性期前颞叶及前额叶脑皮质糖代谢增加，在外伤后 3~12 个月发现患者后颞叶、后额叶皮质和尾状核脑局部糖代谢减低。1994 年，Ruff 等人对 9 例慢性 mTBI 患者进行 ^{18}F-FDG PET 脑显像研究，发现颞区的糖代谢减低与 TBI 后约 43 个月注意力和记忆力障碍有关。1995 年，Roberts 等人报道了一位 11 岁男孩在脑外伤后 4 年发现在双侧颞叶及小脑半球 ^{18}F-FDG 摄取减低。2002 年，Umile 等对 13 例在急性后期和慢性期损伤患者进行了 ^{18}F-FDG PET 研究，在该研究中发现颞叶和额叶在 mTBI 后葡萄糖代谢减低。Peskind 等最早发现退伍军人由于多次爆炸震荡导致小脑和内侧颞叶糖代谢减低，该研究对 12 名退伍军人进行 20 分钟的 PET 扫描来评价全脑 ^{18}F-FDG 代谢率，尽管这些患者受伤的程度（3~51 次爆炸）和伤后评估时间（2~5 年）有较大变化，但是他们大脑的幕下结构（小脑、小脑蚓部和脑桥）和内侧颞叶皮层均可观察到葡萄糖代谢的下降，而且临床上均伴有持续性震荡后症状。在 2013 年，Mendez 等对 24 名退伍军人进行 ^{18}F-FDG PET 脑显像，比较钝力和爆炸引起的 mTBI 的差异，研究发现，与钝器伤组相比，爆炸伤组表现出右上顶叶葡萄糖摄取减少，而不是额颞区。最近的研究中 Petrie 等对 34 位遭受 1~100 次爆炸伤的退伍军人和 18 位无爆炸伤的退伍军人 ^{18}F-FDG PET 显像研究发现，在顶叶皮质、左侧躯体感觉皮层和右视觉皮层 ^{18}F-FDG 摄取降低，经受爆炸伤较多的退伍军人与经受爆炸伤较少的（少于 20 次）相比海马旁回摄取较低。

Byrnes 研究组的一项大样本研究显示，mTBI 后脑局部的 ^{18}F-FDG 摄取是降低的（图 21-8-1）。该研究 PET 显像时间从受伤后 2 日至 7 年不等，伤害的类型从摔伤至爆炸损伤都有，受试者年龄从 11~69 岁之间不等，男女均有。

总体而言，多项研究表明在 mTBI 后全脑及特定脑区域，如颞叶前部及中部、前扣带回、楔前叶、额叶、胼胝体、右上顶叶皮层、幕下小脑蚓部及脑桥葡萄糖代谢减低。在 2013 年，Selwyn 等研究发现在动物的 mTBI 模型脑 ^{18}F-FDG 代谢暂时性降低，24 小时达到高峰，在伤后第 9 天通过免疫标记法分析发现星形细胞活性与该降低呈正相关，这提示对于 mTBI，脑对葡萄糖摄取的变化可能与神经胶质细胞的活性有关。

（二）中、重度 TBI 临床和临床前研究

近 20 年，对中度至重度 TBI 后 ^{18}F-FDG PET 显像的关注已经超过了 mTBI。1997 年，Alavi 等发现局部脑皮质或脑实质外损伤发生后亚急性期至慢性期，其同侧及对侧小脑 ^{18}F-FDG 代谢减低，即交叉性小脑失联络（crossed cerebellar diaschisis），该现象是由神经网络功能不全导致的，在弥漫性脑损伤不会出现，因此在局部脑损伤的 ^{18}F-FDG PET 研究中，小脑应作为一个重要的参考部位。在 2000 年，Bergsneider 等报道了在伤后 2~28 天 TBI 患者全脑糖代谢率下降了 84%，在少部分 TBI 患者中 5 天内可见葡萄糖代谢的增高，然后是持续数周至数月的降低。2010 年 Provenzano 等对 22 位拳击手的研究中发现，在额叶、扣带回、后顶叶及小脑糖代谢降低，这可能与持续性头部侧面撞击有关。Fontaine 等对弥漫性 TBI（急性后期至慢性期）相关研究发现静息下 ^{18}F-FDG PET 扫描显示全脑、额叶前部、扣带回糖代谢明显减低，值得关注的是扣带回 ^{18}F-FDG 摄取可与注意力及智力有关，会对诊断结果造成一定混淆。

总的来说，对于中、重度 TBI，在损伤急性期对葡萄糖的利用是增加的，在亚急性或慢性阶段丘脑、额叶、颞叶区域显示 FDG 摄取持续性降低，在某些区域呈现双相反应。

关于中重度 TBI 后大脑糖代谢减低其机制尚不明确。Wu 等在 2004 年研究发现，重度 TBI 患者其全脑及局部灰质的己糖激酶活性（K3）降低，己糖激酶活性降低可能提示线粒体功能的受损或蛋白质的失调。多项对中度至重度 TBI 的临床研究发现，葡萄糖摄取的减低与局部脑萎缩有关。比如，Xu 等研

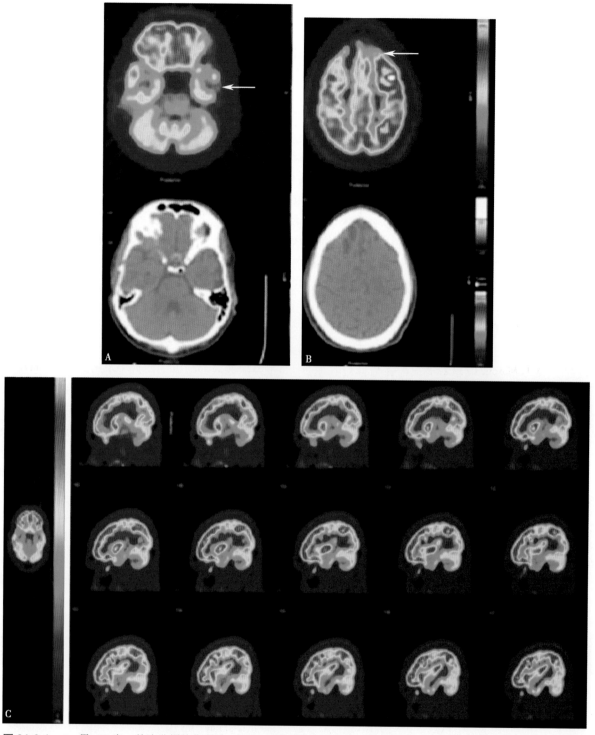

图 21-8-1　A. 男，25 岁。单次非爆炸伤所致 mTBI，受伤后 5 个月显像。[18]F-FDG PET 显示左侧颞叶代谢减低，CT 显示相应脑区轻度脑软化。B. 男，28 岁。单次非爆炸伤所致重度 TBI，受伤后 12.5 个月显像。[18]F-FDG PET 显示额叶较明显的代谢减低伴有脑软化。C. 男，35 岁。多次遭受爆炸相关 mTBI，受伤后 43 个月显像。该患者轻度体部疼痛，轻度的睡眠障碍，服用止疼药（曲马多），[18]F-FDG PET 显示额叶较高的代谢，该现象与服药有关

究发现在额叶葡萄糖代谢的减低与该区的细胞萎缩相关。Wu 等研究了中度至重度 TBI 脑挫伤区域及挫伤区域糖代谢变化，发现糖代谢的改变与损伤及细胞组成有关，在损伤后急性期至亚急性期，糖代谢在挫伤周边区域呈高代谢，这些区域细胞密度较高，在接近挫伤中心的区域或细胞较稀疏的区域代谢减低。

（李大成　刘思敏　武凤玉　于明明　王振光）

参 考 文 献

1. 李联忠. 脑与脊髓CT、MRI诊断学图谱. 第2版. 北京: 人民卫生出版社, 2011.

2. 李龙, 李广宙, 王振光, 等. 核医学. 北京: 人民军医出版社, 2013.

3. 蔡莉, 高硕. PET在脑肿瘤复发与放射性坏死鉴别诊断中的价值. 中国肿瘤临床, 2004, 31(19): 1134-1137.

4. 程楠, 王振光, 李大成, 等. 脑转移瘤 ^{18}F-FDG PET/CT 和 MRI 的表现特点及诊断价值比较. 实用放射学杂志, 2014, 30(3): 382-386.

5. 程欣, 周前, 党永红, 等. ^{18}F-FDG 和 ^{18}F-FET PET 脑显像诊断垂体腺瘤. 中华核医学杂志, 2003, 23(5): 263-265.

6. 王玉平. 颅内电极V-EEG对癫痫灶的定位. 中华神经外科杂志, 2003, 12(1): 57-60.

7. 陆东燕, 高硕, 杨卫东, 等. 发作间期 ^{18}F-FDG 联合 ^{13}N-NH3•H2O PET 脑显像在颞叶内侧癫痫术前定位中的价值. 中国临床医学影像杂志, 2010, 21(8): 533-535, 552.

8. 倪夏珺, 丁正同, 邬剑军, 等. ^{11}C-β-CFT 脑多巴胺转运体 PET 显像在帕金森病诊断中的应用. 中国临床神经科学, 2009, 17(4): 371-376.

9. 杭天依, 徐金勇, 汪世存, 等. PET/CT 成像在吸入芳香剂对嗅觉脑功能影响中的作用. 安徽医科大学学报, 2013, 48(4): 423-425.

10. 孙达亮, 邱春, 蔡亦蕴, 等. 疑病症患者脑葡萄糖代谢改变的正电子发射断层显像研究. 中华精神科杂志, 2013, 46(2): 104-108.

11. Cher LM1, Murone C, Lawrentschuk N, et al. Correlation of hypoxic cell fraction and angiogenesis with glucose metabolic rate in gliomas using ^{18}F-fluoromisonidazole, ^{18}F-FDG PET, and immunohistochemical studies. J Nucl Med, 2006, 47: 410-418.

12. Pirotte BJ, Levivier M, Goldman S, et al. Positron emission tomography-guided volumetric resection of supratentorial high-grade gliomas: a survival analysis in 66 consecutive patients. Neurosurgery, 2009, 64: 471-481.

13. Hatakeyama T1, Kawai N, Nishiyama Y, et al. ^{11}C-methionine(MET) and ^{18}F-fluorothymidine(FLT) PET in patients with newly diagnosed glioma. Eur J Nucl Med Mol Imaging, 2008, 35: 2009-2017.

14. Yamamoto Y, Nishiyama Y, Kimura N, et al. ^{11}C-acetate PET in the evaluation of brain glioma: comparison with ^{11}C-methionine and ^{18}F-FDG-PET. Mol Imaging Biol, 2008, 10: 281-287.

15. Smits A1, Westerberg E, Ribom D. Adding ^{11}C-methionine PET to the EORTC prognostic factors in grade 2 gliomas. Eur J Nucl Med Mol Imaging, 2008, 35: 65-71.

16. Kim HS1, Kim SH2, Kim HJ3, et al. Primary Benign Intraosseous Meningioma on ^{18}F-FDG PET/CT Mimicking Malignancy, 2014, 48: 153-156.

17. Aki T, Nakayama N, Yonezawa S, et al. Evaluation of brain tumors using dynamic ^{11}C-methionine-PET. J Neurooncol, 2012, 109: 115-122.

18. Hyun SH, Choi JY, Lee KH, et al. Incidental focal ^{18}F-FDG uptake in the pituitary gland: clinical significance and differential diagnostic criteria. J Nucl Med, 2011, 52: 547-550.

19. Maffei P, Marzola MC, Musto A, et al. A very rare case of nonfunctioning pituitary adenoma incidentally disclosed at ^{18}F-FDG PET/CT. Clin Nucl Med, 2012, 37: e100-101.

20. Weng JH, Lee JK, Wu MF, et al. Pituitary FDG uptake in a patient of lung cancer with bilateral adrenal metastases causing adrenal cortical insufficiency. Clin Nucl Med, 2011, 36: 731-732.

21. Evans CO, Yao C, Laborde D, et al. Folate receptor expression in pituitary adenomas cellular and molecular analysis. Vitam Horm, 2008, 79: 235-266.

22. Galt JR, Halkar RK, Evans CO, et al. In Vivo Assay of Folate Receptors in Nonfunctional PituitaryAdenomas with ^{99m}Tc-Folate SPECT/CT. J Nucl Med, 2010, 51: 1716-1723.

23. Wagner HN Jr, Burns HD, Dannals RF, et al. Imaging FDOPAmine receptors in the human brain by positron emission tomography. Science, 1983, 23, 221: 1264-1266.

24. Ryvlin P, Rheims S. Epilepsy surgery: eligibility criteria and presurgical evaluation. Dialogues Clin Neurosci, 2008, 10: 91-103.

25. Barbaro NM, Quigg M, Broshek DK, et al. A multicenter, prospective pilot study of gamma knife radiosurgery for mesial temporal lobe epilepsy: seizure response, adverse events, and verbal memory. Ann Neurol, 2009, 65: 167-175.

26. Chassoux F, Rodrigo S, Semah F, et al. FDG-PET improves surgical outcome in negative MRI Taylor-type focal cortical dysplasias. Neurology, 2010, 75: 2168-2175.

27. Rubi S, Setoain X, Donaire A, et al. Validation of FDG-PET/MRI coregistration in nonlesional refractory childhood epilepsy. Epilepsia, 2011, 52: 2216-2224.

28. Bien CG, Szinay M, Wagner J, et al. Characteristics and surgical outcomes of patients with refractory magnetic resonance imaging-negative epilepsies. Arch Neurol, 2009, 66: 1491-1499.

29. Knowlton RC, Elgavish RA, Limdi N, et al. Functional imaging: I. Relative predictive value of intracranial electroencephalography. Ann Neurol, 2008, 64: 25-34.

30. Knowlton RC, Elgavish RA, Bartolucci A, et al. Functional imaging: II. Prediction of epilepsy surgery outcome. Ann Neurol, 2008, 64: 35-41.

31. Chassoux F, Rodrigo S, Semah F, et al. FDG-PET improves surgical outcome in negative MRI Taylor-type focal cortical dysplasias. Neurology, 2010, 75: 2168-2175.

32. Carne RP, O'Brien TJ, Kilpatrick CJ, et al. MRI-negative PET-positive temporal lobe epilepsy: a distinct surgically remediable syndrome. Brain, 2004, 127: 2276-2285.

33. LoPinto-Khoury C, Sperling MR, Skidmore C, et al. Surgical outcome in PET-positive, MRI-negative patients with temporal lobe epilepsy. Epilepsia, 2012, 53: 342-348.

34. Sylvain Rheims, Julien Jung, Philippe Ryvlin. Combination of PET and magnetoencephalography in the presurgical assessment of MRI-negative epilepsy. Neurology, 2013, 4: 1-9.

35. Yankam Nijiwa J, Bouvard S, Catenoix H, et al. Periventricular ^{11}C-flumazenil binding for predicting postoperative outcome in individual patients with temporal lobe epilepsy and hippocampal sclerosis. Neurorimage Clin, 2013, 3: 242-248.

36. Vivash L, Gregoire MC, Lau EW, et al. ^{18}F-flumazenil: a gamma-aminobutyric acid A-specific PET radiotracer for the localization of drug-resistant temporal lobe epilepsy. J Nucl Med, 2013, 54: 1270-1277.

37. Didelot A, Ryvlin P, Lothe A, et al. PET imaging of brain 5-HT1A receptors in th epreoperative evaluation of temporal lobe epilepsy. Brain, 2008, 131: 2751-2764.

38. Didelot A, Mauguiere F, Redoute J, et al. Voxel-based analysis of asymmetry index maps increases thes pecificity of ^{18}F-MPPF PET abnormalities for localizing the epileptogenic zone in temporal lobe epilepsies. J Nucl Med, 2010, 51: 1732-1739.

39. Liew CJ, Lim YM, Bonwetsch R, et al. ^{18}F-FCWAY and ^{18}F-FDG PET in MRI-negative temporal lobe epilepsy. Epilepsia, 2009, 50: 234-239.

40. Rubi S, Costes N, Heckemann RA, et al. Positron emission tomography with a-^{11}C-Methyl-L-Tryptophan in tuberous sclerosis complex related epilepsy. Epilepsia, 2013, 54: 1102-1112.

41. Widjaja E, Shammas A, Vali R, et al. FDG-PET and magnetoencephalography in presurgical workup of children with localization-related nonlesional epilepsy. Epilepsia, 2013, 54: 691-699.

42. Thies W, Bleiler L. 2013 Alzheimer's disease facts and figures. Alzheimers Dement, 2013, 9: 208-245.

43. Kadmiri N, Hamzi K, Moutawakil B, et al. Genetic aspects of Alzheimer's disease. Pathol Biol, 2013, 61: 228-238.

44. Jack CR Jr, Knopman DS, Jagust WJ, et al. Hypothetical model of dynamic biomarkers of the Alzheimer's pathological cascade. Lancet Neurol, 2010, 9: 119-128.

45. Mosconi L, Mistur R, Switalski R, et al. FDG-PET changes in brain glucose metabolism from normal cognition to pathologically verified Alzheimer's disease. Eur J Nucl Med Mol Imaging, 2009, 36: 811-822.

46. Ebmeier KP. Is there still a place for Perfusion SPECT in the Diagnosis of Dementia? Open Nucl Med J, 2010, 2: 40-45.

47. Ferrer I, Gómez A, Carmona M, et al. Neuronal hemoglobin is reduced in Alzheimer's disease, argyrophilic grain disease, parkinson's disease, and dementia with Lewy bodies. J Alzheimers Dis, 2011, 23: 537-550.

48. Ishii K, Soma T, Kono AK, et al. Comparison of regional brain volume and glucose metabolism between patients with mild dementia with lewy bodies and those with mild Alzheimer's disease. J Nucl Med, 2007, 48: 704-711.

49. Mosconi L, Tsui WH, Herholz K, et al. Multicenter standardized ^{18}F-FDG PET diagnosis of mild cognitive impairment, Alzheimer's disease, and other dementias. J Nucl Med, 2008, 49: 390-398.

50. McGeer PL, McGeer EG. The amyloid cascade-inflammatory hypothesis of Alzheimer disease: implications for therapy. Acta Neuropathol, 2013, 126: 479-497.

51. Jack CR Jr, Knopman DS, Jagust WJ, et al. Hypothetical model of dynamic biomarkers of the Alzheimer's pathological cascade. Lancet Neurol, 2010, 9: 119-128.

52. Rabinovici GD, Jagust WJ. Amyloid imaging in aging and dementia: testing the amyloid hypothesis in vivo. Behav Neurol, 2009, 21: 117-128.

53. Jack CR Jr, Wiste HJ, Vemuri P, et al. Brain beta-amyloid measures and magnetic resonance imaging atrophy both predict time-to-progression from mild cognitive impairment to Alzheimer's disease. Brain, 2010, 133: 3336-3348.

54. Okello A, Koivunen J, Edison P, et al. Conversion of amyloid positive and negative MCI to AD over 3 years: an ^{11}C-PIB PET study. Neurology, 2009, 73: 754-760.

55. Engler H, Santillo AF, Wang SX, et al. In vivo amyloid imaging with PET in frontotemporal dementia. Eur J Nucl Med Mol Imaging, 2008, 35: 100-106.

56. Maetzler W, Reimold M, Liepelt I, et al. [11C]PIB binding in Parkinson's disease dementia. Neuroimage, 2008, 39: 1027-1033.

57. Gomperts SN, Rentz DM, Moran E, et al. Imaging amyloid deposition in Lewy body diseases. Neurology, 2008, 71: 903-910.

58. Edison P, Rowe CC, Rinne JO, et al. Amyloid load in Parkinson's disease dementia and Lewy body dementia measured with ^{11}C-PIB positron emission tomography. J Neurol Neurosurg Psychiatry, 2008, 79: 1331-1338.

59. Reeve A, Simcox E, Turnbull D. Ageing and Parkinson's disease: Why is advancing age the biggest risk factor? Ageing Res Rev, 2014, 14c: 19-30.

60. Loane C, Politis M. Positron emission tomography neuroimaging in parkinson's disease. Am J Transl Res, 2011, 3: 323-341.

61. Brück A, Aalto S, Rauhala E, et al. A follow-up study on 6-^{18}F-fluoro-L-FDOPA uptake in early Parkinson's disease shows nonlinear progression in the putamen. Mov Disord, 2009, 24: 1009-1015.

62. Kumakura Y1, Danielsen EH, Gjedde A, et al. Elevated ^{18}F-FDOPA utilization in the periaqueductal gray and medial nucleus accumbens of patients with earlyParkinson's disease. Neuroimage, 2010, 49: 2933-2939.

63. Pavese N, Brooks DJ. Imaging neurodegeneration in Parkinson's disease. Biochim Biophys Acta, 2009, 1792: 722-729.

64. Schillaci O, Pierantozzi M, Filippi L, et al. The effect of levoFDOPA therapy on FDOPAmine transporter SPECT imaging with ^{123}I-FP-CIT in patients with Parkinson's disease. Eur J Nucl Med Mol imaging, 2005, 32: 1452-1456.

65. Cropley VL, Fujita M, Bara-Jimenez W, et al. Pre- and post-synaptic FDOPAmine imaging and its relation with frontostriatal cognitive function in Parkinson disease: PET studies with ^{11}C-NNC 112 and ^{18}F-FDOPA. Psychiatry Res, 2008, 163: 171-182.

66. Piccini P, Whone A. Functional brain imaging in the differential diagnosis of Parkinson's disease. Lancet Neurol, 2004, 3: 284-290.

67. Eckert T, Tang C, Eidelberg D. Assessment of the progression of Parkinson's disease: a metabolic network approach. Lancet Neurol, 2007, 6: 926-932.

68. Huang C, Mattis P, Tang C, et al. Metabolic brain networks associated with cognitive function in Parkinson's disease. Neuroimage, 2007, 34: 714-723.

69. Huang C, Tang C, Feigin A, et al. Changes in network activity with the progression of Parkinson's disease. Brain, 2007, 130: 1834-1846.

70. Eckert T, Tang C, Ma Y, et al. Abnormal metabolic networks in atypical parkinsonism. Mov Disord, 2008, 23: 727-733.

71. Williams TM, Daglish MR, Lingford-Hughes A, et al. Brain opioid receptor binding in early abstinence from opioid dependence: positron emission tomography study. Br J Psychiatry, 2007, 191: 63-69.

72. Volkow ND, Fowler JS, Wang GJ, et al. Cognitive control of drug craving inhibits brain reward regions in cocaine abusers. Neuroimage, 2010, 49: 2536-2543.

73. Volkow ND, Fowler JS, Wang GJ, et al. Imaging FDOPAmine's role in drug abuse and addiction. Neuropharmacology, 2009, 56: 3-8.

74. Martinez D, Narendran R, Foltin RW, et al. Amphetamine-induced FDOPAmine release: markedly blunted in cocaine dependence and predictive of the choice to self-administer cocaine. Am J Psychiatry, 2007, 164: 622-629.

75. Martinez D, Narendran R. Imaging neurotransmitter release by drugs of abuse. Curr Top Behav Neurosci, 2010, 3: 219-245.

76. Terry Jones, Eugenii A Rabiner. The development, past achievements, and future directions of brain PET. J Cereb Blood Flow Metab, 2012, 32: 1426-1454.

77. Arndt S, Cizadlo T, Andreasen NC, et al. A comparison of approaches to the statistical analysis of ^{15}O-H$_2$O PET cognitive activation studies. J Neuropsychiatry Clin Neurosci, 1995, 7: 155-168.

78. Andreasen NC, O'Leary DS, Arndt S, et al. Short-term and long-term verbal memory: a positron emission tomography study. Proc Natl Acad Sci U S A, 1995, 92: 5111-5115.

79. Kapur S, Tulving E, Cabeza R, et al. The neural correlates of intentional learning of verbal materials: a PET study in humans. Brain Res Cogn Brain Res, 1996, 4: 243-249.

80. Maquet P. Functional neuroimaging of normal human sleep by positron emission tomography. J Sleep Res, 2000, 9: 207-231.

81. Houle S, Kapur S, Rose R, et al. Absence of residual effects after physiological stimulation of the visual and motor cortex: an ^{15}O-H$_2$O PET study in humans. Nucl Med Commun, 1994, 15: 860-864.

82. Liotti M, Martin CC, Gao JH, et al. Xenon effects on regional cerebral blood flow assessed by ^{15}O-H$_2$O positron emission tomography: implications for hyperpolarized xenon MRI. J Magn Reson Imaging, 1997, 7: 761-764.

83. Goerendt IK, Messa C, Lawrence AD, et al. FDOPAmine release during sequential finger movements in health and Parkinson's disease: a PET study. Brain, 2003, 126: 312-325.

84. Diaz-Arrastia R, Kochanek PM, Bergold P, et al. Pharmacotherapy of traumatic brain injury: state of the science and the road forward report of the department of defense neurotrauma pharmacology workgroup. J Neurotrauma, 2014, 31: 135-158.

85. Taylor HG, Dietrich A, Nuss K, et al. Post-concussive symptoms inchildren with mild traumatic brain injury. Neuropsychology, 2010, 24: 148-159.

86. Humayun MS, Presty SK, Lafrance ND, et al. Local cerebral glucose abnormalities in mild closed head injured patients with cognitive impairments. Nucl Med Commun, 1989, 10: 335-344.

87. Ruff RM, Crouch JA, Troster AI, et al. Selected cases of poor outcome following a minor brain trauma: comparing neuropsychological and positron emission tomography assessment. Brain Inj, 1994, 8: 297-308.

88. Roberts MA, Manshadi FF, Bushnell DL, et al. Neurobehavioural dysfunction following mild traumatic brain injury in childhood: a case report with positive findings on positron emission tomography(PET). Brain Inj, 1995, 9: 427-436.

89. Peskind ER, Petrie EC, Cross DJ, et al. Cerebrocerebellar hypometabolism associated with repetitive blas texposure mild traumatic brain injury in 12 Iraq war Veterans with persistent post-concussive symptoms. Neuroimage, 2011, 54: S76-S82.

90. Petrie EC, Cross DJ, Yarnykh VL, et al. Neuroimaging, behavioral, and psychological sequelae of repetitive combined blast/impact mild traumatic brain injury in Iraq and Afghanistan war veterans. J Neurotrauma, 2014, 31: 425-436.

91. Byrnes KR, Wilson CM, Brabazon F, et al. FDG-PET imaging in mild traumatic brain injury: a critical review. Front Neuroenergetics, 2014, 5: 13

92. Selwyn R, Hockenbury N, Jaiswal S, et al. Mild traumatic brain injury results in depressed cerebral glucose uptake: an FDG PET study. J. Neurotrauma, 2013, 30: 1943-1953.

93. Alavi A，Mirot A，Newberg A，et al. Fluorine-18-FDG evaluation of crossed cerebellar diaschisis in head injury. J Nucl Med，1997，38：1717-1720.

94. Provenzano FA，Jordan B，Tikofsky RS，et al. ^{18}F-FDG PET imaging of chronic traumatic brain injury in boxers：a statistical parametric analysis. Nucl. Med. Commun，2010，31：952-957.

95. Garcia-Panach J，Lull N，Lull JJ，et al. A voxel-based analysis of FDG-PET in traumatic brain injury：regional metabolism and relationship between the thalamus and cortical areas. J. Neurotrauma，2011，28：1707-1717.

96. Xu Y，McArthur DL，Alger JR，et al. Early nonischemic oxidative metabolic dysfunction leads to chronic brain atrophy in traumatic brain injury. J Cereb Blood Flow Metab，2010，30：883-894.

97. Wu HM，Huang SC，Vespa P，et al. Redefining the pericontusional penumbra following traumatic brain injury：evidence of deteriorating metabolic derangements based on positron emission tomography. Neurotrauma，2013，30：352-360.